用药宣教手册

主 编 白秋江 李 庚 王旭平

科学出版社
北 京

内 容 简 介

本书按《国家基本医疗保险、工伤保险和生育保险药品目录》2022 年版的药物分类顺序编写，包含了目录中所有药品的剂型和新增加的品种。主要内容包括药品的作用、用法、重要的药物相互作用、使用过程中需要观察的指标、特殊人群用药注意事项。

本书可为医师、护士进行用药宣教提供参考资料。

图书在版编目（CIP）数据

用药宣教手册/白秋江，李庚，王旭平主编. — 北京:科学出版社，2022.10
ISBN 978-7-03-072766-4

Ⅰ. ①用… Ⅱ. ①白… ②李… ③王… Ⅲ. ①用药法 – 手册 Ⅳ. ①R452-62

中国版本图书馆 CIP 数据核字(2022)第 129757 号

责任编辑：李 玫／责任校对：张 娟
责任印制：赵 博／封面设计：龙 岩

科 学 出 版 社 出版
北京东黄城根北街 16 号
邮政编码：100717
http://www.sciencep.com
三河市春园印刷有限公司 印刷
科学出版社发行　各地新华书店经销
*
2022 年 10 月第 一 版　开本：889×1194　1/16
2022 年 10 月第一次印刷　印张：22
字数：670 000
定价：178.00 元
（如有印装质量问题，我社负责调换）

编著者名单

主　编　白秋江　李　庚　王旭平

副主编　许辰辰　谢智勇　李素君　丁小英　李蓉蓉　李振兴

　　　　　李　健　张海欧　朱文婷　杨姗姗

编著者　（按姓氏笔画排序）

　　　　　丁小英　王子洋　王玉飞　王旭平　王倩倩　卢　旺

　　　　　白秋江　朱　杨　朱文婷　朱慧东　祁从川　许辰辰

　　　　　孙　杰　孙　耀　孙钰珊　李　庚　李　健　李素君

　　　　　李振兴　李蓉蓉　杨　杰　杨　蔚　杨姗姗　张　丽

　　　　　张海欧　洪　烨　夏　欢　徐晓婷　谢智勇　蔡姗姗

　　　　　颜佩文　潘艳琼

前　言

  用药宣教是患者安全用药的重要环节，医师、护士、药师都有义务进行用药宣教。正确的用药宣教对患者用药安全至关重要，可让患者知晓正确的服用方法、用药注意事项、用药过程中应监测哪些指标等。因为用药宣教不到位引发的用药安全问题常有发生，有时甚至会导致严重后果。

  目前专业介绍用药宣教内容的书籍很少，在实际工作中，医务人员在用药宣教时常感觉无从下手。本书旨在为医务人员提供用药宣教的参考，同时患者也可以参照用药宣教内容安全用药。本书按疾病类型将药物进行分类编写，方便查找，重点介绍了药品的作用、用法、在使用过程中应注意的问题、重要的药物相互作用、使用过程中需要观察的指标、特殊人群用药注意事项、药品的特殊保存条件等。本书的编写参考了大量的英文、日文参考文献，其中内容与国际接轨，不同的药物剂型有不同的用药宣教方案，希望本书对临床护士、药师、医师有所帮助。

白秋江　主任药师

南京大学医学院附属泰康仙林鼓楼医院

2022年7月

目　录

第一章　消化疾病和代谢疾病用药 ················ 1
　　第一节　口腔科制剂 ···························· 1
　　第二节　胃酸相关类疾病用药 ················ 2
　　第三节　功能性胃肠道疾病用药 ············ 7
　　第四节　止吐药和止恶心药 ················· 10
　　第五节　胆和肝疾病用药 ····················· 11
　　第六节　便秘用药 ···························· 14
　　第七节　止泻药、肠道消炎药、肠道抗感染用药 ···· 16
　　第八节　消化药（包括酶类） ··············· 19
　　第九节　糖尿病用药 ························· 20
　　第十节　维生素类 ···························· 27
　　第十一节　矿物质补充用药 ··············· 29
　　第十二节　全身用蛋白同化用药 ········· 31
　　第十三节　其他消化道及代谢用药 ······· 32

第二章　血液和造血器官疾病用药 ·············· 33
　　第一节　抗血栓形成药 ······················ 33
　　第二节　抗出血药 ···························· 39
　　第三节　抗贫血用药 ························· 44
　　第四节　血液代用品和灌注液 ············· 46
　　第五节　其他血液系统用药 ················· 53

第三章　心血管疾病用药 ······················· 54
　　第一节　心脏疾病用药 ······················ 54
　　第二节　抗高血压疾病用药 ················· 63
　　第三节　利尿药 ······························ 68
　　第四节　周围血管扩张用药 ················· 70
　　第五节　血管保护用药 ······················ 72
　　第六节　β受体阻滞剂 ······················ 74
　　第七节　钙通道阻滞剂 ······················ 77
　　第八节　作用于肾素-血管紧张素系统的药物 ···· 80
　　第九节　调节血脂用药 ······················ 83

第四章　皮肤疾病用药 ························· 87
　　第一节　皮肤抗真菌用药 ··················· 87
　　第二节　润肤剂和保护剂类 ················· 90
　　第三节　伤口和溃疡用药 ··················· 90
　　第四节　治疗银屑病药 ······················ 91
　　第五节　皮肤抗菌、抗病毒和化疗用药 ···· 94

　　第六节　皮质激素类用药 ··················· 97
　　第七节　抗菌剂和消毒剂 ··················· 98

第五章　泌尿生殖系统药和性激素 ············ 104
　　第一节　妇科抗感染药和抗菌剂 ········· 104
　　第二节　其他妇科药 ························ 106
　　第三节　生殖系统的性激素和调节剂 ···· 110
　　第四节　泌尿系统药 ························ 119

第六章　除性激素和胰岛素外的全身激素
　　　　　制剂 ······························· 123
　　第一节　垂体和下丘脑激素及其类似物 ···· 123
　　第二节　全身用皮质激素类 ··············· 125
　　第三节　甲状腺疾病用药 ·················· 127
　　第四节　胰腺激素类用药 ·················· 129
　　第五节　钙稳态用药 ······················ 129

第七章　全身抗感染疾病用药 ················· 131
　　第一节　β-内酰胺类抗菌用药 ············· 131
　　第二节　磺胺类及甲氧苄啶 ··············· 141
　　第三节　大环内酯类、林可胺类 ·········· 142
　　第四节　氨基糖苷类 ······················ 144
　　第五节　喹诺酮类用药 ···················· 146
　　第六节　四环素类抗菌用药 ··············· 147
　　第七节　糖肽类用药 ······················ 148
　　第八节　多黏菌素类 ······················ 149
　　第九节　甾体类抗菌用药 ·················· 149
　　第十节　咪唑衍生物用药 ·················· 149
　　第十一节　硝基呋喃衍生物 ··············· 151
　　第十二节　其他抗菌用药 ·················· 151
　　第十三节　全身用抗真菌药 ··············· 153
　　第十四节　结核疾病用药 ·················· 156
　　第十五节　麻风病用药 ···················· 162
　　第十六节　全身抗病毒用药 ··············· 162
　　第十七节　免疫血清及免疫球蛋白 ······· 172

第八章　抗肿瘤用药及免疫调节用药 ·········· 175
　　第一节　抗肿瘤用药 ······················ 175
　　第二节　内分泌疾病用药 ·················· 212
　　第三节　免疫兴奋用药 ···················· 215

第四节　免疫抑制用药 …………… 218

第九章　肌肉-骨骼疾病用药 ……… 228

第一节　抗炎和抗风湿用药 ………… 228

第二节　关节和肌肉痛局部用药 …… 236

第三节　肌肉松弛剂 ………………… 237

第四节　抗痛风药 …………………… 238

第五节　骨病用药 …………………… 239

第六节　其他肌肉-骨骼系统疾病用药 …… 241

第十章　神经疾病用药 …………… 242

第一节　麻醉药 ……………………… 242

第二节　镇痛药 ……………………… 247

第三节　抗癫痫药 …………………… 255

第四节　抗帕金森病药 ……………… 259

第五节　精神安定药 ………………… 263

第六节　精神兴奋药 ………………… 276

第七节　其他神经系统药物 ………… 284

第十一章　抗寄生虫药、杀虫剂和驱虫剂 …… 288

第一节　抗原虫药 …………………… 288

第二节　抗蠕虫药 …………………… 291

第三节　抗体外寄生虫药 …………… 292

第十二章　呼吸系统疾病用药 …… 293

第一节　鼻部制剂 …………………… 293

第二节　用于阻塞性气道疾病用药 … 295

第三节　咳嗽和感冒制剂 …………… 300

第四节　全身用抗组胺剂 …………… 303

第五节　其他呼吸系统药物 ………… 308

第十三章　感觉器官疾病用药 …… 310

第一节　眼科用药 …………………… 310

第二节　耳科用药 …………………… 326

第十四章　杂类 …………………… 328

第一节　其他疾病用药 ……………… 328

第二节　诊断用药 …………………… 331

第三节　一般营养品 ………………… 332

第四节　造影剂 ……………………… 338

第五节　诊断用放射性药物 ………… 342

第一章　消化疾病和代谢疾病用药

第一节　口腔科制剂

复方硼砂溶液

1. 本品口腔含漱液主要用于口腔炎、咽炎等的口腔消毒防腐，需稀释后使用。

2. 不要给 3 岁以下婴幼儿使用。

3. 不建议孕妇、哺乳期妇女使用。

4. 取少量药液加 5 倍量的温水稀释（即 10ml 药液，加水 50ml）后含漱，5 分钟后吐出，不得咽下，每日 3～4 次。

5. 为避免引起不适，不要让药液接触眼睛。一旦接触眼睛，可用大量清水或生理盐水清洗眼部。如出现严重不适，立即前往医院眼科就诊。

6. 误服本品可能腐蚀食管等局部组织，并可能引起急性中毒反应，早期表现为呕吐、腹泻、皮疹、中枢神经系统先兴奋后抑制等症状，如果不小心服下，立即就诊。

7. 用药期间如果需要使用其他口腔含漱液，间隔至少 2 小时。

糠甾醇片

1. 口服主要用于牙周病引起的牙龈出血、牙周脓肿等。

2. 初期治疗剂量是每次 240～320mg（6～8 片），每日 3 次。维持剂量是每次 80～160mg（2～4 片），每日 3 次。

3. 需要服用一段时间，不要擅自停药。

克霉唑片

1. 合并有肝功能不全、粒细胞减少和肾上腺皮质功能减退的患者禁用。

2. 正服用匹莫齐特治疗的患者禁用。

3. 孕妇、哺乳期妇女不建议服用，若哺乳期妇女服用，应暂停哺乳。

4. 治疗的第 1 周临床改善明显，治疗 4 周后未好转，停药就诊。

5. 用药期间需定期检查肝功能。

6. 用药后可能出现恶心、呕吐、腹痛、腹泻等副作用，还可见肝功能损害（表现为尿色深、皮肤或眼睛变黄等）和暂时性神经精神异常（包括抑郁、幻觉）。建议患者出现类似症状后，立刻终止治疗。

氯己定外用液体剂

1. 用于皮肤、黏膜消毒、创面冲洗时，消毒前需用清水或生理盐水洗去表面污物，然后用药。

2. 用于阴道冲洗，先用清水清洗外阴部，蹲下后将装有冲洗液的冲洗器轻轻插入阴道深处，挤压冲洗器进行冲洗，冲洗时由里向外边冲边退，使腐败物全部排出。

3. 用药时不要让药物接触眼睛和其他有黏膜的部位（如口、鼻等）。

4. 用药期间不要同时在患病部位使用肥皂、碱、高锰酸钾及碘制剂。也不可将本品与硼砂、碳酸氢盐、碳酸盐、氧化物、枸橼酸盐、磷酸盐和硫酸盐等混合。

5. 用药后偶见皮肤刺激（如烧灼感）或过敏反应（如皮疹、瘙痒）。如果用药部位出现烧灼感、红肿等症状，停药并将药物洗净。

6. 小儿应在家长指导下使用本品，以避免吞服。误饮本品后，可出现酒精中毒症状（如口齿不清、嗜睡、步态摇晃等），应立即送急诊处理。

氯己定含漱液

1. 修补过门齿者或牙周炎患者禁用。

2. 不建议孕妇和哺乳期妇女使用。

3. 餐后含漱药物。先刷牙、清洁牙齿，然后含漱 10ml 2～5 分钟，最后吐掉药物，不得吞咽药物。

4. 如果使用的是葡萄糖酸氯己定溶液或稀葡萄糖酸氯己定溶液，含漱前需要将药液浓度稀释为 0.02%，即每 1ml 葡萄糖酸氯己定溶液（250ml：50g）加水 1000ml，每 1ml 稀葡萄糖酸氯己定溶液（250ml：12.5g）加水 250ml。不要直接使用原液漱口。

5. 避免药物接触眼睛等部位的黏膜。

6. 用药期间做好牙齿的保健工作，定期去牙科就诊。

7. 为保证药效，用药后 30 分钟内，不要进食、饮水，也不要刷牙或漱口。

8. 不要用软木塞容器盛放药液，以免药液失效。

9. 不要与碳酸盐（小苏打）、碘化钾（如碘酒）、硼砂（如冰硼散）、枸橼酸盐、磷酸盐和硫酸盐等药物合用，可能产生沉淀。

10. 用药后可能出现味觉改变（一般继续治疗

可恢复）、口腔表面染色、牙齿染色、口腔黏膜脱屑等副作用。

11. 儿童用药时如果不小心将药物吞下，可能出现口齿不清、嗜睡、步态摇晃等酒精中毒症状，应立即就诊。

替硝唑含漱液

1. 本品为浓溶液，需稀释后使用，不得咽下。成人使用时，在 50ml 温开水中加本药液 2ml，儿童使用时，在 50ml 温开水中加本药液 1ml，含漱 1 分钟后吐弃，每日 3 次。

2. 孕妇禁用。

3. 哺乳期妇女如需用药，应停止哺乳。

4. 用药后可能出现口腔金属味、恶心、呕吐、食欲缺乏、过敏反应（如皮疹、瘙痒）、神经系统反应（如头晕）等不良反应。

西吡氯铵含漱液

1. 本品具有杀菌、减少或抑制牙菌斑形成、清除口腔异味的作用，含漱液可以用于日常口腔护理及清洁。

2. 本品无须稀释，在刷牙前后或需要时使用，每次 15ml，强力漱口 1 分钟，至少一日 2 次。

3. 将含漱液含在口中强力漱口 1 分钟后吐出，注意不要吞咽药液。

第二节　胃酸相关类疾病用药

一、抗酸药

复方氢氧化铝口服常释剂

1. 主要成分是氢氧化铝、三硅酸镁、颠茄流浸膏，具有减少胃酸的作用，主要用于缓解胃酸过多引起的胃痛、胃灼热、反酸和慢性胃炎。

2. 合并有阑尾炎或急腹症的患者禁用。

3. 成人口服每次 2～4 片，每日 3 次。

4. 在餐前 30 分钟或胃痛发作时嚼碎后服用。

5. 老年人长期用药可致骨质疏松，老年患者连续用药不要超过 7 天。

6. 孕妇及备孕期妇女暂时不要服用。

7. 哺乳期妇女不建议服用。

8. 本品可加快肠溶片在胃内的溶解，最好不要同时服用。

9. 合用抗胆碱药（如苯海索、阿托品）、西咪替丁、胆酸类药（如熊去氧胆酸）、吡咯类抗真菌药（如酮康唑、伊曲康唑）、阿扎那韦、伊班膦酸、阿奇霉素、异烟肼及含异烟肼的药物（如异福酰胺）、头孢菌素类药（如头孢呋辛、头孢泊肟）时，需间隔至少 1 小时。

10. 合用四环素类药（如多西环素、米诺环素）、吲哚美辛及其衍生物类药（如吲哚美辛、美辛唑酮）、他汀类药（如瑞舒伐他汀）、非甾体抗炎药（如萘普生）、喹诺酮类药（如药名中含有"沙星"的药物、萘啶酸、吡哌酸）、吩噻嗪类药（如氯丙嗪、硫利达嗪）、磺酰脲类药（如格列本脲）、普利类药（如福辛普利、卡托普利）、加巴喷丁、脂溶性维生素（如维生素 A、维生素 D）、青霉胺、非索非那定时，需间隔至少 2 小时。

11. 合用别嘌醇，需间隔至少 3 小时。

12. 合用抗疟药（如奎宁、氯喹），需间隔至少 4 小时。

13. 合用兰索拉唑，需在服用复方氢氧化铝 1 小时后服用。

14. 合用舒必利、雷尼酸锶、洋地黄类药（如地高辛、甲地高辛）、双膦酸盐类药（如氯膦酸、利塞膦酸），需在服用本品至少 2 小时前服用。

15. 合用雷尼替丁，需在服用复方氢氧化铝 3 小时前服用。

16. 合用枸橼酸及枸橼酸盐类药（如枸橼酸氢钾钠、枸橼酸钙），需间隔至少 2 小时使用。

17. 用药期间需注意大便的次数和性状，便于评估疗效。长期大剂量服用可导致严重便秘，粪结块引起肠梗阻。

18. 可能会使大便呈斑点状或发白。

19. 长期大剂量治疗或肾功能不全的患者，需定期监测血清钙和血清磷水平。

枸橼酸铋钾口服常释剂

1. 本品具有保护胃肠黏膜的作用，用于治疗慢性胃炎、胃和十二指肠溃疡、慢性浅表性胃炎及幽门螺杆菌感染，以及缓解胃酸过多引起的胃痛、胃灼热和反酸症状。

2. 严重肾脏疾病患者禁用。

3. 孕妇禁用，哺乳期妇女慎用。

4. 每次 110mg（以铋计），如果每天需服药 4 次，前 3 次在三餐前服用，第 4 次在晚餐后 2 小时服用。如果每天只需服药 2 次，应在早、晚服用。

5. 如果服用的口服溶液为一瓶 5ml，要用温开水稀释 3 倍后服用（即 5ml 药液加 10ml 水）；如果为一瓶 15ml，可直接服用。

6. 用药前后 30 分钟内不要食用蛋白质含量高

的食物（如牛奶）。

7. 为避免药物在体内浓度过高导致铋性脑病，不要同时服用其他含铋的药物，也不要长期大剂量服用。

8. 枸橼酸铋钾联合服用四环素类药（如四环素、土霉素），间隔至少 2 小时服用。

9. 用药后口腔内可能有氨味（尿液放久了的气味）、舌苔及大便可能变成灰黑色，停药后可自行消失。偶尔还会出现恶心、便秘，不要担心。

枸橼酸铋钾颗粒剂

1. 每次 110mg（以铋计），每日 4 次，于餐前 30 分钟与睡前服用；或每日 2 次，早、晚各 220mg（以铋计）。2～4 周为 1 个疗程。

2. 用药后口腔内可能有氨味，舌苔及大便可能变成灰黑色，停药后可自行消失。偶尔还会出现恶心、便秘。

碳酸氢钠片

1. 碳酸氢钠具有中和胃酸、碱化尿液、纠正酸中毒的作用，主要用于酸血症、碱化尿液和缓解胃酸过多引起的胃痛、胃灼热感、反酸。

2. 如需要限制钠摄入量（如患有高钠血症、妊娠高血压、高血压），不能使用碳酸氢钠。

3. 不推荐 6 岁以下的儿童使用。

4. 不建议孕妇或计划妊娠的患者使用。

5. 哺乳期妇女不建议使用。

6. 用药期间食用乳制品可能引起乳碱综合征（表现为恶心、呕吐、无力、多尿、肌肉疼痛等）。避免饮用牛奶或食用其他乳制品、钙制剂，包括酸奶、干酪、炼乳、奶粉等。

7. 如需合用抗胆碱药（如山莨菪碱、阿托品）、吡咯类抗真菌药（如伊曲康唑、酮康唑）、头孢菌素类药（如头孢泊肟、头孢呋辛），间隔至少 1 小时服用。

8. 如需合用酪氨酸激酶抑制药（如吉非替尼、培唑帕尼）、药名中含"普利"的药物（如卡托普利、福辛普利）、四环素类药（如多西环素、土霉素），间隔至少 2 小时服用。

9. 如需合用抗疟药（如氯喹、羟氯喹），间隔至少 4 小时服用。

10. 如需合用药名中含"替丁"的药物（如雷尼替丁、西咪替丁），在服用雷尼替丁 3 小时后服用碳酸氢钠，服用西咪替丁前或后 1 小时服用碳酸氢钠。

11. 如需合用兰索拉唑，在服用碳酸氢钠后 1 小时再服用兰索拉唑。

12. 如需合用舒必利，在服用碳酸氢钠前至少 2 小时服用舒必利。

13. 如需合用阿奇霉素，在服用碳酸氢钠前 1 小时或服后 2 小时再服用阿奇霉素。

14. 如需合用磺酰脲类药（如格列吡嗪、格列齐特），间隔至少 2 小时服用。

15. 用药后可能出现呃逆、胃痛、胃胀、水肿、血压升高，长时间用药还可能出现肌肉无力和痉挛。

胶体果胶铋口服常释剂/颗粒剂（干混悬剂）

1. 胶体果胶铋可在溃疡和炎症表面形成保护膜，隔离胃酸，主要用于消化性溃疡、慢性胃炎，以及缓解胃酸过多引起的胃痛、胃烧灼感、反酸等症状。

2. 合并肾功能不全者禁用。

3. 孕妇禁用。

4. 哺乳期妇女如需用药，停止哺乳。

5. 在三餐前 1 小时服用。每日给药 4 次时，可在睡前服用最后 1 次。

6. 用于治疗消化道出血时，可以打开胶囊，将胶囊内的药粉或颗粒用水溶解均匀后服用。

7. 牛奶可能减弱胶体果胶铋的疗效，不要用牛奶送服药物。

8. 用药后粪便可能变成黑褐色。如没有其他不适，则为正常反应。停药后 1～2 天粪便颜色可恢复正常。

9. 不要长期大量用药。

10. 服药期间不要同时服用其他含铋的药物。

11. 可能出现恶心、便秘等不良反应。长期大量用药可能引起铋中毒，表现为皮肤变成黑褐色。

复方铝酸铋颗粒剂

1. 铝酸铋具有保护胃肠黏膜的作用，主要用于慢性胃炎、缓解胃酸过多引起的胃痛、胃灼热感、反酸、胃溃疡、十二指肠溃疡和十二指肠球炎。

2. 合并肾功能不全患者禁用。

3. 孕妇不建议服用。

4. 哺乳期妇女如需用药，应暂停哺乳。

5. 餐后 30 分钟左右服用药物。

6. 疗程较长，不要擅自停药。

7. 不要与牛奶同时服用。

8. 用药后粪便可能变成黑色，这是正常现象。

9. 用药后可能出现便秘、稀便、恶心、口干、失眠等不良反应，停药后症状会自行消失。

铝碳酸镁口服常释剂/咀嚼片

1. 本品具有中和胃酸、保护胃黏膜的作用，主要用于缓解胃溃疡、十二指肠溃疡、胃炎、食管炎、非溃疡性消化不良，以及胃酸引起的胃痛、胃灼热、酸性嗳气、腹胀等症状，预防药物引起的胃黏膜损伤。

2. 合并低磷血症、严重肾功能不全和重症肌无力的患者禁用。

3. 严重心、肾功能不全者，高镁血症者，高钙血症者慎用。

4. 孕妇不建议使用。

5. 每次 0.5～1g，每日 3～4 次。用于治疗胃、十二指肠溃疡时，每次 1g，每日 4 次。餐后 1～2 小时、睡前或胃不舒服时服药。每日服用铝碳酸镁的总剂量不应超过 6 g。

6. 肾功能不全者应避免高剂量或长期服用本品，如需服用，定期检查其血清镁和铝水平，铝水平不可超过 40μg/L。

7. 低磷饮食患者（避免服用牛奶、奶制品、豆制品、坚果类等）、阿尔茨海默病或其他类型痴呆症患者应避免大剂量或长期服用本品。

8. 治疗胃和十二指肠溃疡，疗程至少 4 周，不要擅自停药。

9. 服用铝碳酸镁后 1～2 小时避免服用其他药物。

10. 用药前后 1～2 小时不要进食酸性食物，如葡萄酒、果汁等。

11. 用药后可能出现便秘、稀便、口干和食欲缺乏等不良反应。

二、消化性溃疡病和胃食管反流病用药

法莫替丁口服常释剂

1. 本品可抑制胃酸分泌，主要用于胃酸过多引起的胃痛、胃灼热、反酸、胃和十二指肠溃疡、应激性溃疡、急性胃黏膜病变、胃泌素瘤、反流性食管炎。

2. 本品可通过胎盘，使用时应避孕。

3. 哺乳期妇女如用药，应停止哺乳。

4. 每次 20mg，每日 2 次或 1 次，可在早、晚餐后 30 分钟左右或睡前服药，24 小时内不超过 40mg。

5. 用药期间避免吸烟，烟草可降低本品的疗效。

6. 如需合用头孢类药（如头孢泊肟、头孢托仑），至少间隔 2 小时服用。

7. 如需合用唑类抗真菌药（如伊曲康唑、酮康唑）、喹诺酮类药（如吡哌酸），至少间隔 2 小时服用。

8. 如需合用酪氨酸激酶抑制药：服用厄洛替尼，在服用本品 2 小时前或 10 小时后服用；服用吉非替尼，间隔至少 6 小时；服用达沙替尼，在服用本品 2 小时前服用。

9. 如需合用利巴韦林，在服用利巴韦林前 12 小时或后至少 4 小时服用本品。

10. 如需合用阿扎那韦，间隔至少 12 小时。

11. 用药后可能出现血压上升、面部潮红、脉率加快、腹胀、食欲缺乏、便秘、腹泻、软便、口渴、恶心、呕吐、头痛、头重、全身乏力感、皮疹、月经不调、面部水肿及耳鸣等不良反应。

法莫替丁注射剂

1. 本品具有抑制胃酸分泌的作用。

2. 缓慢静脉注射，不少于 3 分钟；或静脉滴注，滴注时间不少于 30 分钟。

3. 本品注射液以 0.9%氯化钠注射液或 5%葡萄糖注射液 20ml 稀释或溶解后静脉注射。也可用 0.9%氯化钠注射液或 5%葡萄糖注射液 250ml 稀释或溶解后静脉滴注。

4. 用药后需监测全血细胞计数、胃 pH、隐血（消化道出血）。

5. 参见法莫替丁口服常释剂。

雷尼替丁口服常释剂

1. 本品具有抑制胃酸分泌的作用，主要用于缓解胃酸过多引起的胃痛、胃灼热、反酸。

2. 正在接受腹膜透析或血液透析治疗的患者，在透析后服药。

3. 不要擅自给儿童用药，8 岁以下儿童禁用。

4. 孕妇禁用。

5. 哺乳期妇女如需用药，应停止哺乳。

6. 早晨及睡前服药。如一日只需用药 1 次，睡前服用。

7. 因用药引起胃部不适，可以将药物与食物同服。

8. 建议用药期间避免饮酒或酒精饮料。

9. 如需合用抗酸药（如硅酸铝、铝镁加），在服用本品后 3 小时再服用抗酸药。

10. 如需合用硫糖铝（包括硫糖铝小檗碱），在服用本品后 2 小时再服用硫糖铝。

11. 与茶碱类药物合用可促使后者血药浓度升高，须降低茶碱剂量。

12. 降低维生素 B_{12} 的吸收，长期使用可致维生素 B_{12} 缺乏，须补充维生素 B_{12}。

13. 用药后可能出现便秘、腹泻、恶心、呕吐、腹部不适、腹痛、皮疹等不良反应。

14. 吸烟会降低本品的疗效，并对溃疡愈合产生不利影响，患者应戒烟。

15. 参见法莫替丁口服常释剂。

雷尼替丁注射剂

1. 经肌内注射、静脉缓慢注射或静脉滴注给药。静脉注射时间需超过 10 分钟，静脉滴注时间为 1~2 小时。

2. 注射部位可出现瘙痒、发红。

3. 参见雷尼替丁口服常释剂。

奥美拉唑口服常释剂/注射剂

1. 本品具有抑制胃酸分泌的作用。

2. 不要擅自给儿童用药。

3. 65 岁及 65 岁以上老年人慎用。

4. 哺乳期妇女用药期间应停止哺乳。

5. 合用低镁血症的药物（如地高辛、利尿药）时，定期监测血清镁。若出现低镁血症，多数患者需进行补镁治疗，并停用本药。

6. 应定期检查肝功能。

7. 用药超过 3 年者应监测血清维生素 B_{12} 水平。

8. 长期用药应定期检查胃黏膜有无肿瘤样增生。

9. 用药期间避免食用含有咖啡因的饮料、食物（包括咖啡、巧克力、可乐）。

10. 用于缓解胃酸过多引起的症状时，最多连续使用 7 天。

11. 如需合用四环素类药（如多西环素、美他环素、四环素），至少 3 小时再服用本品。

12. 用药后可能出现头痛、腹痛、恶心、腹泻、呕吐、胃肠胀气、反酸、上呼吸道感染、便秘、头晕、皮疹、乏力、背痛和咳嗽等不良反应。

13. 本品口服常释剂在餐前服药。本品注射剂粉针剂以 0.9%氯化钠注射液或 5%葡萄糖注射液 100ml 溶解。以 0.9%氯化钠注射液溶解的药液应在 12 小时内使用，以 5%葡萄糖注射液溶解的药液应在 6 小时内使用。

埃索美拉唑（艾司奥美拉唑）口服常释剂/注射液

1. 本品具有抑制胃酸分泌的作用。

2. 肝功能不全时需调整剂量。

3. 儿童最好不要使用艾司奥美拉唑。

4. 本品可通过胎盘，孕妇不建议服用。

5. 哺乳期妇女最好不要使用，如必须用药，建议丢弃用药后 5~7.5 小时的乳汁。

6. 口服药空腹服用。

7. 与华法林联用时，需要对其凝血酶原国际标准化比值（INR）和凝血酶原时间进行监测。

8. 本品可降低氯吡格雷的血小板抑制作用，应避免合用。

9. 本品与西洛他唑联用时，应减少西洛他唑的用量。

10. 用药后最常见的不良反应为头痛、腹泻、恶心、胃肠胀气、腹痛、便秘和口干等。

11. 注射液经静脉注射或静脉滴注给药。病情好转后改为口服治疗。静脉注射时间不少于 3 分钟；静脉滴注时间 10~30 分钟。不得与任何其他药物同时或通过同一管道注射或滴注。输注前后用生理盐水冲管。

艾普拉唑口服常释剂

1. 本品具有抑制胃酸分泌的作用。

2. 不要给婴幼儿使用艾普拉唑。

3. 不建议孕妇用药。

4. 哺乳期妇女如需用药，应停止哺乳。

5. 早晨空腹服药。

6. 长期用药的患者可能出现骨折，尤其是老年人。

7. 用药期间为防止出现低镁血症，应定期监测血镁水平。

8. 本品不应与阿扎那韦合用。

9. 用药后可能出现头晕、头痛、皮疹、腰痛、恶心、呕吐、腹泻、便秘、腹胀、口干口苦、胸闷、乏力、嗜睡、心悸、月经时间延长、肌肉关节不适等不良反应。

兰索拉唑口服常释剂/注射液

1. 本品具有抑制胃酸分泌、促进损伤黏膜修复的作用。

2. 肝肾功能不全者需调整剂量。

3. 不要擅自给儿童用药。

4. 妊娠期妇女不建议服用。

5. 哺乳期妇女如需用药，应停止哺乳。

6. 建议在餐前服药。

7. 口服如漏服一次，应尽快补服，但若接近下次给药时间则不必补服。不可一次服用双倍剂量的本品。

8. 本品注射液粉针剂临用时以 100ml 0.9%氯化钠注射液、5%葡萄糖注射液溶解稀释。滴注时间不少于 30 分钟。

9. 用药可能引起低镁血症，如需长期用药应定期监测血镁。

10. 服药期间还需要定期监测全血细胞计数、

肝功能、肾功能、血浆胃泌素水平。

11. 抗酸药（如铝碳酸镁片、碳酸氢钠）需在服用本品至少 1 小时前服用。

12. 服用硫糖铝及含硫糖铝的药物，如硫糖铝小檗碱，需在服用本品至少 30 分钟后服用。

13. 本品不应与阿扎那韦、奈非那韦合用，否则可能会降低 HIV 蛋白酶抑制剂的疗效。

14. 使用本品时，如同时使用华法林，需监测 INR 和凝血酶原时间。

15. 用药后可能出现皮疹、瘙痒、便秘、腹泻、口渴、腹胀、头痛、嗜睡、失眠、头晕、发热等不良反应。

雷贝拉唑口服常释剂

1. 本品具有抑制胃酸分泌的作用。

2. 不推荐儿童用药。

3. 不推荐孕妇用药。

4. 哺乳期妇女如需用药，最好停止哺乳。

5. 固定在早餐前服药，以避免漏服。

6. 用药期间定期检查血常规、血生化和肾功能。

7. 常见的不良反应为腹泻、头痛、恶心。

泮托拉唑口服常释剂/注射剂

1. 本品具有抑制胃酸分泌的作用。

2. 肝、肾功能异常患者需调整剂量。

3. 建议婴幼儿禁用泮托拉唑。

4. 孕妇最好避免用药。

5. 哺乳期妇女如需用药，应停止哺乳。

6. 早餐前 1 小时服药，每日给药 2 次时在晚餐前服用第 2 次。

7. 用药后如果出现头晕或视觉障碍，尽量避免驾驶或操作机器。

8. 有骨质疏松风险的患者用药期间需要补充维生素 D 和钙。

9. 用药可能引起肝酶升高，定期监测肝功能。

10. 长期用药（3 个月以上）可能引起低镁血症（可表现为疲劳、手足抽搐、精神错乱、头晕、心律失常），建议定期监测血镁水平。

11. 用药后如果出现皮损（尤其是皮肤暴露于阳光的部位），并伴有关节痛，停药后就诊。

12. 用药后可能出现头痛、头晕、失眠、嗜睡、恶心、腹痛、腹泻、便秘、腹胀、皮疹、肌肉疼痛等不良反应。

13. 本品粉针剂 40mg 先以 0.9%氯化钠注射液 10ml 溶解后直接滴注，滴注时间应超过 2 分钟；或将混合溶液再以 0.9%氯化钠注射液 100ml 稀释后滴注，滴注时间不应少于 15 分钟；或粉针剂 40～80mg 先以 0.9%氯化钠注射液 10ml 溶解，再以 0.9%氯化钠注射液 100～250ml 稀释，滴注时间为 15～60 分钟。配制后须于 4 小时内用完。

吉法酯口服常释剂

1. 本品具有保护胃肠黏膜、促进溃疡修复的作用。

2. 备孕妇女、孕妇禁用。

3. 哺乳期妇女慎用。

4. 青光眼患者慎用。

5. 在餐后 30 分钟服药。

6. 用药后偶见口干、恶心、便秘、上腹不适、口内炎。少见有腹泻、舌炎等症状。

硫糖铝口服常释剂/口服液体剂/混悬凝胶剂

1. 硫糖铝具有保护胃黏膜、中和胃酸、促进溃疡愈合的作用。

2. 孕妇、过敏体质者慎用。

3. 用药后乳汁中含有药物，哺乳期妇女慎用。

4. 餐前 1 小时或睡前服用。如每日服药一次，最好在睡前服用。

5. 合用多替拉韦，在服用本品 2 小时前或 6 小时后服用。

6. 合用头孢菌素类（如头孢克洛、头孢托仑匹酯）需间隔至少 1 小时。

7. 合用含酮康唑的药物（如酮康他索、复方酮康唑）、四环素类药（如金霉素钙、土霉素钙、米诺环素）、左甲状腺素、非甾体抗炎药（甲芬那酸、美辛唑酮、洛芬待因）、吩噻嗪类药（如哌西他嗪、丙嗪）、喹诺酮类药（如名称中含"沙星"的药物、吡哌酸、萘啶酸）、奎尼丁需间隔至少 2 小时。

8. 合用别嘌醇需间隔至少 3 小时。

9. 合用抗疟药（如磷酸氯喹、奎宁）需间隔至少 4 小时。

10. 合用膦酸盐类药（如名称中含"膦酸"的药物）、地高辛及其类似物、H_2 受体阻滞药（如名称中含"替丁"的药物）、质子泵抑制剂（奥美拉唑、兰索拉唑等）、舒必利（包括左舒必利）、β 受体阻滞剂（如苯呋洛尔、尼普地洛）需在服用本品至少 2 小时前服用。

11. 如需合用枸橼酸及枸橼酸盐类药，间隔至少 2 小时。

12. 本品可减少脂溶性维生素（维生素 A、维生素 D、维生素 E、维生素 K）的吸收。

13. 本品与胃消化酶合用，两者疗效均降低。

14. 常见不良反应是便秘，用药后应多饮水。

瑞巴派特口服常释剂

1. 本品具有保护胃肠黏膜的作用。

2. 孕妇不建议服用。

3. 哺乳期妇女如需用药，应停止哺乳。

4. 早、晚及睡前服用。

5. 用药后可出现便秘、味觉异常、咽喉部异物感、皮疹、瘙痒感、湿疹、月经异常、水肿。

替普瑞酮口服常释剂

1. 本品具有保护胃肠黏膜的作用。

2. 孕妇不建议服用。

3. 餐后服药。

4. 用药后可出现便秘、腹泻、恶心、口渴、头痛、眼睑发红、发热等不良反应，一般可耐受。出现皮疹、瘙痒等过敏反应时停药。

5. 用药期间定期复查肝功能指标，若异常停药。

第三节 功能性胃肠道疾病用药

一、功能性肠道疾病用药

匹维溴铵片

1. 匹维溴铵能抑制肌肉过度收缩，具有解除痉挛、增强肠道蠕动能力的作用。

2. 片剂中含有乳糖成分，对乳糖不耐受或缺乏乳糖酶的患者最好不要使用。

3. 孕妇禁用。

4. 不推荐给儿童用药。

5. 哺乳期妇女避免使用。

6. 最好在进餐时用水送服药物，服药时不要躺着或在临睡前服用。

7. 用于钡剂灌肠前准备时，在检查前 3 天开始用药。

8. 用药后可能出现胃肠道反应（如腹痛、腹泻、恶心、呕吐、吞咽困难）、皮肤反应（如皮疹、瘙痒、红斑）等不良反应，一般可耐受。不可耐受时先停药。

二甲硅油口服常释剂/口服散剂/口服液体剂

1. 本品能消除胃内泡沫，可提高胃镜检查和放射检查的清晰度，还可缓解胃胀气。

2. 片剂仅用于缓解胃胀气，于餐前 30 分钟或临睡前服药。

3. 服用乳剂或液体剂时，用前摇匀。

4. 用于消除胃胀气及 X 线检查前排气：餐后 30 分钟左右或两餐间（餐后 2 小时）服药。

5. 用于胃镜检查：检查前 15～40 分钟将适量的乳剂加水混合后口服。

6. 用药后可出现稀便、胃不适、腹泻、腹痛、呕吐、恶心、胃胀、食欲缺乏、头痛等不良反应。

西甲硅油口服液体剂

1. 本品具有促进肠内气体排出的作用，主要用于治疗胃肠道中气体过多而引起的不适或作为腹部影像学检查、造影的辅助药物使用。

2. 婴儿服药，可以取适量药物与瓶装食物混合，在哺乳前后喂服。

3. 用于影像学检查时，检查的前一天和当天早上服药。

4. 本品口服后不吸收，必要时可长期服用。

间苯三酚注射剂

1. 本品是解痉药。

2. 孕妇和哺乳期妇女最好避免使用。

3. 注射剂可经肌内注射、静脉注射或静脉滴注给药。

4. 静脉滴注液需用 5%或 10%葡萄糖注射液稀释。

5. 用药后极少数患者会出现过敏反应（如皮疹、荨麻疹等）。

曲美布汀口服常释剂

1. 具有调节胃肠动力及止吐的作用。

2. 器质性、占位性消化道疾病、儿童、孕妇、哺乳期妇女慎用本品。

3. 餐前 30～60 分钟服药。

4. 用药后可能出现口渴、口内麻木感、腹鸣、便秘、腹泻、心率过快、困倦、眩晕、头痛、皮疹等不良反应。如果出现皮疹，停药观察。

罂粟碱口服常释剂/注射剂

1. 本品是平滑肌松弛药。

2. 完全性房室传导阻滞、帕金森病不宜使用本品。

3. 妊娠期和哺乳期妇女不建议服用。

4. 可在进餐时服用，或用牛奶送服，或与抗酸药同服。

5. 用药期间尽量避免吸烟，烟碱可使本品作用降低。

6. 本品可使左旋多巴疗效降低，应避免合用。

7. 用药期间如果坐或躺后迅速起身，可能出现头晕，坐或躺后应缓慢起身。

8. 若患有青光眼，用药期间应定期检查眼压。

9. 用药期间需检查肝功能，尤其是出现胃肠道症状或黄疸时，必要时需停药。

10. 注射剂可经肌内注射或静脉缓慢注射、静脉滴注给药。静脉注射至少 1~2 分钟，以免发生心律失常及致命的窒息等。

二、单方颠茄及其衍生物

阿托品口服常释剂/注射剂

1. 本品具有解除内脏和血管平滑肌痉挛、改善微循环和缓解中毒症状的作用。

2. 有前列腺增生、高热的情况下禁用。

3. 儿童、老年人、妊娠期及哺乳期妇女慎用。

4. 婴幼儿用药，密切观察是否出现不适。

5. 老年人用药后容易出现排尿困难、便秘、口干（特别是男性）、青光眼等不良反应。

6. 哺乳期妇女如必须用药，建议丢弃用药后 24 小时内的乳汁。

7. 合用抗酸药（如氢氧化镁、铝碳酸镁），间隔至少 1 小时。

8. 合用酮康唑（包括复方酮康唑、酮康他索），至少 2 小时后再服用本品。

9. 本品可拮抗溴吡斯的明、甲氧氯普胺的作用。

10. 碱化尿液的药物（包括含镁或钙的制酸药、碳酸酐酶抑制药、碳酸氢钠、枸橼酸盐等），可使本品的排泄减慢，作用时间和（或）毒性增强。

11. 与金刚烷胺、吩噻嗪类药、其他抗胆碱药、扑米酮、普鲁卡因胺、三环类抗抑郁药合用，本品的毒副作用可加剧。

12. 与单胺氧化酶抑制剂（包括呋喃唑酮、丙卡巴肼等）合用时，可加强本品抗 M 胆碱作用的不良反应。

13. 本品可增加地高辛、维生素 B_2 的吸收。

14. 用药后可能出现心率减慢或加快、口干、少汗、瞳孔轻度扩大、心悸、视物模糊等不良反应。

15. 用药后可出现视物模糊（尤其是看近处物体时），应避免驾驶车辆、操作机械和进行其他有危险的活动；出现瞳孔散大畏光时，在阳光和强烈灯光下可戴太阳眼镜。

16. 用药期间需监测心率、血压、脉搏、精神状态，静脉给药需监测心功能。

颠茄口服常释剂/口服液体剂

1. 颠茄制剂具有缓解胃肠道溃疡及痉挛、镇痛的作用。

2. 青光眼、心动过速、尿潴留、前列腺肥大患者禁用。

3. 孕妇慎用。

4. 哺乳期妇女如需用药，应停止哺乳。

5. 口腔崩解片，在餐前 30 分钟将药片放在舌面，不需要用水送服，药片可以自行溶解，然后随唾液吞服。

6. 合用抗酸药（如氢氧化铝、碳酸钙）、吸附性止泻药（如药用炭），间隔至少 1 小时。

7. 用药后主要引起便秘、出汗减少、口鼻咽喉及皮肤干燥、视物模糊、排尿困难等。

8. 因酊剂中含有乙醇，故使用酊剂后不可驾驶车辆或从事危险性工作。

山莨菪碱口服常释剂/注射剂

1. 本品具有解痉镇痛及改善微循环的作用。

2. 合并颅内压增高、脑出血急性期、青光眼、前列腺肥大的患者禁用。

3. 本品具有闭汗作用，在夏天用药后，注意采取降温措施。

4. 如需合用抗酸药（如三硅酸镁、磷酸铝），间隔 1 小时以上。

5. 如需合用抗胆碱药（如酮康唑、酮康他索），至少 2 小时后再服用本品。

6. 本品可降低多潘立酮的作用，不宜合用。

7. 注射剂可经肌内注射、静脉注射、静脉滴注给药。静脉滴注时需每 5~10mg 注射液以 5% 葡萄糖注射液 200ml 稀释后使用。

8. 用药后可能出现口干、面红、轻度扩瞳、视物模糊等不良反应，用药后 1~3 小时消失。

丁溴东莨菪碱口服常释剂/注射剂

1. 本品具有抑制胃肠道蠕动和解痉的作用。

2. 合并严重心脏病、未经治疗的闭角型青光眼、伴尿潴留的前列腺肥大、胃肠道机械性狭窄、心动过速、巨结肠、重症肌无力的患者禁用。

3. 孕妇禁用。哺乳期妇女慎用。

4. 血压偏低者应用本品时，应注意防止出现直立性低血压。

5. 用药后可能出现视物模糊、嗜睡，应避免驾驶或操作机器。

6. 用药后可能出现口渴、心悸、面部潮红、恶心、呕吐、眩晕、头痛等不良反应。如出现眼部疼痛、发红、视物模糊或虹视，立即停药就诊。

7. 注射剂可经肌内注射、静脉注射或静脉滴注给药。

8. 不要在同一部位反复肌内注射，应左右侧交替注射。

东莨菪碱贴片

1. 本品用于防治乘车、船和飞机引起的眩晕、恶心和呕吐等晕动病症状。

2. 青光眼、前列腺肥大、严重心脏病、器质性幽门狭窄或麻痹性肠梗阻患者禁用。

3. 哺乳期妇女禁用。

4. 老年人、儿童、孕妇慎用。7 岁以下儿童禁止使用本品。

5. 在出发前至少 4 小时贴于耳后无发皮肤上，最长可使用 3 天。如果治疗需要 3 天以上的时间，应弃去第一枚贴剂，另取一枚贴在另一只耳后无毛发的皮区。黏附贴片及除去贴片后，均应用肥皂和水清洗双手及用药部位，以防止任何残留的东莨菪碱直接接触眼睛。

6. 行磁共振（MRI）检查之前，应除去本品，以免造成皮肤灼伤。

7. 用药后有口渴、瞳孔散大、视物模糊、嗜睡、心悸、面部潮红、定向障碍、头痛、尿潴留、便秘等不良反应。

东莨菪碱注射剂

1. 本品具有抑制胃肠道蠕动和解痉的作用。

2. 未经治疗的闭角型青光眼、严重心脏病患者、器质性幽门狭窄或麻痹性肠梗阻、伴尿潴留的前列腺肥大、重症肌无力患者禁用。

3. 老年人用药时应注意呼吸和意识情况。

4. 本品与其他抗胆碱能药、吩噻嗪类药物合同时毒性会增加。

5. 本品可拮抗甲氧氯普胺、多潘立酮等药物的促胃肠动力作用。

6. 某些抗心律失常药（如奎尼丁、丙吡胺等）具有阻滞迷走神经作用，与本品合用能增强本品的抗胆碱能效应，导致口干、视物模糊、排尿困难，老年人尤其应当注意。

7. 本品与拟肾上腺素能药物合用（如右旋苯丙胺 5mg），可增强止吐作用，减少本品的嗜睡作用，但口干更显著。

8. 本品与三环类抗抑郁药（阿米替林等）合用时，由于两者均具有抗胆碱能效应，故可增强口干、便秘、视物模糊等不良反应，使老年患者发生尿潴留，诱发急性青光眼及麻痹性肠梗阻等，禁止合用。

9. 本品分别与地高辛、呋喃妥因、维生素 B$_2$ 等合用时，会明显增强后者的吸收。

10. 应用本品期间，舌下含化硝酸甘油预防或治疗心绞痛时，因唾液减少使后者崩解减慢，从而影响其吸收，作用有可能推迟和（或）减弱。

11. 肌内注射或皮下注射时应避开神经与血管。不应在同一部位反复注射，应左右交替，注射时速度不宜过快。

12. 用药后可能出现心率加快、眩晕、谵语、惊厥、兴奋、烦躁、口干、瞳孔散大、皮肤潮红、灼热等不适。

三、胃肠动力药

多潘立酮口服常释剂

1. 嗜铬细胞瘤、乳腺癌、催乳素瘤、中重度肝功能不全、心脏传导异常、电解质紊乱、潜在心脏疾病患者禁用。

2. 服用抗精神病药（如匹莫齐特、齐拉西酮）的患者禁用。

3. 禁止与酮康唑口服制剂、红霉素或其他可能会延长 QTc 间期的 CYP3A4 酶强效抑制剂（如氟康唑、伏立康唑、克拉霉素、胺碘酮、泰利霉素、伊曲康唑、泊沙康唑、利托那韦、沙奎那韦、特拉匹韦）合用。

4. 与可引起 QT 间期延长的药物合用时应密切监测患者心血管不良反应的体征或症状。

5. 本品不适用于婴儿、儿童（12 岁以下）、青少年及体重＜35kg 的成人服用。

6. 与抗胆碱能药物（如右美沙芬、苯海拉明、阿托品、山莨菪碱、东莨菪碱、颠茄等）合用会拮抗本品治疗消化不良的作用。

7. 60 岁以上的患者用药出现严重室性心律失常和心源性猝死的风险增加，用药时注意观察患者情况。

8. 孕妇慎用。

9. 哺乳期妇女如用药，应停止哺乳。

10. 餐前 15～30 分钟或睡前服药。

11. 用药后如果出现头晕和嗜睡症状，尽量避免驾驶、操作机器或进行其他需要意识清醒和协调的活动。

12. 持续用药通常不要超过 1 周。

13. 用药后可能出现口干、头痛、失眠、神经过敏、倦怠、腹部痉挛、腹泻、反流、恶心、胃灼热感、皮疹、瘙痒、荨麻疹、口腔炎、结膜炎、溢乳、男子乳房女性化、女性月经不调等不良反应。

甲氧氯普胺口服常释剂/注射剂

1. 本品具有止吐、促进胃动力的作用。

2. 合并癫痫、嗜铬细胞瘤、胃肠出血、机械性肠梗阻或穿孔的患者禁用。

3. 儿童和老年人用药容易出现锥体外系症状，最好不要长期使用。

4. 孕妇不建议使用。

5. 用药后乳汁中含有甲氧氯普胺，具有刺激乳汁分泌的作用，哺乳期妇女可以短时间用于催乳。

6. 如果每天需用药 3 次，要在餐前 30 分钟服用。如果每天需用药 4 次，要在睡前服用最后 1 次药物。

7. 不要擅自停药，连续用药避免超过 12 周。

8. 用药后可能出现困倦、注意力不集中的情况，避免驾驶或操作机器。

9. 本品遇光后可变成黄色或黄棕色，毒性增强，如果药片变色，最好不要服用。

10. 合用西咪替丁时，间隔 2 小时服用。

11. 注射剂经肌内注射或静脉缓慢注射给药。静脉注射时间为 1～2 分钟，注射过快可出现躁动不安，随即进入昏睡状态。

12. 用药后可能出现昏睡、烦躁不安、疲倦、无力等不良反应。

莫沙必利口服常释剂

1. 本品具有促进胃肠蠕动的作用。

2. 胃肠道出血、肠梗阻或穿孔患者禁用。

3. 儿童不建议服用。

4. 孕妇最好不要使用。

5. 哺乳期妇女如果用药，应停止哺乳。

6. 持续用药 2 周后，评估消化系统症状的改善情况，以决定是否继续用药。

7. 如出现不适、食欲缺乏、尿黄和球结膜黄染等症状，应停止服药并联系医生。

8. 用药后可能引起腹泻、腹痛、口干、皮疹、疲倦、头晕等不良反应。

溴米那普鲁卡因注射剂

1. 本品有镇静催眠、解痉止吐的作用。

2. 小儿、老年人、孕妇、哺乳期妇女慎用。

3. 注射剂经皮下注射或肌内注射给药。

4. 用药期间偶尔会出现危重和特殊情况，最好进行呼吸与循环系统监测。

5. 用药后可能出现恶心、呕吐、出汗、腹泻、缺氧等不良反应，还可能出现短暂兴奋，随后知觉丧失、中枢神经系统被抑制。

第四节　止吐药和止恶心药

昂丹司琼口服常释剂/注射剂

1. 本品具有强效止吐作用。

2. 合并胃肠道梗阻者、腹部手术后的患者、先天性长 QT 间期综合征患者、心功能不全者禁用。

3. 电解质紊乱、充血性心力衰竭、缓慢性心律失常或者正在服用其他可能导致 QT 间期延长药物的患者应慎用本品。

4. 本品禁止与阿扑吗啡合用。

5. 中重度肝功能损害患者需调整剂量。

6. 昂丹司琼片剂中可能含有乳糖，如果对乳糖不耐受或缺乏乳糖酶的患者，不能服用。

7. 不推荐孕妇（尤其是妊娠的前 3 个月）使用。

8. 哺乳期妇女如需用药，应停止哺乳。

9. 注射剂可经肌内注射、静脉注射或静脉滴注给药。可用 0.9%氯化钠注射液、5%葡萄糖注射液、10%甘露醇注射液、林格液、0.3%氯化钾加 0.9%氯化钠注射液、0.3%氯化钾加 5%葡萄糖注射液稀释后静脉滴注。滴注时间不应小于 15 分钟。

10. 用药期间需要定期检测血清钾、镁的水平，高风险患者或老年人还需监测心电图。

11. 用药后可能出现头痛、腹泻、乏力、便秘、发热、头晕、焦虑、兴奋、尿潴留、瘙痒等不良反应。

多拉司琼注射剂

1. 本品具有抑制恶心、呕吐的作用。

2. 正在服用Ⅲ类抗心律失常药（如胺碘酮、索他洛尔等）、阿扑吗啡的患者禁用。

3. 2 岁以下儿童不建议使用。

4. 孕妇不建议使用。

5. 哺乳期服用需暂停哺乳。

6. 经静脉快速注射或静脉滴注给药，滴注时间至少为 15 分钟。

7. 本品注射液可与苹果汁或苹果-葡萄汁混合后用于儿童口服，可在化疗前 1 小时内或术前 2 小时内服用。

8. 用药后如果出现心率过快或心率不规律，用药期间需进行心电图检查。

9. 用药后可能出现头痛、头晕、腹泻、腹痛、高血压、发热、疲劳、疼痛、寒战等不良反应。

格拉司琼口服常释剂/注射剂

1. 本品是止吐药，主要用于防治放化疗引起的恶心、呕吐。

2. 合并胃肠道梗阻的患者禁用。

3. 孕妇最好不要用药。

4. 哺乳期妇女如果用药，应停止哺乳。

5. 2 岁以下儿童最好不用本品。

6. 注射剂可静脉注射或静脉滴注，均需用 5% 葡萄糖注射液或 0.9%氯化钠注射液 20～50ml 稀释后使用。

7. 静脉注射时间应超过 5 分钟，静脉滴注时间不应少于 15 分钟。

8 用药期间不能同时使用阿扑吗啡。

9. 用药后可能出现头痛、倦怠、发热、便秘等不良反应，一般不需要特殊处理。服用口腔崩解片时还可能感觉口腔发干，有黏稠感。

帕洛诺司琼注射剂

1. 本品是止吐药，主要用于预防化疗引起的恶心、呕吐。

2. 本品禁止与阿扑吗啡合用。

3. 孕妇不建议使用。

4. 哺乳期妇女如果用药，应停止哺乳。

5. 预防化疗引起的恶心、呕吐时，注射时间为 30 秒以上。化疗前 30 分钟给药。

6. 预防手术后 24 小时内的恶心、呕吐时，注射时间为 10 秒以上。

7. 预防 1 月龄至 17 岁儿童化疗引起的恶心、呕吐时，注射时间为 15 分钟以上。

8. 用药后可能出现头痛、便秘、疲劳等不良反应。

托烷司琼口服常释剂/口服液体剂/注射剂

1. 本品具有止吐的作用。

2. 合并高血压患者应慎用本药。

3. 禁止与阿扑吗啡合用。

4. 不推荐给儿童使用。

5. 孕妇禁用。

6. 哺乳期妇女如果用药，需停止哺乳。

7. 口服给药在早晨起床时（早餐前至少 1 小时）用水送服。

8. 注射剂用 100ml 常用注射液（生理盐水、林格液或 5%葡萄糖注射液）溶解或稀释，或缓慢加入已有的静脉输液中。

9. 本品可能引起头晕、疲劳等症状。用药期间避免驾驶或操作机器。

10. 连续用药不能超过 6 天。

11. 用药后可能出现便秘、头痛、头晕、眩晕、疲劳、腹痛、腹泻等不良反应。

第五节　胆和肝疾病用药

一、胆治疗药

熊去氧胆酸口服常释剂

1. 本品具有增加胆汁酸分泌、降低胆汁中胆固醇的作用。

2. 合并严重肝病、急性重型肝炎、急性胆囊炎和胆管炎、胆道阻塞（胆总管和胆囊管）、胆绞痛经常发作、胆囊不能在 X 线下被看到、胆囊功能受损时，禁用此药。

3. 妊娠期不足 3 个月的妇女禁用，建议胆结石患者采用非激素避孕法（如避孕套）。

4. 哺乳期妇女慎用。

5. 胆固醇性结石患者，每天用药 1 次时在晚上用少量水送服；用药 2 次时可在早晚餐时服药。

6. 胆汁淤积性肝病患者，每天用药 2 次时早晚服药；用药 3 次时可在晚上服用 1 次较大的剂量。

7. 胆汁反流性胃炎患者在睡前服药，必须定期服用。

8. 脂肪泻、预防药物性结石患者，在早晚餐时服药。

9. 用药的前 3 个月必须每 4 周检查一次肝功能，之后每 3 个月检查一次，以评估药物的疗效及早期发现肝功能恶化。

10. 用于溶石治疗时，一般需 6～24 个月，服用 12 个月后结石未见变小者，停止服用。治疗结果根据每 6 个月进行的超声波或 X 线检查判断。

11. 同时服用含铝抗酸药（如铝镁混悬液、氢氧化铝镁），应间隔 1～2 小时。

12. 用药后可能出现便秘、过敏、头痛、头晕、胰腺炎和心率过快等不良反应。

13. 患者如出现腹泻，可以进行对症治疗，如补充液体和电解质等，不需要其他特殊处理。如果发生腹泻则减少剂量；如果腹泻持续，则停止治疗。

去氢胆酸口服常释剂

1. 用于慢性胆囊炎的辅助治疗。

2. 严重肝功能不全（包括重症肝炎）者、充血性心力衰竭、原因不明的直肠出血、胆道完全阻塞、严重肾功能不全者禁用。

3. 妊娠期前 3 个月慎用。

4. 儿童不宜使用。

5. 餐后口服。

6. 可有嗳气、呃逆、腹泻、恶心、肌痉挛、直肠区周围皮肤刺激等不良反应，如持续存在，对症处理。

二、肝脏治疗药，抗脂肪肝药

联苯双酯口服常释剂/滴丸剂

1. 本品具有改善肝功能的作用。可降低丙氨酸转氨酶（ALT）。

2. 肝硬化患者禁用。慢性活动性肝炎者慎用。

3. 孕妇禁用。

4. 哺乳期妇女如需用药，应停止哺乳。

5. 用药后可能出现口干、轻度恶心等不良反应，若出现皮疹，用抗超敏反应药后即可消失。

促肝细胞生长素注射剂

1. 本品能改善肝脏功能，主要用于重型病毒性肝炎的辅助治疗。

2. 不推荐儿童、孕妇使用。

3. 药液为淡黄色透明液体，如出现浑浊、沉淀，不能使用。

4. 注射液以 10% 葡萄糖注射液稀释。

5. 静脉滴注应缓慢。

6. 长期用药时可能需定期检查肝功能和甲胎蛋白。

7. 用药后可能出现发热、寒战、疼痛、乏力、多汗、皮疹、瘙痒、恶心、呕吐、腹痛、口干、胸闷、呼吸困难、呼吸急促、憋气、心悸、心慌、面部潮红、低血压、头晕、头痛、抽搐、注射部位反应（如疼痛、局部麻木、静脉炎）等不良反应。

多烯磷脂酰胆碱口服常释剂

1. 本品具有保护肝脏的作用，主要用于多种类型肝病的辅助治疗。

2. 本品含有大豆油成分，如果对大豆过敏，不要使用。

3. 不要给 12 岁以下的儿童口服本品。

4. 不建议孕妇和哺乳期妇女用药。

5. 进餐时服用。

6. 用药期间避免食用对肝脏有害的物质（如乙醇），以防止有害物质对肝脏的损害。

7. 大剂量用药可能出现胃肠道紊乱症状，如胃部不适、软便、腹泻。

多烯磷脂酰胆碱注射剂

1. 本品注射液中含有苯甲醇，3 岁以下儿童禁用。

2. 12 岁以下儿童慎用。

3. 不建议孕妇和哺乳期妇女使用。

4. 静脉注射如果出现疼痛、静脉炎等血管刺激症状，建议采用静脉滴注给药。

5. 静脉注射或静脉滴注时应缓慢。

6. 本品注射液严禁用含电解质的注射液（如0.9%氯化钠注射液、林格液）稀释，仅可用不含电解质的葡萄糖注射液（如 5%葡萄糖注射液、10%葡萄糖注射液、5%木糖醇注射液）稀释。若用其他输液配制，混合液 pH 不得低于 7.5，且配制好的注射液在滴注过程中应保持澄清。

7. 用药后如果出现皮疹、瘙痒、呼吸困难、喉头水肿、血压下降等过敏性休克的前期症状，应立即停药。

8. 用药后可能出现心悸、血压升高、心律失常、呼吸急促、呼吸困难、咳嗽、哮喘、血管神经性水肿、头晕、头痛、局部麻木、恶心、呕吐、腹痛、腹泻、腹胀、面部潮红、皮疹、瘙痒、皮肤发红、皮肤肿胀、多汗、寒战、胸闷、发热（包括高热）、畏寒、乏力、疼痛、静脉炎、静脉痛、注射部位反应（如疼痛、红肿、瘙痒）等不良反应。

复方甘草甜素（复方甘草酸苷）口服常释剂/注射剂

1. 本品主要成分是甘草酸苷、甘氨酸、甲硫氨酸，具有抗炎、调节免疫、改善肝功能的作用。

2. 合并醛固酮症、肌病、低钾血症、晚期肝硬化的患者禁用。

3. 不建议孕妇及哺乳期妇女服用。

4. 餐后服药。

5. 注射剂经静脉注射或静脉滴注给药，给药速度应尽量缓慢。

6. 用药期间建议定期监测血钾，尤其是高龄老人。

7. 用药后可能出现腹痛、血压升高、头痛等不良反应。

甘草酸二铵口服常释剂/注射剂

1. 本品具有抗炎、保护肝细胞及改善肝功能的作用，主要用于治疗急、慢性肝炎。

2. 合并严重低钾血症、高钠血症、高血压、心力衰竭和肾衰竭的患者禁用。

3. 婴幼儿最好不要使用。

4. 孕妇最好不要使用本品。

5. 餐前餐后用药都可以。

6. 注射剂经静脉缓慢滴注给药。

7. 用药期间定期监测血压、血钾、血钠。

8. 用药后可引起食欲缺乏、恶心、呕吐、腹胀、头痛、头晕、胸闷、心悸、血压升高、皮肤瘙痒、荨麻疹、口干和水肿等不良反应。症状一般较轻，通常不用停药。

谷胱甘肽口服常释剂

1. 本品是一种肝病辅助药，主要用于慢性肝脏疾病的辅助治疗，包括病毒、药物、乙醇引起的肝脏损害。

2. 用药后可能出现过敏反应（如皮疹）、恶心、呕吐、食欲缺乏、腹痛等不良反应。使用含片还可能出现轻度口腔黏膜白斑、溃疡、舌苔剥脱和疼痛等口腔不适。

还原型谷胱甘肽注射剂

1. 本品具有保护肝脏、解毒等作用。

2. 孕妇不建议使用。

3. 儿童慎用。有哮喘发作史患者慎用。

4. 经肌内注射或静脉滴注给药。肌内注射时最好避免同一部位反复注射。

5. 用药后如出现皮疹、面色苍白、脉搏异常、过敏性休克症状（前期可表现为哮喘、胸闷、呼吸急促、呼吸困难、心悸、大汗、血压下降等），需停药，立即抢救。

6. 用药后可出现心悸、呼吸困难、呼吸急促、咳嗽、哮喘、头晕、头痛、恶心、呕吐、腹痛、皮疹、瘙痒、多汗、面部潮红、胸痛、寒战、发热、注射部位反应（如疼痛、静脉炎）等不良反应。

硫普罗宁口服常释剂/注射剂

1. 本品具有保护肝脏的作用，主要用于辅助治疗肝炎。也可用于降低放化疗的不良反应，并可预防放化疗导致的白细胞减少。

2. 重症肝炎、肾功能不全合并糖尿病、急性重症铅汞中毒患者禁用。

3. 不要给儿童服用。

4. 孕妇禁用。哺乳期妇女如需用药，应停止哺乳。老年患者慎用。

5. 静脉缓慢滴注给药。

6. 在餐后服用。在用药 2 小时前和 3 小时内，不要饮酒或含酒精的食物。

7. 用药期间定期检查外周血细胞计数、血小板计数、血红蛋白、血浆白蛋白、肝功能、24 小时尿蛋白，每 3 个月或每 6 个月检查 1 次尿常规。

8. 用药后常见皮疹、皮肤瘙痒、皮肤发红、皮肤皱纹、荨麻疹、皮肤和眼睛变黄等不良反应。皮肤皱纹通常在长期治疗后发生。

门冬氨酸鸟氨酸注射剂

1. 本品具有降低血氨和修复肝损伤的作用。

2. 患有严重肾衰竭（血清肌酐清除率 < 30mg/min）者禁用。

3. 先以注射用水溶解，再加入到 0.9%氯化钠注射液或 5%、10%葡萄糖注射液中稀释。滴注速度不超过 5g/h。

4. 使用本品过程中应密切观察用药反应，尤其是开始的 30 分钟。若发现异常，应立即停药。

5. 用药后可能出现恶心、呕吐、腹胀等不良反应，停药后症状可自动消失。

6. 本品可能对驾驶和机械操作有影响，用药期间应避免驾驶。

葡醛内酯口服常释剂/注射剂

1. 本品具有保肝作用，主要用于肝炎的辅助治疗。

2. 用药后可能引起面红、轻度胃肠不适，减量或停药后可消失。

双环醇口服常释剂

1. 本品可以改善肝功能，主要用于治疗慢性肝炎所致的氨基转移酶升高。

2. 不建议孕妇及哺乳期妇女服用。

3. 用药疗程较长，不要擅自停药。停药时，须逐渐减量。

4. 用药期间及停药之后需要定期检查肝功能。

5. 用药后偶有皮疹、头晕、腹胀、恶心。

水飞蓟宾口服常释剂

1. 本品具有改善肝功能的作用，主要用于肝炎、脂肪肝或中毒等导致的肝损伤。

2. 孕妇和哺乳期妇女最好不要用药。

3. 餐前 30～60 分钟服用。

4. 用药后可能出现恶心、呃逆和胸闷等不良反应，偶有轻微的腹泻症状。

水飞蓟宾葡甲胺口服常释剂

1. 本品可以改善肝脏功能，主要用于肝脏疾病的辅助治疗。

2. 用药后可能引起头晕、上腹部不适、轻度腹泻、恶心、呃逆等不良反应。

异甘草酸镁注射剂

1. 本品具有抗炎、保护肝细胞及改善肝功能的作用。

2. 严重低钾血症、高钠血症、心力衰竭、未能控制的重度高血压、肾衰竭者禁用。

3. 婴幼儿不推荐使用。

4. 不推荐孕妇和哺乳期妇女使用。

5. 以 10%葡萄糖注射液或 5%葡萄糖注射液或 0.9%氯化钠注射液 250ml 或 100ml 稀释后静脉滴注。

6. 用药期间最好定期监测血压、血清钾、血清钠。

7. 用药后可能出现心悸、血钾降低（可能表现为乏力、肌力低下）、关节痛、呕吐、便秘、头晕、失眠、皮疹、眼睑水肿、发热等不良反应。

第六节 便秘用药

聚乙二醇口服散剂

1. 本品主要用于治疗便秘。

2. 严重的炎症性肠病（如溃疡性结肠炎、克罗恩病）或中毒性巨结肠、消化道穿孔或有消化道穿孔危险、肠梗阻或疑似肠梗阻、有症状的肠道狭窄、不明原因的腹痛患者禁用。

3. 8 岁及 8 岁以上的儿童可以使用。儿童只能短期使用，用药时间最好不要超过 3 个月。

4. 用药后如果出现腹泻，建议监测电解质。

5. 用药期间如需服用其他药物，至少间隔 2 小时。

6. 用药后可能出现腹痛、腹胀、腹泻、恶心等不良应用。

开塞露灌肠剂

1. 甘油是泻药，直肠给药主要用于治疗便秘，灌肠剂还可用于清洁灌肠。

2. 肠道穿孔、恶心呕吐、剧烈腹痛、痔疮并有出血患者禁用。

3. 孕妇不建议使用。

4. 甘油栓直接塞入肛门，甘油灌肠液、开塞露开启后，将容器顶端盖拔开或将容器顶端刺破、剪开，缓慢注入肛门。

5. 药品开启时如果管口不平滑，可能擦伤肛门或直肠。在使用甘油灌肠液和开塞露时，注意管口的光滑整齐。还可以让少量药液流出，润滑管口后再使用。

6. 灌肠液注入后，可用清洁棉球按住肛门 1～2 分钟。通常 5～15 分钟就可以排便。

7. 如果在冬天使用甘油灌肠液，使用前可先用

40℃温水预热。

8. 用药后可能引起直肠刺激。

硫酸镁口服散剂

1. 本品具有导泻、利胆作用。

2. 排便反应减弱引起的腹胀不能使用硫酸镁导泻。

3. 因中枢抑制药引起的中毒需要导泻时，避免使用本品，可改用硫酸钠。

4. 肠道出血、急腹症患者不能使用。

5. 孕妇不能使用。

6. 用于导泻时，在清晨空腹服药，同时需大量饮水（100～400ml），以加速导泻作用并缓解脱水症状。

7. 用于利胆时，为避免药物被过度稀释，在餐前或两餐之间（餐后 2 小时）服药。

8. 月经期间不能使用。

9. 连续用药不要超过 1 周。

10. 合用四环素类药（如米诺环素、金霉素、土霉素）、喹诺酮类药（如药名中含"沙星"的药物、吡哌酸），至少间隔 2 小时服用。

11. 合用双膦酸盐类药（如依替膦酸、阿仑膦酸），在服用本品至少 2 小时前服用双膦酸盐类药。

12. 合用头孢菌素类药（如头孢托仑、头孢克洛）、青霉胺，至少间隔 1 小时服用。

13. 用药过量可能引起胃部剧痛、呕吐、腹泻、昏睡、昏迷等症状。如用药过量或误服，立即喝牛奶或蛋清，并就诊。

多库酯钠口服常释剂

1. 本品能软化粪便，主要用于慢性功能性便秘。

2. 不适用于肠镜手术前清洁肠道或需要立即通便的患者。

3. 正在发作的腹痛、恶心、呕吐、肠梗阻的患者不能使用。

4. 用药前要排除器质性异常。

5. 孕妇和新生儿不推荐使用。

6. 哺乳期妇女服用时，应停止哺乳。

7. 坚持按疗程用药。但如无医师指导，建议连续用药不要超过 1 周。

8. 本品不可与矿物油（如液状石蜡）同时服用。

9. 用药后可能出现腹胀、腹痛、食欲缺乏、恶心、腹泻、肛门胀痛、口干、失眠、头痛、皮疹等不良反应。

复方聚乙二醇电解质 I/II/III/IV 口服散剂

1. 本品的主要成分为聚乙二醇 4000、无水硫

酸钠、碳酸氢钠、氯化钠、氯化钾，本品是一种泻药，主要用于检查（如肠镜、钡灌肠）前或术前清洁肠道。

2. 胃肠道梗阻、消化道穿孔或有穿孔风险、胃潴留、消化道出血、中毒性肠炎、中毒性巨结肠、肠扭转、其他使肠黏膜非常脆弱的结肠病变、严重全身性疾病（脱水、严重心脏功能不全、晚期癌症）患者禁用。

3. 肠道狭窄、重度便秘及肠憩室的患者用药期间注意排便情况及是否有腹痛。

4. 不推荐儿童（18 岁以下）用药。

5. 不推荐孕妇和哺乳期妇女用药。

6. 最好在手术前或检查前 4 小时开始服药，其中服药时间约为 3 小时，排空时间约为 1 小时。

7. 术前肠道清洁准备：如果在手术前一天给药，在手术前一天午餐后禁食（可饮水），并在午餐后 3 小时服药；如果在手术当天给药，在手术前 4 小时开始服药。

8. 肠镜检查：如果在检查前一天给药，检查前一天早餐、午餐吃残渣少的食物，晚餐吃流食（不含固体），晚餐后禁食（可饮水），并在晚餐后 1 小时服药；如果在检查当天给药，在检查当天禁食早餐（可饮水），并在检查前约 4 小时服药。

9. 钡灌肠造影检查：检查当天禁食早餐（可饮水），并在检查前约 6 小时服药。

10. 饮用前 3 杯时，需慢慢服用，同时观察是否出现过敏。之后每次服药尽可能快速服完。服药总量不可以超过 4L。

11. 服药前 3~4 小时至手术或检查完毕这段时间内，不要进食固体食物。

12. 服药前 1 小时不要口服其他药物。

13. 在服药约 1L 或服药约 1 小时后，可能会开始排便。在这之后还会有几次排便，直到排出的液体几乎变为透明时可停止服药；有时停药后也可能会排便几次。如果服药约 1L 后仍没有排便，在确认没有呕吐、腹痛症状之后，可以重新服药。

14. 服药时不要在溶液中加入任何其他的东西或香料，以免肠道内产生影响检查和手术的气体。

15. 用药后可能出现恶心、饱胀感、腹痛、呕吐、肛门不适、冷感、呃逆、疲倦、头晕、头痛、失眠等不良反应。如出现严重腹胀或不适，可以放慢服用速度或暂停服用，待症状消除后再继续服用。

甘油栓剂

1. 直肠给药，主要用于治疗便秘。

2. 肠道穿孔、恶心呕吐、剧烈腹痛、痔疮并有出血的患者禁用。

3. 成人一次 1 枚，塞入肛门内。儿童必须在成人监护下使用。

4. 用药后可能引起直肠刺激。

甘油灌肠剂

1. 灌肠剂可用于清洁灌肠。

2. 参见开塞露灌肠剂。

聚卡波非钙口服常释剂

1. 本品是泻药，主要用于缓解肠易激综合征患者的便秘症状。

2. 合并急性腹部疾病（包括阑尾炎、肠出血、溃疡性结肠炎）、高钙血症、肾结石、中重度肾功能不全（接受透析者除外）、近期接受手术且容易出现肠梗阻的患者禁用。

3. 不推荐给儿童用药。

4. 餐后 30 分钟左右服药。

5. 如需合用甲状腺激素类药（如左甲状腺素、碘塞罗宁、复方甲状腺素），间隔至少 4 小时。

6. 如用药 2 周，症状没有改善，停止使用。

7. 用药后可能出现消化系统不良反应（如恶心、口干、呃逆、呕吐、口渴、腹胀、腹泻、便秘、腹痛、肠鸣等）、过敏反应（如皮疹、瘙痒等）、水肿、头痛、头晕等。

普芦卡必利口服常释剂

1. 本品具有促进肠动力的作用，主要用于治疗使用轻泻药治疗至少 6 个月无法充分缓解症状的成年女性的慢性便秘。

2. 肠穿孔或梗阻、严重肠道炎性疾病（如克罗恩病、溃疡性结肠炎和中毒性巨结肠/巨直肠）、近期接受过肠部手术的患者禁用。

3. 需要透析的肾功能障碍患者不能用药。

4. 不推荐给 18 岁以下的儿童用药。

5. 不建议孕妇和哺乳期妇女用药。

6. 建议有生育能力的妇女在用药期间采取其他避孕措施，如避孕套。

7. 用药后可能出现头晕、疲乏（尤其是用药第一天），避免驾驶或操作机器。

8. 用药后最常见的不良反应包括头痛、腹泻、腹痛、恶心等。

乳果糖口服液体剂

1. 本品是泻药，主要用于便秘、治疗或预防肝性脑病。

2. 合并胃肠道梗阻、消化道穿孔或有消化道穿孔的风险（如溃疡性结肠炎、克罗恩病）、半乳糖或果糖不耐受、乳糖酶缺乏、半乳糖血症、葡萄糖或半乳糖吸收不良的患者禁用。

3. 在每天固定时间服药。用于便秘时最好在早餐时服用。

4. 用药期间不要同时服用其他导泻药物。

5. 用于便秘时，一般用药 1～2 天即可见效。

6. 老年人、全身状况较差及连续用药 6 个月以上的患者定期监测血清电解质。

7. 用药后可能出现腹泻、胃肠胀气、腹痛、恶心、呕吐等不良反应。腹胀可能出现在刚开始用药那几天，一般继续用药可消失。

第七节　止泻药、肠道消炎药、肠道抗感染用药

一、肠道抗感染药

小檗碱/小儿小檗碱口服常释剂

1. 本品是抗感染药，主要用于治疗肠道感染，如胃肠炎。

2. 合并有溶血性贫血、葡萄糖-6-磷酸脱氢酶缺乏症的患者禁用。

3. 妊娠 3 个月内的妇女不推荐使用。

4. 餐后 30 分钟左右服用本品。

5. 用药后可能出现恶心、呕吐、皮疹、发热，停药后可消失。

利福昔明口服常释剂/口服液体剂

1. 本品具有抗菌作用，主要用于肠道感染、胃肠道手术期间和辅助治疗肝性脑病。

2. 合并发热、血便症状的腹泻、肠梗阻、严重肠道溃疡性病变患者禁用。

3. 6 岁以下儿童使用干混悬剂，不推荐使用片剂、胶囊或软胶囊。

4. 孕妇不推荐使用，并建议育龄妇女用药期间采取其他方法避孕，如避孕套。

5. 哺乳期妇女如果用药，应停止哺乳。

6. 本品可能减弱口服避孕药的疗效。

7. 儿童连续用药不要超过 7 天。

8. 长期大剂量用药或肠黏膜有损伤时，可能有极少量的药物被吸收，导致尿液变成粉红色。

9. 用药后可能出现头晕、头痛、便秘、腹痛、腹胀、腹泻、恶心、排便急迫、呕吐、发热等不良反应。

新霉素口服常释剂

1. 口服用于肠道感染、结肠手术前准备、肝性脑病的辅助治疗。

2. 合并有失水、第Ⅷ对脑神经损害、重症肌无力或帕金森病、肾功能损害、溃疡性结肠炎、口腔牙病的患者慎用本药口服制剂。

3. 老年患者慎用。

4. 孕妇宜慎用本品。用药期间哺乳期妇女应暂停哺乳。

5. 早产儿及新生儿不宜使用。

6. 用药期间监测尿常规、肾功能，做听力检查或测定听电图。

7. 常见有食欲缺乏、恶心、腹泻、口渴、头晕、步履不稳、尿量减少、排尿次数减少、听力减退、耳鸣、耳部饱满感等不适。

二、肠道吸附剂

蒙脱石口服散剂/颗粒剂/口服液体剂

1. 本品具有保护消化道黏膜、清除致病菌和毒素的作用，主要用于腹泻、食管、胃、十二指肠疾病引起的相关疼痛症状的辅助治疗。

2. 若蒙脱石散配方中含有葡萄糖和蔗糖，对葡萄糖吸收不良、对蔗糖不耐受或缺乏蔗糖酶者，不建议服用。

3. 建议在餐前服用。

4. 治疗急性腹泻时，首次剂量可加倍。

5. 治疗急性腹泻时应多喝水，建议每天至少饮水 1500ml。

6. 合用抗精神病药（如奋乃静、三氟拉嗪），间隔至少 1 小时服用。

7. 用药后可能出现轻度便秘。

药用炭口服常释剂

1. 本品能吸附有害物质，从而发挥止泻、解毒的作用，主要用于食物、生物碱等引起的中毒及腹泻、胀气等。

2. 禁止给 3 岁以下儿童长期服用药用炭。

3. 用于解毒时，最好在急性中毒后 30 分钟内服用药用炭。

4. 餐前服药。

5. 合用抗胆碱药（如苯海索、沙溪凉茶成方）、降血糖药（如乙酸己脲、米格列醇）时，需间隔至

少 1 小时服用。

6. 合用消化酶（如乳酸菌素、多维乳酸菌），需间隔至少 2 小时服用。

7. 用药后可能出现恶心，长期服用还可能出现便秘。

三、含碳水化合物的电解质

补液盐 I 口服散剂

1. 含有多种电解质，主要用于预防和治疗腹泻引起的轻度脱水。

2. 严重腹泻、少尿或无尿、严重呕吐、葡萄糖吸收障碍、肠梗阻、肠麻痹或肠穿孔者不适合使用。

3. 将药物用 500ml 温水溶解，随时服用。通常一天需要服用 3000ml，腹泻停止后及时停药。

4. 用药后可能出现恶心和胃肠道刺激感。多数是因为溶解药粉的水不够，导致溶液浓度过高引起的。

补液盐 II 口服散剂

1. 含有多种电解质，主要用于预防或治疗腹泻、呕吐、大量出汗等引起的轻、中度失水。

2. 婴幼儿服用时需要少量多次给予，最好不要给早产儿使用。

3. 参见补液盐 I 口服散剂。

补液盐 III 口服散剂

1. 含有多种电解质，主要用于补充电解质、预防和治疗腹泻引起的轻中度脱水。

2. 严重腹泻（粪便量＞每小时 30ml/kg）、出现严重失水或休克迹象时，不适合使用本药。

3. 婴幼儿服用时需要少量多次给予，最好不要给早产儿使用。

4. 参见补液盐 I 口服散剂。

四、胃肠动力减低药

洛哌丁胺口服常释剂/颗粒剂

1. 本品是止泻药，主要用于急性、慢性腹泻，回肠造口术后用于减少排便次数和排便量，肛门直肠术后用可抑制排便失禁。

2. 对于急性腹泻，如服用本品 48 小时后临床症状无改善，应停用本品并咨询医师。

3. 2 岁以下儿童禁用，最好不要给 6 岁以下的儿童使用。

4. 孕妇、哺乳期妇女最好不要使用。

5. 空腹或在餐前 30 分钟服药。

6. 用药后可能出现无力、头晕或困倦等症状，

用药期间避免驾驶或操作机械。

7. 用药期间注意补充水和电解质，可通过在 1L 水中加入半茶匙盐、半茶匙小苏打、4 汤匙糖制作口服溶液进行补充。

8. 合用抗精神病药（奋乃静、舒必利、五氟利多、三氟拉嗪），间隔至少 1 小时。

9. 用药后可能出现头痛、头晕、便秘、腹胀、恶心、呕吐等不良反应，若出现便秘、腹胀，立即停药就诊。

五、肠道抗炎药

柳氮磺吡啶口服常释剂

1. 本品是抗菌药物，也是抗风湿药，主要用于结肠炎、类风湿关节炎、克罗恩病。

2. 合并肠道或尿路梗阻、急性间歇性卟啉病的患者禁用。

3. 老年患者不建议使用。

4. 新生儿及 2 岁以下儿童不要使用。

5. 孕妇禁用。

6. 哺乳期妇女如果用药，应停止哺乳。

7. 与食物一起服用。用药后如果出现胃部不适，可改为餐后 30 分钟服用。

8. 用药期间多喝水，建议每天至少饮水 1500～1700ml（如 500ml 矿泉水 3～4 瓶），高温或者强体力活动时适当增加。

9. 用药期间可能比较容易晒伤，应采取防晒措施。

10. 用药可能导致尿液、汗水或眼泪的颜色变为橘红色，此为正常现象。

11. 如果服用本品期间需要接种疫苗，应在停药 24 小时后接种。

12. 用药期间至少每周检查尿常规 2～3 次，如发现结晶尿或血尿时给予碳酸氢钠及饮用大量水，直至结晶尿和血尿消失。用药期间定期检查血细胞计数、肝肾功能。

13. 主要引起消化道反应（如恶心、呕吐、腹部不适、腹泻），还可引起头痛、贫血和过敏反应（如发热、皮疹）。

柳氮磺吡啶栓剂

1. 本品主要用于结肠炎的治疗。

2. 老年患者、2 岁以下儿童（包括新生儿）、孕妇禁用。

3. 哺乳期妇女如需使用本品，应停止哺乳。

4. 在排便后用药。如果在晚上用药，最好在睡前使用。

5. 用药后可能在排便时发现有黄色颗粒状物排出，这是药物在肠道内的分解物及未完全吸收的药物。如果在用药后不久就立即排便并发现有大量黄色药物颗粒随大便一起排出，此时需要立即补用1粒药栓。

6. 用药期间定期检查血细胞计数、肝肾功能。

7. 用药后可能出现肛门不适（如下坠感、排便感、局部肿胀）、皮疹、瘙痒、皮肤发红、水疱、腹痛、腹泻、恶心、呕吐、腹胀、大便异常、发热、怕冷、全身疼痛、水肿、胸闷、呼吸困难、头晕、心悸等。

8. 在存放过程中，栓剂表面可能会浮出一层白霜，这是正常现象。

美沙拉秦（美沙拉嗪）口服常释剂

1. 本品具有抗炎作用，主要用于溃疡性结肠炎、克罗恩病。

2. 有胃或十二指肠溃疡、严重肝肾功能障碍、出血倾向的患者禁用。

3. 不推荐给儿童使用。

4. 65 岁及 65 岁以上老年人用药后更容易出现血液恶病质（如粒细胞缺乏、中性粒细胞减少、全血细胞减少）。

5. 孕妇及哺乳期妇女不推荐使用。哺乳期妇女如需使用，建议停止哺乳。

6. 服药期间需要定期检查血常规、肝肾功能、尿常规。建议在用药后 14 天检查 1 次，以后每 4 周检查 1 次。检查 2～3 次后如果没有异常，之后可每 3 个月检查 1 次。

7. 用药后可能出现头痛、头晕、腹痛、腹泻、胃肠胀气、恶心、呕吐等不良反应。

美沙拉秦（美沙拉嗪）栓剂

1. 本品具有抗炎作用，直肠给药主要用于治疗溃疡性结直肠炎。

2. 2 岁以下儿童禁用栓剂。

3. 孕妇最好不要使用。

4. 哺乳期妇女用药，应停止哺乳。

5. 使用前最好先排便。然后带上指套，将栓剂从肛门塞入，直达阻力消失的位置。为便于塞入栓剂，可用水或乳膏润湿。如果栓剂塞入后在 10 分钟内流出，需要重新塞入另一枚栓剂。给药后 1～3 小时避免排便。

6. 如果栓粒变软，可放入冰箱冷冻或冲冷水凝固成形。随后可以照常使用。

7. 参见美沙拉秦（美沙拉嗪）口服常释剂。

美沙拉秦（美沙拉嗪）灌肠剂

1. 不推荐儿童使用灌肠剂。

2. 在睡前使用，用前先振摇药瓶约 30 秒。

3. 用药后保持躺姿至少 30 分钟，以便药物分布到整个直肠。

4. 灌肠液最好整晚留在直肠内以发挥疗效。

5. 参见美沙拉秦（美沙拉嗪）口服常释剂、美沙拉秦（美沙拉嗪）栓剂。

六、止泻微生物

地衣芽孢杆菌活菌口服常释剂/颗粒剂

1. 本品具有止泻作用，主要用于预防和治疗胃肠道菌群失调引起的肠炎、腹泻。

2. 颗粒剂溶解时水温不宜超过 40℃。

3. 本品应避免与抗菌药合用。必要时可间隔 3 小时服用。

4. 用药后可能出现便秘。

枯草杆菌、肠球菌二联活菌口服常释剂

1. 本品可以补充和调整肠道正常菌群，主要用于治疗肠道菌群失调（如使用抗菌药、化疗药）引起的腹泻、便秘、肠炎、腹胀、消化不良、食欲缺乏等。

2. 不要擅自给 3 月龄以下的婴儿用药。

3. 如果用药 1 个月症状仍未见改善，停药并就诊。

4. 含有鞣酸的食物（如茶、柿子、葡萄、山楂）会抑制、吸附活菌，避免食用。

5. 合用药用炭，间隔至少 2～3 小时。

6. 用药偶尔会引起恶心、头痛、头晕、心慌。

双歧杆菌活菌口服常释剂

1. 双歧杆菌活菌具有调节肠道菌群和止泻的作用，主要用于治疗肠道菌群失调引起的肠功能紊乱，如腹泻、便秘。

2. 在早晚餐后 15～30 分钟服用。

3. 合用抗菌药，间隔数小时。

4. 避免合用含有乙醇的中成药。

双歧杆菌乳杆菌三联活菌口服常释剂

1. 本品含有 3 种健康人肠道正常菌群，能补充和调整肠道菌群，主要用于治疗肠道菌群失调引起的腹泻及便秘。

2. 合并服用抗酸药（如氢氧化铝、碳酸钙）和抗菌药（如青霉素、氧氟沙星），间隔 2～3 小时。

双歧杆菌三联活菌口服常释剂/散剂

1. 本品主要成分为长型双歧杆菌、嗜酸乳杆

菌、粪肠球菌，具有调节肠道菌群的作用，主要用于治疗因肠道菌群失调引起的腹泻、便秘、消化不良、腹胀等症状。

2. 胶囊在餐后 30 分钟以温水送服，婴幼儿服用时可将胶囊内药粉用温开水或温牛奶冲服。

双歧杆菌四联活菌口服常释剂

1. 双歧杆菌四联活菌含有 4 种益生菌，具有调节肠道菌群的作用，主要用于治疗因肠道菌群失调引起的腹泻、便秘、消化不良。

2. 用药后可能出现皮疹、瘙痒、荨麻疹、盗汗、乏力、嗜睡、腹胀、腹痛、呕吐、稀便、腹泻等不良反应。

七、其他止泻药

消旋卡多曲口服常释剂/散剂/颗粒剂

1. 本品具有止泻作用，主要用于急性腹泻。

2. 不推荐老年患者、孕妇和哺乳期妇女服用，胶囊剂不推荐儿童服用。

3. 服药时间最好固定在餐前。

4. 给婴儿、儿童服用时，可将药物与食物、水或母乳等混合均匀后服用。

5. 连续用药不要超过 7 天。

6. 用药期间可能需要适当补液。可以自制补液盐水，如在 1L 水中加入半茶匙盐、半茶匙碳酸氢钠和 4 大汤匙的糖。

7. 补液后尽早恢复进食，婴幼儿可以继续喝母乳。如果给婴幼儿喝配方奶粉，建议选择低乳糖或无乳糖的配方。年龄较大的儿童不限制饮食，但最好避免食用碳酸饮料、果冻、罐装果汁、甜点心、含糖饮料和脂肪含量高的食物。

8. 合用抗精神病药（如奋乃静、舒必利），间隔至少 1 小时。

9. 用药后可能出现嗜睡、皮疹、便秘、恶心、腹痛、呕吐、头痛等不良反应。

第八节　消化药（包括酶类）

乳酶生口服常释剂

1. 本品具有促进消化和止泻的作用。主要用于消化不良、腹胀、小儿饮食失调引起的腹泻、绿便等。

2. 餐前 30 分钟服药。

3. 避免将其放在高温处或接触热水。

4. 用药期间避免饮酒或含酒精饮料。

复方阿嗪米特口服常释剂

1. 主要成分为阿嗪米特、胰酶、纤维素酶及二甲硅油，具有促进胆汁分泌的作用，主要用于胆汁分泌不足或消化酶缺乏引起的症状。

2. 合并急性肝炎、肝功能障碍、胆管阻塞、胆石症引起胆绞痛的患者禁用。

3. 餐后 30 分钟服药。

干酵母口服常释剂

1. 本品能补充 B 族维生素、帮助消化，主要用于营养不良、消化不良、食欲缺乏及 B 族维生素缺乏症。

2. 餐后将药物嚼碎后服用。

3. 过量服用本品可能引起腹泻。

米曲菌胰酶口服常释剂

1. 本品的主要成分为米曲菌霉提取物和胰酶，具有助消化的作用。

2. 急性胰腺炎或处在慢性胰腺炎的急性发作期、遗传性果糖不耐受、葡萄糖-半乳糖吸收障碍或蔗糖酶-异麦芽糖酶不足者，不能使用本品。

3. 不要给 12 岁以下的儿童服用。

4. 孕妇禁用。

5. 哺乳期妇女如需用药，应停止哺乳。

6. 完整吞服药物，不要咀嚼，以避免药粉残留在口腔内，引起严重的口腔溃疡。

7. 用药后可能出现过敏反应，表现为皮疹、打喷嚏、流泪、支气管痉挛引起的呼吸困难等不良反应。

胰酶口服常释剂

1. 本品是多种酶的混合物，主要含胰蛋白酶、胰淀粉酶、胰脂肪酶，具有促进消化和增进食欲的作用。

2. 餐前或进餐时服用，可使胰酶更好地发挥助消化作用。

3. 为避免药粉残留于口腔内，导致严重的口腔溃疡，完整吞服肠溶片，不要掰开、压碎或咀嚼。

4. 给儿童用药时，不要将药物与奶制品（如奶粉、母乳）混合。喂药后可立即喂食配方奶或母乳，并检查口腔内部，以确保药物已经被吞下。

5. 由于不同剂型和不同厂家生产的胰酶活性可能不同，不要擅自更换。

6. 胰酶有微臭的气味，但没有腐败臭气。

7. 药用炭可以吸附胰酶，降低其药效。如果服用胰酶期间需要服用这类药品，应间隔 2～3 小时。

8. 用药后可能出现胃肠道不适，如腹痛、恶心、呕吐、便秘、腹泻、腹胀。

第九节 糖尿病用药

一、胰岛素及其类似药物

重组人胰岛素注射剂

1. 本品具有与天然胰岛素相同的结构和功能，能够降低血糖。

2. 建议经皮下注射给药，也可以经肌肉或静脉给药。静脉滴注给药期间必须监测血糖。

3. 皮下注射时选择皮肤较松弛的部位，如上臂、大腿、臀部或腹部等。注意轮换注射部位，同一部位每月注射次数不能超过 1 次；也有资料建议同一部位 2 周内不能连续注射 2 次，每次注射部位需与上次注射部位间隔约 1cm。

4. 用药期间饮酒可能引起低血糖。避免饮酒或含酒精饮料。

5. 低血糖可能会影响注意力或判断能力，高血糖可能影响视力和距离判断。用药期间避免驾驶或操作机器。

6. 用药剂量不足或治疗中断时，可能导致高血糖，可表现为口渴、尿频、恶心、呕吐、嗜睡、皮肤干红、口干、食欲缺乏和呼气中有丙酮气味等。出现高血糖症状时，立即给予相应的治疗，否则有可能发生糖尿病酮症酸中毒。

7. 如果计划旅行，咨询医师以调整胰岛素的注射时间。飞行时随身携带胰岛素，不要托运。另外，跑步前最好不要在大腿注射药物。

8. 如果饮食习惯或运动量发生改变、处于疾病期或情绪不稳定时，可能需要调整胰岛素剂量。

9. 用药期间定期检查血糖或尿糖。如果出现无症状或有轻中度症状的低血糖，可以服用葡萄糖、含糖饮料、牛奶、糖果等食物。如果症状严重无法进食时，可能需要经肌内或皮下注射胰高血糖素或静脉注射葡萄糖。

10. 如果需要更换胰岛素的种类、品牌或厂家，在医师指导下进行。不能擅自更换。

11. 注射笔清洁时可用酒精棉签擦拭，不能浸泡、水洗或使用润滑剂，以免损坏。

12. 开封前在 2～8℃，避光保存。不要冷冻药物。

13. 开封后可在室温（≤25℃）保存 28 天。

生物合成人胰岛素注射剂

1. 本品具有降血糖的作用，主要用于糖尿病。

2. 可以经皮下、肌内或静脉注射给药。

3. 参见重组人胰岛素注射剂。

胰岛素注射剂

1. 本品具有降血糖的作用。

2. 用药期间定期检查血糖、尿常规、肝肾功能、视力、眼底视网膜血管、血压及心电图等，以了解病情及糖尿病并发症情况。

3. 参见重组人胰岛素注射剂。

重组赖脯胰岛素注射剂

1. 本品具有降血糖作用，主要用于治疗糖尿病。

2. 皮下注射给药或持续皮下输液泵给药。注射部位可选择皮肤较松弛的部位，如上臂三角肌、大腿外侧、臀部或腹部等。轮换注射部位，同一部位每月不能注射超过 1 次。不要选择有增厚、凹坑、肿块、刺激、触痛、淤青、发红、起鳞屑、发硬、有瘢痕或有膨胀纹的皮肤。

3. 必要时可经静脉给药，如用于控制酮症酸中毒和急性疾病期间的血糖水平，或者用于控制手术中和手术后的血糖水平。

4. 参见重组人胰岛素注射剂。

谷赖胰岛素注射剂

1. 本品具有降血糖作用，主要用于治疗糖尿病。

2. 参见重组人胰岛素注射剂。

赖脯胰岛素注射剂

1. 本品具有降血糖作用，主要用于治疗糖尿病。

2. 参见重组人胰岛素注射剂。

门冬胰岛素注射剂

1. 本品具有降血糖作用，主要用于治疗糖尿病。

2. 参见重组人胰岛素注射剂。

二、胰岛素及其类似物（中效）

低精蛋白锌胰岛素注射剂

1. 本品具有降血糖作用，主要用于治疗糖尿病。

2. 皮下注射药物，不能经静脉给药。

3. 参见重组人胰岛素注射剂。

精蛋白锌重组人胰岛素注射剂

1. 本品具有降血糖作用，主要用于治疗糖尿病。

2. 皮下注射给药。

3. 注射部位可选择上臂、大腿、臀部或腹部。注意轮换注射点，同一部位每月注射的次数不能超过一次。

4. 参见重组人胰岛素注射剂。

精蛋白重组人胰岛素注射剂

1. 本品具有降血糖作用，主要用于治疗糖尿病。

2. 皮下注射药物，不能直接注入静脉或肌肉。

3. 参见重组人胰岛素注射剂。

精蛋白生物合成人胰岛素注射剂

1. 本品具有降血糖作用，主要用于治疗糖尿病。

2. 皮下注射药物，不能直接注入静脉或肌肉。

3. 参见重组人胰岛素注射剂。

三、胰岛素及其类似物（预混）

精蛋白锌胰岛素（30R）注射剂

1. 本品具有降血糖作用，主要用于治疗糖尿病。

2. 皮下注射药物，不能经静脉给药。

3. 参见重组人胰岛素注射剂。

30/70 混合重组人胰岛素注射剂

1. 本品具有降血糖作用，主要用于治疗糖尿病。

2. 皮下注射药物，不能直接注入静脉或肌肉。

3. 本药是混悬液，使用前需先混匀。

4. 参见重组人胰岛素注射剂。

50/50 混合重组人胰岛素注射剂

1. 本品具有降血糖作用，主要用于治疗糖尿病。

2. 参见重组人胰岛素注射剂。

精蛋白生物合成人胰岛素（预混 30R）注射剂

1. 本品具有降血糖作用，主要用于治疗糖尿病。

2. 皮下注射药物，不能直接注入静脉或肌肉。

3. 本品是混悬剂，使用前需先混匀，如果无法使药液呈白色均匀的混悬液则不能使用。

4. 参见重组人胰岛素注射剂。

精蛋白生物合成人胰岛素（预混 50R）注射剂

1. 本品具有降血糖作用，主要用于治疗糖尿病。

2. 皮下注射药物，不能直接注入静脉或肌肉。

3. 本药为混悬液，使用前需先混匀。如果无法使药液呈白色均匀的混悬液，则不能使用。

4. 参见重组人胰岛素注射剂。

精蛋白重组人胰岛素（预混 30/70）注射剂

1. 本品具有降血糖作用，主要用于治疗糖尿病。

2. 皮下注射药物，不能直接注入静脉或肌肉。注射部位可以选择上臂、大腿、臀部及腹部，腹部注射起效最快。

3. 本药是混悬液，使用前需先混匀。如果混匀的药液不是白色均匀的混悬液，则不能使用。

4. 参见重组人胰岛素注射剂。

精蛋白重组人胰岛素混合（50/50）注射剂

1. 本品具有降血糖作用，主要用于治疗糖尿病。

2. 注射后 30 分钟内必须进食含糖的正餐或加餐。

3. 皮下注射药物，不能直接注入静脉或肌肉。

4. 本药为混悬液，使用前需先混匀。如果无法使药液呈白色均匀的混悬液，则不能使用。首次使用时，从冰箱中拿出药物后，先将药物放置至室温，再进行混匀。

5. 参见重组人胰岛素注射剂。

精蛋白锌重组人胰岛素混合注射剂

1. 本品具有降血糖作用，主要用于治疗糖尿病。

2. 皮下注射药物，不能直接注入静脉或肌肉。注射部位可以选择上臂、大腿、臀部及腹部，腹部注射起效最快。在同一区域内轮换注射点（同一部位每月注射的次数不能超过一次），以免皮肤凹陷或形成肿块。

3. 本药是混悬液，使用前需先混匀。如果无法使药液呈白色均匀的混悬液，则不能使用。

4. 参见重组人胰岛素注射剂。

精蛋白重组人胰岛素混合（40/60）注射剂

1. 本品具有降血糖作用，主要用于治疗糖尿病。

2. 皮下注射药物，不能直接注入静脉。

3. 本药为混悬液，使用前需先混匀。

4. 参见重组人胰岛素注射剂。

精蛋白锌重组赖脯胰岛素混合（50R）注射剂

1. 本品具有降血糖作用，主要用于治疗糖尿病。

2. 本药起效快，在即将进餐前注射。必要时，也可在餐后立即注射。

3. 皮下注射药物，不能直接注入静脉。

4. 本药为混悬液，使用前需先混匀。如果无法使药液呈均匀的混悬状态或乳浊液，则不能使用。

5. 参见重组人胰岛素注射剂。

精蛋白锌重组赖脯胰岛素混合（25R）注射剂

1. 本品具有降血糖作用，主要用于治疗糖尿病。

2. 本药起效快，在即将进餐前注射。必要时，也可在餐后立即注射。

3. 皮下注射药物，不能直接注入静脉。

4. 本药为混悬液，使用前需先混匀。如果无法使药液呈均匀的混悬状态或乳浊液，则不能使用。

5. 参见重组人胰岛素注射剂。

门冬胰岛素 30 注射剂

1. 本品具有降血糖作用，主要用于治疗糖尿病。

2. 本药起效快，在临近进餐前注射，必要时可在餐后立即用药。

3. 皮下注射药物，不能直接注入静脉或肌肉。

4. 本药为混悬液，使用前需先混匀。

5. 参见重组人胰岛素注射剂。

精蛋白锌胰岛素注射剂

1. 本品具有降血糖作用，主要用于治疗糖尿病。

2. 在早餐前 30～60 分钟皮下注射，有时需在晚餐前再注射一次。不能静脉注射。

3. 本药是混悬液，使用前先滚动药瓶，使药液混匀，但不要用力摇动以免产生气泡。

4. 参见重组人胰岛素注射剂。

重组甘精胰岛素注射剂

1. 本品具有降血糖作用，主要用于治疗糖尿病。

2. 本药为长效胰岛素，每天只需用药 1 次在每天固定的时间皮下注射药物，通常在睡前或早餐前注射。

3. 参见重组人胰岛素注射剂。

地特胰岛素注射剂

1. 本品具有降血糖作用，主要用于治疗糖尿病。

2. 如果每天用药 1 次，在晚餐时或睡前用药；如果每天用药 2 次，在晚餐时或睡前或距离早上给药 12 小时后使用。

3. 皮下注射给药。经静脉给药后可能出现严重低血糖，不要经静脉给药。也要避免将药物注射入肌肉。

4. 参见重组人胰岛素注射剂。

甘精胰岛素注射剂

1. 本品具有降血糖作用，主要用于治疗糖尿病。

2. 本药为长效胰岛素，每天只需用药 1 次。在每天固定的时间皮下注射药物，通常在睡前或早餐前注射。

3. 参见重组人胰岛素注射剂。

德谷胰岛素注射剂

1. 本品具有降血糖作用，主要用于治疗糖尿病。

2. 皮下注射给药。不要经静脉或肌内注射给药，静脉给药后可能出现严重低血糖，肌内注射给药可能改变药物吸收。

3. 参见重组人胰岛素注射剂。

四、降血糖药物（不含胰岛素）

二甲双胍口服常释剂/缓释剂

1. 本品具有降血糖的作用。主要用于 2 型糖尿病。

2. 用药期间饮酒可能导致乳酸性酸中毒。

3. 用药期间如果出现脱水，可能会增加发生乳酸性酸中毒的风险。

4. 建议用药期间定期监测肾功能（至少每年监

测 1 次）。

5. 本品可能影响维生素 B_{12} 的吸收，维生素 B_{12} 和钙摄入或吸收不足的患者更容易出现维生素 B_{12} 水平降低，建议这类患者在用药期间每隔 2～3 年检查一次血清维生素 B_{12}。

6. 为更好地控制血糖，用药期间建议在医生指导下控制饮食，坚持适度体育锻炼。开始用药和调整剂量期间检查空腹血糖，以确定治疗效果和最小有效剂量。此后，每 3 个月检查一次糖化血红蛋白。

7. 血管内注射碘造影剂进行放射检查（如静脉泌尿系统造影、静脉胆道造影、血管造影和静脉注射造影剂的 CT 检查）可能导致肾功能急性改变，使用二甲双胍后更容易出现乳酸性酸中毒。肾功能正常的患者在检查前至检查结束后 48 小时内停用二甲双胍，肾功能异常者在检查前 48 小时停用二甲双胍，待肾功能恢复后才能继续用药。

8. 本品可能会导致无排卵的绝经前妇女出现排卵，进而导致意外妊娠。根据需要采取避孕措施。

9. 树脂类胆汁酸螯合药（如考来烯胺、猪去氧胆酸）可能减少二甲双胍的吸收，降低疗效。如需合用，间隔至少 2 小时并监测血糖水平。

10. 刚开始用药时最常见的不良反应包括恶心、呕吐、腹泻、腹痛、食欲缺乏等，继续用药可自行缓解。

11. 本品还可能引起严重不良反应，如乳酸性酸中毒，可表现为肌肉痉挛、呼吸困难、腹痛、衰弱和体温降低，进而昏迷。

格列本脲口服常释剂

1. 本品具有降血糖作用。主要用于轻、中度 2 型糖尿病。

2. 酮症酸中毒、昏迷、严重烧伤、外伤、感染、重大手术、肝肾功能不全、白细胞减少者，不能使用。

3. 本品可能导致胎儿畸形。

4. 用药后乳汁中含有本品，可能导致乳儿发生低血糖。哺乳期妇女最好不要用药。

5. 在餐前 30～60 分钟服药。每日 1 次时在早餐前服用；每日 2 次时在早餐和午餐前服用；每日 3 次时在三餐前服用。

6. 用药期间饮酒可引起腹痛、恶心、呕吐、头痛、面部潮红和低血糖。

7. 出现低血糖时容易发生意外。如果血糖偏低，应避免驾驶或操作机器。

8. 用药期间控制饮食，坚持体育锻炼，定期进行血糖或尿糖检查。

9. 用药期间定期进行尿酮体、尿蛋白、肝肾功能及眼科检查，以评估用药及疾病的影响。

10. 抗酸药可加快格列本脲的吸收和起效时间，从而引发低血糖。如需合用，间隔至少 2 小时。

格列吡嗪口服常释剂

1. 本品具有降血糖作用。主要用于 2 型糖尿病。

2. 酮症酸中毒、昏迷、严重烧伤、外伤、感染、重大手术、肝肾功能不全、白细胞减少者，不能使用。

3. 孕妇用药可能导致新生儿出现呼吸窘迫和低血糖。

4. 哺乳期妇女如果用药，应停止哺乳。

5. 如果服用的是控释片，建议与早餐或当天第一顿正餐同服。

6. 除控释片外，建议其他制剂在餐前 30 分钟服用。如果每天只需用药 1 次，在早餐前用药。

7. 用药期间饮酒可能导致严重低血糖，还可能导致类似于酒精戒断反应的症状。

8. 用药后可能出现低血糖，进而可能影响注意力和反应力。用药期间避免驾驶或操作机器。

9. 控释制剂有一层不被吸收的外壳。药物被吸收后外壳会随粪便排出。

10. 为了解药物的影响，用药期间建议定期监测血糖、尿糖和糖化血红蛋白、尿酮体、尿蛋白、肾功能、肝功能、血常规，并进行眼科检查。

11. 抗酸药（如铝碳酸镁）会加快格列吡嗪的吸收，引发低血糖。如需合用，间隔至少 2 小时服用。

格列美脲口服常释剂

1. 具有降血糖作用，主要用于治疗 2 型糖尿病。

2. 一天给药 1 次时，建议在早餐前服药。如果不吃早餐，则在第一次正餐前服药。用药后立即进食。

3. 用药期间饮酒可能影响药物的降糖作用，还可能引起低血糖。

4. 用药后可能引起低血糖，可能导致警觉性下降和反应慢。用药后避免驾驶或操作机械。

5. 用药后可能出现低血糖。不按时进食、摄入碳水化合物不足或长时间大量运动，都可能引起低血糖。为避免因低血糖而导致意外，可随身携带一些糖果或葡萄糖。

6. 为了解病情发展和药物的疗效，应定期监测血糖、尿糖和糖化血红蛋白。此外，药物可能对肾功能有影响，还需要定期监测肾功能。

格列喹酮口服常释剂

1. 具有降低血糖的作用。主要用于 2 型糖尿病。

2. 糖尿病酮症酸中毒、糖尿病昏迷或昏迷前期、晚期尿毒症不能使用。

3. 在餐前 30 分钟用药。如果每天只需用药 1 次，在早餐前服用。

4. 酒精可能增强格列喹酮的降糖作用，同时格列喹酮可能降低对酒精的耐受力。

5. 用药期间没有按时进食或者过量用药都可引起低血糖，表现为心慌、出汗、饥饿或血糖低于 3.9mmol/L。如果出现低血糖症状，可以食用糖果或饮用含糖饮料。如果未见症状缓解，立即就诊。

6. 为维持安全、达标的血糖，建议进行血糖自我监测。

7. 孕妇禁用。

8. 哺乳期妇女如果用药，需停止哺乳。

格列齐特口服常释剂/缓释剂

1. 本品具有降血糖作用。主要用于 2 型糖尿病。

2. 肝、肾功能不全者，不能使用。

3. 进餐时服药可降低胃肠道副作用，建议在进餐时服药。如果服用的是缓释制剂，建议在早餐时服药。

4. 用药期间饮酒可能增加发生低血糖的风险，甚至引起昏迷。

5. 用药后可能引起低血糖。避免驾驶及做其他危险工作。

6. 用药一段时间后可能出现血糖水平控制不佳的情况。这可能是糖尿病病情发展或对药物的反应降低引起的。如果出现，及时就诊。

7. 为了解血糖的控制情况，建议定期监测血糖、尿糖和糖化血红蛋白。

8. 用药后如果出现低血糖的症状，建议立即食用糖果、饼干，或喝糖水以缓解症状。如果不能缓解，及时就诊。

9. 抗酸药（如铝碳酸镁、小苏打）可加快格列齐特的吸收，可能引起低血糖。如需合用，至少间隔 2 小时服用。

10. 用药后最常见的不良反应是低血糖症，可表现为头痛、头晕、强烈的饥饿感、恶心、呕吐、疲倦、注意力不集中、反应减慢、视觉和语言障碍等。

吡格列酮二甲双胍口服常释剂

1. 本品具有降低血糖的作用。主要用于治疗 2 型糖尿病。

2. 中重度心力衰竭、严重肾损伤、代谢性酸中毒（包括糖尿病酮症酸中毒）、膀胱癌等疾病或有膀胱癌病史者不能使用。

3. 老年人用药更容易出现低血糖和乳酸性酸中毒，应密切监测肾功能。

4. 每天同一时间服药。为减少二甲双胍对胃肠道的刺激，建议与食物同服。

5. 用药期间大量饮酒可增加发生乳酸性酸中毒的风险。

6. 如果血糖偏低，尽量避免驾驶或操作机器，以免发生意外。

7. 用药期间如果出现脱水，可能会增加发生乳酸性酸中毒的风险。

8. 吡格列酮可能降低口服避孕药的疗效；而口服避孕药可能升高血糖，导致血糖失控。

9. 本品具有促进排卵的作用，可能让绝经前不排卵的女性重新恢复排卵，或者让已达育龄期而尚未排卵的女性排卵。

10. 为更好地控制血糖，用药期间建议控制饮食，坚持适度体育锻炼。同时定期监测血糖，用药8～12周后测定糖化血红蛋白。

11. 二甲双胍可能影响维生素 B_{12} 的吸收，导致贫血，需要每年至少检查一次血常规。如果摄入或吸收维生素 B_{12} 和钙不足，可能更容易发生维生素 B_{12} 水平降低，则需要每隔 2～3 年测定一次血清维生素 B_{12} 水平。

12. 用药期间定期检查肾功能，至少每年检查1 次。如果出现肾功能损害，不能继续用药。

13. 吡格列酮可能影响肝功能，建议在用药期间定期检查肝功能。疑似出现肝功能异常症状（如恶心、呕吐、腹痛、疲劳、厌食、尿色加深）时，检查肝功能。出现黄疸时，需停药就诊。

14. 糖尿病患者需定期进行常规的眼科检查。

二甲双胍格列吡嗪口服常释剂

1. 本品具有降低血糖的作用。主要用于 2 型糖尿病。

2. 老年人用药更容易出现低血糖。

3. 为避免发生低血糖和降低胃肠道不良反应，将药物与食物一起服用。

4. 用药期间过量饮酒更容易出现低血糖和乳酸性酸中毒。

5. 用药期间如果出现脱水，可能会增加发生乳酸性酸中毒的风险。

6. 用药期间如果接受碘化造影剂来进行放射检查（如静脉尿道造影、血管造影），可能引起肾功能损害，使用本药后更容易出现乳酸性酸中毒。进行这类检查前停用本品，直至检查后 48 小时且肾功能恢复正常后才能继续服药。

7. 本品可能会减少维生素 B_{12} 的吸收，导致贫血。建议每年测定 1 次血常规。本身存在维生素 B_{12}、钙摄入或吸收不足的患者，用药更容易发生维生素 B_{12} 水平降低，最好每年监测 2～3 次血清维生素 B_{12} 水平。

8. 为更好地控制血糖，用药期间建议在医师指导下控制饮食，并进行规律的运动。同时定期监测血糖、糖化血红蛋白、肾功能。

9. 孕妇禁用。

10. 哺乳期妇女如果用药，应停止哺乳。

瑞格列奈二甲双胍 I、II 口服常释剂

1. 本品具有降低血糖的作用。主要用于 2 型糖尿病。

2. 老年人用药更容易出现低血糖。

3. 最好在餐前 15 分钟以内服药，也可以在餐前 30 分钟内服药。如果少吃一餐，则不要服用该餐所对应的药物。

4. 用药期间饮酒更容易出现乳酸性酸中毒。

5. 用药期间如果出现脱水，可能会增加发生乳酸性酸中毒的风险。

6. 如果需要进行外科手术，提前告知医师在使用本药，手术前 48 小时需要暂停用药，术后 48 小时且肾功能评估结果正常后才能重新用药。出现发热、创伤、感染等应激情况时应就诊，可能需要暂时改用胰岛素。

7. 用药期间如果接受碘化造影剂来进行放射检查，可能引起肾功能损害，使用本药后更容易出现乳酸性酸中毒。进行这类检查前停用本药，直至检查后 48 小时且肾功能恢复正常后才能继续服药。

8. 本品可能会减少维生素 B_{12} 的吸收，导致贫血。建议每年测定 1 次血常规。本身存在维生素 B_{12}、钙摄入或吸收不足的患者，用药更容易发生维生素 B_{12} 水平降低，最好每年监测 2～3 次血清维生素 B_{12} 水平。

9. 为更好地控制血糖，用药期间建议控制饮食，并进行规律的运动。同时定期监测血糖、糖化血红蛋白、肾功能（至少每年监测 1 次）。

10. 孕妇禁用。

11. 哺乳期妇女如果用药，应停止哺乳。

二甲双胍维格列汀Ⅱ、Ⅲ口服常释剂

1. 本品具有降低血糖的作用。主要用于2型糖尿病。

2. 急、慢性代谢性酸中毒（包括糖尿病酮症酸中毒伴或不伴昏迷），不能使用。

3. 肾功能不全者不宜用药或需调整剂量。

4. 老年人用药更容易出现低血糖。

5. 孕妇禁用。

6. 哺乳期妇女如果用药，应停止哺乳。

7. 为了减轻胃肠道不适症状，在进餐时或餐后服药。一日需给药2次时，早晚服药。

8. 如果漏服，尽量补服，但不要在同一天服用双倍剂量。

9. 用药期间饮酒更容易出现低血糖和乳酸性酸中毒。避免大量饮酒或含酒精饮料。

10. 用药后可能出现头晕。避免驾驶车辆或操作机器。

11. 用药期间如果出现脱水，可能会增加发生乳酸性酸中毒的风险。

12. 如果需要进行外科手术（不限制饮食和液体摄入的小手术除外），手术前需要暂停用药，直到术后48小时后或恢复进食且肾功能稳定。出现发热、创伤、感染等应激情况时，可能需要暂时改用胰岛素。

13. 用药期间如果接受碘化造影剂来进行放射检查，可能引起肾功能损害，使用本药后更容易出现乳酸性酸中毒。进行这类检查前停用本药，直至检查后48小时且肾功能恢复正常后才能继续服药。

14. 本品可能会减少维生素 B_{12} 的吸收，导致贫血。建议每年测定1次血常规。本身存在维生素 B_{12}、钙摄入或吸收不足的患者，用药更容易发生维生素 B_{12} 水平降低，最好每年监测2～3次血清维生素 B_{12} 水平。

15. 本品可能影响肝肾功能。用药期间建议定期监测肝功能（用药第1年每3个月监测1次，随后定期监测）、肾功能（至少每年1次；老年人或有肾功能恶化风险的患者每年需监测2～4次）。

16. 用药后可能出现低血糖、震颤、头痛、头晕、乏力、多汗、恶心、呕吐、腹泻、腹痛、胀气、食欲缺乏、味觉异常、心悸、皮肤异常等不良反应。

利格列汀二甲双胍Ⅰ、Ⅱ口服常释剂

1. 本品具有降低血糖的作用，主要用于2型糖尿病。

2. 参见二甲双胍维格列汀Ⅱ、Ⅲ。

西格列汀二甲双胍Ⅰ、Ⅱ口服常释剂

1. 本品具有降低血糖的作用。主要用于2型糖尿病。

2. 参见二甲双胍维格列汀Ⅱ、Ⅲ。

沙格列汀二甲双胍Ⅰ、Ⅱ、Ⅲ口服常释剂

1. 本品具有降低血糖的作用。主要用于2型糖尿病。

2. 参见二甲双胍维格列汀Ⅱ、Ⅲ口服常释剂。

阿卡波糖口服常释剂

1. 本品可减慢糖类物质的分解和吸收，从而降低血糖水平。主要用于治疗糖尿病或降低糖耐量减低患者的餐后血糖。

2. 用药后可能出现肝酶升高。因此，在用药的前6～12个月需要考虑监测肝功能，建议每3个月监测1次。

3. 用药期间需定期监测血糖。刚开始用药和剂量调整期间为了确定最佳剂量，需要测定餐后1小时血糖；约每3个月测定1次糖化血红蛋白。此外，还可能需要定期检测血肌酐。

4. 用药期间如果出现低血糖症状（如出汗、面色苍白、心悸、焦虑、饥饿等），食用葡萄糖（如葡萄糖液或葡萄糖粉）来纠正低血糖。因阿卡波糖可减缓蔗糖的分解速度，进食蔗糖可能不能及时缓解低血糖症状。

5. 用药期间如果出现发热、感染、受伤或需要手术等血糖可能控制不佳的情况，可能需要暂时使用胰岛素。

6. 用药后可能出现胀气、腹痛、腹泻等不良反应。用药期间食用蔗糖（如白糖、红糖）或含有蔗糖的食物（如甘蔗、甜菜）常引起腹部不适，甚至引起腹泻。

伏格列波糖口服常释剂

1. 本品具有降低血糖的作用，主要用于改善糖尿病患者的餐后血糖。

2. 餐前口服，服药后立刻进餐。

3. 参见阿卡波糖口服常释剂。

米格列醇口服常释剂

1. 本品具有降血糖作用。主要用于2型糖尿病。

2. 在每次正餐开始时服用。

3. 用药期间如果出现低血糖症状（如出汗、面色苍白、心悸、焦虑、饥饿），可食用葡萄糖来缓解不适。因米格列醇可抑制蔗糖水解为葡萄糖或果糖，食用蔗糖可能无效。

4. 用药期间建议定期监测糖化血红蛋白、血糖和尿糖。

5. 用药期间如发热、外伤、感染或手术，可能出现暂时性的血糖控制不佳，可能需要暂时改用胰岛素。

6. 用药后最常见的不良反应是胃肠道反应，如腹痛、腹泻、胃胀气。

吡格列酮口服常释剂

1. 本品具有改善血糖的作用，主要用于 2 型糖尿病。

2. 食物不影响药效，可与或不与食物同服。固定在每天早晨同一时间服药。如漏服，次日不可加倍。

3. 本品可能导致口服避孕药失效。

4. 本品具有促进排卵的作用，可能让绝经前不排卵的女性重新恢复排卵，或让已达育龄期而尚未排卵的女性排卵。

5. 本品可能增加发生膀胱癌的风险，用药期间密切观察是否出现尿中带血或尿液颜色发红、尿急、尿痛等症状。

6. 用药期间如出现发热、感染、受伤或需要手术，血糖水平可能出现波动。饮食或锻炼习惯发生了改变，也可能会影响血糖。

7. 本品可能影响肝功能，用药期间可能需要定期监测肝功能。建议在用药第一年每 2 个月监测 1 次，之后定期监测。

8. 本品可能引起或加重黄斑水肿、视力下降等，用药期间建议定期进行眼科检查。还要定期监测血糖和糖化血红蛋白，并进行尿液检查。

9. 本品可能引起心电图异常，用药期间建议定期检查心电图。

罗格列酮口服常释剂

1. 本品具有降血糖作用，主要用于控制 2 型糖尿病患者的血糖。

2. 用药 2 周后才可见血糖降低，2～3 个月可观察到疗效，按疗程服药。

3. 本品具有促排卵作用，可能让还未绝经却没有排卵的女性重新排卵。用药期间应采取避孕措施。

4. 本品可能影响肝功能，用药期间建议定期监测肝功能。如果出现疑似肝功能异常症状（如不明原因的恶心、呕吐、腹痛、疲劳、厌食、尿色加深）时，也需检测肝酶。还需监测空腹血糖、糖化血红蛋白、体重，并定期进行眼科检查，以了解药物的影响和病情的发展。

5. 为维持安全、达标的血糖，建议进行糖尿病

的自我监测。

阿格列汀口服常释剂

1. 本品能降低血糖。主要用于治疗 2 型糖尿病。

2. 用药剂量需根据肾功能调整，用药期间建议定期检查肾功能。

3. 用药期间若出现肝损伤症状（如疲劳、食欲缺乏、右上腹不适、尿色加深、皮肤或眼睛发黄），应及时就诊，进行肝功能检查。

4. 用药后出现水疱或糜烂，可能是出现了大疱性类天疱疮，立即停药就诊。

5. 用药期间出现头晕、头痛、昏昏欲睡、虚弱、颤抖、心率快、意识错乱、饥饿或出汗等症状，可能出现了低血糖，可以服用葡萄糖、含糖饮料、牛奶、糖果等食物，15～20 分钟症状可缓解。

6. 用药期间建议定期监测血糖。

利格列汀口服常释剂

1. 本品能降低血糖，主要用于 2 型糖尿病。

2. 定期监测血糖。

3. 如果出现头晕、头痛、昏昏欲睡、虚弱、颤抖、心率快、意识错乱、饥饿或出汗等症状，可能是出现了低血糖，可以服用葡萄糖、含糖饮料、牛奶、糖果等食物，15～20 分钟症状可缓解。

4. 如果出现低血糖症状，可能会影响驾驶安全，注意这种情况。在与磺酰脲类药（如格列吡嗪、格列齐特）合用时尤其易出现低血糖。

5. 2 型糖尿病患者需要进行牙科治疗时，最好在早晨进行，以减少低血糖的风险。

6. 本品可通过胎盘，孕妇禁用。

7. 建议哺乳期妇女使用胰岛素控制血糖。

沙格列汀口服常释剂

1. 本品具有降低血糖的作用。主要用于 2 型糖尿病。

2. 有中、重度肾功能损害，剂量可能要调整。

3. 用药期间食用葡萄柚可增加沙格列汀的血药浓度，最好避免食用葡萄柚及其制品。

4. 定期监测肾功能，以便根据肾功能变化调整剂量。出现感染症状时，建议监测淋巴细胞计数。

5. 为维持安全、达标的血糖，建议进行血糖的自我检测。

维格列汀口服常释剂

1. 本品具有降低血糖的作用。主要用于 2 型糖尿病。

2. 用药后如果出现眩晕等不良反应，避免驾驶车辆或操作机械。

3. 有用药后出现肝功能障碍（包括肝炎）的报道。建议在用药的第 1 年每 3 个月检查 1 次肝功能，以后定期检查。如果出现黄疸或其他提示肝功能障碍的症状，停药接受相关检查。

4. 为维持安全、达标的血糖，建议进行血糖的自我检测。

5. 高剂量的维格列汀有生殖毒性，孕妇禁用。

6. 哺乳期妇女如需用药，应停止哺乳。

米格列奈钙口服常释剂

1. 本品具有降低血糖的作用。主要用于 2 型糖尿病。

2. 在餐前 5 分钟内服药，餐后服用药物不能快速吸收，不能有效地控制餐后血糖。服药时间离进餐时间太远（如 30 分钟），可能诱发餐前低血糖。

3. 用药期间过度饮酒可能诱发低血糖。

4. 用药期间避免驾驶、操作机器或高空作业。

5. 用药后如出现低血糖症状，可以吃糖果、葡萄糖或饮用富含葡萄糖的饮料来纠正低血糖。

6. 用药期间定期检查血糖。如果用药 2～3 个月仍未见明显改善，应及时就诊。

7. 孕妇禁用。

8. 哺乳期妇女如果用药，应停止哺乳。

那格列奈口服常释剂

1. 本品可促进胰岛素分泌，主要用于 2 型糖尿病。

2. 餐前 1～15 分钟服药，以促进胰岛素分泌，较好发挥降血糖作用。餐前 30 分钟以上服用可能会诱发低血糖，餐后服药可能因吸收慢而降低疗效。

3. 参见米格列奈钙口服常释剂。

瑞格列奈口服常释剂

1. 本品具有抗糖尿病作用，主要用于治疗 2 型糖尿病。

2. 参见米格列奈钙口服常释剂。

五、其他糖尿病用药

依帕司他口服常释剂

1. 本品具有改善神经功能的作用，主要用于糖尿病性神经病变，如痛觉、触觉及温度感觉受到损害。

2. 餐前服用。

3. 用药后尿液可能变成红褐色，这是正常现象。

4. 连续用药 12 周后未见效果，应及时就诊。

5. 用药后可能出现恶心、呕吐、食欲缺乏、胃部不适、腹痛、腹泻、腹胀。如出现皮疹、红斑、水疱、瘙痒等过敏症状，立即停药。

硫辛酸注射剂

1. 本品是神经系统药物，主要用于治疗糖尿病周围神经病变引起的感觉异常。

2. 食物可减少药物吸收，不要与食物同服。如果一天只服一次，在早餐前 30 分钟服用。

3. 长期饮酒可能加重病情，影响药物疗效，避免饮酒或含酒精饮料。

4. 本品可能影响血糖水平，为避免出现低血糖（表现为心悸、出汗、饥饿等），建议密切监测血糖。

第十节　维生素类

维生素 B_1 口服常释剂/注射剂

1. 本品是维生素类药，主要用于预防和治疗由维生素 B_1 缺乏导致的脚气病、神经炎、消化不良等。

2. 酒精可减少维生素 B_1 的吸收。用药期间避免饮酒或含酒精饮料。

3. 用药前后不要吃含鞣质的食物（如柿子、槟榔）。鞣质可与维生素 B_1 产生沉淀，降低维生素 B_1 的疗效。

4. 孕妇、哺乳期妇女维生素 B_1 的需要量可能增加。

维生素 B_2 口服常释剂/注射剂

1. 本品是维生素类药。主要用于预防和治疗维生素 B_2 缺乏症，如口角炎、唇干裂、舌炎、结膜炎、皮炎、阴囊炎。

2. 口服制剂在餐后服药，更有利于药物吸收。

3. 本品注射液中含有苯甲醇，不能用于儿童肌内注射。

4. 酒精会影响维生素 B_2 的吸收。用药期间避免饮酒或含酒精饮料。

5. 用药后尿液会变黄。

维生素 B_6 口服常释剂/注射剂

1. 本品是维生素类药。

2. 必须按推荐剂量服用，不能超量，用药 3 周后最好停药。

3. 食物可减少维生素 B_6 的吸收。建议空腹服药。

4. 维生素 B_6 可减少茶碱类药（如甘氨茶碱钠、赖氨酸茶碱）的吸收，降低其疗效。如需合用，茶碱类药应选用快速释放制剂，且与维生素 B_6 间隔 1 小时服用。

维生素 C 口服常释剂/注射剂

1. 本品是维生素类药，具有抗氧化、增强免疫力的作用。

2. 长期大量（如每日 2～3g）服用维生素 C 后突然停药，可能出现维生素 C 缺乏症状（如皮肤瘀斑、牙龈出血、毛发卷曲、皮肤干燥）。停药时需逐渐减量。

3. 泡腾片、泡腾颗粒用冷水或温开水溶解后服用（如 200ml），不得直接吞服。

4. 长期大量使用可能引起尿结石；过量服用（每天 1g 以上）还可能引起腹泻、皮肤红而亮、头痛、尿频、恶心、呕吐、胃痉挛。过多使用维生素 C 咀嚼片还可能引起牙釉质损坏。

维生素 D$_2$ 口服常释剂/注射剂

1. 本品能促进钙磷吸收，对骨质形成有重要作用。

2. 维生素 D$_2$ 和食物一起服用，可帮助吸收。

3. 用药期间避免同时服用含有钙、磷和维生素 D 的药物或保健品，以免用药过量。

4. 为了解药物的影响和疗效，建议定期监测血清尿素氮、肌酐和肌酐清除率、碱性磷酸酶、血磷、24 小时尿钙、尿钙与肌酐的比值、血钙并进行骨 X 线检查等。

5. 奥利司他可减少本品的吸收，降低其疗效。奥利司他治疗期间通常需要补充维生素 D$_2$，但应间隔至少 2 小时或于临睡时服用本品。

6. 用药后可能出现便秘、腹泻、持续性头痛、食欲缺乏、口内金属味、恶心、呕吐、口渴、疲乏、无力、骨痛、尿液浑浊、眼对光刺激敏感度增加等不良反应。

维生素 D$_3$ 口服常释剂/注射剂

1. 本品为维生素类药，可促进钙磷吸收，对骨质形成有重要作用。

2. 胆汁酸螯合药（如考来烯胺）可干扰本品的吸收，影响其疗效。如需合用，应间隔至少 4 小时。

3. 奥利司他可降低本品的吸收，减弱其作用。如需合用，间隔至少 2 小时或在临睡时服用本品。

4. 长期过量用药可引起中毒，早期表现为骨关节疼痛、肿胀、皮肤瘙痒、口唇干裂、发热、头痛、呕吐、便秘或腹泻、恶心等。若出现过量症状，应停药就诊；低钙饮食，并大量饮水，促进钙排出；注意避免阳光暴晒。

阿法骨化醇口服常释剂

1. 具有调节体内钙磷代谢的作用。

2. 在每天同一时间服药。

3. 本品可增加肠道钙磷吸收，用药期间定期检查血清钙水平、血清磷水平。必要时还可能需要检查碱性磷酸酶水平、甲状旁腺激素水平、尿钙排泄、肾功能，以及相关的影像学和组织学检查。

4. 孕妇用药可能对胎儿产生不良影响，如骨化延迟、发育受抑制。

5. 哺乳期妇女用药后可影响乳儿的钙代谢。

复合维生素 B 口服常释剂

1. 本品主要成分是维生素 B$_1$、维生素 B$_2$、磷酸钠、维生素 B$_6$、烟酰胺、泛酸钙。主要用于营养不良、辅助治疗因维生素 B 缺乏引起的疾病，如厌食、脚气病、糙皮病。

2. 酒精可能会影响维生素 B$_2$ 的吸收。

3. 用药后尿液可能变黄（与平时的颜色不同）。

4. 用药后可能出现皮肤潮红、瘙痒等不良反应。大剂量用药还可能引起烦躁、疲倦、食欲缺乏等症状。

骨化三醇口服常释剂/注射剂

1. 具有调节体内钙代谢的作用。

2. 高钙血症及与高血钙相关疾病、有维生素 D 中毒症状（如意识错乱、多尿、多饮、厌食、呕吐、肌无力）者不能使用。

3. 骨化三醇能通过胎盘。孕妇禁止大量使用。

4. 用药后乳汁中含有骨化三醇。哺乳期妇女可以使用。

5. 用于甲状旁腺功能低下和佝偻病时，在早晨服药。

6. 固定在每天同一时间服药。

7. 为达到最佳疗效，需要摄入足够但不过量的钙。饮食改变（如增加奶制品的食用量）或无限制地补钙可能引起高血钙。

8. 本品可导致血钙和血磷升高，用药期间需要定期检查血钙和血磷。定期检查血肌酐浓度、血镁、碱性磷酸酶及 24 小时尿钙。

9. 本品是维生素 D 的代谢产物，故用药期间不需要再服用其他维生素 D 制剂，以免导致血维生素 D 浓度过高。

10. 胆汁酸螯合药（如考来烯胺）会降低骨化三醇的吸收，影响其疗效。如需合用，间隔至少 4 小时。

11. 最常见的不良反应是高钙血症。轻度高钙血症可表现为便秘、乏力及抑郁；血清钙含量急速升高时可能引起多尿、烦躁、口渴、脱水、厌食、恶心、肌无力及意识改变等。

12. 用药后还可能出现头痛、腹痛、皮疹、恶心、尿路感染等不良反应。

水溶性维生素注射剂

1. 本品可补充每天所需的多种水溶性维生素。主要用于为经静脉补充营养的患者补充维生素。

2. 本品加入葡萄糖注射液中进行输注时，注意避光。

碳酸钙 D_3 口服常释剂

1. 本品含有的碳酸钙具有补钙作用，维生素 D_3 能促进钙的吸收。

2. 碳酸钙维生素 D_3 泡腾片中含有苯丙氨酸和蔗糖成分，苯丙酮尿症、对蔗糖不耐受或缺乏蔗糖酶等患者不要使用。

3. 本品可降低食物中铁、锌和镁的吸收，且多种食物（如含纤维素、草酸、植酸的食物）可影响钙的吸收。因此，建议睡前服药，以减少与食物的相互作用。

4. 用药期间避免大量饮酒、吸烟或饮用含咖啡因的饮料，以免影响钙的吸收。

5. 如果需要长期用药，其间最好定期进行血清肌酐测定，以便监测血清钙、尿钙水平及肾功能。

6. 本品可能降低喹诺酮类药（如药名中含"沙星"的药物）、四环素类药（如四环素、金霉素）的疗效。如需合用，至少间隔 2 小时。

7. 本品可能减少双膦酸盐类药（如氯膦酸二钠、利塞膦酸钠）的吸收，降低其疗效。如需合用，在服用本药至少 2 小时前服用双膦酸盐类药。

维生素 A 口服常释剂

1. 本品是维生素类药，主要用于预防和治疗维生素 A 缺乏症，如夜盲症、眼干燥症、角膜软化症和皮肤粗糙。

2. 眼用制剂用药前应取下隐形眼镜，用药后至少 30 分钟才可以重新佩戴。

3. 眼用制剂用药后可能出现视物模糊，视力恢复前不要驾驶车辆或者操作机械。

4. 如果同时使用其他眼药，在使用维生素 A 眼用制剂前至少 5～10 分钟使用。

5. 胆汁酸螯合药（如考来烯胺）可干扰维生素 A 口服制剂的吸收，影响其疗效。如需合用，间隔至少 4 小时。

6. 口服制剂维生素 A 可减少茶碱类药（如甘氨酸茶碱钠、赖氨酸茶碱）的吸收，降低其疗效。如需合用，间隔至少 1 小时，且茶碱类药物需换用快速吸收的制剂。

硒酵母口服常释剂

1. 本品为补硒药，主要用于硒缺乏引起的多种疾病。

2. 长期过量服用可能出现指甲变形、毛发脱落和肝损害。

小儿碳酸钙 D_3 口服常释剂

1. 本品具有补钙作用，维生素 D_3 能促进钙的吸收。

2. 本品可降低食物中铁、锌和镁的吸收，且多种食物（如含纤维素、草酸、植酸的食物）可影响钙的吸收。睡前服药可减少与食物的相互作用。

3. 如果需要长期用药，用药期间最好定期进行血清肌酐测定，以便监测血清钙、尿钙水平及肾功能。

4. 用药后可能出现呃逆、便秘。过量还可能引起高钙血症。

烟酰胺口服常释剂/注射剂

1. 本品是维生素类药物，主要用于防治烟酸缺乏病，如糙皮病。

2. 进食时服用。

3. 用药期间过量饮酒可能增加发生肝病的风险，还可能加重面部潮红症状。用药期间避免过量饮酒。

4. 服药前后避免摄入热饮或辛辣的食物（包括葱、姜、蒜、辣椒、芥末等调味料）。

5. 用药后可能出现头晕、恶心、上腹不适、食欲缺乏，可自行消失。

脂溶性维生素 I／II 注射剂

1. 本品为肠外营养不可缺少的组成成分之一，用以满足人体每日对脂溶性维生素 A、维生素 D_2、维生素 E、维生素 K_1 的生理需要。

2. 长期大量使用可导致脂溶性维生素过多综合征。

3. 用药期间若出现呼吸困难、呼吸急促、胸闷、心悸、心率加快，应立即停药，并采取相应治疗措施。

4. 对长期接受胃肠外多种维生素作为体内维生素主要来源的患者，应定期监测维生素的浓度，以确定维生素缺乏或过量。

第十一节　矿物质补充用药

硫酸镁注射剂

1. 本品具有抑制中枢神经系统、舒张血管的作用。

2. 镁离子可通过胎盘，可能造成新生儿出现高镁血症，可表现为肌张力低、吸吮力差、不活跃、哭声不响亮、呼吸抑制等。

3. 哺乳期妇女如需用药，应停止哺乳。

4. 用药期间需监测膝腱反射、呼吸频率、尿量和血镁浓度，以便调整药物剂量。

5. 用药期间如果突然出现胸闷、胸痛、呼吸急促，需及时听诊，必要时拍胸部 X 线片，以便及早发现肺水肿。

6. 用药后常见的不良反应包括潮红、出汗、口干。快速静脉注射时可引起恶心、呕吐、心慌、头晕，个别出现眼球震颤，减慢注射速度后症状可消失。连续用药可引起便秘，部分患者可出现麻痹性肠梗阻，停药后好转。

氯化钾口服常释剂/缓控释剂/口服液/注射剂

1. 本品主要用于补充体内的钾元素。

2. 高钾血症、肾功能不全、尿量很少或尿闭等不能使用。

3. 妊娠期或者计划妊娠者慎用。

4. 哺乳期妇女慎用。

5. 氯化钾对胃肠道有刺激作用，不能空腹用药。如果服用普通片剂时出现强烈的胃肠道刺激症状（如恶心、呕吐、腹痛、腹泻），可以将药片加入水中溶解成溶液后服用。

6. 为评估氯化钾的疗效及不良影响，用药期间定期检查血电解质（包括钾、镁、钠、钙、氯、磷酸盐）、酸碱平衡指标、心电图、肾功能和尿量。

7. 口服后可能引起胃肠道刺激症状，如恶心、呕吐、咽部不适、胸痛（刺激食管）、腹痛、腹胀、腹泻、消化性溃疡或出血。

8. 过量用药后还可能出现高钾血症，可表现为虚弱、乏力、手足口唇麻木、不明原因的焦虑、意识模糊、呼吸困难、心律失常等。

醋酸钙口服常释剂

1. 本品具有补钙和降低血磷浓度的作用。

2. 高钙血症、高钙尿症、含钙肾结石或有肾结石病史者不能使用。

3. 妊娠中晚期对钙的需要量增加，孕妇需要适当增加饮食中的钙。但是服用过多可能导致早产、新生儿甲状旁腺功能减退等。

4. 用于补钙时，为避免食物影响钙的吸收，在清晨或临睡前（空腹）服药。

5. 用于高磷血症时，在进餐时服药。醋酸钙可

以与食物中的磷结合，从而减少磷的吸收。

6. 用于补钙时，用药期间避免大量饮酒、吸烟或饮用含有咖啡因的饮料，也不要大量食用富含纤维素的食物（如玉米、燕麦、糙米），以免影响钙的吸收。服药时还要避免饮用碳酸饮料。

7. 用于治疗高磷血症时，因用量较大，容易出现高钙血症。建议在剂量调整期间每 2 周监测 1 次血清钙。用药期间还需定期监测血清磷。

8. 本品可能会影响喹诺酮类药物（如环丙沙星、诺氟沙星）、头孢菌素类药物（如头孢泊肟）、甲状腺激素类药物（如左甲状腺素）的疗效，需间隔一定的时间服用。

9. 用药后可能出现呃逆、便秘等不良反应。长期或过量用药可能引起胃酸分泌增加和高钙血症。轻度高钙血症可表现为便秘、厌食、恶心、呕吐等，严重时可能出现神志不清、谵妄、麻木和昏迷。

枸橼酸钾颗粒剂

1. 本品具有补钾和碱化尿液的作用。

2. 治疗尿路结石时，限制盐的摄取（避免高盐饮食）。同时多喝水，每天至少饮水 1500ml，最好保证每天的尿量在 2L 以上。

3. 为了解药物疗效和影响，用药期间定期检查血清电解质、心电图、酸碱平衡指标、肾功能、尿量。治疗尿路结石时可能还需要定期检查尿枸橼酸和尿 pH。

4. 枸橼酸钾可能减少四环素类药（如土霉素、米诺环素）的吸收，降低其疗效。如需合用，间隔至少 2 小时。

5. 枸橼酸钾与含铝药物（维 U 铝镁、磷酸铝、铝镁）合用可增加铝的吸收，可能导致严重铝中毒。如需合用，间隔至少 2 小时。

6. 用药后可能出现消化道症状，如恶心、呕吐、咽部不适、胸痛（食管刺激）、腹痛、腹泻、消化性溃疡及出血等不良反应。如果出现严重呕吐、腹痛或肠胃出血，立即就诊。

硫酸锌口服常释剂/口服液

1. 本品主要用于预防和治疗锌缺乏引起的各种疾病。

2. 患有消化性溃疡不能使用。

3. 为减少对胃肠道的刺激，应在餐后服用。不要与牛奶同时服用。

4. 本品可能会影响青霉胺、四环素类药（如土霉素、金霉素、米诺环素）、喹诺酮类药（如名

称中含"沙星"的药物、萘啶酸)、双膦酸盐类药(如利塞膦酸)的吸收和疗效,需间隔一定的时间服用。

5. 用药后可能出现轻度恶心、呕吐、便秘等不良反应。用药过量还可能出现急性胃肠炎、腹痛、腹泻等。

氯化钙注射剂

1. 本品主要用于钙缺乏、过敏性疾病、镁中毒、高钾血症等。

2. 除非有明确适应证,否则不建议同时使用洋地黄类药物。

3. 肌内注射、皮下注射或注入血管周围组织可能导致组织坏死和皮肤脱落。

4. 注射时不能超过 0.5ml/min。

5. 肾功能不全时,中枢神经系统毒性和骨毒性增加。

门冬氨酸钾镁口服常释剂/注射剂

1. 本品主要成分为门冬氨酸钾、门冬氨酸镁,为电解质补充药。

2. 高钾血症、高镁血症、严重肾功能障碍、严重房室传导阻滞(一种严重心脏病)、活动性消化性溃疡者不能使用。

3. 胃酸可影响本品的疗效,在餐后 30 分钟左右服药。

4. 用药期间定期检查血钾、血镁水平。

5. 本品可减弱四环素类药(如金霉素、土霉素、地美环素)的抗菌力。如需合用,间隔至少 2 小时。

6. 用药后可能出现食欲缺乏、恶心、呕吐、腹泻等胃肠道反应,停药后可恢复。

葡萄糖酸钙口服常释剂/注射剂

1. 本品口服剂具有补钙的作用。注射剂主要用于预防和治疗钙缺乏症,具有维持神经肌肉正常功能、抗过敏、拮抗镁离子、与氟化物结合的作用。

2. 口服药在餐后 1～2 小时服用或遵医嘱服用。

3. 注射剂经静脉注射或滴注给药。静脉注射时不超过 5ml/min。过快可产生心律失常甚至心搏停止、呕吐、恶心。静脉注射还可能引起全身发热。

4. 高钙血症、正在使用强心苷类药物者不能使用。

5. 如果药液漏出血管外,可能导致注射部位皮肤发红、皮疹、疼痛、脱皮和组织坏死。发生药液外漏时立即停止注射,并用氯化钠注射液进行局部冲洗注射,局部给予氢化可的松、1%利多卡因和透

明质酸,并抬高局部肢体,给予热敷。

6. 口服用药可能降低喹诺酮类药物(如环丙沙星、诺氟沙星)、头孢菌素类药物(如头孢泊肟)、甲状腺激素类药物(如左甲状腺素)的疗效。如需合用,间隔 2～4 小时。

7. 用药后可能出现高钙血症,早期可表现为便秘、嗜睡、持续头痛、食欲缺乏、口中有金属味、异常口干等,晚期可表现为精神错乱、高血压、眼和皮肤对光敏感、恶心、呕吐、心律失常等。

碳酸钙口服常释剂/颗粒剂

1. 本品具有补钙及中和胃酸的作用。

2. 高钙血症、高钙尿症、含钙肾结石或有肾结石病史者不能使用。

3. 用于补钙时,在进食时或餐后 30 分钟左右服药。用于胃酸过多时,在餐后 1 小时服用。

4. 用于补钙时,用药期间尽量避免大量进食富含纤维素的食物(如玉米、燕麦、糙米),以免抑制钙的吸收。

5. 大量饮酒、吸烟、食用含有咖啡因的食物(包括可乐、巧克力),可抑制钙的吸收。

6. 本品与牛奶同服可能出现奶碱综合征,表现为高血钙、碱中毒及肾功能不全。

7. 本品与洋地黄类(如甲地高辛、洋地黄毒苷)同时服用,可能会导致心脏传导阻滞等副作用。如需同用,间隔 4～6 小时。

8. 用药后可能出现呃逆和便秘。

9. 过量或长期用药还可能引起胃酸分泌反跳性增高,并可发生高钙血症。

第十二节 全身用蛋白同化用药

司坦唑醇口服常释剂

1. 本品具有促进蛋白质合成的作用,主要用于防治遗传性血管神经性水肿、慢性消耗性疾病,如严重创伤、慢性感染、营养不良等。

2. 患有严重心脏病、高血压、严重肝病肾病、前列腺癌等疾病者不能使用。

3. 老年人用药易出现水钠潴留、高钾血症。

4. 孕妇用药可能导致女胎出现男性化、生殖器官畸形等,孕妇禁用。

5. 本品可使儿童早熟,影响生长,用于治疗儿童遗传性血管神经性水肿时仅在发作时用药。

6. 本品可能引起黄疸等肝脏副作用。女性患者长期服用可能引起痤疮、多毛、月经紊乱等症状。男

性患者长期服用可能引起痤疮、精子减少等症状。

第十三节　其他消化道及代谢用药

加贝酯注射剂

1. 本品是蛋白酶抑制药，可抑制蛋白酶引起的病理变化。主要用于急性水肿性胰腺炎、急性出血坏死性胰腺炎。

2. 经静脉滴注给药，速度不宜过快，控制在每小时给药 1mg/kg 以内，不宜超过每小时 2.5mg/kg。多次使用最好更换注射部位，药液不能滴注到血管外。

3. 孕妇禁用。

4. 不要给儿童使用。

5. 用药期间可能需进行血液检查。

6. 用药后可能出现注射部位反应（如注射血管局部疼痛、皮肤发红、轻度浅表静脉炎），还可能出现皮疹、面部潮红及过敏性休克（前期症状可表现为胸闷、呼吸困难、血压降低）等。

乌司他丁注射剂

1. 本品具有抑制胰酶活性、抑制心肌抑制因子产生等作用，主要用于急性胰腺炎、慢性复发性胰腺炎的急性恶化期，辅助用于急性循环衰竭的抢救。

2. 本品经静脉缓慢注射或静脉滴注给药，时间为 1～2 小时。

3. 孕妇用药的安全性暂不清楚。

4. 不建议哺乳期妇女使用。

5. 用药后可能出现白细胞减少，用药期间定期监测白细胞计数。

6. 用药后可能出现恶心、呕吐、腹泻、皮疹、瘙痒、寒战、发热、注射部位反应（可表现为血管痛、发红、瘙痒、皮疹）等不良反应。

7. 用药后还可能出现严重不良反应，如过敏性休克（前期症状可表现为血压下降、脉搏加快、胸闷、呼吸困难、皮肤潮红、荨麻疹等）。

腺苷蛋氨酸注射剂

1. 本品具有改善肝功能的作用，主要用于肝内胆汁淤积。

2. 有影响蛋氨酸循环、引起高胱氨酸尿症或高同型半胱氨酸血症的遗传缺陷（如胱硫醚 β-合成酶缺陷、维生素 B_{12} 代谢缺陷）者不能使用。

3. 孕妇可以使用，但最好避免在妊娠 3 个月内使用。哺乳期妇女慎用。

4. 用药后可能出现头晕，用药期间避免驾驶或操作机械。

5. 维生素 B_{12} 和叶酸缺乏可能降低腺苷蛋氨酸浓度。如果患有贫血或肝病、处于妊娠期或因饮食习惯（如吃素食）等可能引起维生素缺乏时，需要定期监测维生素 B_{12} 和叶酸浓度。如果结果显示缺乏，可能需要适当补充。

6. 用药后如果出现昼夜规律紊乱，如晚上睡不着等情况，睡前服用催眠药可缓解。

7. 用药期间如果出现焦虑或焦虑加重应告知医生，必要时可能需减少剂量或停药。

8. 用药后可能出现腹痛、腹泻、恶心、衰弱、头痛、焦虑、失眠、瘙痒等不良反应。

特利加压素注射剂

1. 本品具有收缩血管、止血的作用。主要用于治疗食管静脉曲张出血。

2. 本品经静脉缓慢注射给药（注射时间＞1 分钟），同时监测血压和心率。

3. 孕妇用药可能导致子宫收缩。孕妇禁用。

4. 用药期间定期检查血钠和血钾。

5. 用药后可能出现皮肤苍白、血压升高、腹痛、恶心、腹泻、子宫肌肉痉挛等不良反应。

第二章　血液和造血器官疾病用药

第一节　抗血栓形成药

一、维生素 K 拮抗剂

华法林口服常释剂

1. 本品具有抗凝血作用。主要用于预防和治疗血栓栓塞性疾病，如静脉血栓、肺栓塞、心肌梗死、手术后或创伤后的静脉血栓形成。

2. 出血、出血倾向的疾病（溃疡、血友病、血小板减少等）患者禁用。

3. 为更好地调整华法林剂量，减少用药后出血的风险，条件允许的情况下可以进行基因检测（如 *CYP2C9* 和 *VKORC1*）。

4. 老年人用药更容易出血。

5. 固定在每天同一时间服用华法林。服药时间浮动最好不超过 2 小时。

6. 华法林的药效可维持 24 小时以上。如果漏服，在同一天内尽快补服，如第 2 天才意识到漏服则不必再补服，在第 2 天服用正常剂量即可。

7. 用药期间食用葡萄柚可能影响华法林药效。避免食用葡萄柚及其制品。

8. 华法林可能导致胎儿畸形。有生育能力的妇女在用药期间及停药后至少 1 个月内，应采取有效避孕措施（如避孕套）。

9. 华法林有抗凝血功能，用药期间避免受伤、避免过度劳累，也不要进行容易导致损伤的运动。

10. 维生素 K 可以影响华法林的疗效。食物中维生素 K 含量较高的有绿叶蔬菜、西蓝花、胡萝卜和动物肝脏等。

11. 为评估华法林的抗凝效果，建议定期监测 INR。监测的时间间隔需医师根据具体情况来确定。住院患者遵医嘱监测 INR，通常出院后需每 4 周测一次。门诊患者在剂量稳定前，通常需要几天至 1 周测一次，稳定后可每 4 周测一次。INR 稳定的患者最长可以 3 个月测一次。

12. 用药期间吸烟可降低华法林的疗效。吸烟的患者尤须密切监测 INR。

13. 择期手术患者需停用华法林 7 天，急需进行手术的患者需测定 INR。

二、肝素类

肝素注射剂

1. 本品能抑制血液凝固。主要用于防治血栓形成或栓塞性疾病（如心肌梗死、血栓性静脉炎、肺栓塞），也用于血液透析、体外循环、导管术、微血管手术等操作中，以及某些血液标本的抗凝处理。

2. 经深部皮下注射或静脉给药，不能用于肌内注射。

3. 用药后可能出现出血、血小板减少。用药期间需要定期检测凝血时间、血细胞计数和大便隐血，开始治疗后 1 个月内需定期监测血小板计数。

4. 在进行任何手术之前，告诉医师自己在接受肝素治疗。

5. 如果使用肝素期间出现意外的鼻出血或月经量增加，及时联系医师。

6. 肝素钠与香豆素类抗凝药（如华法林、双香豆素）合用可能会增加出血风险。如需合用，间隔至少 5 小时。

7. 用药后常见的不良反应包括过敏反应（如寒战、发热、荨麻疹）、出血。皮下深部注射肝素后，可能出现局部刺激、红斑、轻微疼痛、血肿、溃疡等症状。

8. 妊娠 6 个月后用药可能增加孕妇出血的风险，孕妇慎用。

达肝素钠注射剂

1. 本品属于低分子肝素钠，用于预防或治疗血栓。

2. 本品可皮下注射、静脉注射、静脉滴注，不可肌内注射。皮下注射建议每日注射不同部位。

3. 本品不可与普通肝素、其他低分子肝素或合成多糖类物质互换使用。

4. 本品治疗期间任何部位都可能发生出血，建议用药期间密切监测出血迹象或症状。

5. 本品可抑制醛固酮的产生而引起高钾血症，建议监测血钾。

6. 本品用药前及治疗期间建议定期监测血小板计数，如出现严重血小板减少，立即停药。

7. 若本品用药过量，可用鱼精蛋白拮抗，本品

100U 所引起的凝血时间延长可被 1mg 鱼精蛋白中和，但鱼精蛋白本身对初期止血有抑制作用，只能在紧急情况下应用。

8. 孕妇、哺乳期妇女慎用。

低分子肝素钠注射剂

1. 本品属于低分子肝素钠，用于预防或治疗血栓栓塞性疾病。

2. 本品的分子量和比活可能因生产方法的不同而不同，因此治疗过程中不建议更换产品的品牌。

3. 参见达肝素钠注射剂。

那屈肝素钙注射剂

1. 本品属于低分子肝素，用于预防或治疗血栓栓塞性疾病。

2. 本品经皮下注射给药，建议注射时最好取卧位，选择外侧或后外侧腹壁，左右交替注射；在血液透析时，通过血管内注射给药，不能用于肌内注射。

3. 本品用药后常见出血，注意注射部位是否有血肿。

4. 本品若药物过量，可静脉缓慢注射鱼精蛋白来中和；0.6ml 硫酸鱼精蛋白约可中和 950U 本品。

5. 不推荐孕妇、哺乳期妇女使用。

依诺肝素钠注射剂

1. 本品属于低分子肝素，用于预防或治疗血栓栓塞性疾病。

2. 本品可皮下注射或静脉注射，不能肌内注射。皮下注射，建议平躺后进行注射，在左、右腹壁的前外侧或后外侧皮下组织内交替给药。

3. 参见达肝素钠注射剂。

三、血小板凝聚抑制剂（肝素除外）

阿司匹林片

1. 本品为非甾体抗炎药（NSAID），用于解热镇痛抗炎、抗血小板聚集。

2. 对本品过敏，有哮喘、出血问题、鼻息肉或鼻炎、肾脏疾病或肝脏疾病、胃肠道出血或溃疡病、正在服用任何其他非甾体抗炎药者禁用。

3. 本品口服给药，建议餐后服用，以减少对胃肠道的刺激；如有胃部不适，与食物一起服用。

4. 本品用于解热不得连用超过 3 日，用于镇痛不得连用超过 5 日。

5. 本品可能诱发或加重高血压，建议用药期间监测血压。

6. 使用本品后可能更容易发生出血，小心并避免受伤。

7. 如果长期服用本品，应定期检查血细胞比容、肝功能及血清水杨酸含量。

8. 孕妇避免在妊娠 20 周后使用本品。

9. 哺乳期妇女可以使用低剂量本品（75～162mg/d）。

阿司匹林肠溶片

1. 本品为 NSAID，用于解热镇痛抗炎、抗血小板聚集。

2. 建议餐前用适量水送服，最好完整吞服，不要掰开或咀嚼。

3. 若为外科手术患者，建议术前咨询医生，是否需要停药。

4. 参见阿司匹林片。

双嘧达莫片

1. 本品主要用于抗血小板聚集，用于预防血栓形成。

2. 对本品过敏、冠状动脉疾病、急性心肌梗死、重症肌无力、低血压、肝病者不能使用。

3. 本品口服给药，建议餐前 1 小时或餐后 2 小时空腹服用。如果发生胃刺激，与食物或牛奶一起服用。

4. 不慎漏服时，如果接近下一次服药的时间，可不补服。

5. 使用本品时避免从坐姿或卧姿起床太快，否则可能会感到头晕，建议慢慢起身以防止跌倒。

6. 本品用药期间避免服用含有咖啡因的食物或饮料（如咖啡、茶、能量饮料、巧克力）。

7. 本品过量症状可能包括潮红（发热、发红或刺痛感）、烦躁不安、出汗、虚弱或晕厥。

8. 出现荨麻疹、呼吸困难，以及面部、嘴唇、舌头或喉咙肿胀时，及时就医。

9. 孕妇避免使用。

10. 哺乳期妇女避免使用。如需使用，暂停哺乳。

贝前列素钠片

1. 本品是前列腺素类药物，可改善慢性动脉闭塞性疾病引起的溃疡、间歇性跛行、疼痛和冷感等症状。

2. 有出血（如血友病、毛细血管脆弱症、上消化道出血、尿路出血、咯血、眼底出血等患者服用本品可能导致出血增加）者，正在使用抗凝药、抗血小板药、溶栓药者谨慎使用。

3. 本品建议餐后口服。

4. 用药后可能出现意识障碍，避免驾驶车辆操作机械。

5. 用药后可能引起头痛、面红、潮热、腹泻、恶心等不良反应。

6. 可能引起严重不良反应，包括出血倾向、间质性肺炎、肝功能低下、心绞痛、心肌梗死。

7. 不建议孕妇使用。

8. 哺乳期妇女使用时应停止哺乳。

硫酸氢氯吡格雷片

1. 本品为抗血小板药，主要用于动脉粥样硬化形成血栓的预防。

2. 对本品过敏者，创伤、手术或活动性病理性出血者，如消化性溃疡或颅内出血等不能使用本品。

3. 如果忘记服药，在 12 小时之内尽快补服，并按照常规服药时间服用下一次剂量；如果超过了 12 小时，则不要补服药物，在下次常规服药时间服用正常剂量即可。

4. 本品过早停药可能导致心血管事件的风险增加，不要擅自停药。

5. 本品有出血的风险，如果出血不止、尿中有血、大便呈黑色、咯血或呕吐物像咖啡渣，应及时就医。

6. 使用本品前应检测 CYP2C19 基因型。如果为慢代谢型，使用正常量本品生成的活性代谢物少，抗血小板作用降低，建议选用其他抗血小板药。

7. 若是择期手术且无须抗血小板治疗的患者，建议术前 7 天停止使用本品。

8. 服药期间避免饮酒，以免发生胃出血。

9. 建议剃须或刷牙时要格外小心，以防止出血。

10. 用药期间建议定期监测血红蛋白和血细胞比容，以评估用药的影响。

11. 孕妇最好避免使用本品。

12. 哺乳期妇女使用本品应停止哺乳。

盐酸沙格雷酯片

1. 本品为抗血小板药，可改善慢性动脉闭塞症引起的溃疡、疼痛及冷感等缺血性诸症状。

2. 出血性疾病（血友病、毛细血管脆弱症、消化性溃疡等）不能使用本品。

3. 餐后 30 分钟口服。

4. 使用本品期间，建议定期进行血红蛋白、血小板计数、白细胞计数、网织红细胞计数等相关血液检查。

5. 建议老年患者服用本品应从低剂量开始（如 150mg/d），边观察患者情况，边慎重用药。

6. 本品可引起恶心、胃灼热感、腹痛。

7. 孕妇或计划妊娠时不要使用本品。

8. 哺乳期妇女最好不使用本品，如需使用，应停止哺乳。

盐酸替罗非班注射液/盐酸替罗非班氯化钠注射液

1. 本品为糖蛋白血小板抑制剂，用于早期心肌梗死、心脏缺血并发症的预防与治疗。

2. 对本品过敏，有活动性内出血、颅内出血史、颅内肿瘤、动静脉畸形及动脉瘤者，以前使用本品曾出现血小板减少，几个月前有出血问题、受伤或手术史者不能使用本品。

3. 本品用药期间，建议密切注意是否有无缘无故的淤伤或变大的淤伤迹象或出血。

4. 本品静脉注射或负荷输注后 6 小时内，以及治疗期间，建议至少每天要监测血小板计数、血红蛋白和血细胞比容。

5. 本品与肝素和阿司匹林联合治疗时，最常见的不良事件是出血。

6. 孕妇慎用。哺乳期妇女如需使用本品，应暂时停止哺乳。

西洛他唑片

1. 本品为抗血小板药，用于缓解腿部疼痛、麻木和刺痛。

2. 对本品过敏者，有活动性出血或出血者，如脑出血或溃疡出血，不能使用本品。

3. 本品口服给药，餐前至少 30 分钟或餐后 2 小时服用。

4. 本品可影响凝血功能，导致出血。

5. 冠状动脉狭窄患者用药期间如果出现严重心率过快，可能诱发心绞痛。

6. 本品常见的不良反应为头晕、头痛，胃痛、腹泻，鼻子或喉咙刺激。

7. 孕妇禁用，哺乳期如需使用，应停止哺乳。

依替巴肽注射液

1. 本品为抗血小板药，用于治疗急性冠状动脉综合征。

2. 对本品过敏，出血，在过去 30 天内有脑出血、活动性出血或卒中，或在过去 6 周内进行过手术，高血压，患有肾脏疾病或正在接受透析者不能使用。

3. 本品先静脉注射，而后立即持续静脉输注。

4. 使用本品后可能需要更长时间才能止血，在输注后对出血部位施加压力。

5. 本品在输注期间和输注后数小时，建议卧床休息；3 天内避免割伤和淤伤。

6. 本品治疗期间尽量减少动脉和静脉穿刺，肌内注射，使用导尿管、气管插管和鼻饲管。建立静脉通路时避免选择不可压迫部位，如锁骨下静脉或颈静脉。

7. 出血是最常见的并发症。

吲哚布芬片

1. 本品为抗血小板药，用于动脉硬化引起的缺血性心血管病变、静脉血栓形成。也可用于血液透析时预防血栓形成。

2. 对本品过敏者，先天或后天性出血疾病不能使用。

3. 本品于餐后口服给药。

4. 避免与阿司匹林等非甾体抗炎药同时使用。

5. 避免与其他抗凝药同时服用。

6. 本品治疗期间，必要时进行出血时间测定。

7. 本品常见恶心、呕吐、消化不良、腹痛、便秘、头痛、头晕、皮肤过敏反应、牙龈出血及鼻出血等。如出现荨麻疹样皮肤过敏反应，立即停药。

8. 孕妇禁用，哺乳期妇女如使用应停止哺乳。

替格瑞洛片

1. 本品为抗血小板药，用于急性冠脉综合征，可降低血栓性心血管事件的发生率。

2. 对本品过敏者，服用某些用于治疗 HIV、治疗感染或癫痫药物者，活动性病理性出血（如消化性溃疡或颅内出血）者，肝脏疾病者不能使用。

3. 本品建议在同一时间口服，可在餐前或餐后服用。

4. 本品停药可能会使心肌梗死的风险增加，应避免过早停药，建议在医师指导下停药。

5. 服用本品时若需同时服用阿司匹林，建议阿司匹林不要超过 100mg/d，并避免使用其他非甾体抗炎药。

6. 本品可能引起头晕和意识模糊等症状，建议避免驾驶车辆或操作机器。

7. 本品可抑制血液凝固，用药期间可能更容易出血，避免受伤。

8. 本品治疗期间肌酐水平可能会升高，建议用药 1 个月后检查肾功能。

9. 本品可能升高血尿酸，不建议尿酸性肾病患者使用，如使用，应监测血尿酸。

10. 如果需要实施择期手术，抗血小板药物治疗不是必需的，建议在术前 7 天停止使用本品。

11. 本品用药后常见不良反应包括呼吸困难、头痛、头晕、恶心、心房颤动、出血等。

12. 孕妇禁用，哺乳期妇女如使用应停止哺乳。

四、酶类

注射用尿激酶

1. 本品为纤维蛋白溶解药，主要用于血栓栓塞性疾病的溶栓治疗。

2. 急性内脏出血、急性颅内出血、陈旧性脑梗死、近两个月内进行过颅内或脊髓手术、出血异常、严重难控制的高血压患者不能使用本品。

3. 本品使用后更容易出血，避免受伤。

4. 本品使用期间建议密切观察脉率、体温、呼吸频率和血压、出血倾向等症状，至少每 4 小时记录 1 次。如发现过敏症状如皮疹、荨麻疹等，立即停用。

5. 本品最常见的不良反应是出血，以注射或穿刺局部血肿最为常见。其次为组织内出血。

6. 本品用于冠状动脉再通溶栓时，常伴随血管再通后出现房性或室性心律失常，发生率高达 70%以上，严密进行心电监护。

7. 肝素和口服抗凝药不宜与大剂量本品同时使用，以免增加出血危险。

8. 孕妇、哺乳期妇女慎用。

注射用重组链激酶

1. 本品为纤维蛋白溶解药，用于急性心肌梗死等血栓性疾病。

2. 对本品过敏、有肾脏疾病或肝脏疾病、正在服用血液稀释剂、脑部疾病、高血压、胰腺炎、出血或手术者不能使用。

3. 本品经静脉滴注给药，使用前用 5%葡萄糖溶液溶解，溶解后在 4～6 小时使用。

4. 若本品用于急性心肌梗死溶栓治疗，应尽早开始，争取发病 12 小时内开始使用。

5. 用链激酶后 5 天至 12 个月不能再用本品。

6. 用本品治疗血管再通后，若发生再堵塞，改用其他溶栓药。

7. 建议用药期间和给药后卧床休息，在药效消退之前避免受伤。

8. 本品如使用过量，易发生出血，如出血量过大时，可用 6-氨基己酸止血，输新鲜血浆或全血。

9. 孕妇禁用，哺乳期妇女如使用应停止哺乳。

注射用阿替普酶

1. 本品为纤维蛋白溶解药，用于治疗急性心肌梗死、肺栓塞、脑卒中。

2. 对本品过敏、动脉瘤、动静脉畸形、脑出血、脑肿瘤或高血压者，大脑或脊柱手术者不能使用。

3. 本品经静脉注射或滴注给药，不应与其他药物混合给药或与其他药物共用静脉通路。

4. 本品用药期间可能更容易出血，小心并避免受伤。

5. 本品用药期间如果出现严重过敏反应（如血管性水肿、潜在的出血），建议及时停药，并适当治疗。

6. 若治疗缺血性脑卒中，本品治疗过程中建议进行血压监测且需延长至 24 小时。如果收缩压超过 180mmHg 或舒张压高于 105mmHg，建议静脉给予抗高血压药。

7. 由于可能导致出血风险增加，在本品溶栓后的 24 小时内不要使用血小板聚集抑制剂治疗。

8. 本品如使用过量致发生出血，给予抗纤溶药物，或输入新鲜血浆或全血治疗。

9. 孕妇、哺乳期妇女慎用。

降纤酶注射液

1. 本品为纤维蛋白溶解药，用于治疗或预防急性脑梗死、心肌梗死及四肢血管病。

2. 对本品过敏，有出血倾向或出血疾病史，手术后不久，重度肝或肾功能障碍及其他特殊情况（如乳头肌断裂、心室间隔穿孔、心源性休克、多脏器功能衰竭症）者不能使用。

3. 本品静脉滴注给药，滴注时注意控制滴速，滴注时间为 1 小时以上。

4. 伴有动脉或深部静脉损伤时，使用本品可能引起血肿，故使用本品后，建议避免进行如星状神经节封闭、动脉或深部静脉等的穿刺检查或治疗。当浅表静脉穿刺部位有止血延缓现象发生时，采用压迫止血法。

5. 本品应避免与抑制血小板功能的药物（如阿司匹林）合用。

6. 使用本品如出现出血或疑似出血，建议停药，并采取输血或其他治疗措施。

7. 建议用药前和用药期间监测纤维蛋白原及其他出血和凝血功能指标。

8. 用本品后可能出现少量瘀斑、鼻出血或牙龈出血等，一般停药后自行消失。

9. 孕妇和哺乳期妇女慎用本品。

注射用纤溶酶

1. 本品为纤维蛋白溶解药，用于脑梗死、高凝血状态及血栓性脉管炎等外周血管疾病。

2. 对本品皮试阳性反应者，有凝血机制障碍、出血倾向者，严重肝肾功能不全、活动性肺结核空洞及消化性溃疡者不能使用本品。

3. 本品有抗原性，建议使用前应用 0.9%氯化钠注射液稀释成 1U/ml 进行皮试，15 分钟后观察结果，红晕直径不超过 1cm 或伪足不超过 3 个为阴性。皮试阳性反应者应禁用。

4. 本品用药期间如出现患肢胀麻、酸痛、头胀痛、发热感、出汗、多眠等不良反应，可自行消失或缓解，不需要特殊处理。

5. 用药期间监测血小板，若血小板<80×10^9/L，应停药。

6. 使用本品期间高血压控制在 180/110mmHg 以下。若舒张压偏高，建议使用 5%葡萄糖溶液作稀释液；若有糖尿病，则用 0.9%氯化钠注射液作为稀释液。

7. 本品 2 个疗程之间建议间隔 5～7 天。

8. 孕妇禁用，哺乳期妇女如使用应停止哺乳。

蚓激酶肠溶片/肠溶胶囊

1. 本品为纤维蛋白溶解药，用于缺血性脑血管病中纤维蛋白原增高及血小板凝集率增高的患者。

2. 对本品过敏，有出血倾向者不能使用。

3. 本品口服给药，餐前 30 分钟服用。

4. 孕妇和哺乳期妇女慎用。

巴曲酶注射液

1. 本品为抗凝溶栓剂，用于急性脑梗死、改善各种闭塞性血管病，以及改善末梢和微循环障碍。

2. 对本品过敏、出血、新近手术者，正在使用具有抗凝作用、抑制血小板功能的药物或抗纤溶性制剂者，重度肝或肾功能不全及其他特殊情况（如乳头肌断裂、心室间隔穿孔、心源性休克、多脏器功能衰竭症）者不能使用。

3. 本品静脉滴注给药，用生理盐水稀释，静脉滴注 1 小时以上。

4. 有动脉或深部静脉损伤时，本品可能引起血肿。使用本品后，避免进行穿刺检查或治疗。如浅表静脉穿刺部位有止血延缓现象发生，采用压迫止血法。

5. 本品用药后可能有出血或止血延缓现象，用药期间建议定期监测纤维蛋白原和血小板凝集情况。

6. 用药期间避免从事可能造成创伤的工作。

7. 手术或拔牙时，提前告诉医师正在使用本品。

8. 孕妇慎用。哺乳期妇女如使用应停止哺乳。

注射用尤瑞克林

1. 本品是蛋白水解酶，用于治疗轻中度急性血栓性脑梗死。

2. 对本品过敏、脑出血及其他出血性疾病急性期禁用。

3. 本品为蛋白制剂，输注过程中可能出现过敏反应。

4. 本品治疗开始初期，易发生血压急剧下降，尤其是对本品高度敏感者，故接受本品治疗期间，需要密切关注是否有出现低血压的情况。

5. 本品与血管紧张素转化酶抑制剂类（如卡托普利、赖诺普利等）药物存在协同降压作用，应禁止合用。

6. 孕妇慎用。哺乳期妇女如使用应停止哺乳。

7. 本品常见的不良反应包括注射部位疼痛、头晕、头痛、恶心、呕吐、腹泻、低血压、心悸等。

五、直接凝血酶抑制剂

阿加曲班注射液

1. 本品为直接凝血酶抑制剂，用于改善慢性动脉闭塞症患者的四肢溃疡、静息痛及冷感等。

2. 对本品过敏者，有出血风险或有可能患脑栓塞的危险者，伴有高度意识障碍的严重梗死者不能使用。

3. 本品静脉滴注给药，稀释后使用，若未稀释，则有引起溶血的风险。

4. 本品用药期间，建议严格进行血液凝固功能等凝血检查。

5. 本品可能会增加出血或受伤风险，建议剃须或刷牙时要格外小心，以防止出血。

6. 本品用药期间建议避免饮酒，因为可能会增加胃或肠出血的风险。

7. 本品可能会引起腹痛、腹泻、恶心、呕吐、头痛、疼痛、尿路感染、咳嗽、发热、呼吸困难或败血症。

8. 孕妇禁用。哺乳期妇女如使用应停止哺乳。

达比加群酯胶囊

1. 本品为直接凝血酶抑制剂，可预防成人非瓣膜性心房颤动患者的卒中和全身性栓塞，还可预防治疗深静脉血栓形成和（或）肺栓塞。

2. 对本品过敏，重度肾功能不全，有明显的活动性出血或有大出血风险者不能使用。

3. 如未按时服用本品，应尽快补服，但如果距

离下一次服药时间不足 6 小时，则无须补服。

4. 不要擅自停药，过早停药可增加出血风险。

5. 本品用药期间更容易出血，小心避免受伤。

6. 服用本品时大量饮酒会增加胃出血的风险。

7. 本品具有生殖毒性，育龄期女性使用时应采取避孕措施。

8. 定期监测全血细胞计数、肾功能，必要时监测活化部分凝血活酶时间（APTT）或凝血酶原时间（PT），以评估抗凝活性。

9. 过量使用本品可能会导致出血，目前尚无解救剂。监测出血征象，可以考虑手术止血或输注血浆。

10. 用药后可能出现出血、贫血、消化不良、腹痛等不良反应。

11. 不推荐孕妇使用，哺乳期妇女如需使用，应停止哺乳。

六、直接Ⅹa因子抑制剂

阿哌沙班片

1. 本品为直接Ⅹa因子抑制剂，用于治疗或预防血栓。

2. 对本品过敏、有活动性病理性出血者不能使用。

3. 过早停用本品可能会增加发生血栓的风险。

4. 用药期间可能更容易出血，小心并避免受伤。

5. 本品影响凝血功能，用药期间建议密切观察是否有出血的症状。

6. 使用本品出现出血并发症时，应立即停药，可考虑采取恰当的治疗措施，如外科手术止血、输入新鲜冷冻血浆等，或可以考虑使用药用炭。如果采用上述治疗措施无法控制危及生命的出血，可以考虑给予重组凝血因子Ⅶa重复给药，并根据出血改善情况调整剂量。

7. 用药后最常见的不良反应可能包括恶心、淤青、贫血、晕厥和出血。

8. 不建议孕妇使用。哺乳期妇女使用时应暂停哺乳。

磺达肝癸钠注射液

1. 本品为直接Ⅹa因子抑制剂，用于治疗血栓及预防血栓形成。

2. 对本品过敏者，具有临床意义的活动性出血者，急性细菌性心内膜炎者，严重肾功能不全者不能使用。

3. 本品经皮下注射或静脉注射给药，不要通过肌内注射给药。

4. 本品使用期间建议监测血清肌酐和全血细胞计数。

5 本品过量尚无解毒药,如出现出血并发症,建议停药,并考虑适当治疗。

6. 孕妇慎用,哺乳期妇女如使用应停止哺乳。

利伐沙班片

1. 本品为直接Xa因子抑制剂,用于预防或治疗静脉血栓。

2. 对本品过敏者,活动性病理性出血者,装有人工瓣膜者不能使用本品。

3. 本品内含有乳糖。如果有罕见的遗传性乳糖或半乳糖不耐受、Lapp乳糖酶缺乏或葡萄糖-半乳糖吸收不良,建议不要服用本品。

4. 关于错过剂量参考

(1)每天2次接受2.5mg时,如果错过服用时间,应在下一个预定时间服用单剂本品2.5mg。

(2)每天2次接受15mg时,如果错过服用时间,应立即服用本品,以确保每天摄入30mg,可以一次服用两个15mg。

(3)每天1次接受20mg、15mg或10mg时,如果错过服用时间,应立即服用遗漏的剂量,而不应在同一天内加倍剂量以弥补错过的剂量。

5. 过早停用本品可能会增加血栓的风险。

6. 如果需要手术,建议在手术前至少24小时停止使用本品,以降低出血风险。

7. 如果在外科手术期间或之后无法口服本品,考虑服用肠胃外抗凝剂。

8. 本品用药后可能会出现头晕、晕厥,避免驾驶车辆或操作机械。

9. 本品用药后更容易出血,避免受伤。

10. 本品可能导致胎儿畸形,在用药期间应采取避孕措施。

11. 孕妇禁用,哺乳期妇女如使用应停止哺乳。

七、其他抗血栓形成药

阿魏酸哌嗪片/分散片

1. 本品为抗血栓形成药,用于各类伴有镜下血尿和高凝状态的肾小球疾病,以及冠心病、脑梗死、脉管炎等的辅助治疗。

2. 对本品过敏者不能使用。

3. 不能与阿苯达唑或双羟萘酸噻嘧啶合用。

4. 孕妇避免使用。

奥扎格雷钠注射剂

1. 本品为抗血小板药,用于治疗急性血栓性脑梗死和脑梗死所伴随的运动障碍。

2. 对本品过敏、脑出血、脑梗死并发出血者;严重心、肺、肝、肾功能不全者,血液病或有出血倾向者,严重高血压(收缩压超过200mmHg)者不能使用。

3. 本品静脉滴注给药,2周为1个疗程。

4. 避免与含钙输液(格林溶液等)混合使用,以免出现白色浑浊。

5. 如出现过敏反应、出血倾向、心律失常、血压下降等不良反应,可能需要减量或停药。

6. 本品用药后可能引起恶心、呕吐、腹泻、食欲缺乏、胀满感等。

7. 孕妇慎用。

依达拉奉氯化钠注射液

1. 本品是脑保护剂(自由基清除剂),用于改善急性脑梗死所致的神经症状、日常生活活动能力和功能障碍。

2. 对本品有过敏史、严重肾功能不全者禁用。

3. 有备孕计划的育龄期女性及孕妇禁用。

4. 哺乳期妇女使用本品期间应停止哺乳。

5. 本品的常见不良反应包括输注部位疼痛、头晕、头痛、恶心、呕吐。

依达拉奉右莰醇注射用浓溶液

1. 本品是复方制剂,由依达拉奉和右莰醇组成,需要稀释后静脉给药。

2. 参见依达拉奉氯化钠注射液。

第二节 抗出血用药

一、抗纤维蛋白溶解药

氨甲苯酸片/注射剂

1. 本品为抗纤维蛋白溶解药,用于因原发性纤维蛋白溶解过度所引起的出血。

2. 对本品过敏、泌尿道手术后出现血尿、有血栓形成倾向或既往有血管栓塞史者不能使用。

3. 使用含雌激素避孕药的妇女使用本品可能增加血栓形成的风险,用药期间建议采取非激素方法避孕。

4. 用药后可能出现头晕、头痛、腹部不适。长期使用可能形成血栓。

5. 慢性肾功能不全者使用时可能需要调整剂量。

氨甲环酸注射剂

1. 本品为抗纤维蛋白溶解药,用于全身纤溶亢进所致的出血，以及手术中和手术后的异常出血。

2. 对本品过敏、患有获得性色觉缺陷、蛛网膜下腔出血、活动性血管内凝血者不能使用。

3. 本品用药期间口服避孕药会增加血栓风险，应采用其他避孕措施。

4. 本品用药后可能出现头晕，应避免驾驶车辆或操作机器。

5. 长期持续使用本品时，建议定期进行眼科检查监护（如视力、视觉、视野和眼底测验）。

6. 本品可引起胃肠道紊乱、低血压、过敏性皮炎、抽搐或眩晕。

7. 孕妇慎用。

氨基己酸注射剂

1. 本品为抗纤维蛋白溶解药，适用于预防及治疗血纤维蛋白溶解亢进引起的各种出血。

2. 对本品过敏、有血栓形成倾向或有血管栓塞史者不能使用。

3. 本品用药期间口服避孕药会增加血栓风险，应采用其他避孕措施。

4. 本品静脉注射过快可引起明显血压降低、心动过速和心律失常。

5. 本品可能引起头晕，应尽量避免驾驶车辆或操作机器。

6. 本品可能引起恶心、呕吐、虚弱、头痛或药物性肌病。

7. 大剂量或使用本品超过 4 周还可能出现肌痛、尿色加深、关节痛、疲劳、肾衰竭等不良反应，停药后可缓解恢复。

8. 孕妇慎用，哺乳期妇女使用时应暂停哺乳。

二、维生素 K 和其他止血药

甲萘氢醌片

1. 本品为促凝血因子活性药，用于维生素 K 缺乏所致的凝血障碍性疾病。

2. 对本品过敏者、葡萄糖-6-磷酸脱氢酶缺乏者不能使用。

3. 用药期间建议定期测定凝血酶原时间，以调整维生素 K 的用量及给药次数。

4. 孕妇避免使用。

冻干人凝血酶

1. 本品为局部止血药，用于辅助处理普通外科腹部切口、肝脏手术创面和扁桃体手术创面的渗血。

2. 对本品过敏者不能使用。

3. 本品用注射用水或生理盐水稀释溶解，配制成一定浓度的溶液，喷洒于创伤表面使用。也可将本品直接施用在渗血的表面，给药前建议先将伤口表面的血吸干净。

4. 绝不能静脉注射本品，或使本品以其他任何方式进入大血管，因为会导致广泛的血管内凝血，甚至死亡。

5. 使用时避免与酸、碱及重金属药物接触。

6. 若使用时发生过敏反应，应立即停药。

人凝血因子Ⅷ注射剂

1. 本品为促凝血药，用于防治血友病 A 和获得性凝血因子Ⅷ缺乏而致的出血症状及这类患者的手术出血治疗。

2. 对本品过敏者、有血栓形成倾向或有血栓性疾病史者不能使用。

3. 本品静脉输注给药，建议在用前先以 25～37℃灭菌注射用水或 5%葡萄糖注射液按瓶签的标示量注入瓶内（制品刚从冰箱取出或在冬季温度较低时应特别注意使制品温度升高到 25～37℃，然后进行溶解，否则易析出沉淀），轻轻摇动，使制品完全溶解（注意勿使产生泡沫）。

4. 本品输注时建议用带有滤网装置的输血器进行静脉滴注，滴注速度一般以每分钟 60 滴左右为宜。溶解后的药液建议立即使用，并在 1 小时内输完。

5. 若需要大量反复输注本品，应注意出现过敏反应、溶血反应及肺水肿的可能性。

6. 本品对于因缺乏因子Ⅸ或Ⅺ所致的血友病均无疗效，建议在用前确认是否为因子Ⅷ缺乏，方可使用。

7. 用药期间建议监测体温、呼吸、脉搏和血压等变化，若有心脏病尤应注意。

8. 本品多次用药后可能出现抗体，建议定期监测抗体、血细胞比容变化。

维生素 K₁ 注射液

1. 本品为止血药，用于维生素 K 缺乏引起的出血。

2. 对本品过敏者，不能使用。

3. 本品可皮下、肌内注射，也可静脉给药。

4. 建议本品静脉注射时缓慢给药，每分钟不超过 1mg。

5. 本品用于预防新生儿出血，在分娩后给新生儿用药。

6. 本品遇光快速分解，使用过程中应避光。

7. 本品应避免冻结,如有油滴析出或分层则不宜使用,但可在遮光条件下加热至 70～80℃,振摇使其自然冷却,如可见异物正常,则仍可继续使用。

8. 建议在用药期间进行密切观察,一旦出现过敏症状,应立即停药并进行对症治疗。

9. 本品有肝功能损伤的不良反应,建议不要盲目加量,否则会加重肝损伤。

10. 使用本品时,建议根据临床情况定期检查凝血酶原时间。

11. 孕妇、哺乳期妇女慎用。

亚硫酸氢钠甲萘醌注射剂

1. 本品为止血药,用于维生素 K 缺乏所引起的出血性疾病。

2. 对本品过敏、葡萄糖-6-磷酸脱氢酶缺乏者不能使用。

3. 本品肌内注射给药,为防止新生儿出血,可在产前 1 周给孕妇肌内注射。

4. 因维生素 K 依赖因子缺乏而发生严重出血时,短期应用本品常不足以即刻生效,建议先静脉输注凝血酶原复合物、血浆或新鲜血。

5. 大剂量用药可致肝损害,如果肝功能不全,可改用维生素 K_1。

白眉蛇毒血凝酶注射剂

1. 本品为止血药,可用于减少出血或止血。

2. 对本品过敏、有血栓病史者不能使用。

3. 本品可经静脉注射、肌内注射或皮下注射给药,也可局部用药。

4. 本品使用期间观察出血、凝血时间。

5. 建议在补充血小板、缺乏的凝血因子或输注新鲜血液的基础上应用本品。

6. 本品不良反应发生率较低,偶见过敏样反应。如出现过敏样反应,常规抗过敏,如给予抗组胺药和(或)糖皮质激素及对症治疗。

7. 不推荐孕妇使用本品。

酚磺乙胺注射剂

1. 本品为促凝血药,用于防治各种手术前后的出血,也可用于血小板功能不良、血管脆性增加而引起的出血,也可用于呕血、尿血等。

2. 对本品过敏者不能使用。

3. 本品可经肌内注射、静脉注射或静脉滴注给药。

4. 本品预防手术后出血时,可在术前 15～30 分钟给药,必要时术后 2 小时再给药一次。

5. 本品可与维生素 K 注射液混合使用,但不可与氨基己酸注射液混合使用。

6. 本品毒性低,用药后可有恶心、头痛、皮疹、暂时性低血压等。

尖吻蝮蛇血凝酶注射剂

1. 本品为止血药,主要用于外科手术浅表创面渗血的止血。

2. 对本品过敏、有血栓病史者不能使用。

3. 本品经静脉缓慢注射给药,注射时间不少于 1 分钟。

4. 用于手术预防性止血,术前 15～20 分钟给药。

5. 本品使用期间注意观察出血、凝血时间。

6. 如发生过敏反应,可按一般抗过敏处理方法,给予抗组胺药和(或)糖皮质激素及对症治疗。

聚桂醇注射液

1. 本品为促凝血药,用于内镜下食管曲张静脉出血的急诊止血及曲张静脉的硬化治疗。

2. 对本品过敏、处于休克状态者不能使用。

3. 使用本品治疗后建议步行 15～20 分钟。

4. 本品用药后可出现暂时性胸痛、吞咽困难、胃灼热、反酸等。

5. 本品可能引发过敏反应,注射后至少观察 10 分钟。

6. 妊娠开始的 3 个月和妊娠 36 周后避免使用。

卡络磺钠注射剂/片

1. 本品为促凝血药,用于泌尿系统、上消化道、呼吸道和妇产科疾病出血。也可用于外伤和手术出血。

2. 对本品过敏者不能使用。

3. 本品注射液肌内注射给药,也可加入 0.9% 氯化钠注射液中静脉滴注给药。

4. 本品使用可能会出现恶心、眩晕及注射部位红、痛。

5. 用药过程中如观察到异常,应停止用药。

矛头蝮蛇血凝酶注射剂

1. 本品为促凝血药,用于减少出血或止血。

2. 对本品过敏、有血栓病史者不能使用。

3. 本品经静脉注射、肌内注射或皮下注射给药,也可以局部用药。

4. 本品在用药期间应注意观察出血和凝血时间。

5. 如果出现过敏样反应,按一般抗过敏处理方法,给予抗组胺药和(或)糖皮质激素及对症治疗。

6. 本品用药后可能出现寒战、发热、呼吸困难、胸闷、头晕、头痛、恶心、呕吐、心悸、皮疹、瘙痒、面部潮红等不良反应。

7. 孕妇慎用。

人凝血酶原复合物注射剂

1. 本品为促凝血药,用于治疗先天性和获得性凝血因子Ⅱ、Ⅶ、Ⅸ、Ⅹ缺乏症。

2. 对本品过敏者不能使用。

3. 本品经静脉滴注给药,用带有滤网装置的输液器进行静脉滴注,滴注速度开始时需缓慢(约每分钟15滴),15分钟之后稍加快速度(每分钟40~60滴),通常在30~60分钟滴完。

4. 用药前,先将本品和灭菌注射用水或5%葡萄糖注射液预温至20~25℃,按瓶签标示量注入预温的灭菌注射用水或5%葡萄糖注射液。轻轻转动直至本品完全溶解(注意勿使产生很多泡沫)。

5. 本品滴注速度过快可能出现发热、面部潮红、头痛等不良反应,减慢滴注速度或停止滴注,症状即可消失。

6. 本品用药期间,建议定期监测活化部分凝血活酶时间、纤维蛋白原、血小板及凝血酶原时间,以便及时发现血管内凝血等情况。

7. 本品用药后可能出现面部潮红、眼睑水肿、皮疹、呼吸急促等过敏反应,严重者甚至出现血压下降、过敏性休克等症状。

8. 孕妇、哺乳期妇女慎用。

人纤维蛋白原注射剂

1. 本品为促凝血药,可用于纤维蛋白原减少/缺乏症,以及纤维蛋白原缺乏而造成的凝血障碍。

2. 如果对本品过敏,不能使用。

3. 本品经静脉滴注给药,建议用带有滤网装置的输液器进行静脉滴注。

4. 本品滴注速度过快可能出现发绀、心悸、血管内凝血而引起血栓,滴注速度一般以每分钟60滴左右为宜。

5. 配制前,先将本品与溶解液平衡至30~37℃,温度过低会造成溶解困难,并导致蛋白质变性。

6. 本品用药期间,应密切监测凝血指标和纤维蛋白原水平,并根据结果调整本品用量。

7. 本品的某些生产厂家用盐酸精氨酸作为稳定剂,大剂量使用时可能存在代谢性酸中毒的风险,建议在使用前及使用期间进行电解质监测,根据结果调整剂量或停止使用。

8. 本品用药后少数患者会出现过敏反应和发热等不良反应。

9. 孕妇、哺乳期妇女慎用。

蛇毒血凝酶注射剂

1. 本品为促凝血药,用于治疗出血及出血性疾病,或预防出血。

2. 对本品过敏、有血栓病史者不能使用。

3. 本品经静脉注射、肌内注射或皮下注射给药,也可以局部用药。

4. 本品用药期间,应注意监测患者的出血时间和凝血时间。

5. 本品不良反应发生率极低,如有过敏样反应,按一般抗过敏处理方法,给予抗组胺药和(或)糖皮质激素及对症治疗。

6. 用药后可能出现寒战、发热、呼吸困难、胸闷、头晕、恶心、呕吐、心悸、皮疹、瘙痒、面部潮红等不良反应。

7. 孕妇慎用。

维生素 K_1 片

1. 本品为促凝血药,用于各种原因引起的维生素 K 依赖性凝血因子过低导致的凝血障碍及其他出血性疾病。

2. 对本品过敏者不能使用。

3. 用于预防婴幼儿维生素 K_1 缺乏症和新生儿出血症时,哺乳期妇女在分娩后开始服用本品,或婴幼儿出生后即开始服用本品。

4. 铝剂和本品合用可能导致本品吸收减少,如需合用,建议间隔至少 2 小时。

5. 用药后可能出现短暂的轻度恶心、上腹部不适等不良反应。

维生素 K_4 片

1. 本品为促凝血药,用于维生素 K 缺乏症及低凝血酶原血症。

2. 对本品过敏、有严重肝脏疾病或肝功能不全者,不能使用。

3. 本品对肝素引起的出血无效,外伤出血不要使用。

4. 本品用药后可能出现恶心、呕吐等胃肠道反应。

5. 妊娠期妇女避免使用。

亚硫酸氢钠甲萘醌片

1. 本品为维生素类药物,适用于维生素 K 缺乏所引起的出血性疾病。

2. 如果对本品过敏,不能使用。

3. 当因维生素 K 依赖因子缺乏而发生严重出血时,短期应用本品常不足以即刻生效,建议先静脉滴注凝血酶原复合物、血浆或新鲜血。

4. 用于纠正口服抗凝剂引起的低凝血酶原血症时，建议先试用最小有效剂量，根据凝血酶原时间再予以调整。

5. 如果是因肝硬化或晚期肝病出血，以及肝素所致出血，使用本品无效。

6. 新生儿（尤其是早产儿）使用较大剂量本品可能引起溶血性贫血、高胆红素血症及胆红素脑病。

7. 本品大剂量用药后可能损害肝功能，如果缺乏红细胞葡萄糖-6-磷酸脱氢酶，用药后可能出现急性溶血性贫血。

重组人凝血因子Ⅷ注射剂

1. 本品为止血药，用于治疗血友病 A，用于预防或治疗出血。

2. 对本品过敏或有仓鼠蛋白超敏反应史者，不能使用。

3. 本品经静脉注射给药。

4. 本品用药期间可能出现过敏反应，早期可表现为皮疹、胸闷、哮鸣和低血压等。

5. 本品用药期间测定血浆中的凝血因子Ⅷ的活性及是否产生凝血因子Ⅷ抑制物。

6. 最常见的不良反应包括头痛、咳嗽、关节痛、发热等。

7. 建议孕妇、哺乳期妇女仅在必要时使用。

重组人凝血因子Ⅸ注射剂

1. 本品为促凝血药物，主要用于控制和预防血友病 B 患者的出血，包括围手术期的出血。

2. 对本品过敏或对仓鼠蛋白有超敏反应史者，不能使用。

3. 本品经静脉缓慢注射给药。

4. 注射速率不宜超过每分钟 4ml，给药速度可依据患者舒适度调整。

5. 本品用药期间定期监测凝血因子Ⅸ活性水平。

6. 如果使用本品后仍出血或未表达预期Ⅸ活性水平，监测是否存在凝血因子Ⅸ抑制物。

7. 常见的不良反应包括头痛、头晕、咳嗽、发热、味觉障碍、面部潮红、呕吐、恶心、皮疹、胸部不适、注射部位反应（如疼痛、瘙痒、红斑）等。

重组人血小板生成素注射剂

1. 本品为促血小板生成药，用于化疗引起的血小板减少，原发性免疫性血小板减少症。

2. 对本品过敏、严重心脑血管疾病、其他血液高凝状态疾病、近期发生血栓病者不能使用。

3. 本品经皮下注射给药。

4. 用于化疗引起的血小板减少症时，建议在化疗结束后 6～24 小时开始使用。

5. 用药期间定期检查血常规，隔天一次；停药后也应定期监测至少 2 周。

6. 本品用药后可能出现发热、肌肉酸痛、头晕等不良反应，一般不需要处理。

艾曲泊帕乙醇胺片

1. 本品为血小板生成素受体激动剂，主要用于慢性免疫性（特发性）血小板减少。

2. 对本品或任何辅料过敏者不能使用。

3. 本品口服给药，建议空腹服用（餐前间隔 1 小时或餐后间隔 2 小时）。

4. 建议以下药物或食物使用后间隔至少 4 小时或使用前间隔至少 2 小时服用本品，包括抗酸药、富含钙的食物（如乳制品、钙强化果汁）或含有多价阳离子（如铝、钙、铁、镁、硒和锌）的食物或药物。

5. 停药后出血风险增加。如需停药，咨询医生，不要擅自停药。

6. 用药后可能出现眩晕和缺乏警觉性等症状。如果出现以上症状，避免驾驶车辆或操作机器。

7. 有生育能力的妇女在用药期间及停药后至少 7 日内采取有效的避孕措施。

8. 本品用药期间避免受伤，避免跌倒或者撞伤。

9. 建议用药期间每周监测一次全血细胞计数（包括血小板计数），直至血小板计数稳定，随后每个月监测一次。停药后每周监测一次，至少持续 4 周。

10. 本品用药后可能引起肝损害，建议用药期间定期监测肝功能。剂量调整期间每 2 周监测 1 次，剂量稳定后每月监测 1 次。若出现明显肝功能异常，则需考虑停用本品。

11. 本品以 75mg 治疗 4 周后，如血小板计数仍未升高至足以避免临床严重出血的水平，应停止本品治疗。

12. 本品可能会引发白内障或使白内障恶化，用药期间定期进行眼科检查。

13. 本品用药后可能引起头痛、贫血、食欲缺乏、失眠、咳嗽、恶心、腹泻、脱发、瘙痒、肌痛、发热、乏力、流感样症状、无力、寒战和水肿等不良反应。

14. 哺乳期妇女使用本品时应暂停哺乳。

第三节　抗贫血用药

一、铁制剂

硫酸亚铁片/缓释片

1. 本品为抗贫血的药物，用于各种原因（如慢性失血、营养不良、妊娠、儿童发育期等）引起的缺铁性贫血。

2. 肝肾功能严重损害、铁负荷过高、血色病或含铁血黄素沉着症、非缺铁性贫血者不能使用。

3. 本品建议餐后或餐时口服，以减轻胃部刺激。

4. 鸡蛋、全麦面包、麦片、乳制品、咖啡和茶等可能会使本品失效，不要同服。

5. 在服用本品前2小时内或服用后2小时内避免服用抗酸剂或抗菌药〔喹诺酮类药（如名称中含"沙星"的药物）和四环素类药物〕，以免影响药物的吸收和疗效。

6. 考来烯胺可能降低铁的疗效。如需合用，间隔至少4小时。

7. 维生素C可促进本品吸收，建议同时使用。

8. 用药后的大便可能变成黑色，这是正常的。

9. 本品可见胃肠道不良反应，如恶心、呕吐、上腹疼痛、便秘等。

10. 建议不要长期使用本品，治疗期间定期检查血常规和血清铁水平。

右旋糖酐铁口服溶液

1. 本品为抗贫血的药物，用于不能耐受口服补铁治疗缺铁性贫血的患者。

2. 本品可出现速发型过敏反应，建议第一次使用时应具备急救复苏设备，以及具有经过过敏反应复苏与评价培训的人员，给药过程中如果出现过敏反应或不能耐受，应立即停药。

3. 本品可能有延迟效应，可出现发热、发冷、头晕、头痛、全身不适、恶心和呕吐、关节或肌肉疼痛、背痛。

4. 参见硫酸亚铁片。

多糖铁复合物胶囊

1. 本品为抗贫血的药物，用于治疗单纯性缺铁性贫血。

2. 参见硫酸亚铁片。

富马酸亚铁片/颗粒剂/咀嚼片/富马酸亚铁混悬液

1. 本品为抗贫血的药物，用于多种原因引起的缺铁性贫血。

2. 对铁盐或配方中的任何成分过敏、严重肝肾功能不全、血色病、溶血性贫血者不能使用本品。

3. 为了减轻本品引起的胃肠道刺激，建议在进餐时或餐后服药。

4. 参见硫酸亚铁片。

琥珀酸亚铁缓释片

1. 本品为抗贫血药，用于治疗缺铁性贫血。

2. 血色病或含铁血黄素沉着症及不伴缺铁的其他贫血（如地中海贫血）者，肝肾功能严重损害者不能使用本品。

3. 参见硫酸亚铁片。

琥珀酸亚铁片/琥珀酸亚铁颗粒剂

1. 本品为抗贫血药，用于治疗缺铁性贫血。

2. 血色病或含铁血黄素沉着症及不伴缺铁的其他贫血（如地中海贫血）者，肝肾功能严重损害者不能使用。

3. 如果使用的是颗粒剂，用温水冲服药物，用热水冲服可能会影响药物的吸收。为避免牙齿染色，使用吸管服药，服用后及时漱口。

4. 参见硫酸亚铁片。

葡萄糖酸亚铁糖浆

1. 本品为抗贫血药，主要用于缺铁性贫血。

2. 本品会使牙齿染色，但这种影响是暂时的。为防止牙齿染色，可将液体形式的本品与水或果汁（不要与牛奶）混合，然后用吸管饮用。也可以每周用小苏打清洁一次牙齿，以治疗牙齿染色。

3. 参见硫酸亚铁片。

山梨醇铁注射液

1. 本品为抗贫血药，一般不作为首选铁剂；主要用于预防和治疗各种不宜口服铁剂或口服治疗无效的缺铁性贫血；迅速纠正贫血。

2. 对本品过敏、血色病或含铁血黄素沉着症、溶血性贫血及肝肾功能不全者不能使用。

3. 本品需深部肌内注射，不可静脉注射。

4. 贫血纠正后建议继续使用一段时间本品以补充储存铁。

5. 如本品注射量过大，吸收量超过血液的铁结合力，血浆中的游离铁会对机体产生毒性作用，故不要同时口服铁剂，以免发生毒性反应。

6. 注射本品后，如果血红蛋白未见逐渐升高，建议立即停药。

7. 孕妇或哺乳期妇女慎用本品。

蔗糖铁注射剂

1. 本品为抗贫血药，适用于口服铁剂效果不佳而需要静脉铁剂治疗的患者。

2. 对本品过敏、非缺铁性贫血、铁过量或铁利用障碍者，不能使用。

3. 本品以滴注或缓慢注射的方式静脉给药，或直接注射到透析器的静脉端，不适合肌内注射。

4. 第一次治疗前，建议先使用小剂量的本品进行测试。如果用药后 15 分钟内无任何不良反应，再给予剩下的药物。

5. 本品经静脉滴注给药时，不要擅自调整滴速，建议滴速：100mg 铁至少 15 分钟，200mg 铁至少 30 分钟，300mg 铁至少 1.5 小时，400mg 铁至少 2.5 小时，500mg 铁至少 3.5 小时。

6. 如果发生药液外漏（可能引起局部疼痛、发炎、皮肤颜色改变），立即告知医师，可能需要静脉滴注生理盐水冲洗或在针眼处涂抹黏多糖软膏或油膏，不要按摩以避免铁的进一步扩散。

7. 本品用药期间建议定期检查血清铁和血压。

8. 本品用药期间建议从坐姿或卧姿起床时慢慢起身，避免太快，否则可能会感到头晕。

9. 本品用药后可能出现过敏反应，用药期间及用药后至少 30 分钟建议密切观察。如果出现过敏症状（如心率过快、呼吸困难、腹痛、呕吐、皮疹、红斑、瘙痒）。

10. 本品用药后可能出现口中金属味、头痛、恶心、呕吐、腹泻、低血压、痉挛（如胃部痉挛）、胸痛、嗜睡、呼吸困难、肺炎、咳嗽、瘙痒等不良反应。给药速度过快会引发低血压。

11. 本品不建议妊娠 3 个月以内的孕妇使用。

12. 哺乳期妇女，慎用本品。

二、维生素 B_{12} 和叶酸

维生素 B_{12} 注射剂

1. 本品为抗贫血药，主要用于巨幼细胞贫血，也可用于神经炎的辅助治疗。

2. 对本品过敏者不能使用。

3. 本品经肌内注射给药，也可用于穴位封闭。

4. 本品用药期间需避免饮酒或含有酒精的饮料。

5. 若有条件，建议在用药期间监测血中维生素 B_{12} 的浓度。

6. 治疗巨幼细胞贫血，用药后 48 小时内监测血钾，以防出现低钾血症。

7. 痛风患者使用本品后可能发生高尿酸血症。

8. 本品肌内注射给药后可能出现皮疹、瘙痒、

腹泻、过敏性哮喘等不良反应。

9. 本品不推荐孕妇、哺乳期妇女使用。

叶酸片/注射剂

1. 本品为抗贫血药，用于预防胎儿先天性神经管畸形，也可作为妊娠期、哺乳期妇女预防用药。

2. 对本品过敏者不能使用。

3. 口服大剂量本品可影响微量元素锌的吸收。建议诊断明确后再用药。若作为预防用药，建议服用生理量（每日 0.5mg）。

4. 本品用药期间避免饮酒或含酒精的饮料。

5. 本品可减少茶碱类药（如赖氨酸茶碱、甘氨茶碱钠）的吸收，降低其平喘作用。如需合用，茶碱类药选择快速吸收的制剂，且与本品间隔 1 小时服用。

6. 本品可引起食欲缺乏、恶心、意识模糊、易怒，或睡眠障碍；大量服用时的尿液可能变成黄色，也可引起口腔异味。

腺苷钴胺口服常释剂/注射剂

1. 本品为维生素类药，用于巨幼细胞贫血、营养不良性贫血、妊娠期贫血、多发性神经炎、神经根炎、三叉神经痛、坐骨神经痛、神经麻痹。也可用于营养性疾病，以及由放射线和药物引起的白细胞减少症的辅助治疗。

2. 对本品过敏者不能使用。

3. 本品用药期间可能出现缺铁性贫血，建议补充铁剂。

4. 胆汁酸螯合药（如考来烯胺）可干扰本品的吸收，影响其疗效。如需合用，间隔至少 4 小时给药。

5. 本品可能引起过敏反应。

甲钴胺注射剂/口服常释剂

1. 本品为抗贫血药，用于治疗周围神经疾病。

2. 对本品过敏者不能使用。

3. 本品注射剂肌内注射或静脉注射，避免同一部位反复注射。

4. 本品见光易分解，建议开封后立即使用，同时注意避光。

5. 如果连续用药 1 个月以上仍未见效果，不要继续用药，并及时就诊。

6. 接触汞及其化合物的工作人员不要长期大量使用本品。

7. 本品用药后可能出现恶心、呕吐、腹泻、食欲缺乏、皮疹等不良反应。如果出现皮疹等过敏反应，停药就诊。

利可君片

1. 本品为促白细胞药，用于预防、治疗白细胞减少症及血小板减少症。

2. 对本品过敏或患骨髓恶性肿瘤者不能使用。

重组人促红素注射液（CHO 细胞）

1. 本品为抗贫血药，用于肾功能不全引起的贫血、术后贫血、非骨髓恶性肿瘤化疗引起的贫血。

2. 对本品任何成分过敏、未控制的重度高血压、合并感染者不能使用。

3. 本品经皮下注射或静脉注射给药。

4. 使用本品有可能发生癫痫，避免从事有潜在危险的活动（如驾驶或操作重型机械）。

5. 本品用药期间定期（用药初期每周 1 次，维持给药期每 2 周 1 次）检查血红蛋白浓度或者是血细胞比容值，以避免过度造血（血红蛋白浓度超过 12g/dl 或血细胞比容值超过 36%），如果发现过度造血，采取暂时停药等措施。

6. 本品用药可能会引起高钾血症，应调整饮食。

7. 本品用药后可能引起血压升高、缺铁，用药期间建议监测血压，并对铁状态进行评估（指标包括转铁蛋白饱和度、血清铁蛋白）。

8. 本品用药后还可能引起严重不良反应，如休克、过敏反应（可表现为荨麻疹、呼吸困难、口唇水肿、喉头水肿等）、高血压脑病、脑出血、心肌梗死、肺栓塞、脑梗死、单纯红细胞再生障碍性贫血、肝功能损害、黄疸。

9. 孕妇禁用，哺乳期妇女避免使用。

重组人促红素-β 注射剂

1. 本品为抗贫血药，用于慢性肾衰竭引起的贫血，非髓性恶性肿瘤化疗引起的贫血。

2. 参见重组人促红素注射液（CHO 细胞）。

第四节　血液代用品和灌注液

一、血液和相关制品

琥珀酰明胶注射液

1. 本品为血容量扩充剂，用于低血容量时的胶体性容量替代液；血液稀释；体外循环；预防脊髓或硬膜外麻醉后可能出现的低血压。

2. 对本品任何成分过敏、循环超负荷、水潴留、严重心功能不全、严重凝血功能障碍者不能使用。

3. 本品经静脉滴注给药，快速滴注时建议将液体加温，但不超过 37℃。

4. 心力衰竭可能伴有循环超负荷的患者，建议缓慢输液。

5. 本品用药期间建议定期检查血清电解质浓度和体液平衡，尤其是患有高钠血症、低钾血症、脱水或肾功能不全时。如果出现低钙血症的症状（如手足抽搐、感觉异常），立即告知医师。

6. 本品用药后可能出现过敏反应（如发热、荨麻疹、面部和颈部突然潮红、血压突然下降）。

7. 孕妇避免使用，哺乳期妇女使用时应暂停哺乳。

羟乙基淀粉 200/0.5 氯化钠注射液

1. 本品为血容量扩充剂，治疗和预防循环血量不足或休克（容量替代治疗）。

2. 对本品任何成分过敏、严重充血性心力衰竭（心功能不全）、脑出血、严重凝血障碍、液体负荷过重或脱水、肾功能失代偿期和肾衰竭者不能使用。

3. 本品经静脉滴注给药，主要通过肾脏排泄，建议用药期间监测血清肌酐水平和液体平衡，并保证每日补充足够的液体。如果出现肾区疼痛，立即告知医师。

4. 本品用药后可能出现过敏反应，如水肿、荨麻疹、哮喘、发热、寒战、流感样症状、呕吐。如果出现以上症状，立即停药。还可能出现心率过快、血压下降、眩晕、恶心、支气管痉挛等不良反应。

5. 孕妇避免使用，哺乳期妇女使用时应暂停哺乳。

羟乙基淀粉 130/0.4 氯化钠注射液

1. 本药为血容量扩充药，用于治疗和预防血容量不足、急性等容血液稀释。

2. 对本品任何成分过敏、出凝血障碍或者出血性疾病、体液负荷过重（包括肺水肿）、严重高钠血症或高氯血症、严重肝功能损伤、充血性心力衰竭、肾功能不全或肾脏替代治疗、器官移植者不能使用。

3. 本品经静脉滴注给药。

4. 本品用药期间应保证充足的液体摄取。如果发生重度脱水，可能需给予生理盐水等。

5. 用药期间持续监测血流动力学、血清电解质、液体平衡、肝功能和肾功能。持续监测肾功能至少 90 天。

6. 本品重复给药时，密切监测凝血参数。

7. 本品用药后可能出现皮肤瘙痒等症状。

8. 孕妇避免使用。哺乳期妇女如果用药，应停止哺乳。

人血白蛋白注射剂

1. 本品为血液制品，用于血容量不足的紧急治疗，以及显著的低白蛋白血症（≤30g/L）、新生儿高胆红素血症、急性呼吸窘迫综合征的治疗。

2. 对本品任何成分过敏、严重贫血、高血压、急性心脏病、正常血容量或高血容量的心力衰竭、肾功能不全者不能使用。

3. 本品经静脉滴注或注射给药，开始给药的15分钟内，缓慢滴注，滴注速度为2ml/min。

4. 用备有滤网装置的输血器进行滴注。

5. 用药期间密切监测生命体征、尿量和电解质，必要时监测血流动力学指标。如果出现超敏反应，立即停止给药。

6. 本品大剂量用药或快速输注可能出现高血容量表现，如头痛、呼吸困难、血压升高、颈静脉充盈、中心静脉压升高、肺水肿。

7. 本品用药后可能出现寒战、发热、面部潮红、皮疹、呕吐等症状。

二、胃肠外营养液

复方氨基酸注射液（18AA）

1. 本品为氨基酸类药。用于蛋白质摄入不足、吸收障碍等氨基酸不能满足机体代谢需要的患者，亦用于改善手术后患者的营养状况。

2. 严重肝肾功能不全、严重尿毒症和对氨基酸有代谢障碍、严重酸中毒者不能使用本品。

3. 本品经静脉滴注给药，滴注过快可能出现滴注部位疼痛和血栓性静脉炎。过量可能引起代谢性酸中毒、肝肾功能受损。

4. 为了提高氨基酸的利用率，建议本品与葡萄糖液或脂肪乳剂并用。

5. 本品含盐酸盐，大量输入可能导致酸碱失衡。大量使用或与电解质合用时，注意电解质与酸碱平衡。

6. 本品用药后可能出现寒战、发冷、发热、恶心、呕吐、胸闷、呼吸困难、头晕、头痛、心悸、过敏反应（如皮疹、瘙痒）、面部潮红多汗等。

复方氨基酸注射液（18AA-Ⅰ）

1. 本品为氨基酸类药，用于改善手术前后患者的营养状况、低蛋白血症。

2. 本品静脉滴注给药，经外周静脉给药时，滴注过快可能出现滴注部位疼痛和血栓性静脉炎，建议每分钟不超过50滴。

3. 本品注射液遇冷容易析出结晶，可微温（60℃）缓慢振摇溶解后再用。

4. 参见复方氨基酸注射液（18AA）。

复方氨基酸注射液（18AA-Ⅱ）

1. 本品为氨基酸类药，用于需要补充氨基酸的患者。

2. 对本品任何成分过敏、肝性脑病、未透析的尿毒症者不能使用本品。

3. 参见复方氨基酸注射液（18AA）。

复方氨基酸注射液（18AA-Ⅲ）

1. 本品为氨基酸类药，主要用于肠外营养支持。

2. 对本品过敏、肝性脑病或有肝性脑病倾向、严重肾衰竭（包括尿毒症）、氨基酸代谢障碍者不能使用本品。

3. 参见复方氨基酸注射液（18AA）。

复方氨基酸注射液（18AA-Ⅴ）

1. 本品为氨基酸类药，主要用于营养不良、低蛋白血症及外科手术前后患者的营养补充。

2. 肝性脑病或有肝性脑病倾向、严重肾功能不全、血氮过高、氨基酸代谢异常、胰岛素诱发的低血糖、低渗性脱水者不能使用本品。

3. 本品经静脉缓慢滴注给药。

4. 本品是高渗溶液，外周静脉滴注或滴速过快可能出现血栓性静脉炎和注射部位疼痛；建议滴速为每分钟30～40滴。

5. 本品用药过量或滴速过快可能出现代谢性酸中毒，导致肝功能、肾功能、大脑功能损伤等严重反应。本品含有木糖醇，大剂量快速静脉滴注，各器官（特别是肾和脑）内可能出现草酸钙沉淀。

小儿复方氨基酸注射液（18AA-Ⅰ）

1. 本品为氨基酸类药，主要用于小儿静脉补充营养。

2. 肝、肾功能不全，氨基酸代谢障碍者不能使用本品。

3. 本品经中心或外周静脉滴注给药。外周静脉给药时，匀速缓慢滴注，滴注时间不少于16小时。

4. 参见复方氨基酸注射液（18AA）。

小儿复方氨基酸注射液（18AA-Ⅱ）

1. 本品为氨基酸类药，主要用于小儿静脉补充营养。

2. 未经治疗的无尿症、肝性脑病、氮质血症、先天性氨基酸代谢障碍缺陷者不能使用本品。

3. 本品经中心静脉或周围静脉给药。缓慢滴注，体重20kg儿童的滴速最好不超过每分钟20滴。

以免因滴速过快引起恶心、呕吐、心悸、发热等不良反应。

4. 参见复方氨基酸注射液（18AA）。

复方氨基酸注射液（15AA）

1. 本品为氨基酸类药，用于肝硬化、重症肝炎及肝性脑病的治疗，并作为慢性肝炎的支持治疗。

2. 代谢障碍、尿毒症者不能使用本品。

3. 本品经静脉滴注给药。建议滴注速度缓慢，最好不超过每分钟 20 滴。

4. 参见复方氨基酸注射液（18AA）。

复方氨基酸注射液（18AA-Ⅶ）

1. 本品为氨基酸类药，主要用于低蛋白血症、低营养状态、手术前后等情况时补充氨基酸。

2. 肝性脑病、严重肾功能不全、高氮血症、氨基酸代谢异常者不能使用本品。

3. 本品经中心或外周静脉滴注给药。经外周静脉给药时，缓慢滴注，每 200ml 滴注的时间不少于 120 分钟（每分钟 25 滴）。经中心静脉给药时，需将 1 天的剂量持续滴注 24 小时。

4. 参见复方氨基酸注射液（18AA）。

复方氨基酸注射液

1. 本品为氨基酸类药，用于预防和治疗肝性脑病。

2. 对本品任何成分过敏、非肝源性的氨基酸代谢紊乱、肾衰竭伴非蛋白氮升高、酸中毒、水潴留、休克者不能使用本品。

3. 本品通过中心静脉导管进行静脉注射。

4. 参见复方氨基酸注射液（18AA）。

复方氨基酸注射液（20AA）

1. 本品为氨基酸类药，可预防和治疗肝性脑病。

2. 非肝源性的氨基酸代谢紊乱、酸中毒、水潴留、休克者不能使用本品。

3. 本品可经中心静脉滴注给药，建议维持治疗时每小时滴入 45～75ml 或 0.6～1ml/kg。

4. 肝性脑病患者，建议加快治疗最初阶段的滴速，直至起效。

5. 肾功能不全者不宜用药或需调整剂量。

6. 参见复方氨基酸注射液（18AA）。

复方氨基酸（6AA）

1. 本品为氨基酸类药，用于肝性脑病、慢性迁延性肝炎、慢性活动性肝炎及亚急性与慢性重型肝炎引起的氨基酸代谢紊乱。

2. 对本品过敏者不能使用。

3. 本品经静脉缓慢滴注给药。

4. 参见复方氨基酸注射液（18AA）。

复方氨基酸注射液（9AA）

1. 本品为氨基酸类药，用于急性和慢性肾功能不全患者的肠道外支持；也用于大手术、外伤或脓毒血症引起的严重肾衰竭，以及急性和慢性肾衰竭。

2. 氨基酸代谢紊乱、严重肝功能损害、心功能不全、水肿、低血钾、低血钠者不能使用本品。

3. 本品经静脉滴注给药，建议滴速不超过每分钟 15 滴。

4. 参见复方氨基酸注射液（18AA）。

小儿复方氨基酸注射液（19AA-Ⅰ）

1. 本品为氨基酸类药，主要用于小儿静脉补充营养，包括以下情况：不能经口摄入蛋白质或摄入量不足、高代谢状态，如烧伤、外伤或手术后。

2. 氮质血症、氨基酸代谢障碍者不能使用本品。

3. 本品可以经中心静脉插管或周围静脉滴注给药，缓慢给药，体重 20kg 儿童的滴速最好不超过每分钟 20 滴。

4. 参见复方氨基酸注射液（18AA）。

脂肪乳注射液（C14～24）（原料大豆油）

1. 本品为脂肪乳类药，主要用于补充能量和必需脂肪酸。

2. 休克、严重脂质代谢紊乱（如高脂血症）者，不能使用本品。

3. 如果对大豆蛋白过敏，用药前进行过敏试验。

4. 本品经静脉滴注给药，10%、20%脂肪乳注射液 500ml 的滴注时间不少于 5 小时；30%脂肪乳注射液 250ml 的滴注时间不少于 4 小时；早产儿及低体重新生儿最好是 24 小时连续滴注。

5. 新生儿（尤其是早产儿）长期使用本品，建议监测血小板计数、肝功能和血清三酰甘油浓度。

6. 本品连续用药超过 1 周，必须进行脂肪廓清试验。

7. 本品用药后可能出现体温升高、发冷、恶心、呕吐等不良反应。用药过量还可能出现脂肪超载综合征，可表现为高脂血症、发热、脂肪浸润、脏器功能紊乱等，停止输注后症状会消失。

8. 儿童可以使用的浓度为 10%、20%，但不推荐使用 30%的本品（因缺乏相关经验）。

9. 孕妇可以使用 10%和 20%的本品。

ω-3 鱼油脂肪乳注射液

1. 本品为脂肪乳类药，主要用于补充长链 ω-3 脂肪酸。

2. 对本品任何成分过敏、脂质代谢受损、严重出血性疾病、未控制的糖尿病、休克、近期心肌梗死、脑卒中、栓塞等急症或危及生命的疾病患者，低钾血症、水分过多、低渗性脱水、代谢不稳定或酸中毒、严重肝肾功能不全者不能使用本品。

3. 如果对鱼或鸡蛋蛋白过敏，不要使用本品。

4. 本品经中心静脉或外周静脉滴注给药，建议使用前摇匀。

5. 严格控制滴注剂量和滴注速度，以避免出现代谢超负荷。

6. 本品用药期间建议每天检查血清三酰甘油水平，如果三酰甘油浓度超过 3mmol/L，建议停止输注脂肪乳剂，如果需要继续输注，应减少剂量后再输入。

7. 本品用药期间建议定期检查血糖、酸碱平衡、体液平衡、血清电解质、血细胞计数。

8. 本品可能延长出血时间，如果在接受治疗，建议定期检查出血时间。

9. 本品用药后可能出现头痛、腹痛、恶心、呕吐、体温升高、寒战、疲倦、出血时间延长等不良反应。

10. 本品儿童用药的经验有限，不要给儿童使用。

11. 孕妇禁用，哺乳期妇女如需使用应停止哺乳。

中/长链脂肪乳注射液（C6～24）

1. 本品为脂肪乳类药，主要用于补充营养。

2. 对本品任何成分过敏、严重凝血障碍、休克和虚脱、急性血栓栓塞、脂肪栓塞、伴有酸中毒和缺氧的严重脓毒血症、急性心肌梗死和卒中、酮症酸中毒昏迷、各种原因引起的酸中毒、代谢不稳定、肝内胆汁淤积者不能使用本品。

3. 本品滴注过程中出现三酰甘油蓄积、脂类代谢障碍、肝肾功能不全、网状内皮系统褐色素沉着、急性出血坏死性胰腺炎者，也不能使用本品。

4. 参见脂肪乳注射液（C14～24）（原料大豆油）。

中/长链脂肪乳注射液（C8～24Ve）

1. 本品为脂肪乳类药，主要用于补充能量和必需脂肪酸。

2. 对本品任何成分过敏、严重凝血障碍、休克状态和虚脱状态、妊娠、急性血栓栓塞、脂肪栓塞、急性心肌梗死和卒中、酮体酸中毒性昏迷、糖尿病代谢失常和代谢不稳定状态等情况不能使用本品。

3. 参见脂肪乳注射液（C14～24）（原料大豆油）。

豆油）。

结构脂肪乳注射液（C6～24）

1. 本品为脂肪乳类药，主要用于补充能量和必需脂肪酸。

2. 对本品任何成分过敏，对鸡蛋蛋白、大豆蛋白、花生蛋白过敏，严重高脂血症、严重肝功能不全、严重凝血障碍、急性休克、急性肺水肿、水中毒、失代偿性心功能不全者不能使用本品。

3. 参见脂肪乳注射液（C14～24）（原料大豆油）。

脂肪乳氨基酸（17）葡萄糖（11%）注射液

1. 本品为营养药补充药，主要用于不能经口（或肠道）摄取营养的患者。

2. 对鸡蛋、大豆蛋白过敏，失代偿性心功能不全、严重肝功能不全、严重肾功能不全且无法进行腹膜透析与血液透析、重度高脂血症、高血糖症、先天性氨基酸代谢异常、急性休克、疾病状态处于非稳定期者不能使用本品。

3. 本品经静脉滴注给药。

4. 本品用药期间建议经常检查脂肪廓清能力，推荐在滴注结束后 5～6 小时进行。

5. 本品用药期间建议检查血糖、血浆渗透压、水电解质平衡、酸碱平衡、肝功能、肾功能、血清三酰甘油。长期用药还应检测血细胞计数与凝血状况。

6. 如果肾功能不全，本品用药期间建议监测磷、钾的摄入量，以避免出现高磷血症、高钾血症。

7. 本品用药后可能出现过敏反应（可表现为发热、寒战、皮疹、呼吸困难）、脂肪超载综合征（可表现为高脂血症、肝大、脾大、贫血、白细胞减少症、血小板减少症、凝血机制障碍、昏迷）等不良反应。

8. 本品用药过量可出现恶心、呕吐、出汗、电解质紊乱、高血糖、血渗透压升高。

三、影响电解质平衡的溶液

复方氯化钠注射液

1. 本品为电解质调节药，用于多种原因导致的失水、高渗性非酮症昏迷、低氯性代谢性碱中毒、不能进食或进食减少的患者补充水分或电解质。

2. 心力衰竭、肺水肿、脑水肿、颅内压增高、肝硬化腹水、高钠血症、急性肾衰竭少尿期、慢性肾衰竭对利尿药反应不佳者不能使用本品。

3. 本品经静脉给药。

4. 本品用药期间建议定期监测血钠、血钾、血氯、酸碱平衡、肾功能、心肺功能和血压。

5. 本品用量过大或给药速度过快可能引起水肿、血压升高、心率过快、胸闷、呼吸困难，甚至引起急性左心衰竭。

葡萄糖注射液

1. 本品为电解质调节药，用于补充能量和体液。

2. 糖尿病酮症酸中毒未控制、高渗性非酮症糖尿病高渗状态者不能使用本品。

3. 本品经静脉给药。

4. 本品补液过快、过多，可能致心悸、心律失常，甚至急性左心衰竭。

5. 如果静脉滴注高渗葡萄糖，可能引起静脉炎；选择大静脉（如锁骨下静脉、颈内静脉）滴注，以降低静脉炎的发生率。

葡萄糖氯化钠注射液

1. 本品为电解质调节药，主要用于进食不足或大量体液丢失时，以补充能量和体液。

2. 血浆蛋白过低、未控制的精神病及酮症酸中毒、高渗性脱水、高血糖高渗状态不能使用本品。

3. 本品经静脉注射或静脉滴注给药；老年人和儿童应严格控制补液速度。

4. 本品用药期间监测血清钠、血清钾、血清氯、血液酸碱平衡指标、肾功能、血压、心肺功能。

5. 本品滴注过多、过快可能出现水钠潴留（可表现为水肿、血压升高、心率加快、胸闷、呼吸困难、急性左心衰竭等）。

乳酸钠注射液

1. 本品为电解质调节药，用于纠正代谢性酸中毒、伴严重心律失常的高钾血症，也可用作腹膜透析液中的缓冲剂。

2. 心力衰竭、急性肺水肿、脑水肿、严重肝功能不全、明显乳酸性酸中毒、严重肾衰竭（少尿或无尿）者不能使用本品。

3. 本品经静脉滴注给药。滴注速度最好不要过快，以免发生碱中毒、低钾血症及低钙血症。

4. 本品用药期间建议检查二氧化碳结合力、电解质水平（如钠、钾、钙）、肾功能、血压、心肺功能、肝功能（包括观察黄疸、神志改变、腹水等症状），并进行血气分析。

5. 本品用药后可能出现肺水肿或心力衰竭（可表现为心率加快、胸闷、气急等）、血压升高、体重增加、水肿等不良反应。用药过量可能引起碱中毒、钠潴留等。

6. 妊娠高血压综合征的孕妇使用本品后可能加剧水肿、增高血压。

乳酸钠林格注射液

1. 本品为电解质调节药，主要用于代谢性酸中毒或有代谢性酸中毒的脱水患者。

2. 心力衰竭、急性肺水肿、脑水肿、重度肝功能不全、严重肾衰竭且伴有少尿或无尿者不能使用本品。

3. 本品经静脉滴注给药。

4. 本品用药期间建议检查血 pH、二氧化碳结合力、血钠、血钾、血钙、血氯、肾功能、血压、心肺功能状态。

5. 长期使用本品应定期检查体液平衡、电解质平衡、酸碱平衡的变化。

6. 本品用药后可能出现血压升高、体重增加、水肿部位反应（如炎症、肿胀、皮疹、瘙痒、疼痛、烧灼感）等。

7. 孕妇、哺乳期妇女慎用。

复方乳酸钠葡萄糖注射液

1. 本品为电解质调节药，用于代谢性酸中毒或有代谢性酸中毒倾向并需要补充热量的脱水患者。

2. 乳酸血症及高钾血症、少尿、艾迪生病、重症烧伤、高氮血症及糖尿病者不能使用本品。

3. 本品经静脉滴注给药。建议给药速度不能过快，推荐成人每小时 300～500ml。

4. 本品用药期间根据临床需要进行以下检查：血气分析或血二氧化碳结合力检查，血清钠、钾、钙、氯浓度，肾功能、肝功能、血压、心肺状态等。

5. 本品快速大量给药时，可能出现水钠潴留，引起水肿、血压升高、心率加快、胸闷、呼吸困难、甚至急性左心衰竭。

果糖注射液

1. 本品为电解质调节药，在烧创伤、术后、感染等胰岛素抵抗状态下或不能使用葡萄糖时，用于补充水分或能量。

2. 遗传性果糖不耐受症、痛风、高尿酸血症者不能使用本品。

3. 本品经静脉缓慢滴注给药，滴速最好不超过 0.5g/（kg·h）。

4. 本品用药期间建议接受相关的检查，以评估体液平衡和酸碱平衡、电解质浓度。

5. 本品用药后可能出现胃肠道反应（上腹部不适、疼痛或痉挛性疼痛）、发热、荨麻疹、注射部位感染、血栓性静脉炎等不良反应。用药过量还可能引起水肿，包括周围水肿和肺水肿。

6. 本品滴速过快还可能引起乳酸性酸中毒、高尿酸血症及脂代谢异常。

果糖氯化钠注射液

1. 本品为电解质调节药，用作注射剂的稀释剂或用于需补充水分、钠盐或能量的补液治疗。

2. 遗传性果糖不耐受、高尿酸血症、心力衰竭、肺水肿、脑水肿、颅内压增高、肝硬化腹水、急性肾衰竭少尿期、慢性肾衰竭对利尿药反应不佳、高钠血症者不能使用本品。

3. 本品经静脉缓慢滴注给药，注射速度宜缓慢，以不超过 0.5g/（kg·h）（以果糖计）为宜。

4. 本品无钾，如果过量输注会引起低钾血症，故本品不能用于纠正高钾血症。

5. 本品能促进甲醇转化为甲醛，不能用于治疗甲醇中毒。

6. 本品用药期间监测体液平衡、电解质浓度和酸碱平衡。

7. 本品用药后可能出现胃肠道反应（如上腹部不适、疼痛或痉挛性疼痛）、发热、荨麻疹、局部反应（如注射部位感染、血栓性静脉炎）等不良反应。

8. 本品滴注过快或过多可能引起水钠潴留（可表现为水肿、血压升高、心率加快、胸闷、呼吸困难、急性左心衰竭）、乳酸性酸中毒（可能危及生命）、高尿酸血症、脂代谢异常。

灭菌注射用水

1. 本品为稀释剂、注射用灭菌粉末的溶剂、注射液的稀释剂或各科内镜手术冲洗剂。

2. 不能作为脂溶性药物的溶剂。

3. 本品不能直接静脉注射或通过其他常规胃肠外途径给予。

甘露醇注射液

1. 本品为脱水药，主要用于治疗脑水肿、降低眼压、利尿、治疗药物或毒物中毒、手术前肠道准备等。作为冲洗剂，用于经尿道内进行前列腺切除术时。

2. 急性肾小管坏死伴无尿、颅内活动性出血、急性肺水肿或严重肺淤血者不能使用本品。

3. 本品可以经静脉滴注给药。

4. 用于手术前肠道准备时，需在术前 4～8 小时将本品在 30 分钟内服用完。

5. 本品用药期间建议定期监测血压、电解质水平（尤其是钠和钾）、肾功能和尿量。

6. 本品用药后可能出现水和电解质紊乱、寒战、发热、排尿困难、血栓性静脉炎、过敏反应（可表现为皮疹、呼吸困难、过敏性休克）、头晕、视物模糊等不良反应。

7. 本品快速大量用药可能引起低钠血症、高钾血症性肾病（可表现为尿量减少、急性肾衰竭）、心力衰竭、高渗引起的口渴等不良反应。

甘油果糖氯化钠注射液

1. 本品为脱水药，主要用于颅内压增高、脑水肿等。

2. 遗传性果糖不耐受症、无尿症、严重脱水、高钠血症者不能使用本品。

3. 本品经静脉滴注给药。滴注速度过快可能出现溶血、血红蛋白尿等症状。建议每次 500ml 滴注 2～3 小时，250ml 滴注 1～1.5 小时。根据年龄、症状可适当增减。

4. 本品用药后可能出现瘙痒、皮疹、头痛、恶心、口渴、血尿、尿频等不良反应。

甘油氯化钠注射液

1. 本品为脱水药，主要用于降低脑出血、脑梗死、脑外伤、脑膜炎、脑肿瘤等引起的高颅压。

2. 严重心力衰竭者不能使用本品。

3. 严重肾功能不全的老年人因排泄减少使本品在体内积聚，引起血容量增加，加重心脏负荷，诱发或加重心力衰竭。

4. 本品经静脉缓慢滴注给药，建议滴速严格控制在每分钟 2～3ml。滴速过快可能出现血尿或血红蛋白尿，停药后 2 天内可消失。

5. 本品大剂量用药可能出现惊厥、麻痹、溶血等。

生理氯化钠溶液

1. 本品为灌洗液，用于手术、伤口、眼部、尿道及无菌管道系统等的冲洗及预充，或用于产科的水囊引产。

2. 本品外用。伤口冲洗和外科手术中过量使用可导致冲洗液的吸收，从而导致血容量增加，表现为低渗性水分过多，出现头痛、恶心、坐立不安、定向障碍等症状。严重时会出现类似昏迷状态。建议停止使用本品，根据临床表现纠正水、电解质平衡。

四、腹膜透析液

腹膜透析液（乳酸盐）

1. 本品为腹膜透析液，主要用于急性肾衰竭、需连续不卧床腹膜透析治疗的慢性肾衰竭。

2. 以下情况不能使用本品：①严重乳酸性酸中毒。②有无法纠正的机械性缺陷，会妨碍腹膜透析有效进行或感染风险增加。③曾出现腹膜功能丧失、因广泛粘连而影响腹膜功能、腹部皮肤广泛感染、腹部手术不超过 3 天且腹部有外科引流、腹腔内血管疾病、腹腔内巨大肿瘤、多囊肾。④严重呼吸功能不全。⑤高分解代谢。⑥长期蛋白质和热量摄入不足。⑦疝未修补。⑧有精神疾病。

3. 本品经腹腔给药。

4. 本品连续不卧床腹膜透析时，需将透析液灌入腹腔并关闭连接短管上的管夹，等待一定时间后（白天 4～8 小时，晚上 8～12 小时）再打开管夹，排出液体，然后灌入新鲜的透析液。

5. 若使用本品时夹紧和预冲顺序错误，可能导致空气进入腹腔，引起腹痛和（或）腹膜炎。

6. 本品为一次性使用，不能储存后再次使用。

7. 本品可能出现影响意识的不良反应，应避免驾驶和操作机器。

8. 本品使用期间可能出现蛋白质、氨基酸、水溶性维生素或其他药物丢失，必要时给予补充。

9. 本品用药期间应记录准确的体液平衡指标，监测体重，以免补液过多或脱水。

10. 本品用药期间定期监测血清电解质水平（尤其是碳酸氢盐、钾、镁、钙和磷酸盐）、血液化学物质（包括甲状旁腺激素和脂质参数）、血液学指标。维持性腹膜透析的患者还需监测凝血因子。

11. 本品中含有葡萄糖，糖尿病患者应监测血糖。

12. 用本品后可能出现机械相关性不良反应（包括渗漏、腹痛、出血、导管阻塞、液体引流不畅），溶液相关性不良反应（包括水肿、脱水、高血压、低血压、失衡综合征、肌肉痉挛），设备污染或换液操作不当引起的不良反应（如腹膜炎）。

13. 本品过量灌注到腹腔内，可表现为腹胀、腹痛、呼吸急促，可能需将腹膜透析液从腹腔中引流出来。

14. 孕妇、哺乳期妇女慎用。

五、静脉注射液添加剂

盐酸精氨酸注射液

1. 本品为氨基酸类药，用于肝性脑病，适用于忌钠患者。也适用于其他原因引起血氨增高所致的精神症状治疗。

2. 高氯性酸中毒、肾功能不全、无尿者不能使用本品。

3. 本品经静脉滴注给药，建议在 4 小时内滴注完。

4. 用药期间建议进行血气监测，注意酸碱平衡。

5. 本品静脉滴注速度过快可引起呕吐、流口水、皮肤潮红等不良反应。

氯化钾注射液

1. 本品为电解质调节药，可预防和治疗低钾血症。治疗洋地黄中毒引起的期前收缩或快速心律失常。

2. 高钾血症、肾功能不全者不能使用本品。

3. 本品不得直接静脉注射，经稀释后静脉滴注。

4. 本品滴注速度过快或浓度过高时可引起刺激性疼痛。

5. 本品用药期间建议定期检查血电解质（包括钾、镁、钠、钙）、酸碱平衡指标、心电图、肾功能和尿量。

6. 本品用药过量可引起高钾血症，表现为软弱、乏力、手足口唇麻木、不明原因的焦虑、意识模糊、呼吸困难、心律失常甚至心搏骤停等。

7. 老年人用药后容易发生高钾血症，建议定期监测血钾并相应调整剂量，以确保钾保持在所需范围内。

氯化钠注射液

1. 本品为电解质调节药，用于调节体内水与电解质的平衡，如失水、高渗性非酮症糖尿病昏迷、低氯性代谢性碱中毒。

2. 妊娠高血压综合征者不宜使用本品。

3. 本品经静脉滴注给药。

4. 本品用药期间建议监测血清钠、血清钾、血清氯、血液酸碱平衡指标、肾功能、血压、心肺功能。

5. 本品滴注过多、过快可能引起水钠潴留（可表现为水肿、血压升高、心率加快、胸闷、呼吸困难、急性左心衰竭）。

浓氯化钠注射液

1. 本品为电解质调节药，主要用于水中毒、严重的低钠血症。

2. 水肿性疾病、急性肾衰竭少尿期、慢性肾衰竭尿量减少并对利尿药反应不佳、高血压（包括妊娠高血压）、低钾血症、高渗或等渗性失水者不能使用本品。

3. 本品用药期间建议监测血钠、血钾、血氯、血液酸碱平衡指标、肾功能、血压、心肺功能。

4. 本品滴注过多、过快可能引起水钠潴留（可表现为水肿、血压升高、心率加快、胸闷、呼吸困难）。不恰当地使用本品可能引起高钠血症，甚至引起急性左心衰竭。

碳酸氢钠注射液

1. 本品为酸碱平衡调节药，主要用于代谢性酸中毒、碱化尿液，治疗某些药物（如巴比妥类药、水杨酸类药、甲醇）中毒。

2. 代谢性或呼吸性碱中毒、因呕吐或持续胃肠负压吸引导致大量氯丢失、低钙血症者不能使用本品。

3. 本品经静脉滴注给药。

4. 本品用药期间建议定期检查血清碳酸氢根浓度、肾功能、尿 pH 并进行动脉血气分析。

5. 本品可碱化尿液，进而可能加快四环素类药（如土霉素、多西环素等）在体内排泄，降低其疗效。如需合用，间隔至少 1 小时。

6. 本品长期或大量用药后可能引起尿频、尿急、持续性头痛、食欲缺乏、恶心、呕吐、异常疲倦、虚弱、心律失常、肌肉痉挛、疼痛、水肿、精神症状、肌肉疼痛或抽搐、呼吸减慢、口内异味等不良反应。

7. 本品不推荐孕妇使用。

8. 哺乳期妇女应慎用。

丙氨酰谷氨酰胺注射液

1. 本品为营养药，主要用于需要补充谷氨酰胺的患者，包括处于分解代谢和高代谢状况的患者。

2. 严重肾功能不全（肌酐清除率<25ml/min）、严重肝功能不全、严重代谢性酸中毒者不能使用本品。

3. 本品经静脉滴注给药。

4. 本品用药期间建议监测肝酶水平和酸碱平衡。

5. 如果有代偿性肝功能不全，建议定期监测肝功能。

6. 本品滴速过快可能出现寒战、恶心、呕吐等不良反应。

7. 孕妇、哺乳期妇女慎用本品。

甘油磷酸钠注射液

1. 本品为营养补充剂，主要用于补磷。

2. 对本品成分过敏、休克、脱水、严重肾功能

不全者不能使用本品。

3. 本品经静脉缓慢滴注给药，通常滴注时间为 4～6 小时。

4. 本品长期用药建议监测血磷、血钙浓度。

第五节　其他血液系统用药

糜蛋白酶注射剂

1. 本品为酶类药，用于眼科手术，可减轻创伤性虹膜睫状体炎；也可用于创口或局部炎症，以减少局部分泌和减轻水肿。

2. 严重肝病、眼压高或伴有角膜变性的白内障、玻璃体有液化倾向、严重凝血功能异常、20 岁以下患者不能使用本品。

3. 本品可经肌内注射或眼内注射给药。

4. 眼内注射给药，建议药物注射入眼睛 3 分钟后，用氯化钠注射液冲洗前后房中遗留的药物。

5. 本品肌内注射可能引起过敏性休克，建议用药前最好做皮肤过敏试验。

6. 20 岁以下患者的晶状体囊膜玻璃体韧带相连牢固、眼球较小、巩膜弹性强，使用糜蛋白酶可导致玻璃体脱出。

7. 本品注射给药后可能引起局部疼痛、肿胀。眼科局部给药可能引起短期性的眼压增高、眼痛、角膜水肿等不良反应。一般持续 1 周后症状可消失。

胰蛋白酶注射剂

1. 本品为酶类药，用于坏死性创伤、溃疡、血肿、脓肿及炎症等的辅助治疗；也可治疗多种眼部疾病及毒蛇咬伤。

2. 有急性炎症部位，有出血空腔，1 周以内的肺出血，肝、肾功能不全，凝血机制异常或有出血者不能使用本品。

3. 本品经肌内注射、结膜下注射、局部浸润注射给药，也可以用于滴眼或泪道冲洗。

4. 本品注射前建议先用针头蘸取药液进行皮肤划痕试验。显示阴性反应后才能注射。

5. 本品用药后可能出现寒战、发热、头痛、头晕、胸痛、腹痛、皮疹、血管神经性水肿、呼吸困难、眼压升高、注射部位疼痛或硬结等不良反应。

6. 本品可引起组胺释放，产生全身不良反应，建议给予抗组胺药和对症药物，严重时立即停药。

第三章 心血管疾病用药

第一节 心脏疾病用药

一、强心苷

地高辛片/口服溶液/注射液

1. 本品为正性肌力药，主要用于心功能不全、控制心房颤动、心房扑动患者的快速心室率和室上性心动过速。

2. 对本品任何成分过敏、心室颤动、对其他洋地黄制剂过敏者不能使用。

3. 洋地黄制剂（如甲地高辛、毒毛花苷 K）中毒，或在用药前 3 周内服用过其他洋地黄制剂，不宜使用地高辛或需要调整剂量，以免引发或加重中毒。

4. 肝肾功能不全、电解质平衡失调的老年人对本品耐受性低，必须减少剂量，按医嘱用药。

5. 食物（尤其是富含纤维的食物）可能干扰本品的胃肠吸收。最好在餐前 30～60 分钟服用。

6. 应在每天同一时间服药，以便维持稳定的血药浓度，更好地发挥药效。

7. 不要擅自停药，突然停药可能引起严重的心功能改变。

8. 本品过量时容易引起中毒，常表现为心律失常。低体重、高龄、肾功能损害、低钾血症、低镁血症和高钙血症的患者尤其需注意，严格遵医嘱用药。可以定期监测药物浓度以便及时发现过量。如果过量，一般停药 1～2 天后可见中毒症状消退。

9. 用药期间建议监测血压、心功能（包括心率、心律、心电图）、电解质（尤其是血钾、血钙和血镁）、肾功能。

10. 本品用药后常见的不良反应为出现新的心律失常、恶心、呕吐、厌食、头痛、眩晕、神志改变、焦虑或抑郁、视物模糊、黄视或绿视、光晕效应等。

11. 孕妇、哺乳期妇女慎用。

毒毛花苷 K 注射液

1. 本品为正性肌力药，用于治疗急性充血性心力衰竭、心率正常或心率缓慢的急性心力衰竭合并心房颤动。

2. 室性心动过速、心室颤动；预激综合征伴心房颤动或心房扑动；二度以上房室传导阻滞；任何强心苷制剂中毒者不能使用本品。

3. 本品建议经静脉注射给药。

4. 本品与钙剂（如氯化钙、碳酸钙）合用可能会导致心脏传导阻滞等副作用。如合用，间隔至少 4～6 小时。

5. 为了解本品的影响和疗效，建议定期监测血压、心率、心律、心电图、心功能、电解质（尤其是钾、钙、镁）及肾功能。

6. 本品用药后常见不良反应包括心律失常、食欲缺乏、恶心、呕吐、下腹痛、无力、软弱等。

7. 如果在 2～3 周前使用过洋地黄制剂，可能需调整剂量，以免中毒。

8. 孕妇慎用。哺乳期妇女如果用药，建议停止哺乳。

去乙酰毛花苷注射液

1. 本品为正性肌力药，主要用于心力衰竭、控制心房颤动、心房扑动患者的快速心室率。

2. 对本品任何成分过敏、心室颤动、室性心动过速者不能使用。

3. 本品经肌内注射或静脉缓慢注射。

4. 用药期间建议监测血压、心率、心律、心电图、心功能电解质（尤其是血钾、血钙、血镁）、肾功能。疑似洋地黄中毒时，建议测定血药浓度。

5. 本品中毒表现中，心律失常最重要，如果过量，一般停药 1～2 天后中毒表现可消退。

6. 参见毒毛花苷 K 注射液。

二、Ⅰ类和Ⅲ类的抗心律失常药

盐酸胺碘酮口服常释剂

1. 本品为抗心律失常药，主要用于治疗严重心律失常。

2. 心源性休克；病态窦房结综合征，二度或三度房室传导阻滞，心动过缓导致晕厥且起搏器无法正常运行；对本品或其任何成分（包括碘）有超敏反应者不能使用本品。

3. 服药方式保持一致，如始终与食物同服或始终空腹服药。

4. 不能与多拉司琼、决奈达隆、美喹他嗪、托瑞米芬、促胃肠动力药（如西沙必利、多潘立酮）、唑类药物（如酮康唑、氟康唑）合用，可能增加发生心脏不良反应（如心律失常）的风险。

5. 老年人使用本品后心率明显减慢，如需用药，建议严密监测心电图、肺功能。

6. 葡萄柚汁会升高本品的血药浓度，增强其药理及毒性作用。服药期间避免食用葡萄柚及其制品。

7. 本品用药后可能出现光敏反应，用药期间采取防晒措施，如使用防晒乳液、穿防晒衣、戴太阳镜等。

8. 本品用药期间如果坐或躺后迅速起身，可能出现头晕或晕倒，坐或躺后应缓慢起身。

9. 本品用药后可能出现甲状腺功能异常、肺毒性、肝脏损害，用药期间定期检查甲状腺功能（停药后几个月内也需要检查）、肺功能（包括胸部 X 线片或胸部 CT 扫描）、肝功能。

10. 本品用药期间建议定期检查血压、心电图，并进行眼科检查。

11. 本品用药后最常见的不良反应包括角膜微沉积（可能影响视力）、光过敏、胃肠道不适（恶心、呕吐、味觉障碍、厌食和便秘）等。还可能导致严重的副作用，如肺损害（表现为呼吸困难、干咳）、肝损害（表现为深色尿、恶心、皮肤或眼睛变黄）和心脏损害（表现为心率加快或减慢、头晕）。

12. 孕妇最好不要使用。

13. 哺乳期妇女如果用药，应停止哺乳。

盐酸胺碘酮注射液

1. 本品经静脉注射或静脉滴注给药。

2. 参见盐酸胺碘酮片。

硫酸奎尼丁片

1. 本品为抗心律失常药，用于治疗某些类型的异常心率。

2. 对本品任何成分过敏，血小板减少症，血小板减少性紫癜，重症肌无力，心脏疾病者不能使用。

3. 本品口服给药。建议与食物或牛奶一起服用以减少胃肠道刺激，避免改变饮食中盐的摄入量。

4. 本品用药期间避免食用葡萄柚及其制品。

5. 本品可能导致 QT 间期延长和随后的尖端扭转型室性心动过速。出现心率加快或异常时，应立即就诊。

6. 本品用药后可能出现胃痛或胃灼热，腹泻、胃部不适或呕吐，头晕、疲倦或虚弱的感觉，头痛。

7. 孕妇禁用。

8. 哺乳期妇女服用本品时应停止哺乳。

盐酸利多卡因注射液

1. 本品为抗心律失常药，主要用于局部麻醉、急性心肌梗死后室性期前收缩和室性心动过速、洋地黄中毒、心脏外科手术及心导管引起的室性心律失常。

2. 对本品任何成分过敏、阿斯综合征（急性心源性脑缺血综合征）、预激综合征、严重心脏传导阻滞（包括窦房、房室及心室传导阻滞）、未经控制的癫痫者不能使用本品。

3. 本品注射给药或用于浸润麻醉、硬膜外麻醉、表面麻醉、神经传导阻滞。

4. 本品用于局部麻醉时，药效消退及完全清醒前应避免驾驶和进行其他需要警觉的工作或活动，防止麻醉部位受到损伤。

5. 本品用于半身麻醉时，在下半身感觉运动恢复正常之前，不要尝试起床或进行其他活动。用药后如果口腔麻木，不要进食，可能会咬到舌。

6. 本品可能引起低血压和心率过慢，用药期间建议监测血压、心电图，还可能需要监测血清电解质、血药浓度。出现心律失常或原有心律失常加重时，立即停药。

7. 本品用药后可能出现嗜睡、感觉异常、肌肉震颤、昏迷、呼吸抑制、低血压、心率过慢等不良反应。用药过量还可能导致心搏骤停。

8. 肝、肾功能不全者，可能需要调整剂量。

9. 新生儿用药可引起中毒，早产儿较正常、半衰期长。

10. 孕妇、哺乳期妇女慎用。

盐酸美西律片

1. 本品是抗心律失常药，主要用于慢性室性心律失常，包括期前收缩、心动过速。

2. 心源性休克和有二度或三度房室传导阻滞，病态窦房结综合征者不能使用本品。

3. 为避免引起食管溃疡和胃部不适，在进餐时或餐后立即服药，并用大量水送服。也可以用牛奶送服药物。

4. 本品成人每天的剂量不能超过 1200mg。

5. 本品用药期间不要突然停药。

6. 在 8 小时的给药方案中，如果漏服本品不超过 4 小时，尽快服用错过的剂量。在 12 小时的给药方案中，如果漏服不超过 6 小时，服用错过的剂量。否则，建议跳过此剂量并恢复正常服药时间表。

7. 本品可能引起头晕、警觉性降低。用药期间应避免驾驶、操作机械或进行其他危险活动。

8. 本品用药期间定期监测血药浓度、血压和心电图，以评估用药的影响。

9. 用药后可能引起恶心、呕吐、头晕、震颤（最先出现手细颤，还可能出现眼球震颤）、共济失调（可表现为走路不稳、运动协调性差、语言异常）、嗜睡、昏迷、惊厥、复视、视物模糊、精神失常、失明。

10. 本品用药过量时还可能引起低血压、心率过慢、感觉异常、癫痫发作、心搏骤停等不良反应。

11. 孕妇慎用。

12. 哺乳期妇女如需用药，应停止哺乳。

盐酸普罗帕酮注射液/片

1. 本品为抗心律失常药，用于治疗阵发性室性心动过速、阵发性室上性心动过速、期前收缩。

2. 严重低血压、明显电解质紊乱、严重气道阻塞性疾病、患有某些类型的心脏病（如未置入起搏器的病态窦房结综合征）者不能使用本品。

3. 本品用药后可能出现口干、舌唇麻木、头痛、头晕、胃肠道不适（如恶心、呕吐、便秘）等不良反应，一般在停药后或减量后症状消失。

4. 本品可能影响驾驶或操作机械的能力，饮酒后影响更加明显，用药期间避免驾驶或操作机器。

5. 葡萄柚可能升高本品的血药浓度。用药期间避免食用葡萄柚及其相关制品。

6. 本品长期用药（如连续几周）后不能突然停药。在医生指导下逐渐降低剂量。

7. 本品用药期间建议定期监测血压和心电图，每个月监测一次标准心电图，每3个月监测动态心电图，需要时监测运动心电图。

8. 本品可能影响起搏器的起搏和感知阈值。如果置入心脏起搏器，用药期间注意检查起搏器功能，必要时可以重新设定起搏器程序。

9. 本品可能减少男性患者的精子数，影响生育。

10. 本品用药过量时还可能出现低血压、嗜睡、心率过慢等不良反应，这些症状在药物过量摄入后3小时最明显。

11. 如果正在使用促胃肠动力药（如西沙必利）、HIV蛋白酶抑制药（如利托那韦、沙奎那韦），不要服用本品，合用可能加重心律失常或引起其他严重不良反应。

12. 孕妇、哺乳期妇女慎用。

盐酸莫雷西嗪片

1. 本品是抗心律失常药，主要用于治疗心律失常。

2. 对本品任何成分过敏、心脏病者不能使用。

3. 定期检查心电图、血压和肝功能。

4. 本品用药后可能出现头晕、头痛、恶心、腹痛、消化不良、呕吐、瞌睡多、出汗、口干、复视等不良反应。

磷酸丙吡胺片

1. 本品为抗心律失常药，用于其他药物无效的危及生命的室性心律失常。

2. 二度或三度房室传导阻滞及双束支传导阻滞（除非已置有起搏器）、病态窦房结综合征、心源性休克、青光眼、尿潴留、重症肌无力者不能使用本品。

3. 本品用药期间建议监测血压、心电图、心功能、肝功能、肾功能及眼压。

4. 在用药前及用药期间定期监测血清钾。

富马酸伊布利特注射液

1. 本品有抗心律失常的作用，主要用于近期发作的心房颤动或心房扑动。

2. 对本品过敏者不能使用。

3. 本品经静脉给药，给药时间持续至少10分钟。首次给药结束后10分钟，如果心律失常未消失，可再给药1次。

4. 使用本品后建议连续监测心电图至少4小时，或直至QTc恢复到基线。如果出现明显的心律失常，需延长监测时间，还可能需监测血压、血清电解质。

5. Ⅰa类抗心律失常药（如丙吡胺、奎尼丁、普鲁卡因胺）可延长不应期，不要与本品合用，或在注射本品后4小时内使用。

6. 本品用药后可能出现心律失常（包括心率过快、心率过慢等）、低血压、高血压等。还可能出现头痛、恶心等。

7. 孕妇不要使用。

8. 哺乳期妇女使用时，应停止哺乳。

三、强心苷类除外的心脏兴奋药

盐酸多巴胺注射液

1. 本品为心脏兴奋药，用于心肌梗死、创伤、内毒素败血症、心脏手术、肾衰竭、充血性心力衰竭等引起的休克综合征及心功能不全。

2. 嗜铬细胞瘤患者不能使用本品。

3. 本品经静脉滴注给药。建议选用粗大的静脉给药，以防药液外漏，引起组织坏死。如果发生外漏或滴注部位出现发红、疼痛、肿胀、水疱、溃疡，立即告知医师。

4. 本品滴注速度需根据血压、心率、尿量、外周血管灌流情况等进行调整，不要擅自调整滴速。

5. 本品突然停用可能引起严重低血压，不要擅自停药。

6. 用药期间建议监测血压、心排血量、心电图及尿量。

7. 本品用药后常见的不良反应包括胸痛、呼吸困难、心悸、心律失常（尤其用大剂量时）、心搏快而有力、全身软弱无力感等。过量用药还可能出现严重高血压。

8. 妊娠 6 个月后使用本品可能诱导分娩，孕妇慎用。

9. 哺乳期妇女慎用。

盐酸多巴酚丁胺注射液

1. 本品为心脏兴奋药，用于器质性心脏病患者因心肌收缩力下降引起的心力衰竭，包括心脏直视手术后所引起的低排血量综合征。

2. 对本品任何成分过敏，对玉米或玉米制品（预混剂）有超敏，特发性肥厚型主动脉瓣狭窄者不能使用。

3. 本品经静脉滴注给药，滴注速度应根据心率、血压等进行调整，不要擅自调整滴速。

4. 按医嘱逐渐减少剂量。不要擅自停药。

5. 用药期间建议监测心电图、血压、心排血量，必要时还要监测肺动脉楔压。

6. 本品用药后可能出现心悸、恶心、头痛、胸痛、气短等不良反应。用药剂量过大时还可能引起血压升高、心率过快。静脉滴注时如药液漏出血管外，可能引起局部炎症。

7. 孕妇避免使用。

8. 哺乳期妇女如需使用，应停止哺乳。

重酒石酸间羟胺注射液

1. 本品为心脏兴奋药，用于预防和治疗低血压。

2. 对本品过敏者不能使用。

3. 先纠正血容量不足，再使用本品。

4. 本品可以经肌内注射、皮下注射给药，也可以经静脉注射或滴注给药。静脉给药时选用较粗大的静脉。

5. 本品静脉用药时药液外溢可能导致组织坏死、糜烂、红肿硬结、脓肿。

6. 本品连续给药后突然停药可能引起低血压反跳，不要擅自停药。

7. 在短时间内连续使用本品可能会出现快速耐受性，本品作用会逐渐减弱。

8. 本品有蓄积作用。如用药后血压上升不明显，观察 10 分钟以上再决定是否增加剂量，以免贸然增量致使血压上升过高。

9. 本品用药后可能出现心律失常。给药速度过快还可出现急性肺水肿、心搏停顿。用药过量还可能出现抽搐、严重高血压、严重心律失常等不良反应。

盐酸麻黄碱注射液

1. 本品为心脏兴奋药，主要用于麻醉引起的低血压和慢性低血压。

2. 甲状腺功能亢进、高血压、动脉硬化、心绞痛者不能使用本品。

3. 本品经皮下注射或肌内注射给药。

4. 本品用药期间如果出现头痛、焦虑不安、心率过快、眩晕、多汗等症状，可能需要调整剂量或停药。

5. 如果患有前列腺肥大，使用本品后可能出现排尿困难。

6. 本品长期或大剂量用药可能出现精神兴奋、震颤、焦虑、失眠、心痛、心悸、心率过快等不良反应。

7. 孕妇、哺乳期妇女避免使用。

重酒石酸去甲肾上腺素注射液

1. 本品为心脏兴奋药，用于治疗各种低血压。

2. 可卡因中毒、心率过快者不能使用本品。

3. 用药期间定期监测动脉压、中心静脉压、尿量、心电图。

4. 本品用药期间如果持续出现焦虑不安、眩晕、头痛、皮肤苍白、心悸、失眠等症状，应告知医师。

5. 本品药液外漏可能引起局部组织坏死。

6. 本品用药后可能出现尿量减少、缺氧、酸中毒、焦虑不安、眩晕、头痛、皮肤苍白、心悸、失眠等不良反应。用量过大还可能出现严重头痛、高血压、心率缓慢、呕吐、抽搐等不良反应。

7. 孕妇、哺乳期妇女慎用。

盐酸肾上腺素注射液

1. 本品为心脏兴奋药，主要用于严重呼吸困难、过敏性休克及心肺复苏的抢救。

2. 本品静脉滴注给药时，调整剂量的同时建议监测生命体征，推荐进行有创动脉血压监测和中心静脉压监测。

3. 如果注射部位出现持续发红、燥热、肿胀或压痛等症状，应立即就诊。

4. 本品用药后可能出现心悸、头痛、血压升高、震颤、无力、眩晕、呕吐、四肢发凉等。局部还可能出现水肿、充血、炎症等不良反应。用量过大或皮下注射时误入血管后，可引起血压突然上升而导致脑出血。

5. 孕妇、哺乳期妇女慎用。

盐酸异丙肾上腺素注射液

1. 本品为心脏兴奋药，用于治疗因心脏原因或感染引起的休克，也可治疗完全性房室传导阻滞、心搏骤停。

2. 本品用药期间如果出现胸痛或心律失常，应立即告知医师。

3. 本品用药后可能出现口咽发干、心悸不安、头晕目眩、面部潮红、恶心、心率加快、震颤、多汗、乏力等不良反应。

4. 孕妇避免使用。哺乳期妇女慎用。

盐酸米多君片

1. 本品为心脏兴奋药，用于低血压症及女性压力性尿失禁。

2. 急性肾病/尿潴留，持续及过度的卧位高血压，嗜铬细胞瘤，严重的器质性心脏病，甲状腺毒症者不能使用本品。

3. 本品建议在进餐时服用。若漏服药物，立即补服，但若距离下一次用药时间小于 3 小时，跳过该次服药。

4. 本品用于治疗低血压时，建议在白天需要起立进行日常活动时服用。如每日服药 3 次，分别在早晨起床前后、午间及下午晚些时候服药，服药间隔最好在 3～4 小时。为防止卧位高血压，不要在晚餐后或睡觉前 4 小时内服药。

5. 为预防出现卧位高血压，本品用药期间不要完全平躺，睡觉时垫高头部。如果出现心脏抨击感、耳边冲击感、头痛、视物模糊等高血压症状，及时就诊；如果持续存在，可能需要停药。

6. 用药期间建议定期监测血压，包括卧位、坐位和立位血压。长期用药时还需监测肾功能。

7. 本品用药后可能出现心律失常、寒战、皮疹、头皮感觉异常、瘙痒、皮肤竖毛反应（鸡皮疙瘩）、尿失禁、尿潴留、尿频、胃灼热、口炎、心率过慢等不良反应。

8. 孕妇不要使用。

9. 哺乳期妇女如需要用药，应停止哺乳。

米力农注射液

1. 本品为心脏兴奋药，适用于对洋地黄、利尿药、血管扩张剂治疗无效或效果欠佳的各种原因引起的急、慢性顽固性充血性心力衰竭。

2. 对本品过敏者不能使用。

3. 本品经静脉给药，先在 10 分钟内缓慢注射负荷剂量，然后静脉滴注维持剂量。

4. 本品用药期间建议进行心电监护，以便及时发现和处理心律失常；监测血压，若血压过度降低，减慢滴注速度或停止输液。

5. 使用本品后心排血量增加可能导致尿量增多，过度利尿会引起钾丢失过多。用药期间建议监测肾功能、体液和电解质的变化。

6. 本品用药后可能出现心律失常、低血压、心绞痛、胸痛、头痛、震颤、支气管痉挛等不良反应。

7. 肾功能不全者需调整剂量。

8. 孕妇、哺乳期妇女慎用。

盐酸去氧肾上腺素注射液

1. 本品为心脏兴奋药，用于治疗休克及麻醉时维持血压，也用于控制阵发性室上性心动过速。

2. 高血压、冠状动脉硬化、甲状腺功能亢进、糖尿病、心肌梗死者不能使用本品。

3. 本品经肌内注射、静脉注射或静脉滴注给药。静脉滴注时滴速需根据血压调节，勿擅自调整滴速。

4. 本品加入局麻药液中时，不要用于指（趾）末端，以避免末梢血管严重收缩，引起组织坏死或溃疡。

5. 本品用药期间建议经常测量血压，以免用药过量引起血压过高。

6. 本品静脉给药时药液漏出血管可能会引起局部缺血性坏死。如发现药液外漏或注射部位出现发红、灼痛、肿胀、水疱、皮肤溃疡，立即告知医师。

7. 本品用药后可能出现胸部不适或疼痛、眩晕、易激怒、震颤、呼吸困难、虚弱等不良反应。用药过量还可能出现持续头痛、呕吐、头胀、手足麻刺痛感、血压过高、心率不规则等不良反应。

8. 妊娠前 3 个月用药可能引起胎儿轻微畸形，妊娠 6 个月后或分娩期间用药可使子宫收缩增强、血流量减少，引起胎儿缺氧和心率过慢，孕妇最好避免使用。

9. 哺乳期妇女慎用。

左西孟旦注射液

1. 本品为心脏兴奋药，用于需要增加心肌收缩力的急性失代偿心力衰竭的短期治疗。

2. 对本品过敏者不能使用。

3. 本品经外周或中央静脉滴注给药。

4. 本品用药前应纠正严重的血容量减少症状，如果出现血压或心率过度变化，降低输注速率或停止输注。

5. 本品用药期间建议监测心电图、血压、心率、尿量，监测应持续至用药结束后至少 3 天或临床症状稳定时；如果有肝肾功能损害，建议至少监测 5 天。

6. 本品用药后血钾浓度可能降低，用药期间监测血钾浓度。

7. 本品用药后最常见的不良反应为头痛、低血压和心率过快，还常见失眠、头晕、恶心、便秘、腹泻、呕吐等。

8. 孕妇应避免使用。

9. 哺乳期妇女用药后 14 天内应停止哺乳。

沙库巴曲缬沙坦钠片

1. 本品是抗心力衰竭药，还能降低血压。

2. 遗传性或特发性血管神经性水肿或曾因使用"普利"或"沙坦"类药物出现血管神经性水肿、胆汁淤积者不能使用本品。

3. 如正在使用血管紧张素转化酶抑制药（含有"普利"的药物），不能使用本品。合用可能增加发生不良反应的风险。两药使用需间隔至少 36 小时。

4. 如患有糖尿病，不能同时使用本品和阿利吉仑，合用可能增加肾损害风险。

5. 肝、肾功能不全者需要调整剂量。

6. 妊娠 3 个月以上的妇女如服用本品，可能损害胎儿肾功能，甚至引起胎儿死亡。用药期间如发现妊娠，立即就诊。

7. 哺乳期妇女用药期间最好停止哺乳。

8. 用药期间从坐位或卧位迅速起身，可能出现头晕或晕倒，宜缓慢起身。

9. 本品可能会引起高钾血症，用药期间需定期监测血钾，尤其是有高钾血症高风险的患者（如严重肾功能不全、糖尿病、醛固酮减少、高钾饮食的患者）。

10. 用药后可能出现咳嗽、头晕、低血压、肾功能损害、高钾血症、血管神经性水肿等不良反应。

四、用于心脏疾病的血管扩张药

硝酸甘油片

1. 本品为血管扩张药，用于冠心病心绞痛的治疗及预防，也可用于降低血压或治疗充血性心力衰竭。

2. 对本品过敏、心肌梗死早期（有严重低血压及心动过速时）、严重贫血、青光眼、颅内压增高者不能使用。

3. 本品只能含化，不可吞咽或咀嚼，连续含服最多 3 次。出现急性心绞痛时，立即舌下含本品 1 片，若不见效或疗效不明显，可隔 5 分钟后再含 1 次，最多可连续含服 3 次。如含服硝酸甘油 3 次，疼痛不缓解且伴大汗、面色苍白、四肢发冷等症状，极可能是急性心肌梗死发作，应立即就医。

4. 服用时建议坐位，直立时用本品可出现头晕、低血压，甚至晕倒；如果躺着用药，会因回心血量增加导致加重心脏负担，从而影响药物疗效。

5. 本品在 1 天之内可多次应用。但是如果 1 天内心绞痛发作数次，建议考虑服用长效或中长效硝酸酯类药物，以维持长期疗效，防止心绞痛复发。

6. 建议摄取饮食中富含巯基的肉类和蛋类以预防本品的耐受性。

7. 本品用药期间不要从卧位或坐位突然站起，以免引发直立性低血压而跌倒。

8. 本品可能导致头晕、头重、视物模糊、头痛或疲劳，避免驾驶或操作机械。

9. 本品可引起头痛，一般用药几天后会减轻，如果头痛持续，建议减少用药剂量。如果头痛继续发生或比较严重，停止治疗。

10. 如果患有心绞痛，建议随时携带本品，不要把药装在贴身的衣服口袋内，受体温影响，本品较易分解。

11. 孕妇慎用。哺乳期妇女使用时应停止哺乳。

硝酸甘油注射液

1. 参见硝酸甘油片。

2. 本品经静脉滴注给药，也可通过输液泵缓慢静脉给药。静脉使用时建议采取避光措施。

硝酸甘油喷雾剂

1. 本品给药方法

（1）使用前，将瓶盖垂直向上拔出。初次使用本品前，应首先按动喷头（按动喷头时，要迅速完全按下，然后放开），对准空气喷洒本品 5 次（作为启动）。如果该瓶不是新开启的，建议每 6 周将泵启动一次，以保证随时可用。如果 6 周内未使用，则至少需要喷洒本品 1 次，作为启动。完成上述步骤后，即可开始使用，不要摇晃容器。

（2）喷药时，将药瓶竖直拿好，喷头在上方，将喷头上的凹槽尽量靠近口腔，其有助于确保喷嘴对准口腔。向口腔喷药时，喷洒在舌上或舌下，给药后闭口，屏气 30 秒，不要将药吸入；避免喷洒后立即吞咽。

（3）本品在给药后 5～10 分钟不应吐出药物或漱口。使用后，盖上瓶盖，勿左右转动或弯折喷头。

（4）如果不使用，始终将喷雾瓶竖直放置。此外，定期检查本品容器的液位。当容器竖直放置时，泵的末端应被瓶中的液体覆盖，否则剩余的喷雾剂将无法提供预期剂量。

（5）勿在靠近热源、明火或吸烟时使用本品。

2. 当心绞痛发作时，或根据以往经验出现胸压迫感等心绞痛的前兆时，视症状的严重程度可立即向舌下喷入本品 1～2 喷。

3. 建议根据需要间隔 3～5 分钟重复喷药一次。如最初使用了 2 喷的剂量，5 分钟后仅可使用 1 喷，在 15 分钟内建议最好不要超过 3 喷剂量，如果使用 3 喷剂量后胸痛仍持续存在，立即就医。

4. 为防止因运动或压力引起的心绞痛，也可在活动前 5～10 分钟使用 1～2 次喷雾剂。

5. 参见硝酸甘油片。

硝酸异山梨酯口服口释剂/缓释剂

1. 本品为血管扩张药，用于冠心病、心绞痛、充血性心力衰竭、肺动脉高压的治疗。

2. 对本品任何成分过敏、严重低血压（收缩压<90mmHg）、青光眼、严重贫血、颅内压增高、某些心脏疾病、休克、原发性肺动脉高压者不能使用本品。

3. 片剂可直接吞服，或经舌下给药。每天 2 次给药时间分别为上午 8 时和下午 1 时。每天 3 次给药时间分别为上午 8 时、下午 1 时和下午 6 时。

4. 缓释剂在餐后完整吞服，不能掰开、碾碎或咀嚼。建议每天早上服用一次或每天早上 8 时和下午 1～2 时各服用一次。

5. 突然停药可能会出现心绞痛发作，医师会根据病情逐渐减少剂量，不要擅自停药。

6. 本品用药期间，如果坐或躺后迅速起身，可能出现头晕或晕倒，应缓慢起身。

7. 本品用药期间饮酒可能引起低血压。应避免饮酒或含酒精饮料。

8. 本品可能影响血压水平，可能需要定期检查血压。

9. 本品与磷酸二酯酶（PDE）抑制药（如西地那非、伐地那非等治疗勃起功能障碍药）合用可能引起严重的低血压。

10. 本品用药后可能出现头痛、面红、眩晕和心率过快等不良反应。

11. 老年人对本品更敏感，用药后更容易出现头晕。

12. 不推荐孕妇使用。哺乳期妇女应慎用。

硝酸异山梨酯注射液

1. 本品经静脉滴注给药，也可在持续心电监护下通过输液泵给药。

2. 参见硝酸异山梨酯片/缓释片。

单硝酸异山梨酯口服常释剂/缓释剂

1. 本品为血管扩张药，用于冠心病、慢性心力衰竭、心绞痛的长期治疗和预防。

2. 对本品任何成分过敏、休克、严重低血压（收缩压<90mmHg）；某些心脏疾病（如急性心肌梗死伴低充盈肥厚型梗阻性心肌病、缩窄性心包炎或心脏压塞、重度主动脉瓣狭窄或二尖瓣狭窄）、严重贫血；青光眼；颅内压增高者不能使用本品。

3. 如果一天服药 1 次，在早晨服药。如果一天服药 2 次，服药时间最好间隔 7 小时，且每天最后 1 次给药最好在晚餐前进行，以减少药物出现耐药性的风险。

4. 本品突然停药可能会导致心绞痛发作，在医生指导下逐渐减少剂量，不要擅自停药。

5. 老年人对本品更敏感，用药后更容易出现头晕。

6. 服用本品期间饮酒可能会增强本品的降压作用。建议避免饮酒或含饮用含酒精饮料。

7. 使用本品后可能出现头晕。建议服药后避免驾驶车辆或操作机械。

8. 本品用药期间如果坐或躺后迅速起身，可能出现头晕或晕倒，应缓慢起身。

9. 与 PDE 抑制药（如西地那非、他达拉非）或酚妥拉明合用，可增加发生低血压的风险。

10. 本品用药后可能出现血压下降、心率过快等症状。用药期间建议定期监测血压和心功能。

11. 本品用药后可能出现头痛，继续用药后症状会逐渐减退。在首次用药或增加剂量时，还可能出现低血压（可能伴随出现头晕、心率过快和乏力）。过量用药可能出现血压降低、苍白、出汗、脉搏微弱、心率过快、恶心、呕吐、腹泻、乏力等不良反应。

12. 不推荐孕妇使用本品。哺乳期妇女应慎用。

单硝酸异山梨酯注射液

1. 本品经静脉给药。

2. 参见单硝酸异山梨酯片/缓释片。

尼可地尔片

1. 本品为血管扩张药，用于治疗冠心病、心绞痛。

2. 对本品过敏、对烟酸过敏者，不能使用本品。

3. 与治疗勃起功能障碍的药物（如西地那非、伐地那非）合用，可能增加发生低血压的风险。

4. 老年人生理功能减退，用药容易出现不良反应。用药期间应密切监测血压。

5. 用药期间坐或躺后迅速起身可能出现头晕或晕倒，应缓慢起身。

6. 用药期间避免饮酒或饮用含酒精饮料。

7. 本品用药后常见的不良反应包括头痛、头晕、耳鸣、失眠等。服用阿司匹林可减轻症状。还可能出现腹痛、腹泻、食欲缺乏、消化不良、恶心、呕吐、便秘、心悸、乏力、面红、下肢水肿等不良反应。如果出现皮疹等过敏反应，应告知医师。

8. 本品大剂量用药时可能导致血压过度降低。本品还可能引起严重的皮肤、黏膜或眼部溃疡，包括胃肠道溃疡。溃疡可进展为穿孔、出血、瘘或脓肿。

9. 不推荐孕妇使用本品。

五、其他心脏疾病用药

丹参酮ⅡA磺酸钠注射液

1. 本品为心血管系统药，用于冠心病、心绞痛、心肌梗死的辅助治疗。

2. 对本品过敏者不能使用。

3. 本品可肌内注射、静脉注射或静脉滴注。

4. 本品为红色溶液，不宜与其他药物在注射器或输液瓶中混合，应单独使用。

5. 可出现皮疹、斑丘疹、皮炎、过敏性休克、寒战、发热、低血压性休克、疼痛、静脉炎、恶心、腹痛等症状。

葛根素注射剂

1. 本品为心血管系统药，用于辅助治疗冠心病、心绞痛、心肌梗死，视网膜动、静脉阻塞，突发性耳聋。

2. 对本品任何成分过敏，严重肝、肾功能不全，

心力衰竭及其他严重器质性疾病者不能使用本品。

3. 用药期间建议定期检测胆红素、网织红细胞、血红蛋白及尿常规。老年患者在用药期间还应监测血常规、肝肾功能。

4. 本品用药开始时可能出现暂时性腹胀、恶心等消化道反应，继续用药后自行消失。

5. 本品用药还可能出现过敏反应（如皮疹、过敏性哮喘、过敏性休克、发热）、溶血反应（可表现为寒战、腰痛、尿色加深）等。

6. 不建议孕妇使用。　哺乳期妇女使用时应暂停哺乳。

7. 本品长期低温（<10℃）存放可能析出结晶，此时可将本品置于温水中，待结晶溶解后使用。

盐酸曲美他嗪口服常释剂/缓释剂

1. 本品为抗心绞痛药。主要用于稳定型心绞痛的对症治疗。

2. 对本品任何成分过敏、存在运动障碍（如患有帕金森病、震颤、不宁腿综合征）者不能使用本品。

3. 肾功能不全者不宜使用本品或需调整剂量。

4. 本品可能引起头晕、嗜睡等症状，避免驾驶或操作机械。

5. 本品可能引起或加重帕金森的症状（如震颤、肌张力亢进、运动不能），停药后一般可自行恢复，如果停药后症状仍持续 4 个月以上，应告知医师。

6. 使用本品 3 个月后进行药效评估，如果未见效果，建议调整用药方案。

7. 本品用药后可能出现头晕、头痛、腹痛、腹泻、消化不良、恶心、呕吐、皮疹、瘙痒和虚弱等不良反应。

8. 孕妇、哺乳期妇女最好避免使用本品。

腺苷注射液

1. 本品为抗心律失常药，用于治疗阵发性室上性心动过速，诊断冠心病。

2. 对本品任何成分过敏、二度或三度房室传导阻滞、病态窦房结综合征或有症状的心动过缓（置有功能性人工起搏器的患者除外）；已知或疑似支气管收缩或支气管痉挛性肺病（如哮喘）者不能使用本品。

3. 本品治疗心动过速时，经静脉快速注射给药（1～2 秒注射完），在心电监护下给药。

4. 诊断冠心病时，本品经静脉滴注给药，持续6 分钟。

5. 咖啡因可能减弱本品的疗效，用药前和用药期间建议避免食用含咖啡因的食物或饮料（如咖啡、可乐、茶、巧克力）。

6. 本品用药后常见面部潮红、呼吸困难、支气管痉挛、胸部紧压感、恶心和头晕等不良反应。

7. 哺乳期妇女使用时应停止哺乳。

盐酸伊伐布雷定片

1. 本品为心血管药，主要用于治疗慢性心力衰竭。

2. 对本品任何成分过敏、急性代偿性心力衰竭、重度低血压（＜90/50mmHg）、病态窦房结综合征、窦房传导阻滞或三度房室传导阻滞、心动过缓、严重肝功能不全、心脏起搏器依赖（心率完全由起搏器控制）者不能使用本品。

3. 本品口服给药，食物可能增加本品的药效，在进餐时服药。如果一天服药 2 次，在每天早晚餐时服用。

4. 如果错过或服用后不久吐出药物，不需要补服，等下一次预定的时间再给药。

5. 本品用药期间食用葡萄柚可能会增加出现心率过慢等副作用的风险。

6. 本品用药后，在光强度突然发生变化时可能出现暂时的闪光现象，主要为光幻视。用药期间避免驾驶车辆或操作机器，尤其应避免夜间驾驶。

7. 有生育能力的妇女在本品用药期间采取有效的避孕措施。

8. 开始使用或调整剂量时建议连续监测心率、心电图或进行 24 小时动态心电图监测。

9. 本品用药期间如果出现心率过慢（可表现为头晕、乏力、低血压）、心房颤动（可表现为心绞痛恶化、心悸、脉搏异常），及时就诊。心率过慢的患者可能需减少剂量。

10. 本品用药后常见心率过慢、闪光现象（即光幻视，表现为视野的局部区域出现短暂的亮度增强，通常发生在光强度突然变化时）、视物模糊、头痛（通常发生在治疗的第 1 个月）、头晕、血压控制不佳等不良反应，如果出现视觉功能恶化，及时就诊。

11. 不要给因心脏原因处于休克状态的患者使用本品。

12. 孕妇禁用。哺乳期妇女如用药应停止哺乳。

安立生坦口服常释剂

1. 本品用于治疗肺动脉高血压（PAH），提高患者的运动能力，延迟临床症状的恶化。

2. 本品可使血红蛋白和红细胞下降，贫血患者禁用。

3. 孕妇禁用。不推荐哺乳期妇女使用。

4. 中、重度肝功能不全患者不推荐使用。对轻度肝功能不全患者无研究资料，但本品的暴露量可能升高。

5. 育龄期女性只有在排除妊娠后才能使用。

6. 初始剂量为 5mg，每日 1 次。若患者能够耐受，可增加剂量至 10mg，每日 1 次。

7. 用药期间定期检测血红蛋白、红细胞、肝功能。

8. 不良反应有外周水肿、鼻塞、鼻窦炎、面部潮红，这些反应均为轻、中度，仅鼻塞呈剂量依赖性。

9. 本品可减少精子数量。

10. 本品可降低血红蛋白和血细胞比容，在治疗开始前、开始后 1 个月及以后定期监测血红蛋白。存在贫血的患者不推荐使用本品。如出现明显的血红蛋白降低，且可排除其他原因，考虑停用本品。

11. 出现潜在的肝损害症状（如厌食、恶心、呕吐、发热、全身不适、乏力、右上腹部不适、黄疸、尿色深或瘙痒）时应及时就医。

12. 老年人发生周围水肿的概率更高。

波生坦片

1. 本品能降低肺和全身血管阻力，主要用于治疗肺动脉高压。

2. 中重度肝功能不全者禁用。

3. 与格列本脲、环孢素、阿舒瑞韦合用，因药物相互作用影响药效，甚至产生药物毒副作用。

4. 本品可能减少精子数量，可损害男性患者的生育力，并导致胎儿畸形。

5. 孕妇禁用，育龄期女性在用药期间及停药后 1 个月内每个月进行 1 次妊娠试验，并采取可靠的避孕措施。本品可能使激素类避孕药失效，不要单独使用激素类避孕药。

6. 哺乳期妇女如用药应停止哺乳。

7. 突然停药可能导致症状恶化，在医生指导下逐渐减量（停药前 3～7 天将剂量减少 1/2），不要擅自停药。

8. 用药后可能出现低血压、头晕、视物模糊或晕厥等症状，影响驾驶车辆或操作机器的能力，避免驾驶车辆和操作机器。

9. 本品可能引起肝酶升高、胆红素升高。用药期间建议每月监测 1 次肝功能。如出现肝酶升高，可能需要调整治疗方案和监测频率。如出现深色尿、感觉疲劳、没有食欲、恶心、胃痛、淡色大便、呕吐、皮肤或眼睛发黄，立即就诊。

10. 本品可能引起血红蛋白减少。用药期间建议定期监测血红蛋白浓度，如在用药的最初 4 个月每月监测 1 次，随后每 3 个月监测 1 次。

11. 用药后最常见的不良反应包括头痛、水肿、贫血，儿童用药后常见的不良反应还包括皮肤潮红、上呼吸道感染、鼻咽炎、发热、呕吐、支气管炎、腹痛、腹泻等。

波生坦分散片

1. 加入适量水将药片溶解后服用。建议用少量水涮洗溶解药物的杯子并服用这些水，以确保服用了所有药物。分散片必要时可以沿中间刻痕分成两半使用，掰开后剩余的 1/2 药物最好在 7 天内使用。

2. 参见波生坦片。

利奥西呱片

1. 本品具有舒张血管的作用，主要用于治疗慢性血栓栓塞性或动脉性肺动脉高压。

2. 重度肝功能不全、收缩压＜95mmHg 的患者禁用。

3. 与 5 型磷酸二酯酶抑制药（用于治疗勃起功能障碍，如阿伐那非、西地那非等）合用可出现低血压，甚至危及生命。

4. 用药期间吸烟可能会降低药效，吸烟者可能需要调整本品剂量。

5. 老年人用药更易出现低血压。

6. 本品可能影响儿童骨骼生长。儿童或青少年避免使用。

7. 本品可能通过胎盘，并导致胎儿严重畸形，孕妇禁用，有生育能力的妇女在用药期间和停药后 1 个月内采取有效的避孕措施。

8. 哺乳期妇女如用药，应停止哺乳。

9. 如漏服 1 次，不需要补服，按原计划进行下一次给药。如中断治疗≥3 天，咨询医师，可能需按最初的给药方案开始治疗。

10. 本品可能会引起头晕等症状，用药期间避免驾驶或操作机器。

11. 用药期间如从坐位或卧位迅速起身，可能出现头晕或晕倒，应缓慢起身。

12. 用药后常见头痛、头晕、水肿、消化不良、恶心、呕吐、吞咽困难、腹泻、腹痛、腹胀、便秘、心悸、低血压、贫血、咯血、鼻出血、鼻塞等不良反应。

马昔腾坦片

1. 本品是一种心血管系统药物。主要用于治疗肺动脉高压，以延缓疾病进展。

2. 本品可能影响精子生成。

3. 本品可造成胎儿损害，孕妇禁用，有生育能力的妇女在用药期间和停药后 1 个月内，需每月进行 1 次妊娠试验，并采取可靠的避孕措施（如宫内节育器，皮下埋植或输卵管绝育术，激素避孕药+避孕套）。

4. 哺乳期妇女如用药应停止哺乳。

5. 液体潴留可在开始服用本品后的几周内发生，如有任何不寻常的体重增加或足踝、腿部肿胀，立即告诉医师。

6. 本品可能会影响肝功能、降低血红蛋白。用药期间建议定期监测肝酶和血红蛋白。

7. 用药后可能出现头痛、流感、贫血、鼻咽炎、咽炎、支气管炎和泌尿道感染。

氯苯唑酸软胶囊

1. 本品是转甲状腺素蛋白的选择性稳定剂，用于治疗成人野生型或遗传型转甲状腺素蛋白淀粉样变性心肌病（ATTR-CM），以减少心血管死亡及心血管相关的住院治疗。

2. 本品推荐剂量为 61mg，每日 1 次。

3. 育龄期女性接受本品治疗期间，应做好避孕措施。停止本品治疗后，至少继续采取有效避孕措施 1 个月。

4. 不建议孕妇使用本品。哺乳期妇女使用本品期间应停止哺乳。

第二节 抗高血压疾病用药

一、中枢作用的抗肾上腺素能药

利血平注射液

1. 本品为抗高血压药，用于高血压危象（不推荐作为一线用药）。

2. 对本品任何成分过敏、溃疡性结肠炎或溃疡病、抑郁症患者不能使用。

3. 本品经肌内注射给药。

4. 本品用药期间饮酒可能增强中枢抑制作用，避免饮酒或含酒精饮料。

5. 本品用药期间不能进行电休克治疗，因为小的惊厥性电休克剂量即可引起严重的甚至是致命的反应。停药至少 7 天后才可以开始电休克治疗。

6. 本品用药期间可能感到头晕，坐或躺后应慢慢起身。

7. 为了解本品的影响，用药期间需定期检查电解质，以防电解质失衡。

8. 麻醉期间使用本品可能加重中枢镇静，导致严重低血压和心率过慢。麻醉前应告知医师正在使用本品。

9. 本品用药后如果出现抑郁症状，可能需停药。

10. 本品用药后常见倦怠、晕厥、头痛、阳痿、性欲减退、乏力、精神抑郁、注意力不集中、精神紧张、焦虑、多梦、说梦话、清晨失眠等中枢系统副作用。停药后仍可出现上述中枢反应或心血管反应（如心率过慢）。过量用药还可能出现呼吸抑制、低血压、抽搐和体温过低等不良反应。

11. 本品可通过胎盘，进而导致新生儿呼吸系统抑制、鼻充血、发绀、厌食、嗜睡、心率过慢等，孕妇禁用。

12. 哺乳期妇女如需使用，应暂停哺乳。

地巴唑片

1. 本品为抗高血压药，用于轻度高血压、脑血管痉挛、胃肠平滑肌痉挛、脊髓灰质炎后遗症，周围性颜面神经麻痹。也可用于妊娠高血压综合征。

2. 本品大剂量用药可能引起多汗、面部潮红、头痛、头晕、恶心、血压下降等不良反应。

甲基多巴片

1. 本品为抗高血压药，主要用于治疗高血压。

2. 对本品任何成分过敏、患有活动性肝病（如急性肝炎和活动性肝硬化），以前与甲基多巴疗法有关的肝病，正在使用单胺氧化酶抑制剂（MAOI）进行治疗者不能使用。

3. 本品用药期间如果坐或躺后迅速起身，可能出现头晕，应缓慢起身。

4. 本品可能导致镇静或头晕，用药期间避免驾驶或操作机械。

5. 本品可能引起直接抗球蛋白试验阳性、溶血性贫血和肝功能异常。用药期间建议定期监测血常规、肝功能和进行 Coombs 试验。开始用药的 2～3

个月尤其需要监测肝功能。如果用药后出现溶血性贫血和肝功能异常，应停药且不能再次用药。

6. 铁盐类药物（如氢氧化铁、乳酸亚铁）可能减少本品的吸收，降低疗效。如需合用，在服用本品前至少 3 小时或服用后至少 2 小时服用铁盐类药物。

7. 本品用药后可能出现镇静、头痛、乏力、下肢水肿、口干、发热、精神改变（抑郁、焦虑、梦呓）、性功能减退、腹泻、乳房增大、恶心、呕吐、晕倒等不良反应。

8. 有高血压病史的孕妇，可以在妊娠期间继续使用本品。

9. 哺乳期妇女可以使用本品，但应注意抑郁症的潜在风险。

盐酸可乐定片

1. 本品为抗高血压药，主要用于高血压、高血压急症、偏头痛、痛经、绝经期潮热，以及戒断阿片瘾毒症状。

2. 对本品过敏者不能使用。

3. 本品突然停药可能发生血压增高，以及其他症状（如紧张、胸痛、失眠、面红、头痛、恶心、唾液增多、呕吐、手指颤动等）。如需停药，按医嘱在 1～2 周逐渐减量，不要擅自停药。

4. 本品有镇静作用，用药期间避免驾驶车辆或操作机械。

5. 本品用药期间饮酒可能增强中枢抑制作用，避免饮酒或含酒精饮料。

6. 本品用药期间，如果天气炎热或运动导致出汗过多，应多喝水，以防脱水。建议每天喝水至少 1500ml。

7. 本品用药期间如果坐或躺后迅速起身，可能出现头晕，应缓慢起身。

8. 为了解本品的影响，用药期间可能需要监测血压和心率。

9. 本品用药后最常见的不良反应包括口干、昏睡、头晕、头痛、精神抑郁、紧张、焦躁、镇静、失眠、便秘、性功能减退、夜尿多、瘙痒、恶心、呕吐、神经性水肿、疲劳、脱发、皮疹、厌食、全身不适、体重增加、乏力、戒断综合征等。

10. 本品可能损害男性或女性的生育力。

11. 孕妇慎用。

12. 哺乳期妇女使用时，应暂停哺乳。

可乐定控释贴

1. 本品为抗高血压药，主要用于高血压、

Tourette 综合征。

2. 如果对本品过敏，抑郁症患者不能使用。

3. 先清洁皮肤，待皮肤干燥后贴药。可将药物贴在上胸部、耳后乳突处或上臂外侧无毛完好皮肤处。

4. 为降低药物对皮肤的刺激性，利于皮肤呼吸，更换新贴剂时，要更换新的部位。

5. 本品突然停药可能出现戒断症状（如头痛、头晕、神经紧张、激动等）。如需停药，按医嘱逐渐减少剂量，不要擅自停药。

6. 本品有镇静作用，用药期间避免驾驶车辆或操作机械。

7. 本品用药期间饮酒可能增强中枢抑制作用，避免饮酒或含酒精饮料。

8. 如果之前正在服用其他降压药，在使用本品3 天后才能停用原药。

9. 本品贴剂可能含有导电金属（如铝），如果需进行磁共振等检查，先将药物取下。

10. 如果用药部位出现轻微皮肤刺激，可以将贴剂揭下，在新的部位贴一张新药贴。如果用药部位发现有中重度的红斑或水疱，或者出现全身皮疹，立即就诊。

11. 本品用药期间如果突然出现头晕、易激怒、过度镇静、晕厥等症状，可能需要进行动态心电图或超声心电图检查。

12. 本品用药后可能出现皮疹、红斑、瘙痒等局部不良反应，还可能出现口干、倦怠、眩晕等不良反应。用药过量还可能出现低血压、心率过慢、嗜睡、烦躁、反射减低或丧失、恶心、呕吐和通气不足。

13. 本品丢弃贴片时，将粘贴片对折，以防儿童或动物接触药物。

14. 孕妇慎用。哺乳期妇女避免使用。

二、外周作用的抗肾上腺素能药

盐酸哌唑嗪片

1. 本品为抗高血压药，主要用于高血压。

2. 对本品过敏者不能使用。

3. 第一次用药在睡前卧床服用，以免因出现低血压而导致晕倒，调整剂量时也应卧床服用。

4. 本品用药期间饮酒可能引起头晕、血压过度下降，甚至休克。避免饮酒或含酒精饮料。

5. 本品首次用药后可能出现头晕、嗜睡等症状，首次用药、增加剂量后的第一天避免驾驶和操作机器。

6. 本品用药期间如果坐或躺后迅速起身，可能出现头晕，应缓慢起身。

7. 本品用药期间如果天气炎热或运动导致出汗过多，应多喝水，以防脱水引起低血压。

8. 本品用药后可能出现阴茎异常勃起。如果勃起时间超过 4 小时，及时就诊，以免造成永久性不可挽回的后果。

9. 本品用药后可能出现眩晕、头痛、嗜睡、精神差、心悸、恶心等不良反应。用药过量可引起低血压。

10. 肝病或肾功能不全，可能需调整剂量。

11. 老年人对降压作用敏感，且用药可能引起体温过低。

12. 孕妇、哺乳期妇女慎用。

盐酸川芎嗪注射液

1. 本品为脑血管药，用于治疗缺血性脑血管病（如脑供血不足、脑血栓形成、脑栓塞）及其他缺血性血管病（如冠心病、脉管炎）。

2. 对本品过敏、脑出血及有出血倾向者不能使用。

3. 本品经静脉滴注或穴位注射给药。静脉滴注速度不要过快，每分钟不超过 30～40 滴。

4. 冠心病患者静脉滴注时应注意观察心脏、血压的变化。

5. 本品用药后可能出现口干、嗜睡、轻微腹部不适、胃部不适等不良反应。减量或停药后可缓解。

6. 本品穴位注射刺激性较强。

银杏达莫注射剂

1. 本品为脑血管药，主要用于预防和治疗冠心病、血栓栓塞性疾病。

2. 对本品及所含成分过敏者不能使用。

3. 本品经静脉滴注给药。需严格控制滴注速度，不能过快。

4. 本品可能引起严重过敏反应（包括过敏性休克）。如果出现过敏反应或其他严重不良反应，应立即停药并及时救治。

5. 用药后可能出现胸闷、胸痛、寒战、发热、乏力、水肿、皮疹、瘙痒、多汗、呼吸困难或急促、气喘、咳嗽、喉头水肿、口周或舌麻木、心律失常等不良反应。

6. 孕妇、哺乳期妇女慎用。

银杏叶提取物片

1. 本品为脑血管药，主要用于多种血液循环障碍。

2. 对本品过敏者不能使用。

3. 本品在进餐时服用。

4. 本品可能增加出血风险,建议应加强监测。如果近期将要进行手术,作为预防,可在手术前3～4周停止用药。

5. 本品用药后可能出现呼吸困难、头晕、头痛、晕厥、腹痛、腹泻、消化不良、恶心、湿疹、瘙痒等不良反应。

6. 如果处于脑出血急性期或有出血倾向,不宜使用本药。

7. 孕妇、哺乳期妇女慎用。

银杏叶提取物注射剂

1. 本品为脑血管药,主要用于多种血液循环障碍。

2. 对本品过敏者不能使用。

3. 本品可深部肌内注射或缓慢静脉注射、静脉滴注给药。

4. 本品应即配即用,不宜长时间放置。严格控制滴注速度和用药剂量。建议滴速小于40滴/分,一般控制在15～30滴/分。首次用药,宜选用小剂量,慢速滴注。用药过程中,密切观察用药反应,特别是开始30分钟。一旦发现异常,立即停药。

5. 本品可能会损害血小板聚集的能力,增加出血的风险。

6. 本品用药后可能出现呼吸困难、头晕、头痛、晕厥、腹痛、腹泻、消化不良、恶心、湿疹、瘙痒等不良反应。

7. 孕妇、哺乳期妇女慎用。

银杏蜜环口服溶液

1. 本品为脑血管药,用于冠心病、心绞痛、缺血性脑血管疾病。

2. 本品在餐前30分钟服用。

薯蓣皂苷片

1. 本品为抗心绞痛药,用于治疗冠心病,以及心绞痛的辅助治疗。对伴发高血压、高三酰甘油、高胆固醇等症也有一定的疗效。

2. 对本品过敏者不能使用。

3. 服用本品偶有胃肠道不适。

复方罗布麻片

1. 本品为抗高血压药,主要用于治疗高血压。

2. 对本品过敏者不能使用。

3. 本品服药剂量过大时可能产生镇静作用。用

药期间避免驾车或高空作业。

4. 本品用药期间饮酒可能导致血压过度下降,甚至引起休克。应避免饮酒或含酒精饮料。

5. 本品过量使用可引起镇静、嗜睡、乏力等,也可引起血尿酸增加。

6. 不推荐孕妇使用,哺乳期妇女使用时应暂停哺乳。

甲磺酸多沙唑嗪口服常释剂/缓释剂

1. 本品为抗肾上腺素能药,主要用于治疗高血压、良性前列腺增生。

2. 对本品任何成分过敏、近期发生过心肌梗死、有胃肠道梗阻、食管梗阻或胃肠道狭窄史者不能使用本品。

3. 本品口服给药,首次服药或调整剂量时,最好在睡前服药,以免因头晕而跌倒。

4. 本品可能导致出现晕倒、嗜睡,用药期间及给药后2小时内避免驾驶车辆或操作机器。

5. 本品用药期间饮酒容易出现头晕,避免饮酒或含酒精饮料。

6. 本品用药期间如果坐或躺后迅速起身,可能出现头晕,应缓慢起身。

7. 本品第一次服药和每次调整剂量后建议监测血压。

8. 本品用于治疗良性前列腺增生时,用药期间定期进行前列腺癌相关检查(包括前列腺指检、前列腺特异性抗原水平检查等),以排除前列腺癌。

9. 本品用药后可能引起头晕、头痛、嗜睡、眩晕、心悸、心率过快、低血压、支气管炎、咳嗽、呼吸困难、鼻炎、腹痛、消化不良、口干、恶心、皮肤瘙痒、尿路感染、膀胱炎、尿失禁、背痛、肌痛、乏力、胸痛、类流感样症状、水肿等不良反应。

10. 本品还可能引起严重不良反应,如阴茎异常勃起(勃起疼痛、持续时间超过4小时)。如果出现以上症状,立即就诊,处理不及时可能导致永久性阳痿。

11. 不推荐孕妇使用。哺乳期妇女如需用药,停止哺乳。

萘哌地尔片

1. 本品用于改善前列腺增生引起的尿路梗阻症状,以及高血压病的降压治疗。

2. 对本品任何成分过敏、低血压者不能使用。

3. 本品用药后可能出现直立性低血压症状,建议在睡前15～30分钟服药。

4. 本品用药初期或增加用量时可能出现直立

性低血压，表现为头晕、起立后有眩晕感等。避免驾驶车辆或高空作业。

5. 本品用药期间密切监测血压，发现血压降低时减量或停药。

6. 本品用药后可能出现头晕、起立时眩晕、头重、头痛、耳鸣、便秘、胃部不适、水肿、寒战等不良反应。

7. 本品为男科用药，不适用于妇女、儿童。

三、作用于小动脉平滑肌的药物

乌拉地尔缓释片/注射液

1. 本品为降压药，用于治疗高血压、排尿困难。

2. 患有主动脉狭窄或动静脉分流者，不能使用本品。

3. 本品用药期间饮酒可能导致血压过度下降，甚至出现休克。避免饮酒或含酒精饮料。

4. 本品用药后可能会出现头晕。在开始用药或调整剂量后避免驾驶车辆、操作机械及高空作业。

5. 如果本品用药后排尿困难的症状没有好转，及时复诊。

6. 本品用药后可能因体位改变而出现低血压，表现为突然起立时感觉头晕。建议定期监测血压（包括站位、坐位或仰卧位血压）。如果出现头晕症状，及时躺下或放慢起身的速度。如果症状仍未缓解，及时复诊。

7. 本品用药后可能出现头晕、头痛、恶心、呕吐、出汗、烦躁、乏力、心悸、上胸部压迫感或呼吸困难等作用。主要原因是血压降得太快，通常几分钟后症状可消失。

8. 孕妇慎用。哺乳期妇女使用时应暂停哺乳。

注射用硝普钠

1. 本品为降压药，用于治疗高血压急症和急性心力衰竭。

2. 患有代偿性高血压如动静脉分流或主动脉缩窄者，不能使用本品。

3. 本品经静脉滴注给药。药液有局部刺激性，建议经中心静脉给药。

4. 本品对光敏感，建议避光输注。

5. 慢速滴注，切不可直接推注。最好使用微量输液泵，这样可以精确控制给药速度，从而减少不良反应发生率。

6. 本品用药期间如果坐或躺后迅速起身，可能出现头晕，坐或躺后应缓慢起身。

7. 本品可引起血压急剧下降，用药过程中应经常监测血压，最好在监护室内进行。

8. 本品用药后氰根离子可能升高至毒性水平。用药期间最好监测酸碱平衡、静脉血氧浓度，并观察氰化物中毒指征。

9. 肾功能不全的患者，用药超过 48~72 小时后，每天测定血浆中氰化物或硫氰酸盐浓度。

10. 急性心肌梗死患者，用药期间测定肺动脉舒张压或楔压。

11. 本品用药后可能出现的不良反应有血压降低过快（可表现为眩晕、大汗、头痛、肌肉颤搐、紧张或焦虑、烦躁、胃痛、心率过快或心律失常），通常与给药速度有关。还可能出现氰化物、硫氰酸盐（硝普钠的代谢物）中毒（可表现为运动失调、反射消失、视物模糊、瞳孔散大、谵妄、眩晕、头痛、昏迷、恶心、呕吐、耳鸣、气短、呼吸浅、低血压、脉搏消失、皮肤粉红色）。

12. 本品对光敏感，用药后皮肤可能出现石板蓝样色素沉着，停药后 1~2 年消退。

13. 孕妇慎用。哺乳期妇女使用时应暂停哺乳。

盐酸肼屈嗪片

1. 本品为血管扩张药，用于治疗高血压、心力衰竭。

2. 主动脉瘤、脑卒中、严重肾功能障碍者不能使用本品。

3. 本品口服给药，食物可增加本品生物利用度，餐后服用。

4. 突然停药可能引起血压回升。在医生指导下逐渐减量，不要擅自停药。

5. 本品用药期间，饮酒可能引起血压过度下降，甚至休克。避免饮酒或含酒精饮料。

四、抗高血压药与利尿药的复方制剂

复方利血平片

1. 本品为抗高血压药，用于轻、中度高血压。

2. 对本品任何成分过敏、胃及十二指肠溃疡者不能使用。

3. 本品用药期间如果出现明显抑郁症状，建议减量或停药。

4. 本品用药后可能出现鼻塞、胃酸分泌增多（表现为胃部不适、反酸、胃灼热）、大便次数增多、乏力、体重增加等不良反应。

复方利血平氨苯蝶啶口服常释剂

1. 本品为降压药，主要用于治疗高血压。

2. 对本品过敏、活动性溃疡、溃疡性结肠炎、抑郁症、严重肾功能障碍者不能使用。

3. 本品用药后可能出现恶心、头胀、乏力、鼻塞、嗜睡等不良反应，减少用量或停药后即可消失。

4. 本品用药过量可能引起明显的低血压。

5. 孕妇禁用。哺乳期妇女如用药应停止哺乳。

第三节 利尿药

一、低效利尿药

氢氯噻嗪片

1. 本品为利尿药，主要用于水肿、尿崩症、高血压、肾结石。

2. 对本品任何成分过敏或其他磺酰胺类药物过敏、尿毒症者不能使用。

3. 本品可能导致频繁排尿。为防止影响睡眠，建议尽量在下午6时前服药。

4. 用药期间如果坐或躺后迅速起身，可能出现头晕，缓慢起身。

5. 本品用药期间钾的流失增加，建议多喝水，并食用富含钾的食物（如香蕉、蔬菜、坚果）。

6. 本品用药期间饮酒容易出现直立性低血压，建议避免饮酒或含酒精饮料。

7. 本品用药后可能出现头晕。如出现头晕，避免驾驶车辆或操作机器。

8. 本品用药后患皮肤癌的风险增加，用药期间采取防晒措施，并定期筛查皮肤癌。

9. 盐可能降低本品的降压利尿作用，用药期间避免食物过咸。

10. 本品可能导致电解质紊乱，用药期间建议定期监测血电解质（尤其是血钾、血镁和血钠）。

11. 胆汁酸螯合药（如考来烯胺）可能减少本品的吸收，降低其疗效，至少间隔4小时。

12. 本品用药后可能出现电解质紊乱、血脂升高、食欲缺乏、荨麻疹、皮疹、恶心、呕吐、低血压和勃起功能障碍等不良反应。

13. 本品过量用药还可能出现口渴、虚弱、眩晕、肌肉疼痛、肌肉痉挛（如腿脚肌肉痉挛）、头痛、心率过快等症状。

14. 本品不推荐孕妇使用。

15. 哺乳期妇女使用时应暂停哺乳。

吲达帕胺片/缓释片/缓释胶囊（Ⅱ）

1. 本品为利尿药，用于原发性高血压。

2. 对本品任何成分过敏或对其他磺胺类过敏、

严重肾衰竭、肝性脑病或严重肝衰竭、低钾血症者不能使用。

3. 本品口服给药，建议最好早晨服用，以避免夜尿过多影响睡眠和休息。早晨服药可有效控制白天的血压高峰，减少发生心血管事件的风险。

4. 本品可不与食物同服，如果服药后有胃肠道不适，建议与食物或牛奶一起服用以减少胃肠道不良反应。

5. 服用本品期间不要饮酒。

6. 本品可能影响驾驶车辆或操作机器的能力，用药期间避免驾驶或操作机械。

7. 本品用药期间如出现光敏反应，应停药。如需再次用药，注意防晒，避免阳光或紫外线直接照射。

8. 本品用药期间如果坐或躺后迅速起身，可能出现头晕，应缓慢起身。

9. 本品用药可能会导致血钠和血钾降低，用药期间建议定期检查血钠、血钾（用药后1周内应首次监测血钾）。

10. 本品用药还可能导致血糖升高，如果患有糖尿病，注意监测血糖。

11. 胆汁酸螯合药（如考来烯胺）可能减少本品的吸收，降低疗效，间隔至少4个小时。

12. 高尿酸血症者用药后痛风的概率可能增加，建议用药期间注意检测血液中的尿酸含量。

13. 用药后可能出现皮肤过敏、斑丘疹、紫癜、恶心、便秘、口干、眩晕、疲乏、感觉异常、头痛等不良反应。

14. 孕妇最好避免使用。哺乳期妇女使用时应暂停哺乳。

二、高效利尿药

呋塞米片/注射液

1. 本品为高效利尿药，主要用于去除多余的液体，治疗高血压。

2. 对本品过敏、无尿者不能使用本品。

3. 食物可能减少本品的吸收，降低其疗效，避免在进餐时服用本品。

4. 本品可能导致钾流失，建议补钾或食用富含钾的食物（如香蕉）。

5. 用药期间饮酒可能增强本品的利尿和降压作用，避免饮酒或含酒精饮料。

6. 本品用药期间坐或躺后迅速起身，可能出现头晕，建议坐或躺后缓慢起身。

7. 本品用药期间可能比较容易晒伤，建议采取防晒措施。

8．定期监测电解质水平、血压、肾功能、肝功能、血糖、血尿酸、酸碱平衡情况、听力，每天监测体重和液体出入量。

9．胆汁酸螯合药（如考来烯胺）可减少本品的吸收，影响其疗效。如需合用，间隔至少 4 小时。

10．磷酸铝可减少或延迟本品的吸收。如需合用，间隔 2 小时。

11．本品可致血糖升高、尿糖阳性，继而干扰诊断。

12．本品用药后（尤其是大剂量或长期用药后）常见直立性低血压、休克、口渴、乏力、肌肉酸痛、心律失常等。

13．严重肾功能不全，剂量或给药间隔要调整。

14．老年人使用本品后更容易出现低血压、电解质紊乱、血栓和肾功能损害。

15．本品可通过胎盘，除非获益超过对胎儿的风险，否则不建议在妊娠期间使用，如需使用，建议监测电解质、血细胞比容和胎儿生长。

16．哺乳期妇女避免使用。

布美他尼注射液/片

1．本品为高效利尿药，用于水肿性疾病。

2．对本品任何成分过敏、无尿、肝性脑病、严重的电解质缺乏者不能使用。

3．使用本品可能发生低钾血症；建议监测血钾，可能需要补钾或使用保钾利尿药。

4．本品用药期间饮酒可增强本品的利尿、降压作用，避免饮酒或含酒精饮料。

5．本品用药期间坐或躺后迅速起身，可能出现头晕，应缓慢起身。

6．为了解本品的影响，建议定期监测电解质水平、血压、肾功能、肝功能、血糖、血尿酸、酸碱平衡情况、听力，还可每天监测体重和液体出入量。

7．严重肾功能不全，要调整剂量或用药间隔。

8．本品大剂量静脉快速注射可能引起耳鸣、听力障碍。

9．孕妇（尤其是妊娠 3 个月内的孕妇）最好避免使用。如处于哺乳期，建议停止哺乳或停药。

托拉塞米片/注射液

1．本品为高效利尿药，用于充血性心力衰竭引起的水肿、原发性高血压。

2．对本品或磺酰脲类药过敏、肾衰竭无尿、肝性脑病、低血压、低血容量、低钾或低钠血症、严重排尿困难疾病者不能使用。

3．使用本品后可能频繁排尿，为避免影响睡眠，口服药在早晨服用。

4．本品用药期间如果坐或躺后迅速起身，可能出现头晕，应缓慢起身。

5．本品可能影响反应能力，用药期间避免驾驶或操作机械。

6．本品可能影响血糖、血脂、电解质水平、尿酸水平，要定期监测血电解质（特别是血钾）、血糖、尿酸、血脂。

7．定期监测肾功能，以评估用药影响。

8．胆汁酸螯合药（如考来烯胺）可减少本品的吸收，降低疗效。如需合用，至少间隔 4 小时服用。

9．如果出汗过多、体液流失、呕吐或稀便，可能会导致低血压。

10．本品可能导致钾流失，建议适当补钾或食用富含钾的食物。

11．本品用药后可出现头痛、眩晕、疲乏、食欲缺乏、肌肉痉挛、恶心、呕吐、高血糖、便秘和腹泻等不良反应，长期大量使用可出现水和电解质紊乱。

12．本品注射液可经静脉缓慢注射或静脉滴注给药。如需长期使用本品，建议尽早从静脉给药转为口服给药，本品静脉给药疗程限于 1 周。

13．本品不推荐孕妇或哺乳期妇女使用。

三、保钾利尿药

氨苯蝶啶片

1．本品为保钾利尿药，主要用于治疗水肿性疾病。

2．对本品任何成分过敏、无尿、肾脏疾病或功能障碍、严重的肝脏疾病、高钾血症、已存在血清钾升高或服用其他保钾药物者不能使用。

3．本品口服给药，食物可以提高本品的疗效，并减少胃肠道刺激，在进餐时或餐后服药。

4．如果每天只需服药 1 次，建议最好早晨服用，以避免夜尿过多影响睡眠和休息。

5．本品用药后更容易晒伤，用药期间建议采取防晒措施。

6．用药期间的尿液可能出现淡蓝色荧光，这是正常现象。

7．本品与富含钾的食物（如香蕉、草莓、柑橘、葡萄、柚子、西瓜、菠菜、山药、毛豆、苋菜、大葱）同服会增加发生高钾血症的风险。

8．本品可能影响血糖水平，糖尿病患者用药期间密切监测血糖。

9. 本品用药期间避免驾驶车辆或操作机械。

10. 本品用药期间避免饮酒或含酒精饮料，饮酒会增加本品的某些不良反应。

11. 避免高盐饮食，过多的盐会导致身体保留水分，并使本品的效果降低。

12. 避免在运动和炎热天气中过热或脱水。

13. 本品用药后常见高钾血症，如恶心、心律不齐、虚弱或无法运动。

14. 孕妇慎用。哺乳期妇女使用时应暂停哺乳。

螺内酯片

1. 本品为保钾利尿药，主要用于水肿性疾病、高血压、原发性醛固酮增多症、预防低钾血症。

2. 高钾血症、艾迪生病、同时使用依普利酮者不能使用本品。

3. 本品口服给药，食物可增强本品的疗效，并减少对胃肠道的刺激。在进餐时或餐后服药。

4. 本品用药后会出现排尿增多。如果每天只需服药 1 次，在早晨服用，以免因夜尿过多而影响睡眠。

5. 本品用药期间建议避免摄入过多的钾（如避免食用盐替代品、低盐食物、香蕉、坚果）。

6. 高血糖（糖尿病）者应密切关注血糖。

7. 本品可能导致头晕及嗜睡，用药期间避免驾驶车辆或操作机械。

8. 本品可能会影响某些实验室测试。①使用荧光法测定血浆皮质醇浓度升高，故取血前 4～7 日应停用本品或改用其他测定方法。②使下列测定值升高：血浆肌酐和尿素氮（尤其是原有肾功能损害时），血浆肾素，血清镁、钾，尿钙排泄可能增多，而尿钠排泄减少。

9. 本品用药后可能出现高钾血症（心律失常）、恶心、呕吐、胃痉挛、腹泻和消化性溃疡等不良反应。用药期间定期监测血钾和心电图。

10. 孕妇避免使用。

盐酸阿米洛利口服常释剂

1. 本品为保钾利尿药，主要治疗水肿性疾病，亦可用于难治性低钾血症的辅助治疗。

2. 对本品任何成分过敏、高钾血症、严重肾功能减退者不能使用本品。

3. 本品口服给药，为减少胃肠道反应，在进餐时或餐后服药。

4. 本品用药后会出现排尿增多。如果每天只需服药 1 次，在早晨服用，以免因夜尿过多而影响睡

眠。如果需服药 2 次，在早晚各服用 1 次。

5. 本品可能导致直立性低血压，建议用药期间在坐、躺或仰卧后缓慢起身。

6. 本品用药期间避免饮酒或含酒精饮料。

7. 本品服药期间避免使用其他保钾药物（如螺内酯或氨苯蝶啶），以及含钾补充剂/盐替代品。

8. 如果长期使用本品，建议定期检查血钾、血钠、血氯水平。

9. 本品单独使用常引起高钾血症，还可能引起胃肠道反应（如口干、恶心、呕吐、腹胀）、头痛、头晕、胸闷、性功能受损、过敏反应（如皮疹、呼吸困难）等不良反应；偶可引起低钠血症、高钙血症、轻度代谢性酸中毒。

10. 孕妇慎用。哺乳期如需使用应停止哺乳。

第四节　周围血管扩张用药

甲磺酸酚妥拉明注射液

1. 本品为周围血管扩张药，用于治疗嗜铬细胞瘤引起的高血压。

2. 对本品任何成分过敏、对亚硫酸酯过敏、血压过低、心肌梗死、有心肌梗死病史、冠状动脉功能不全、心绞痛或有冠心病其他表现者不能使用。

3. 本品经静脉注射或静脉滴注给药。如果发生去甲肾上腺素外溢，在 12 小时内用本品进行局部浸润治疗。

4. 使用本品后可能出现头晕、衰弱等症状，可能降低反应能力。用药期间避免驾驶车辆或操作机器。

5. 本品用药后可能出现低血压、心率过快、鼻塞、恶心、呕吐等不良反应。用药过量还可能出现头痛、休克、视力障碍、低血糖等不良反应。

6. 不推荐孕妇使用本品。哺乳期应停止哺乳或停止使用。

阿魏酸钠片

1. 本品为周围血管扩张药，用于缺血性心脑血管疾病的辅助治疗。

2. 对本品过敏者不能使用。

3. 本品用药后可能出现过敏性皮疹，停药后即消失。

4. 孕妇避免使用，哺乳期妇女慎用。

甲磺酸二氢麦角碱片/缓释胶囊

1. 本品为周围血管扩张药，用于改善脑功能和微循环。

2. 对本品任何成分过敏、严重心动过缓、精神疾病者不能使用。

3. 在餐前服用本品。

4. 本品用药期间食用葡萄柚可能增加发生恶心、呕吐等中毒症状的风险。避免食用葡萄柚及其制品。

5. 本品可能引起直立性低血压。用药期间建议定期监测血压。

6. 用药后可能出现鼻塞、短暂的恶心和胃不适等不良反应，通常可自行消失。

7. 孕妇、哺乳期妇女避免使用本品。

盐酸法舒地尔注射液

1. 本品为周围血管扩张药，主要用于改善和预防脑出血患者术后的脑血管痉挛和脑缺血症状。

2. 颅内出血或可能发生颅内出血、低血压者，不能使用本品。

3. 本品经静脉滴注给药，每次滴注 30 分钟。

4. 本品可引起低血压，在用药过程中应注意血压变化及给药速度。

5. 本品的用药时间为 2 周，不要长期使用。

6. 本品用药后可能出现低血压、面部潮红、贫血、多尿、腹胀、恶心、呕吐、发热、头痛、意识水平低、呼吸抑制、过敏（如皮疹）等不良反应。

7. 本品用药后还可能出现严重不良反应，如出血（颅内出血、消化道出血、肺出血、鼻出血、皮下出血）、休克、麻痹性肠梗阻（严重便秘、腹胀）。

8. 孕妇避免使用，哺乳期妇女使用时应暂停哺乳。

盐酸酚苄明口服常释剂/注射液

1. 本品为周围血管扩张药，用于嗜铬细胞瘤的治疗和术前准备、周围血管痉挛性疾病、前列腺增生引起的尿潴留。

2. 对本品任何成分过敏、心绞痛、心肌梗死、低血压者不能使用。

3. 为减少药物对胃肠道的刺激，与食物或牛奶同服。最好固定在同一时间服用。

4. 如果是用于排尿困难，一般用药 12～72 小时可看到症状改善。

5. 本品可能引起直立性低血压，表现为坐或躺后迅速起身会出现头晕。用药后稍做休息，坐或躺后缓慢起身。

6. 用于治疗嗜铬细胞瘤时，建议定期监测尿中儿茶酚胺及其代谢物的含量，以便调整剂量。

7. 本品用药后可能出现低血压，建议定时监测血压。

8. 本品可导致头晕、镇静或嗜睡，用药期间避免驾驶车辆或操作机械。

9. 本品用药后可能出现直立性低血压、鼻塞、口干、瞳孔缩小、心率加快和胃肠刺激等不良反应。少见神志模糊、倦怠、头痛、阳痿、嗜睡，偶可引起心绞痛和心肌梗死。长期服药还可能引起胃肠道肿瘤。

10. 孕妇避免使用。哺乳期妇女如需用药，停止哺乳。

11. 本品注射液局部刺激性强，不做皮下或肌内给药，静脉注射或静脉滴注给药。

己酮可可碱肠溶片/缓释片/注射液

1. 本品为周围血管扩张药，用于缺血性脑卒中后脑循环的改善，同时可用于周围血管病。

2. 对本品任何成分过敏、急性心肌梗死、严重冠状动脉硬化、严重高血压者不能使用。

3. 口服给药时为减少对胃肠道的刺激，建议与食物同服或在餐后服药。

4. 本品用药期间避免驾驶车辆或操作机器。

5. 因尼古丁可能导致血管收缩，吸烟可能加重病情。用药期间应避免吸烟。

6. 用药后可能出现头痛、头晕、腹胀、腹泻、恶心、呕吐、过敏、震颤、失眠等不良反应。过量用药可能出现潮红、血压降低、抽搐、嗜睡、昏迷。

7. 孕妇避免使用。哺乳期妇女如需使用，应停止哺乳。

8. 本品注射液静脉滴注给药，用药时采取平卧位。

尼麦角林片

1. 本品为周围血管扩张药，用于改善脑功能。

2. 对本品任何成分过敏、近期的心肌梗死、急性出血、严重的心动过缓、直立性低血压、出血倾向不能使用。

3. 本品经口服给药，建议在餐前用，完整吞服，不要咀嚼。

4. 本品用药期间饮酒可增加发生中枢神经系统副作用的风险。不要饮酒或含酒精饮料。

5. 本品可能引起头晕和嗜睡症状，用药期间建议避免驾驶车辆或操作机器。

6. 本品用药期间如果坐或躺后迅速起身，可能出现头晕，坐或躺后应缓慢起身。

7. 本品用药期间如果同时服用其他含有麦角生物碱的药物（如二氢麦角胺），可能引起麦角中毒（主要表现为恶心、呕吐、腹泻和腹痛等）。

8. 本品用药后可能出现腹部不适、易激动、意识模糊、失眠、嗜睡、头晕、头痛、低血压、潮红、便秘、腹泻、恶心和瘙痒等不良反应。

9. 孕妇禁用。哺乳期妇女如需使用，应停止哺乳。

烟酸片/缓释片/注射液

1. 烟酸是一种维生素，主要用于烟酸缺乏症，如糙皮病、血脂异常、缺血性心脏病（如心肌梗死、心绞痛）、血管痉挛等。

2. 对本品任何成分过敏、肝病或原因不明的氨基转移酶升高、活动性消化性溃疡、严重低血压或动脉出血者不能使用。

3. 本品口服药建议在睡前服用。建议在进食脂肪含量较低的食物后服用本品，或者用牛奶送服，以免出现胃部不适。

4. 本品服药时饮酒或喝热饮可能更易引起皮肤发红和瘙痒，避免饮酒或喝热饮。

5. 本品可能升高血糖水平，如果有糖尿病，建议用药期间密切监测血糖值。

6. 本品可能影响肝功能，建议定期监测。

7. 胆汁酸螯合药（如考来烯胺、猪去氧胆酸）可能减少本品的吸收，降低药效，如需合用，至少间隔 4 小时。

8. 本品可降低茶碱类药物的吸收，合用时应监测茶碱的血药浓度，如果疑似存在相互作用，将茶碱类药物换作缓释制剂，并与本品间隔 1 小时服用。

9. 本品用药后最常见的不良反应为皮肤发红、发热、痒、麻刺感。可能伴有眩晕、心率过快、心悸、呼吸短促、出汗，极少数出现肝脏损害。

10. 孕妇避免使用。哺乳期妇女如需使用，应停止哺乳。

11. 本品注射液可肌内注射或静脉缓慢注射。

烟酸肌醇酯片

1. 本品为周围血管扩张药，用于高脂血症、动脉粥样硬化、各种末梢血管障碍性疾病的辅助治疗。

2. 对本品任何成分过敏、患活动性肝病、氨基转移酶升高等肝功能异常、活动性溃疡病、有出血倾向者不能使用。

3. 胃酸缺乏者用药时可以服用柠檬汁以减少胃部不适。

4. 本品用药后可能出现轻度恶心、发汗、瘙痒等不良反应。

5. 孕妇避免使用。哺乳期妇女如需使用，应停止哺乳。

胰激肽原酶肠溶片/注射剂

1. 本品为周围血管扩张药，主要用于微循环障碍性疾病，也可用于高血压的辅助治疗。

2. 脑出血及其他出血性疾病的急性期者，不能使用本品。

3. 本品口服制剂应空腹服用。本品注射剂可肌内注射给药。

4. 本品用药后可能出现皮疹、皮肤瘙痒、胃部不适、倦怠等不良反应，停药后可自行消失。

第五节　血管保护用药

地奥司明片

1. 本品为血管保护剂，用于治疗静脉淋巴功能不全相关的各种症状、急性痔发作有关的各种症状。

2. 对本品任何成分过敏者不能使用。

3. 本品经口服给药，服用方法为将每日剂量平均分为 2 次，于午餐和晚餐时服用。

4. 用药后主要引起胃肠道不良反应，如腹泻、消化不良、恶心、呕吐。

5. 孕妇、哺乳期妇女避免使用。

复方角菜酸酯栓剂

1. 本品为血管保护剂，用于痔疮及其他肛门疾病引起的疼痛、肿胀、出血和瘙痒的对症治疗；亦可用于缓解肛门局部手术后的不适。

2. 对本品过敏者不能使用。

3. 本品经直肠给药，用药前先洗净患处，然后将双手洗净，也可戴指套或手套，将药栓推入肛门内约 2cm 处。

4. 使用本品 7 天后，若症状未缓解或加重，或出现新的症状，及时就医。

5. 将本品放在儿童不能接触的地方，儿童必须在成人监护下使用。

6. 本品在高温环境下可能出现轻微熔化现象，

只需放入阴凉环境或冰箱冷藏室中，恢复原状即可使用，对产品疗效无影响。

7. 本品用药后可能引起用药局部略微不适，一般可自行消失或减轻。

复方角菜酸酯乳膏剂

1. 本品为血管保护剂类药物，用于痔疮及其他肛门疾病引起的疼痛、瘙痒、充血及少量出血。

2. 对本品过敏者不能使用。

3. 本品经直肠给药，使用时，将套管与乳膏的铝管拧紧，将套管的顶端放入直肠，慢慢地挤压铝管。

4. 若使用本品2周后症状未见缓解，应就诊。

5. 本品并不能完全替代某些肛门疾病的相应治疗。使用本品疗程宜短。使用本品后症状未能缓解，停止用药并进行直肠检查。

6. 用药后可能引起用药局部略微不适，一般可自行消失或减轻。

肝素软膏

1. 本品为血管保护剂，用于早期冻疮、皲裂、溃疡、湿疹、浅表性静脉炎和软组织损伤。

2. 有出血性疾病或烧伤、严重高血压、新近的颅脑外伤或颅内出血、先兆流产或产后妇女不能使用。

3. 将本品涂抹于患病部位。不要将本品直接涂在溃烂的伤口和黏膜（如口、鼻）上，避免接触眼睛。

4. 不要长期、大面积使用本品。

5. 药物主要引起皮肤刺激，如烧灼感；还可引起过敏反应，如皮疹、瘙痒。用药部位如果出现烧灼感、红肿等情况，停止用药，将局部药物洗净。

6. 孕妇及哺乳期妇女慎用。

多磺酸黏多糖软膏

1. 本品为血管保护剂，用于浅表性静脉炎、静脉曲张性静脉炎、血栓性静脉炎。

2. 对本品任何成分过敏、对肝素过敏，易出血体质，以及已知肝素诱导的血小板减少症、开放性伤口和破损的皮肤不能使用。

3. 根据患病部位大小，将3～5cm的乳膏涂在患处并轻轻按摩。

4. 血栓形成和血栓栓塞患者，不要用力涂抹。

5. 治疗炎症，应把本品仔细地涂在患处及其周围，用纱布覆盖。

6. 用于软化瘢痕，建议用力按摩，使药物充分渗入皮肤。

7. 本品还可用于声波和电离子渗透疗法，在应用于电离子渗透疗法时，将本品涂于阴极。

8. 治疗钝性挫伤的疗程为10天，治疗浅表性静脉炎的疗程为1～2周。

9. 避免接触眼睛、黏膜、伤口或破损的皮肤。

10. 不要将本品直接涂在开放性伤口和破损的皮肤处。

11. 不要将本品与其他乳膏、软膏或局部喷雾剂同时应用于同一部位。

12. 用药后可能引起用药部位出现过敏反应或接触性皮炎。

13. 本品使用过程中如出现过敏反应，应立即停药。

七叶皂苷钠注射剂/片剂

1. 本品为血管保护剂，用于脑水肿、创伤或手术所致肿胀，也用于静脉回流障碍性疾病。

2. 对本品任何成分过敏、肾损伤、肾衰竭、肾功能不全者不能使用。

3. 本品注射剂经静脉注射或静脉滴注给药，禁用于动脉注射、肌内注射或皮下注射。静脉给药时应选用较粗静脉，以免药液漏出血管外，如果注射部位出现红、肿症状，可以热敷。

4. 用药后可能出现肾功能损害，用药期间定期监测肾功能。

5. 如果肝功能不全，建议用药期间监测肝功能。

6. 本品用药后可能出现皮肤不适（如皮疹、瘙痒）、多汗、全身疼痛、关节或肌肉肿胀等不良反应。

7. 孕妇禁止使用，哺乳期妇女慎用。

曲克芦丁片/注射液

1. 本品为血管保护剂类药物，用于闭塞综合征、血栓性静脉炎、毛细血管出血等。

2. 对本品过敏者不能使用。

3. 用药期间避免阳光直射、高温及过久站立。

4. 本品用药后如出现潮红、皮疹、心悸、胸闷、憋气、血压下降等症状，马上停药并及时就诊。

5. 本品用药后可能引起恶心、呕吐、腹痛、胸闷、憋气、呼吸困难、呼吸急促、寒战、发热、水肿、皮疹、瘙痒等不良反应。

第六节 β受体阻滞剂

一、非选择性β受体阻滞剂

普萘洛尔片/缓释片/注射液

1. 本品为β受体阻滞剂，具有抗心绞痛、心律失常和降血压的作用。

2. 对本品任何成分过敏、支气管哮喘、心源性休克、心脏传导阻滞、重度或急性心力衰竭、窦性心动过缓者不能使用。

3. 不要擅自停药，以避免突然停药引起症状恶化或不良反应，如果需要撤药，建议逐渐减少剂量，过程至少为3天，一般为2周。

4. 本品用药期间如果坐或躺后迅速起身，可能出现头晕，应缓慢起身。

5. 本品用药期间可能出现眩晕、头晕等症状，避免驾驶车辆或操作机器。

6. 本品用药期间饮酒可能影响药效，避免饮酒或含酒精饮料。

7. 本品用药期间吸烟可能减弱药效。

8. 本品耐受量个体差异大，第一次使用时，建议从小剂量开始，逐渐增加并密切观察反应，以免发生意外。

9. 本品可引起糖尿病患者血糖降低，并掩盖低血糖症状，糖尿病患者用药期间应密切监测血糖。

10. 长期服用本品应监测血常规、血压、心功能、肝肾功能等。

11. 对诊断的干扰：血尿素氮、脂蛋白、肌酐、血钾、三酰甘油、尿酸等指标有可能升高，而血糖降低。但糖尿病患者的血糖有时会升高。肾功能不全者本品的代谢产物可蓄积，干扰测定血清胆红素的重氮反应，出现假阳性。

12. 本品的不良反应包括缓慢性心律失常、四肢发冷、厌食、恶心、呕吐、失眠、感觉异常、呼吸困难和喘息。

13. 本品不推荐孕妇使用，哺乳期妇女用药期间最好避免哺乳。

盐酸索他洛尔片/注射液

1. 本品为β受体阻滞剂，用于各种危及生命的室性快速型心律失常。

2. 对本品任何成分过敏、有哮喘、低血钾或严重的心脏病者不能使用。

3. 本品口服药应固定在每天同一时间服药。注射液应静脉内缓慢注射。

4. 不要擅自停药，以避免突然停药引起症状恶化或不良反应，如果需要撤药，建议逐渐减少剂量。

5. 为了了解药物的影响，使用期间建议监测电解质，同时定期监测心电图、心率和血压情况。

6. 本品可能影响血糖水平，糖尿病患者用药期间应密切监测血糖。

7. 本品可能出现乏力、气短、眩晕、恶心、呕吐、皮疹等不良反应。

8. 孕妇不要使用。哺乳期妇女如需使用应停止哺乳。

二、选择性β受体阻滞剂

阿替洛尔片

1. 本品为β受体阻滞剂，用于治疗高血压、心绞痛、心肌梗死，也可用于心律失常、甲状腺功能亢进、嗜铬细胞瘤。

2. 对本品任何成分过敏、心源性休克、明显的心力衰竭、二度和三度房室传导阻滞、窦性心动过缓者不能使用。

3. 本品与食物一起服用可能会降低本品血药浓度，建议空腹给药。

4. 如果漏服剂量，若距离下次服药时间小于8小时，建议应跳过漏服剂量。

5. 建议不要突然停药，尤其是在治疗心绞痛时，突然停药可能会引起心绞痛及心肌梗死、室性心律失常。

6. 本品可改变因血糖降低而引起的心动过速。

7. 本品可能会掩盖低血糖的症状，糖尿病患者建议密切监测血糖水平。

8. 本品可能引起头晕，建议避免从事需要精神警觉性或协调性的活动，直至药效消退。

9. 本品用药期间，如果坐或躺后迅速起身，可能出现头晕，应缓慢起身。

10. 本品用药后可能出现头晕、四肢发冷、疲劳、乏力、肠胃不适、抑郁、脱发、皮疹及眼干等不良反应，心肌梗死患者还可能出现低血压和心率过慢。

11. 孕妇、哺乳期妇女不要使用本品。

富马酸比索洛尔片

1. 本品为选择性β受体阻滞剂，用于高血压、冠心病（心绞痛）、慢性稳定性心力衰竭的治疗。

2. 有心源性休克、明显心力衰竭、二度或三度房室传导阻滞和明显窦性心动过缓疾病者不能使用。

3. 突然停用本品可能会引起病情恶化，建议停药，需在医师指导下逐渐减量，不要擅自停药。

4. 本品可能会影响驾驶或操作机器的能力。用药期间避免驾驶车辆或操作危险器械。

5. 本品用药期间如果坐或躺后迅速起身，可能出现头晕，应缓慢起身。

6. 本品可能会掩盖低血糖症状。低血糖或正在接受胰岛素或口服降血糖药治疗的患者密切监测血糖水平。

7. 用于治疗慢性心力衰竭时，建议在首次服用后及剂量递增期间密切监测生命体征（血压、心率）和心力衰竭恶化的症状。

8. 本品用药后可能出现头晕、头痛、心率过慢、心力衰竭恶化、手足发冷或麻木、低血压、恶心、呕吐、腹泻、便秘、衰弱和疲劳等不良反应。过量用药还可能出现支气管哮喘、急性心功能不全和低血糖。

9. 孕妇不要使用本品，如需用药，建议密切监测子宫、胎盘血流量及胎儿情况。

10. 哺乳期妇女不要使用本品。

酒石酸美托洛尔片/注射液

1. 本品为选择性 β 受体阻滞剂，用于治疗高血压、心绞痛、心肌梗死、肥厚型心肌病、心力衰竭。

2. 某些类型的异常心搏称为心脏传导阻滞或病态窦房结综合征、心力衰竭（心脏虚弱）、低血压、手臂血流不畅或腿、心脏问题引起的休克或心率缓慢、哮喘或其他呼吸问题［如慢性阻塞性肺疾病（COPD）］不能使用。

3. 口服药不慎漏服，建议尽快补服，但如果距离下一次服药时间少于 4 小时，则建议跳过漏服的剂量。

4. 本品治疗心绞痛时突然停药可能出现心绞痛恶化甚至心肌梗死。不要擅自停药，在 1～2 周逐渐减量，停药后如果出现心绞痛恶化或出现其他心脏不适，立即就诊。

5. 本品用药后可能出现眩晕和疲劳等症状，用药期间避免驾驶车辆或操作机械。

6. 本品用药期间如果坐或躺后迅速起身，可能出现头晕，应缓慢起身。

7. 本品用药期间饮酒可能加重病情，建议避免饮酒或含酒精饮料。

8. 本品可影响血糖水平，糖尿病患者应密切监测血糖。

9. 本品用药后常见的不良反应包括疲劳、头晕、头痛、心率过慢、心悸、手足冷、呼吸困难、恶心、腹痛、腹泻、便秘等。用药过量可能导致明显的低血压和心率过慢。

10. 孕妇、哺乳期妇女不要使用。

琥珀酸美托洛尔缓释片

1. 治疗高血压时，在早晨服药，本品为缓释剂型，不受食物的影响，与或不与食物同服都可以，不要咀嚼或碾碎，完整吞服。

2. 参见酒石酸美托洛尔片/注射液。

艾司洛尔注射液

1. 本品为选择性 β 受体阻滞剂，用于治疗心动过速和高血压。

2. 对本品任何成分过敏、有肺动脉高压、严重的窦性心动过缓、心脏传导阻滞、心力衰竭、心脏病引起的休克、病态窦房结综合征或心绞痛患者不能使用。

3. 本品经静脉注射、静脉滴注给药。高浓度给药可能出现静脉刺激，建议最好选择大静脉给药，避免选择小静脉和蝶形导管滴注给药。

4. 本品只能短期使用。

5. 与维拉帕米合用可导致心搏骤停。

6. 本品用药期间如果坐或躺后迅速起身，可能出现头晕，应缓慢起身。

7. 本品用药期间建议密切监测血压、心电图、心率、心律、心功能变化。此外，还可能需监测平均动脉压和呼吸频率。

8. 本品用药后可能出现血清钾水平升高，建议用药期间监测血清电解质水平。

9. 本品用药可能会掩盖低血糖引起的心率过快，糖尿病患者建议严密监测血糖。

10. 本品用药后最常见的不良反应为低血压，还常见意识模糊状态、头痛、嗜睡、躁动、头晕、呼吸困难、恶心、多汗、给药部位反应等。

11. 孕妇不要使用，如使用，建议在妊娠期间监测胎儿生长情况。

12. 哺乳期妇女如需使用应停止哺乳。

注射用盐酸兰地洛尔

1. 本品能改善快速性心律失常，主要用于手术中、术后或心功能不全患者发生快速性心律失常的治疗，如心房颤动、心房扑动、窦性心动过速。

2. 肺动脉高压引起的右心功能不全、心源性休克（本品能抑制心脏功能，这类患者用药可使病情恶化）、糖尿病酮症酸中毒、代谢性酸中毒（这类患者用药后可增强酸中毒引起的心肌收缩力下降）、缓慢性心律失常（如二度以上房室传导阻滞、病态窦房结综合征）、未经治疗的嗜铬细胞瘤（这类患者用药会出现血压剧烈上升）不能使用。

3. 充血性心功能不全患者，如在手术中或术后出现快速性心律失常，不能使用本品。本品能抑制心脏功能，可使病情恶化。

4. 孕妇慎用。哺乳期妇女用药期间应暂停哺乳。

5. 本品经静脉滴注给药。

6. 用药期间需监测心电图、血压和心功能。

7. 用药后可能出现血压下降、心率过慢、气喘、呼吸音异常、发热等不良反应。

三、α和β受体阻滞剂

盐酸阿罗洛尔片

1. 本品为α和β受体阻滞剂，用于原发性高血压、心绞痛、心动过速性心律失常和原发性震颤。

2. 对本品任何成分过敏、心动过缓、糖尿病酮症酸中毒、代谢性酸中毒、支气管哮喘或痉挛、心力衰竭、嗜铬细胞瘤疾病者不能使用。

3. 本品突然停药可能引起症状恶化甚至心肌梗死，如需停药，在医师指导下逐渐减量。不要擅自停药。

4. 本品用药后出现眼花、眩晕等症状，用药期间避免驾驶及做其他危险工作。

5. 本品长期服药可能影响心肝肾功能，升高白细胞，定期检查心功能（如心率、血压、心电图、X线）、肝肾功能及血常规。

6. 如果将进行手术治疗，建议在手术前48小时停药。

7. 本品易掩盖低血糖的前期症状及心动过速等交感神经系统反应，糖尿病患者使用时应监测血糖值。

8. 本品用药后可能出现心率过慢、眼花、眩晕、无力、不适等不良反应，还可能引起心力衰竭、房室传导阻滞、窦房传导阻滞、病态窦房结综合征。

9. 孕妇禁止使用，哺乳期妇女如需使用应停止哺乳。

卡维地洛片

1. 本品为α和β受体阻滞剂，用于原发性高血压、充血性心力衰竭、轻度或中度心功能不全。

2. 对本品任何成分过敏、支气管痉挛性疾病、房室传导阻滞、病态窦房结综合征、严重心动过缓、心力衰竭、严重肝功能不全者不能使用。

3. 食物可减缓本品的吸收，减少直立性低血压的发生，建议与食物同服，并在每天的同一时间服用。

4. 不要擅自停药，建议在医师指导下停药，于1～2周的时间逐渐停药。

5. 服用本品期间，坐或躺后迅速起身，可能出现头晕，应缓慢起身。

6. 使用本品可能出现头晕或疲劳。如果出现以上症状，避免驾驶车辆或从事危险性工作。

7. 本品用药期间饮酒可能增加发生低血压的风险。避免饮酒或含酒精饮料。

8. 本品可能损害肝细胞，用药期间如果出现肝功能障碍的症状（如瘙痒、尿色加深、食欲缺乏、黄疸），右上腹部压痛，无法解释的流感样症状，立即就诊，可能需要进行肝功能检查。如确诊为肝损害或黄疸，则不能再继续使用本品。

9. 糖尿病患者服用本品可能诱发低血糖，还可能掩盖低血糖症状。定期监测血糖。

10. 本品可能会影响心、肝、肾功能，建议用药期间需定期检查肝肾功能，首次用药或调整剂量时需监测心率和血压。

11. 佩戴隐形眼镜者应注意，本品可能会引起眼睛干燥。

12. 本品用药后可能出现头晕、头痛、乏力、低血压、心率过慢、呼吸困难、恶心、腹痛、腹泻、呕吐、四肢疼痛、眼干等不良反应。

13. 孕妇不要使用本品。哺乳期妇女如需使用应停止哺乳。

拉贝洛尔片

1. 本品为α和β受体阻滞剂，用于各种类型的高血压。

2. 对本品任何成分过敏、哮喘或其他肺部原因或呼吸问题导致呼吸短促或喘息、心力衰竭（心脏虚弱）、病态窦房结综合征、心脏传导阻滞（二、三度房室传导阻滞）未安装起搏器者不能使用。

3. 为避免引起胃肠道不适和直立性低血压，应在餐后服药。

4. 如果不小心漏服本品，建议尽快补服，但若距离下次服药时间小于8小时，建议跳过漏服剂量。

5. 本品突然停药可能发生胸痛加重、心脏病发作等，不要擅自停药，在医师指导下停药。

6. 本品用药期间如果坐或躺后迅速起身，可能出现头晕，应缓慢起身。

7. 本品可能掩盖低血糖症状，糖尿病患者应在用药期间密切监测血糖水平。

8. 用药后可能出现头晕、胃肠道不适、疲乏、感觉异常、哮喘加重、直立性低血压等不良反应。

9. 本品尿中代谢产物可造成尿儿茶酚胺和VMA（香草苦杏仁酸）假性升高，本品可使尿中苯异丙胺试验呈假阳性。

10. 本品可用于妊娠高血压，不影响胎儿生长发育。孕妇可以使用本品。哺乳期妇女慎用。

第七节　钙通道阻滞剂

一、作用于血管的选择性钙通道阻滞剂

氨氯地平片

1. 本品为钙通道阻滞剂，用于高血压、心绞痛、冠心病的治疗。

2. 对本品过敏者不能使用。

3. 本品口服给药，每天固定在同一时间服药。

4. 长期（如连续几周）用药后突然停药可能引起胸痛或高血压恶化。在医师指导下逐渐减量，不要擅自停药。

5. 服用本品期间，如果坐或躺后迅速起身，可能出现头晕，应缓慢起身。

6. 本品用药期间要密切监测血压和心率，以评估药物的影响。

7. 本品用药后可能出现皮肤潮红、水肿、头晕、疲劳、恶心、腹痛、嗜睡、头痛、失眠等不良反应，用药过量还可能出现低血压、心率过快或过慢。

8. 本品可穿过胎盘，如果已经妊娠或者计划妊娠，本品不是首选药物。

9. 哺乳期妇女如需使用，应停止哺乳。

氨氯地平叶酸片（Ⅱ）

1. 本品中含有的氨氯地平具有降压作用，叶酸能降低血浆同型半胱氨酸水平。主要用于治疗伴有血浆同型半胱氨酸水平升高的原发性高血压。

2. 参见氨氯地平片。

尼莫地平片

1. 本品为钙通道阻滞剂，用于高血压、脑血管痉挛、突发性耳聋、老年性脑功能障碍。

2. 对本品任何成分过敏、肝功能严重不全者不能使用。

3. 本品口服给药，食物可能降低本品的疗效，空腹服药，即在餐前1小时或餐后2小时服用。

4. 与利福平、抗癫痫药（苯巴比妥、苯妥英钠或卡马西平）合用会显著降低本品的疗效。

5. 本品用药期间食用葡萄柚会升高本品的血液浓度，增加发生不良反应的风险。避免食用葡萄柚及其制品。

6. 本品可能导致头晕，避免驾驶车辆或操作机器。

7. 本品用药期间如果坐或躺后迅速起身，可能出现头晕，应缓慢起身。

8. 用药后可能出现热感、皮肤潮红、血压下降、心率加快、头晕、头痛、胃肠不适、无力、手足水肿等不良反应，少数患者还可能出现失眠、不安、激动、易激怒、多汗、抑郁等不良反应。

9. 若出现假性肠梗阻的症状，如腹痛、腹胀及腹部隆起，及时就诊。

10. 孕妇慎用。哺乳期妇女如需使用，应停止哺乳。

尼群地平口服常释剂

1. 本品为钙通道阻滞剂，用于治疗高血压。

2. 对本品任何成分过敏或其他的钙通道阻滞剂过敏、晚期主动脉瓣狭窄者不能使用。

3. 本品口服给药，食物可以增加本品的吸收，可以在进餐时服药。

4. 本品用药期间饮酒可能引起血压过度下降，甚至休克。避免饮酒或含酒精饮料。

5. 葡萄柚可增强本品的疗效，用药前后1～2小时避免食用葡萄柚及其制品。

6. 本品可能引起低血压，特别是在药量调整期间，应定期测量血压。

7. 本品可能增加心绞痛或心肌梗死的发生率，应定期监测心电图。

8. 本品用药后可能出现头痛、面部潮红、头晕、恶心、低血压、足踝部水肿、心绞痛发作等不良反应。

9. 孕妇慎用。

非洛地平口服常释剂/缓释剂

1. 本品口服用于治疗轻中度高血压、稳定型心绞痛。

2. 以下情况，不宜使用本品：窦性心律不齐，二、三度房室传导阻滞（安装起搏器除外），失代偿性心力衰竭，急性心肌梗死，孕妇，不稳定型心绞痛等。

3. 服药期间避免同时食用含葡萄柚的食物和饮料。

4. 服药期间监测血压，特别是刚开始用药时，64岁以上老年人或肝功能不全的患者更要密切监测。

5. 一般在用药2～5小时后，血压会下降，同时可能伴有心率增加（5～10次/分）。

6. 用药期间从卧位或坐位突然站起时须谨慎，以防出现头晕或因低血压而跌倒。如果出现持续性的低血压，应及时告知医师。

7. 用药后出现面色潮红、头痛、头晕、心悸和疲劳，这些反应大部分具有剂量依赖性，是在剂量增加后开始的短时间内出现，是暂时的，应用时间延长后消失。部分患者用药后会出现踝肿、牙龈炎或牙周炎。

硝苯地平口服常释剂/缓释剂/控释剂

1. 本品口服用于治疗轻中度高血压，慢性稳定型心绞痛（劳累性心绞痛）。

2. 以下情况不宜使用本品：严重低血压（收缩压<90mmHg）、最近4周内发生过心肌梗死、心源性休克、结肠直肠切除后做回肠造口（不可使用本品缓控释片）、妊娠小于20周及哺乳期等。

3. 口服给药，普通制剂应从小剂量（10mg）开始服用，根据患者的耐受性和对心绞痛的控制情况逐渐调整剂量。

4. 若某次服药剂量过低或漏服，不可一次服用双倍剂量的本品，应按给药间隔服用正常剂量。

5. 长期用药者不宜骤停，以免发生停药综合征而出现反跳现象（胸痛、心绞痛发作次数增加、心肌梗死、心律失常）。

6. 近期停用β受体阻滞剂的患者可能出现撤药综合征伴心绞痛加重，本品可能加重此反应，故开始使用本品前应逐渐停用β受体阻滞剂，不可突然停用。

7. 服用本品时应避免食用含葡萄柚的食物和饮料。

8. 服药期间应仔细监测血压和血糖，特别是同时服用其他降血压药物。收缩压<90mmHg，应停药并通知医师。

9. 服药期间避免从坐或躺的位置起身太快，否则可能会感到头晕，应慢慢站起来，稳住身体，以免跌倒。

10. 本品可能会引起轻微的头晕眼花、面红（潮红或刺痛的感觉）、水肿、虚弱、头痛、恶心、震颤、乏力等不良反应，通常不需要停药。较少见引起牙龈增生，如有牙出血、牙龈萎缩等症状需就医。

11. 如服药期间发生心绞痛恶化、晕倒、胸痛等情况，需及时就医。

氨氯地平阿托伐他汀口服常释剂

1. 本品用于需氨氯地平和阿托伐他汀钙联合治疗的高血压、冠心病、高胆固醇血症。

2. 本品为复方制剂，剂量如下：氨氯地平/阿托伐他汀钙，5mg/10mg、5mg/20mg、5mg/40mg。

3. 参见氨氯地平片和阿托伐他汀。

贝尼地口服常释剂

1. 本品用于治疗原发性高血压、心绞痛。

2. 以下情况不宜使用本品：心源性休克、严重肝功能不全、严重低血压（收缩压<90mmHg）、妊娠期及哺乳期等。

3. 高血压患者每日1次，宜早餐后口服；心绞痛患者每日2次，早、晚餐后服用。老年患者不宜过度降压，应观察用药情况。

4. 用药期间如果坐或躺后迅速起身，可能出现头晕，应缓慢起身。

5. 服用本品时应避免食用含葡萄柚的食物和饮料。

6. 服药期间可能出现眩晕等症状，避免驾驶车辆、操作机器或高空作业。

7. 用药后可能引起血压过度降低，若出现短暂意识消失等症状，应及时停药就诊。

8. 用药后可能出现肝功能损害（表现为发热、乏力、食欲缺乏、皮肤或眼睛发黄、瘙痒、上腹痛等）、心悸、面部发红、潮热、头痛、眩晕、水肿等不良反应。

拉西地平口服常释剂

1. 本品单独使用或与其他抗高血压药物合用治疗高血压。

2. 严重主动脉瓣狭窄、妊娠期、哺乳期等不能使用本品。

3. 在每天早晨的同一时间服用本品，与或不与食物同服都可以。

4. 用药期间如果坐或躺后迅速起身，可能出现头晕，应缓慢起身。

5. 服用本品时应避免食用含葡萄柚的食物和饮料。

6. 用药后可能出现头痛、头晕、心悸、心率过快、皮肤潮红、恶心、皮疹、多尿、无力、水肿等不良反应。用药过量还可能出现低血压、心率过快。

乐卡地平口服常释剂

1. 本品用于治疗轻、中度原发性高血压。

2. 以下情况，可能不能使用本品：左室流出道梗阻、未治疗的充血性心力衰竭、不稳定型心绞痛、重度肝肾功能不全、1个月内发生过心肌梗死、妊娠期、哺乳期、18岁以下儿童等。

3. 食物可促进本品的吸收，在餐前15分钟服药。

4. 用药期间避免饮酒或含酒精饮料，避免食用含葡萄柚的食物和饮料。

5. 有生育能力的妇女在用药期间应采取有效的避孕措施。

6. 用药后最常见的不良反应包括头痛、眩晕、水肿、心率过快、心悸和面红等。

尼卡地平口服常释剂

1. 本品用于治疗高血压、心绞痛，尤其是劳力型心绞痛。

2. 以下情况不宜使用本品：颅内出血尚未完全止血、脑卒中急性期颅内压升高、重度主动脉瓣狭窄、重度二尖瓣狭窄、梗阻性肥厚型心肌病、急性心功能不全合并心源性休克、重度急性心肌梗死且状态尚不稳定的急性心功能不全、妊娠期、哺乳期等。

3. 本品口服制剂应空腹给药。完整吞服缓释制剂，不要咀嚼或压碎。

4. 突然停药可能导致病情恶化，在医师指导下逐渐减少剂量。

5. 用药期间避免食用含葡萄柚的食物和饮料。

6. 本品可能引起眩晕等症状，如出现眩晕，避免驾驶车辆、操作机器或高空作业。

7. 服用本品期间，如果坐或躺后迅速起身，可能出现头晕，应缓慢起身。

8. 用药期间建议定期监测血压和心率。用药后1~2小时测量血压可了解最大降压程度；为了解持续降压效果，可在给药后8小时再测1次。

9. 心绞痛患者在开始用药或增加用药剂量时，记录并告知医师心绞痛发生频率、持续时间和严重程度的变化，记录硝酸甘油的使用情况。

10. 服用本品可能会引起头痛、头晕、面部潮热、心率过快、心悸、足踝部水肿等不良反应。

尼群洛尔口服常释剂

1. 本品用于治疗轻、中度原发性高血压。

2. 以下情况不宜使用本品：某些心脏疾病（如病态窦房结综合征、房室传导阻滞、心功能不全、严重主动脉瓣狭窄、心源性休克、严重窦性心动过缓）、哮喘、妊娠期、哺乳期等。

3. 本品口服制剂应空腹给药。用药期间避免食用含葡萄柚的食物和饮料。

4. 突然停药可能导致撤药症状（如心绞痛发作等）。病情改善需要停药时，在医师指导下于一定时间内逐渐减量（至少需要3天，通常为2周）。

5. 少数患者服用本品后可能出现低血压、心绞痛。用药期间建议定期监测血压和心电图。

6. 用药后可能出现头晕、头痛、面部潮红、心悸、便秘、下肢水肿、眼部不适、胸闷、肢端发冷、疲乏、嗜睡、多梦等不良反应。偶见性功能障碍。

西尼地平口服常释剂

1. 本品用于治疗高血压。

2. 以下情况不宜使用本品：1个月内曾发生过心肌梗死、左心室流出道梗阻、未治疗的充血性心力衰竭、妊娠期、哺乳期等。

3. 早餐后30分钟左右服用。用药期间避免食用含葡萄柚的食物和饮料。

4. 突然停药可能引起病情恶化，在医师指导下逐渐减量。

5. 有生育能力的妇女用药期间采取避孕措施。

6. 本品可能引起血压过低的症状。用药期间避免驾驶车辆、操作机器或高空作业。

7. 用药期间如果坐或躺后迅速起身，可能出现头晕，应缓慢起身。

8. 用药后可能出现尿频、头痛、头晕、眩晕、肩部肌肉僵硬、困倦、失眠、手颤动、健忘、面色潮红、心悸、燥热、低血压、胸痛、心率加快、性功能障碍、怕冷、黄疸、腹胀、呕吐、腹痛、便秘、口渴、皮疹、红肿、瘙痒、水肿、疲倦、眼部干燥或充血、味觉异常等不良反应。

左氨氯地平（左旋氨氯地平）口服常释剂

1. 本品口服用于治疗高血压、心绞痛。

2. 患有肝功能不全。可能需调整剂量。充血性心力衰竭者、严重主动脉狭窄患者、妊娠期及哺乳期妇女谨慎使用。哺乳期妇女应暂停哺乳。

3. 用药期间避免食用含葡萄柚的食物和饮料。中草药麻黄、甘草等可拮抗降压作用，不宜合用。

4. 用药后如四肢或面部肿胀明显，应告知医师。

5. 用药过量可能会出现与剂量相关的头晕，站立和行走时要注意有支撑。

6. 用药后可能出现头痛、水肿、疲劳、失眠、恶心、腹痛、面红、心悸、头晕、瘙痒、皮疹、呼吸困难、无力、肌肉痉挛、消化不良等不良反应。

二、直接作用于心脏的选择性钙通道阻滞剂

地尔硫草口服常释剂/缓释剂/控释剂

1. 本品可用于治疗轻、中度高血压，尤其适用于伴有冠心病、心绞痛的高血压患者。

2. 以下情况不宜使用本品：窦房结功能障碍、二度或三度房室传导阻滞且未安装起搏器、收缩压低于 90mmHg、急性心肌梗死或肺充血、心率过慢（心率低于 50 次/分）、充血性心力衰竭、妊娠期、哺乳期等。

3. 用药期间如果坐或躺后迅速起身，可能出现头晕，应缓慢起身。

4. 用药后常见的不良反应包括水肿、头痛、恶心、眩晕、皮疹、无力等。如出现持续性皮肤反应，应停药就诊。

5. 用药期间应监测血压，定期复诊。

维拉帕米口服常释剂

1. 本品主要用于治疗心绞痛、心律失常、肥厚型心肌病、高血压等。如果患有心肌梗死并伴发心绞痛，在发生急性心肌梗死的 7 天内不要使用。

2. 以下情况不宜使用本品：低血压（收缩压 < 90mmHg），某些心脏疾病，如重度充血性心力衰竭、左心室功能不全、急性心肌梗死、房室传导阻滞、病态窦房结综合征（未安装起搏器）、心房扑动或心房颤动、妊娠期、哺乳期等。

3. 使用缓释制剂治疗高血压时，因通常白天血压高于晚上，一天服药 1 次时在早晨服用。

4. 用药期间避免饮酒或饮用酒精饮料，避免食用含葡萄柚的食物和饮料。减少含咖啡因饮料（如咖啡、茶、巧克力）的摄入。

5. 本品可能影响判断能力和驾驶能力。用药期间避免驾驶车辆或操作机器。

6. 用药期间如果坐或躺后迅速起身，可能出现头晕，应缓慢起身。

7. 为了解药物影响，用药期间建议定期监测血压、心电图和肝肾功能。

8. 用药后可能出现头痛、头晕、神经病变、神经质、心率过慢、血压过低、皮肤潮红、恶心、便秘、红斑性肢痛病、腹痛、水肿等不良反应。如出现易淤伤、瘀点、不明原因出血等应就医。

第八节　作用于肾素-血管紧张素系统的药物

一、血管紧张素转化酶抑制剂的单方药

卡托普利口服常释剂

1. 本品主要用于治疗高血压、心力衰竭。

2. 以下情况不宜使用本品：低血压（收缩压 < 90mmHg）、血管神经性水肿、妊娠等。

3. 患有肝肾功能不全者用量可能与常人不同。

4. 食物可减少卡托普利的吸收，在餐前 1 小时服用。

5. 用药后可能因血压降低而引起头晕、步态不稳，避免驾驶车辆及高空作业。

6. 服用本品期间，如坐或躺后迅速起身，可能出现头晕，应缓慢起身。

7. 用药期间如果天气炎热或运动导致出汗过多，多喝水，以防脱水引起的低血压。呕吐或稀便也会造成脱水。

8. 用药后可能出现皮疹、心悸、心率过快、胸痛、咳嗽、味觉迟钝、低血压、贫血等不良反应。刺激性干咳较常见，这种咳嗽的特征是无痰、持续性，停药后缓解。

9. 如出现不明原因发热、异常疲劳、喉咙痛、淤伤或出血（粒细胞缺少的症状）及时就诊。

10. 轻度皮疹最可能出现在治疗的前 4 周，并可能伴有发热和嗜酸性粒细胞增多。

11. 服药后可能会发生味觉障碍，通常在持续用药 2～3 个月后缓解。

12. 用药期间定期检查肾功能、血常规（开始用药的 3 个月内，每 2 周检查一次白细胞计数及分类计数，之后定期检查）。定期检查血压和电解质。

依那普利口服常释剂

1. 本品主要用于治疗高血压，预防和治疗心力衰竭，预防左心室功能不全的患者出现冠状动脉缺血。

2. 以下情况不宜使用本品：肾动脉狭窄、原发性醛固酮增多症、肾移植术后、肝脏疾病、肝功能衰竭、血管神经性水肿、妊娠等。

3. 含盐量高的食物可能减弱药效，避免随高盐饮食服用。

4. 用药期间饮酒可增加本品的作用。避免饮酒或含酒精饮料。

5. 本品可影响驾驶或操作机械的反应或能力。用药期间避免驾驶车辆或操作机械。

6. 坐或躺后迅速起身，可能出现头晕，应缓慢起身。

7. 天气炎热或运动导致出汗过多，多喝水，以防脱水引起低血压。呕吐和稀便也会造成脱水。

8. 用药对胎儿有影响，使用本品期间应采取避孕措施避免妊娠。

9. 在本品治疗开始几周后，完全的降压效果才

会出现。

10. 避免食用含钾代用食盐和钾补充剂。

11. 用药期间出现持续性干咳，尤其是夜间，应告知医师。

12. 如出现面部、眼睑、舌头、嘴唇、四肢肿胀，应立即就诊，血管神经性水肿是一种极罕见的不良反应，如果伴有喉部水肿，可能窒息。

13. 用药后可能出现眩晕、头痛、疲乏、虚弱、低血压、晕厥、恶心、腹泻、肌肉痉挛、皮疹和咳嗽等不良反应。

贝那普利口服常释剂

1. 本品主要用于治疗高血压、充血性心力衰竭。

2. 以下情况不宜使用本品：有血管神经性水肿病史、妊娠等。

3. 肾功能不全者需调整剂量。

4. 食物不影响贝那普利的药效。与或不与食物同服都可以，固定在每天同一时间服用。

5. 参见卡托普利口服常释剂。

福辛普利口服常释剂

1. 本品口服用于治疗高血压、心力衰竭。

2. 有血管神经性水肿病史、妊娠中期和晚期、哺乳期等不能使用本品。

3. 食物不影响药效，服药时进食或不进食都可以，固定在每天同一时间服药。

4. 参见卡托普利口服常释剂。

赖诺普利口服常释剂

1. 本品口服用于治疗高血压、辅助治疗充血性心力衰竭、急性心肌梗死后 24 小时内血流动力学稳定的患者。

2. 血管神经性水肿或使用同类药出现过血管神经性水肿、高钾血症、肾动脉狭窄者，妊娠期、哺乳期等不能使用。

3. 食物对药物疗效没有影响。餐前、餐中或餐后服药都可以，但最好固定在每天同一时间服药。饮食应注意限制钠和钾的摄入，不要使用含钾的盐替代品。

4. 参见卡托普利口服常释剂。

雷米普利口服常释剂

1. 本品口服主要用于治疗高血压，急性心肌梗死（2~9 天）后出现的轻、中度心力衰竭，非糖尿病肾病。

2. 以下情况不宜使用本品：血管神经性水肿、肾动脉狭窄、低血压或血流动力学状态不稳定、妊娠等。

3. 食物不影响药效，在餐前餐后服用都可以，建议固定在每天同一时间服用。

4. 用药期间避免饮酒或含酒精饮料。

5. 参见卡托普利口服常释剂。

咪达普利口服常释剂

1. 本品口服用于治疗高血压。

2. 以下情况不宜使用本品：血管神经性水肿、妊娠等。

3. 肾功能不全或正在接受透析治疗者，用药剂量或给药时间间隔可能需要调整。

4. 餐前 15 分钟服用本品，用药后可能需要几周才能完全见效。

5. 参见卡托普利口服常释剂。

培哚普利口服常释剂

1. 本品口服用于治疗高血压和充血性心力衰竭。

2. 以下情况不宜使用本品：血管神经性水肿、明显的双侧肾动脉狭窄或单功能肾的动脉狭窄患者、妊娠等。

3. 食物会影响培哚普利的药效，早餐前 1 小时服药。

4. 参见卡托普利口服常释剂。

二、血管紧张素转化酶抑制剂的复方制剂

氨氯地平贝那普利Ⅰ、氨氯地平贝那普利Ⅱ口服常释剂

1. 本品主要用于治疗高血压。

2. 本品为复方制剂，氨氯地平贝那普利Ⅰ的组分如下：氨氯地平 2.5mg、盐酸贝那普利 10mg；氨氯地平贝那普利Ⅱ的组分如下：氨氯地平 5mg，盐酸贝那普利 10mg。

3. 参见氨氯地平片、贝那普利口服常释剂。

贝那普利氢氯噻嗪口服常释剂

1. 本品主要用于治疗高血压。

2. 本品为复方制剂，每片含盐酸贝那普利 10mg，氢氯噻嗪 12.5mg。

3. 参见贝那普利口服常释剂、氢氯噻嗪片。

复方卡托普利口服常释剂

1. 复方卡托普利用于治疗高血压、心力衰竭。

2. 本品为复方制剂，每片含卡托普利 10mg，氢氯噻嗪 6mg。

3. 参见卡托普利口服常释剂和氢氯噻嗪片。

赖诺普利氢氯噻嗪口服常释剂

1. 本品主要用于治疗高血压。

2. 本品为复方制剂，每片含赖诺普利 10mg，

氢氯噻嗪 12.5mg。

3. 参见赖诺普利口服常释剂、氢氯噻嗪片。

依那普利叶酸口服常释剂

1. 本品用于治疗伴有血浆同型半胱氨酸水平升高的原发性高血压。

2. 本品为复方制剂，含不同规格的马来酸依那普利叶酸。用药前注意药品剂量，不要随意更换。

3. 参见依那普利口服常释剂、叶酸片。

培哚普利吲达帕胺口服常释剂

1. 本品主要用于治疗高血压。

2. 本品为复方制剂，每片含培哚普利叔丁胺盐 4mg，吲达帕胺 1.25mg。

3. 参见培哚普利口服常释剂、吲达帕胺片。

培哚普利氨氯地平Ⅰ、培哚普利氨氯地平Ⅱ、培哚普利氨氯地平Ⅲ口服常释剂

1. 本品主要用于治疗高血压。

2. 本品为复方制剂，剂量如下：培哚普利/氨氯地平为 3.5mg/2.5mg、7mg/5mg 和 14mg/10mg。用药时注意药品剂量。

3. 参见培哚普利口服常释剂、氨氯地平片。

三、血管紧张素Ⅱ拮抗剂的单方药

缬沙坦口服常释剂

1. 本品主要用于治疗高血压。

2. 以下情况不宜使用本品：严重肾功能损害（肌酐清除率＜30ml/min）、妊娠期、哺乳期等。

3. 服药约 2 周后可以看到确切的降压效果，4 周后可达到最大疗效。

4. 建议固定在每天同一时间服药，如早晨 7 点左右。

5. 服药后可能引起头晕和虚弱，在用药期间避免驾驶或操作器械。如果出现低血压症状（如头晕、眼黑、肢软、冷汗），可立即平躺休息。若休息后无缓解，及时就诊。

6. 用药期间饮酒可能引起血压过度下降，甚至休克。避免饮酒或含酒精饮料。

7. 用药期间如果天气炎热或运动导致出汗过多，多喝水，以防脱水引起的低血压。呕吐或稀便也会造成脱水。

8. 用药后如果出现血管神经性水肿（表现为气道阻塞，面部、嘴唇、咽或舌肿胀），立即停药就诊，且不能再次使用缬沙坦。

9. 用药后可能出现咳嗽、腹痛、水肿、皮疹、

瘙痒、大疱性皮炎、肌痛、疲劳等不良反应。

奥美沙坦酯口服常释剂

1. 奥美沙坦酯适用于高血压的治疗。

2. 妊娠期妇女、哺乳期妇女、1 岁以下幼儿、对本品过敏者不可使用。

3. 如果天气炎热或运动导致出汗过多，多喝水（建议每天饮水 1500～1700ml），以防脱水引起的低血压。呕吐或稀便也会造成脱水，如果出现应及时就诊。

4. 服药期间如果坐或躺后迅速起身，可能出现头晕，应缓慢起身。

5. 为了解药物影响，可能需要定期检查血清电解质、血压、血清肌酸酐、尿素氮，并进行尿液分析。

6. 用药后可能出现头晕、背痛、腹泻、头痛、血尿、流感样症状等不良反应。用药过量还可能出现低血压、心率过快或过慢等症状。

7. 本品还可能引起严重的肠病，表现为严重的慢性腹泻和体重减轻。

厄贝沙坦口服常释剂/缓释剂

1. 本品用于治疗高血压、合并高血压的 2 型糖尿病肾病。

2. 妊娠中、晚期妇女，哺乳期妇女，对本品过敏者不可使用。

3. 肾功能不全或正在接受血液透析治疗者，可能需要调整剂量。

4. 参见缬沙坦口服常释剂。

氯沙坦口服常释剂

1. 本品用于治疗高血压、慢性心力衰竭。

2. 重度肝功能损害者，妊娠中、晚期妇女，哺乳期妇女及对本品过敏者不可使用。

3. 有肝功能损害病史者，可能需要调整剂量。

4. 用于高血压时在早晨 7 点左右服药，以有效控制白天的血压高峰。

5. 通常治疗 3～6 周可以达到最大降压效果。

6. 参见缬沙坦口服常释剂。

替米沙坦口服常释剂

1. 本品用于治疗高血压、降低心血管疾病风险。

2. 胆道阻塞性疾病患者、重度肝功能不全、重度肾功能不全者、妊娠中晚期妇女、哺乳期妇女等不能使用。

3. 本品中可能含有山梨醇，对果糖不耐受的患者不能使用含山梨醇的制剂。

4. 用药可能需要 4～8 周后才能发挥最大药效，按疗程坚持服药。

5. 参见缬沙坦口服常释剂。

坎地沙坦酯口服常释剂

1. 本品用于治疗高血压。

2. 对本品过敏者、孕妇或可能妊娠的妇女、双侧或单侧肾动脉狭窄者等不能使用。

3. 肝、肾功能不全者可能需调整剂量。

4. 本品需固定在每天同一时间服药。

5. 可能需连续用药 4～6 周才能见效，严格遵医嘱用药。

6. 参见缬沙坦口服常释剂。

阿利沙坦酯片

1. 本品具有降低血压的作用，主要用于治疗高血压。

2. 妊娠 3 个月以上的孕妇禁用。哺乳期妇女用药时应停止哺乳。

3. 食物可能会降低本品的吸收，不要与食物同时服用。

4. 一般连续用药 4 周可达到最大降压效果。严格遵医嘱用药。

5. 参见缬沙坦口服常释剂。

阿齐沙坦片

1. 本品用于治疗原发性高血压。

2. 孕妇禁用。哺乳期妇女用药时应停止哺乳。

3. 参见缬沙坦口服常释剂。

四、血管紧张素Ⅱ受体拮抗剂的复方制剂

奥美沙坦酯氢氯噻嗪口服常释剂

1. 本品适用于高血压的治疗。

2. 本品为复方制剂，每片含奥美沙坦酯 20mg 和氢氯噻嗪 12.5mg。

3. 参见奥美沙坦酯口服常释剂、氢氯噻嗪片。

厄贝沙坦氢氯噻嗪口服常释剂

1. 本品适用于高血压的治疗。

2. 本品为复方制剂，剂量如下：厄贝沙坦/氢氯噻嗪，150mg/12.5mg、300mg/12.5mg。

3. 参见厄贝沙坦口服常释剂、氢氯噻嗪。

氯沙坦氢氯噻嗪口服常释剂

1. 本品适用于高血压的治疗。

2. 本品为复方制剂，剂量如下：氯沙坦钾/氢氯噻嗪，50mg/12.5mg、100mg/12.5mg、100mg/25mg。

3. 参见氯沙坦口服常释剂、氢氯噻嗪片。

替米沙坦氢氯噻嗪口服常释剂

1. 本品适用于高血压的治疗。

2. 本品为复方制剂，剂量如下：替米沙坦/氢氯噻嗪，40mg/12.5mg，80mg/12.5mg。

3. 参见替米沙坦口服常释剂、氢氯噻嗪片。

缬沙坦氨氯地平Ⅰ、缬沙坦氨氯地平Ⅱ口服常释剂

1. 本品适用于高血压的治疗。

2. 本品为复方制剂，剂量如下：缬沙坦/氨氯地平，80mg/5mg、160mg/5mg。

3. 参见缬沙坦口服常释剂、氨氯地平片。

缬沙坦氢氯噻嗪口服常释剂

1. 本品适用于高血压的治疗。

2. 本品为复方制剂，每片含缬沙坦 80mg 和氢氯噻嗪 12.5mg。

3. 参见缬沙坦口服常释剂、氢氯噻嗪片。

奥美沙坦酯氨氯地平口服常释剂

1. 本品适用于高血压的治疗。

2. 本品为复方制剂，每片含奥美沙坦酯 20mg 和氨氯地平 5mg。

3. 参见奥美沙坦酯口服常释剂、氨氯地平片。

替米沙坦氨氯地平口服常释剂

1. 本品适用于高血压的治疗。

2. 本品为复方制剂，每片含替米沙坦 80mg 和氨氯地平 5mg。

3. 参见替米沙坦口服常释剂、氨氯地平片。

坎地氢噻口服常释剂

1. 本品适用于高血压的治疗。

2. 本品为复方制剂，每片含坎地沙坦酯 8mg，氢氯噻嗪 12.5mg。

3. 参见坎地沙坦酯口服常释剂、氢氯噻嗪片。

第九节 调节血脂用药

一、HMG-CoA 还原酶抑制剂

辛伐他汀口服常释剂

1. 本品用于治疗高脂血症、冠心病合并高胆固醇血症、脑卒中。

2. 原因不明的血清氨基转移酶持续升高、活动性肝病、正在使用强效 CYP3A4 抑制剂（如伊曲康唑、酮康唑、泊沙康唑、伏立康唑、阿扎那韦、利托那韦、波普瑞韦、替拉瑞韦、红霉素、克拉霉素、

泰利霉素、萘法唑酮、吉非贝齐、环孢素或达那唑等）者、孕妇等不能使用。

3. 本品应与食物一起服用，以促进吸收。人体肝脏合成胆固醇的高峰期在夜间。为提高药效，应在晚上服药。

4. 每日饮用葡萄柚汁超过 1L 可明显增加辛伐他汀的副作用。用药期间建议避免饮用葡萄柚汁。

5. 用药期间过量饮酒可能影响肝脏功能。建议最好避免大量饮酒或含酒精饮料。

6. 本品可能引起肌病，包括横纹肌溶解。用药初期或调整剂量期间，建议定期监测血清肌酸激酶。如果出现原因不明的肌痛、触痛或肌无力症状，特别是伴不适或发热时，应及时停药就诊。用药期间还需要定期检查血胆固醇。

7. 本品可能引起血糖异常。用药期间如果出现多尿、多饮、多食、疲乏等症状，立即就诊。糖尿病患者需更加密切地监测血糖，出现血糖恶化时立即就诊。

8. 用药后可能出现腹痛、便秘、胃肠胀气、恶心、腹泻、皮疹、消化不良、疲乏、无力、头痛、晕眩、瘙痒、脱发、肌肉痉挛、肌痛、感觉异常、失眠、抑郁、呕吐、贫血等不良反应。

阿托伐他汀口服常释剂

1. 本品主要用于治疗高胆固醇血症、混合型高脂血症、伴有高胆固醇血症或混合型血脂异常的冠心病或有冠心病风险因素（如糖尿病、症状性动脉粥样硬化性疾病）的患者。

2. 有活动性肝病或存在不明原因的肝酶持续升高、肌病、妊娠等情况不能使用。

3. 参见辛伐他汀口服常释剂。

氟伐他汀口服常释剂/缓释剂

1. 本品主要用于治疗饮食无法控制的高胆固醇血症和血脂异常。

2. 活动性肝病、不明原因的肝酶持续升高、严重肾功能不全、妊娠期、哺乳期等不能使用。

3. 用药后 4 周内可达到最大调血脂作用，长期服用持续有效。

4. 具有生育能力的妇女用药期间采取避孕措施。如果用药期间妊娠，立即就诊。

5. 本品可能影响肝功能，用药期间定期检查肝功能。

6. 用药后可能出现失眠、头痛、恶心、腹痛、消化不良等不良反应。用药后如果出现不明原因的肌肉疼痛、触痛或无力，尤其是伴有发热或全身不

适时，应立即就诊。

洛伐他汀口服常释剂

1. 本品用于治疗高胆固醇血症、混合型高脂血症。

2. 活动性肝病、不明原因的血清氨基转移酶持续升高、正在服用药物（如利托那韦、茚地那韦、阿扎那韦、替拉瑞韦、波普瑞韦、伊曲康唑、泊沙康唑等），妊娠期、哺乳期等不能使用。

3. 患有肾功能不全者可能需要调整用药剂量。

4. 食物可增加洛伐他汀的吸收，与食物同服。

5. 参见辛伐他汀口服常释剂。

匹伐他汀口服常释剂

1. 本品主要用于治疗高胆固醇血症。

2. 重症肝病或胆道闭塞、孕妇、哺乳期妇女等不能使用。

3. 肝病或肾功能不全者不宜使用匹伐他汀钙或需要调整剂量。

4. 参见辛伐他汀口服常释剂。

普伐他汀口服常释剂

1. 本品主要用于治疗高脂血症、家族性高胆固醇血症。

2. 活动性肝病、不明原因的血清氨基转移酶持续升高、妊娠期、哺乳期等情况不能使用。

3. 人体合成胆固醇的高峰期在晚上，为提高药效，应在睡前服药。

4. 有生育能力的妇女用药期间应采取有效的避孕措施。用药期间如果发现妊娠，立即就诊。

5. 用药可能升高肝酶水平，建议在调整剂量前或有其他需要时监测肝功能。为了解药物疗效和病情发展，开始用药或调整剂量后 4 周或 4 周以上还需检测血脂水平。

6. 本品极少导致严重不良反应，如横纹肌溶解（主要表现为肌肉疼痛、压痛、肌无力）、肝功能障碍（主要表现为乏力、嗜睡、厌食、恶心、呕吐、右上腹疼痛、瘙痒、黄疸等）、血小板减少（可表现为紫癜、皮下出血等）、间质性肺炎（可表现为发热、咳嗽、呼吸困难等）、肌病、周围神经障碍和过敏症状等。

瑞舒伐他汀口服常释剂

1. 本品具有调节血脂的作用，主要用于高血脂。

2. 以下情况不宜使用本品：肌病、重度肾功能不全（CCr＜30ml/min）、活动性肝病、妊娠期、哺乳期。

3. 参见辛伐他汀口服常释剂。

二、贝特类

苯扎贝特口服常释剂

1. 本品具有调节血脂的作用，主要用于治疗高三酰甘油血症、高胆固醇血症、混合型高脂血症。

2. 胆囊疾病、胆石症、肝功能不全或原发性胆汁性肝硬化、肾病综合征引起白蛋白减少、妊娠期、哺乳期等情况不能使用。

3. 为了达到较理想的降脂水平，必须严格按照医嘱用药，通常需要长期、有规律地服药。

4. 为了解药物疗效和影响，建议定期检查血常规、肝肾功能、血脂、血肌酸激酶。

5. 正在服用抗凝药和降血糖药的患者，治疗初期需要监测凝血时间和血糖水平。

6. 用药后可能出现消化不良、厌食、恶心、呕吐、饱胀感、胃部不适等不良反应。

非诺贝特口服常释剂

1. 本品具有调节血脂的作用，主要用于治疗高脂血症。

2. 使用本品或与之结构相似的药物（尤其是酮洛芬）出现光毒性或光敏反应、活动性肝病（包括原发性胆汁性肝硬化、不明原因的持续性肝功能异常）、胆囊疾病（如胆石症）、重度肾功能损害（包括接受透析）、急慢性胰腺炎（重症高三酰甘油血症引起的急性胰腺炎除外）、妊娠期、哺乳期等情况不能使用。

3. 为减少胃部不适，应与食物同服。

4. 参见苯扎贝特口服常释剂。

吉非罗齐口服常释剂

1. 本品具有调节血脂的作用，主要用于高血脂。

2. 胆囊疾病、胆石症、肝功能不全者、原发性胆汁淤积性肝硬化、严重肾功能不全、肾病综合征引起血清蛋白减少、妊娠期、哺乳期等情况不能使用。

3. 为增加本药的疗效，在早餐及晚餐前30分钟服药。

4. 连续服用3个月，未见症状改善应就诊。

5. 用药后可能引起贫血、白细胞减少、肝功能异常、血肌酸激酶升高，需要定期检查全血细胞计数、肝功能、血脂、血肌酸激酶。

6. 用药后可出现胆结石（可表现为严重腹痛，同时可能存在恶心和呕吐）、可疑的肌病症状（如肌痛、触痛、乏力等）。

7. 用药后主要引起消化不良、厌食、恶心、呕吐、饱胀感、胃部不适等不良反应。

三、其他调节血脂药

阿昔莫司口服常释剂

1. 本品主要用于治疗高脂血症，包括高胆固醇、高三酰甘油血症。

2. 以下情况不宜使用本品：消化性溃疡、严重肾功能不全（肌酐清除率<30ml/min）、妊娠。

3. 在餐后30分钟左右用药。每天用量不要超过1200mg。

4. 用药期间定期监测血脂，以确定是否达到预期疗效。定期监测肝肾功能，以评估用药的影响。

5. 用药初期可能出现皮肤变红、潮热感和瘙痒，通常可在几天内消失。用药后还可能出现胃肠反应（如胃灼热感、上腹痛、消化不良）、头痛和乏力等不良反应。

普罗布考口服常释剂

1. 本品主要用于高胆固醇血症。

2. 近期心肌损害、严重室性心律失常、心源性晕厥或不明原因晕厥、QT间期延长、低血钾或低血镁、妊娠期、哺乳期等情况不能使用。

3. 食物有助于本品的吸收，在早、晚餐时服药。

4. 本品对心脏有影响，用药期间需要定期进行心电图检查。定期检查肝功能、肌酸激酶、尿酸、尿素氮等。

5. 用药后最常见的不良反应是胃肠道不适，如腹泻、胀气、腹痛、恶心和呕吐。其他少见的不良反应有头痛、头晕、感觉异常、失眠、耳鸣、皮疹、皮肤瘙痒等。

6. 用药后还可能引起严重的不良反应，如心率过快、血小板减少（可表现为皮肤上有瘀点或黏膜出血）。

依折麦布口服常释剂

1. 本品主要用于治疗高胆固醇血症、植物固醇血症（又称谷固醇血症）。

2. 不推荐10岁以下儿童使用本品。中重度肝功能不全患者、妊娠期、哺乳期妇女不推荐使用，建议使用本品的女性需停药至少4周后再妊娠。

3. 可在一天中任何时间服药，但需固定在每天同一时间。

4. 用药后如出现不明原因的肌痛、触痛或无力，应及时就诊。

5. 用药后常见的不良反应有腹痛、腹泻、胃肠胀气、疲倦等。

海博麦布片

1. 本品为胆固醇吸收抑制剂，用于降低胆固醇。

2. 对本品过敏者、活动性肝病或原因不明的肝酶持续升高的患者禁用。

3. 孕妇禁用。哺乳期妇女、儿童、肝肾功能不全患者慎用。

4. 用药后可出现腹痛、便秘、恶心、腹泻、上腹痛、氨基转移酶升高、困倦、乏力、肢体疼痛等不良反应。

5. 用药期间监测血尿酸和肝功能。

依洛尤单抗注射液

1. 本品具有降低低密度脂蛋白胆固醇的作用。主要用于高胆固醇血症或混合型血脂异常、动脉粥样硬化性心血管疾病。

2. 孕妇慎用。哺乳期妇女建议暂停用药。

3. 本品应经一次性预充式自动注射笔在皮下注射给药，注射在腹部、大腿或上臂，不要在柔嫩、淤青、红肿或变硬的部位用药。

4. 每次注射时应轮换注射部位。不要在同一注射部位同时注射本品和其他注射药物。

5. 如错过一次用药，在7天内尽快补用，并继续使用原用药计划，如在7天内没有补用，则按以下方法处理：每2周给药一次时，则不再补用，等待下一次给药；每月给药一次时，需立即补用，并根据该日期开始新的用药计划。

6. 将药品从冰箱里取出后，需放置至少30分钟，使药液达到室温。如未达到室温，可能需要注射更长时间。不要加热自动注射笔。

7. 为了解药物疗效，用药期间需定期监测血脂（空腹）。

8. 用药后可能出现肌痛、肌肉骨骼疼痛、过敏（如皮疹、荨麻疹）、糖尿病、鼻咽炎、鼻窦炎、上呼吸道感染、背痛、流感、咳嗽、尿路感染、头痛、头晕、高血压、腹泻、胃肠炎等不良反应。注射部位还可能出现红斑、疼痛和淤青等症状。

阿利西尤单抗注射液

1. 本品能降低低密度脂蛋白胆固醇水平，主要用于预防动脉粥样硬化性心血管疾病患者发生心血管事件（如心肌梗死、卒中、不稳定型心绞痛），也用于原发性高胆固醇血症或混合型血脂异常。

2. 本品每2周或每4周（每月）在皮肤下注射（皮下注射），每次注射使用不同的笔和不同的注射部位。

3. 不要在同一注射部位将本品与其他可注射药物一起注射。

4. 注射前，务必检查笔的标签，以确保使用正确的药物和正确的剂量。

5. 如忘记使用本品或无法在正常时间注射，在7天内尽快注射错过的剂量。如每2周注射一次，则从错过剂量之日起2周内注射下一剂，如每4周注射一次，则从错过剂量之日起4周内注射下一剂。

6. 如错过注射超过7天，并且每2周注射一次，等到下一次预定时间重新开始使用本品，如每4周注射一次，从记得的时间重新开始注射。

7. 不建议孕妇使用。哺乳期妇女用药期间应暂停哺乳。

8. 本品会引起过敏反应：严重皮疹、严重瘙痒、面部、嘴唇、喉咙或舌头肿胀、呼吸困难、麻疹、注射部位发红、瘙痒、肿胀、疼痛或压痛、普通感冒的症状、流感或流感样症状等。

第四章　皮肤疾病用药

第一节　皮肤抗真菌用药

克霉唑软膏剂

1. 本品是一种抗真菌药。外用主要用于治疗体癣、股癣、手癣、足癣、花斑癣、头癣，以及念珠菌性甲沟炎和念珠菌性外阴阴道炎。

2. 先将需要用药的地方洗干净，擦干后直接将药物涂抹在患处。

3. 给药后，不要用纱布、绷带等包扎或覆盖用药部位。

4. 用于外阴阴道炎时，在晚上将药物涂在患病部位。

5. 不要让药物接触眼睛或其他黏膜（如口、鼻）。

6. 用药部位可能出现过敏反应和一过性刺激症状，如瘙痒、刺痛、红斑、水肿等。如果用药后出现烧灼感、红肿等情况，停药并将药物洗净。

咪康唑软膏剂

1. 本品具有抗真菌作用，主要用于皮肤感染，如体癣、股癣、手癣、足癣、花斑癣、甲沟炎、皮肤念珠菌病、尿布皮炎。

2. 将患病部位洗净擦干后，将药物涂抹在患处，轻轻按摩患处，直至药膏完全吸收。

3. 为避免复发，在症状消失后继续用药 1 周。

4. 避免药物接触眼睛或口、鼻等黏膜。

5. 用药后可能出现皮肤刺激（如烧灼感）和过敏反应（如皮疹、瘙痒）。如果用药部位出现烧灼感、瘙痒、红肿等，停药并将局部药物洗净。

水杨酸软膏剂

1. 本品具有软化、溶解角质和抗真菌的作用，软膏主要用于治疗头癣、足癣、角质增生。

2. 将药品均匀涂抹在患病部位，可以在晚上睡前使用。

3. 避免药物接触眼睛、口、鼻等黏膜。如果药物不小心接触眼睛，立即用水彻底冲洗。

4. 水杨酸容易经皮肤吸收，不要长期或大量使用，也不要在皮肤溃烂、炎症、感染的部位用药，以免吸收中毒，出现头晕、神志模糊、头痛等症状。

5. 水杨酸易燃，不要在明火附近或吸烟时使用。

6. 不要在用药部位使用肥皂、清洁剂、药用化妆品、医用酒精等，可能增加对用药部位的刺激或导致干燥。

7. 本品主要引起用药部位刺激感、干燥、脱皮、瘙痒等不良反应，可减少用药次数。如果出现烧灼感、红肿，停药并将局部药物洗净。

阿莫罗芬软膏剂

1. 本品具有抑菌、杀菌的作用。外用主要用于皮肤真菌感染，如足癣、股癣、体癣、皮肤念珠菌病。

2. 孕妇、儿童（尤其是婴幼儿）应避免使用本品。哺乳期妇女不应将本品用于胸部。

3. 用于皮肤感染时，在晚上用药。即使症状消失，也应继续用药数天，以保证药效。通常用药不少于 2 周，最长不超过 6 周。

4. 不要让药物接触黏膜（如口腔、鼻腔）和皮肤皱褶部位。如果药物不小心接触眼睛或耳朵，立即用水冲洗，并及时就诊。

5. 用药后可能出现皮肤刺激、红斑、瘙痒、皮肤烧灼感、接触性皮炎。如有烧灼感、红肿等，应停药，并将局部药物洗净。

布替萘芬软膏剂

1. 本品具有抑菌、杀菌的作用。外用主要用于治疗皮肤真菌感染，如足癣、体癣、股癣。

2. 在洗净擦干的患病部位及周围的皮肤上涂或喷上足量的药物，轻柔按摩以帮助药物吸收。

3. 不要让本品接触眼睛、鼻、口腔和外阴部，以免引起烧灼感或刺痛。用药后洗手。

4. 为避免引起毒副作用，最好不要在发炎或有伤口的皮肤上用药。用药后也不要用绷带或纱布等物品包扎、覆盖用药部位。

5. 即使症状好转，也应继续按疗程用药，以免停药后病情复发。如果使用一个疗程（足癣 4 周、体癣或股癣 2 周）后症状没有改善，及时复诊。

6. 用于足癣时，尽量穿干净的棉袜，避免穿尼龙等材质的袜子。袜子最好每日更换，也可在出汗过多时勤换。最好穿透气良好的鞋或拖鞋。在鞋、袜中撒入少许吸水或抗菌的粉末，如爽身粉。

7. 用于股癣时，穿棉质、宽松的内裤，避免穿尼龙等材质或紧身的内裤。用于体癣时，保持患病部位干燥，穿宽松的衣服。涂抹少许吸水或抗菌的粉末，如爽身粉。

8. 用药后可能出现局部刺激、红斑、瘙痒、灼热感、刺痛感、接触性皮炎等不良反应。如果用药部位出现烧灼感、红肿等，停药并将药物洗净。

二硫化硒外用液体

1. 本品具有调节皮肤油脂分泌和抗真菌的作用。外用主要用于头皮屑、头皮脂溢性皮炎、花斑癣（汗斑）。

2. 渗出部位、外生殖器部位、皮肤有炎症、糜烂、染发或烫发后 2 天内，不要使用本品。

3. 用药前充分摇匀，如果因气温过低使药液变稠，可温热后使用。

4. 用于头皮屑和头皮脂溢性皮炎：先用肥皂或洗发水清洗头发和头皮，然后将 5～10g 药液涂抹到湿的头发和头皮上，用手轻揉出泡沫，保留 3～5 分钟后用温水洗净，必要时可以重复 1 次。为避免头发脱色，用药后将头发彻底冲洗干净。不要为了控制头皮屑而频繁使用本药。

5. 用于花斑癣：先清洁患病部位，然后根据患病部位皮肤面积取适量药液涂抹（一般 10～30g），保留 10～30 分钟后用温水洗净。

6. 避免药物接触眼睛或其他黏膜（如口、鼻等）。如果洗液接触眼睛，用清水彻底冲洗，以防止化学性结膜炎。

7. 为避免影响药效，不要让金属接触药液。用后塞紧瓶塞。

8. 连续用药 2～3 个疗程（通常一个疗程为 2～4 周）后，如果未见症状缓解应及时就诊。

9. 治疗中脱发是可逆的，通常在停药后 2～3 周停止脱发。

10. 用药后可能出现接触性皮炎、头发或头皮干燥、头发脱色等症状。如果用药部位出现烧灼感、红肿等，停药并将局部药物洗净。停药后 10～12 天症状可消失。

复方土槿皮外用液体

1. 本品外用治疗手癣、足癣、体癣等。

2. 以下情况，可能不能使用本品：对本药或酒精过敏、水疱型糜烂性手足癣、严重炎症反应的体癣患者、儿童、妊娠期妇女等。

3. 用药期间忌烟酒、辛辣、油腻及腥发食物。

4. 本品有较强的刺激性和腐蚀性，切勿接触眼睛、口腔等黏膜处。皮肤破溃处禁用。禁用于面部

皮肤和其他部位黏膜。使用时应注意对周围正常皮肤的保护。

5. 本品对皮肤有刺激性，用于股癣时应注意，不宜使药液接触阴囊、外阴等皮肤细薄处，较长时间使用可使皮肤剥脱。

6. 涂药部位如有烧灼感、瘙痒加重或红肿，应停止使用，洗净。

7. 若用药 3 天症状无缓解，应去医院就诊。

8. 用后密封贮藏。本品避免与铁器接触。

环吡酮胺软膏剂

1. 本品用于浅部皮肤真菌感染，如体癣，股癣，手、足癣（尤其是角化增厚型），花斑癣，皮肤念珠菌病，也适用于甲癣。

2. 不要给儿童使用本品。

3. 用于皮肤真菌感染时，将药物涂在患处，疗程 2～4 周。

4. 治疗甲癣时，先用温水泡软病甲并尽可能削薄，涂抹药膏，并包扎固定。疗程 3～6 个月。

5. 避免药物接触眼睛等部位的黏膜。

6. 用药后可能出现局部发红、瘙痒、刺痛、烧灼感等不良反应。如果用药部位出现烧灼感、红肿等情况，停药并将局部药物洗净，必要时就诊。

联苯苄唑外用液体剂/软膏剂

1. 联苯苄唑具有抗真菌作用。外用主要用于治疗皮肤真菌病，如手癣、足癣、体癣、股癣、花斑癣。

2. 妊娠早期、哺乳期尽量不要使用本品。

3. 将药物直接涂抹或喷在患病部位。在晚上休息前使用。乳膏涂药后可以轻轻按摩几分钟。

4. 本品用于不同的适应证时，疗程不同。遵医嘱按时并按疗程用药，以达到满意的疗效。

5. 避免药物接触眼睛等部位的黏膜，以免引起烧灼、刺激症状。

6. 用药后可能出现皮炎、湿疹、瘙痒、刺痛、皮疹、皮肤干燥、脱屑、红斑、烧灼感等不良反应，停药后可消失。

曲安奈德益康唑软膏剂

1. 本品具有抗菌、抗炎、抗过敏等作用。主要用于多种皮肤病，包括皮炎、湿疹、手足癣、体癣、股癣、花斑癣、甲沟炎、口角炎等。

2. 患有皮肤结核、梅毒、病毒感染（如疱疹、牛痘、水痘）者，不能使用本品。

3. 如果最近接种过疫苗，不要在接种部位的周边用药。

4. 不要长期大面积使用，连续用药不要超过 4 周；用于面部、腋下、腹股沟及外阴等皮肤细薄处，连续用药不要超过 2 周。

5. 避免药物接触眼睛或其他黏膜（如口、鼻）。如果不小心接触眼睛，立即用清水或生理盐水冲洗。在眼睛周围长时间用药可能引起白内障、眼压升高、青光眼等。

6. 为避免因药物吸收而引起全身性不良反应，不要在皮肤破损处用药，给药后也不要用纱布或绷带包扎、覆盖。

7. 用药后可能出现局部过敏反应，如皮肤烧灼感、瘙痒、针刺感。长期用药还可能出现皮肤萎缩、毛细血管扩张、色素沉着、感染。用药部位如果出现烧灼感、红肿等，停药并将局部药物洗净。

特比萘芬片

1. 本品具有抗真菌作用。口服给药主要用于多种真菌引起的皮肤、毛发、指（趾）甲感染，包括体癣、股癣、足癣、头癣和甲癣。

2. 口服仅用于治疗大面积、严重的皮肤真菌感染。对阴道念珠菌病或花斑癣无效。

3. 肝病患者、哺乳期妇女或年龄小于 2 岁的幼儿，不要使用。

4. 为了保证稳定的疗效，最好固定在每天同一时间服药。

5. 不同的疾病用药疗程不同，从 2 周到 4 个月或更长时间不等，严格遵医嘱用药。

6. 如果忘记服药，在想起时尽快补服，但如果距离下次服药少于 4 小时，则不要再补服药物。

7. 用药后如果出现眩晕或感觉不适，避免驾驶车辆或操作机器。

8. 本品可延长咖啡因的作用时间，用药期间避免食用含有咖啡因的食物或饮料（如巧克力）。

9. 用药期间如果直接接触阳光可能出现光过敏反应，可能被严重晒伤。采取防晒措施，如穿防晒衣或涂抹防晒霜。

10. 本品可影响肝功能，用药期间建议定期监测肝功能，如 4～6 周监测一次。用药后如果出现持续性恶心、厌食、乏力、呕吐、右上腹疼痛、眼睛或皮肤变黄、尿液颜色深或粪便颜色变浅等症状应就诊。

11. 用药后可能出现食欲缺乏、抑郁、头痛、头晕、味觉障碍、视力缺损、腹胀、消化不良、恶心、轻微腹痛、腹泻、皮疹、荨麻疹、关节痛、肌痛、疲劳等不良反应。如果出现味觉障碍、嗅觉障碍、抑郁、逐渐加重的皮疹，应立即就诊。

特比萘芬软膏剂

1. 本品外用主要用于皮肤真菌感染，如手癣、足癣、体癣、股癣、花斑癣、皮肤念珠菌病。

2. 先将需要用药的部位洗净晾干，然后涂抹本品，可在涂药后轻柔按摩片刻，以帮助吸收。

3. 避免药物接触眼睛或其他黏膜（如口、鼻）。如果不小心入眼，用大量水冲洗。

4. 真菌可以传染，不要给他人使用剩余药物，也不要共用毛巾和衣物。为避免重复感染，毛巾或衣物应勤换洗。袜子每天更换，不要穿太紧的鞋，也不要赤足走路。可在袜子和鞋内喷洒抗真菌药物以提高疗效。

5. 症状通常在用药后数天缓解。为预防病情复发，遵医嘱继续用药。用药 1～2 周后，如未见症状缓解或感染范围扩大，应及时就诊。

6. 用药期间不要在同一部位使用其他药物。

7. 如果用药部位出现烧灼感、红肿、皮疹、瘙痒和水疱等，及时停药并将局部药物洗净。

酮康唑软膏剂

1. 本品是一种抗真菌药，本品外用主要用于皮肤真菌感染，如手癣、足癣、体癣、花斑癣。

2. 将涂药的部位清洗干净，擦干后涂抹本品。

3. 治疗体癣、股癣、花斑癣、皮肤念珠菌病或头皮屑、脂溢性皮炎时，需连续用药 2～4 周；如果使用 2～4 周后症状无改善或加重停药就诊。治疗手足癣需连续用药 4～6 周。

4. 避免药物接触眼部等黏膜（如口、鼻），如果不小心接触，用水冲洗。

5. 不要将药物涂抹在破损的皮肤上，不要大面积使用本品。

6. 用于治疗股癣时，用药期间不要穿紧身内裤或化纤内裤，在用药的同时还可以撒一些祛痱粉。

7. 用于足癣时，在洗足后将皮肤擦干，特别是足趾间。穿棉纱袜和透气的鞋，将祛痱粉撒在足、袜和鞋中。

8. 如果用药部位出现烧灼感、红肿等，停药并将药物清洗干净。

益康唑软膏剂

1. 本品外用主要用于治疗皮肤念珠菌病和体癣、股癣、足癣、花斑癣。

2. 妊娠早期妇女不要使用本品。

3. 用药前用肥皂和水彻底清洗皮肤，并擦干，将药物均匀涂抹在患病部位，用药后彻底清洗手。

4. 不要让药物接触眼睛或其他黏膜（如口、鼻等）。

5. 用于治疗皮肤念珠菌病时不要用绷带、纱布等物品紧密包扎或覆盖给药部位，以免加重病情。

6. 即便症状有所缓解，仍需坚持按疗程用药，以免病情反复。用于皮肤念珠菌病及各种癣病时，至少用 2 周，足癣至少用 4 周。

7. 如果用药部位出现烧灼感、红肿等，停药并将局部药物洗净。

第二节　润肤剂和保护剂类

尿素软膏剂

1. 尿素具有溶解角质和防止皮肤干裂的作用。软膏主要用于手足部的皮肤干裂、鱼鳞病、皮肤角化症。

2. 将软膏涂抹在患处，并轻轻揉搓以促进吸收。使用后拧紧瓶盖。

3. 避免药物接触眼睛和黏膜（如口、鼻），以免引起不适。

4. 如果用药部位出现灼烧感、瘙痒、红肿等，停药并将药物清洗干净。

复方水杨酸外用液体剂

1. 本品用于治疗手癣、足癣、体癣、股癣。

2. 6 月龄以下婴儿不可使用。

3. 用药棉蘸取少量涂于患处。避免接触眼睛和其他黏膜（如口、鼻等）。涂药后立即洗手。

4. 本品不宜长期、大面积使用。

5. 不得用于皮肤破溃处。

6. 用药部位如有烧灼感、红肿等应停药，并将局部药物洗净。

7. 与肥皂、清洁剂、痤疮制剂（如过氧苯甲酰、间苯二酚、硫磺、维 A 酸等）或含有酒精的制剂、药用化妆品合用，会加重刺激或干燥。

氧化锌软膏剂

1. 本品具有滋润、保护皮肤的作用。主要用于皮肤病，包括皮炎、湿疹、痱子及轻度小面积皮肤溃疡、烧伤、烫伤。

2. 避免药物接触眼部或口、鼻等黏膜。

3. 用药可能出现过敏反应。用药部位如果出现烧灼感、红肿等应停药，并将局部药物洗净。

第三节　伤口和溃疡用药

重组牛碱性成纤维细胞生长因子外用冻干制剂/凝胶剂

1. 本品具有促进创面修复的作用。主要用于促进创面愈合，包括烧伤创面、体表溃疡、外伤、供皮区创面、手术伤等。

2. 外用粉剂用包装盒中配备的溶液将药物溶解后，直接将药物喷在伤口，或在受伤处覆盖消毒纱布，再用药液充分均匀地喷湿纱布（以药液不溢出为准），然后包扎即可。

3. 凝胶可直接涂在伤口处，覆盖消毒纱布，包扎即可。

4. 如果在用药前曾使用碘酒、乙醇、过氧化氢等进行清创，伤口可能有药物残留，用生理盐水冲洗后再用药。

5. 本品外用制剂是无菌包装的，用后立即盖上瓶盖，操作过程中尽量保持无污染。

6. 外用粉剂溶解后的有效性为 14 天。凝胶打开后有效期为 21 天。

重组人表皮生长因子外用液体剂/外用冻干制剂/凝胶剂

1. 本品主要用于烧伤、溃疡、供皮区伤口等部位，以促进伤口愈合。

2. 本品没有抗菌作用，但用药不会增加伤口感染风险。如果出现感染，可能需要联合使用抗菌药物或磺胺嘧啶银控制感染。

3. 用药前需彻底清创，去除坏死组织，以便药液与伤口充分接触，提高疗效。用含乙醇消毒剂（如碘酒）清创后，要用生理盐水冲洗后再用药。

4. 外用溶液可直接均匀喷湿伤口。

5. 粉状药物用生理盐水溶解，配制成浓度约为 5000U/ml 的药液（如规格为 5 万 U 的药粉用 10ml 生理盐水溶解），每毫升药液湿透约 $10cm^2$ 的双层干纱布，敷在清创后的伤口上并包扎。伤口感染时，可同时外敷 1%磺胺嘧啶银霜纱布。用于供皮区伤口，可同时外敷凡士林油纱。

6. 凝胶可涂在患处。如果需要包扎，还需在内层纱布上均匀涂抹药物。

7. 用药后偶见轻度刺激症状，如刺痛、灼热感。

重组人碱性成纤维细胞生长因子外用冻干制剂/凝胶剂

1. 本品主要用于慢性创面（包括慢性肉芽创

面、溃疡和压疮）、烧伤创面（包括浅Ⅱ度、深Ⅱ度、肉芽创面）及新鲜创面（包括外伤、手术伤）。

2. 长期重复用药可能导致肿瘤。伤患部位有或曾经有恶性肿瘤的患者不能使用本品。

3. 冻干粉用生理盐水或注射用水溶解，直接涂抹或用喷雾器喷在清洁后的伤患部位；也可以先在伤患处覆盖一层纱布，将药液均匀地滴在纱布上，随后进行包扎。

4. 凝胶直接涂抹在清洁后的伤患部位，随后进行包扎。

5. 用药时，注意不要让药瓶或喷雾器开口处接触其他物品，以免污染药液。

6. 高浓度碘酒、乙醇、过氧化氢、重金属等蛋白变性剂可能影响药物的活性。在清洁创口后，先用生理盐水冲洗伤患部位后再用药。

重组人酸性成纤维细胞生长因子外用冻干制剂

1. 本品主要用于深Ⅱ度烧伤创面、慢性溃疡创面（包括外伤后残余创面、糖尿病溃疡、血管性溃疡、压疮）。

2. 用 10ml 稀释剂将冻干粉溶解，然后装上喷雾器喷头。将药液直接喷在清洁后的伤患部位；也可以先在伤患处覆盖一层纱布，将药液均匀地滴在纱布上，随后进行包扎。

3. 用于烧伤创面时，最好不要超过 3 周；用于慢性溃疡创面时，最好不要超过 6 周。

4. 溶解药物的过程中不要接触其他物品，以免污染药液。

5. 碘酒、乙醇、过氧化氢、重金属等蛋白变性剂可能影响药物的活性。在清洁创口后，用生理盐水冲洗伤患部位后再用药。

6. 用药后可能出现瘙痒、皮疹、轻微发热和伤患处疼痛。

第四节　治疗银屑病药

阿维 A 口服常释剂

1. 本品具有抗角化作用，主要治疗严重银屑病，包括红皮病型银屑病、脓疱型银屑病及其他角化性皮肤病。

2. 维生素 A 过多症、严重肝肾功能不全、高脂血症、妊娠期或计划 3 年内妊娠者、哺乳期妇女不能使用。

3. 育龄妇女在用药前 2 周内需要进行血液或尿液的妊娠检查，确认结果为阴性后，在下次月经周期的第 2 天或第 3 天开始用药。

4. 本品与食物一起服用，吸收效果更好。

5. 服药后不会立刻起效，可能需要 2～3 个月的时间才能完全起效；首次使用还可能出现病情加重。

6. 用药期间饮酒，本品的清除时间延长，致畸风险的存在时间相应延长。育龄期女性在用药期间和停药后 2 个月内忌酒，并避免饮用酒精饮料或食用含酒精的食物。

7. 用药后更容易被晒伤，做好防晒措施（如涂防晒霜、穿防晒衣、佩戴太阳镜），避免接触阳光、太阳灯。

8. 本品可能导致夜盲症。用药期间避免夜间驾驶和操作机器。

9. 用药期间或停药后 2 年内不要献血。

10. 本品有致畸性，育龄妇女在用药期间及停药后 3 年内都应避孕，并定期进行妊娠检查。本品可能会影响避孕药的效果，建议在用药期间采取其他避孕措施，如使用避孕套。

11. 本品可能引起肝功能异常，用药期间建议定期检查肝功能。如果出现肝功能异常，每周检查。高危患者（脂代谢障碍、糖尿病、肥胖、酒精中毒）和长期用药的患者需定期检查血清胆固醇和三酰甘油。长期用药还需检查有无骨异常。

12. 服药期间如果出现严重肝脏问题（如皮肤发黄、恶心、呕吐、食欲缺乏、尿色深等），应停药就诊。

13. 用药后常见不良反应为维生素 A 过多综合征样反应，表现为皮肤异常（如瘙痒、感觉过敏、光过敏、红斑、干燥、鳞屑、甲沟炎等）、黏膜异常（如唇炎、鼻炎、口干等）、眼干燥（戴隐形眼镜可能会出现不适）、结膜炎、肌肉骨骼异常（如肌痛、背痛、关节痛、骨增生等）、神经系统异常（如头痛、步态异常、耳鸣、耳痛等）、疲劳、厌食、食欲改变、恶心、腹痛等。

地蒽酚软膏剂

1. 本品外用主要用于寻常型斑块状银屑病。

2. 本药不能用于进展期脓疱性银屑病，不要在破损的皮肤上用药。

3. 从小面积开始使用，先短时使用少量药物，确定患者可耐受时再增加用量及作用时间。对于较厚的皮损，可先用角质溶解剂处理，然后再使用地蒽酚。

4. 涂药时戴塑料手套，以防刺激皮肤。

5. 浓度递增疗法：先使用低浓度至少 5 天，待皮肤适应后，再增加浓度。门诊患者可入睡前涂药，第 2 天早晨用肥皂洗去，白天涂润肤剂以保持皮肤润滑；住院患者可每天早晚 2 次治疗，每次治疗前进行焦油浴可增加疗效。

6. 短程接触疗法：使用 0.1% 的浓度 5～20 分钟或 1% 的浓度 5 分钟，然后用肥皂洗去，此疗法不良反应最小，适用于静止期皮损。大面积持久性皮损可涂 1% 软膏，保留 10～20 分钟后洗去，每日 1 次，以后逐渐延长药物保留时间至 30 分钟、40 分钟或 60 分钟，直至出现轻度红斑。

7. 联合疗法：可与紫外线联用，或与焦油浴及紫外线联用。

8. 避免药物接触眼睛，接触后可能发生严重结膜炎、角膜炎或角膜混浊。

9. 治疗结束后，染色的皮肤可外用水杨酸软膏，2～3 周即可去除。

10. 用药期间密切观察邻近正常皮肤，如出现红斑，表明药物过量，可能需要降低药物浓度、给药次数或保留时间。

11. 用药部位可能出现皮肤刺激，表现为发红、灼热、瘙痒等症状。指甲可被染为红褐色，衣服可被染黄。

甲氧沙林片

1. 本品为光敏药，在光照下可引起光毒反应，从而起到治疗白癜风、银屑病的作用。

2. 严重肝及肾功能不全、光敏性疾病（如红斑狼疮、皮肌炎、卟啉病、多形性日光疹、着色性干皮病、白化病）、皮肤癌病史、曾使用含砷药物或放射治疗（放疗）、严重心脏病或高血压、白内障或其他晶体疾病、无晶体、年龄 12 岁以下、孕妇、哺乳期妇女等不能使用。

3. 口服本品 2 小时后需要配合日晒或黑光照射，否则无法起效。

4. 用药 6～8 周起效。增加本品的剂量或延长光照时间可能导致严重晒伤。如果治疗 3 个月后仍无明显反应，应停药。

5. 为减轻胃肠道反应，可与食物或牛奶一起服用。

6. 有生育能力的妇女用药期间应采取避孕措施。

7. 用药期间避免饮酒，不要食用过于辛辣的食物或含有呋喃香豆素的食物（如酸橙、无花果、香菜、芥末、胡萝卜、芹菜）。

8. 本品可增加皮肤和嘴唇对光的敏感性，即使隔着玻璃或阴天也可能出现严重晒伤。用药前 24 小时内如外出，穿防晒衣物、戴帽子和手套，涂防晒霜（防晒系数 15 以上），涂防晒系数至少为 15 的唇膏。用药后 48 小时内也应采取防晒措施。

9. 为避免晶体受损，白天应佩戴眼罩或能完全遮蔽紫外线的太阳眼镜，隔离紫外线 8～10 小时，甚至 24 小时。

10. 本品可能引起皮肤癌和青光眼。

11. 为避免光敏反应的风险，不要同时使用其他光敏类药物，如四环素、磺胺嘧啶。

12. 用药后少数患者可能出现轻微的恶心、头痛等不良反应，还可能出现皮肤瘙痒、红斑等光过敏症状，通常可自行消失。过度接受光照治疗可能出现发红、水疱等晒伤症状，需停药至症状消失。

甲氧沙林外用液体剂

1. 适用于小面积（小于 $10cm^2$）、明确患病部位，大面积患病需口服治疗。

2. 用手指套或手套将药液涂抹在干燥患病部位，用凡士林和防晒乳保护病灶边缘，防止色素沉着。涂药后 1～2 小时需接受光线照射，照射时光距为 10～30cm，照射约 30 分钟（初始治疗阳光照射限制在 1 分钟内，随后逐渐增加照射时间）。通常 1 个月为 1 个疗程。治愈后，需每周或隔周照射 1 次以巩固疗效。如治疗 2 个疗程后皮损仍无明显消退，停药。

3. 用于治疗银屑病时，需治疗 8～10 次后才能见到明显疗效，治疗白癜风见效更慢。

4. 用药后可能出现皮肤红斑（常在光照治疗后 24～28 小时出现）、皮肤色素沉着、瘙痒。如果光照强度过大或时间过长，还可能出现皮肤红肿、水疱、疼痛、脱屑。如果出现红肿、水疱等症状，需暂停用药，待恢复后再使用。

5. 参见甲氧沙林片。

卡泊三醇外用液体剂/软膏剂

1. 本品主要用于治疗银屑病。

2. 钙代谢失调、维生素 D 中毒、妊娠期、哺乳期等情况不能使用。

3. 药物涂抹在患病部位后轻轻按摩。

4. 如果用于头皮，可先用梳子去除坏死的皮肤，然后将药物涂抹于干燥的头发和头皮处。

5. 用药可能需要数周才能见效，在医师指导下按疗程用药。

6. 软膏每周用量不要超过 100g，搽剂每周用量不超过 60ml。

7. 用药后会更容易被晒伤，用药期间做好防晒措施。

8. 涂药后及时洗去手上的残留药物，避免药物接触口、鼻、耳或眼睛，以免引起不适（如灼刺感）。

9. 本品可刺激面部皮肤，不要涂抹在面部。

10. 用药后可能导致血钙升高，用药期间可能需要进行血清钙检查。

11. 用药后可能出现暂时的局部不良反应，如皮肤瘙痒、灼热、刺激、红斑、干燥、脱皮、皮疹、皮炎。停药后通常可自行消退。

本维莫德乳膏

1. 本品具有抗炎、抑制角质细胞非正常分化和增生的作用，主要用于轻度至中度稳定型寻常性银屑病。

2. 孕妇禁用。哺乳期妇女如用药，应停止哺乳。

3. 本品需在早晚使用，均匀涂抹在患处，形成一薄层。每天用量不能超过 6g，用药面积最好不超过体表面积的 10%。用药后立即洗手。

4. 本品不能用于头面部、口周、眼睑部、腹股沟、肛门、生殖器等部位；也不能用于皮肤损伤、褶皱处或伴溃疡的黏膜。

5. 涂药后不能用纱布、绷带等包扎。

6. 患处皮肤涂药后严禁日光照射，在灯光下也需采取避光措施。

7. 用药后可能出现皮肤刺激反应，如皮肤刺激反应较严重或 2 周后未消退，及时就诊。

8. 连续用药不要超过 12 周。

9. 停药后银屑病可能复发，复发后再次使用本品的安全性和有效性尚不明确，不推荐重复使用。

10. 用药后常见不良反应为用药部位反应（多为短暂性轻中度症状），如瘙痒、毛囊炎、皮炎、疼痛、红斑、皮肤水肿、皮疹、色素异常、皮肤干燥等，通常在用药后 14 日内出现。

卡泊三醇倍他米松软膏剂/凝胶剂

1. 本品主要用于治疗银屑病。

2. 钙代谢紊乱，病毒性皮肤病（如疱疹、水痘），真菌或细菌性皮肤感染，寄生虫感染，有结核或梅毒相关皮肤表现，皮肤静脉脆化，鱼鳞病，妊娠期、哺乳期等不能使用。

3. 使用凝胶时，先将药物摇匀，涂抹在头皮患病部位。至少在头皮上保留一夜或一天。清洗时先将洗发水涂在抹了药物的干发上（不可以先冲水），

按摩头发和头皮，保留洗发水几分钟，然后按正常步骤洗头。

4. 每天用药不要超过 15g，治疗面积不超过体表面积的 30%。

5. 停药后可能出现症状反复或脓疱型银屑病，在医师指导下停药，停药后一段时间内，建议对病情进行监测。

6. 用药后更容易被晒伤，做好防晒措施，避免过度接触阳光或人工光线。

7. 面部和生殖器皮肤对药物非常敏感，不要在这些部位用药。每次用药后立即洗手，避免药物接触面部、口部和眼睛。

8. 不要在皮肤萎缩或有萎缩纹、皱褶、寻常型痤疮、玫瑰痤疮、酒渣鼻、溃疡及创伤的部位用药。

9. 涂药后不要用纱布、绷带覆盖或包扎，以免增加药物吸收，引起全身性毒副作用。

10. 为保证药物疗效，用药后不要立即淋浴或盆浴。

11. 用药后常见的不良反应包括瘙痒、表皮脱落等。用药过量可能出现高钙血症（可表现为多尿、便秘、肌肉无力、意识模糊及昏迷），停药后血钙水平会迅速降低。

他扎罗汀软膏剂/凝胶剂

1. 本品可恢复正常的皮肤分化及减少皮肤炎症，外用主要用于治疗银屑病和痤疮。

2. 妊娠期、哺乳期妇女不可使用本品。育龄妇女在开始治疗前 2 周内，必须进行血清或尿液妊娠试验，确认为妊娠试验阴性后，在下次正常月经周期的第 2 天或第 3 天开始治疗。在治疗前、治疗期间和停止治疗后一段时间内，必须使用有效的避孕方法。治疗期间如发生妊娠，应立即与医师联系。

3. 在每晚用药，将药物均匀涂抹在洗净擦干的患病部位，以形成一层薄膜。治疗银屑病时可轻柔按摩，帮助药物吸收。注意不要将药物涂到正常皮肤上。

4. 不要过量使用，过量会引起皮肤发红、脱皮及其他不适，也不要在涂药部位包扎或覆盖绷带、纱布等物品。

5. 用药期间更容易晒伤，采取防晒措施（如使用防晒霜、穿防晒的衣物和戴太阳镜），避免皮肤过多地暴露在阳光下（包括日光灯）。如果出现晒伤，立即停药。

6. 避免药物接触眼睛、口腔和其他部位的黏膜，以免引起灼刺感。如果不小心接触，用水彻底

冲洗。每次用药后用肥皂洗净双手。

7. 用药后的皮肤问题可能先变严重，随后慢慢好转。

8. 不要在破损的皮肤上用药。

9. 用药期间避免同时使用可使皮肤变干燥的药物和化妆品。如果出现瘙痒等不适，不要抓挠皮肤，可以涂少量润肤剂，严重时可停药或隔天用药1次。

他卡西醇软膏剂

1. 本品具有抑制细胞增殖的作用，主要用于银屑病。

2. 取适量药品均匀涂抹于患处，不要长期或大面积用药，否则可能引起高钙血症。

3. 避免药物接触眼睛、口和鼻，以免引起灼刺感。

4. 本品可被紫外线分解，用药部位注意防晒。如果在用药期间还需接受紫外线光疗，将用药时间错开，如在早上进行光疗，在晚上睡前涂药。

5. 用药后可能出现皮肤瘙痒、发红、微痛、刺激感等不良反应。如果以上症状加重，停药并及时就诊。

他扎罗汀倍他米松软膏剂

1. 他扎罗汀倍他米松主要用于治疗慢性斑块型银屑病。

2. 孕妇、哺乳期妇女及计划妊娠的妇女，18岁以下的儿童不可使用本品。

3. 每天晚上将药膏均匀涂抹在洗净擦干的患病部位。涂药后用肥皂洗手。

4. 避免将药物涂抹到正常皮肤上，也不能在面部、腋下及外阴部用药。

5. 每周用量不能超过45g。每次用药总面积不能超过全身体表面积的20%。

6. 不要在涂药部位包扎或覆盖绷带、纱布等。

7. 有生育能力的妇女用药前 2 周需进行妊娠试验，确认没有妊娠后，从月经第 2～3 天开始用药。用药期间及停药后一段时间内需采取有效的避孕措施。如果发现妊娠，立即就诊。

8. 避免药物接触眼睛或其他部位的黏膜（如口、鼻）。如果不小心接触眼睛，立即用水冲洗。

9. 用药期间更容易晒伤，采取防晒措施（如使用防晒霜、穿防晒衣等），避免皮肤过多地暴露在阳光下（包括日光灯）。如果出现晒伤，恢复后再继续用药。

10. 用药期间最好避免使用可使皮肤干燥的药物和化妆品。极端天气（如大风或寒冷）更容易对皮肤造成刺激，应做好保护措施。

11. 用药后可能出现皮肤瘙痒、红斑、疼痛、干燥、脱屑等不良反应。如果出现严重瘙痒、灼伤、皮肤发红或过度脱皮等皮肤刺激反应，应就诊。

第五节　皮肤抗菌、抗病毒和化疗用药

环丙沙星软膏剂/凝胶剂

1. 环丙沙星具有抗菌作用，主要用于皮肤及软组织感染，如脓疱、疖肿、毛囊炎、外伤感染。

2. 不推荐婴幼儿、妊娠期及哺乳期妇女使用。

3. 取适量药膏涂在患病部位。

4. 紫外线可降低药效，引起光过敏，用药期间应采取防晒措施。

5. 用药后可能出现轻微刺痛感，但不影响继续用药或疗效。如果出现皮疹等过敏反应或其他严重不良反应，立即停药。

红霉素软膏剂

1. 红霉素具有抗菌作用，主要用于以下疾病：化脓性皮肤病，如脓疱疮、小面积烧伤、皮肤溃疡面的感染、寻常痤疮。

2. 避免药物接触眼睛和其他部位的黏膜（如口、鼻），以免引起不适。

3. 用药后可能出现刺激症状和过敏反应。如果用药后出现烧灼感、瘙痒、红肿等情况，停药并将局部药物洗净。

阿昔洛韦软膏剂/凝胶剂

1. 阿昔洛韦具有抗病毒作用，主要用于皮肤疱疹病毒感染，如带状疱疹、单纯疱疹。

2. 将药物涂在患病部位。涂药时戴指套或手套，以免感染身体其他部位或他人。

3. 本品外用制剂只能用于皮肤黏膜，不能用于眼睛。

4. 连续用药 7 天，如果症状没有缓解应就诊。

5. 用药部位可能出现轻度疼痛、刺痛、烧灼感、瘙痒和皮疹等不良反应，停药并将局部药物洗净。

磺胺嘧啶银软膏剂

1. 本品主要用于预防和治疗小面积、轻度烧烫伤引起的伤口感染。

2. 本品可能导致新生儿出现贫血和胆红素脑病，最好不要给 2 月龄以下婴儿（包括新生儿）使用。

3. 戴无菌手套将适量药膏涂在清洁、去屑的烧伤区域，约 1.5mm 厚度。药物要一直覆盖烧伤伤口，脱落的部位需重新上药。

4. 避免药物接触眼睛和黏膜（如口、鼻），以免引起不适。

5. 为避免药物吸收增加而引起中毒，不要大面积使用。

6. 本品可能引起维生素 K 缺乏，用药期间可能需要适当补充维生素 K。

7. 用药后可能出现局部刺激性、皮疹、皮炎、发热、肌肉疼痛、恶心、呕吐、腹泻等不良反应，停药并将局部药物洗净。

夫西地酸软膏

1. 本品主要用于治疗细菌引起的皮肤感染，如脓疱病、疖肿、毛囊炎、甲沟炎、须疮、汗腺炎、红癣、寻常痤疮、创伤伴感染、湿疹伴感染、溃疡伴感染。

2. 将药物涂抹到患病部位，并轻轻按摩。必要时可以用纱布或绷带包扎、覆盖给药部位。

3. 哺乳期妇女可以使用，但不要涂抹到乳房上。

4. 避免药物接触口、鼻或眼睛，以防引起烧灼感。

5. 长期或反复使用可能会导致疗效降低。

6. 用药部位可能出现轻微刺激感，通常无须停药。如果出现严重刺激反应或过敏反应，停药就诊。

氟尿嘧啶软膏剂

1. 本品是一种抗肿瘤药，外用主要治疗皮肤癌、外阴白斑及乳腺癌的胸壁转移等。

2. 以下情况不宜使用本品：水痘或带状疱疹、皮肤破溃处及患有湿疹处、妇女妊娠初期 3 个月内、哺乳期等。

3. 洗净患病部位后干燥 10 分钟戴手套涂抹药物。不要用纱布或绷带包扎、覆盖用药部位，以免加重病情。

4. 用药可能在几个月后才能见到明显疗效，在医师指导下按疗程用药。

5. 本品可能导致胎儿畸形，用药期间采取避孕措施。

6. 用药期间可能容易晒伤，采取防晒措施。光过敏反应在停药后 2～3 个月可消退。

7. 本品可能导致局部炎症或溃疡，避免药物接触口、鼻、眼睛等部位的黏膜。

8. 在皮肤症状好转之前可能会先变得更严重，这是正常的。

9. 外用后偶见局部皮肤刺激。

复方多黏菌素 B 软膏剂

1. 复方多黏菌素 B 具有抗菌及镇痛作用，主要用于预防皮肤伤口的细菌感染和镇痛。

2. 将药物涂在患处。避免在大面积烧伤面、肉芽组织或表皮脱落的巨大创面使用。

3. 患者如有血尿、排尿次数减少、尿量减少或增多等肾毒性症状，或者耳鸣、听力减退等耳毒性症状，应慎用本品。

4. 用药后可能出现过敏反应、瘙痒、烧灼感、红肿等不良反应。

复方磺胺嘧啶锌凝胶剂

1. 本品具有抗菌、促进伤口愈合的作用。主要用于预防和治疗烧烫伤引起的伤口感染。

2. 最好不要给新生儿使用。

3. 先清洁伤口，将适量药物均匀涂抹在伤口处。也可以将药物均匀涂抹在纱布上，敷在伤口处。

4. 药物涂抹变干后可在伤口处形成一层保护膜，完整的皮肤一般约 10 分钟就能成膜；破损的皮肤可能需要 30～120 分钟。如果运动后发现药膜破损，可以直接补涂。

5. 换药时，可用蒸馏水或无菌生理盐水冲洗伤口处的药物。

6. 用药后可能出现轻微疼痛，几分钟后可消失。伤口愈合后偶尔可能有色素沉着，一般可自行消退。

鬼臼毒素外用液体剂/软膏剂

1. 本品外用于生殖器或肛门部位的尖锐湿疣。

2. 如果刚刚进行手术，且伤口还没有愈合，不能在创口处使用。不要给妊娠期妇女、哺乳期妇女、12 岁以下的儿童用药。

3. 先用消毒、收敛溶液（如高锰酸钾溶液）清洗患病部位（涂溶液前可用水和肥皂清洗）。干燥后用附带的涂药器具或特制药签将药物涂抹在疣体上。注意棉签只能一次性使用。使用乳膏后轻轻按摩使药物渗入疣体内，使用溶液后暴露患处至药液干燥，不需要清洗。用药后洗手。

4. 连续用药 3 天后，需停药观察 4 天（此为 1 个疗程）。如仍有疣体，可重复用药。如果连续使用软膏 3 周或使用溶液 5 周后，未见症状缓解或仍有湿疣，及时就诊。

5. 用药期间避免性行为。

6. 不要涂抹正常皮肤，以免对皮肤造成损害。不要让药物接触眼睛。如果不小心接触，立即用清水冲洗。

7. 用药部位可能出现烧灼感、刺痛感、红斑、水肿、糜烂、瘙痒、溃疡等。如果反应严重，可用消炎、收敛的药液冷湿敷或用霜、乳、糊剂处理。如果出现严重溃疡、水肿、剧烈疼痛，及时就诊。

磺胺嘧啶锌软膏剂

1. 本品具有抗菌、促进伤口愈合的作用。主要用于预防及治疗 II、III 度烧伤引起的伤口感染。

2. 肝、肾功能不全者不能使用。妊娠期、哺乳期妇女，2 月龄以下婴儿不可使用本品。

3. 用消毒溶液清洁伤口后，将适量药物均匀涂抹在伤口处，然后用无菌纱布包扎；也可以直接将药物均匀涂抹在纱布上，敷在伤口处；还可以用涂有药物的纱布引流脓液。

4. 软膏用量随创面的大小及感染而定，每日用量不超过 500g。

5. 为避免因尿量少引起尿结晶，用药期间多喝水（每天至少饮水 1500ml）。必要时可服用碱化尿液的药物（如碳酸氢钠）。

6. 本品可能会降低激素类避孕药的避孕效果，并增加经期外出血的风险。用药期间建议采取非激素类避孕措施，如避孕套。

7. 用药期间定期检查肝肾功能、血常规。长时间或大剂量用药时还需定期检查尿液，以判断是否出现结晶尿。

8. 用药后可能引起接触性皮炎（可表现为疼痛、皮疹）、过敏反应（如药疹、渗出性多形性红斑、剥脱性皮炎、大疱性表皮松解萎缩性皮炎）、血清病样反应（如光敏反应、药物热、关节及肌肉疼痛、发热）、甲状腺肿大及功能减退、恶心、呕吐、食欲缺乏、腹泻、头痛、乏力等不良反应。

金霉素软膏剂

1. 本品是抗菌药，外用主要用于化脓性皮肤病（如脓疱疮）、轻度小面积烧伤及溃疡面感染。

2. 孕妇、哺乳期妇女和小儿避免使用本品。

3. 长期使用可能产生耐药性，连续用药不要超过 7 天。如果未见症状缓解，及时就诊。

4. 避免药物接触眼睛和其他部位的黏膜（如口、鼻），以免引起不适。

5. 用药后可能出现过敏反应（如皮肤红肿、皮疹）。用药后若出现烧灼感、瘙痒、红肿等，停药并将局部药物洗净，必要时就诊。

克林霉素外用液体剂

1. 本品具有抑菌、杀菌的作用。外用主要用于

治疗痤疮。

2. 有肠炎（如溃疡性结肠炎、抗菌药相关结肠炎）者不能使用。

3. 哺乳期妇女如必须使用，应停止哺乳。

4. 用温水清洗并擦干患病部位后，涂抹适量药物。

5. 用药后可能数周才能见效，在医师指导下按疗程用药。

6. 用药可引起刺激或烧灼感，不要在皮肤破损处用药，不要接触眼部和其他部位的黏膜（如口、鼻）。如果不小心接触，用清水彻底冲洗。

7. 用药后不要在患病部位用纱布、绷带包扎或覆盖。

8. 用药后可能出现皮肤干燥、局部刺激、皮疹等过敏反应。如果用药部位出现红肿、烧灼感、瘙痒，及时停药，并洗净药物。

莫匹罗星软膏剂

1. 本品具有抗菌作用，主要用于细菌引起的皮肤感染，如毛囊炎、脓疱病、疖肿、湿疹合并感染、小面积（≤10cm×10cm）浅表性创伤合并感染。

2. 哺乳期妇女如需用药，避免药物接触乳儿的眼睛；如果在乳房附近用药，在哺乳前彻底清洗。

3. 将药物涂抹在患病部位。如果有身体插管不要在插管附近用药。必要时可以在给药后用绷带或纱布包扎、覆盖。用药前后洗手。

4. 即使症状消失，感染也有可能没有痊愈。按疗程用药，不要擅自停药。

5. 涂抹时注意避免药物接触口、鼻、眼等部位的黏膜。如果不小心接触眼睛，立即用水冲洗。

6. 用药 5 天后，如果未见症状缓解甚至加重，立即就诊。

7. 不要将药物与其他乳液、乳霜或软膏类产品同时混用，避免因稀释而影响治疗效果。

8. 用药后可能出现局部烧灼感、红斑、蜇刺感及瘙痒等不良反应，一般无须停药。如果出现严重皮肤刺激，擦净软膏并尽快就诊。

喷昔洛韦软膏剂/凝胶剂

1. 本品具有抗病毒作用。主要用于治疗疱疹，如口唇或面部单纯疱疹、生殖器疱疹。

2. 将适量药膏涂抹在患病部位。使用前后均需要洗手。最好尽早开始治疗，如在出现疱疹先兆或者症状时即开始使用。

3. 为避免产生刺激，不要接触黏膜部位（如眼睛、口腔、阴道）。

4. 偶见用药部位出现灼热感、疼痛、瘙痒等不

良反应。

四环素软膏剂

1. 本品软膏外用主要治疗皮肤细菌感染。

2. 先将患处用温开水洗净后，再将软膏涂于患处，每日 1～3 次。

3. 为避免产生刺激，不要接触眼睛等黏膜部位（如口腔、阴道）。

4. 用药后可能更容易被晒伤，采取防晒措施，不要直接暴露于阳光或紫外线下。如果皮肤出现红斑，及时就诊。

5. 用药后如果有明显的刺痛感或灼烧感，立即停药。

新霉素软膏剂

1. 本品外用主要治疗皮肤黏膜感染，如化脓性皮肤病、烧伤或溃疡引起的感染。不适合治疗全身性大面积感染。

2. 妊娠期、哺乳期妇女不可使用本品。

3. 将药物涂抹在患病部位。可用纱布、绷带等物品包扎或覆盖给药部位。

4. 如果连续用药 1 周，仍未见症状好转甚至出现恶化，及时复诊。

5. 外用可能引起皮肤过敏。如果在破损的皮肤上用药，药物容易吸收，可能会引起肾脏或耳部损害（如耳鸣、听力丧失、眩晕）。长期用药时还可能引起接触性皮炎。

第六节 皮质激素类用药

氢化可的松软膏剂

1. 本品外用主要治疗过敏性皮炎、脂溢性皮炎、过敏性湿疹及苔藓样瘙痒症等皮肤病。

2. 有感染性皮肤病，如脓疱病、体癣、股癣等，不能使用。

3. 将药物涂抹在干燥、清洁的患处。少量地涂抹药物，揉搓直至完全吸收，然后重新涂抹，在患处留下薄薄的一层药物。小儿局部用药要减量。

4. 在用药前应仔细检查皮肤有无瘀斑、瘀点、紫斑、浸渍、继发感染、皮肤萎缩等情况，若有应停药并就诊。

5. 避免药物接触黏膜（如眼、口、鼻），也不要将药物涂在皮肤破溃处。

6. 不要在用药处使用任何遮盖物，如绷带、化妆品、紧身尿布，以免增加不适。

7. 不要长期、大面积用药。如果连续用药 1 周

后症状未缓解，立即就诊。

8. 长期用药可能出现皮肤萎缩、毛细血管扩张、色素沉着和感染。如果用药部位出现烧灼感、红肿，停药并将局部药物洗净。

倍氯米松软膏剂

1. 本品外用主要治疗过敏性或炎症性皮肤病，如湿疹、皮炎、扁平苔藓、红斑狼疮、皮肤瘙痒、掌跖脓疱病、盘状红斑狼疮、银屑病等。

2. 细菌、真菌、病毒感染症者需要同时使用抗感染药。不要将药物涂抹在破损的皮肤上。

3. 清洁患处，干燥后在患处涂抹药物，并用手轻轻按摩。

4. 不要长期大面积用药。如果用药面积较大，用药时间不要超过 2 周。用于治疗银屑病时，如果用药面积较小（＜体表面积的 10%），可以连续使用 4 周，每周用药不能超过 50g。

5. 为避免引起烧灼感，不要让药物接触口、鼻或眼睛。

6. 若非必要，最好不要用纱布或绷带包扎、覆盖给药部位。

7. 用药 1 周后，如果症状未见缓解，及时就诊。

8. 用药后可能出现红斑、灼热、丘疹、痂皮等不良反应。长期用药还可能出现皮肤萎缩、毛细血管扩张、多毛、毛囊炎等。

丙酸氯倍他索软膏剂

1. 本品主要用于治疗皮肤病，如湿疹、皮炎、银屑病、红斑狼疮、扁平苔藓、掌跖脓疱病。

2. 不要将本品用于治疗酒渣鼻、口周皮炎、痤疮和大面积的斑块型银屑病，也不要用于溃疡性皮肤病，以及细菌、真菌或病毒等引起的感染性皮肤病。

3. 儿童对局部皮质激素更敏感，易出现全身毒性。儿童及孕妇不要长期大面积使用。

4. 长期大面积用药会引起血液中的药量增加，导致库欣综合征（表现为多毛、痤疮、满月脸、高血压、骨质疏松、精神抑郁、伤口愈合不良等）、高血糖及尿糖等。必须大面积使用时（用药面积＞体表面积的 10%），用药时间不要超过 2 周。此外，不要用纱布、绷带等包扎覆盖给药部位。

5. 本品可造成皮肤萎缩、毛细血管扩张等，不要用于眼、面、腋下、腹股沟等皮肤皱褶部位。用药时也不要让药物接触口、鼻或眼睛，以免引起烧灼感。如果不小心接触了这些部位，应彻底擦去。

6. 大剂量、大面积用药，要定期进行尿游离可的松测定、ACTH 刺激试验，以了解药物的影响。

7. 用药部位可能出现红斑、烧灼感、瘙痒、皮肤干燥、多毛、萎缩纹等不良反应。长期用药可能引起皮质功能亢进症，表现为痤疮、满月脸、骨质疏松等症状。

地奈德软膏剂

1. 本品主要用于治疗多种皮肤病引起的炎症和瘙痒。

2. 将药物均匀涂抹到洗净后的患病部位，并轻轻按摩。

3. 参见丙酸氯倍他索软膏剂。

地塞米松软膏剂

1. 本品外用主要用于治疗过敏或与自身免疫有关的皮肤病，如瘙痒、湿疹、皮炎。

2. 病毒或真菌引起的皮肤病不可使用本品。

3. 儿童如需用药，尽量减少剂量和用药时间，不要用纱布等包扎或覆盖。

4. 参见丙酸氯倍他索软膏剂。

糠酸莫米松软膏剂/凝胶剂

1. 本品外用主要用于治疗皮肤病，包括湿疹、皮炎及皮肤瘙痒症。

2. 避免药物接触眼睛和其他部位的黏膜（如口、鼻），以免引起不适。

3. 不要在皮肤破损的地方用药，也不要用于阴道内、面部、腹股沟及腋下等皮肤较薄处。

4. 用药 7 天后，如果症状没有缓解，及时就诊。

5. 本品可能影响儿童的生长。儿童用药要定期检查生长情况。

6. 用药后极少出现用药部位烧灼感、瘙痒、刺痛和皮肤萎缩等症状。长期大剂量使用可能出现多毛症、口周皮炎、感染、皮肤条纹状色素沉着等不良反应。用药后如果出现烧灼感、红肿等，停药并将药物洗净。

卤米松乳膏剂

1. 本品外用主要用于非感染性炎症性皮肤病，如皮炎、银屑病。

2. 以下情况不宜使用本品：细菌、真菌、病毒等引起的皮肤病（如水痘、脓皮病、单纯疱疹、带状疱疹）、梅毒性皮肤病、皮肤结核病、痤疮、口周皮炎及接种疫苗后出现的皮肤病等。

3. 儿童不要长期大面积用药，不要用绷带等密封包扎。2 岁及 2 岁以上儿童连续用药不要超过 2 周，2 岁以下的儿童不要超过 7 天；敷药面积最好不超过体表面积的 10%。

4. 参见丙酸氯倍他索软膏剂。

卤米松/三氯生软膏剂

1. 本品主要用于治疗炎性皮肤病（如脂溢性皮炎、接触性皮炎、局限性神经性皮炎、湿疹）、真菌性皮肤病。

2. 以下情况不宜使用本品：皮肤结核病、皮肤梅毒病变、预防接种时有皮肤反应（如种牛痘后）、口周皮炎、红斑痤疮、寻常痤疮、病毒性皮肤病（如水痘、疱疹、带状疱疹）等。

3. 儿童连续用药不可超过 2 周，2 岁以下儿童连续用药不可超过 7 天，用药皮肤面积不能太大，如超过体表面积的 10%。

4. 有耳鼓膜穿孔者不要将药物涂抹于外耳道。

5. 不要用于有溃烂的皮肤，也不要接触眼睛、眼周、鼻腔、口等部位的黏膜组织。如果不小心用于这些部位，彻底擦去。

6. 大面积、长期用药或用纱布包扎会引起皮下出血、唇周皮炎、类固醇性痤疮、水肿等全身性不良反应。大面积涂药时需要定期回医院复查，连续用药不可以超过 2~3 周。用于面部或皮肤皱褶区（如腋下）时，缩短用药时间。

7. 如果用药 1 周仍无改善，停药就诊。

8. 用药后主要引起用药部位刺激症状（如烧灼感、瘙痒）、皮肤萎缩、皮肤干燥、红斑等。

曲安奈德软膏剂

1. 本品主要用于多种皮肤病，如皮炎、湿疹、瘙痒症。不能用于治疗感染性皮肤病，如脓疱病、体癣、股癣。

2. 将本品涂抹到患病部位，并轻揉帮助吸收。

3. 参见丙酸氯倍他索软膏剂。

氟替卡松软膏剂

1. 本品外用主要用于缓解多种皮肤病的炎症和瘙痒症状。

2. 以下情况不宜使用本品：玫瑰痤疮、寻常痤疮、酒渣鼻、口周皮炎、皮肤感染（包括单纯疱疹、水痘等病毒感染，细菌或真菌感染）、肛周及外阴瘙痒。

3. 不要给 1 岁以下儿童、孕妇用药。

4. 参见丙酸氯倍他索软膏剂。

第七节　抗菌剂和消毒剂

高锰酸钾片剂

1. 本品外用于急性皮炎或急性湿疹（特别是伴继发感染时）；用于清洗溃疡或脓疡；用于痔疮坐

浴；用于口服吗啡、阿片、士的宁或有机毒物中毒时洗胃；用于蛇咬伤的急救治疗；用于水果、餐具等的消毒。

2. 成人常规剂量：急性皮炎或急性湿疹伴继发感染，使用 1∶4000 浓度的溶液湿敷，敷料放置患处 0.5～1 小时，每日 3～5 次。如损害广泛、渗出液多，可进行药浴。溃疡或脓疡，使用 1∶1000 浓度的溶液清洗。腋臭：使用 1∶100 浓度的溶液。痔疮：使用 1∶5000 浓度的溶液坐浴。中毒：洗胃使用 1∶5000 浓度的溶液。蛇咬伤：使用 1∶1000 浓度的溶液。

3. 对本品过敏者不能使用。

4. 本品的结晶和高浓度溶液具腐蚀性，稀溶液反复多次使用可引起腐蚀性灼伤。口服本品可引起恶心、呕吐、腐蚀性、水肿、口腔黏膜着棕色、肝肾损害、心血管功能抑制、循环衰竭、正铁血红蛋白尿。

5. 如不慎口服，可服用维生素 C 解救。

过氧化氢溶液剂

1. 本品具有消毒杀菌的作用，主要用于清洁伤口、化脓性外耳道炎、中耳炎、口腔炎、齿龈脓漏、扁桃体炎等。

2. 清洁伤口时，用 3%的溶液。

3. 用于漱口时，建议在餐后或睡前使用。

4. 如果用药 3 周后症状没有缓解，或症状加重，及时就诊。

5. 药物接触眼睛后可能出现严重眼部疾病，甚至失明。如果不小心接触眼睛，立即用水冲洗 15～30 分钟。

6. 高浓度过氧化氢可对皮肤和黏膜产生刺激性灼伤，形成疼痛的"白痂"。连续使用过氧化氢漱口可能引起舌乳头肥厚，停药后可缓解。

7. 过氧化氢遇热或见光可能变质。在避光、阴凉处密封保存。

硼酸外用液体剂/软膏剂

1. 硼酸具有抑菌作用，主要用于轻度小面积急性湿疹、急性皮炎、脓疱疮、压疮。液体用于冲洗小面积创面与黏膜面。

2. 避免大面积使用，大面积皮损部位禁用。

3. 哺乳期妇女如需用药，最好避免哺乳，不能使用硼酸清洗乳房。

4. 不要给婴儿使用，3 岁以下儿童避免使用。

5. 软膏直接涂在患处。洗液可以湿敷、冲洗或口腔含漱。用于湿敷时，可将 6～8 层的纱布用药液浸湿后敷于患病部位，5～10 分钟后更换，连续湿敷 1 小时。

6. 避免药物接触眼睛或口、鼻等部位的黏膜。

7. 用药后可能出现轻微刺激，如出现烧灼感、瘙痒、红肿等，停止用药，并洗净局部药物。

依沙吖啶软膏剂/外用液体剂

1. 依沙吖啶是消毒防腐药，主要用于小面积、轻度外伤创面及感染创面的消毒。

2. 药液可以冲洗受伤皮肤，清洁受伤皮肤后再涂抹药物。

3. 用药后可能出现皮肤刺激（如烧灼感）或过敏反应（如皮疹、瘙痒等）。如出现烧灼感、瘙痒、红肿等，立刻停药，并清洁用药部位，必要时就诊。

4. 药物见光可能分解变色。于避光处密封保存。

维 A 酸软膏剂

1. 本品具有抗角化作用，外用主要用于皮肤疾病，如痤疮、角化异常、皮肤萎缩、色素沉着过度、银屑病、鱼鳞病、扁平疣、黏膜白斑、毛发红糠疹。

2. 本品不能用于治疗晒伤、酒渣鼻、急性或亚急性皮炎、湿疹类皮肤病。

3. 孕妇禁用。如果已经妊娠或者计划妊娠，告知医生以便做出更好的治疗选择。

4. 哺乳期妇女如果用药，应停止哺乳。

5. 最好在晚间或睡前用药，以减少与太阳光的相互作用，涂药前清洁并擦干皮肤。

6. 本品可能引起严重的皮肤刺激和脱屑。不要大面积使用，也不要涂抹皮肤皱褶或有伤口的部位。

7. 本品用于痤疮时，在治疗刚开始的几周内，症状可能会出现暂时性的加剧，治疗 6 周以上能达到最好的疗效。

8. 太阳光可能加重本品对皮肤的刺激，本品可能增强紫外线的致癌能力。治疗期间应避免晒太阳。

9. 有生育能力的妇女用药期间采用避孕措施，以免妊娠。

10. 避免药物接触眼、口腔、鼻等黏膜部位，不要在用药部位使用可导致皮肤干燥、刺激或破损的药物、化妆品或清洁剂，以免加重皮肤反应或增加药物全身吸收。

11. 用药部位可能出现灼热、红斑、肿胀、脱屑、结痂、色素增加或减退等不良反应。如出现烧灼感、瘙痒、红肿等，立刻停药，并彻底清洗用药部位，必要时就诊。

阿达帕林凝胶剂

1. 本品具有抗炎和减少粉刺形成的作用,主要用于治疗痤疮(主要表现为粉刺、丘疹和脓疱)。

2. 对维生素 A 类药物过敏者不能使用本品。不推荐 12 岁以下儿童使用。孕妇禁用,哺乳期妇女可以局部使用,但不要将本品涂在乳房。

3. 在睡前给药,先清洁患处,待干燥后涂药。用药后 4~8 周开始起效,3 个月后有明显改善。本品可能引起过敏反应和皮肤刺激反应,首次用药建议小面积试用。如果发生过敏反应或刺激反应(烧灼感、瘙痒、红肿等),停药并将局部药物洗净,必要时就诊。

4. 用药后暴露于日光或紫外光会增加刺激性,用药期间应避免日晒或紫外线照射,建议采取戴帽子和涂防晒霜。日光暴晒(如在海边暴晒一整天)前后一天内不能用药。如果出现晒伤,需推迟用药直至晒伤完全恢复。

5. 不要让药物接触眼、口、鼻等部位的黏膜。如果不小心接触,立即用温水清洗。用药后清洗双手。极端异常天气(如大风或寒冷)容易对皮肤造成刺激,做好保护措施。

6. 本品有轻微刺激性,用药期间避免同时使用收敛性清洁产品或其他可引起皮肤干燥或刺激的产品(如含有香精、酒精的产品,去角质的产品)。也不要使用"蜡质"脱毛方法或其他维生素 A 类药物。

7. 避免在刀伤、擦伤、湿疹、皮炎部位用药。如果意外接触伤口,用温水洗净。

8. 用药后可能出现皮肤干燥、烧灼感和红斑等刺激症状。如出现过敏反应或严重刺激反应,停药就诊。

过氧苯甲酰软膏剂

1. 过氧苯甲酰具有杀菌的作用,主要用于痤疮。用药部位有炎症或破溃时,不要使用。

2. 孕妇最好避免使用,哺乳期妇女如需用药,避免在胸部使用。

3. 将患处洗净后,涂抹适量药物。如果用药后能在皮肤上看到白痕,可能用药过多。用药需数周才能完全见效,用药后采取防晒措施。不要在晒伤部位用药。避免药物接触口、鼻、眼等黏膜。如果不小心接触,立即用清水冲洗。

4. 用药部位可以使用温和的洁肤皂(每天不超过 2 次)清洗,不要使用任何有香味或含酒精的化妆品或其他产品。避免药物接触头发或衣物,以免引起脱色。

5. 用药后可能出现皮肤干燥、皮疹、红斑、脱皮、灼热感、瘙痒、刺激等不良反应。如果出现严重刺激反应,立即停药,待症状消失后再重新开始使用,重新用药时可能需要减少用药次数。出现皮肤肿胀和起疱时应停药。

硫磺软膏剂

1. 本品具有杀虫、灭菌、去除油脂、软化表皮、溶解角质等作用。主要用于多种皮肤病,包括疥疮、头癣、痤疮、脂溢性皮炎、酒渣鼻、单纯糠疹、慢性湿疹。

2. 规格为 10% 的软膏浓度较高,对儿童刺激性大。谨慎使用。

3. 用于治疗疥疮时,可在晚上将药膏涂于颈部以下的全身皮肤,尤其是皮肤褶皱处。

4. 避免药物接触眼睛和口、鼻等部位的黏膜。

5. 与其他治疗痤疮药(如维 A 酸)、脱屑药、清洁剂、含酒精或汞的制剂合用,可能增加对皮肤的刺激性,使皮肤变得干燥;与汞合用还可能导致药膏变质。为防止变质,避免药膏与铜制品接触。

6. 用药后可能出现皮肤刺激、瘙痒和烧灼感。如果涂药部位有烧灼感、瘙痒、红肿等,停药并将用药部位清洗干净。

异维 A 酸口服常释剂/凝胶剂

1. 本品具有减少皮脂分泌、抑制痤疮菌生长的作用。口服主要用于治疗重度难治性结节性痤疮(痤疮直径≥5mm,结节可能化脓或出血)。

2. 孕妇禁用。有生育能力的妇女用药前需先进行妊娠检查(至少 2 次,且至少间隔 19 天),排除妊娠后才能用药。哺乳期妇女如果用药,需停止哺乳。

3. 儿童用药后更容易出现背痛、关节痛及肌痛,过量还可能导致骨骼发育障碍。如需用药,定期观察生长和发育情况。

4. 食物可明显提高本品的吸收,可与食物同服。

5. 用药期间采取避孕措施,本品可能导致胎儿畸形。有生育能力的妇女及其配偶在用药期间和用药前后 3 个月内,至少采取两种有效的避孕措施(如避孕药、避孕套)。

6. 用药后更容易被晒伤,用药期间做好防晒措施(如涂防晒霜、穿防晒衣),避免阳光或紫外线长时间照射。

7. 用药期间及停药后 3 个月内不要献血。

8. 刚开始用药时痤疮症状可能短暂性加重，这是正常的。用药期间及用药后 6 个月内，避免进行热蜡脱毛、激光等美容项目，以免出现瘢痕。

9. 用药可能导致夜间视力下降。

10. 避免同时服用其他含有维生素 A 成分的维生素补充剂。

11. 不建议长期用药。用药期间建议定期（每周或每 2 周）检查血糖、血脂、肝功能和肌酸激酶。有生育能力的妇女每个月都必须进行尿液或血清学妊娠试验以排除妊娠。

12. 用药后可能出现皮肤黏膜干燥（如唇、鼻腔和眼睛干燥）、唇炎等。还可能引起胰腺炎、严重皮肤反应（如史-约综合征、中毒性表皮坏死松解症）、耳鸣、听力损害、腹痛、直肠出血（可表现为黑粪）、严重腹泻、视力异常、严重过敏反应、精神异常（如抑郁、躁动、精神异常或攻击性行为）、假性脑瘤（即良性颅内压增高，可表现为视盘水肿、头痛、恶心、呕吐及视物模糊）。

13. 本品应避免与四环素类药物同时服用。如患者出现假性脑瘤（良性颅内压增高）的症状，如视盘水肿、头痛、恶心、呕吐及视物模糊，应立即停药，并进行视神经检查。

炉甘石外用液体剂

1. 本药的主要成分为炉甘石、氧化锌和甘油，是皮肤科用药。主要用于治疗急性瘙痒性皮肤病，如湿疹、痱子。

2. 用药前先摇匀，再将药液涂在患病部位。

3. 避免药物接触眼部和其他部位的黏膜（如口、鼻），以免引起不适。皮肤有渗出液的部位最好不要用。

4. 用药部位可能出现皮疹、瘙痒、红肿、烧灼感等。如出现烧灼感、红肿等，停药并将局部药物洗净。

鱼石脂软膏剂

1. 鱼石脂具有消炎、消肿的作用，主要用于疖肿。不要在破损的皮肤上用药。

2. 避免药物接触眼、口、鼻等部位的黏膜。用药 7 天后，如果症状未见缓解，及时就诊。

3. 用药后偶见皮肤刺激和过敏反应。如出现烧灼感、红肿，停药并将药物洗净。

吡美莫司软膏剂

1. 吡美莫司具有抗炎的作用，主要用于治疗免疫功能正常患者的特应性皮炎（湿疹）。吡美莫司

不能用于病毒感染引起的皮肤病，如疱疹、水痘。

2. 将本品涂在病损皮肤上，充分按摩以帮助吸收。

3. 有局部使用本品后出现恶性肿瘤（如皮肤和淋巴瘤）的报道，避免长期使用。2 岁以下儿童用药的安全性暂不清楚，不推荐使用。

4. 已经妊娠或者计划妊娠，用药前先咨询医师。哺乳期妇女如需用药，不要用于乳房部位。

5. 用药期间可能更容易晒伤，做好防晒措施。避免药物接触眼睛等部位的黏膜。

6. 本品可以用在全身皮肤，包括头面部、颈部、皱褶部位。不要接触口、鼻或眼睛等部位的黏膜，以免引起烧灼感。如果不小心接触这些部位，彻底擦干净，并用水冲洗。

7. 用药后可以立即使用润肤品，沐浴之后可先使用润肤品再使用本品。不要用纱布、绷带等包扎或覆盖给药部位。用药后可能更容易被感染，经常洗手，远离感染（如感冒）人群。

8. 用药 6 周后如果症状仍未缓解，或病情加重，及时就诊，可能需要换用其他药物。

9. 用药后可能出现用药部位烧灼感、瘙痒、红斑、刺激感、皮肤感染（如毛囊炎）等不良反应。

多塞平乳膏剂

1. 本品具有止痒作用，外用主要用于缓解皮肤瘙痒症状。

2. 心功能不全、心肌梗死恢复期、严重肝肾损伤、青光眼、有癫痫病史、有尿潴留倾向者不能使用。不要给儿童使用。孕妇禁用，哺乳期妇女如需用药，应停止哺乳。

3. 在患病部位涂抹薄薄的一层药物。不要在有伤口的皮肤上用药，会导致药物吸收加速，引起明显的皮肤刺激。避免接触眼睛、口腔、阴道或其他黏膜部位。涂药后不要用纱布、绷带包扎或覆盖涂药部位，以免引起毒副作用。

4. 本品不能大面积使用，涂抹面积不能超过体表面积的 5%，两次涂药间隔时间不少于 4 小时，为防止药物在体内蓄积，连续使用不要超过 1 周。

5. 用药期间饮酒可能会增强酒精的作用，建议避免饮酒。用药后可能出现困倦症状，避免驾驶车辆或操作机械，以防发生意外。

6. 用药后可能出现用药部位烧灼感、刺痛感、瘙痒和皮疹加重、皮肤干燥、发紧、水肿、脱屑、皮肤皲裂等不良反应。

7. 轻度过量可能引起嗜睡、昏迷、视物模糊、口干等症状，需调整剂量。重度过量可引起呼吸抑制、低血压、昏迷、惊厥、心律失常、心率过快、尿潴留、极度高热、高血压、瞳孔散大等。

煤焦油外用液体剂

1. 煤焦油具有抑制皮脂异常分泌、杀菌、消炎和止痒作用。主要用于头部银屑病、脂溢性皮炎和头皮屑。

2. 将适量煤焦油倒在用温水淋湿的头发上，轻轻搓揉，并按摩片刻，待泡沫丰富后，保留 5 分钟，然后用水彻底冲净。使用后拧紧瓶盖，防止药液污染变质。

3. 用药后更容易被晒伤，做好防晒措施（如涂防晒霜、穿防晒衣、佩戴太阳镜），避免接触阳光、日光灯。

4. 避免药物接触黏膜（如眼、口、鼻），如不慎接触眼睛，立即用水冲洗。不要在开放性创面、急性炎症或有感染的皮肤上使用本品。本品可能使衣服、皮肤、头发或指甲染色，使用时应注意。

5. 连续使用 1 周后，如果未见症状缓解，立即就诊。

6. 用药后可能出现刺激反应或光敏反应。如出现灼烧感、瘙痒、红肿等，停药并将局部药物洗净，必要时就诊。

氢醌软膏剂

1. 氢醌可以让皮肤褪色。主要用于黄褐斑、雀斑及炎症后色素沉着斑的治疗。

2. 用药前需要进行皮试，将药品涂在没有破损的皮肤上，观察 24 小时，如果出现少量红斑，则可以用药。如果用药部位出现瘙痒、水疱或炎症，则不能使用。每天早、晚清洁并擦干患处后小面积涂抹药物，并用手轻轻按摩，可能需要用药几周才能见效。一旦发现乳膏变色，不要继续使用。

3. 避免在眼周、眼部或伤口周围用药。不要将本品用于正常皮肤。

4. 用药后如果阳光照射过多，可能加重色素沉着，出现雀斑，应采取有效的防晒措施。用药后斑块的颜色逐渐恢复为正常肤色时，需要逐渐减少用量。如果治疗 2 个月后斑块仍未变浅，停药就诊。

5. 用药后可能出现皮肤烧灼感，偶见局部过敏反应，如皮炎。

他克莫司软膏剂

1. 本品具有抑制免疫的作用，主要用于治疗特应性皮炎，免疫受损的患者最好不要使用。

2. 本品可能引起皮肤癌、淋巴瘤等恶性肿瘤，不要长期连续使用，也不要用于未患病的皮肤。用药期间注意防晒。

3. 2 岁以下儿童不要使用。2～15 岁的儿童如需用药，只能使用浓度为 0.03% 的软膏。哺乳期妇女如果用药，应停止哺乳。

4. 用药前后用肥皂和水洗手。在患处皮肤涂抹药物并完全覆盖患处，不要用纱布或绷带包扎，以免全身吸收增加，引起毒副作用。

5. 避免接触眼睛等部位的黏膜，如果皮肤比较干燥可使用润肤品。

6. 如果皮肤症状在用药 6 周后仍未改善，及时就诊。

7. 用药后可能出现皮肤烧灼感、刺痛、瘙痒等症状，常见于用药的最初几天，通常随着皮炎好转而消失。

度普利尤单抗注射液

1. 本品具有抗炎作用，主要用于治疗中度至重度特异性皮炎。

2. 孕妇慎用。哺乳期妇女暂停用药。

3. 本品经皮下注射，如初始量为 600mg，需分 2 针在不同部位注射，之后每 2 周给药一次。注射部位可以选择大腿、腹部（肚脐周围 5cm 以内的区域除外）、上臂。最好不要在脆弱、损伤或有淤伤、瘢痕的皮肤注射。建议每次轮换部位注射。

4. 如漏用未超过 7 天，尽快补用，然后按原计划给药。如漏用超过 7 天，则无须补用，按原计划等待下次给药。

5. 用药 16 周后仍无效的患者，可能需要停药。

6. 使用本品期间，不能接种活疫苗和减毒活疫苗，可以接种灭活或非活疫苗。

7. 用药后常见的不良反应包括注射部位反应、结膜炎、眼睑炎、眼部瘙痒、口腔疱疹、头痛等。如结膜炎经标准治疗仍不能缓解，可能需要接受眼科检查。

克立硼罗软膏

1. 本品主要用于轻度至中度特应性皮炎。

2. 2 岁以下儿童用药的安全性和有效性暂不清楚。

3. 不建议孕妇使用本品。哺乳期妇女使用时应暂停哺乳。

4. 在患处涂上一薄层药物，并轻轻按摩。涂药后不能用纱布、绷带等包扎患处。用药前后用肥皂和水洗手。

5. 不能将药物用于眼部、口腔、鼻或阴道，也不能用于皮肤切口、擦伤或烧伤处。如不小心涂在这些地方，立即用水冲洗干净。

6. 如给药部位或其他部位出现过敏反应（可表现为严重瘙痒、肿胀、红斑和荨麻疹），及时就诊。

7. 用药期间患处不能使用化妆品或其他护肤品。

8. 用药后可能出现给药部位疼痛（如皮肤灼烧感、刺痛感）。

第五章　泌尿生殖系统药和性激素

第一节　妇科抗感染药和抗菌剂

甲硝唑阴道泡腾片/栓剂

1. 甲硝唑具有杀菌作用，经阴道给药主要用于细菌性阴道病。

2. 活动性中枢神经疾病、血液病者不能经阴道使用。经阴道给药时，如果有肝、肾疾病，剂量可能需要调整。

3. 孕妇禁用。哺乳期妇女如用药应停止哺乳。

4. 经阴道用药期间，饮酒可能出现双硫仑样反应，如腹部绞痛、恶心、呕吐、头痛和面部潮红。用药期间及用药后至少 3 天内，不要饮酒或饮用含酒精饮料。

5. 阴道用药时避免性行为。不要让药物接触眼睛、口、鼻等其他黏膜。如果不小心接触，用大量清水冲洗。

6. 用药前后洗手，月经期子宫黏膜充血，宫口开放，容易导致细菌感染。月经期间暂停经阴道给药。

7. 经阴道用药期间不要冲洗阴道或使用其他阴道产品。

8. 经阴道用药后的尿液颜色可能发黑，这是正常现象。停药后可自行恢复。

9. 用药后可能出现阴部不适、瘙痒、烧灼感等不良反应。经阴道给药还可能引起胃肠不适（包括恶心、食欲缺乏、呕吐、腹泻、腹部不适、味觉改变、口干、口腔金属味等）、过敏反应、中枢神经症状（包括头痛、眩晕、晕厥、感觉异常、肢体麻木、精神错乱）、发热、排尿困难等。如果发生中枢神经不良反应，及时停药。

甲硝唑凝胶剂

1. 外用主要用于皮肤局部治疗，如炎症性丘疹、脓疱疮、酒渣鼻红斑；经阴道给药主要用于细菌性阴道病。

2. 活动性中枢神经疾病、血液病不能经阴道使用。肝、肾疾病患者使用时需要调整剂量。

3. 孕妇禁用。哺乳期妇女如需用药，应停止哺乳。

4. 用于阴道病时，将瓶颈送入阴道，用手挤压瓶体，将凝胶挤入阴道深处。每天用药 1 次时，在睡前使用，5～7 天为 1 个疗程。

5. 用于皮肤时，清洗并擦干患病部位后涂药，可轻轻按摩。治疗酒渣鼻红斑，2 周为 1 个疗程，连用 8 周；治疗炎症性丘疹、脓疱，4 周为 1 个疗程。

6. 用药前后洗手，皮肤用药后可以使用化妆品，但需等药物完全吸收（即皮肤完全干燥）后再使用。

7. 皮肤局部用药后可能引起皮肤干燥、刺激感、烧灼感。如用药部位出现灼烧感、红肿等，停药并将局部药物洗净，必要时就诊。

8. 参见甲硝唑阴道泡腾片/栓剂。

克霉唑阴道片/栓剂

1. 克霉唑是抗真菌药。阴道给药主要用于真菌引起的外阴阴道病。孕妇最好避免使用。

2. 睡前将药物送入阴道深处。给药时洗净双手，也可戴手套或使用投药器。药物放进投药器后立即使用。使用阴道膨胀栓时先去除塑料栓壳，取出药栓，拉出尾部棉线。阴道清洗后将药栓放入阴道深处，棉线留于体外。棉线在体内滞留不得超过 12 小时。使用药膜时将药物对折或揉成松软小团，再送入阴道深处。

3. 用药期间注意个人卫生，避免性行为或使用避孕套。克霉唑阴道制剂可能降低避孕套的功效和安全性。

4. 月经期子宫黏膜充血，宫口开放，容易导致细菌感染。避免在月经期用药。

5. 用药后出现烧灼感、红肿等，停药，并将药物洗净。

咪康唑栓剂/阴道片

1. 咪康唑具有抗真菌作用。外用主要用于皮肤、指（趾）甲感染，如体癣、股癣、手癣、足癣、花斑癣、甲沟炎、甲癣、口角炎、外耳炎。经阴道给药主要用于阴道感染。

2. 治疗阴道病时，如果性伴侣被感染，也需要接受相关治疗，以免重复感染。

3. 用于治疗阴道感染时，在睡前将药物挤入阴道深处，连续用药 2 周。月经期内也可用药。

4. 避免药物接触眼睛或口、鼻等部位的黏膜。

5. 用药期间注意个人卫生，防止重复感染，避免性行为，包括使用乳胶避孕产品（避孕套、避孕隔膜）的性行为。药物可破坏乳胶避孕产品。

6. 用药后偶见过敏、水疱、烧灼感、充血、瘙痒或其他皮肤刺激症状。如出现不良反应，停药并将局部药物洗净，必要时就诊。

制霉菌素阴道泡腾片/栓剂

1. 制霉菌素具有抗真菌作用，主要用于念珠菌感染引起的外阴阴道病。

2. 妊娠 3 个月以内的妇女禁用。

3. 栓剂在睡前给药，洗净外阴后将药物送入阴道深处。

4. 为防止重复感染，在用药期间注意个人卫生，使用避孕套或避免性行为。

5. 月经期使用泡腾片不会受影响，可以在月经期间用药。如果用药 1 个疗程（栓剂为 7 天，泡腾片约 2 周）后症状未缓解，立即就医。

6. 用药后可能出现局部烧灼感、发痒等。如出现烧灼感、红肿等，将局部药物洗净，并停药。

复方莪术油栓剂

1. 本品主要成分为莪术油、硝酸益康唑，具有抗菌、促进创伤愈合的作用，主要用于阴道感染、阴道炎和宫颈糜烂。

2. 妊娠 3 个月内的孕妇禁用。哺乳期妇女如用药应停止哺乳。

3. 如果每天用药 1 次，在睡前使用。如果用药 2 次，可在每晚及第 2 天早上用药。将栓剂放入阴道深处，给药时洗净双手或戴手套。

4. 用药期间注意个人卫生，为防止重复感染，使用避孕套或避免性行为。

5. 月经期子宫黏膜充血，宫口开放，容易导致细菌感染，月经期间不要使用。

6. 用药后如出现局部刺激、瘙痒、烧灼感，应停药，并将局部药物洗净。

7. 高温环境下药栓可能变软，可以将药栓稍微冷藏后再使用。

聚甲酚磺醛外用液体剂/栓剂

1. 聚甲酚磺醛具有抗菌、止血、清除坏死组织、促进伤口愈合的作用，主要用于治疗阴道感染、外阴瘙痒、宫颈糜烂、子宫压迫性溃疡、宫颈息肉切除或切片检查后止血、尖锐湿疣及加速电凝治疗后的伤口愈合；还可用于预防乳腺炎。

2. 皮肤科：用于治疗烧伤、肢体溃疡、压疮、慢性炎症、尖锐湿疣等。

3. 口腔科：用于治疗口腔溃疡、炎症及扁桃体切除后的止血。

4. 妊娠期避免行宫颈内治疗，哺乳期妇女慎用。

5. 用于阴道冲洗，可以将聚甲酚磺醛溶液按 1∶5 的比例（如 10ml 药液加 50ml 水）用水稀释后冲洗阴道。用清水清洗外阴部；蹲位，将装有冲洗液的冲洗器轻轻插入阴道深处，挤压冲洗器进行冲洗；冲洗时由里向外边冲边退，使腐败物全部排出。

6. 用于治疗宫颈病变时，先彻底清洁宫颈及宫颈管，去除分泌物，可将浸有药液的棉签插入宫颈管，转动数次后取出，随后再将浸有药液（无须稀释）的纱布块轻轻敷贴于病变组织，持续 1～3 分钟。

7. 用于止血、促进伤口愈合及口腔病变时，将浸有聚甲酚磺醛溶液（无须稀释）的纱布块压在患处 1～2 分钟，止血后可擦干周围残留药液。

8. 口腔用药后彻底漱口，以免药液损伤牙釉质。

9. 经阴道给药时避免性生活，以避免反复感染或交叉感染，月经期子宫黏膜充血，宫口开放，容易导致细菌感染，避免在月经期间经阴道给药。

10. 避免药物接触眼睛，如果不小心接触眼睛，立即用水冲洗。

11. 本品可促进伤口修复，用药后可能出现大片的坏死组织脱落。

12. 不要使用刺激性肥皂清洗患处，也不要在用药部位使用其他药物。

13. 用药后将所用器具放在水中浸泡，可加入 1%～2% 的氢氧化钠。

14. 用药初期会产生局部刺激症状，但会很快消失。

替硝唑阴道泡腾片/栓剂

1. 替硝唑具有抗菌、杀虫的作用。阴道给药主要用于滴虫性阴道炎及细菌性阴道病。

2. 用于治疗滴虫性阴道炎时，为避免重复感染，性伴侣也需要接受相关检查和治疗。

3. 如果同时患有阴道念珠菌感染，不要使用本品，可能加重感染。

4. 孕妇禁用，哺乳期妇女如用药应停止哺乳。

5. 睡前将药物放入阴道深处。

6. 用药期间注意个人卫生，防止重复感染，建议避免性行为。

7. 月经期间由于子宫黏膜充血，宫口开放，用药容易引起感染。建议避开月经期用药，月经后最好重复使用 1 个疗程。

8. 用药后可能出现阴道局部灼热感。如出现烧灼感、红肿等，停药，并将局部药物洗净。如出现过敏反应、局部疼痛、头痛、头晕等，停药就诊。

硝呋太尔口服常释剂

1. 硝呋太尔具有抗菌、杀虫的作用。口服给药主要用于以下疾病：女性生殖系统感染，如细菌性阴道病、滴虫性阴道炎、念珠菌阴道炎及外阴炎；泌尿系统感染；消化道寄生虫感染，如阿米巴病、贾第虫病。

2. 葡萄糖-6-磷酸脱氢酶缺乏症（蚕豆病）者慎用。

3. 用于阴道感染时，为防止交叉感染和复发，男性伴侣也需要同时接受治疗。

4. 餐后 30 分钟左右服用硝呋太尔。用药期间饮酒可能引起不适或恶心。

5. 用药后可能出现皮疹、瘙痒、面部肿、恶心、呕吐、口干、腹痛、胃肠障碍、腹泻、腹胀、头晕、头痛、麻木、乏力、胸部不适、发热、水肿、疼痛、外阴阴道瘙痒、外阴阴道肿胀、外阴阴道烧灼感等。

硝呋太尔阴道片

1. 硝呋太尔具有抗菌、杀虫的作用，主要用于阴道炎、阴道感染。

2. 晚上睡觉前将药片放入阴道深处。打开包装时不要弄碎药片。

3. 用药期间避免性行为，以免重复感染。

4. 用药后可能出现轻度外阴灼热、阴道干涩、恶心等不良反应。

硝呋太尔制霉菌素阴道软胶囊/栓剂

1. 本品的主要成分是硝呋太尔和制霉菌素，具有抗感染的作用。主要用于阴道炎、阴道感染。

2. 葡萄糖-6-磷酸脱氢酶缺乏症者不能使用。

3. 为防止交叉感染和复发，男性伴侣需要同时接受治疗。

4. 晚上睡觉前清洗外阴后，将药物推入阴道深处。第 2 天早上进行阴道冲洗。给药前清洗双手或戴手套、指套。

5. 为防止重复感染，建议在用药期间避免性行为，或在性行为前加用一次软膏。

6. 月经期子宫黏膜充血，宫口开放，容易导致细菌感染，避免在月经期用药。

7. 连用 6 天为 1 个疗程，如果连续使用 1～2 个疗程后，症状仍未缓解或消失，应及时就诊。

8. 用药后可能出现轻度外阴灼热、阴道干涩、恶心等不良反应。如出现灼烧感、红肿，停药并将局部药物洗净。

氯喹那多普罗雌烯阴道片

1. 本品中含有的氯喹那多具有抑菌作用；普罗雌烯是一种雌激素，能抑制阴道或宫颈黏膜萎缩。主要用于白带增多。本品不适用于淋球菌感染引起的白带增多。

2. 不推荐孕妇、哺乳期妇女用药。

3. 建议在晚上用药，将阴道片润湿后放入阴道深处，月经期可以用药。

4. 少数患者用药后（尤其是用药初期）可能出现局部刺激、瘙痒、烧灼感，停药后可自行消失。

酮康唑栓剂

1. 本品用于治疗阴道念珠菌病。

2. 阴道给药，每晚 1 次，每次 1 粒，连续 3 天为 1 个疗程。

3. 孕妇避免应用，哺乳期妇女如使用应避免哺乳。2 岁以下小儿不宜使用本品，2 岁以上儿童如需使用须权衡利弊。禁用于急慢性肝病患者或已知对此药过敏的患者。

克霉唑阴道膨胀栓

1. 本品是抗真菌药，阴道给药主要用于真菌引起的外阴病、阴道病。

2. 睡前将药物送入阴道深处。

3. 为了避免重复感染，给药时洗净双手，也可以选择戴手套。

4. 阴道清洗后将药栓放入阴道深处，棉线留于体外。棉线在体内滞留不得超过 12 小时。

5. 为了防止重复感染，用药期间注意个人卫生，避免性行为。

6. 月经期子宫黏膜充血，宫口开放，容易导致细菌感染。避免在月经期用药。

7. 不要让药物接触眼睛。

8. 用药后可能出现阴道局部刺激，如瘙痒、烧灼感、红肿等。停药，并将药物洗净。

第二节　其他妇科药

一、催产药

麦角新碱注射剂

1. 主要用于产后或流产后预防和治疗由子宫收缩无力或缩复不良所致的子宫出血。用于产后子宫复原不全，加速子宫复原。

2. 肌内注射或静脉注射，每次 0.2mg，必要时可 2～4 小时重复注射 1 次，最多 5 次。静脉注射时需稀释后缓慢注入，至少 1 分钟。

3. 静脉给药时，可出现头痛、头晕、耳鸣、腹痛、恶心、呕吐、胸痛、心悸、呼吸困难、心率过缓；也有可能发生严重高血压，在用氯丙嗪后有所改善甚至消失。

4. 如使用不当可能发生麦角中毒，表现为持久腹泻、手足和下肢皮肤苍白发冷、心跳微弱、持续呕吐、惊厥。

5. 交叉过敏反应，患者不能耐受其他麦角制剂，同样也不能耐受本品。在胎盘未剥离娩出前不用，否则可使胎盘嵌留宫腔内。如胎儿娩出前使用本品，可能发生子宫强直收缩，以致胎儿缺氧或颅内出血，应禁用。

6. 下列情况应慎用：冠心病，血管痉挛时（可造成心绞痛或心肌梗死），肝损伤，严重的高血压（包括妊娠高血压综合征）、低血钙、可能加重闭塞性周围血管病、肾功能损害、脓毒症。

7. 用量不得过大和时间过长，超量时可发生麦角样中毒及麦角性坏疽。

8. 用药期间不得吸烟，因烟碱（尼古丁）可使本品的血管收缩加剧。

9. 如有感染存在，用药应慎重，因感染可增强本品的敏感性。

10. 遇有低钙血症时，麦角新碱的效应减弱。

11. 哺乳期妇女慎用。

12. 避免与其他麦角碱同用，不得与血管收缩药（包括局部麻醉药中含有的）同用，与升压药同用有出现严重高血压甚至脑血管破裂的危险。

米索前列醇口服常释剂

1. 本品是引产药，也是胃肠黏膜保护药。主要用于停经后 49 天以内孕妇的流产，需要与米非司酮联合使用。治疗胃溃疡、十二指肠溃疡。也用于预防非甾体抗炎药引起的溃疡。

2. 心、肝、肾疾病，肾上腺皮质功能不全，青光眼，哮喘等情况不能使用。

3. 孕妇用药可能导致流产、早产或出生缺陷，除终止妊娠，孕妇不能使用本品。哺乳期妇女最好不要使用。

4. 用于流产时，空腹服用。建议在服用米非司酮 36～72 小时后服用。用于胃肠道溃疡时，进餐时或睡前服药，以减少发生腹泻的风险。

5. 少数孕早期妇女服用米非司酮后，即可自然流产，但在没有确认完全流产前，仍然需按常规服完本品，并在服药后 24 小时就诊。大多数患者用药后在 6 小时内排出妊娠物，少数患者可能在服药后一周内排出。

6. 本品可引起头晕，用药后避免驾驶车辆或操作机械。有生育能力的妇女在使用本品治疗或预防溃疡期间，应采取避孕措施，以免意外妊娠。用于流产时，用药后必须在医院观察 4～6 小时。如果出现大量出血或其他异常情况，立即告知医师。服药后少量阴道出血是正常的。用于流产时，服药后 8～15 天复诊，以确定流产效果。必要时需进行 B 超检查或血人绒毛膜促性腺激素（HCG）测定。如确诊为流产不全或流产失败，需要接受其他流产措施。

7. 用药后可能出现皮疹、腹泻、腹痛、便秘、消化不良、胃肠胀气、恶心、呕吐、头晕、头痛等。用药过量还可能出现镇静、震颤、惊厥、呼吸困难、发热、心悸、低血压、心率过慢等。

依沙吖啶注射剂

1. 中期妊娠引产药，用于终止 12～26 周妊娠。

2. 有肝肾功能不全者严禁使用本品。羊膜腔内注射药物时不良反应轻。但必须在妊娠 16 周以后，经腹壁能注入羊膜腔内者才能使用。

3. 用本品引产的同时，慎用其他引产药（如缩宫素静脉滴注），以免导致软产道损伤。如出现体温 39℃以上，白细胞计数超过 2 万 / mm³ 时，应给予抗菌药。

4. 本品经羊膜腔内给药和宫腔内给药，药物可引起子宫内蜕膜组织坏死而产生内源性前列腺素，继而引起子宫收缩。

地诺前列酮栓剂

1. 本品能促进宫颈成熟，以利于胎儿分娩。经阴道给药主要用于足月妊娠时促进宫颈成熟。需要在能提供及时医疗监护和紧急外科手术设备的条件下使用，不要擅自使用。

2. 以下情况，不能使用：①已临产；②正在使用催产素或其他催产药物；③患有盆腔炎，除非已经接受足够的治疗；④存在不宜出现持续的强烈宫缩的情况：如有子宫大手术史（剖宫产、子宫肌瘤切除术等）、头盆不称、胎先露异常、怀疑或证实有胎儿宫内窘迫、有宫颈手术史或宫颈破裂史。

3. 本品不适用于儿童。不适用于孕周不足 37 周的孕妇。

4. 从冰箱里取出栓剂，并尽快送入阴道深处，横置在阴道穹处。可使用少量的润滑剂帮助放置。在阴道外保留一定长度（2～3cm）的终止带以便取出。放置后卧床休息 20～30 分钟。

5. 出现下列情况时取出栓剂：①宫颈完全成熟或24小时仍未充分成熟。②临产（出现每3分钟1次的规律宫缩）。③自然破膜或人工破膜。④出现子宫过度刺激或强直性收缩的迹象。⑤胎儿宫内窘迫。⑥产妇出现全身不良反应，如恶心、呕吐、低血压和心率过快。

6. 用药期间应注意：置入栓剂后必须定时监测宫缩和胎儿的情况。如果取出本品后需要使用催产素，建议间隔至少30分钟。

7. 用药后可能出现胎儿心率异常、子宫收缩异常、羊水粪染等不良反应。

卡前列甲酯栓剂

1. 本品具有终止妊娠的作用。经阴道给药，一般与米非司酮等联用。预防和治疗宫缩弛缓导致的产后出血。用于防治产后出血时，需在分娩后立即将本品贴附在阴道壁上。胎儿足月需要引产时，不能使用本品。

2. 以下疾病不能使用：①前置胎盘、异位妊娠；②有严重哮喘或严重过敏体质；③心血管疾病；④青光眼；⑤急性盆腔感染；⑥胃溃疡。

3. 使用本品终止妊娠失败后，必须改用其他方法。

4. 用于终止妊娠时，用药后须卧床休息2小时，并在门诊观察6小时，主要监测宫缩和产程的进展，是否有出血、排出胚胎或胎儿、胎盘，以及不良反应。大多数孕妇在用药6小时内排出妊娠物，少数在用药1周内排出。没有完全流产或流产失败的患者，需及时处理。如果出现大出血或排出胚胎、胎儿、胎盘后阴道出血时间较长，还需要接受刮宫术或其他必要的治疗。

5. 用药后8～15天就诊复查，以确定流产效果，必要时还需要进行B超检查，以及测定血人绒毛膜促性腺激素。

6. 用药后可能出现腹泻、恶心或呕吐、腹痛等胃肠道反应，停药后症状即可消失。少数人可出现面部潮红，很快消失。如果出现不能忍受的呕吐、腹痛或阴道大出血，立即通知医师。

卡前列素氨丁三醇注射剂

1. 本品用于中期妊娠流产、用于常规处理方法无效的子宫收缩弛缓引起的产后出血。本品不会直接影响胎儿胎盘单位，故使用本品分娩的胎儿可能仍有暂时的生命迹象。若子宫中的胎儿已有生存能力，则不可使用本品。

2. 与其他缩宫剂一样，本品必须严格遵循用法用量并由医务人员操作。

3. 如用本品终止妊娠失败，应以其他方法终止妊娠。本品含有苯甲醇，苯甲醇与早产儿致死性的呼吸窘迫综合征有关。

4. 流产起始剂量为250μg，用结核菌注射器做深部肌内注射。此后根据子宫反应，间隔1.5～3.5小时再次注射250μg。开始时可使用选择性的测试剂量100μg。多次间隔注射250μg剂量后子宫收缩力仍不足时，剂量可增至500μg。使用本品总剂量不得超过12mg，且不建议连续使用超过2天。用于产后子宫出血时，起始剂量为250μg，做深部肌内注射。73%的患者对单次注射即有反应。如果需要，个别患者间隔15～90分钟多次注射，也可得到良好的疗效，总剂量不得超过2mg（8次剂量）。

5. 本品不良反应一般为暂时性的，治疗结束后可恢复。最常见的不良反应多与本品对平滑肌的收缩作用有关。

6. 使用本品流产可引起短暂的体温升高，其原因可能是下丘脑体温调节中枢受影响。在推荐剂量下，约1/8的患者会出现体温升高超过1.1℃。所有的患者在治疗结束后体温均可恢复正常。用于治疗产后出血时，报道有4%的患者血压升高。

7. 哮喘、低血压、心血管疾病、贫血、黄疸、糖尿病者慎用本品。本品应慎用于瘢痕子宫。绒毛膜羊膜炎可能抑制子宫对本品的反应。约有20%的患者在使用本品时可造成不完全流产，用药后8～15日必须复查，以确定是否完全流产，必要时配合B超检查及人绒毛膜促性腺激素测定。

8. 使用本品后可能发生白细胞增多，应监测白细胞计数。对用本品引起的发热、无子宫内感染征象的患者，应鼓励其多饮水。尽管宫颈损伤的发生率极低，流产后仍需及时仔细检查宫颈的情况。

9. 应区别流产后子宫内膜炎引起的体温升高与使用本品引起的体温升高。本品引起的发热通常发生在第一次注射后1～16小时，恶露正常、无炎症和子宫触痛，停药后恢复，不需要治疗。

10. 本品含有苯甲醇，禁止用于儿童肌内注射，本品可能会加强其他宫缩药的活性，故不推荐与其他宫缩药合用。本品与丙酸睾酮素或孕三烯酮等合用，可提高抗早孕成功率。本品大剂量与棉酚合用有协同性抑制生精作用，而小剂量与棉酚合用可降低棉酚的抑精作用。

11. 右旋糖酐可抑制本品引起的过敏反应，与非甾体抗炎药合用有拮抗作用，一般不宜合用。

12. 肌内注射可刺激妊娠子宫肌层收缩，类似足月妊娠末的分娩收缩。大多数情况下，这些收缩均可使妊娠产物排出。目前尚无法确定这些收缩是否由卡前列素直接作用于子宫肌层引起。产后妇女使用后，子宫肌肉收缩可在胎盘部位发挥止血作用。

二、其他妇科药

利托君口服常释剂/注射剂

1. 本品具有保胎作用，主要用于妊娠 20 周以上的妇女预防早产。孕期不满 20 周或宫口开大 4cm 以上的孕妇禁用本品。

2. 产前大出血（特别是前置胎盘及胎盘剥落）、子痫及严重的先兆子痫、胎死腹中、绒毛膜羊膜炎、孕妇有心脏病及有危及心脏功能的情况、孕妇有甲状腺功能亢进、未控制的糖尿病、孕妇有肺性高血压、重度高血压者不能使用。

3. 如果在分娩前曾使用利托君，分娩后不要立即哺乳。

4. 用药期间如果出现心率加快，可能需要减量。用药期间密切监测宫缩情况。孕妇情况稳定后，仍然需要每 1～6 小时检查一次血压、脉搏和胎儿心率。

5. 用药后可能出现心悸、心率过快、腹痛、呕吐、震颤等不良反应。还可能引起横纹肌溶解症（可表现为肌痛、无力）、新生儿肠闭塞。

乳酸菌阴道胶囊

1. 乳酸菌是活菌生物制品，主要用于治疗菌群紊乱引起的阴道病。

2. 晚上睡前洗净外阴后将药品推入阴道深处，躺卧 30 分钟，用药后 2 小时内不要小便。

3. 为避免影响疗效，用药期间避免性行为，不要冲洗阴道或使用其他阴道用药。

乳杆菌活菌阴道胶囊

1. 乳杆菌活菌可以调节阴道内菌群平衡、抑制并消除阴道有害细菌，主要用于细菌性阴道病。乳杆菌活菌对由滴虫、真菌、淋球菌、衣原体等引起的非细菌性阴道病无效。

2. 晚上睡前清洁外阴后，戴上指套将药物放入阴道深处，取坐姿或背卧姿势，弯曲膝盖。

3. 为避免反复感染，用药期间避免性行为，给药后不要冲洗阴道，以免减弱疗效。

溴隐亭口服常释剂

1. 本品具有抑制泌乳素分泌、降低生长激素水平和抗帕金森病的作用，主要用于月经不调、女性不孕症，包括闭经、月经过少、多囊卵巢综合征等。男性与泌乳素有关的性腺功能低下（如少精、性欲减退、阳痿）。泌乳素瘤。肢端肥大症。抑制泌乳，用于产后不能哺乳的患者。帕金森病。良性乳腺疾病。

2. 以下疾病不能使用：控制不佳的高血压、妊娠高血压相关疾病（包括子痫、子痫前期、妊娠高血压综合征）、分娩后及产褥期高血压。其他严重心血管疾病（如冠状动脉疾病、心脏瓣膜病）。患有或之前患有严重精神疾病。

3. 如果正在使用名称中含"那韦"的抗艾滋病药（如阿扎那韦、达芦那韦），或唑类抗真菌药（如泊沙康唑、伊曲康唑），不能服用本品。两者合用会造成严重的不良反应，如恶心、呕吐、血管缺血。

4. 妊娠以后，通常需要停药，本品可抑制泌乳，计划哺乳的妇女最好不要使用。产后妇女使用本品抑制泌乳可出现高血压、心肌梗死、癫痫、脑卒中和精神错乱。

5. 为避免造成胃肠道不良反应，在进食时服用本品。用于抑制乳汁分泌时，在早晚用药；用于帕金森病时，第 1 周建议在晚上用药。用于月经不调及女性不孕症时，即使月经周期或排卵恢复正常，也可继续治疗几个月经周期，以防止复发。

6. 用药期间饮酒可能增加本品的不良反应，避免饮酒或饮用含酒精饮料。本品可能引起低血压、精神警觉性下降、嗜睡（包括突然入睡），用药期间避免驾驶车辆或操作机械。

7. 不孕症患者在正常月经周期恢复之前要采取避孕措施，且至少每 4 周进行 1 次妊娠测试。月经恢复后每次错过经期时（逾期 3 日）停药并进行妊娠测试。

8. 用药期间可能需要进行以下检查：不定期检查血压，特别是在治疗第 1 周。垂体腺瘤患者停药后一旦妊娠，应密切监测，并定期进行视野检查。

9. 为防止泌乳素过低引发黄体功能障碍，泌乳素水平正常的患者用药需要密切监测血浆泌乳素，绝经后妇女最好每 6 个月检查一次，月经正常的妇女每年检查一次。

10. 帕金森病患者比正常人患黑色素瘤的风险高，建议定期进行皮肤检查，定期检查肝肾功能、造血功能和血管功能。建议肢端肥大症患者定期监测生长激素。用药可引起冲动控制障碍，如病理性赌博（又称赌博癖）、性欲增加或亢进、购物欲或食欲增加、暴饮暴食等。如果出现以上症状，需考虑减量或停药，及时就诊。

11. 用药后可能出现恶心、呕吐、头痛、眩晕及疲劳，无须停药。少数出现直立性低血压。大剂量用药时出现幻觉、视觉障碍、精神错乱、运动障碍、口干、便秘、腿痉挛等不良反应。长期大剂量用药还会引起腹膜后纤维化（可表现为背痛、下肢水肿等）。

阿托西班注射剂

1. 本品用于有下列情况的妊娠妇女，推迟即将来临的早产：每次至少 30 秒的规律子宫收缩，每 30 分钟内≥4 次；宫颈扩张 1~3cm（初产妇 0~3cm）和子宫软化度/变薄≥50%；年龄≥18 岁；妊娠 24~33 足周；胎心率正常。

2. 孕龄小于 24 周或者大于 33 足周、>30 孕周的胎膜早破、胎儿生长受限和胎心异常、产前子宫出血需要立即分娩、子痫和严重的先兆子痫需要立即分娩、胎死宫内、怀疑宫内感染、前置胎盘、胎盘早期剥离、任何继续妊娠对母亲或胎儿有害的情况、已知对活性物质或任何其他赋形剂过敏者不能使用。

3. 在不能排除有胎膜早破的妇女中使用本品时，应权衡推迟分娩的与发生绒毛膜炎的潜在危险。

4. 对胎儿生长受限的病例，继续和重新开始给予阿托西班治疗要取决于对胎儿成熟度的评估。在给予本品治疗期间应监测子宫收缩和胎儿心率。作为催产素的拮抗剂，阿托西班理论上可以促进子宫的松弛，因此可能出现产后子宫收缩不良并引起产后出血，所以应该监测产后失血量。

5. 多胎妊娠和宫缩抑制剂（如钙通道阻滞剂和 β 受体激动剂）与肺水肿发生风险的增加相关。因此，本品应慎用于多胎妊娠，不推荐与其他宫缩抑制剂一起使用。

第三节　生殖系统的性激素和调节剂

一、全身用激素类避孕药

丙酸睾酮注射剂

1. 本品用于原发性或继发性男性性功能减退、男性青春期发育迟缓、绝经期后女性晚期乳腺癌的姑息性治疗，也可用于多器官功能障碍综合征老年患者的原发性靶腺（性腺、甲状腺、肾上腺）功能减退或衰竭，以及垂体回缩所致的空蝶鞍综合征的激素补充治疗。

2. 本品深部肌内注射，不能用于静脉注射。

3. 用于治疗乳腺癌时，3 个月内应有效；若病情仍进展，应立即停药。本品与其他睾酮制剂作用时间不同，故一般不可换用。

4. 肝肾功能不全者、前列腺癌患者、孕妇禁用，儿童长期使用本药可严重影响生长发育，应慎用，男性用药期间应定期检查前列腺。

5. 与口服抗凝药合用可增强抗凝药的作用，甚至引起出血。

6. 胰岛素合用对蛋白同化有协同作用。

十一酸睾酮口服常释剂/注射剂

1. 本品具有补充雄激素、抑制雌激素分泌、促进红细胞生成的作用，主要用于男性性腺功能减退，如睾丸切除后、无睾症、垂体功能低下、内分泌性阳痿、更年期症状（如性欲减退、脑力及体力下降），男性体质性青春期延迟，女性乳腺癌转移的姑息性治疗，再生障碍性贫血的辅助治疗，女性男性化。

2. 确诊或怀疑为前列腺癌或乳腺癌的男性不能使用本品，儿童长期用药可能影响生长发育（如出现早熟、早闭）。如需用药，需监测身高和性发育。

3. 孕妇禁用。哺乳期妇女如果用药，应停止哺乳。

4. 进餐时或餐后服药，适量的蛋白质、糖和维生素可提高本品的疗效。

5. 用药期间需定期检测睾酮水平，以确保睾酮水平在治疗范围内。还需定期（第一年每 3 个月 1 次，之后每年 1 次）进行以下检查：前列腺癌的直肠指检和血清前列腺特异性抗原检查，以排除前列腺癌。检查血细胞比容和血红蛋白，以排除真性红细胞增多症。

6. 用药对肝功能有影响，长期用药最好定期监测肝功能。本品还可能增加胰岛素的疗效，降低血糖。如患有糖尿病，建议定期监测血糖。

7. 建议有高钙血症风险的患者（如乳腺癌、肾上腺瘤、支气管肺癌和骨转移患者）定期检测血清钙，出现高钙血症时需停药，并接受相应治疗。

8. 用药后女性可能出现男性化迹象（可表现为声音嘶哑、痤疮、多毛、月经不规则和脱发）；青春期前儿童可能出现生长发育异常，还可能出现精液量减少、水钠潴留、胃肠不适等。

二、雌激素类

己烯雌酚口服常释剂/注射剂

1. 主要用于以下情况的补充雌激素，如萎缩性阴道炎、女性性腺发育不良、围绝经期综合征、老年性外阴干枯症及阴道炎、卵巢切除后、天生缺少卵巢。也用于不能进行手术治疗的晚期乳腺癌、晚期前列腺癌，以及预防产后泌乳。

2. 以下情况不能使用：使用雌激素可能加重的疾病，如子宫内膜癌；血栓性疾病，如肺栓塞、血栓性静脉炎；阴道异常出血；高血压。

3. 孕妇禁用。哺乳期妇女如用药应停止哺乳。

4. 人体内的雌激素水平是存在波动的，需要采用周期治疗（即用药 3 周、停药 1 周），模拟雌激素变化。有子宫的妇女不要中途停药，以免出现子宫出血。同时还需使用孕激素，以免子宫内膜异常增生引起子宫内膜癌。

5. 如果长期或大量服药，停药时在医师指导下逐渐减量，不要擅自停药。

6. 用药期间吸烟可能引起心脏病。

7. 长期用药会对子宫、乳腺、肝脏及血压等产生影响，建议定期检查盆腔、子宫内膜厚度、乳房结节、血清雌激素水平、阴道脱落细胞、血压、肝功能等。最好每 6 个月至 1 年进行 1 次体检，每年做 1 次宫颈防癌刮片。

8. 用药后可能出现乳房胀痛、体重增加或减少、恶心、食欲缺乏、腹部绞痛或胀气、足及足踝水肿，持续用药后可逐渐缓解。

炔雌醇口服常释剂

1. 本品小剂量能促进性激素分泌；大剂量则能抑制性激素分泌，从而发挥避孕的作用。主要用于补充雌激素，治疗女性性腺功能减退、闭经、更年期综合征等。晚期乳腺癌（绝经后妇女）、晚期前列腺癌、避孕。

2. 本品只能用于绝经后妇女的乳腺癌，其他类型的乳腺癌不能使用。

3. 与雌激素有关的肿瘤（如宫颈癌）、血栓性静脉炎、肺栓塞不能使用。

4. 青春期前的儿童用药可能导致早熟及骨骼早期闭合。

5. 孕妇、哺乳期妇女最好不要使用。

6. 用于女性性腺发育减退时，在夜晚服药，用于更年期综合征时，需连服 21 天，然后停药 7 天后再继续用药。

7. 用药后可能出现恶心、呕吐、头痛、乳房胀痛、腹胀等，偶尔还可能出现阴道不规则出血、闭经、尿频、尿痛、头痛、血压升高、皮疹、乳腺小肿块等。

雌二醇凝胶剂

1. 本品具有补充雌激素、调节体内激素平衡的作用，主要用于改善绝经、卵巢功能失调等引起的雌激素缺乏症状，如潮热、出汗、失眠、急躁、泌尿生殖器萎缩。预防雌激素水平低下的妇女出现骨质疏松。

2. 本品可增加子宫内膜癌的风险。将本品涂抹或贴在干净、干燥、无破损的皮肤上，如手臂、肩、头颈、腹、大腿、面、腰、臀，最好在沐浴后使用。贴片的部位应经常更换，同一部位皮肤不宜连续贴 2 次，不要将本品用于乳房、外阴或黏膜处。

3. 绝经后妇女使用本品可能增加心肌梗死、脑卒中、肺栓塞、深静脉血栓形成、痴呆的风险。

4. 以下情况不宜使用：已经或疑似患有受性激素影响的癌前病变或恶性肿瘤，包括乳腺癌、阴道癌、宫颈癌、子宫内膜增生或异位、原因不明的阴道出血、卟啉病、血栓性疾病及有血栓性疾病史，或有血栓高危因素、重度肝病、肝脏肿瘤或有肝脏肿瘤病史、重度肾病、重度心脏病、重度高三酰甘油血症。

5. 长期单独使用本品可能增加发生子宫内膜癌的危险，如未切除子宫，需同时服用孕激素。

6. 儿童使用本品可能出现性早熟，主要表现为女孩 8 岁以前开始乳房发育、10 岁以前出现月经，男孩 9 岁以前出现睾丸、阴茎增大等。儿童禁止使用。

7. 孕妇禁用。哺乳期妇女如果用药应停止哺乳。

8. 用药期间食用葡萄柚会升高雌二醇在血液中的浓度，避免食用葡萄柚及其制品，用药期间避免饮酒或饮用含酒精饮料。

9. 用药期间定期体检，包括血压、乳房、腹部、盆腔器官检查及宫颈细胞涂片。用于预防骨质疏松时，还需要监测骨密度，以评估疗效。

10. 用药后如出现皮肤发红、刺激感、短暂红斑、瘙痒，改在其他部位用药。用药后还可能出现全身不良反应，如头晕、头痛、恶心、呕吐、乳房胀痛、阴道少量出血及下体水肿。

结合雌激素口服常释剂

1. 本品是多种雌激素的混合物，具有调节雌激素水平和影响骨骼的作用，主要用于绝经期妇女的血管舒缩症、雌激素低下症；缓解部分乳腺癌、前列腺癌的症状；萎缩性阴道炎和外阴干皱，预防和控制骨质疏松症。

2. 激素治疗可能增加乳腺癌、子宫内膜癌、心血管疾病（如冠心病、卒中、栓塞）及痴呆的风险，长期用药注意定期进行体检。

3. 雌激素依赖性恶性肿瘤（如子宫内膜癌）、乳腺癌、子宫内膜增生；有血管栓塞病史或近期发生过血管栓塞，包括肺栓塞、心绞痛、卒中；生殖道异常出血；肝功能不全或有肝脏疾病者不能使用。

4. 哺乳期妇女如需用药，应停止哺乳。

5. 有子宫的妇女用药可能引起子宫内膜增生，需要采用间歇疗法（即用药一段时间后停药或加用孕激素，之后再用药）。

6. 用药期间吸烟可能引起心脏疾病。葡萄柚汁可增加药物浓度，引起不良反应，用药期间不要食用葡萄柚或葡萄柚汁。

7. 用药可能引起血压升高，对子宫和乳腺也有影响，建议定期进行体检，包括乳腺、血压、盆腔及宫颈细胞学、子宫内膜厚度、骨密度等检查，至少每年 1 次。同时每月进行乳房自检，如果有需要，可以进行乳房 X 线检查。

8. 结合雌激素使用可能影响儿童的生长发育，导致身材矮小，儿童需要定期监测用药对骨骼成熟度和骨骺中心的影响。

9. 用药后可能出现阴道出血、乳房不适（如疼痛、压痛、增大、溢液）、关节痛、腿痉挛、脱发、体重改变，还可能引起乳腺癌、子宫内膜癌、心血管疾病及痴呆，用药期间最好定期进行体检（包括乳腺、血压、盆腔及宫颈细胞学等检查）。

尼尔雌醇口服常释剂

1. 本品是雌激素类药物，主要用于雌激素缺乏引起的绝经期或更年期综合征，如潮热、多汗、头痛、目眩、疲劳、烦躁易怒、神经过敏、外阴干燥、老年性阴道炎等。

2. 有雌激素依赖性肿瘤病史（包括乳腺癌、子宫内膜癌、宫颈癌、较大的子宫肌瘤）、高血压、血栓病者不能使用。

3. 孕妇禁用。哺乳期妇女如果用药，应停止哺乳。

4. 虽然本品的雌激素活性较低，但仍可能引起子宫内膜增生，建议用药期间每 2 个月给予孕激素 10 天，以抑制内膜增生作用。如果已经切除子宫，

则不需要加用孕激素，通常孕激素停用后会出现子宫出血。

5. 用药后可能出现恶心、呕吐、腹胀、头痛、头晕、阴道出血（不规则的少量点滴出血）、乳房胀痛、白带增多、高血压等不良反应，偶可出现肝损伤。

普罗雌烯阴道片/软膏剂

1. 本品是雌激素，可以促进阴道黏膜修复，恢复黏膜营养功能。经阴道给药主要用于外阴阴道萎缩、宫颈、阴道和外阴损伤（因分娩、外科手术或物理疗法等引起）的长时间不愈合、结痂延迟。

2. 雌激素依赖性疾病或曾经患有雌激素依赖性癌症（如子宫内膜癌、乳腺癌）者，不能使用。

3. 儿童不适合使用，孕妇禁用，不推荐哺乳期妇女使用。

4. 将足量的乳膏涂在外阴等部位。洗净外阴并将阴道片润湿后放入阴道深处。

5. 用药后个别患者会出现局部刺激、瘙痒、过敏反应等。

替勃龙口服常释剂

1. 本品是雌激素类药物，主要用于绝经引起的更年期综合征，如潮热、多汗。

2. 本品能抑制排卵，绝经前有正常月经周期的妇女使用后可能打乱正常周期，因此建议用于自然绝经 1 年以上的妇女，如果是手术绝经，可以立即开始用药。本品不能作为避孕药使用。

3. 确诊或怀疑有激素依赖性肿瘤（如子宫内膜癌、乳腺癌）、未接受治疗的子宫内膜增生、原因不明的阴道出血；心、脑血管疾病或动静脉栓塞（如血栓性静脉炎、血栓栓塞、肺栓塞、心绞痛、心肌梗死、卒中）或有这类病史；容易出现血栓的疾病，如蛋白 C、蛋白 S 或抗凝血酶缺乏；急性肝脏疾病、有肝脏疾病史、肝功能检查结果未恢复正常；卟啉病不能使用。

4. 孕妇禁用。哺乳期妇女如需用药，应停止哺乳。

5. 建议固定在每天的同一时间服药。如果漏服，在 12 小时内尽量补服，如已超过 12 小时，忽略漏服剂量，正常服用下一剂。

6. 通常在用药几周内会出现症状改善，但至少需连续服药 3 个月才能获得最佳效果。

7. 用药期间久坐或久躺有发生血栓的可能。如出现血栓栓塞症状（腿部疼痛的肿块、突发胸痛、呼吸困难），立即就诊。

8. 用药期间建议定期检查乳房、子宫内膜增生

情况和可能出现的男性化体征。

9. 本品可降低糖耐量，如患有糖尿病，可能需要调整降血糖药的剂量。

10. 用药期间如果出现肝功能减退（可表现为发热、乏力、食欲缺乏、皮肤或眼睛发黄、瘙痒、上腹痛等）、血压显著升高、偏头痛，立即就诊。

11. 用药后可能出现阴道出血或点滴出血，出现在服药的第 1 个月。如果 1 个月后出现出血，就诊检查出血原因。还可能出现头痛、水肿、眩晕、瘙痒、体重增加、恶心、腹痛、皮疹、皮脂分泌过多、面部毛发生长增加和抑郁等不良反应。

戊酸雌二醇口服常释剂

1. 本品具有补充雌激素、调节体内激素平衡的作用，主要用于以下疾病：多种雌激素缺乏，如萎缩性阴道炎、外阴干燥症、卵巢切除、原发性卵巢衰竭、绝经期综合征、预防骨质疏松。

2. 有子宫的患者使用本品可能出现子宫内膜癌。如果在用药期间出现不明原因的异常阴道出血，及时就诊排除恶性肿瘤的发生。绝经后妇女使用本品可能出现心肌梗死、脑卒中、肺栓塞、痴呆。

3. 补充雌激素会导致恶化的肿瘤，包括子宫内膜癌、子宫肌瘤、乳腺癌、子宫内膜增生或异位；原因不明的阴道出血、卟啉病、血栓栓塞性疾病。肝功能异常［如特发性血胆红素过高（Rotor）综合征、慢性特发性黄疸（Dubin-Johnson）综合征］、重度肝病、重度肾病、重度心脏病、肝脏肿瘤、血脂异常（如重度高三酰甘油血症）、先天性脂肪代谢异常、镰状细胞性贫血、严重糖尿病同时伴有血管病变、泌乳素瘤者不能使用。

4. 长期单独使用本品会增加发生子宫内膜增生或内膜癌的可能性。

5. 儿童使用本品可能出现性早熟。

6. 孕妇禁用。哺乳期妇女如果用药，应停止哺乳。

7. 不要擅自停药。

8. 用药期间不要服用激素类避孕药（如毓婷、妈富隆），可以使用避孕套。用药期间饮酒可能导致血液中本品的含量增加，在体内蓄积而产生副作用，避免饮酒或饮用酒精饮料，本品可能导致面部长斑，应做好防晒措施。

9. 长时间卧床或久坐会增加血栓风险，注意适量运动。择期手术前需要暂时停止用药，在手术前 6 周到医院就诊，按医师安排停止用药，以降低血栓发生的风险。

10. 如果使用本品长达一年，需要进行充分检查，包括妇科检查，以判断是否能继续使用本品。

11. 有子宫的女性用药期间需要每年进行子宫内膜取样，以监测是否出现子宫内膜癌。如果出现不明原因异常的阴道出血，可能需要进行充分检查，包括子宫内膜取样。

12. 使用本品会增加乳腺癌的风险，如果持续治疗 5 年以上，定期检查乳腺；如使用本品预防骨质疏松，需要监测骨密度。

13. 用药还可能影响血糖、血脂、甲状腺，糖尿病患者、高血脂和甲状腺替代治疗（如长期服用左甲状腺素片）的患者需要监测血糖、血脂或甲状腺功能。患者还需定期进行血压、肝功能、腹腔、盆腔检查及宫颈细胞学检查，以评估药物的影响和疗效。

14. 用药后主要引起恶心、呕吐、腹痛、腹胀、头痛、偏头痛、头晕；还可能引起过敏反应、体重变化、水肿、血栓、子宫阴道出血。如果在用药期间发生偏头痛或频繁发作严重头痛、突然发生视觉或听觉障碍、血栓性静脉炎或血栓栓塞的前兆指征（如异常的下肢痛或下肢水肿、不明原因的呼吸或咳嗽时的刺痛感）、胸部疼痛及紧缩感、癫痫发作次数增加、血压显著升高、全身瘙痒，立即停止用药并就诊。

三、孕激素类

黄体酮注射剂/口服常释剂

1. 本品是孕激素，主要用于治疗先兆流产、习惯性流产，痛经及经前期综合征、更年期综合征、绝经、绝经前紊乱、辅助妊娠、月经失调（如闭经、功能失调性子宫出血），出血（纤维瘤等所致）。

2. 与雌激素合用可增加发生乳腺癌的风险，应定期检查乳房。黄体酮不适用于稽留流产（胚胎或胎儿已死亡，滞留在子宫内尚未自然排出）及遗传因素造成的流产等。

3. 血栓性疾病（如血栓性静脉炎、血管栓塞、脑卒中）或有血栓性疾病史；原因不明的阴道出血；严重肝损伤；乳腺或生殖器官肿瘤不能使用。

4. 孕妇用药后可能导致胎儿尿道下裂、先天性心脏病、唇腭裂。如果已经妊娠或者计划妊娠，咨询医师。哺乳期妇女如需用药，应停止哺乳。

5. 空腹服药，服药时间尽量远离进餐时间，最好在晚上睡前服药。如果一天需要服用 2 次，在早晨和晚上睡前服药。

6. 用药后可能出现嗜睡、眩晕。避免驾驶车辆、操作机器或高空作业。

7. 用药期间长时间不动会增加血栓的风险，避免长时间坐或躺（如长途旅行、长期卧床）。

8. 用药后可能出现阴道出血、体重改变、乳房肿胀、恶心、头晕、头痛、疲倦、发热、失眠、皮疹、黑斑病、黄褐斑、黄疸（可表现为眼睛或皮肤发黄）等。如出现复视、突发性失明、偏头痛，应停药就诊。

甲地孕酮口服常释剂

1. 本品是孕激素，主要用于闭经、功能性子宫出血、子宫内膜异位症。晚期乳腺癌、子宫内膜癌、肾癌、前列腺癌和卵巢癌。改善晚期肿瘤、艾滋病患者的食欲，以及改善恶病质、原因不明的明显体重减轻。

2. 本品仅适用于 1 个月以内的短期避孕，如果用药需超过 1 个月，应使用长期避孕药（如妈富隆）。

3. 严重肝肾功能不全、血栓栓塞性疾病（包括严重血栓性静脉炎）、肿瘤骨转移引起的高钙血症、乳房肿块者不能使用。

4. 用药前需进行妊娠检查，排除妊娠后才能用药。孕妇用药可能导致女婴出现男性化特征，孕妇禁用。服用本品后哺乳可能对乳儿产生损害。哺乳期妇女如需用药，应停止哺乳。

5. 用于短期避孕时，分别于需用期的当天中午和晚上服药 1 次，之后每晚用药 1 次，直至需用期结束的第 2 天再用药 1 次，不要漏服。用于治疗子宫出血、子宫内膜异位症时，从月经的第 5 天开始用药。

6. 用于短期避孕外的其他适应证时，有生育能力的妇女在用药期间需要采取避孕措施，如发现妊娠，及时就诊。

7. 为了解药物的影响，长期用药需定期进行肝功能检查，女性患者还需要进行乳房检查。

8. 用药后常见体重增加、食欲增加。偶可引起恶心、呕吐、水肿、阴道出血（不规则的少量点滴出血）。

甲羟孕酮口服常释剂/注射剂

1. 本品是孕激素，具有抗癌作用。主要用于月经不调、功能性子宫出血、子宫内膜异位症。肿瘤的姑息治疗或辅助治疗，如子宫内膜癌、肾癌、乳腺癌、前列腺癌。

2. 本品不适用于未明确诊断的阴道或尿道出血，以及未明确诊断的乳房病变（包括乳腺癌）或早期乳腺癌。

3. 血栓栓塞性疾病（如血栓性静脉炎、肺栓塞、脑血管疾病）或有血栓栓塞性疾病史；骨转移产生的高钙血症；月经过多；严重肝损伤者不能使用。

4. 如果在使用本品期间接种活疫苗，可能增加疫苗引起感染的风险。在停用本品后至少 3 个月再接种活疫苗。

5. 不要给初潮前的儿童使用本品。孕妇禁用。哺乳期妇女如需用药，应停止哺乳。

6. 本品可能引起骨质疏松，用药期间需要补充足量的钙和维生素 D，长期服药的患者需要定期检查骨密度。如果视力突然丧失或出现眼球突出、看东西重影或偏头痛，立即停药检查。每年进行体检，包括血压、乳腺、腹部、盆腔检查。

7. 用药后可能出现体重波动、食欲增加、头痛、头晕、颤抖、失眠、呕吐、便秘、恶心、多汗、勃起功能障碍、水肿、疲乏等不良反应。

地屈孕酮口服常释剂

1. 本品是孕激素补充药，主要用于孕酮不足引起的疾病（如痛经、子宫内膜异位症、闭经、月经不规则、功能失调性子宫出血、经前期综合征、先兆流产或习惯性流产、黄体不足引起的不孕症），辅助生殖技术中的黄体支持。

2. 确诊或怀疑有性激素相关的肿瘤；严重肝功能障碍、有严重肝病史且肝功能未恢复正常、肝脏肿瘤或有肝脏肿瘤病史、Dubin-Johnson 综合征、Rotor 综合征、黄疸。妊娠期间或使用性激素时发生或加重的疾病或症状，如严重瘙痒、妊娠期疱疹、卟啉病和耳硬化症、不明原因的阴道出血不能使用。

3. 12～18 岁青少年用药的安全性和有效性暂不清楚，本品可用于先兆性流产和习惯性流产。哺乳期妇女最好不要使用，如需用药，应暂停哺乳。

4. 用药期间建议定期做乳房和妇科检查，如在用药一段时间后出现阴道点滴出血或停药后持续出血，立即就诊，检查出血原因，必要时还需进行子宫内膜活检以排除恶性肿瘤。

5. 首次用药后出现严重的头痛、血压升高，或在用药过程中恶化，需停用本品。

6. 用药后最常见的不良反应包括阴道出血（用药的前几个月）、乳房疼痛或压痛、恶心、腹痛、月经失调、偏头痛或头痛等。

炔诺酮口服常释剂

1. 本品具有调节内分泌、避孕的作用，主要用于妇科疾病，如月经不调、功能性子宫出血、子宫内膜异位症、痛经、子宫内膜增长过快。避孕，可单用或与雌激素（如炔雌醇）联用。

2. 血栓性疾病、严重肝病、严重肾病、乳房肿块者不能使用。

3. 本品可使女婴男性化，故孕妇禁用。哺乳期妇女用药后可能减少乳汁量。

4. 服药时进食或不进食都可以，如果用药后出现胃部不适，与食物一起服用。漏服或迟服都可能导致避孕失败，每天定时服药，如漏服，在 24 小时内补服。

5. 用于避孕时，片剂在同房前一天或当天中午开始服用；滴丸在同房当晚开始服用。同房期间需每晚服用，并至少连用 10~14 天。如果同房超过 14 天，最好改用短效口服避孕药。1 年内不得使用超过 2 个周期。

6. 吸烟会增加发生血栓性疾病的风险，用药期间停止吸烟，用药后面部皮肤可能出现深色斑块，建议采取防晒措施。

7. 呕吐或腹泻症状可能会影响炔诺酮的避孕效果，建议同时采取其他避孕措施（如避孕套）。

8. 本品可能损害肝脏，还可能增加患乳腺癌的风险，长期用药时建议定期检查肝功能和乳房。

9. 用药后可能出现恶心、头晕、疲倦、突破性出血（即出血是点滴状）等。

烯丙雌醇口服常释剂型

1. 本品是孕激素，能改善胎盘功能、抑制宫缩，从而维持妊娠。主要用于先兆流产、习惯性流产和先兆早产。

2. 严重肝功能障碍、Dubin-Johnson 综合征或 Rotor 综合征、结合型高胆红素血症（无症状的黄疸）、有妊娠毒血症或妊娠疱疹病史者不能使用。

3. 本品不适用于老年人和儿童。

4. 用于习惯性流产时，在确诊妊娠后立即开始服药，至少需持续用药至流产危险期后 1 个月。

5. 用药期间应注意密切监测糖尿病患者的血糖。

6. 用药后可能出现恶心、头痛、水肿等不良反应。

地诺孕素口服常释剂

1. 本品具有孕激素样作用，还能抑制细胞增生，主要用于治疗子宫内膜异位症。

2. 静脉血栓栓塞、出现血管病变的糖尿病；动脉血管或心脏疾病（如心肌梗死、脑血管意外、缺血性心脏病），或有这类疾病史；严重肝病、肝肿

瘤，或有这类疾病史；已知或疑似性激素依赖性恶性肿瘤；原因不明的阴道出血者不能使用。

3. 本品不适用于月经初潮前的儿童，孕妇最好不要使用，哺乳期妇女如果用药，应停止哺乳。

4. 最好固定在每天同一时间服药，食物不影响疗效，餐后或空腹服药都可以。

5. 可以从月经周期的任意一天开始服药。之后必须连续服用，无论是否出现阴道出血，中间都不要间断。如漏服 1 片或多片，在想起时立即补服 1 片，第 2 天在正常服药时间服用正常剂量，如在服药后 3~4 小时发生呕吐，立即补服。

6. 采用非激素方法（如避孕套）避孕，用药前停用激素避孕方法。

7. 用药期间吸烟可能增加发生心脏病的风险。本品偶可引起黄褐斑，尤其是妊娠期间出现过黄褐斑的患者，用药期间做好防晒措施。

8. 用药期间长时间不动会增加发生血栓的风险，避免久坐或久躺，如长途旅行、长期卧床。择期手术前至少 4 周，最好停用本品，完全恢复活动后 2 周再恢复用药。

9. 用药后可能出现眩晕、头痛、乳房不适、抑郁、痤疮、体重增加、睡眠障碍、紧张、性欲丧失、情绪改变、恶心、腹痛、腹胀、呕吐、脱发、背痛、潮热、月经异常（如闭经、出血次数减少、出血频繁、不规则出血）等不良反应。

四、雄激素和雌激素的复方制剂

炔雌醇环丙孕酮口服常释剂

1. 本品为复方制剂，具有抗雄激素的作用，主要用于妇女的雄激素依赖性疾病，如痤疮、脱发、多毛症及多囊卵巢综合征；有上述疾病的妇女也可口服避孕。本品不能单独用于避孕，只能用于有雄激素依赖症状且有避孕需求的妇女。

2. 有血栓栓塞病史、家族史或风险因素；严重肝功能不全或肝脏肿瘤；偏头痛；血管发生改变的糖尿病；严重高血压；严重脂蛋白血症；镰状细胞贫血；不明原因阴道出血；患有激素相关肿瘤（如性器官肿瘤、乳腺恶性肿瘤）；曾在妊娠期发生特发性黄疸、严重瘙痒症、疱疹或随着每次妊娠加重的耳硬化症者不能使用。

3. 本品不适用于老年人，且绝经后妇女不可以使用。

4. 不要给初潮前的儿童用药；本品不适用于男性。孕妇和计划妊娠的妇女禁用。哺乳期妇女如果

用药，需停止哺乳。

5. 在每天同一时间服药，建议从月经出血的第 1 天开始服药，服药时间固定在每天同一时间。需连续服用 21 天，然后停药 7 天，再开始下一周期。

6. 用药持续时间取决于症状的严重程度及对治疗的反应，通常需要几个月的时间。观察到症状减轻至少需要 3 个月的时间。

7. 用药期间吸烟会增加动静脉血栓形成、血栓栓塞事件或脑血管意外风险，导致非常严重的心脏病、脑血管堵塞。

8. 本品偶尔会引起黄褐斑，用药期间做好防晒措施。

9. 用药期间长时间不动会增加发生血栓的风险，避免久坐或久躺，如长途旅行、长期卧床。

10. 用药期间至少每 6 个月进行全面体格检查，重点包括体重、血压、心脏、肝功能、乳腺检查、宫颈及阴道细胞学涂片，以了解药物的疗效和病情的发展。

11. 如果漏服药物或用药后出现呕吐、严重腹泻，可能导致药效降低，需要避孕的患者可能需要加用其他避孕方法，如避孕套。

12. 用药后可能出现恶心、腹痛、体重增加、头痛、抑郁、乳房疼痛或触痛、月经间期出血等不良反应。

13. 本品还可引起动静脉血栓形成及血栓栓塞性疾病、高血压、高三酰甘油血症、肝脏肿瘤、肝脏功能紊乱、黄褐斑、诱导或加重血管性水肿症状。

五、孕激素和雌激素的复方制剂

戊酸雌二醇/雌二醇环丙孕酮口服常释剂

1. 本药的主要成分是戊酸雌二醇和醋酸环丙孕酮，具有调节雌激素和孕激素的作用，主要用于治疗与绝经相关的雌激素缺乏症状，如潮热、外阴阴道萎缩、性交困难、尿失禁、睡眠障碍、衰弱，预防雌激素缺乏引起的骨质丢失。

2. 已知或怀疑有受性激素影响的癌前病变或恶性肿瘤，如乳腺癌；严重肝脏疾病、肝脏肿瘤或有肝脏肿瘤病史；血栓栓塞性疾病（如卒中、心肌梗死）、有血栓栓塞病史或高危因素（如长时间不活动）；重度高三酰甘油血症；不明原因的阴道出血者不能使用。

3. 不要给儿童使用本品。孕妇禁用。哺乳期妇女如果用药，需停止哺乳。

4. 固定在每天同一时间服药，食物不影响药效，需连续服用 21 天，然后停药 7 天，再开始下一周期，首次用药可以从任意一天开始，但从其他激素补充疗法改为本药时，建议从出血后开始服用本药。如漏服药物，建议在 24 小时内尽快补服，以免出现撤退性出血。如出现出血，继续服药，以免出现更严重的出血。

5. 本药用于预防绝经后骨质疏松时，可能需要用药几年，遵医嘱坚持用药。

6. 用药后可能出现黄褐斑，尤其是有妊娠性黄褐斑病史的患者，用药期间最好避免直接暴露于日光或紫外线，建议采取防晒措施。

7. 用药期间如需避孕，建议采取非激素方法（如避孕套）避孕。用药期间食用葡萄柚可能增强本品的药理作用，容易引起毒副作用。

8. 用药期间定期（如每 6 个月）复诊，定期进行常规体检（包括乳房和妇科检查），以便医师评估是否需调整剂量或停药。

9. 本药可能影响血糖，如患有糖尿病，密切监测，可能需要调整降血糖药剂量。

10. 在用药间断期间，可能出现阴道出血（撤退性出血），如持续出现出血，或出血在连续几个周期内重复出现，或长期使用本药的患者首次出现出血时，需要接受全面的妇科检查以排除息肉、肌瘤等疾病，立即就诊。

11. 用药后可能出现体重改变、头痛、腹痛、恶心、皮疹、瘙痒、月经出血模式改变等不良反应。用药期间如果出现黄疸或肝功能恶化、血压明显升高、偏头痛、癫痫发作次数增加、突然出现知觉障碍（如视觉障碍、听力障碍）或可能预示血栓塞的症状（如腿部肿胀疼痛、胸痛突然发作、呼吸困难），应立即就诊。

绒促性素注射剂

1. 本品是促性腺激素，主要用于垂体促性腺激素不足引起的女性无排卵性不孕症；体外受精时获取多个卵母细胞；功能性子宫出血、妊娠早期先兆流产、习惯性流产；女性黄体功能不全；青春期前隐睾症的诊断和治疗；垂体功能低下引起的男性不育。

2. 怀疑有垂体增生或肿瘤、前列腺癌或其他与雄激素相关的肿瘤；性早熟；诊断未明的阴道出血；子宫肌瘤、卵巢囊肿或卵巢肿大；血栓性静脉炎者不能使用。

3. 老年人用药可能诱发与雄激素相关的肿痛，

儿童用药可能出现性早熟，可能影响身高。用于治疗隐睾症时，常从 4～9 岁开始用药，如出现性早熟现象，建议停用。孕妇、哺乳期妇女慎用。

4. 用药期间应注意绒促性素可使妊娠试验出现假阳性，在用药 10 天后再进行妊娠检查。

5. 用于诱导排卵时：①用药前做卵巢 B 超，监测卵泡的数量和大小。雌激素浓度开始上升后，应每天复查，直至停用本药后 2 周，以减少卵巢过度刺激综合征的发生。②每天测量基础体温，如有排卵可出现双相体温。③使用尿促性素 1 周后，须每天测尿雌激素水平，在雌激素高峰出现后 24 小时开始使用本药。④测定孕酮、监测宫颈黏液，有助于了解卵泡成熟程度或是否排卵。

6. 用于男性性腺功能低下时：①测定血清睾酮水平，以排除其他原因引起的性腺功能低下；②监测精子计数、精子活力，以评价疗效。

7. 用药后可能出现注射局部疼痛、过敏性皮疹、乳房肿大、头痛、易激动、抑郁、易疲劳等不良反应。

8. 用于促排卵时，还可能出现卵巢囊肿、轻中度卵巢肿大，伴轻度胃胀、胃痛、盆腔痛，一般可在 2～3 周消退。少数患者可能出现严重的卵巢过度刺激综合征，可表现为腹部或盆腔剧烈疼痛、消化不良、水肿、尿量减少、恶心、呕吐、腹泻、呼吸急促等。

9. 用于治疗隐睾症时，还可能出现男性性早熟，可表现为痤疮、阴茎和睾丸增大、阴毛生长增多、身高生长过快等。

氯米芬口服常释剂型

1. 氯米芬具有促进排卵和促进精子生成作用，主要用于以下情况：诱导排卵；治疗黄体功能不足；治疗因精子过少的男性不育；测试卵巢功能；测试男性下丘脑-垂体-性腺轴的功能。

2. 甲状腺或肾上腺功能障碍；颅内肿瘤；血栓性静脉炎；肝病和肝功能障碍；遗传性胆红素代谢缺陷；卵巢囊肿、子宫内膜癌、子宫肌瘤、乳腺癌；子宫异常出血、子宫内膜异位症；精神抑郁者不能使用。

3. 孕妇禁用，每个治疗周期前需进行相关检查，以确定是否排卵和（或）受孕。哺乳期妇女如果用药，需停止哺乳。

4. 用于诱导排卵时，如近期无月经，可从任何时候开始服用本品。如计划诱导月经或在治疗前出现月经，在月经周期的第 5 天（见血后的第 5 天）开始服用。

5. 用药期间每天清晨刚醒未起时测量体温，以便医师监测排卵与受孕情况。

6. 本品可能会引起视觉症状，如模糊、阴影，避免驾驶和操作机器。如治疗 1 年以上，须进行眼底及裂隙灯检查；如出现视力障碍，应进行相关检查。

7. 如用药后出现腹部或盆腔疼痛、体重增加、不适或腹胀，可能是卵巢肿大，立即就诊。

8. 女性患者除了测量基础体温，必要时还需测定雌激素、血清孕酮水平及尿内孕二醇含量，以判断有无排卵；用药期间还需要检查卵泡刺激素（FSH）及促黄体生成素、血浆内的皮质激素传递蛋白含量、血清甲状腺素含量、性激素结合球蛋白含量、甲状腺素结合球蛋白含量，并需进行磺溴酞钠（BSP）肝功能试验。

9. 用药后可能出现肿胀、胃痛、盆腔或下腹部痛、视物模糊、复视、眼前感到闪光、眼睛对光敏感、视力减退、皮肤和巩膜黄染等不良反应。

六、促性腺激素和其他促排卵药

尿促性素注射剂

1. 本品为绝经期妇女尿中提取精制的糖蛋白促性腺激素，含卵泡刺激素和黄体生成素 2 种生物活性成分，与绒促性素合用用于促性腺激素分泌不足所致的原发性或继发性闭经、无排卵所致的不孕症等。

2. 用药后可能出现卵巢过度刺激综合征，表现为下腹不适或胀感、腹痛、恶心、呕吐、卵巢增大。严重者可致胸闷、气急、尿量减少、胸腔积液、腹水，甚至卵泡囊肿破裂出血等。还有多胎妊娠和早产等。

3. 过敏、卵巢早衰、绝经、原因不明的阴道出血、子宫肌瘤、卵巢囊肿、卵巢增大患者禁用。

4. 用药期间应定期进行全面检查：B 超（检测卵泡发育）、宫颈黏液检查，雌激素水平测定和每日基础体温测量，如出现重度卵巢过度刺激综合征，应立即停药。

5. 哮喘、心脏病、癫痫、肾功能不全、垂体瘤或增大、甲状腺或肾上腺皮质功能减退患者慎用。运动员慎用。

6. 孕妇、儿童、老年人禁用。

达那唑口服常释剂

1. 本品具有雄激素和类孕激素的作用，主要用于治疗子宫内膜异位症、纤维囊性乳腺病、男子乳腺发育、青春期性早熟；遗传性血管神经性水肿、自发性血小板减少性紫癜、系统性红斑狼疮。

2. 肝、肾、心脏疾病；生殖器异常出血；血栓疾病者不能使用。

3. 老年人用药需适当减少剂量。孕妇禁用。哺乳期妇女如用药，应停止哺乳。

4. 用于治疗纤维囊性乳腺病时，在月经来潮的第 1 天开始用药。

5. 本品可能导致避孕药失效，用药期间采取其他避孕措施（如避孕套、子宫帽或宫内节育器），如果发现妊娠，立即就诊。

6. 用药后可能对心、肝、肾及生殖器官有影响，需要定期监测；男性患者需要每 3～4 个月检查一次精液量及黏度、精子数量及活动力，还要注意检查睾丸大小。本品可能影响血糖水平，糖尿病患者需要密切监测血糖值。

7. 用药后经期可能发生变化，如月经不规律、月经时间变化、绝经后来月经等情况，一般停药后 60～90 天恢复正常。如果停药后月经已停止且未恢复正常，及时就诊。

8. 女性患者用药期间如果出现男性化症状，停药就诊。

9. 用药后可能出现子宫出血、闭经、乳房缩小、声音沙哑、毛发增多、痤疮、皮肤或毛发的油脂增多、下肢水肿、体重增加、阴道灼热、干枯及瘙痒；皮肤发红；肌痉挛性疼痛；情绪或精神状态的改变、神经质或多汗。如以上症状持续时间较长，应及时就诊。

雷洛昔芬口服常释剂

1. 本品可以帮助骨骼变得强壮，主要用于预防和治疗绝经后妇女的骨质疏松症。

2. 本品会增加静脉血栓栓塞和脑卒中致死的风险，患有或曾患有静脉血栓栓塞的妇女禁用，用药期间要避免长时间不动。

3. 肝损伤，包括胆汁淤积；严重肾功能损害；原因不明的子宫出血，子宫内膜癌；患有或曾患静脉血栓栓塞（包括深静脉血栓、肺栓塞和视网膜静脉血栓）的患者不能使用。

4. 本品不适用于儿童。孕妇禁用。哺乳期妇女如使用，应停止哺乳。

5. 本品需要长期服用，用药期间如果饮食中的钙摄入量不足，需要同时补充钙剂和维生素 D。

6. 本品可增加静脉血栓栓塞的风险，如需长时间躺卧（如术后恢复时），可能需停药至能够自由走动。

7. 用药期间如果出现不明原因的子宫出血（可能由子宫内膜萎缩和良性子宫内膜息肉引起）、乳腺异常，立即就诊并接受相关检查。

8. 高三酰甘油血症（＞ 5.6mmol/L 或＞ 500mg/dl）的患者，用药期间建议定期监测血清三酰甘油水平。

9. 为了解药物疗效，建议定期监测血脂、全血细胞计数和常规血液生化，并接受骨密度检查。

10. 考来烯胺可与本品结合，降低本品的吸收和疗效，如果在用药期间需要服用考来烯胺，间隔至少 2 小时。

11. 用药后主要引起潮热、腿痛性痉挛（腿抽筋）、可增加静脉血栓栓塞的风险。如出现腿痛、四肢水肿、突然胸痛、呼吸短促、咯血、视力突然改变，可能出现了栓塞。

米非司酮口服常释剂

1. 本品是女性用药，主要与前列腺素类药物合用，用于终止停经 112 天内的妊娠，性生活后 72 小时以内的紧急避孕，育龄妇女伴中重度症状的子宫肌瘤的术前治疗。

2. 本品用于流产时，极少数情况下会出现严重的感染和出血。如果出现不消退的发热、非常严重的肚子痛、心率快、持续的大量阴道出血或晕倒，及时就诊。有宫内节育器或异位妊娠者不能使用，需要先进行相关检查。

3. 以下情况不宜使用：心脏病、肝病、肾病、肾上腺皮质功能不全、遗传性卟啉病、年龄在 35 岁以上且吸烟、出血性疾病、有异常出血史或正在进行抗凝治疗、不明原因或除子宫肌瘤外其他原因的阴道出血。

4. 与布南色林、鲁拉西酮、H_1 受体拮抗药（如特非那定、阿司咪唑）合用可升高本品的血药浓度，容易引起严重不良反应。

5. 使用本品紧急避孕前需确定上次月经正常，以排除妊娠的可能。同时米非司酮属于紧急避孕药，不能作为常规避孕药在每次性生活后或每月经常使用，用药后至月经来临前需采取其他避孕措施。

6. 哺乳期妇女如需用药应停止哺乳。

7. 空腹（如进食后 2 小时）服用药物，并且服药后 1～2 小时不要进食，用于紧急避孕时，必须在性生活后 72 小时内服用，越早服用效果越好。用于子宫肌瘤的术前治疗时，首次用药需从月经周期的第 1～3 天开始。

8. 用于子宫肌瘤的术前治疗时，不推荐使用避孕药，建议采取非激素避孕措施（如避孕套）。

9. 与葡萄柚汁合用可能增加本品的血药浓度，容易引起不良反应。

10. 本品用于紧急避孕的成功率为 70%～80%，可能导致下次月经提前或推后，如推后超过 1 周，检查是否妊娠。

11. 停经少于 49 天，服用本品后须在医院观察 4～6 小时或住院观察；如停经已达 50～63 天，需观察 24 小时或住院观察；如停经 64 天以上则必须住院观察。

12. 本品用于流产时，可能会有少量阴道出血。如果用药 24 小时内没有完全排出胚胎或胎儿、胎盘，或者阴道出血量较多（>100ml），可能需要接受相关检查和治疗（如刮宫术）。

13. 如使用本品流产，可能需要在服药后 8～21 天复诊，以确定流产效果。必要时可能需要进行 B 超检查或测定血人绒毛膜促性腺激素，如发现流产不全或流产失败，可能需要接受其他流产治疗。

14. 本品用于子宫肌瘤的术前治疗时，会出现经期出血减少或闭经，如出现持续大量出血，及时就诊。

15. 本品用于子宫肌瘤的术前治疗时，建议在用药期间定期检查血清氨基转移酶和皮质醇水平。

16. 用药后可能出现恶心、乏力、下腹痛、头晕、乳房胀、头痛、呕吐、腹泻、子宫收缩或痉挛、出血、潮热等不良反应。

孕三烯酮口服常释剂型

1. 本品能直接作用于子宫内膜，使异位病灶萎缩，主要用于治疗子宫内膜异位症。

2. 严重的心、肝、肾功能不全；使用雌激素或孕激素治疗时曾经发生过代谢或血管疾病者不能使用。

3. 孕妇禁用。哺乳期妇女如用药，应停止哺乳。

4. 在每周同一时间服药，在月经第 1 天开始口服孕三烯酮，第 4 天再服用第 2 次，以后每周在相同时间服用。如漏服 1 次，立即补服，再继续按时用药（如在每周一、四服药，周一漏服时可在周二或周三补服，周四按期服药，之后可以按每周一、四继续服药）；如漏服多次，暂停用药，排除妊娠后在下一次月经的第 1 天重新开始用药。

5. 用药期间不能服用口服避孕药避孕，采取其他方法，如使用避孕套、子宫帽或宫内节育器。

6. 如在用药期间阴道点滴出血时间较长，及时就诊。

7. 用药可能引起氨基转移酶轻度升高，需要定期监测肝功能；同时有高血脂的患者还需要监测胆固醇水平，糖尿病患者监测血糖水平。用药可能引起水肿，心、肾功能不全的患者要密切监测水肿情况。

8. 用药后可能引起月经紊乱、闭经、多毛、体重增加、乳房缩小松弛等。

第四节 泌尿系统药

一、泌尿系统药

黄酮哌酯口服常释剂

1. 本品具有松弛膀胱肌肉、缓解疼痛等作用。主要用于以下疾病引起的尿频、尿急、尿痛、排尿困难及尿失禁等症状：下尿路感染，如前列腺炎、膀胱炎、尿道炎；下尿路梗阻，如前列腺增生、痉挛性/功能性尿道狭窄；下尿路器械检查或手术后，如前列腺摘除术、尿道扩张、膀胱腔内手术；尿道综合征；急迫性尿失禁。如有炎症症状，需要同时进行抗感染治疗。

2. 胃肠道梗阻或出血、贲门失弛缓、尿道阻塞失代偿、有神经精神症状；心、肝、肾功能严重受损者不能使用。

3. 12 岁以下儿童最好不要使用本品。

4. 用药后可能出现嗜睡和视物模糊，避免驾驶、操作机器或高空作业，不要与大量的维生素 C 或钾盐合用。

5. 抗酸药（如维 U 铝镁、三硅酸镁）可减少本品的吸收，降低其疗效。如需合用，间隔至少 1 小时服用。

6. 用药后可能出现胃部不适、恶心、呕吐、口渴、嗜睡、视物模糊、心悸及皮疹等不良反应。

奥昔布宁口服常释剂型/缓释控释剂

1. 本品具有解除平滑肌痉挛、增加膀胱容量、减少膀胱不自主收缩等作用，主要用于治疗伴有急迫性尿失禁、尿急、尿频症状的膀胱过度活动症。

2. 青光眼、部分或完全胃肠道梗阻、肠张力缺乏、重症肌无力、阻塞性尿道疾病（如尿潴留、出血性心血管状态不稳定者不能使用）。

3. 哺乳期妇女慎用。

4. 固定在每天同一时间服药，食物不影响药效。

5. 用药期间饮酒可能加重嗜睡，避免饮酒或饮用含酒精饮料，避免驾驶车辆等危险行为。

6. 本品可能导致出汗减少，高温环境下服用容易引起中暑。

7. 用药后如出现严重口干，可以通过吮吸无糖糖果、嚼无糖口香糖或含服冰块来缓解症状。如果口干持续超过 2 周，及时就诊。持续口干可能引起牙齿疾病，如蛀牙、牙龈炎等。

8. 抗酸药（如喹碘方、磷酸铝）可减少本品的吸收，降低其疗效，如需合用，间隔至少 1 小时。

9. 本品可减少酮康唑的吸收，降低其疗效，如需合用，在服用本品前至少 2 小时服用含酮康唑的药物（如酮康他索、复方酮康唑）。

10. 用药后可能出现头痛、乏力、口干、便秘、腹泻、恶心、消化不良、嗜睡、头晕、鼻炎、视物模糊、眼干、尿路感染等不良反应。

包醛氧淀粉口服常释剂/口服散剂

1. 本品具有吸收尿素氮的作用，主要用于多种原因（如慢性肾炎尿毒症、高血压尿毒症、糖尿病尿毒症等）造成的氮质血症。

2. 粉剂在餐后 30 分钟用温开水浸泡后服用，胶囊在餐后 30 分钟用温开水送服。

3. 用药期间适当控制蛋白质摄入量，如配合低蛋白饮食，有助于提高疗效。粉剂、胶囊内容物受潮发霉后不要服用。

4. 用药后偶见胃肠道反应。

非那吡啶口服常释剂

1. 本品是麻醉药，具有局麻镇痛的作用，可迅速消除膀胱或尿道不适感，主要用于缓解尿路感染或刺激引起的泌尿道疼痛、尿道口烧灼感、尿急、尿频等症状。未经诊断前不要使用本品，以免掩盖症状，延误诊治。

2. 肾功能不全（包括尿毒症）、肾小球肾炎、重症肝炎者不能使用。

3. 本品可能引起胃肠道不适，于餐后 30 分钟服药。

4. 本品只能缓解症状，用于尿路感染时，需要同时使用抗菌药物，连续使用不要超过 2 天。

5. 用药期间避免佩戴隐形眼镜，本品可将隐形眼镜染色；用药期间的尿液可能变成橙红色，停药后可消失；用药后如出现皮肤和眼结膜黄染，立即停药并检查肾功能。

6. 用药后可引起胃肠不适、头痛、皮疹等不良反应。

聚苯乙烯磺酸钙口服散剂

1. 本品可以帮助排出肠道内的钾离子。主要用于肾功能障碍引起的高钾血症。

2. 肠梗阻者使用可能引起肠道穿孔。低钾血症、高钙血症者不能使用。

3. 将药物加入 150ml 水中搅拌均匀后立即服用，服药后不要躺下休息。

4. 用药期间应注意：①控制饮食，食用低钾高热量的食物；②为避免药物在消化道蓄积，用药期间密切注意排便情况，避免发生便秘；③可以服用山梨醇来缓解便秘症状，但果糖不耐受、缺乏果糖酶或甲醇中毒的患者不能使用本品。

5. 为防止过量用药，用药期间建议定期监测血清钾和血清钙的浓度。

6. 本品可能会降低甲状腺激素类药物（如左甲状腺素钠、碘塞罗宁）的疗效。如用药期间需使用这类药物，间隔至少 4 小时。

7. 用药后可能出现便秘、恶心、食欲缺乏、胃部不适等不良反应。还可能出现肠道穿孔、肠梗阻。如出现严重便秘、持续性腹痛、呕吐等症状，立即就诊。

托特罗定口服常释剂/缓释控释剂

1. 本品具有缓解痉挛的作用，主要用于治疗膀胱过度兴奋引起的尿频、尿急或尿失禁等症状。

2. 尿潴留、胃滞纳、未得到控制的闭角型青光眼、重症肌无力、严重的溃疡性结肠炎、中毒性巨结肠者不能使用。

3. 肝、肾功能不全者使用剂量需要调整；不推荐儿童使用；孕妇慎用；哺乳期妇女如用药，应停止哺乳。

4. 食物不影响托特罗定的药效，最好固定在每天相同时间服药。

5. 本品可能引起视物模糊、头晕、困倦，避免驾驶车辆和操作机器。

6. 服用本品后可能出现口干，可采用吮吸糖果、咀嚼口香糖、含服冰块或使用唾液替代品来缓解口干带来的不适，如果口干持续 2 周以上，及时就诊，持续口干会增加口腔疾病的风险。

7. 抗酸药（如碳酸氢钠、复方氢氧化铝）可减少本品的吸收，减弱其疗效。如用药期间需服用这类药物，间隔 1 小时以上。

8. 用药后可能出现口干、消化不良、便秘、腹痛、胀气、呕吐、头痛、眼睛干涩、皮肤干燥、嗜睡、神经质、感觉异常等，通常可耐受，停药后症状会消失。用药过量还可能出现排尿困难、幻觉、兴奋、抽搐、呼吸功能不全、心率过快、瞳孔散大、惊厥等不良反应。

左卡尼汀口服液体剂/注射剂

1. 左卡尼汀（又称左旋肉毒碱）是人体必需的物质，能促进脂类代谢，也是肌肉细胞（尤其是心肌细胞）的主要能量来源。主要用于慢性肾衰竭患者因长期血液透析引起的肉碱缺乏，可表现为心肌病、骨骼肌病、心律失常、高脂血症、低血压和透析中肌痉挛等。

2. 孕妇、哺乳期妇女慎用。

3. 用药期间定期检查血浆左卡尼汀水平、生命体征和全身状况，如每周或每月 1 次。

4. 用药后可能出现恶心和呕吐。还可能出现癫痫发作、胃炎、身上有特殊气味等。用药后如出现支气管痉挛、喉水肿、面部水肿、皮疹、荨麻疹等，及时就诊。

索利那新口服常释剂

1. 本品能抑制膀胱过度活动，主要用于膀胱过度活动症，表现为尿急、尿频、尿失禁。心力衰竭、肾病等也可能引起尿频，但不适宜服用本品。

2. 严重胃肠道疾病（包括中毒性巨结肠）、尿潴留、闭角型青光眼、重症肌无力、需要进行血液透析者不能使用。

3. 不建议给儿童使用本品。哺乳期妇女最好避免使用。

4. 本品可能引起视物模糊、嗜睡、疲劳，用药期间避免驾驶车辆或操作机器。

5. 用药后可能出现口干、视物模糊、便秘、恶心、消化不良、腹痛等不良反应。

米拉贝隆缓释片

1. 本品具有松弛膀胱平滑肌的作用，主要用于治疗膀胱过度活动引起的尿失禁、尿频、尿急等症状。

2. 如患有控制不佳的重度高血压（收缩压≥180mmHg 或舒张压≥110mmHg），不能使用本品。

3. 肝、肾功能不全者可能需要调整剂量。

4. 孕妇慎用。哺乳期妇女用药时应停止哺乳。

5. 本品可引起血压升高，建议定期监测血压。

6. 用药后可能引起尿路感染、心率过快、恶心、头痛、头晕、便秘、腹泻等不良反应。

二、良性前列腺增生用药

特拉唑嗪口服常释剂

1. 本品具有降低血压、尿道和膀胱阻力的作用，主要用于高血压、改善良性前列腺增生患者的排尿情况，如尿频、尿急、尿线变细、排尿困难、夜尿增多、排尿不尽感。

2. 如曾经有排尿时突然晕倒的情况，不宜使用。

3. 孕妇禁用，哺乳期妇女如用药应停止哺乳。

4. 第一次用药时在睡前服用，且最好不要超过 1mg，以免因出现低血压而晕倒，此后每天用药 1 次时可以在早晨用药，如中途停药几天或更长时间，再次用药时重新从初始治疗方案开始用药。

5. 用药后可能出现眩晕、头痛、嗜睡等症状，避免驾驶车辆及操作机器。

6. 用药期间如果坐或躺后迅速起身，可能出现头晕，应缓慢起身。如果出现低血压症状（如头晕、头痛、心悸），先坐下或躺下，出现晕厥时，将患者平卧，必要时给予支持性治疗。

7. 用药后可能出现阴茎异常勃起，如勃起疼痛或勃起时间超过 4 小时，及时就诊，以避免出现永久性勃起功能障碍。

8. 用药后可能出现无力、直立性低血压、头晕、嗜睡、鼻塞、鼻炎、阳痿、视物模糊、恶心、水肿、心悸等不良反应。

阿夫唑嗪口服常释剂/缓释控释剂

1. 本品是男性生殖系统药物，不适用于儿童和妇女。主要用于缓解良性前列腺增生的症状，如尿频、夜尿、排尿困难、尿急和排尿无力。

2. 血压过低、直立性低血压者不能使用本品。

3. 患有冠心病，在心绞痛发作期间及病情恶化时，不要使用本品。

4. 肝肾功能不全者需要调整剂量。

5. 与抗 HIV 药（如阿扎那韦、可比司他）合用可能引起严重的不良反应，如低血压、心率过慢。

6. 第一次服药最好在睡前，以防止用药引起的低血压症状，如眩晕、疲乏。

7. 用药期间如果坐或躺后迅速起身，可能出现头晕或晕倒等症状，应缓慢起身。出现症状（如眩晕、疲乏、出汗）时，躺下直至症状完全消失。

8. 用药后可能出现眩晕、虚弱等症状，尤其是在刚开始用药时，避免驾驶车辆或操作机器。用药期间可能需要定期监测血压。

9. 用药后可能出现眩晕、晕厥、嗜睡、虚弱、头痛、心率加快、直立性低血压、潮热、消化不良、恶心、呕吐、腹泻、口干、皮疹、腹痛等。如出现阴茎异常勃起（与性行为无关，持续或伴有疼痛的勃起），立即就诊，否则可能造成永久性阳痿。

爱普列特口服常释剂

1. 本品能使增生的前列腺萎缩，主要用于治疗良性前列腺增生。用药前需要明确诊断，排除感染、前列腺癌、低张力膀胱及其他尿道梗阻性疾病。

2. 本品不适用于儿童，孕妇禁用。

3. 用药后可能出现恶心、食欲缺乏、腹胀、腹泻、口干、头晕、失眠、全身乏力、皮疹、性欲下降、勃起功能障碍、射精量下降、耳鸣、耳塞、髋部痛等症状。

非那雄胺口服常释剂

1. 本品是男性用药，主要用于良性前列腺增生或肥大（5mg 制剂），男性雄激素性秃发（1mg 制剂）。本品不能用于预防前列腺癌。用药前还需要排除与适应证症状相似的疾病，如感染、前列腺癌、尿道狭窄、膀胱张力低、神经源性紊乱。

2. 本品不适用于妇女和儿童。

3. 男性雄激素性秃发患者用药 3 个月以上才可能见效，停药后 1 年内疗效可能会减退，按照医师要求持续用药，不要擅自停药。

4. 用药期间应注意：①用药期间和停药后 1 个月内不要献血。②用药期间如果坐或躺后迅速起身，可能会出现头晕或晕倒，应缓慢起身。③为了解药物疗效和病情变化，需要定期进行一些前列腺癌相关检查，包括通过直肠指诊检查前列腺、前列腺特异性抗原水平检查等。

5. 用药后可能出现性功能障碍（如阳痿、性欲降低、射精障碍）、乳房不适（如乳腺增生、乳房触痛）和皮疹。

普适泰口服常释剂

1. 本品的主要成分是花粉提取物，具有缓解前列腺增生、消炎的作用，主要用于：良性前列腺增生（表现为尿频、夜尿、排尿困难、尿急和排尿无力）、慢性或非细菌性前列腺炎。

2. 前列腺感染、结石、癌症和其他前列腺疾病都可能引起相似的症状，本品并不适用。本品为男性生殖系统用药，不适用于儿童和妇女。

3. 用药期间应注意：本品起效较慢，用药 3～6 个月才有明显效果。如用药后病情恶化或症状持续 6 个月以上未见缓解，立即就诊。

4. 用药后可能出现轻微的腹胀、胃灼痛、恶心、皮炎、湿疹等，还可引起过敏反应。

赛洛多辛口服常释剂

1. 本品能改善排尿障碍，缓解前列腺增生的症状。主要用于改善良性前列腺增生症引起的症状和体征。

2. 重度肾功能不全者不能使用本品。与抗艾滋病药（如沙奎那韦、阿扎那韦）合用可能引起严重的毒副作用，如低血压、心率过慢。

3. 本品不适用于女性和儿童。

4. 用药期间如坐或躺后迅速起身，可能出现头晕或晕倒，坐或躺后应缓慢起身。

5. 本品可能引起头晕等症状。用药期间避免驾驶车辆、操作机器或高空作业。

6. 用药后可能出现射精障碍（逆行射精等）、勃起障碍、尿失禁、口渴、胃部不适、腹泻、软便、便秘、头晕、起立性眩晕、步态蹒跚、头痛、失眠、鼻塞、鼻出血、鼻咽炎、鼻窦炎、流涕、心率过慢、疲劳等。还可能出现严重不良反应，如失神、意识丧失、黄疸等。

坦洛新（坦索罗辛）缓释控释剂

1. 本品是男性生殖系统用药，主要用于改善前列腺增生引起的尿频、夜尿增多、排尿困难等症状。

2. 本品不适用于女性和儿童。

3. 用药后可能会出现眩晕，在用药期间避免驾驶车辆或高空作业。

4. 服用本品期间，如坐或躺后迅速起身，可能出现头晕或晕倒，应缓慢起身。

5. 葡萄柚可增加本品在血中的浓度，容易引起不良反应。长期用药对肝功能有影响，定期检查肝功能。

6. 用药后常见恶心、呕吐、食欲缺乏。还可能出现头晕、蹒跚感、直立性低血压、心率过快等不良反应。如果出现皮疹等过敏反应，立即停药。

7. 本品还可能导致严重的不良反应：失神和意识丧失。如出现异常，立即就诊。

第六章　除性激素和胰岛素外的全身激素制剂

第一节　垂体和下丘脑激素及其类似物

一、垂体前叶激素及其类似物

促皮质素注射剂

1. 本品具有促进激素分泌的作用。主要用于活动性风湿病、类风湿关节炎、红斑狼疮等结缔组织疾病、严重支气管哮喘、严重皮炎等过敏性疾病、急性白血病、霍奇金淋巴瘤、促皮质素兴奋试验。

2. 儿童长期使用促皮质素可能出现生长停滞，孕妇慎用。哺乳期妇女应立即停药，停止哺乳。

3. 经肌内注射或静脉滴注给药，突然停用促皮质素可能引起垂体功能减退。

4. 促皮质素具有抑制免疫的作用，用药期间接种疫苗（如卡介苗、腮腺炎减毒活疫苗等）可能降低疫苗的作用，还可能增加疫苗引起感染的风险。用药期间不要接种疫苗，直至免疫功能提高。

5. 长期使用可能出现库欣综合征、水钠潴留、缺钾、皮肤色素沉着、过敏反应（如发热、皮疹、血管神经性水肿）、痤疮、多毛、胃肠道反应、糖尿病、骨质疏松等不良反应。

重组人生长激素注射剂

1. 本品主要用于因内源性生长激素缺乏所引起的儿童生长缓慢或身材矮小、接受营养支持的成人短肠综合征、重度烧伤、生长激素缺乏。不能用于骨骺完全闭合的患者促进生长。

2. 活动性恶性肿瘤，急性呼吸衰竭，因心脏直视手术、腹部手术、多发意外创伤出现并发症的急性危重疾病，严重全身性感染等危重患者处于急性休克期时，增生性或严重非增生性糖尿病视网膜病变等情况不能使用。

3. 经皮下注射给药，为了避免脂肪萎缩，皮下注射时应常更换注射部位。

4. 用药后可能出现血糖升高，定期检查血糖，尤其是有糖尿病风险因素的患者，如肥胖或有糖尿病家族史。

5. 少数患者可能出现甲状腺功能减退，用药期间定期检查甲状腺功能。

6. 用药期间定期检查皮肤痣的大小和数量，尤

其是 *SHOX* 基因缺陷的患者。

7. 用药期间定期进行检眼镜检查，如果发现视盘水肿，最好停药。

8. 用药期间如果出现跛行、髋关节或膝关节疼痛，及时就诊，可能是股骨头骺板滑脱。出现腹痛时也应就诊，可能是胰腺炎。

9. 用药后可能出现水肿、关节痛、注射部位疼痛、胃肠胀气、腹痛、头痛、皮肤痣的大小和数量增加、男子乳腺发育、胰腺炎等不良反应。

二、垂体后叶激素类

垂体后叶注射剂

1. 本品要用于肺、支气管出血（如咯血）或消化道出血（如呕血、便血），产科催产及产后收缩子宫、止血，腹腔手术后肠道麻痹，尿崩症。

2. 心肌炎、血管硬化、有剖宫产史、中重度肾功能不全。用于催产时，存在以下情况也不能使用：如有骨盆狭窄、双胎妊娠、羊水过多、子宫膨胀过度、产道梗阻、产前出血（前置胎盘、胎盘早剥）、子宫口未开。

3. 经肌内注射、皮下注射或稀释后静脉滴注给药。静脉滴注时避免药液外渗，否则可能导致皮肤坏死。

4. 用药后如出现心悸、胸闷、过敏性休克等严重不良反应，应立即停药。

5. 用药期间注意监测电解质，尤其应注意低钠血症的发生。

6. 用药后可能出现腹痛、腹泻、恶心、呕吐、腹胀、呃逆、血压异常、心悸、心律失常、心绞痛、头晕、头痛、烦躁、抽搐、麻木、食欲异常、意识障碍、精神异常、胸闷、呼吸困难、呼吸急促、面色苍白、乏力、发热、寒战、多汗、皮肤潮红、红肿、皮疹、瘙痒、注射部位红肿疼痛、尿少等不良反应。

去氨加压素片/注射液

1. 本品能减少尿液排出，主要用于治疗尿崩症、夜间遗尿症。

2. 原发性、习惯性或精神性烦渴症（24 小时尿量>40ml/kg），心力衰竭、心功能不全或其他需要服用利尿药的疾病，肾功能不全（肌酐清除率<

50ml/min），抗利尿激素分泌异常综合征，低钠血症或有该病史，ⅡB型血管性血友病，65岁以上老年人不能使用。

3. 用于夜间遗尿症时，在睡前15～30分钟服药。连续用药3个月后，可能需要停药1周，以便观察是否还需继续用药。食物可能降低去氨加压素的吸收，不要在进餐时或餐后1.5小时内用药。

4. 用药期间尽量减少饮水量并定期测体重。若不限制饮水，可能引起水潴留和低钠血症（表现为头痛、恶心、呕吐、体重增加，严重时可能出现抽搐）。治疗夜间遗尿症时，用药前1小时至用药后8小时内需限制饮水量，将饮水量减少至仅能解渴的程度。

5. 用药期间出现感染、发热、腹泻、呕吐时可能需要增加饮水。避免待在高温环境或进行强体力劳动。

6. 用药后可能出现头痛、腹痛、恶心、腹泻、呕吐、短暂性低血压、脉搏加快、面色潮红、疲乏等不良反应。

缩宫素鼻喷雾剂

1. 本品具有加强子宫收缩和促进排乳的作用。经鼻给药主要用于协助产后1周的妇女排出初乳。缩宫素只能促进乳汁排出，无法促进乳汁生成。

2. 孕妇禁用。

3. 在哺乳前2～3分钟，采取坐姿，清洁鼻孔后将喷头插入鼻孔，向两侧鼻孔喷药。

4. 首次用药前向空气中预喷几次，直至有液体喷出。

5. 用药后可能出现鼻腔刺激、鼻出血、流泪、子宫出血、子宫收缩过度等不良反应。

缩宫素注射剂

1. 本品可用于引产、催产、产后及流产后因宫缩无力或缩复不良而引起的子宫出血；了解胎盘储备功能（催产素激惹试验）。

2. 对本品过敏，骨盆过窄，产道受阻，明显头盆不称及胎位异常，有剖宫产史、子宫肌瘤剔除术史者，脐带先露或脱垂、前置胎盘、胎儿窘迫、宫缩过强、子宫收缩乏力长期用药无效、产前出血（包括胎盘早剥）、多胎妊娠、子宫过大（包括羊水过多）、严重的妊娠高血压综合征禁用。如果曾服用前列腺素类的药物，由于两种药物的作用会增强，在阴道用前列腺素类药物的6小时内禁用。

3. 用于催产时必须明确指征并在密切监测下进行，以免产妇和胎儿发生危险。如出现宫缩过强和（或）胎儿窘迫，应立即停药，使母体吸氧和侧卧，并根据母体和胎儿状况采取适当的措施。

4. 用药后常见不良反应包括恶心、呕吐、头痛、发热、寒战、皮疹、瘙痒、呼吸困难、心率加快、心律失常、过敏性休克。

5. 本品只能在医院有医护监测时才能给药。产前使用时禁止快速静脉注射和肌内注射。

卡贝缩宫素注射剂

1. 用于选择性硬膜外或脊椎麻醉下剖宫产术后，预防子宫收缩乏力和产后出血。

2. 对本品或缩宫素过敏者、血管疾病（特别是冠状动脉疾病）患者、儿童、孕妇（包括胎儿娩出前）禁用。

3. 单次用量100μg，在硬膜外或脊椎麻醉下剖宫产术完成胎儿娩出后，缓慢地在1分钟内一次性给予。可于胎盘娩出前或娩出后给予。

4. 静脉注射卡贝缩宫素后常发生（10%～40%）的不良反应包括恶心、腹痛、瘙痒、面红、呕吐、热感、低血压、头痛和震颤。

鞣酸加压素注射剂

1. 本品能减少尿液。主要用于中枢性尿崩症。

2. 高血压、冠状动脉疾病、动脉硬化、心力衰竭、妊娠期等情况不能使用。

3. 本品经肌内注射。

4. 用药期间避免过量饮水。

5. 少数患者用药后会出现严重过敏皮疹、注射部位硬结等。剂量过大可出现水中毒及突发性严重多尿。

三、下丘脑激素

奥曲肽注射剂

1. 本品具有类似人生长抑素的作用。主要用于治疗肢端肥大症，胃肠胰内分泌肿瘤（如血管活性肠肽瘤、胰高血糖素瘤、胃泌素瘤、胰岛素瘤、生长激素释放因子腺瘤），预防胰腺手术后并发症，肝硬化患者胃-食管静脉曲张导致出血的紧急治疗。

2. 肝硬化者使用本品可能需调整剂量。哺乳期妇女如果用药，应停止哺乳。

3. 醋酸奥曲肽注射液、注射用醋酸奥曲肽：可经皮下注射或静脉滴注给药。皮下注射时，为了减少用药后的局部不适，建议药液达到室温后再用。注射时避免短期内在同一部位多次注射。

4. 注射用醋酸奥曲肽微球：经臀部肌内注射给

药。建议左右臀部肌内轮换注射。

5. 因肢端肥大症出现生育问题的患者，用药后可能恢复生育力。如果没有生育计划，建议在用药期间采取有效的避孕措施。

6. 长期使用药物可能导致胆结石，建议用药期间每 6～12 个月进行一次胆囊超声波检查。用药期间定期检查肝功能和血糖。

7. 长期用药时需监测甲状腺功能。

8. 用药后最常见的不良反应包括腹泻、腹痛、恶心、胀气、头痛、胆石症、高血糖症、便秘、注射部位反应等。

生长抑素注射剂

1. 本品主要用于治疗严重急性食管静脉曲张出血，严重急性胃或十二指肠溃疡出血，或并发急性糜烂性胃炎、出血性胃炎，预防和治疗胰腺手术后并发症，胰、胆和肠瘘的辅助治疗，糖尿病酮症酸中毒的辅助治疗。

2. 生长抑素可抑制胰岛素及胰高血糖素的分泌，治疗初期可导致血糖水平短暂降低。1 型糖尿病患者使用生长抑素后，最好每隔 3～4 小时测试一次血糖水平，必要时使用胰岛素。

3. 用药后可能出现眩晕、面部潮红、心悸、心率过慢、低血糖症或高血糖症、恶心、呕吐、腹痛、腹泻、过敏反应（如皮疹、瘙痒、呼吸急促、呼吸困难）等不良反应。

醋酸兰瑞肽缓释注射液（预充式）

1. 本品是天然生长抑素的类似物。主要用于治疗肢端肥大症和神经内分泌肿瘤。

2. 孕妇慎用。哺乳期妇女如用药，应停止哺乳。

3. 本品经臀部深部皮下注射，建议左右侧臀部交替注射。需缓慢注射，通常需要 20 秒。注射后不要摩擦或按摩注射部位。

4. 用药期间如出现头晕等症状，避免驾驶或操作机器。

5. 本品可降低胆囊运动功能，可能诱发胆囊结石。建议用药期间定期进行胆囊检查，长期治疗时每 6 个月检查一次。

6. 本品会抑制胰岛素和胰高血糖素分泌，用药后可能出现低血糖或高血糖。开始治疗或调整剂量时，监测血糖水平。

7. 用药后最常见的不良反应是腹泻、稀便、腹痛、胆石症和注射部位反应（如疼痛、结节、硬结）。

第二节　全身用皮质激素类

地塞米松口服剂

1. 本品具有抗炎、免疫抑制作用，主要用于治疗结缔组织病、严重支气管哮喘、严重皮炎等过敏性疾病、溃疡性结肠炎、急性白血病、恶性淋巴瘤，以及诊断某些肾上腺皮质疾病。

2. 本品可抑制儿童的生长和发育。如果必须用药，最好选用短效或中效制剂，避免使用长效制剂，并注意监测颅内压的变化。

3. 老年人用药容易出现高血压，绝经后的妇女用药容易出现骨质疏松。

4. 与食物一起服用，以避免胃肠不适。如果每天只需要服药一次，在每天早晨服用。

5. 长期服用后，如果要停药，需根据病情逐渐减量，以避免突然停药造成的不适。

6. 可在饮食中多摄入富含钾的食物。

7. 本品可能导致免疫力低下，容易发生感染。用药期间经常洗手，并远离感染人群。此外，长期用药及停药后 6 个月内不要接种疫苗，以免增加感染风险。

8. 较大剂量易引起糖尿病、消化性溃疡和类库欣综合征症状（可表现为肥胖、月经不规则、面部皮肤油腻、痤疮、多毛等）。

地塞米松/地塞米松棕榈酸酯/地塞米松磷酸钠注射剂

1. 本品主要用于治疗过敏性与自身免疫性炎症性疾病。

2. 本品可抑制儿童的生长和发育。如果必须用药，最好选用短效或中效制剂，避免长效制剂，并注意监测颅内压的变化。

3. 老年人长期用药容易诱发感染性疾病、糖尿病、骨质疏松症、高血压、后囊白内障、青光眼等副作用。

4. 可以经静脉注射、静脉滴注、肌内注射、鞘内注射、关节腔内注射给药。也可以将药物滴入鼻腔、喉头、气管、中耳腔或耳蜗管。

5. 停药后可能出现停药综合征，可表现为头晕、晕厥、腹痛、背痛、低热、食欲缺乏、恶心、呕吐、肌肉或关节疼痛、头痛、乏力、软弱等。用药时间较长时，停药前医师可能会逐渐降低用药剂量，不要擅自停药。

6. 长期、大量使用地塞米松，或长期用药后停药 6 个月以内的患者，由于免疫力低下，最好不要接种减毒活疫苗（如脊髓灰质炎减毒活疫苗糖丸）。

7. 如果是乙肝病毒携带者，用药期间可能会使乙肝病毒增殖，引发肝炎。建议在用药期间及停药后定期检查肝功能和肝炎病毒标志物。

8. 用药后可能引起感染、胃肠道刺激（如恶心、呕吐）、胰腺炎、消化性溃疡或穿孔、精神症状（如欣快感、激动、失眠、谵妄、不安、定向力障碍）、库欣综合征面容和体态、体重增加、下肢水肿、月经紊乱、缺血性骨坏死、骨质疏松、肌无力、肌萎缩、创口愈合不良、痤疮、会阴区或肛周瘙痒、发热、青光眼、白内障、过敏反应（如皮疹、瘙痒、面部潮红、心悸、发热、呼吸困难）等不良反应。

泼尼松口服剂

1. 本品主要用于过敏性疾病或与自身免疫有关的疾病，如结缔组织病、系统性红斑狼疮、重症多肌炎、严重的支气管哮喘、皮肌炎、血管炎、急性白血病、恶性淋巴瘤。

2. 真菌或病毒感染（如手癣、足癣、水痘、疱疹），可能不能使用。

3. 儿童长期用药可能抑制生长和发育，还可能增加发生骨质疏松症、股骨头缺血性坏死、青光眼、白内障的风险。严格遵医嘱用药，并密切观察不良反应。

4. 老年人用药更容易出现高血压和骨质疏松。

5. 用药后乳汁中含有泼尼松，可能抑制乳儿生长和肾上腺功能。剂量低于 30mg 时相对安全，用药 4 小时后可进行哺乳。大剂量用药时停止哺乳。

6. 长期或大剂量用药后，突然停药或减量过快可能引起不适或使病情加重。如果需要停药，在医师指导下逐渐减量，不要擅自停药。

7. 为避免泼尼松对胃肠道的刺激作用，与食物或牛奶一起服用。如果一天服药 1 次，在早晨服用。

8. 泼尼松可能导致胎儿畸形。有生育能力的妇女在用药期间应采取有效的避孕措施。

9. 用药期间出现感染症状，如发热、寒战、严重咽喉痛、耳痛、咳嗽、小便疼痛、口疮或伤口不愈合，立即就诊。

10. 长期用药可能引起白内障、青光眼和骨质疏松，定期检查眼压和骨密度。

11. 用药后可能诱发感染。大剂量用药还可能引起糖尿病、消化性溃疡、库欣综合征（可表现为向心性肥胖、皮肤紫纹或瘀斑、皮肤油腻、骨质疏松、高血压、多毛、月经稀少或闭经、阳痿、痤

疮等）。

氢化可的松口服剂/注射剂

1. 本品主要用于治疗肾上腺皮质功能减退症、先天性肾上腺皮质增生症。注射剂可用于治疗肾上腺皮质功能减退症、垂体功能减退症、过敏性和炎症性疾病、抢救中毒性感染等危重患者、结缔组织病、预防和治疗移植物急性排斥反应。

2. 本品注射液中含有乙醇，如果对乙醇过敏，不要使用。可以改用不含乙醇的氢化可的松琥珀酸钠。

3. 老年人用药更容易出现高血糖、糖尿病和骨质疏松。

4. 口服药可分次服用，可以在早晨 7~8 点服用一日剂量的 2/3，午餐后服用剩下的 1/3。

5. 注射剂可经静脉滴注或肌内注射给药。氢化可的松琥珀酸钠还可以经软组织或关节腔内注射。

6. 长期用药后突然停药可能引起"停药综合征"，表现为恶心、厌食、呕吐、头痛、发热、肌痛等。如果需要停药，在医师指导下逐渐减量，不要擅自停药。

7. 本品可增加体内的钠盐，减少钾盐，可能需要减少饮食中的含盐量，并摄入更多的钾元素，如多吃香蕉、草莓、菠菜、山药等富含钾的水果蔬菜。用药期间可摄入高蛋白、富含钙和维生素 D 的食物。

8. 长期用药需要定期进行检查：①由于有钠潴留、体液潴留、钾丢失等，需要监测血清电解质；②由于有引起白内障、青光眼或眼部感染的不良反应，需要进行眼科检查；③由于有糖耐量减退、糖尿病加重的不良反应，需要密切监测血糖、尿糖或糖耐量试验，尤其是糖尿病或糖尿病前期患者；④有胃肠道刺激、消化性溃疡或穿孔等不良反应，需要进行大便隐血检查；⑤有骨质疏松、骨折、高血压等不良反应，需要监测骨密度和血压，尤其是老年人；⑥氢化可的松可影响生长速度，儿童用药需要定期检测生长和发育情况。

9. 氢化可的松主要引起感染，表现为发热、寒战、非常严重的咽喉疼痛等，长期用药可能引起库欣综合征，表现为满月脸、水牛背、向心性肥胖。

甲泼尼龙口服剂/注射剂

1. 本品是一种糖皮质激素，具有抗炎、抑制免疫的作用。

2. 全身性真菌感染者不能使用。

3. 长期使用可能会抑制儿童的生长。儿童如需

用药，密切监测生长发育情况。

4. 老年人长期使用甲泼尼龙可能增加发生骨质疏松、水潴留的风险，还可能引起高血压。

5. 与食物同时服用。如果每天只需服用一次，在早上用药。注射剂可通过静脉注射、肌内注射或静脉滴注给药。

6. 长期用药后突然停药可能引起不适，主要表现为厌食、恶心、呕吐、嗜睡、头痛、发热、关节疼痛、脱屑、肌痛、体重减轻和低血压。如需停药，在医师指导下逐渐减量，不要擅自停药。

7. 为了减少长期用药产生的不良反应，可能需要采用隔日疗法进行治疗。即在隔一天的早晨一次给予两天的药量。

8. 本品可能引起头晕、眩晕、视觉障碍和疲乏等，避免驾驶车辆或操作机器。

9. 本品可导致体液或电解质紊乱，可能需要减少饮食中的含盐量，并适当补钾。建议采取低盐饮食，多吃香蕉、草莓、菠菜、山药等富含钾的水果蔬菜。

10. 本品可能会引起精神错乱，表现为欣快、失眠、情绪不稳定等。密切观察患者是否出现心理改变，尤其是抑郁情绪或自杀的想法。

11. 本品可能引起血脂异常和高血压。原有心血管危险因素的患者如需用药，应定期监测心脏功能。

12. 为了解药物影响，可能需要定期检查电解质、骨密度、尿常规、餐后 2 小时血糖、血压和体重，并进行胸部 X 线检查。曾有胃肠道溃疡或明显消化不良的患者还需要进行上消化道 X 线检查。用药超过 6 周，需监测眼压。

13. 用药后还可能出现内分泌系统异常（如类库欣综合征）、代谢和营养障碍（如代谢性酸中毒、液体潴留、食欲增加）、神经系统异常（如惊厥、健忘、头晕、头痛）、眼部异常（如视网膜病变、视物模糊）、心脏异常（如心律失常、心力衰竭）、胃肠系统异常（如腹胀、腹痛、腹泻、恶心、呕吐）、皮肤异常（如多毛、瘀斑、皮疹、多汗）、肌肉骨骼异常（如生长迟缓、骨质疏松）、月经失调、愈合能力下降、水肿、疲乏等不良反应。

倍他米松口服剂/注射剂

1. 本品具有抗炎、抗过敏和抑制免疫等作用。

2. 参见甲泼尼龙口服剂/注射剂。

复方倍他米松注射剂

1. 本品的主要成分是二丙酸倍他米松、倍他米松磷酸钠，具有较强的抗炎、抗风湿和抗过敏作用。主要用于多种急慢性疾病的辅助治疗。

2. 全身真菌感染者不能使用。

3. 注射液含有苯甲醇，禁用于儿童肌内注射。

4. 为避免局部组织萎缩，在臀部深部肌内注射药物，不能静脉注射或皮下注射。还可以直接将药物注射在患处，如关节内或关节周围、滑囊内、皮损部位，但要避免在不稳固关节、感染部位、椎间隙、肌腱内注射药物。

5. 参见甲泼尼龙。

可的松口服剂口服剂/注射剂

1. 本品具有抗炎、抗过敏、抗风湿和免疫抑制作用。

2. 参见甲泼尼龙。

泼尼松龙口服剂/注射剂

1. 本品具有抗炎、抗过敏和抑制免疫的作用。

2. 参见甲泼尼龙口服剂/注射剂。

曲安奈德注射剂

1. 本品具有抗炎、抗过敏作用。主要用于过敏性疾病、皮肤病、结缔组织疾病、关节炎、滑膜炎、黏液囊炎、腱炎、关节痛、肩周炎、腱鞘炎、急性扭伤、活动性风湿性疾病等。

2. 活动性胃溃疡、糖尿病、精神病、结核病、急性肾小球肾炎、病毒性感染、疱疹、风疹、眼部带状疱疹、未被抗菌药控制的感染或真菌感染、急性病毒性肝炎、活动性风湿性疾病、类风湿关节炎、妊娠期、哺乳期等情况不能使用。

3. 注射液含有苯甲醇，禁止用于儿童肌内注射。

4. 经臀部肌肉给药，每次注射需更换注射部位。还可以直接将药物注射入关节内、腱鞘或关节囊内。

5. 参见甲泼尼龙口服剂/注射剂。

曲安西龙口服剂型

1. 本品是一种糖皮质激素，具有抑制免疫、抗炎的作用。主要用于过敏性疾病或与自身免疫有关的疾病，如系统性红斑狼疮、肾病综合征、特发性血小板减少性紫癜。

2. 参见甲泼尼龙口服剂/注射剂。

第三节 甲状腺疾病用药

一、甲状腺制剂

甲状腺片

1. 本品用于各种原因引起的甲状腺功能减

退症。

2. 心绞痛、冠心病和快速心律失常者不能使用本品。

3. 固定在每天同一时间服用本品。

4. 本品在用量适当的情况下没有任何不良反应，如果过量服用本品，可能会出现心动过速、心悸、兴奋、失眠、震颤、出汗、腹泻、体重减轻等症状，减量或停用可使上述症状消失。

5. 糖尿病患者，或正在使用胰岛素或降血糖药物者，可能需要调整胰岛素或降血糖药的用量。

6. 如果正在使用抗凝药（如双香豆素、华法林、利伐沙班等）、抗抑郁药、雌激素、避孕药等，可能需要调整用药剂量。

7. 孕妇及哺乳期妇女应谨慎使用本品。

左甲状腺素钠口服常释剂

1. 本品主要用于各种原因导致的甲状腺功能减退的治疗。

2. 本品不用于治疗肥胖或减轻体重。

3. 如果正在使用抗甲状腺药物治疗甲状腺功能亢进症，可以应用本品进行补充治疗。甲状腺功能亢进者不得使用本品。

4. 与奥利司他，含铝、铁、钙药物合用可能降低本品的作用，应在服用上述药物之前至少 2 小时服用本品。

5. 甲状腺功能减退患者在妊娠期及哺乳期需继续使用本品进行治疗。

6. 如果处于妊娠期，不可以将本品与抗甲状腺药物（丙硫氧嘧啶、甲巯咪唑、卡比马唑）合用治疗甲状腺功能亢进。

二、抗甲状腺制剂

丙硫氧嘧啶口服常释剂

1. 本品适用于各种类型的甲状腺自主功能亢进的治疗，以及用于手术前准备和放射性碘治疗的准备。

2. 如果曾使用丙硫氧嘧啶治疗并产生严重的副作用，特别是出现粒细胞缺乏及肝损伤，则禁用本品。

3. 如果在服药期间出现血常规变化、氨基转移酶和胆固醇升高，则必须在医师监督下使用本品。

4. 在甲状腺抑制治疗中，应定期对甲状腺功能进行检查，以免过量服用。同时建议定期监控血常规、氨基转移酶和胆固醇指标。

5. 孕妇应选用最低有效剂量，否则可能导致新生儿甲状腺功能亢进和甲状腺肿。

6. 哺乳期用药，婴儿可能会受到影响，需对婴儿进行特别观察。

7. 过量用药可能会导致甲状腺功能减退。表现为身体虚弱、易疲劳、怕冷、不出汗、对日常事务失去兴趣、注意力下降和体重增加等。

甲巯咪唑口服常释剂

1. 本品用于甲状腺功能亢进症的治疗，尤其适用于不伴有或伴有轻度甲状腺增大（甲状腺肿）的患者及年轻患者。

2. 如果原本患有胆汁淤积（并非由甲状腺功能亢进导致的），禁用本品；如果在接受甲巯咪唑或卡比马唑治疗后，曾出现骨髓损害，也应该禁用本品。

3. 服用本品通常可在餐后用适量水送服。

4. 本品常见的不良反应主要有皮肤过敏性反应（如瘙痒、风疹、皮疹），以及关节痛等。

5. 在治疗初期的前 3 个月，每月应做一次肝功能检查。

6. 哺乳期妇女用药不要超过 20mg，且不能与甲状腺激素联用，并定期监测新生儿的甲状腺功能。如需使用，应停止哺乳。

7. 在妊娠期间，仅在对受益性、危险性进行严格评估之后，才能应用本品，而且只能在不额外给予甲状腺激素的情况下，应用有效的最低剂量。

卡比马唑口服常释剂

1. 本品可用于治疗多种类型的甲状腺功能亢进症。

2. 本品不适用于甲状腺危象的治疗。

3. 高碘食物或药物可使甲状腺功能亢进病情加重，使抗甲状腺药需要量增加或用药时间延长，所以服用本品前应避免服用碘剂。

4. 本品与丙硫氧嘧啶之间可能存在交叉过敏反应。

5. 服药期间最好定期检查甲状腺激素水平、血常规、肝功能。

6. 哺乳期妇女禁用，孕妇慎用。

三、碘治疗药

复方碘溶液

1. 本品用于预防和治疗地方性甲状腺肿、甲状腺危象，也可用于甲状腺功能亢进术前准备。

2. 对碘过敏患者及浸润性肺结核患者禁用，孕妇、哺乳期妇女、婴幼儿慎用。

3. 本品具有刺激性，如鼻塞、咳嗽、喉头烧灼感、鼻炎、额窦炎、结膜炎、流泪、腮腺肿大等；

有少数对碘过敏的患者可立即或数小时后发生皮疹、剥脱性皮炎、喉头水肿窒息等。

4. 本品含有 10%碘化钾，长期与钾盐、保钾利尿药、血管紧张素转化酶抑制剂等合用可致高血钾。

碘塞罗宁口服制剂

1. 本品作用与甲状腺素相似，其作用是甲状腺素的 3～5 倍。用于需要迅速见效的甲状腺功能减退及甲状腺功能亢进症的诊断，以及黏液性水肿、甲状腺激素缺乏的替代治疗。

2. 不良反应有心动过速、心悸、心绞痛、头痛、神经质、兴奋、失眠、肌无力、畏热、出汗、潮红、发热、体重减轻、腹泻、呕吐等。

3. 本品可增强抗凝药的抗凝作用及三环类抗抑郁药的作用，合用时可能需要降低抗凝药和抗抑郁药的剂量。糖尿病患者服用本品应适当增加胰岛素或口服降血糖药的剂量。

4. 服用本品时应定期检测甲状腺功能。

第四节　胰腺激素类用药

注射用盐酸高血糖素（注射用生物合成高血糖素）

1. 本品用于盐酸高血糖素刺激 C-肽试验（评估胰岛 B 细胞的分泌能力），或用于处理糖尿病患者发生的低血糖反应，以及进行胃肠道检查时用于暂时抑制胃肠道蠕动。

2. 患有肾上腺肿瘤者禁用本品。

3. 本品与胰岛素作用相反。糖尿病患者或有心脏病的老年人，在内镜和造影中若使用高血糖素，应格外小心。

4. 本品不会通过人体的胎盘屏障。它可以治疗妊娠期间出现的严重低血糖反应。哺乳期间用高血糖素治疗严重低血糖，不会危害婴儿。

5. 过量使用本品可能引起恶心和呕吐，一般无须特殊治疗。过量用药还可能导致血清钾降低，必要时应密切监察并补充。

第五节　钙稳态用药

鲑降钙素鼻喷雾剂

1. 本品适用于骨质疏松症、伴有骨质溶解或骨质减少的骨痛、变形性骨炎、高钙血症和高钙危象，以及神经性营养不良症。

2. 对鲑降钙素过敏者禁用本品。对有过敏史的患者，首次使用时应在医师监控下喷鼻一次，观察 2 小时，若无过敏反应，可以放心使用。

3. 如果为慢性鼻炎患者，使用本品期间应定期去医院检查，因为鼻黏膜炎症时，可以增加药物的吸收。

4. 用药后可能出现疲劳、头晕、视力受损。用药期间避免驾驶车辆或操作机器。

5. 本品常见的不良反应包括恶心、呕吐、头晕、轻度的面部潮红伴发热感。这些不良反应与剂量有关，在鼻喷给药中极为少见。

6. 有给予本品导致过敏反应的报道，个别的过敏反应可导致心动过速、低血压和虚脱，但鼻内给药尚无类似报道。

7. 孕妇不能使用。不推荐哺乳期妇女使用。

8. 如果药物刚从冰箱内取出，先放 20 分钟待温度恢复到室温后使用。

鲑降钙素注射液

1. 本品适用于骨质疏松症、伴有骨质溶解或骨质减少的骨痛、变形性骨炎、高钙血症和高钙危象，以及神经性营养不良症。

2. 对鲑降钙素过敏、低钙血症患者禁用。

3. 曾有使用本品的患者发生过敏性休克的个例报道。一般情况下，本品治疗前并不需要做皮试，但怀疑对降钙素过敏的患者（如有多种过敏史及对任何药物过于敏感的患者）应考虑在治疗前进行皮肤试验。

4. 用药后可能出现疲劳、头晕、视力受损。用药期间避免驾驶车辆或操作机器。

5. 孕妇不能使用。不推荐哺乳期妇女使用。

帕立骨化醇注射液

1. 本品适用于成人或 5 岁以上儿童，用于治疗接受血液透析的慢性肾衰竭患者的继发性甲状旁腺功能亢进。

2. 对本品或其中的辅料过敏、维生素 D 中毒患者、高钙血症患者禁用。

3. 在注射本品过程中，如果出现过敏反应的迹象，如荨麻疹，呼吸困难，面部、嘴唇、舌头或喉咙肿胀，应及时告知护士或医师。

4. 使用本品期间，应避免在医师未知的情况下使用维生素 D 或钙补充剂。

5. 与葡萄柚存在相互作用，可能会产生不良反应，因此在用药期间避免食用葡萄柚及其制品。

6. 本品常见的不良反应包括恶心、呕吐、手或足肿胀、头晕、关节疼痛或流鼻涕等。

7. 与洋地黄、萘法唑酮、双膦酸盐、克拉霉素、泰利霉素、伊曲康唑、酮康唑、茚地那韦、奈非那韦、利托那韦、沙奎那韦等有相互作用。

盐酸西那卡塞片

1. 本品用于治疗慢性肾脏病（CKD）维持性透析患者的继发性甲状旁腺功能亢进症。

2. 低钙血症患者、有癫痫发作风险或有癫痫既往史的患者、肝功能异常患者、消化道出血或有消化道溃疡既往史的患者慎用。

3. 本品只适用于接受了透析治疗的慢性肾病患者，不适用于没有接受透析治疗的患者。未接受透析的患者用药可能增加发生低钙血症的风险。

4. 用药后如果出现低钙血症，可能需在医师指导下加用钙剂或维生素 D 制剂。

5. 严重或长期的恶心、呕吐，可能导致出现脱水或高钙血症恶化。如果出现以上症状，建议密切监测电解质。中重度肝损伤患者还需密切监测血清磷。

6. 用药后可出现恶心、呕吐、胃部不适、食欲缺乏、腹胀等不良反应。还可能引起严重副作用，如低钙血症（可表现为肌肉麻痹或痉挛、情绪低落、

心律失常、血压下降等）、消化道出血（表现为呕血、黑粪等）或溃疡（表现为腹痛、腹胀等）、意识减弱或暂时性意识丧失，立即就诊。

7. 哺乳期妇女应尽量避免使用本品，如使用，应中止哺乳。不推荐孕妇及可能妊娠的妇女使用。

依降钙素注射液

1. 本品用于治疗骨质疏松症引起的疼痛。

2. 成人通常每周肌内注射 2 次，每次 1 支。本品用药一般不超过 6 个月。

3. 易出现皮疹（红斑、风疹块）等过敏性体质的患者，以及支气管哮喘或有其既往史的患者应慎重使用本品。

4. 本品为多肽制剂，有可能会导致过敏性休克，如果对本品过敏，应禁用。

5. 双膦酸盐类骨吸收抑制剂（帕米膦酸二钠等）与本品有相互作用。

6. 本品可迅速降低血清钙，应注意监测。

7. 14 岁以下儿童禁用。

8. 孕妇禁用。哺乳期妇女禁用，如需使用，应停止哺乳。

第七章　全身抗感染疾病用药

第一节　β-内酰胺类抗菌用药

一、广谱青霉素类

阿莫西林口服制剂

1. 本品为青霉素类抗菌药物，用于治疗由细菌引起的多种不同类型的感染，如扁桃体炎、支气管炎、肺，以及耳、鼻、喉、皮肤或尿路感染。阿莫西林也可与克拉霉素一起用于治疗幽门螺杆菌感染引起的胃溃疡。

2. 本品可能引起严重的过敏反应，有青霉素类药物过敏史或青霉素皮肤试验阳性的患者禁用本品。用药前需要进行青霉素皮试，当试验结果为阳性时不能使用，需要换用其他药物。

3. 肾功能不全，剂量或给药间隔可能需要调整。如果正在接受血液透析治疗，透析后可能需要补用药物。

4. 孕妇可在医师指导下使用。哺乳期妇女如果使用本品，最好暂停哺乳。

5. 本品用量较大时可能出现尿量减少和尿液结晶。如果用量较大，多喝水，每天至少饮水1500ml。

6. 用药后可能出现头晕、抽搐等不良反应，避免驾驶车辆等危险行为。

7. 用药可能损伤肝肾功能，引起血液系统方面的不良反应。长期服药时建议定期监测肝、肾功能和血常规。

8. 本品可能降低激素类避孕药的避孕效果。用药期间采用其他避孕方法（如避孕套）。

9. 本品会减弱伤寒活疫苗的免疫作用。如果用药期间需要接种伤寒活疫苗，在停药至少24小时后再接种。

10. 四环素类药（如多西环素、金霉素、土霉素）可能减弱本品的疗效。如需合用，在服用本品2小时后再服用四环素类药。

11. 服药期间出现过敏反应，如荨麻疹、呼吸困难、面部或喉咙肿胀、发热、喉咙痛、眼睛灼痛、严重皮肤反应（皮肤疼痛、红色或紫色皮疹伴水疱和脱皮），立即停药并入院寻求医疗帮助。

12. 用药后即使症状消失，也需要继续按医嘱用药。用于化脓性链球菌引起的感染时，至少需要用药10天，以防出现急性风湿热。某些感染可能需要用药几周。

13. 抗菌药物可能会导致腹泻，这可能是出现了新的感染。如果出现水样便或血样便，立即告知医师。除非医师要求，否则不要擅自使用止泻药。

注射用氨苄西林钠

1. 本品为青霉素类抗菌药，用于治疗或预防许多不同类型的感染，如膀胱感染、肺炎、淋病、脑膜炎或胃肠感染等。

2. 参见阿莫西林口服制剂。

注射用哌拉西林钠

1. 本品为青霉素类抗菌药，用于治疗或预防许多不同类型的感染，如败血症、上尿路及复杂性尿路感染、呼吸道感染、胆道感染、腹腔感染、盆腔感染，以及皮肤、软组织感染等。

2. 参见阿莫西林口服制剂。

注射用阿洛西林钠

1. 本品为青霉素类抗菌药，用于治疗或预防许多不同类型的感染，如败血症、脑膜炎、心内膜炎、化脓性胸膜炎、腹膜炎、下呼吸道、胃肠道、胆道、泌尿道、生殖器官、骨及软组织等感染。

2. 有青霉素类药物过敏史或青霉素皮肤试验阳性的患者禁用本品。用药前需要进行青霉素皮试，当试验结果为阳性时不能使用，需要换用其他药物。

3. 肾功能不全者可能需要调整用药剂量。

4. 本品经静脉滴注给药，滴注速度最好不要过快，因此输液过程中勿擅自调节输液速度。

5. 本品可通过胎盘，孕妇用药需权衡利弊。

6. 用药后乳汁中含有少量本品，可能使乳儿出现过敏、皮疹、腹泻、念珠菌属感染等症状。如果处于哺乳期，最好暂停哺乳。

7. 若出现荨麻疹、发热、发冷、关节痛、呼吸困难，面部、嘴唇、舌头或喉咙肿胀等严重过敏反应，立即就诊。

8. 抗菌药物可能会导致腹泻，这可能是出现了新的感染。如果出现水样便或血样便，立即就医。

9. 本品有抗菌作用，可能降低含活菌成分的药品（如益生菌制剂）的疗效。如需合用，间隔至少2小时。

注射用美洛西林钠

1. 本品为青霉素类抗菌药，用于治疗或预防许多不同类型的感染，如呼吸系统、泌尿生殖系统、消化系统、皮肤软组织及眼、耳、鼻、喉感染。

2. 参见阿莫西林口服制剂。

二、对 β-内酰胺酶敏感的青霉素

注射用苄星青霉素

1. 本品为青霉素类抗菌药，主要用于预防风湿热复发，也可用于控制链球菌感染的流行。

2. 有青霉素类药物过敏史或青霉素皮肤试验阳性的患者禁用本品。用药前需要进行青霉素皮试，当试验结果为阳性时不能使用，需要换用其他药物。

3. 肾功能不全，可能需要调整用药剂量。

4. 本品可通过胎盘。孕妇只有在明确需要时才可使用。

5. 用药后乳汁中含有少量本品。哺乳期妇女如果用药，需暂停哺乳。如处于哺乳期，告知医生以便做出更好的治疗选择。

6. 若出现荨麻疹、发热、发冷、关节痛、呼吸困难，面部、嘴唇、舌头或喉咙肿胀等过敏反应，立即寻求医师帮助。

7. 抗菌药物可能会导致腹泻，这可能是出现了新的感染。如果出现水样便或血样便，立即告知医生。

8. 本品只可用于肌内注射，禁止静脉使用。一般2～4周使用一次。

注射用青霉素钠

1. 本品用于治疗由敏感细菌所致各种感染，如脓肿、菌血症、肺炎和心内膜炎等。

2. 参见注射用苄星青霉素。

青霉素 V 钾口服制剂

1. 本品用于治疗由敏感细菌引起的轻度至中度感染，包括扁桃体炎、咽喉炎、猩红热、丹毒、支气管炎、肺炎、中耳炎、鼻窦炎等。本品可用于螺旋体感染，也可作为风湿热复发和感染性心内膜炎的预防用药。

2. 有青霉素类药物过敏史或青霉素皮肤试验阳性的患者禁用本品。患者每次开始服用本品前，必须先进行青霉素皮试。如果结果为阳性，则不能使用本品，需要换用其他药物。

3. 传染性单核细胞增多症者不能使用本品。

4. 食物可能导致本品在胃内失活，建议空腹（餐前 1 小时或餐后 2 小时）时服药。

5. 参见注射用苄星青霉素。

注射用普鲁卡因青霉素

1. 本品用于治疗由敏感细菌引起的轻度至中度感染疾病，包括扁桃体炎、猩红热、丹毒、肺炎链球菌肺炎等。本品也可用于治疗钩端螺旋体病、回归热和早期梅毒。

2. 有青霉素类药物或普鲁卡因过敏史者，以及青霉素或普鲁卡因皮肤试验阳性患者禁用本品。应用本品前需进行青霉素、普鲁卡因皮肤试验。当试验结果为阳性时，不能使用。

3. 孕妇用药的资料有限，需由医师权衡利弊后决定。

4. 用药后乳汁中含有少量普鲁卡因青霉素，可能导致乳儿肠道菌群紊乱，如鹅口疮、腹泻等。哺乳期妇女如果用药，最好暂停哺乳。

5. 参见注射用苄星青霉素。

三、对 β-内酰胺酶耐受的青霉素

苯唑西林钠胶囊

1. 本品用于治疗细菌引起的肺炎和皮肤、软组织感染等。

2. 有青霉素类药物过敏史或青霉素皮肤试验阳性患者禁用本品。

3. 本品应空腹服用。

4. 孕妇应仅在确有必要时使用本品。少量本品从乳汁中分泌，哺乳期妇女使用本品时应暂停哺乳。

5. 若出现荨麻疹、发热、发冷、关节痛、呼吸困难，面部、嘴唇、舌头或喉咙肿胀等过敏反应，立即停用本品，并就医。

6. 抗菌药物治疗常可引起腹泻，通常在停用抗菌药物后可恢复。有时开始抗菌药治疗后，即使距离最后一次使用抗菌药已有 2 个月或更长时间，患者也可能出现水样便和血性便（伴或不伴胃痉挛和发热）。

7. 本品具有抗菌作用，可降低含活菌成分的药品（如益生菌制剂等）的疗效。如需合用，间隔 2 小时使用。

注射用苯唑西林钠

参见苯唑西林钠胶囊。

注射用氯唑西林钠

1. 本品用于治疗产青霉素酶葡萄球菌感染，包括败血症、心内膜炎、肺炎及皮肤、软组织感染等。

2. 参见苯唑西林钠胶囊。

注射用舒巴坦钠

1. 本品与β-内酰胺类抗菌药联合应用，用于治疗敏感菌所致的尿路感染、肺部感染、支气管感染、耳鼻喉科感染、腹腔和盆腔感染、胆道感染、败血症、皮肤软组织感染等。

2. 本品必须和β-内酰胺类抗菌药联合使用，单独使用无效。当与青霉素类药物合用时，用药前须做青霉素皮肤试验，阳性者禁用。

3. 肾功能减退，可能需要调整给药间隔。

4. 本品可通过胎盘，孕妇用药需由医师权衡利弊后决定。

5. 用药后乳汁中含有本品。哺乳期用药需权衡利弊。如处于哺乳期，最好暂停哺乳。

四、青霉素类复方制剂，含β-内酰胺酶抑制剂

阿莫西林克拉维酸钾口服制剂

1. 本品是一种复方抗菌药物。阿莫西林是一种青霉素类抗菌药，能对抗体内的细菌。克拉维酸钾是一种β-内酰胺酶抑制剂，有助于防止某些细菌对阿莫西林产生耐药性。

2. 本品属于青霉素类抗菌药，用药可能引起严重的过敏反应。因此用药前需要进行皮试。当试验结果为阳性时，不能使用，需要换用其他药物。

3. 以下情况，不能使用：①严重肝功能不全、使用本品后曾出现胆汁淤积或肝功能不全。②患有传染性单核细胞增多症、淋巴细胞白血病。这类患者用药容易出现红斑疹。

4. 肾功能减退或正在接受血液透析者，可能需调整剂量。

5. 为了减少胃肠道刺激，建议可以在餐时服用本品。与高油脂食物同服，可能影响本品的吸收。两次用药的间隔时间不得少于 6 小时。未经重新检查，连续用药不能超过 14 天。

6. 大剂量用药时，为避免出现尿液结晶，建议多喝水，每天至少饮水 1500ml。

7. 用药后可能引起头晕、惊厥、过敏反应等不良反应，避免驾驶车辆等危险行为。

8. 本品可通过胎盘，妊娠期妇女慎用，哺乳期妇女暂停哺乳。

9. 参见注射用苄星青霉素。

注射用阿莫西林钠克拉维酸钾

1. 大剂量用药时，为避免出现尿液结晶，建议多喝水，每天至少饮水 1500ml。

2. 参见注射用苄星青霉素。

注射用氨苄西林钠舒巴坦钠

1. 本品是一种复方抗菌药物，用于治疗由细菌引起的感染。

2. 参见注射用苄星青霉素。

注射用哌拉西林钠舒巴坦钠

1. 本品是一种复方抗菌药物，用于治疗由细菌引起的许多不同的感染。

2. 参见注射用苄星青霉素。

注射用哌拉西林钠他唑巴坦钠

1. 本品是一种复方抗菌药物，用于治疗由细菌引起的许多不同的感染，如胃部感染、皮肤感染、肺炎和严重的子宫感染等。

2. 如果出现水样便或血样便，立即告知医生。

3. 参见注射用苄星青霉素。

注射用替卡西林钠克拉维酸钾

1. 本品是一种复方抗菌药物，用于治疗由细菌引起的许多不同的感染，如败血症、菌血症、腹膜炎、腹内脓毒症、术后感染、骨及关节感染、皮肤及软组织感染、呼吸道感染、严重的或复杂的尿路感染（如肾盂肾炎）、耳鼻喉感染等。

2. 参见注射用苄星青霉素。

五、第一代头孢菌素

头孢氨苄口服制剂

1. 本品为第一代头孢菌素类药物，用于治疗细菌引起的感染，如急性扁桃体炎、咽峡炎、鼻窦炎、支气管炎、肺炎等呼吸道感染，以及中耳炎、尿路感染及皮肤软组织感染等。本品为口服制剂，不用于严重感染。

2. 对头孢菌素类抗菌药过敏者和有青霉素类过敏性休克史者禁用本品。如果有头孢菌素类及青霉素类的药物过敏史，在用药前告知医师，这是因为对一种头孢菌素或青霉素过敏者对其他头孢菌素也可能过敏。

3. 有胃肠道疾病史，特别是溃疡性结肠炎、局限性肠炎或与抗菌药相关的结肠炎者，慎用本品。

4. 肾功能减退，可能需要调整用药剂量。

5. 本品可以通过胎盘。孕妇应权衡利弊后再使用。

6. 哺乳期妇女如需用药，最好暂停哺乳。

7. 为了达到最佳吸收效果，最好空腹服药。但如果出现胃肠道刺激，也可以在餐后 1 小时服药。

8. 乙酰半胱氨酸可能降低本品的药效。如需合用，间隔至少 4 小时服用。

9. 正在服用降血糖药二甲双胍者，可能需要调整服药剂量。

10. 如果在服药期间出现过敏反应的迹象，如荨麻疹、发热、发冷、关节痛、呼吸困难，面部、嘴唇、舌头或喉咙肿胀等，立即停用本品，并立即就医。

11. 本品可能诱发癫痫，如果出现癫痫症状，应立即停药就诊。

12. 抗菌药物治疗常可引起腹泻，通常在停用抗菌药物后可恢复。有时开始抗菌药治疗后，即使距离最后一次使用抗菌药已有 2 个月或更长时间，患者也可能出现水样便和血性便（伴或不伴胃痉挛和发热）。

头孢拉定口服制剂

1. 本品属于第一代头孢菌素类药物，用于治疗细菌引起的感染，如急性咽炎、扁桃体炎、中耳炎、支气管炎和肺炎等呼吸道感染、泌尿生殖道感染及皮肤软组织感染等。本品为口服制剂，不宜用于严重感染。

2. 对头孢菌素类抗菌药过敏者和有青霉素过敏性休克史者禁用本品。如果有头孢菌素类及青霉素类的药物过敏史，在用药前告知医师，这是因为对一种头孢菌素或青霉素过敏者对其他头孢菌素也可能过敏。

3. 有胃肠道疾病史，特别是溃疡性结肠炎、局限性肠炎或与抗菌药相关的结肠炎者，慎用本品。

4. 肾功能减退者，可能需调整剂量。

5. 儿童用药后容易出现血尿。

6. 孕妇、哺乳期妇女慎用本品。

7. 若出现荨麻疹、发热、发冷、关节痛、呼吸困难，面部、嘴唇、舌头或喉咙肿胀等过敏反应，立即停药就医。

8. 抗菌药物治疗常可引起腹泻，通常在停用抗菌药物后可恢复。有时开始抗菌药治疗后，即使距离最后一次使用抗菌药已有 2 个月或更长时间，患者也可能出现水样便和血性便（伴或不伴胃痉挛和发热）。

9. 乙酰半胱氨酸可减弱本品的抗菌活性。如需合用，间隔 4 小时服用。

10. 本品有抗菌作用，可降低含活菌成分的药品（如益生菌制剂）的疗效。如需合用，间隔 2 小时使用。

注射用头孢拉定

1. 本品属于第一代头孢菌素类药物，用于治疗细菌引起的感染，如急性咽炎、扁桃体炎、支气管炎和肺炎等呼吸道感染，以及中耳炎、泌尿生殖道感染及皮肤软组织感染等。

2. 参见头孢拉定口服制剂。

注射用头孢唑林钠

1. 本品属于第一代头孢菌素类药物，用于治疗细菌引起的感染，如支气管炎及肺炎等呼吸道感染、尿路感染、皮肤软组织感染、骨和关节感染、败血症、感染性心内膜炎、肝胆系统感染及眼、耳、鼻、喉等感染。本品不宜用于中枢神经系统感染、淋病和梅毒。

2. 对头孢菌素类抗菌药过敏者和有青霉素过敏性休克史者禁用本品。如果有头孢菌素类及青霉素类的药物过敏史，在用药前告知医师，这是因为对一种头孢菌素或青霉素过敏者对其他头孢菌素也可能过敏。

3. 本品静脉滴注时速度应缓慢，因此用药时勿擅自调节滴注速度。

4. 有胃肠道疾病史，特别是溃疡性结肠炎、局限性肠炎或与抗菌药相关的结肠炎者慎用本品。

5. 肾功能不全者可能需要调整用药剂量。

6. 早产儿及 1 月龄以下新生儿用药的安全性和有效性暂不清楚，不推荐使用。

7. 头孢唑林可通过胎盘，孕妇用药需权衡利弊。

8. 用药后乳汁中含有少量本品，哺乳期妇女可权衡利弊后使用。如果处于哺乳期，最好暂停哺乳。

9. 用药期间避免饮酒或饮用酒精饮料。

10. 若出现荨麻疹、发热、发冷、关节痛、呼吸困难，面部、嘴唇、舌头或喉咙肿胀等严重过敏反应，立即告知医师。

11. 抗菌药物治疗常可引起腹泻，通常在停用抗菌药物后可恢复。有时开始抗菌药治疗后，即使距离最后一次使用抗菌药已有 2 个月或更长时间，患者也可能出现水样便和血性便（伴或不伴胃痉挛和发热）。

注射用头孢硫脒

1. 本品属于第一代头孢菌素类药物，用于治疗细菌引起的感染，如呼吸系统、肝胆系统、五官、尿路感染及心内膜炎、败血症等。

2. 参见注射用头孢唑林钠。

头孢羟氨苄口服常释剂

1. 本品属于第一代头孢菌素类药物，用于治疗细菌引起的感染，如尿路感染、皮肤组织感染、咽炎或扁桃体炎等。感染症状严重时不适合口服本品。

2. 为了达到最佳吸收效果，最好空腹服药。但如果出现胃肠道刺激，也可以在餐后 1 小时服药。

3. 参见头孢氨苄口服制剂。

六、第二代头孢菌素

注射用头孢呋辛钠

1. 本品属于第二代头孢菌素类药物，用于治疗耳、鼻、喉、肺、皮肤、骨骼、关节、膀胱或肾脏的细菌感染，也可用于治疗淋病、脑膜炎、败血症或早期莱姆病。

2. 对头孢菌素类抗菌药过敏者和有青霉素过敏性休克史者禁用本品。如果有头孢菌素类及青霉素类的药物过敏史，在用药前告知医师，这是因为对一种头孢菌素或青霉素过敏者对其他头孢菌素也可能过敏。

3. 有胃肠道疾病史，特别是溃疡性结肠炎、局限性肠炎或与抗菌药相关的结肠炎者，慎用本品。

4. 肾功能不全者，可能需调整剂量。透析患者透析结束后需补充给药。

5. 本品可以通过胎盘。孕妇使用本品应权衡利弊。

6. 用药后乳汁中含有头孢呋辛。哺乳期妇女慎用本品，如使用应暂停哺乳。

7. 若出现荨麻疹、发热、发冷、关节痛、呼吸困难，面部、嘴唇、舌头或喉咙肿胀等严重过敏反应，立即就医。

8. 本品可能影响避孕药的避孕效果。用药期间使用其他避孕方法（如避孕套）。

9. 抗菌药物治疗常可引起腹泻，通常在停用抗菌药物后可恢复。有时开始抗菌药治疗后，即使距离最后一次使用抗菌药已有 2 个月或更长时间，患者也可能出现水样便和血性便（伴或不伴胃痉挛和发热）。

头孢呋辛酯片

1. 食物可促进本品的口服吸收。为获得最佳治疗效果，在餐后 30 分钟左右用药。

2. 3 月龄以下儿童用药的安全性和有效性尚不明确。不推荐给 3 月龄以下儿童用药。儿童如需用药，建议使用干混悬剂。

3. 抗酸药（如氢氧化铝、钙剂、甘羟铝）可能减少本品的吸收。如需合用，间隔 1～4 小时。

4. 乙酰半胱氨酸（一种化痰药）可能降低本品的疗效。如需合用，间隔 4 小时。

5. 本品有抗菌作用，可能降低含活菌成分药物（如益生菌制剂）的疗效。如需合用，间隔至少 2 小时。

6. 参见注射用头孢呋辛钠。

头孢丙烯口服制剂

1. 本品属于第二代头孢菌素类药物，用于治疗急性支气管炎、皮肤和皮肤软组织感染等。

2. 对头孢菌素类抗菌药过敏者和有青霉素过敏性休克史者禁用本品。如果有头孢菌素类及青霉素类的药物过敏史，在用药前告知医师，这是因为对一种头孢菌素或青霉素过敏者对其他头孢菌素也可能过敏。

3. 本品可以与或不与食物同服，如果本品使胃部不适，可以选择与食物同服以减轻不适。

4. 有胃肠道疾病史，特别是溃疡性结肠炎、局限性肠炎或与抗菌药相关的结肠炎，慎用本品。

5. 肾功能不全者可能需调整剂量。接受血液透析的患者在透析后服药，以免透析治疗减少血液中药物的含量。

6. 6 月龄以下儿童用药的安全性和有效性暂不清楚。不推荐 6 月龄以下儿童使用本品。

7. 孕妇慎用本品。哺乳期妇女慎用本品，如需使用，最好暂停哺乳。

8. 乙酰半胱氨酸（一种化痰药）会降低头孢丙烯的疗效。如需合用，间隔 4 小时使用。

9. 若出现荨麻疹、发热、发冷、关节痛、呼吸困难，面部、嘴唇、舌头或喉咙肿胀等过敏反应，立即停药就医。

10. 抗菌药物治疗常可引起腹泻，通常在停用抗菌药物后可恢复。有时开始抗菌药治疗后，即使距离最后一次使用抗菌药已有 2 个月或更长时间，患者也可能出现水样便和血性便（伴或不伴胃痉挛和发热）。

头孢克洛口服制剂

1. 头孢克洛属于第二代头孢菌素类药物，用于中耳炎、呼吸道感染、急慢性尿路感染、皮肤和皮肤组织感染等。

2. 本品最好与食物同服，或在餐前、餐后 30

分钟内服用。

3. 服用本品可能会影响尿糖检测的结果。

4. 1月龄内的婴儿用药的安全性及有效性暂不清楚，不推荐 1 月龄内的婴儿使用本品。

5. 抗酸药（如氢氧化铝）可能降低本品的疗效。如需合用，间隔 1～4 小时服用。

6. 参见头孢丙烯口服制剂。

注射用盐酸头孢替安

1. 本品属于第二代头孢菌素类药物，用于治疗败血症、深部皮肤感染、外伤或烧伤或术后继发感染、骨髓炎、关节炎、扁桃体炎、急性支气管炎、肺炎、膀胱炎、肾盂肾炎、急慢性前列腺炎、腹膜炎、胆管炎、胆囊炎等。

2. 参见注射用头孢呋辛钠。

注射用头孢美唑钠

1. 本品属于第二代头孢菌素类药物，用于治疗细菌引起的感染，如败血症、支气管炎、肺炎、肺脓肿、脓胸、慢性呼吸道疾病继发感染、膀胱炎、肾盂肾炎、腹膜炎、胆囊炎、胆管炎、前庭大腺炎、子宫内感染、子宫附件炎、子宫旁组织炎、颌骨周围蜂窝织炎、颌窦炎等。

2. 参见注射用头孢呋辛钠。

注射用头孢西丁钠

1. 本品属于第二代头孢菌素类药物，用于治疗细菌引起的感染，如呼吸道感染、尿路感染、腹腔内感染、妇科感染、败血症、伤寒、骨和关节感染、皮肤和皮肤软组织感染、心内膜炎等，也可用于预防手术感染。

2. 参见注射用头孢呋辛钠。

注射用头孢米诺钠

1. 本品属于第二代头孢菌素类药物，用于敏感菌所引起的感染，如呼吸系统感染、腹腔感染、泌尿生殖系统感染、子宫及其附件感染、败血症等。

2. 用药期间饮酒可能出现面部潮红、心悸、眩晕、头痛、恶心等症状，在用药期间及停药后至少 1 周避免饮酒或饮用含酒精饮料。

3. 参见注射用头孢呋辛钠。

七、第三代头孢菌素

注射用拉氧头孢钠

1. 本品用于治疗细菌引起的感染，如呼吸系统感染、消化系统感染、腹腔内感染、泌尿生殖系统感染、骨关节感染、皮肤和软组织感染、创伤感染、败血症、脑膜炎等。

2. 用药期间饮酒可能出现面部潮红、心悸、眩晕、头痛、恶心等症状，用药期间及停药后至少 1 周避免饮酒或饮用含酒精饮料。

3. 参见注射用头孢呋辛钠。

注射用头孢曲松钠

1. 本品用于细菌引起的感染（包括呼吸道感染、耳鼻喉感染、皮肤及软组织感染、肾脏及尿道感染、生殖系统感染、骨及关节感染、腹腔感染、盆腔感染、脑膜炎、播散性莱姆病、脓毒血症、伤口感染、免疫功能低下者的感染），以及术前预防感染。

2. 对头孢菌素类抗菌药过敏者和有青霉素过敏性休克史者禁用本品。如果有头孢菌素类及青霉素类的药物过敏史，在用药前告知医师，这是因为对一种头孢菌素或青霉素过敏者对其他头孢菌素也可能过敏。

3. 有胃肠道疾病史，特别是溃疡性结肠炎、局限性肠炎或与抗菌药相关的结肠炎者，慎用本品。

4. 严重肾功能不全者可能需调整剂量。

5. 不要给矫正胎龄（胎龄+出生周龄）不足 41 周的早产儿使用本品。高胆红素血症的新生儿使用本品有发生胆红素脑病的风险，不要使用。伴黄疸或有严重黄疸倾向的新生儿最好避免使用本品。出生体重小于 2kg 的新生儿用药的安全性暂不清楚。

6. 老年人生理功能减退，用药后容易出现不良反应，如因维生素 K 缺乏引起出血。

7. 头孢曲松可通过胎盘。孕妇用药需由医师权衡利弊后决定。

8. 用药后乳汁中含有少量本品。哺乳期妇女用药需权衡利弊，如需使用，应暂停哺乳。

9. 用药期间饮酒可能出现面部潮红、心悸、眩晕、头痛、恶心等症状，用药期间及停药后至少 1 周避免饮酒或含饮用含酒精饮料。

10. 用药后可能出现头晕等症状。避免驾驶车辆或操作机器。

11. 用药期间多喝水。

12. 若出现荨麻疹、发热、发冷、关节痛、呼吸困难，面部、嘴唇、舌头或喉咙肿胀等严重过敏反应，立即就医。

13. 抗菌药物治疗常可引起腹泻，通常在停用抗菌药物后可恢复。有时开始抗菌药治疗后，即使距离最后一次使用抗菌药已有 2 个月或更长时间，患者也可能出现水样便和血性便（伴或不伴胃痉挛和发热）。

注射用头孢噻肟钠

1. 本品属于第三代头孢菌素类药物,用于细菌引起的感染,包括呼吸道感染、泌尿生殖系统感染、骨和关节感染、皮肤及软组织感染、腹腔感染、胆道感染、中枢神经系统感染、妇科感染、五官感染、败血症,以及烧伤、外伤感染等。

2. 对头孢菌素类抗菌药过敏者和有青霉素过敏性休克史者禁用本品。如果有头孢菌素类及青霉素类的药物过敏史,在用药前告知医师,这是因为对一种头孢菌素或青霉素过敏者对其他头孢菌素也可能过敏。

3. 有胃肠道疾病史,特别是溃疡性结肠炎、局限性肠炎或与抗菌药相关的结肠炎者慎用本品。

4. 严重肾功能不全者可能需调整剂量。

5. 老年人生理功能减退,用药后容易出现不良反应,如因维生素 K 缺乏引起出血。

6. 本品可通过胎盘,孕妇用药需由医师权衡利弊后决定。

7. 哺乳期妇女应谨慎使用,如需使用,应暂停哺乳。

8. 本品可能降低伤寒活疫苗的作用。用药期间如需接种该疫苗,至少间隔 24 小时。

9. 若出现荨麻疹、发热、发冷、关节痛、呼吸困难,面部、嘴唇、舌头或喉咙肿胀等严重过敏反应,立即就医。

10. 抗菌药物治疗常可引起腹泻,通常在停用抗菌药物后可恢复。有时开始抗菌药治疗后,即使距离最后一次使用抗菌药已有 2 个月或更长时间,患者也可能出现水样便和血性便(伴或不伴胃痉挛和发热)。

头孢地尼胶囊

1. 本品属于第三代头孢菌素类药物,主要用于多个部位的感染,如呼吸道感染(如支气管炎、肺炎)、耳鼻喉感染(如中耳炎、鼻窦炎)、尿路感染(如膀胱炎、尿道炎)、妇科感染(如附件炎、前庭大腺炎)、皮肤感染(如毛囊炎、蜂窝织炎)和眼部感染(如眼睑炎、睑腺炎)等。

2. 固定在每天同一时间服药。本品餐前餐后服用均可,如果出现胃部不适,与食物同服或在餐后 30 分钟服用。

3. 用药期间可能出现红色尿,与含有铁的食物(如奶粉或肠营养剂)合用时,可能出现红色粪便。

4. 铁盐类药物(如枸橼酸铁、氢氧化铁、硫酸亚铁)可能减少本品的吸收,降低其疗效。如需合用,间隔至少 3 小时服用。

5. 抗酸药(如氢氧化铝、钙剂、甘羟铝)可能减少头孢地尼的吸收,降低其疗效。如需合用,间隔 1~4 小时服用。

6. 乙酰半胱氨酸(一种止咳化痰药)可降低本品的疗效。如需合用,间隔 4 小时服用。

7. 参见注射用头孢噻肟钠。

头孢克肟口服制剂

1. 本品属于第三代头孢菌素类药物,主要用于感染,如呼吸道感染(如支气管炎、肺炎)、泌尿系统感染(如膀胱炎、尿道炎)、胆道感染(如胆囊炎、胆管炎)等。

2. 本品餐前餐后服用均可,如果出现胃部不适,与食物同服或在餐后 30 分钟服用。

3. 本品可能降低伤寒活疫苗的疗效。用药期间如需接种伤寒活疫苗,在结束治疗至少 24 小时后接种。

4. 参见注射用头孢噻肟钠。

注射用头孢哌酮钠舒巴坦钠

1. 本品为复方制剂。其中头孢哌酮属于第三代头孢菌素类药物,舒巴坦为 β-内酰胺酶抑制剂。本品用于细菌引起的感染,如呼吸道感染、泌尿系统感染、腹腔内感染、皮肤和软组织感染、骨骼和关节感染、生殖系统感染、败血症、脑膜炎等。

2. 肾功能明显降低、严重胆道梗阻、严重肝脏疾病者可能需调整剂量。透析患者需在透析后给药。

3. 参见注射用头孢噻肟钠。

注射用头孢唑肟钠

1. 本品属于第三代头孢菌素类药物,用于细菌引起的感染,如下呼吸道感染、腹腔感染、盆腔感染、尿路感染、单纯性淋病、脑膜炎、皮肤软组织感染、骨和关节感染、败血症。

2. 6 月龄以下儿童用药的安全性和有效性暂不清楚。

3. 参见注射用头孢噻肟钠。

头孢托仑匹酯颗粒

1. 本品用于治疗敏感菌所致的感染性疾病。

2. 对本品过敏者禁用。

3. 对青霉素类抗生素有过敏既往史、本人或父母兄弟中有容易发生支气管哮喘、皮疹、荨麻疹等过敏症状体质者慎用。

4. 经口摄取不良的患者或者采取非经口营养的患者、高龄者、全身状态不佳的患者慎用。

5. 严重肾功能不全者，给药时间间隔可能需要调整。

6. 3 岁以下的儿童使用本品更容易出现腹泻和软便。

7. 本品应餐后口服。

8. 使用本品期间，为防止耐药菌的发生，原则上应当确认病原菌对本药物的敏感性，在疾病治疗所需的最短期间内服药。

9. 使用本品期间，即使症状好转，也不要自行停药。过早停药可能会导致病情复发。如果连续用药几天，未见症状好转甚至出现恶化，及时就诊。

10. 使用本品后可能出现肝肾功能异常、粒细胞缺乏、溶血性贫血，用药期间应定期检查肝功能、肾功能、血常规。

11. 本品可伴随三甲基乙酸的代谢、排泄的血清肉毒碱降低。小儿（特别是婴幼儿），出现伴随低肉毒碱血症的低血糖现象。

12. 使用本品期间，本尼迪克特（Benedict）试剂、费林（Fehling）试剂、尿糖试纸（CLINITEST）进行尿糖检查时，有假阳性出现的可能性，应予以注意。

13. 使用本品时有出现库姆斯试验阳性的可能，应予以注意。

14. 如正在服用抗酸药（如氢氧化铝镁、维 U 铝镁），间隔至少 1 小时服用本品。

15. 如正在服用 H_2 受体拮抗药（如西咪替丁、雷尼替丁），间隔至少 2 小时服用本品。

16. 如正在服用乙酰半胱氨酸，间隔至少 4 小时服用本品。

17. 本品有抗菌作用，可能降低含活菌成分的制剂（如益生菌制剂）的疗效。如需合用，间隔至少 2 小时。

18. 使用本品后可能出现腹泻、皮疹、皮肤发红等不良反应。

八、第四代头孢菌素

注射用盐酸头孢吡肟

1. 本品属于第四代头孢菌素类药物，用于细菌引起的感染，如下呼吸道感染、尿路感染、皮肤和皮肤软组织感染、腹腔内感染、妇产科感染、败血症、儿童细菌性脑脊髓膜炎、中性粒细胞减少伴发热的经验治疗及预防腹腔手术感染等。

2. 对头孢菌素类抗菌药过敏者和有青霉素过敏性休克史者禁用本品。如果有头孢菌素类及青霉素类的药物过敏史，在用药前告知医师，这是因为对一种头孢菌素或青霉素过敏者对其他头孢菌素也可能过敏。

3. 有胃肠道疾病史，特别是溃疡性结肠炎、局限性肠炎或与抗菌药相关的结肠炎者，慎用本品。

4. 用药期间建议定期监测肾功能，尤其是接受大剂量治疗的重症患者。

5. 头孢吡肟必须缓慢给药，输液时间约需要 30 分钟，勿随意调节输液速度。

6. 2 月龄以下儿童慎用本品。

7. 老年人与年轻患者使用本品的安全性和有效性相当，肾功能正常的老年人无须调整剂量。

8. 孕妇慎用本品。

9. 用药后乳汁中含有少量本品。哺乳期妇女慎用本品，如需使用，应暂停哺乳。

10. 头孢吡肟具有抗菌作用，可降低含活菌成分药物（如益生菌制剂）的疗效。如需合用，间隔 2 小时使用。

11. 若用药期间出现严重过敏反应，如荨麻疹、发热、发冷、关节痛、呼吸困难，面部、嘴唇、舌头或喉咙肿胀等，立即告知医师。

12. 用药期间如果出现腹泻，可能是假膜性肠炎，可能需停药。

13. 与氨基糖苷类药或强效利尿药（如呋塞米）合用时，需监测肾功能，以避免引发氨基糖苷类药的肾毒性或耳毒性作用。

14. 本品可能会引起凝血酶原活性下降。有影响凝血酶原活性风险因素（包括肝肾功能不全、营养不良、长期接受抗菌治疗）的患者最好监测凝血酶原时间。

15. 抗菌药物治疗常可引起腹泻，通常在停用抗菌药物后可恢复。有时开始抗菌药治疗后，即使距离最后一次使用抗菌药已有 2 个月或更长时间，患者也可能出现水样便和血性便（伴或不伴胃痉挛和发热）。

注射用硫酸头孢匹罗

1. 本品属于第四代头孢菌素类药物，用于细菌引起的感染，如下呼吸道感染、尿路感染、皮肤及软组织感染、中性粒细胞减少患者的感染，以及菌血症、败血症等。

2. 不推荐 12 岁以下儿童使用本品。

3. 老年人与年轻患者使用本品的安全性和有效性相当，肾功能正常的老年人无须调整剂量。

4. 参见注射用头孢噻肟钠。

九、单酰胺类

注射用氨曲南

1. 本品属于单酰胺类抗菌药物，用于细菌引起的感染，如尿路感染、下呼吸道感染、败血症、腹腔内感染、妇科感染、术后伤口及烧伤、溃疡等皮肤软组织感染等。

2. 对本品有过敏史者禁用。对青霉素、头孢菌素、厄他培南、亚胺培南、美罗培南等药物过敏者慎用本品。

3. 9 月龄以下的儿童禁用本品。

4. 肾功能减退者可能需调整剂量。

5. 孕妇慎用。哺乳期妇女如果用药，应暂停哺乳。

6. 本品与氨基糖苷类药合用时（尤其是氨基糖苷类药大量或长期使用时）应监测肾功能。

7. 用药后可能出现恶心、呕吐、腹泻、皮疹等不良反应。静脉给药还可能出现静脉炎或血栓性静脉炎，肌内注射可能出现局部不适或肿块。如果在用药期间出现严重过敏反应，如荨麻疹、发热、发冷、关节痛、呼吸困难，面部、嘴唇、舌头或喉咙肿胀等，及时告知医师。

8. 抗菌药物治疗常可引起腹泻，通常在停用抗菌药物后可恢复。有时开始抗菌药治疗后，即使距离最后一次使用抗菌药已有 2 个月或更长时间，患者也可能出现水样便和血性便（伴或不伴胃痉挛和发热）。

十、碳青霉烯类

注射用厄他培南

1. 本品属于碳青霉烯类抗菌药物，用于细菌引起的感染，如尿路感染、下呼吸道感染、败血症、腹腔内感染、妇科感染、术后伤口及烧伤、溃疡等皮肤软组织感染等。

2. 对本品有过敏史者禁用。对青霉素、头孢菌素过敏者慎用本品。

3. 9 月龄以下的儿童禁用本品。

4. 肾功能减退者可能需调整剂量。

5. 孕妇慎用。哺乳期妇女如果用药，应暂停哺乳。

6. 与氨基糖苷类药合用时（尤其是氨基糖苷类药大量或长期使用时）应监测肾功能。

7. 用药后可能出现腹泻、恶心、呕吐、头痛、皮疹、静脉给药局部反应（包括输注部位疼痛、红斑或肿胀、静脉炎）等不良反应。如果在用药期间

或用药后出现中枢神经系统不良反应（如震颤、肌阵挛或癫痫发作）、假膜性结肠炎[最常见的症状是水样泻（每天排便 3 次或以上，持续 2 天以上）、轻度的腹部痛性痉挛]，可能需停药。

8. 抗菌药物治疗常可引起腹泻，通常在停用抗菌药物后可恢复。有时开始抗菌药治疗后，即使距离最后一次使用抗菌药已有 2 个月或更长时间，患者也可能出现水样便和血性便（伴或不伴胃痉挛和发热）。

9. 本品不可用含葡萄糖的溶液进行稀释。

注射用比阿培南

1. 本品属于碳青霉烯类抗菌药物，用于细菌引起的感染，如败血症、肺炎、肺部脓肿、急性支气管炎、慢性支气管炎急性发作、难治性膀胱炎、肾盂肾炎、腹膜炎和盆腔炎等。

2. 对本品有过敏史者禁用。对碳青霉烯类药、青霉素类药或头孢菌素类药有过敏史者慎用本品。有癫痫病史或中枢神经系统疾病者、肾功能障碍者、心脏疾病、循环系统疾病患者、进食困难或全身状况恶化患者慎用本品。

3. 老年人常伴生理功能减退，使用本品时易出现不良反应（如维生素 K 缺乏引起的出血倾向），应慎用，并注意调整用药剂量及给药间隔时间。

4. 本品与丙戊酸类药（如德巴金）合用可降低丙戊酸类药的血药浓度，有癫痫复发的风险，因此，禁止与丙戊酸类药合用。

5. 重度肾功能障碍者可能需要调整剂量。

6. 孕妇慎用。哺乳期妇女如果用药，应暂停哺乳。

7. 用药后可能出现肝肾功能障碍和血液系统异常，用药期间最好定期检查肝功能、肾功能、血常规。

8. 用药后可能出现皮疹、瘙痒、腹泻、嗳气、发热等不良反应。如果在用药期间出现严重不良反应，如休克或过敏症状、间质性肺炎、痉挛、意识障碍、肝功能障碍、血液系统异常等，可能需要停药。

9. 抗菌药物治疗常可引起腹泻，通常在停用抗菌药物后可恢复。有时开始抗菌药治疗后，即使距离最后一次使用抗菌药已有 2 个月或更长时间，患者也可能出现水样便和血性便（伴或不伴胃痉挛和发热）。

注射用美罗培南

1. 本品属于碳青霉烯类抗菌药物，用于细菌引

起的感染，如肺炎、尿路感染、妇科感染、皮肤软组织感染、脑膜炎、败血症、多重感染等。

2. 对本品或其他碳青霉烯类抗菌药有过敏史者禁用。对青霉素类药或头孢菌素类药有过敏史者慎用本品。有癫痫病史者、严重肝肾功能不全者、中枢神经系统功能障碍患者、进食困难或全身状况恶化患者慎用本品。

3. 老年人常伴生理功能减退，使用本品时易出现不良反应（如维生素 K 缺乏引起的出血倾向），应慎用，并注意调整用药剂量及给药间隔时间。

4. 与丙戊酸类药（如德巴金）合用可降低丙戊酸类药的血药浓度，有癫痫复发的风险。

5. 重度肾功能障碍者可能需要调整剂量。

6. 不推荐 3 月龄以下婴幼儿使用本品。

7. 孕妇慎用。哺乳期妇女如果用药，应暂停哺乳。

8. 本品经静脉注射或静脉滴注给药，静脉注射时间最好大于 5 分钟，静脉滴注时间为 15～30 分钟。

9. 用药后可能出现癫痫发作、头痛或感觉异常，避免驾驶车辆和操作机器。

10. 用药后可能出现肝肾功能障碍和血液系统异常，用药期间最好定期检查肝功能、肾功能、血常规。

11. 用药后可能出现皮疹、腹泻、发热等不良反应。如果在用药期间出现严重不良反应，如休克或过敏症状、惊厥、严重皮肤反应、血栓性静脉炎等，及时告知医生。

12. 抗菌药物治疗常可引起腹泻，通常在停用抗菌药物后可恢复。有时开始抗菌药治疗后，即使距离最后一次使用抗菌药已有 2 个月或更长时间，患者也可能出现水样便和血性便（伴或不伴胃痉挛和发热）。

注射用亚胺培南西司他丁钠

1. 本品属于复合物。其中亚胺培南为碳青霉烯类抗菌药物，西司他丁钠为一种特异性酶抑制剂，它能阻断亚胺培南在肾脏内的代谢，从而提高泌尿道中亚胺培南原型药物的浓度。本品用于细菌引起的感染，如腹腔内感染、下呼吸道感染、妇科感染、败血症、泌尿生殖系统感染、骨关节感染、皮肤软组织感染、心内膜炎、预防外科手术感染或术后感染等。

2. 对本品有过敏史者禁用。对青霉素类药或头孢菌素类药有过敏史者、有胃肠道疾病（尤其是结肠炎）史者慎用本品。不推荐本品用于治疗脑膜炎，

疑有脑膜炎者应选用其他抗菌药。

3. 与更昔洛韦合用有引起癫痫发作的报道。

4. 与丙戊酸类药（如德巴金）合用可降低丙戊酸类药的血药浓度，有癫痫复发的风险。若须使用本品，应考虑合用抗惊厥药。

5. 重度肾功能障碍者可能需要调整剂量。

6. 建议老年人用药期间应定期监测肾功能。

7. 孕妇用药需权衡利弊。哺乳期妇女如果用药，应暂停哺乳。

8. 本品经静脉滴注给药。给药剂量≤0.5g 时，滴注时间至少为 20 分钟；给药剂量＞0.5g 时，滴注时间为 40 分钟。如果滴注过程中出现恶心症状，可减慢滴注速度。

9. 参见注射用美罗培南。

注射用法罗培南

1. 本品用于细菌引起的感染，如泌尿系统感染、呼吸系统感染、妇科感染、皮肤感染、眼科感染、耳鼻感染、口腔感染、儿童猩红热、百日咳等。

2. 参见注射用比阿培南。

小儿法罗培南钠颗粒

1. 本品用于治疗小儿的各种感染性疾病。

2. 对本品过敏者禁用。

3. 如对青霉素类、头孢菌素类或碳青霉烯类药物有过敏史、本人或父母、兄弟姐妹等为易于发生支气管哮喘、皮疹、荨麻疹等变态反应症状体质者，慎用本品。

4. 经口摄取不良的患者或正接受非口服营养疗法的患者、全身状态不良的患者（有时会出现维生素 K 缺乏症，需注意严密观察），谨慎使用本品。

5. 腹泻、严重肾功能不全等情况的患者谨慎使用本品。

6. 本品口服给药，可根据年龄、体重症状酌情增减剂量。

7. 服用本品时，将本品适量用水溶解后口服。本品需临用时溶解，溶解后不能长时间放置，应迅速用药，必要时可放在冰箱内保存，但也应尽快使用。

8. 服用本品期间，应定期检测肝功能。

9. 服用本品可能发生休克。

10. 本品最常见的不良反应为腹泻、稀便，多出现在给药后 3 天内。

11. 3 岁以下儿童腹泻、稀便等不良反应的发生率比 3 岁以上儿童高，因此应严密观察 3 岁以下婴

幼儿用药期间出现的状况。

12. 本品可能导致儿童臀部浅表性皮肤念珠菌感染，若出现上述症状，应停药并采取适当措施。

13. 本品可能导致直接库姆斯试验呈阳性结果。

法罗培南钠颗粒

1. 本品通过口服给药。颗粒剂用水溶解后如果不能立即服用，必要时可以在冰箱内暂时保存，但最好尽快服用。

2. 参见注射用法罗培南。

第二节 磺胺类及甲氧苄啶

一、甲氧苄啶及其衍生物

甲氧苄啶口服常释剂

1. 本品主要用于由细菌引起的尿路感染。可空腹服药。如果出现胃肠刺激，也可与食物同服。

2. 对本品有过敏史者禁用。严重肝肾疾病患者、血液疾病（如白细胞减少、血小板减少、紫癜）患者禁用本品。

3. 早产儿、2 月龄以下婴儿禁用本品。

4. 肾功能不全（肌酐清除率＜30ml/min）者可能需要调整剂量。此外，血液透析可清除药物，应在透析后用药。

5. 本品单独给药时易产生耐药性。

6. 老年人用药后容易出现叶酸缺乏症，可能需要调整剂量。

7. 本品不宜与抗肿瘤药、2,4-二氨基嘧啶类药合用，亦不宜在使用其他叶酸拮抗药的疗程之间使用本品。

8. 孕妇用药需权衡利弊。哺乳期妇女如果用药，应暂停哺乳。

9. 用药后如果出现叶酸缺乏，需要适当补充叶酸。

10. 本品可引起血液系统不良反应（如白细胞减少、血小板减少），用药期间建议定期进行血常规检查。

11. 本品有抗菌作用，可能降低含活菌成分药物（如益生菌制剂）的疗效。如需合用，间隔至少 2 小时。

12. 用药后可能出现皮疹、腹泻、发热等不良反应。

二、中效磺胺类

磺胺嘧啶片

1. 本品属于磺胺类抗菌药，具有抗菌、抗微生物的作用，主要用于治疗多种细菌或微生物引起的感染，如流行性脑脊髓膜炎、中耳炎、皮肤软组织感染、宫颈炎、尿道炎、包涵体结膜炎、恶性疟疾等。

2. 对磺胺类药物有过敏史者禁用本品。严重肝肾功能不全者禁用本品。

3. 2 月龄以下婴儿禁用本品。

4. 孕妇禁用。哺乳期妇女如果用药，需停止哺乳。

5. 艾滋病、血卟啉病、失水、休克患者慎用本品。

6. 老年人使用磺胺类药可增加发生严重不良反应（如严重皮疹、骨髓抑制、血小板减少）的风险，确有指征时需权衡利弊。

7. 本品不宜与氨苯甲酸、含对氨基苯甲酰的局部麻醉药（如普鲁卡因、苯佐卡因、丁卡因）合用。

8. 本品可能会降低激素类避孕药的避孕效果，并增加经期外出血的风险。用药期间建议采取非激素类避孕措施，如避孕套。

9. 本品可能干扰青霉素类药的杀菌作用。

10. 使用本品期间应多饮水，成人保持每日尿量为 1200ml 以上；大剂量、长期用药时还宜服用碳酸氢钠。

11. 本品可能会影响 B 族维生素的吸收。连续用药超过 1 周时，可能需要适当补充维生素 B，以预防维生素 B 缺乏。

12. 用药后可能更容易被晒伤。采取有效的防晒措施。

13. 用药期间建议定期检查尿常规（每 2～3 天检查 1 次）、血常规、肝肾功能。严重感染的患者还需要测定血药浓度。

14. 本品在尿中溶解度低，出现结晶尿的风险高，通常不推荐用于治疗尿路感染。

15. 本品可能降低含活菌成分药物（如益生菌制剂）的疗效。如需合用，间隔至少 2 小时。

16. 用药后可能出现皮疹、腹泻、发热等不良反应。

磺胺嘧啶钠注射液

1. 本品经静脉滴注或缓慢静脉注射给药。最好不要皮下注射或鞘内注射，病情改善后最好尽早改为口服给药。

2. 参见磺胺嘧啶片。

三、长效磺胺类药

磺胺多辛口服常释剂

1. 本品属于长效磺胺类抗菌药，用于溶血性链球菌、肺炎球菌及志贺菌属等细菌感染，现已少用。本品与乙胺嘧啶联合可用于防治耐氯喹的恶性疟原虫所致的疟疾，也可用于疟疾的预防。

2. 参见磺胺嘧啶片。

四、包括磺胺衍生物的磺胺类与甲氧苄啶的复方制剂

复方磺胺甲噁唑片/注射液

1. 本品是磺胺甲噁唑与甲氧苄啶的复方制剂，具有抗菌作用，主要用于治疗尿路感染、支气管炎急性发作、中耳炎、腹泻、痢疾，治疗和预防卡氏肺孢子虫肺炎等。本品不宜作为中耳炎的预防或长期治疗药，也不宜用于预防或治疗 A 组溶血性链球菌引起的扁桃体炎和咽炎。

2. 对磺胺类药物有过敏史者禁用本品。叶酸缺乏所致的巨幼细胞性贫血患者、重度肝损伤者、重度肾损伤者（无法监测肾功能变化时）、有使用磺胺类药和（或）甲氧苄啶导致血小板减少史者。

3. 用药期间饮酒可能出现对酒精不耐受，避免饮酒或饮用含酒精饮料。

4. 用药后可能出现皮疹、腹泻等不良反应。如果在用药期间出现严重不良反应，如渗出性多形性红斑（可表现为靶形皮损、水疱等）、剥脱性皮炎（可表现为皮肤变红、皮温升高、疼痛或瘙痒等）、暴发性肝坏死、粒细胞缺乏症（可表现为口腔溃疡、发热等）、贫血等，应及时就医。

5. 参见磺胺嘧啶片。

小儿复方磺胺甲噁唑片

1. 本品是磺胺甲噁唑与甲氧苄啶的复方制剂，具有抗菌作用，主要用于治疗小儿呼吸道、肠道、尿路感染。

2. 2 月龄以下婴儿禁用本品。

3. 参见复方磺胺甲噁唑片。

联磺甲氧苄啶口服常释剂

1. 本品的主要成分为磺胺甲噁唑、磺胺嘧啶、甲氧苄啶，都具有抗菌作用。主要用于尿路感染、肠道感染、支气管炎急性发作、急性中耳炎等。

2. 参见磺胺嘧啶片、甲氧苄啶口服常释剂。

第三节　大环内酯类、林可胺类

一、大环内酯类

阿奇霉素片/干混悬剂

1. 本品属于大环内酯类抗菌药物，主要用于治疗细菌引起的呼吸道感染、皮肤感染、急性中耳炎、沙眼衣原体或细菌引起的尿道炎、盆腔炎、生殖器感染等。

2. 对本品、其他大环内酯类药或酮内酯类药过敏者禁用。

3. 使用本品后曾出现胆汁淤积性黄疸或肝功能不全者，不能使用。

4. 与匹莫齐特合用可能增加出现心脏毒性（QT 间期延长）的风险。

5. 老年人用药更容易出现尖端扭转型室性心动过速（心律失常的一种类型）。

6. 曾有新生儿用药后出现肥厚性幽门狭窄的报道。如果婴儿用药后出现哺乳时呕吐的情况，及时就诊。

7. 孕妇慎用。哺乳期妇女如需用药，应暂停哺乳。

8. 本品主要经肝脏排泄，可能影响肝功能。用药期间建议密切监测肝功能。

9. 抗酸药（如碳酸氢钠、碳酸镁、铝酸铋）可能降低本品的疗效。用药期间如需服用这类药，间隔 1～4 小时。

10. 本品可能降低含活菌成分药物（如益生菌制剂）的疗效。如需合用，间隔至少 2 小时。

11. 用药后可能出现恶心、呕吐、腹泻、腹痛、消化不良、头晕、皮疹、头痛等不良反应。如果出现肝炎症状（如发热、乏力、食欲缺乏、皮肤或眼睛发黄、瘙痒、上腹痛等）或皮肤过敏症状，立即停药就诊。

12. 本品还可导致艰难梭菌相关性腹泻（停药 2 个月后仍可能出现），表现为水样便或血性便，可能伴有胃痉挛和发热。

注射用阿奇霉素

1. 本品经静脉缓慢滴注给药，静脉滴注时间不能少于 60 分钟。

2. 参见阿奇霉素片。

红霉素肠溶片

1. 本品属于大环内酯类抗菌药物，主要用于细菌引起的感染，包括呼吸道感染、皮肤感染、梅毒、

泌尿生殖系统感染、口腔感染等。不推荐使用本品治疗子宫内梅毒。

2. 对本品、其他大环内酯类药过敏者禁用。

3. 正在服用毒蕈碱型受体拮抗剂（如托特罗定、达非那新），且患有重度肾功能不全或中度肝功能不全者，不能同时服用本品。红霉素可抑制这类药物的代谢，可能导致药物过量。

4. 肝病或重度肾功能不全者，可能需调整剂量。

5. 孕妇慎用。哺乳期妇女如需用药，应暂停哺乳。

6. 空腹服药疗效最好，餐前或餐后至少 30 分钟再服用，2 小时更佳。

7. 本品会影响口服避孕药的效果，同时采取其他避孕措施，如避孕套。

8. 本品可能引起肝功能异常，用药期间需要定期检查肝功能。

9. 用药后可能出现胃肠道反应，如恶心、呕吐、腹痛、腹泻、口舌疼痛、食欲缺乏。大剂量用药时可引起听力减退，停药后大多可恢复。

10. 本品可能降低含活菌成分药物（如益生菌制剂）的疗效。如需合用，间隔至少 2 小时。

琥乙红霉素胶囊

1. 本品属于大环内酯类抗菌药物，主要用于治疗细菌引起的感染，如扁桃体炎、咽炎、鼻窦炎、肺炎、猩红热、蜂窝织炎、白喉、气性坏疽、炭疽、破伤风、梅毒、盆腔炎、尿道炎、肠炎、肠阿米巴病、百日咳、心内膜炎、结膜炎、口腔感染、泌尿生殖系统感染、皮肤软组织感染等。琥乙红霉素不宜用于治疗肠外阿米巴病。

2. 对本品、其他大环内酯类药过敏者禁用。

3. 患有慢性肝病、肝损伤者，不能使用本品。

4. 严重肾功能不全者，可能需要调整用药剂量。

5. 与他汀类药物（如洛伐他汀、辛伐他汀）合用可能导致他汀类药物血药浓度上升，可能增加发生横纹肌溶解和肝功能不全的风险。

6. 与匹莫齐特合用可能增加心脏毒性。

7. 孕妇禁用。哺乳期妇女如果用药，应停止哺乳。

8. 用于治疗溶血性链球菌感染时，为防止急性风湿热的发生，需要持续用药至少 10 天。

9. 本品可能引起肝毒性，用药期间定期监测肝功能。

10. 本品可杀灭活菌。如果在用药期间需要服用活菌制剂或含活菌成分的药物，间隔至少 2 小时服用。

服用。使用地衣芽孢杆菌活菌制剂 3 小时后再使用本品。

11. 用药后可能出现胃肠道反应，如恶心、呕吐、腹痛、腹泻、口舌疼痛、食欲缺乏。大剂量用药时可引起听力减退，停药后大多可恢复。

环酯红霉素口服液

1. 本品属于大环内酯类抗菌药物，主要用于治疗多种细菌、支原体或衣原体感染，包括肺炎、胃炎、肠炎、尿道炎、淋病、皮肤软组织感染（如疖、痤疮、脓疱疮、蜂窝织炎、湿疹）、儿童百日咳等。

2. 对本品及其他大环内酯类药过敏者禁用。

3. 与他汀类药物（如辛伐他汀、洛伐他汀）合用可能增强他汀类药物的药效，也会增加毒性反应（如肌病、肝损伤）发生的风险。

4. 孕妇慎用。哺乳期妇女如需用药，应暂停哺乳。

5. 为了使药物更好地吸收，在餐前或餐后 3 小时服用。

6. 本品会影响口服避孕药的效果，用药期间应采取其他避孕措施，如避孕套。

7. 本品可影响肝功能，用药期间建议定期监测肝功能。如果出现肝功能异常（可表现为食欲缺乏、厌油、恶心、乏力、嗜睡），及时停药就诊。

8. 本品可杀灭活菌。如果在用药期间需要服用活菌制剂或含活菌成分的药物，间隔至少 2 小时服用。

9. 用药后可能出现胃肠道反应，如恶心、呕吐、腹痛、腹泻、口舌疼痛、食欲缺乏。大剂量用药时可引起听力减退，停药后大多可恢复。

10. 为提高疗效，本品服用时首次剂量可加倍。

克拉霉素片

1. 本品属于大环内酯类抗菌药物，主要用于治疗细菌引起的呼吸道感染、皮肤及软组织感染、牙感染、耳部感染、泌尿生殖系统感染、幽门螺杆菌感染，以及预防艾滋病患者出现感染等。

2. 对本品及其他大环内酯类药过敏者禁用。有心脏病、水和电解质紊乱、重度肝肾功能损害患者禁用本品。有使用本品出现胆汁淤积性黄疸或肝功能不全史者禁用本品。

3. 与他汀类药（如辛伐他汀、洛伐他汀）、布南色林、鲁拉西酮、促胃肠动力药（如西沙必利）合用可能导致严重的不良反应。

4. 孕妇禁用。哺乳期妇女如果用药，需停止哺乳。

5. 本品普通剂型（如片剂、胶囊）可以空腹服用，也可与食物或牛奶同服。缓释剂型需要与食物同服。

6. 用药后可能出现头晕、眩晕、意识模糊和定向障碍，避免驾驶车辆或操作机器。

7. 用药后可能出现腹痛、腹泻、恶心、呕吐等不良反应。用药后还可能出现严重肝毒性（包括肝衰竭）。如果出现厌食、黄疸、尿色深、瘙痒或腹部压痛等肝病症状，立即停药就诊。

8. 本品可能降低含活菌成分药物（如益生菌制剂）的疗效。如需合用，间隔至少 2 小时。

9. 本品还可导致艰难梭菌相关性腹泻（停药 2 个月后仍可能出现），表现为水样便或血性便，可能伴有胃痉挛和发热。

罗红霉素口服常释剂

1. 本品属于大环内酯类抗菌药物，主要用于细菌、支原体、衣原体引起的多个部位的感染，如呼吸道感染、耳鼻喉感染、生殖系统感染、皮肤软组织感染等。

2. 对本品及其他大环内酯类药过敏者禁用。

3. 严重肝、肾功能不全者，剂量或给药时间间隔可能需要调整。

4. 孕妇慎用。哺乳期妇女如需用药，应暂停哺乳。

5. 食物会减少本品的吸收，餐前 1 小时或餐后 3～4 小时服药。但与牛奶同服可增加吸收。

6. 本品可影响驾驶或操作机器的能力，避免驾驶或操作机器。

7. 本品可能引起肝功能异常，需要定期监测肝功能。

8. 本品可能降低含活菌成分药物（如益生菌制剂）的疗效。如需合用，间隔至少 2 小时。

9. 用药后可能出现恶心、呕吐、腹泻、腹痛、消化不良、头晕、皮疹、头痛等不良反应。

10. 本品还可导致艰难梭菌相关性腹泻（停药 2 个月后仍可能出现），表现为水样便或血性便，可能伴有胃痉挛和发热。

二、林可胺类

盐酸克林霉素注射液/片/棕榈酸酯颗粒

1. 本品属于林可胺类抗菌药物，主要用于治疗细菌引起的肺炎、扁桃体炎、中耳炎、支气管炎、皮肤和软组织感染、泌尿系统或生殖系统感染、败血症、妇科感染、腹腔内感染、口腔感染等。克

林霉素不能充分扩散到脑脊液中，不适用于治疗脑膜炎。

2. 对本品或林可霉素有过敏史者禁用。深部霉菌感染患者禁用本品。

3. 有哮喘或其他过敏性疾病史者、胃肠道疾病（尤其是结肠炎）或有其病史者、肝肾功能损害者慎用本品。

4. 使用本品后可能出现严重腹泻，甚至是致命的结肠炎。

5. 1 月龄以下小儿不宜使用本品。4 岁以下儿童慎用本品。

6. 老年人用药更容易出现严重腹泻和结肠炎。

7. 孕妇慎用。哺乳期妇女如需使用，需暂停哺乳。

8. 用药时间较长时，建议定期检查肝、肾功能和血常规。

9. 用药期间密切注意大便次数，如出现排便次数增多，或出现胃痛或痉挛、水样便、血便，立即就医。

10. 本品可能降低含活菌成分药物（如益生菌制剂）的疗效。如需合用，间隔至少 2 小时。

11. 本品与含白陶土的止泻药（如硅碳银）合用可能使结肠内毒素排出延迟，从而导致腹泻病程延长和病情加剧。如需合用，间隔至少 2 小时服用。

12. 用药后可能出现恶心、呕吐、腹痛、腹泻、皮疹、瘙痒、耳鸣、眩晕等不良反应。静脉滴注可能引起静脉炎，肌内注射局部可能出现疼痛、硬结和无菌性脓肿。

克林霉素磷酸酯注射液/胶囊

1. 部分本品注射液中含苯甲醇，禁止用于儿童肌内注射。

2. 参见盐酸克林霉素注射液。

盐酸林可霉素胶囊

1. 本品通过口服给药，食物可减少本品的吸收，最好空腹服药。

2. 参见盐酸克林霉素片。

第四节　氨基糖苷类

注射用硫酸链霉素

1. 本品具有抗菌作用。主要用于分枝杆菌感染，如结核病、草绿色链球菌或肠球菌引起的心内膜炎、土拉菌病、鼠疫、腹股沟肉芽肿、布鲁氏菌病、鼠咬热等。本品经肌内注射给药。

2. 对本品链霉素或其他氨基糖苷类药过敏者禁用。

3. 脱水患者、第Ⅷ对脑神经损害者、重症肌无力或帕金森病患者、肾功能不全者慎用本品。

4. 儿童（尤其是新生儿）肾脏尚未发育完全，易使本品在体内蓄积而产生毒性反应，慎用本品。

5. 肾功能减退者可能需调整剂量。

6. 孕妇用药需权衡利弊。哺乳期妇女如果用药，最好暂停哺乳。

7. 为了降低药物对肾脏的损害，用药期间多喝水（每天至少喝水 1500ml，高温或者强体力活动时适当增加）。

8. 用药后可能出现肾毒性和耳毒性，用药期间建议定期检查肾功能、尿常规、听力或听电图（尤其是高频听力）。还可能需要监测血药浓度，以调整剂量，尤其是新生儿、老年人和肾功能减退的患者。

9. 用药后可能出现血尿、排尿次数减少或尿量减少、食欲缺乏、口渴、面部或四肢麻木、针刺感等不良反应。

硫酸阿米卡星注射液

1. 本品具有抗菌作用。主要用于细菌引起的严重感染，如菌血症、败血症、细菌性心内膜炎、下呼吸道感染、骨或关节感染、胆道感染、腹腔感染、复杂性尿路感染、皮肤及软组织感染。

2. 本品经肌内注射或静脉滴注给药。成年人在 30～60 分钟缓慢滴注，婴儿在 1～2 小时滴注给药。

3. 参见注射用硫酸链霉素。

硫酸庆大霉素注射液

1. 本品具有抗菌作用。主要用于细菌引起的严重感染，如败血症、下呼吸道感染、肠道感染、盆腔感染、腹腔感染、皮肤软组织感染、复杂性尿路感染。辅助治疗细菌引起的中枢神经系统感染（如脑膜炎、脑室炎）。

2. 本品经肌内注射、静脉滴注、鞘内及脑室内注射给药。不能皮下注射和静脉注射。为了避免发生神经肌肉阻滞，最好在 30～60 分钟缓慢静脉滴注。

3. 参见注射用硫酸链霉素。

硫酸庆大霉素口服常释剂

1. 本品是抗菌药。口服主要用于治疗胃肠道感染，如痢疾、胃炎、肠炎。还可以用于结肠手术前准备。

2. 溃疡性结肠炎患者慎用本品。

3. 参见注射用硫酸链霉素。

硫酸奈替米星注射液

1. 本品是抗菌药。主要用于细菌引起的严重感染性疾病的短期治疗，包括复杂性尿路感染、败血症、皮肤软组织感染、腹腔内感染、下呼吸道感染。

2. 本品经肌内注射或静脉滴注给药。

3. 参见注射用硫酸链霉素。

硫酸妥布霉素注射液

1. 本品具有抗菌作用。主要用于细菌引起的感染和混合型感染，如新生儿脓毒症、败血症、中枢神经系统感染、泌尿生殖系统感染、胆道感染、腹腔感染、烧伤感染、皮肤软组织感染、中耳炎、呼吸道感染、骨和关节感染、心内膜炎等。

2. 本品可以经肌内注射或静脉滴注给药。用于脑膜炎或脑室炎时，可鞘内注射给药。静脉滴注时间不能少于 20 分钟，最好在 30～60 分钟滴注完成。为了避免引起神经肌肉阻滞和呼吸抑制，不能静脉注射；为了避免引起疼痛，最好不要皮下注射。

3. 参见注射用硫酸链霉素。

硫酸依替米星注射液

1. 本品具有抗菌作用。主要用于细菌引起的感染，如呼吸系统感染、泌尿生殖系统感染、皮肤软组织感染、其他感染（如创伤、手术后感染）。

2. 本品经静脉滴注给药，滴注时间为 1 小时。

3. 对本品或其他氨基糖苷类药过敏者禁用。

4. 儿童慎用本品。

5. 孕妇用药需权衡利弊。哺乳期妇女如果用药，应停止哺乳。

6. 肾功能不全的患者使用本品后更容易出现副作用。用药期间建议密切监测肾功能和第Ⅷ对脑神经功能的变化，进行血药浓度监测，尤其是已明确或疑似肾功能减退、肾功能在短期内有较大波动、大面积烧伤、休克、心力衰竭、腹水、严重脱水的患者，以及老年人和婴幼儿。

7. 用药后可能出现耳毒性和前庭毒性（主要表现为眩晕、耳鸣等，个别患者电测听力下降），主要发生在肾功能不全、剂量过大的患者。

硫酸异帕米星注射液

1. 本品是抗菌药，主要用于细菌引起的感染，包括肺炎、慢性支气管炎、肾盂肾炎、膀胱炎、腹膜炎、败血症、创口（外伤、烧伤或手术等）感染。

2. 本品经肌内注射或静脉滴注给药。为了避免损伤组织及神经，肌内注射时避免在同一部位反复注射。注射时如果感觉剧痛，及时告知护士，可能需立即拔针并换位注射。注射后如果出现硬结，可加以按摩。

3. 参见注射用硫酸链霉素。

第五节　喹诺酮类用药

环丙沙星口服常释剂

1. 本品属于氟喹诺酮类抗菌药物。主要用于治疗或预防细菌引起的感染，包括尿路感染、呼吸道感染、皮肤感染、骨关节感染、胃肠道感染、伤寒、败血症、吸入性炭疽、鼠疫等。

2. 食物可延迟药物的吸收，但吸收量不变。最好空腹服用片剂或胶囊，但为了减少胃肠道不适，也可在餐后服用。服药时最好同时饮水 250ml。

3. 对本品或其他喹诺酮类药有过敏史者禁用。

4. 本品可能加重重症肌无力患者的肌肉无力症状。

5. 本品可能损伤关节或软骨，儿童和青少年禁用，除非用于吸入性炭疽或瘟疫。

6. 老年人使用本品可增加发生重度肌腱疾病（包括肌腱断裂）、QT 间期延长的风险，应慎用，尤其是与皮质类固醇合用时。

7. 孕妇禁用。哺乳期妇女如需用药，应停止哺乳。

8. 如果尿液中本品药物浓度过高，可能出现结晶，堵塞尿路。用药期间多喝水，保持 24 小时内的排尿量在 1200ml 以上。

9. 本品可影响咖啡因的代谢，进而可能增加中枢神经系统不良反应。用药期间避免食用含有咖啡因的食物或饮料，包括可乐、茶、咖啡、巧克力。

10. 使用本品后如果接触阳光或紫外线，可能引起严重光过敏，出现过度晒伤的症状（如烧灼感、红斑、水疱、水肿等）。用药期间应采取防晒措施。

11. 用药后可能引起眩晕和头痛等症状，避免驾驶车辆或操作机器。

12. 奶制品（如牛奶、酸奶）、高钙果汁等可能延迟本品的吸收，不要将药物单独与以上食物同服，服用时间至少间隔 2 小时。

13. 用药可能对肝肾功能、血液系统产生影响，长期用药需要定期检查肝肾功能、造血功能。为了解药物疗效，可能还需要定期进行细菌培养和药敏试验。

14. 本品可能引起血糖紊乱。糖尿病患者如需用药，应监测血糖。如果出现血糖过高或过低的症状，如呼气有水果味、头晕、呼吸过快、心率加速、意识模糊、嗜睡、感觉虚弱、潮红、头痛、极度口渴或饥饿、尿频、多汗，应立即就诊。

15. 需间隔至少 2 小时服用的药物：含多价金属离子的药物（如钙盐、铁盐、镁盐、铝盐、锌盐）。需在服用本品至少 2 小时后或 6 小时前服用的药物：去羟肌苷、司维拉姆。需在服用本品至少 2 小时后或 4 小时前服用的药物：多司马酯。

16. 本品可能引起严重不良反应，如过敏反应、肌腱炎或肌腱断裂（主要表现为肌腱疼痛、肿胀、炎症或断裂）、周围神经病变（主要表现为皮肤疼痛、烧灼感、刺痛感、麻木、无力、触觉或温觉等感觉改变）、中枢神经系统不良反应（主要表现为焦躁、激动、失眠、焦虑、噩梦）、QT 间期延长、血糖异常、光毒性、严重腹泻（停药 2 个月后仍可能出现）、肝毒性（可表现为厌食、黄疸、小便黄赤、瘙痒和腹部触痛）。本品还可能加重重症肌无力的症状。

17. 使用本品期间，由于可能会发生主动脉瘤或主动脉夹层，患者在出现腹部、胸部或背部疼痛等症状时应及时就医。

18. 如患有主动脉瘤或主动脉夹层并发症，或有主动脉瘤或主动脉夹层既往病史、阳性家族史或危险因素，必要时应考虑进行影像学评估。

乳酸环丙沙星注射液/氯化钠注射液

1. 本品经静脉滴注给药，缓慢滴注可减少静脉刺激。

2. 参见环丙沙星口服常释剂。

盐酸环丙沙星葡萄糖注射液

参见乳酸环丙沙星注射液。

诺氟沙星口服常释剂

1. 本品属于氟喹诺酮类抗菌药物。主要用于治疗细菌引起的感染，如尿路感染、淋病、前列腺炎、肠道感染、伤寒及其他沙门菌感染、呼吸道感染等。

2. 本品最好在空腹时（餐前 1 小时或餐后 2 小时）服用，并同时饮水 250ml。

3. 参见环丙沙星口服常释剂。

左氧氟沙星口服常释剂

1. 本品属于氟喹诺酮类抗菌药物。主要用于治疗细菌引起的感染，如肺炎、鼻窦炎、慢性支气管炎、皮肤及皮肤结构感染（如脓肿、蜂窝织炎、疖、脓疱病、脓皮病、伤口感染）、前列腺炎、尿路感染、肾盂肾炎、吸入性炭疽（暴露后）等。

2. 建议在进食前 1 小时或进食后 2 小时服药。如果出现胃肠道不适，也可在服药前进食。

3. 参见环丙沙星口服常释剂。

左氧氟沙星注射液/葡萄糖注射液/氯化钠注射液

1. 本品经静脉滴注给药，给药剂量为 250mg 或 500mg 时，滴注时间不少于 60 分钟；给药剂量为 750mg 时，滴注时间不少于 90 分钟。滴速过快或静脉注射可能导致低血压，需避免。

2. 参见环丙沙星口服常释剂。

氟罗沙星注射液

1. 本品属于氟喹诺酮类抗菌药物。主要用于治疗细菌引起的感染，如呼吸系统感染、泌尿生殖系统感染、消化系统感染、皮肤软组织感染、骨感染、腹腔感染、盆腔感染、妇科感染、败血症等。

2. 本品经静脉缓慢滴注给药，每 100ml 药液的滴注时间至少为 45 分钟。滴注过程中应注意避光。

3. 参见环丙沙星口服常释剂。

甲磺酸吉米沙星片

1. 本品属于氟喹诺酮类抗菌药物。主要用于治疗细菌引起的感染，如慢性支气管炎急性发作、社区获得性肺炎、急性鼻窦炎等。由于吉米沙星可能引起严重不良反应，仅在没有其他药物可用的情况下才能用于治疗慢性支气管炎急性发作和急性鼻窦炎。

2. 食物不影响本品的疗效，固定在每天同一时间服药。

3. 参见环丙沙星口服常释剂。

盐酸洛美沙星口服常释剂/注射剂

1. 本品属于氟喹诺酮类抗菌药物。主要用于治疗细菌引起的感染，如泌尿生殖系统感染、呼吸系统感染、胃肠道、腹腔、胆道、骨、关节、皮肤软组织感染及全身感染等。

2. 食物对本品口服药的吸收影响较小。可以空腹服药，也可以与食物同服。

3. 本品注射液经静脉滴注给药，滴注时间不少于 60 分钟。

4. 参见环丙沙星片。

盐酸莫西沙星片/注射液/氯化钠注射液

1. 本品属于氟喹诺酮类抗菌药物。主要用于治疗细菌引起的感染，如呼吸道感染（鼻窦炎、支气管炎急性发作、肺炎等）、皮肤软组织感染、腹腔感染（腹腔脓肿等）。还可以用于防治鼠疫。

2. 口服药固定在每天同一时间服药。食物不影响本品的吸收，与或不与食物同服都可以。

3. 本品注射液经静脉滴注给药。

4. 参见环丙沙星口服常释剂。

吡哌酸口服常释剂

1. 本品具有抗菌、杀菌作用。主要用于尿路感染、肠道感染。

2. 为减少胃肠道刺激，本品可与食物同服。

3. 参见环丙沙星口服常释剂。

苹果酸奈诺沙星胶囊/氯化钠注射液

1. 本品用于治疗成人（≥18 岁）社区获得性肺炎。

2. 服用本品期间，建议至少进食前 1 小时或进食后 2 小时空腹服用本药。

3. 本品注射液静脉输注，每次 0.5g（苹果酸奈诺沙星），每日 1 次。

4. 参见环丙沙星口服常释剂。

西他沙星口服常释剂

1. 本品适用于治疗各种感染。

2. 参见环丙沙星口服常释剂。

第六节 四环素类抗菌用药

盐酸多西环素口服常释剂/注射剂

1. 本品为四环素类抗菌药，可以用于治疗敏感菌导致的痤疮、泌尿系统感染、肠道感染、呼吸道感染、眼部感染、淋病、衣原体感染、梅毒、牙周炎（牙龈病）等多种不同的感染；也被用来治疗由酒渣鼻引起的瑕疵、肿块和痤疮样病变；也可以用来预防疟疾，治疗炭疽，或治疗由螨虫、蜱或虱子引起的感染。

2. 对本品及其他四环素类药物过敏的患者禁用。

3. 妊娠期、婴儿及 8 岁以下儿童仅在严重感染或危及生命的情况下，特别是没有其他治疗方案时，才可以使用本品。本品可导致儿童牙齿永久性变黄或变灰。

4. 肝脏疾病患者、食管疾病患者、经口进食有困难或接受肠外营养支持及体弱患者、老年患者慎用本品。

5. 服用本品前后 2 小时内不要服用铁补充剂、复合维生素、钙补充剂、抗酸剂或泻药。

6. 除非医师要求，否则不要将本品和其他抗菌药物一起服用。

7. 服用本品期间若出现过敏反应，如荨麻疹、呼吸困难、面部或喉咙肿胀（发热、喉咙痛、眼睛灼热或严重的皮肤反应、皮肤疼痛、红色或紫色皮疹扩散并导致起疱和脱皮）等，应立即停药就医。

8. 服用本品期间出现视觉障碍，应立即进行眼科检查。本品可能会导致良性颅内高压。

9. 服用本品期间需要进行外科手术，提前告知医生正在服用本品。

10. 在接受本品治疗期间，应避免过度暴露于阳光或人工紫外线灯下，在出现光敏反应（如皮肤斑疹等）时应及时停止治疗。用药期间应考虑使用防晒乳或防晒霜。

11. 服用本品时要多喝水，以降低对食管的刺激和导致溃疡的风险。服药时最好采取站立姿势，并在服药后 30 分钟内最好避免躺下。

12. 酒精可能会降低本品的药效，用药期间避免饮酒。

13. 本品可能减弱口服避孕药的避孕效果。用药期间应采取其他避孕措施，如避孕套。

14. 抗菌药物可能导致腹泻，这可能是出现了新的感染。如果出现水样便或血样便，立即告知医师。除非医师要求，否则不要擅自使用止泻药。

盐酸米诺环素口服常释剂

1. 本品为四环素类抗菌药物。可用于治疗许多不同的细菌感染，如尿路感染、呼吸道感染、皮肤感染、严重痤疮、衣原体感染、蜱虫热等。也用于治疗淋病、梅毒。在青霉素过敏时可作为二线用药用于治疗细菌感染。本品可能损害前庭功能，不适用于治疗脑膜炎奈瑟菌感染。

2. 参见盐酸多西环素片。

注射用替加环素

1. 本品为四环素类抗菌药物。本品仅用于其他抗菌药物不适用的复杂感染，如皮肤和消化系统的多重感染、肺炎等。不推荐 18 岁以下儿童使用本品。对于 8 岁及以上儿童患者，本品仅限于治疗其他抗菌药不适用的复杂感染。8 岁以下儿童禁用本品。

2. 对本品及其他四环素类药物过敏的患者禁用。

3. 服用本品期间避免驾驶汽车、从事危险性较大的机器操作及高空作业。

4. 本品静脉给药需要缓慢注射，不要擅自调节滴注速度。

5. 抗菌药物可能导致腹泻，这可能是出现了新的感染。如果出现水样便或血样便，立即告知医师。除非医师要求，否则不要擅自使用止泻药。

6. 不建议妊娠期妇女使用本品。哺乳期妇女慎用本品。

第七节　糖肽类用药

注射用盐酸万古霉素

1. 本品具有杀菌、抗菌作用。主要用于治疗细菌感染，如耐甲氧西林葡萄球菌引起的严重感染。也可预防和治疗血液透析患者动、静脉分流感染。

2. 本品经静脉滴注给药。滴注速度不能超过 10mg/min，滴注时间至少为 60 分钟。注射期间不要擅自调节输液速度。

3. 对本品过敏者禁用。严重肝功能不全者不宜使用万古霉素。

4. 肾功能不全者可能不能用药或需要调整剂量。

5. 孕妇慎用。哺乳期如果用药，最好暂停哺乳。

6. 用药后可能引起肝肾功能受损、白细胞降低，用药期间定期检查肝功能、肾功能，长期用药的患者还需定期检查白细胞计数。监测血药浓度，尤其是需延长疗程、肾功能或听力减退、有耳聋病史的患者。

7. 给药速度过快还可能出现类似过敏反应的症状（如低血压、喘息、呼吸困难、荨麻疹或瘙痒）、皮肤潮红或疼痛、肌肉抽搐等。这些反应通常在 20 分钟内可消退，也可能持续几小时。如果用药期间出现严重不良反应，立即停药就诊。

8. 使用本品期间，最好进行血药浓度监测。

注射用盐酸去甲万古霉素

1. 本品具有抗菌作用。主要用于细菌引起的感染，如肠道感染、心内膜炎等。

2. 本品经静脉滴注给药，不能肌内注射或静脉注射。滴注速度不要过快，每次滴注时间最好在 1 小时以上。注射期间不要擅自调节输液速度。

3. 参见注射用盐酸万古霉素。

注射用替考拉宁

1. 本品具有抑菌、杀菌作用。主要用于治疗严重细菌感染，包括皮肤和软组织感染、尿路感染、呼吸道感染、骨和关节感染、败血症、心内膜炎及透析相关的腹膜炎。还可预防性用于细菌感染风险高的骨科手术。

2. 本品经静脉注射、静脉滴注或肌内注射给药。新生儿最好采用静脉滴注的方式。

3. 对本品过敏者禁用。对万古霉素过敏者慎用。

4. 肾功能不全者可能需调整剂量。

5. 孕妇、哺乳期妇女最好不要使用本品。

6. 用药后可能出现头晕、头痛等症状，避免驾驶车辆和操作机器。

7. 用药期间更容易出血，避免受伤。

8. 用药后可能出现血小板减少，用药期间定期进行血液学检查（包括全血细胞计数）。定期检查肝肾功能、血药浓度。肾功能不全的患者长时间用药，或与有神经毒性或肾毒性的药物（如环孢素、呋塞米）合用时，还需监测耳功能。

9. 本品可能降低含活菌成分的药物（如益生菌制剂）的疗效。如需合用，间隔至少 2 小时。

10. 用药后可出现过敏反应或严重的皮肤不良反应（如逐渐加重的皮疹、伴有水疱或黏膜病变）。

11. 用药后极少数患者还可能出现"红人综合征"，可表现为瘙痒、荨麻疹、红斑、水肿、心率过快、低血压、呼吸困难等，停止输液或降低输液速度可能会终止这些反应。

第八节　多黏菌素类

注射用硫酸多黏菌素 B

1. 本品具有杀菌作用。主要用于细菌引起的感染（包括泌尿系统感染、脑膜炎、肺部感染、败血症、皮肤及软组织感染、关节感染、眼或耳部感染）。

2. 本品经肌内注射、静脉滴注或鞘内注射给药。肌内注射部位可能出现严重疼痛（尤其是儿童），通常不推荐肌内注射。

3. 对本品过敏者禁用。

4. 肾功能不全者需要调整剂量。

5. 孕妇用药需权衡利弊。哺乳期妇女慎用本品。

6. 为减少肾脏问题的出现，用药期间多喝水。

7. 本品具有肾毒性和神经毒性，用药期间建议密切监测肾功能和血药浓度水平。

8. 用药后可能引起腹泻，通常停药后症状消失。如果用药期间或停药后（甚至停药至少 2 个月后）出现水样便和血便（伴或不伴胃痉挛和发热），立即就医。

9. 用药早期病情通常会好转，按医嘱继续用药。跳过剂量或未完成治疗疗程可能导致疗效降低和耐药性增加。

第九节　甾体类抗菌用药

注射用夫西地酸钠

1. 本品具有抗菌的作用。主要用于治疗细菌引起的感染，如骨髓炎、败血症、心内膜炎、反复感

染的囊性纤维化、肺炎、皮肤及软组织感染、外伤及创伤性感染等。

2. 本品经静脉滴注给药。滴注时间最好不要少于 2 小时。为避免局部组织损伤，不能肌内注射或皮下注射。注射期间不要擅自调节输液速度。

3. 对本品过敏者禁用。

4. 肝功能不全者，胆红素转运、代谢障碍患者，胆道疾病（包括胆道梗阻）患者慎用本品。

5. 本品具导致胆红素脑病的风险，故新生儿应避免使用。

6. 本品可通过胎盘，可能导致胎儿出现胆红素脑病，妊娠最后 3 个月最好避免使用。

7. 肝功能不全、胆道异常的患者长期大量使用夫西地酸时，建议定期监测肝功能。

8. 有用药后出现黄疸的个案报道。如果黄疸持续不退，可能需停药，停药后血清胆红素可恢复正常。

第十节　咪唑衍生物用药

甲硝唑口服常释剂

1. 本品具有抗菌、杀虫作用，主要用于治疗细菌感染，如阴道炎、败血症、肠炎、口腔感染。也可以用于治疗寄生虫感染，如阿米巴虫感染、滴虫感染。还可以预防术后细菌感染。

2. 本品可能有致癌性。

3. 对本品或其他吡咯类药过敏者、活动性中枢神经系统疾病患者、血液病患者禁用。

4. 慢性严重外周或中枢神经系统疾病患者、有血液病史者慎用本品。

5. 老年人由于肝功能减退，应慎用本品。

6. 肝肾功能不全，剂量或给药时间间隔可能需调整。血液透析后可能需补服药物。

7. 如果用药治疗阴道滴虫感染，伴侣可能也需要接受治疗，以免反复感染。

8. 孕妇禁用。哺乳期妇女如果用药，用药期间及停药后 24～48 小时停止哺乳。

9. 用药期间饮酒可能出现双硫仑样反应，表现为腹部绞痛、恶心、呕吐、头痛和潮红。用药期间及停药后至少 3 天内，避免饮酒或含酒精饮料。

10. 本品可能引起头晕、嗜睡、幻觉、抽搐、意识混乱或暂时的视觉障碍，避免驾驶车辆或操作机器。

11. 如果用药超过 10 天，有必要进行常规的临床和实验室监测（特别是白细胞计数）。开始下一

疗程前也需要检查白细胞计数。

12. 用药后的尿液可能呈黑色或深红色。

甲硝唑/甲硝唑氯化钠/甲硝唑葡萄糖注射液

1. 本品具有抗菌的作用。主要用于细菌引起的感染，如败血症、心内膜炎、脓胸、肺脓肿、腹腔感染、盆腔感染、妇科感染、骨和关节感染、脑膜炎、脑脓肿、皮肤软组织感染等。

2. 本品经静脉滴注给药。

3. 参见甲硝唑口服常释剂。

替硝唑口服常释剂

1. 本品具有抗菌、杀虫作用，主要用于治疗细菌感染，如腹膜炎、子宫内膜炎、败血症、肺炎、牙龈炎、肠炎。也可用于治疗寄生虫感染，如阿米巴虫感染、滴虫感染。还可以预防术后细菌感染。

2. 对替硝唑或吡咯类药过敏者，器质性中枢神经疾病者，有血液不调或恶病质史者不能使用。

3. 如果正在接受血液透析治疗，透析后可能需补服药物。

4. 如果用药治疗阴道滴虫感染，伴侣可能也需要接受治疗，以免反复感染。

5. 本品能影响男性患者的生育力。

6. 12 岁以下儿童禁止使用。

7. 妊娠 3 个月以内的妇女禁用。哺乳期妇女如需用药，用药期间及停药后 3 天后停止哺乳。

8. 用药期间饮酒可能出现双硫仑样反应，表现为腹部绞痛、恶心、呕吐、头痛、面部潮红、心率过快。用药期间及停药后 3 天内，禁止饮酒或含酒精饮料，也不能服用含有丙二醇的药物。

9. 用药后可能出现口腔金属味或苦味、恶心、厌食、消化不良、呕吐、便秘、疲乏、眩晕、头痛等不良反应。

替硝唑/替硝唑氯化钠/替硝唑葡萄糖注射液

1. 本品注射液经静脉缓慢滴注给药。

2. 参见替硝唑口服常释剂。

奥硝唑口服常释剂

1. 本品具有抗菌和杀虫的作用。口服给药主要用于治疗多种寄生虫感染，如毛滴虫引起的泌尿生殖道感染、阿米巴原虫引起的肠肝阿米巴虫病、贾第鞭毛虫病。也可以用于治疗多种细菌感染：如败血症、脑膜炎、腹膜炎、产后脓毒病、脓毒性流产、子宫内膜炎。还可以用于预防和治疗手术后伤口感染。

2. 对本品或其他硝基咪唑类药过敏者，脑病变（如癫痫）、脊髓病变，器官硬化症患者，血液

恶性疾病或血常规有异常者，慢性酒精中毒者不能使用。

3. 肝功能不全者，服药时间间隔可能需要调整。

4. 如果正在接受血液透析治疗，透析前后可能需调整剂量。

5. 用于治疗毛滴虫引起的泌尿生殖道感染时，性伴侣也需同时接受治疗，以免重复感染。

6. 孕妇最好避免使用本品。哺乳期妇女如需用药，应暂停哺乳。

7. 本品可能引起嗜睡、头晕、震颤、僵硬、动作不协调、癫痫发作或短暂的意识障碍等。用药期间避免驾驶车辆、操作机械或进行其他危险行为。

8. 用药期间摄入酒精可能引起发热、面部发红、呕吐、心率加快等症状。用药前 2 天开始到停药后 7 天内，避免食用含酒精的食物、药物、饮料及酒水，如藿香正气水、酒心巧克力等。

9. 用药后可能出现口腔金属味、嗜睡、头晕、恶心、呕吐、头痛、震颤、动作不协调等不良反应。如果出现严重不良反应，如异常神经症状，立即就诊。

奥硝唑/奥硝唑氯化钠/奥硝唑葡萄糖注射液

1. 本品经静脉滴注给药。

2. 参见奥硝唑口服常释剂。

左奥硝唑氯化钠注射液

1. 本品具有抗菌作用，主要用于治疗细菌引起的感染，如腹部感染、盆腔感染、口腔感染、外科感染、脑部感染、败血症、菌血症。还可以用于预防外科手术感染。

2. 参见奥硝唑口服常释剂。

吗啉硝唑氯化钠注射液

1. 本品用于治疗细菌引起的妇科盆腔炎（如子宫内膜炎、输卵管炎、输卵管卵巢脓肿、盆腔腹膜炎）。联合手术治疗细菌引起的化脓性阑尾炎、坏疽性阑尾炎。

2. 脑或脊髓病、癫痫、器官硬化症、造血功能低下及慢性酒精中毒等情况不能使用。

3. 对本品及硝基咪唑类药物过敏者禁用。

4. 儿童及 65 岁以上老年患者慎用。

5. 使用本品早期病情通常会好转，按医嘱继续用药。跳过剂量或未完成治疗疗程可能导致疗效降低和耐药性增加。不要擅自停药。

6. 本品能透过血脑屏障且具有神经毒性。用药期间如果出现神经系统症状，停药就医。

7. 用药后可能出现消化系统反应（可表现为恶

心、口苦、口干、胃肠不适、消化不良），神经系统反应（可表现为头晕头痛、嗜睡、困倦、眩晕、乏力、口麻），过敏性皮疹，阴道炎，脸色变黄，心悸等不良反应。

注射用磷酸左奥硝唑酯二钠

1. 本品用于治疗肠道和肝脏感染严重的阿米巴病，奥硝唑敏感厌氧菌引起的手术后感染。也可用于预防外科手术导致的敏感厌氧菌感染。

2. 对本品及硝基咪唑类药物过敏者禁用。

3. 使用本品后常见消化系统、头晕、瘙痒等不良反应，治疗结束时均缓解或恢复。

4. 参见奥硝唑口服常释剂。

第十一节　硝基呋喃衍生物

呋喃妥因片

1. 本品具有抗菌作用。主要用于预防和治疗尿路感染。

2. 食物可以增强本品的药效，并减少胃肠道刺激。最好在进餐时服药。用于预防尿路感染时，在睡前服药。

3. 至少需连续用药 7 天，或持续用药至细菌清除 3 天以上。

4. 对呋喃类药过敏者及肾功能减退者禁用本品。

5. 本品可能导致新生儿出现溶血。1 月龄以内的新生儿禁用。

6. 足月孕妇、临产或正在分娩的妇女禁用。哺乳期妇女如需用药，应停止哺乳。

呋喃唑酮片

1. 本品具有抗菌作用。主要用于难以根除的幽门螺杆菌感染。

2. 本品过量可能引起精神障碍、神经炎。

3. 葡萄糖-6-磷酸脱氢酶缺乏症不能使用本品，用药容易发生溶血性贫血。

4. 与 MAOI（如司来吉兰、苯乙肼）合用可能导致高血压危象、癫痫发作、昏迷等严重不良反应。

5. 与右美沙芬（镇咳药）、含曲马多的药物（如科洛曲、氨酚曲马多）、哌替啶合用可能出现严重不良反应。至少停用本品 14 日后才能使用。

6. 不要给 14 岁以下的儿童使用本品。

7. 孕妇禁用本品。哺乳期妇女如果用药，应停止哺乳。

8. 用药期间饮酒可能导致双硫仑样反应，出现皮肤潮红、发热、头痛、腹痛、心率过快、血压升高、胸闷等症状。用药期间和停药后 5 天内，禁止饮酒或含酒精饮料。

9. 用药期间食用含咖啡因的食物或饮料（如咖啡、茶、巧克力）可能出现紧张、心率加快等症状。

10. 用药期间食用富含酪胺的食物（如干酪、酵母、熏肉或盐腌肉、香肠、泡菜、过熟的水果）会引起血压升高，可能出现高血压危象及颅内出血。

第十二节　其他抗菌用药

注射用磷霉素钠

1. 本品具有杀菌、抗菌的作用。主要用于治疗细菌引起的感染，如呼吸道感染、皮肤软组织感染、肠道感染、泌尿系统感染、败血症、腹膜炎、脑膜炎、骨髓炎、子宫内感染、盆腔炎等。

2. 本品经静脉滴注给药。快速滴注及大剂量给药时会引起静脉炎，滴注速度应缓慢，每次静脉滴注时间最好在 1～2 小时以上。不要擅自调节输液速度。

3. 肌酐清除率＜10ml/min 者或血液透析患者、溶血性疾病患者禁用本品。

4. 新生儿用药的安全性暂不清楚。5 岁以下小儿最好不要使用本品。

5. 孕妇最好不要使用本品。哺乳期妇女如果用药，应暂停哺乳。

6. 用药剂量较大时需监测肝功能。

7. 本品可能会减少喹诺酮类药（如洛美沙星）的吸收，降低其疗效。如需合用，间隔2～4 小时。

磷霉素钙口服常释剂

1. 口服。食物不影响药物吸收。

2. 本品可能降低含活菌成分的药物（如益生菌制剂）的疗效。如需合用，间隔至少 2 小时。

3. 参见注射用磷霉素钠。

磷霉素氨丁三醇散

1. 本品具有抗菌作用。主要用于治疗细菌引起的急性单纯性尿路感染、无症状菌尿症，以及预防外科手术（如经尿道相关切除术）或下尿路诊断过程引起的感染。

2. 食物会影响本品的吸收，餐前或餐后 2～3 小时服药。最好在晚上排尿后服药。用适量（50～70ml）水将药物溶解后服用。不能用热水，也不能不加水直接吞服。

3. 溶血性疾病、严重肾功能不全（肌酐清除率＜10ml/min）或正在接受血液透析治疗者不宜使用。

4. 12 岁以下儿童用药的安全性和有效性暂不清楚，不推荐使用。

5. 孕妇慎用本品。哺乳期妇女最好不要使用。

6. 本品可能引起眩晕，避免驾驶或操作机器。

7. 一般用药 2～3 天后可见症状改善。如未改善，及时就诊。

8. 本品可能会减少喹诺酮类药物（如洛美沙星）的吸收，降低其疗效。如需合用，间隔 2～4 小时。

9. 本品可能降低含活菌成分的药物（如益生菌制剂）的疗效。如需合用，间隔至少 2 小时。

10. 腹泻是抗菌药的常见不良反应，一般停药后可停止。如果出现水样粪便和血便，甚至在停药 2 个月后出现，应及时就诊。

鱼腥草素钠片

本品用于治疗慢性支气管炎及其他上呼吸道感染性疾病等。

注射用达托霉素

1. 本品具有抗菌的作用。主要用于治疗复杂性皮肤及软组织感染。也可以治疗金黄色葡萄球菌菌血症，包括伴发的右侧感染性心内膜炎。

2. 本品不能用于治疗肺炎、金黄色葡萄球菌引起的左侧感染性心内膜炎，对病毒感染无效（如普通感冒）。

3. 本品经静脉注射或静脉滴注给药。静脉注射时间为 2 分钟，静脉滴注时间为 30～60 分钟。

4. 肾功能不全者可能需要调整剂量。

5. 不要给肾功能不全儿童使用。1 岁以下儿童最好避免使用。

6. 孕妇、哺乳期妇女用药需权衡利弊。

7. 本品可能引起肌病（表现为肌无力、肌痛）。用药期间观察是否出现肌痛、肌无力、刺感和麻木（尤其是前臂和下肢）等症状。肾功能不全的患者还须频繁监测肾功能。

8. 用药早期病情通常会好转，按医嘱继续用药。跳过剂量或未完成治疗疗程可能导致疗效降低和耐药性增加。不要擅自停药。

注射用盐酸大观霉素

1. 本品具抗菌作用。主要用于细菌引起的尿道炎、前列腺炎、宫颈炎和直肠感染等。

2. 本品经肌内注射给药。

3. 对本品或其他氨基糖苷类药过敏或有过敏史者禁用。

4. 肾病患者不能使用本品。

5. 本品粉针剂的稀释剂中含有苯甲醇，可能引起婴儿致命性喘息综合征。

6. 孕妇禁用。哺乳期妇女如果用药，应停止哺乳。

7. 如果使用本品治疗梅毒，在治疗时及治疗后 3 个月进行梅毒血清学检查。

8. 本品可能降低含活菌成分的药物（如益生菌制剂）的疗效。如需合用，间隔至少 2 小时。

大蒜素口服常释剂

1. 本品具有抗感染作用。主要用于治疗深部真菌和细菌感染，如肺部和消化道真菌感染、细菌性痢疾、肠炎、百日咳、肺结核、脑膜炎、菌血症。

2. 本品会刺激胃部，而且容易被胃液破坏。完整吞服药物，不要掰开、碾碎或咀嚼后服用。

大蒜素注射剂

1. 本品具有抗感染作用，主要用于深部真菌和细菌感染，可用于防治急慢性菌痢和肠炎、百日咳、肺部和消化道的真菌感染、白念珠菌菌血症、隐球菌性脑膜炎、肺结核等。不推荐常规使用，建议在其他抗感染药无效或不能耐受时选用。

2. 本品通过静脉滴注给药。由于本品对皮肤、黏膜有刺激作用，不宜做皮下注射或肌内注射。

注射用硫酸黏菌素

1. 本品具有抗菌作用。主要用于治疗腹泻、肠道感染，以及肠道手术前准备。

2. 严重肾功能不全者禁用本品。

3. 不推荐 2 岁以下儿童使用本品。

4. 老年患者应根据肾功能调整剂量。

5. 孕妇慎用本品。哺乳期妇女如需使用，应暂停哺乳。

硫酸黏菌素片

1. 本品用于肠道手术前准备，或用于治疗大肠埃希菌性肠炎和对其他药物耐药的菌痢。

2. 严重肾功能不全者禁用本品。

3. 孕妇慎用本品。哺乳期妇女如需使用，应暂停哺乳。

4. 本品可能降低含活菌成分的药物（如益生菌制剂）的疗效。如需合用，间隔至少 2 小时。

利奈唑胺片/葡萄糖注射液

1. 本品具有抗菌作用。主要用于治疗多种细菌感染,如肺炎、菌血症、皮肤和皮肤软组织感染。

2. 如果出现胃部不适,口服药与食物同服。本品经静脉滴注给药,最好在 30～120 分钟滴注完毕。

3. 如果在 2 周内使用过三环类抗抑郁药(如阿米替林、多塞平),或正在使用哌替啶、曲马多,不能同时使用本品。合用可能导致严重毒副作用。停用本品 14 天后才能使用上述药物。

4. 孕妇用药需权衡利弊。哺乳期妇女如需用药,应暂停哺乳。

5. 用药初期可能会感觉病情好转,继续按照处方服药,不要擅自停药,以免影响疗效或出现耐药性。

6. 用药期间食用富含酪胺的食物或饮料(如奶酪、酸奶、动物肝脏、腌鱼、香肠、腊肉、酱油、泡菜、蚕豆、扁豆、巧克力、酵母、腐乳、罐头、无花果、菠萝、啤酒、葡萄酒、柑橘类果汁等)后可能会出现血压升高。

7. 本品可能导致骨髓抑制,需要每周检查全血细胞计数。本品还可能导致视神经病变,如果长期用药(≥3 个月)或出现视力损害症状(如视物模糊或视野缺损),应进行眼科检查。

8. 本品可能影响血糖水平,糖尿病患者需要密切监测血糖。如果出现头晕、嗜睡、虚弱无力、心率过快、饥饿感等症状,可能发生了低血糖,及时就诊。

9. 本品可能导致严重的不良反应,如腹痛、短暂性脑缺血发作(表现为四肢、面部麻木无力)和高血压。

青霉素皮试剂
1. 本品供做青霉素皮内敏感试验。通过皮内注射给药。
2. 青霉素类药物过敏者禁用本品。

康替唑胺口服常释剂
1. 本品适用于治疗由对本品敏感的金黄色葡萄球菌(甲氧西林敏感和耐药的菌株)、化脓性链球菌或无乳链球菌引起的复杂性皮肤和软组织感染。
2. 对噁唑烷酮类药物过敏者禁用。
3. 本品口服给药,每次 800mg,每 12 小时 1 次,本品应随餐或进餐后 30 分钟内口服。建议疗程(连续治疗天数)为 7～14 天,也可根据病情需要适当延长。
4. 本品对革兰氏阴性菌和病毒无效。

5. 为减少耐药,遵医嘱完成疗程。
6. 如为轻度至中度肝功能不全,肾功能不全患者无须调整用药剂量。
7. 服用本品后常见消化系统反应肝酶升高和血尿酸升高等不良反应,大多可自行恢复。

氯霉素注射液
1. 本品仅用于其他药物无效的严重感染,如伤寒、副伤寒、脑脓肿、严重厌氧菌感染等。
2. 本品可以透过胎盘屏障,可能导致新生儿产生严重毒性反应,因此孕妇,尤其是妊娠末期或分娩期不宜应用本品。本品不宜用于哺乳期妇女,必须应用时应暂停哺乳。
3. 新生儿不宜应用本品,有指征必须应用本品时,应在监测血药浓度的条件下使用。
4. 本品可致严重不良反应,老年患者组织器官大多退化,功能减退,自身免疫功能亦降低,应慎用。
5. 肝脏疾病、贫血、出血或其他血液疾病患者禁用本品。

第十三节 全身用抗真菌药

一、抗菌药类
注射用两性霉素 B/脂质体
1. 本品具有抗真菌作用,主要用于真菌引起的深部感染,如败血症、心内膜炎、脑膜炎、腹腔感染、肺部感染、尿路感染和眼内炎。
2. 经静脉滴注或鞘内注射给药,也可以经局部给药(包括吸入给药或膀胱冲洗)。不能肌内注射。静脉滴注速度最好缓慢(≤30 滴/分),每次滴注时间至少 6 小时。因此输液过程中不要擅自调节输液速度。
3. 严重肝病者不能使用本品。
4. 重度肾功能不全者可能需调整剂量。
5. 孕妇慎用本品。哺乳期妇女是否可用药需由医生权衡利弊后决定。
6. 用药期间建议定期检查肝功能、肾功能、血常规、尿常规、血钾、心电图。

二、唑类衍生物
氟康唑胶囊
1. 本品是抗真菌药。口服给药主要用于预防或治疗真菌引起的疾病,如念珠菌病、隐球菌病、皮肤真菌病。

2. 与Ⅲ类抗心律失常药（如胺碘酮、决奈达隆）、Ⅰ类抗心律失常药（如丙吡胺、奎尼丁）、匹莫齐特、阿司咪唑合用可能出现心脏毒性，包括QT间期延长或尖端扭转型室性心动过速等。

3. 肾功能不全者可能需调整剂量。定期透析的患者在透析后服药。

4. 妊娠前3个月用药可能增加流产风险，长时间（＞3个月）大剂量用药（每天400～800mg）还可能导致婴儿先天性异常。孕妇尽量避免用药。

5. 用药后乳汁中含有本品。哺乳期妇女单次服用本品≤150mg，可以继续哺乳。多次用药或服用大剂量本品后，应停止哺乳。

6. 本品治疗不同疾病时用药疗程不同。疗程不足可能导致感染复发。

7. 服药后可能出现头晕和癫痫发作，避免驾驶或操作机械。

8. 育龄妇女使用本品的剂量为一天400～800mg时，治疗期间和停药后1周内采取有效的避孕措施。

9. 本品有肝毒性，主要经肾脏排泄，用药期间定期检查肝功能和肾功能。如果出现提示肝功能异常的症状，如严重乏力、食欲缺乏、持续恶心、呕吐和黄疸，立即就诊。定期检查血钾和心电图。

氟康唑/氟康唑氯化钠/氟康唑葡萄糖注射液

1. 本品主要用于预防或治疗真菌引起的感染，如隐球菌性脑膜炎、念珠菌感染（如口咽、食管、皮肤黏膜等部位感染）、球孢子菌病等。氟康唑用于头癣治疗的成功率较低，不得用于头癣。

2. 本品经静脉滴注给药。对于限制钠或液体摄入的患者，最好注意滴注速度。

3. 参见氟康唑胶囊。

伏立康唑片

1. 本品主要用于治疗严重的、可能威胁生命的感染性疾病，如侵袭性曲霉病、念珠菌血症；还可用于预防接受造血干细胞移植的高危患者的真菌感染。

2. 高脂肪食物可降低药效。在餐前或餐后至少1小时服用本品。

3. 如果正在使用鲁拉西酮、抗心律失常的药物（如丙吡胺、奎尼丁、胺碘酮、决奈达隆）、麦角生物碱类药（名字中含有"麦角"的药物）、他汀类药（名字中含有"他汀"的药物）、苯二氮䓬类

药（如三唑仑、阿普唑仑）、促胃肠动力药（如西沙必利）、多非利特、匹莫齐特、布南色林、H₁受体拮抗药（如阿司咪唑、特非那定），不能使用本品。本品可能会抑制这些药物的代谢，导致毒副作用。

4. 轻、中度肝硬化者的用药方案可能需要调整。

5. 2岁以下儿童用药的安全性和有效性尚不明确，不推荐使用。2～12岁儿童推荐使用干混悬剂。吸收不良和体重极低的患者可能更适合经静脉给药。

6. 孕妇最好不要使用。哺乳期妇女如果用药，需停止哺乳。

7. 本品可能导致胎儿损害，有生育能力的妇女应采取有效的避孕措施。本品可能降低口服避孕药的药效，建议使用非激素类避孕方法（如避孕套）。

8. 本品可能导致光毒性。用药期间采取有效的防晒措施（如使用防晒霜或穿防晒衣），避免日光直射。

9. 本品可能引起视觉损害（如视物模糊、畏光），避免驾驶车辆或操作机械。

10. 用药期间定期监测血电解质、肾功能和肝功能；肝功能在用药第1个月内至少每周检查1次，如果没有异常，可降为每月检查1次。

11. 若连续治疗超过28天，需监测视觉功能，包括视敏度、视野及色觉。

12. 如果具有急性胰腺炎高风险因素（如近期曾接受化疗、造血干细胞移植），需密切监测胰腺功能。

13. 可能还需要每年进行一次全身皮肤检查，如出现皮损，应更频繁地监测。

注射用伏立康唑

1. 本品经静脉滴注给药，滴注时间为1～2小时。

2. 参见伏立康唑片。

伊曲康唑口服常释剂/颗粒

1. 本品主要用于皮肤、口腔、角膜、阴道及全身性真菌感染。

2. 空腹服用吸收较差，在餐后立即服用。如果胃酸缺乏，或正在服用减少胃酸的药物，可以用酸性饮料送服，如含糖可乐。

3. 本品从皮肤和甲组织中清除较慢。用于治疗皮肤感染时，可能要在停药后2～4周才能达到理想的疗效；用于治疗甲真菌病时，可能要在停药后

6～9 个月才能达到理想的疗效。

4. 心室功能障碍（如患有充血性心力衰竭或有该病史）者不能使用本品（危及生命或严重感染时除外）。

5. 正在使用以下药物者不能使用，合用可能导致严重毒副作用：麦角生物碱类药（药名中含有"麦角"的药物、溴隐亭）；他汀类药物（如辛伐他汀、洛伐他汀）；促胃肠动力药（如西沙必利）；Ⅰ类抗心律失常药（如奎尼丁、丙吡胺）；Ⅲ类抗心律失常药（如胺碘酮、决奈达隆）；H₁ 受体拮抗药（如特非那定、阿司咪唑）；布南色林；苯二氮䓬类药（如阿普唑仑、三唑仑）；鲁拉西酮；匹莫齐特；多非利特。

6. 肾功能不全者可能需要调整剂量。

7. 孕妇禁用。哺乳期妇女如需用药，应暂停哺乳。

8. 本品可能引起头晕、视物模糊等，用药期应避免驾驶或进行其他危险活动。

9. 本品可能导致胎儿畸形，有生育能力的妇女在用药期间和停药后的 2 个月内应采取避孕措施。

10. 本品可能引起肝损伤，可能需要定期检查肝功能。用药期间如果出现肝炎症状，如厌食、恶心、呕吐、疲乏、腹痛或尿色加深，立即就诊，并检查肝功能。

11. 去羟肌苷、药名中含"替丁"的药物（如法莫替丁、雷尼替丁）可能减少本品的吸收，降低其药效。如需合用，在服用以上药物至少 2 小时前服用本品。

12. 抗酸药（如碳酸钙、磷酸铝）可能降低伊曲康唑的药效。如需合用，间隔 1～4 小时。

13. 用药期间如果出现心力衰竭的症状（如呼吸急促、体重明显增加、咳出白色或粉色黏液、心率加快、夜间醒来次数增多、手臂或腿肿胀），立即就诊。

伊曲康唑口服液

1. 本品用于治疗 HIV 阳性或免疫系统损害患者的口腔和（或）食管念珠菌病。

2. 本品采用了特殊的制备方法（环糊精包合技术），空腹状态下吸收更好。空腹服用，服药后 1 小时内不要进食。

3. 如果因口腔或食管部位疾病使用本品时，先用药液漱口 20 秒再咽下。吞咽后不要用其他液体漱口。

4. 参见伊曲康唑口服常释剂。

伊曲康唑注射液

1. 本品是一种抗真菌药。主要用于治疗真菌引起的感染，如曲霉菌病、念珠菌病、隐球菌病（包括隐球菌性脑膜炎）、组织胞浆菌病。

2. 经静脉滴注给药，每次滴注 1 个小时。

3. 用药期间如果出现心力衰竭的症状（如呼吸困难、疲乏、外周水肿），及时告知医师或护士，可能需停药。

4. 参见伊曲康唑口服常释剂。

泊沙康唑口服混悬液

1. 本品用于预防 13 岁及以上重度免疫功能受损（包括接受造血干细胞移植后发生移植物抗宿主病、化疗导致长期中性粒细胞减少的血液系统恶性肿瘤）者的侵袭性曲霉菌和念珠菌感染的患者。亦可用于治疗口咽念珠菌病（包括伊曲康唑或氟康唑难治性口咽念珠菌病）。

2. 对本品或其他唑类抗真菌药过敏者禁用。

3. 葡萄糖-半乳糖吸收障碍者禁用。

4. 药物性心律失常患者慎用。

5. 本品须在进餐期间或进餐后马上（20 分钟内）服用本品。如是无法进餐的患者，可以伴随营养液或碳酸饮料服用本品。

6. 使用本品可能引起嗜睡等症状，用药期间应避免驾驶车辆或操作机器。

7. 服用本品后可能出现肝毒性、心律失常、QT 间期延长及过敏反应等严重不良反应。

三、其他全身用抗真菌药

制霉素口服常释剂

1. 本品主要用于治疗念珠菌引起的消化道感染。制霉菌素只能用于消化道念珠菌感染，对全身性真菌感染是无效的。

2. 不建议给 5 岁以下的儿童使用。

3. 孕妇慎用本品。哺乳期妇女如需用药，应暂停哺乳。

4. 为防止复发，症状消失、细菌培养结果正常后可能仍需要继续用药 48 小时。

氟胞嘧啶口服常释剂/注射剂

1. 本品主要用于真菌引起的感染性疾病，如肺部感染、尿路感染、败血症、心内膜炎、脑膜炎。

2. 为减少恶心和呕吐等不良反应，如果单次服药的剂量较大，间隔一定时间（如 15 分钟）分次服用。

3. 与索立夫定及其类似物（如溴夫定）、吉美嘧啶及含吉美嘧啶的药物（如替吉奥）合用可能引起严重不良反应。

4. 肾功能不全、严重肝脏疾病者不能使用。

5. 孕妇慎用。哺乳期妇女如需用药，应停止哺乳。

6. 用药后可能更容易出血，避免受伤。

7. 氟胞嘧啶可降低免疫能力，可能更容易感染，经常洗手，避免接触感染、感冒的人群。如果出现发热、寒战、咽喉痛等症状，及时就诊。

8. 用药对血液系统有影响，定期监测血常规；药物还可能影响肝肾功能，需要定期监测血清氨基转移酶、碱性磷酸酶、尿常规、血尿素氮和血清肌酸酐。

9. 本品注射液经静脉滴注给药。

注射用醋酸卡泊芬净

1. 本品主要用于经验性治疗中性粒细胞减少、伴发热患者的可疑真菌感染、念珠菌感染、侵袭性曲霉菌病。

2. 本品经静脉缓慢滴注给药，滴注时间约 1 小时。不能静脉注射。

3. 中度肝功能损害者使用可能需调整剂量。

4. 不推荐 3 月龄以下儿童使用本品。

5. 孕妇用药需权衡利弊。哺乳期妇女慎用。如需使用，应暂停哺乳。

6. 本品可能引起肝功能异常。用药期间肝功能检查异常的患者最好进行肝功能监测，以判断肝功能的变化，并确定是否继续用药。

7. 用药后还可能出现过敏反应（可表现为皮疹、面部肿胀、血管性水肿、瘙痒、温暖感、支气管痉挛）、严重皮肤反应、肝功能异常（可表现为发热、乏力、食欲缺乏、皮肤或眼睛发黄、瘙痒、上腹痛等）。

注射用米卡芬净钠

1. 本品具有抗真菌的作用。主要用于曲霉菌和念珠菌引起的菌血症、呼吸道疾病、胃肠道疾病。

2. 本品经静脉滴注给药，在光线下可缓慢分解，给药时最好避免阳光直射。

3. 不推荐儿童使用本品。

4. 孕妇用药须权衡利弊。哺乳期妇女如果用药，需停止哺乳。

5. 本品可能引起血液系统、肝肾功能异常。用药期间建议定期监测血常规、肝功能和肾功能。

6. 用药后可能出现休克、过敏反应（可表现为血压降低、口腔不适、呼吸困难、全身潮红、血管神经性水肿、荨麻疹）等严重不良反应。

第十四节　结核疾病用药

一、氨基水杨酸及其衍生物

对氨基水杨酸钠口服常释剂

1. 本品能抑制结核杆菌。与其他抗结核药联用于结核分枝杆菌所致的肺及肺外结核病，主要用于二线治疗。

2. 如果服用本品出现胃部不适，可与食物同服或餐后服药。

3. 结核病可能需要连续用药 1～2 年甚至更长时间。即使用药数周后症状出现好转，也应坚持用药。如果过早停药，可能导致病情反复。

4. 孕妇用药需权衡利弊。哺乳期妇女如需用药，宜暂停哺乳。

5. 本品可能会影响维生素 B_{12} 的吸收。用药期间可能需要适当补充维生素 B_{12}。

6. 连续用药 2～3 周，如果未见症状好转，甚至出现恶化，及时就诊。

7. 本品可能减少利福霉素类药物（如利福平、利福喷丁）的吸收。如需使用这类药物，间隔至少 6 小时。

注射用对氨基水杨酸钠

1. 本品具有抑制结核分枝杆菌的作用。其作为二线抗结核药物，主要用于治疗肺及肺外结核病。

2. 本品经静脉滴注给药，滴注时间为 2～3 小时。

3. 参见对氨基水杨酸钠口服常释剂。

二、抗菌药类

利福喷丁胶囊

1. 本品主要用于治疗结核病、非结核性分枝杆菌感染、麻风病、短程化疗。利福喷丁不适用于治疗结核性脑膜炎。治疗结核时单独使用会迅速失效，需要与其他抗结核药合用。

2. 空腹（如餐前 1 小时）服药。

3. 胆道阻塞、严重肝功能不全者不能使用。

4. 孕妇禁用。哺乳期妇女如果用药，需停止哺乳。

5. 用药期间饮酒可能增加肝毒性，避免饮酒或含酒精饮料。

6. 本品可能引起白细胞和血小板减少，使服药者容易受感染或出血。用药期间注意口腔卫生，避免拔牙等手术。

7. 本品可能影响激素类避孕药的避孕效果。用药期间建议采取其他避孕方法，如使用避孕套。

8. 本品能导致乳汁、大小便、唾液、痰液、泪液等变成橙红色，这是正常的。本品还可能造成隐形眼镜和义齿永久性染色。

9. 用药可能影响血液和肝脏功能。用药期间建议定期监测血常规、肝功能。

10. 对氨基水杨酸盐（如对氨基水杨酸钙）可能减少利福喷丁的吸收，降低其疗效。如需合用，间隔至少 6 小时服用。

利福平胶囊

1. 本品主要用于治疗结核病、麻风、非结核分枝杆菌感染。也可以用于无脑膜炎症状的脑膜炎奈瑟菌带菌者，以清除鼻咽部的脑膜炎球菌，防止病菌扩散。还可以用于其他严重感染，如耐甲氧西林葡萄球菌、军团菌属引起的严重感染。因可快速出现耐药性，利福平不适用于治疗脑膜炎奈瑟菌感染。

2. 食物可影响本品吸收，在餐前 1 小时或餐后 2 小时服药。清晨空腹时服药效果最好。

3. 为达到治疗目的，可能需要连续用药 6 个月至 2 年，甚至更久。即使症状好转，也需继续按疗程用药。药物剂量和疗程的不规律会降低疗效，增加耐药性。

4. 胆道阻塞者不能使用。

5. 与 HIV 蛋白酶抑制药（如利托那韦、阿扎那韦）、抗疟药物（如蒿甲醚、本芴醇）、达拉他韦合用可能降低药物的疗效。

6. 肝功能不全者不宜用药或需要调整剂量。

7. 妊娠 3 个月以内妇女禁用，妊娠 3 个月以上妇女需权衡利弊使用。哺乳期妇女如需用药，停止哺乳。

8. 用药期间饮酒可能增加肝脏损害的发生率，并影响药效，避免饮酒或含酒精饮料。

9. 本品可能导致白细胞和血小板减少，进而导致牙龈出血和感染、伤口愈合迟缓等。用药期间避免拔牙，注意口腔卫生，避免受伤或出血。

10. 本品可能减弱激素避孕药物的作用，还可能导致月经不规律、月经间期出血。用药期间采取其他避孕措施，如避孕套。

11. 用药后的牙齿、尿液、汗液、痰液和泪液可能变成黄色、橙色、红色或棕色。

12. 如果用药期间佩戴软性隐形眼镜，隐形眼镜可能会被永久染色。

13. 本品可能会影响肝脏功能，用药期间建议每 2～4 周监测 1 次肝功能。本品还可能导致白细胞和血小板减少，用药期间还建议定期检查血常规。

14. 本品可降低巴比妥酸盐类药物（如硫喷妥钠、扑米酮）的疗效。如需合用，间隔 8 小时服用。

15. 对氨基水杨酸（如对氨基水杨酸钠、对氨基水杨酸钙）可减少本品的吸收，降低其疗效。如需合用，间隔至少 6 小时服用。

16. 过量用药可能出现精神迟钝、眼周或面部水肿、全身瘙痒、红人综合征（皮肤黏膜及巩膜呈红色或橙色）等。

注射用利福平

1. 本品经静脉滴注给药，不能肌内注射或皮下注射。输液过程中应避免药液外渗。

2. 参见利福平胶囊。

环丝氨酸胶囊

1. 本品主要用于治疗结核病（如肺结核、肾结核）、急性尿路感染。

2. 用药后如果出现胃部不适，可在餐后服用。

3. 癫痫、抑郁、严重焦虑、精神病、严重肾功能不全者不能使用。

4. 孕妇需权衡利弊后再使用。哺乳期妇女如需用药，应停止哺乳。

5. 用药期间饮酒可能增加癫痫发作的风险。不要过量饮酒或含酒精饮料。

6. 本品可能引起头晕、头昏等症状，避免驾驶或操作机器。

7. 如果连续用药 2～3 周，未见症状缓解，甚至出现恶化，及时就诊。

8. 为了解药物影响和疗效，用药期间建议定期监测血常规、肝肾功能和血药浓度。肾功能下降、每天用药剂量大于 0.5g 或出现毒性症状的患者，至少每周监测 1 次血药浓度，并根据监测结果调整剂量。

注射用硫酸卷曲霉素

1. 与其他抗结核药联用于肺结核病的二线治疗，用于一线抗结核药（如链霉素、异烟肼、利福平和乙胺丁醇）治疗失败，或因药物毒性或细菌产生耐药性而不适用时，本品可作为联合用药之一。

2. 本品经肌内注射或静脉滴注给药。

3. 肾功能不全者可能需要调整剂量。

4. 不推荐儿童使用本品。

5. 孕妇、哺乳期妇女禁用本品。

6. 用药期间最好定期检查听力。

利福布汀胶囊

1. 本品可与其他抗结核病的药物联用，用于治疗结核病、鸟-胞内分枝杆菌复合群感染。

2. 进餐时服药可减轻胃肠道反应。需注意脂肪含量高的食物会减慢利福布汀的吸收速度。

3. 严重肾功能不全（CCr＜30ml/min）者使用剂量与常人不同。

4. 孕妇需权衡利弊后再使用。哺乳期妇女如需用药，应停止哺乳。

5. 本品会使角膜接触镜（隐形眼镜）永久染色，服药期间避免使用。

6. 服用本品会使大小便、唾液、痰液、泪液等呈橙红色，为正常现象。

7. 本品会降低口服避孕药的药效，用药期间换用其他避孕方法，如避孕套。

8. 本品可能导致肝功能异常，需定期检查肝功能。因用药可导致白细胞和血小板减少，还需检查血常规。老年人用药密切监测肝、肾及心脏功能。

9. 用药后可能出现肌炎（表现为肌痛）和眼葡萄膜炎（表现为眼痛、畏光、流泪、视力下降等）。

利福霉素钠注射剂

1. 本品具有较强的抗菌作用，主要用于细菌引起的感染（如结核病）。

2. 本品经静脉缓慢注射或静脉滴注给药。滴注速度过快可能出现暂时性巩膜或皮肤颜色变黄。

3. 肝病或存在肝功能不全者不能使用本品。

4. 孕妇慎用本品。哺乳期妇女如使用，应暂停哺乳。

5. 用药后尿液可能变成红色，这是正常现象。

6. 长期用药可能引起肝酶升高，停药后可自行恢复。建议定期检查肝功能。

三、酰肼类

异烟肼片/注射液

1. 本品具有抗菌杀菌作用。主要用于防治结核病和其他分枝杆菌感染。

2. 食物可减少本品吸收，影响疗效，应空腹服药。本品注射液经肌内注射、静脉注射或静脉滴注给药。也可以局部注射（如在胸膜腔、腹腔、椎管内注射）或雾化吸入。

3. 提前停药可能增加疾病的复发率。严格遵医嘱服药，不要擅自停药。

4. 之前使用本品曾出现肝损伤或严重不良反应，如发热、寒战、关节炎；急性肝病者不能使用。

5. 老年人用药后更易出现肝炎。

6. 孕妇慎用。

7. 使用本品可能导致严重肝损伤，即使停药数月仍可能发生，用药期间需要定期检查肝功能。

8. 用药期间饮酒容易诱发肝脏毒性反应，并影响药效，避免饮酒或含酒精饮料。

9. 用药期间食用富含组胺（如剑鱼、金枪鱼、其他热带鱼）或酪胺（如红酒、奶酪）的食物可能引起头痛、多汗、心悸、面部红、低血压等症状。

10. 服用本品可能造成维生素 B_6 缺失，进而导致周围神经炎。用药期间可能需要适当补充维生素 B_6。

11. 含铝或镁的抗酸药（如氢氧化铝、铝镁加）可减少异烟肼的吸收，降低其药效。如需合用，间隔 $1\sim4$ 小时。

12. 如出现不明原因的厌食、恶心、呕吐、深色尿、黄疸、皮疹、持续的手足感觉异常、持续疲劳、乏力或持续 3 天以上的发热和（或）腹部压痛，尤其是右上腹部不适时，立即就诊。

帕司烟肼片

1. 本品是抗结核药，主要用于治疗和预防结核病。

2. 为减少胃部刺激，在餐后服药。

3. 精神病、癫痫、严重肝功能不全，或曾因使用异烟肼引起肝炎者不能使用。

4. 孕妇慎用本品。哺乳期妇女如需使用，应暂停哺乳。

5. 本品至少需要连续服用 3 个月，按疗程服药，不要擅自停药。

6. 用药期间同时服用维生素 B_6 可防治周围神经炎等神经系统不良反应，可能需要适当补充。

7. 用药后可能引起肝酶升高，建议定期监测肝功能。如果出现视神经炎症状，需要进行眼部检查，并定期复查。

四、硫脲衍生物

丙硫异烟胺片

1. 本品主要用于治疗结核病，单独用于治疗结核病时容易引起耐药，必须与其他抗结核药合用。

2. 治疗可能需持续 $1\sim2$ 年或更久，遵医嘱坚持用药。

3. 最好不要给 12 岁以下儿童使用。

4. 孕妇禁用。哺乳期妇女用药后最好停止哺乳。

5. 有生育能力的妇女用药期间采取有效避孕措施（如避孕套）。

6. 为避免发生光敏反应，长期用药避免在阳光下暴晒，用药期间采取防晒措施。

7. 本品可造成 B 族维生素代谢增加，用药期间适当补充 B 族维生素，尤其是维生素 B$_6$ 和维生素 B$_2$。

8. 用药期间需要每 2～4 周检查 1 次肝功能。

9. 如果用药后出现视力减退或眼部炎症，立即检查眼部，并定期复查。

五、其他治疗结核病药

吡嗪酰胺片

1. 本品具有抗结核作用。主要与其他抗结核药（如链霉素、异烟肼、利福平及乙胺丁醇）联合用于治疗结核病。

2. 严重肝功能不全；严重痛风者不能使用。

3. 本品的毒性较大，最好不要给儿童使用。

4. 孕妇慎用本品。哺乳期妇女如需使用，宜暂停哺乳。

5. 如果用药 2～3 周后症状没有缓解或恶化，及时就诊。

6. 本品可能导致肝损伤和血尿酸升高，用药期间定期检查肝功能和血尿酸。如果出现肝损伤、高尿酸血症伴急性痛风性关节炎，立即停药，且不能再次使用本品。

乙胺丁醇片

1. 本品是抗结核药。主要用于治疗肺结核、肺外结核（如结核性脑膜炎）、非典型分枝杆菌感染。

2. 为减少胃肠道刺激，将药物与食物同服。乙胺丁醇的日剂量分次服用可能达不到最佳疗效。

3. 肾功能不全者可能需调整剂量。

4. 13 岁以下儿童不建议用本品。

5. 孕妇慎用本品。哺乳期妇女如需用药，应暂停哺乳。

6. 本品可能影响视力，用药期定期进行眼部检查（包括视野、视力、红绿鉴别力等），尤其是疗程长、剂量超过 15mg/kg 的患者。

7. 本品可能引起血中尿酸浓度升高，导致痛风，用药期间定期检查血清尿酸水平。要定期检查肝功能、肾功能及造血功能。

富马酸贝达喹啉片

1. 本品用于治疗成人（＞18 岁）耐多药肺结核（MDR-TB）。

2. 如对本品中任何成分过敏，禁止使用。

3. 本品口服给药，每次 400mg，每日 1 次，用药 2 周；然后每次 200mg，每周 3 次，用药（每次服药至少间隔 48 小时）22 周（治疗的总持续时间是 24 周）。

4. 第 1～2 周如果漏服药物，不用补服，继续按正常方案用药；如果从第 3 周开始出现漏服 200mg 剂量，尽快补服药物，然后继续每周 3 次的用药方案。

5. 本品可能引起头晕等症状，避免驾驶车辆或操作机器。

6. 本品可能影响肝脏功能。用药期间避免饮酒或含有酒精的饮料，避免服用肝毒性药物或中草药。

7. 本品可能延长 QT 间期、增加死亡率，仅在无其他有效性治疗方案时使用。如果用药后出现心率加快、异常或晕倒，立即就诊。

8. 用药后建议您定期监测心电图，如在用药的第 2 周、第 12 周和第 24 周监测。如果出现 QT 间期延长，还需要监测电解质（如血钙、血钾、血镁）。

9. 服用本品期间，可能影响肝功能，需要每月 1 次及需要时监测肝功能。用药期间如出现疲劳、厌食、恶心、黑尿、肝压痛、皮肤或眼睛发黄等症状，及时就诊。

10. 服用本品期间，即使症状好转，也应按疗程用药。漏服或未完成整个疗程的治疗可能使治疗有效性降低。过早停药还可能使感染复发。如果连续用药，未见症状好转，甚至出现恶化，及时就诊。

11. 服用本品后可能出现恶心、关节痛、头痛、咯血、胸痛、食欲缺乏和皮疹等不良反应。

德拉马尼片

1. 本品主要用于成人耐多药肺结核的治疗。

2. 如对本品过敏、血清白蛋白＜2.8g/dl、正在服用 CYP3A4 强效诱导剂类药品（如卡马西平）、孕妇或可能妊娠的妇女禁用。

3. 中度至重度肝功能异常患者，不建议使用本品。

4. 先天性 QT 间期延长或患任何可延长 QT 间期的疾病或 QTc＞500ms、症状性心律失常病史或患有临床相关性心动过缓、任何可诱发心律失常的心脏疾病、电解质紊乱或正服用已知可延长 QTc 间期的药物等情况不能使用。如若必须使用本品，建议治疗期间应接受高频率的心电图监测。

5. 老年患者慎用。

6. 服用本品后，可能会出现 QT 间期延长。因此，在服药前及服药期间定期进行心电图等检查。

7. 使用本品后可能出现头痛或震颤，建议用药期间避免驾驶车辆或操作机器。

8. 本品常见恶心、呕吐、头痛、头晕、失眠、低血钾症、胃炎、食欲缺乏及乏力等不良反应。

六、治疗结核病的复方制剂

乙胺吡嗪利福异烟片

1. 本品的主要成分为利福平、异烟肼、吡嗪酰胺、乙胺丁醇，具有杀菌作用。主要用于肺结核短程疗法最初 2 个月的强化治疗。

2. 食物可能会影响药效。在餐前 1 小时或餐后 2 小时服药。

3. 胆道梗阻、肝功能异常、严重肾功能不全、精神病、癫痫、痛风、出现眼底病变的糖尿病、卟啉病者不能使用。

4. 儿童最好不要使用本品。

5. 妊娠 3 个月以内的妇女禁用，妊娠 3 个月以上的妇女慎用。如使用，建议适当补充维生素 B_6，妊娠期的最后 1 个月及分娩后还需要口服维生素 K。

6. 哺乳期妇女如需用药，最好不要哺乳。

7. 本品可能引起精神错乱、定向力障碍、幻觉、眩晕、视觉障碍等症状。用药期间避免驾驶车辆或操作机器。

8. 利福平可能减弱激素类避孕药的效果。用药期间建议采取其他避孕措施，如避孕套。

9. 用药期间饮酒可能诱发异烟肼的毒性反应。在用药期间戒酒，同时避免饮用含酒精饮料。

10. 用药后可能出现体液及分泌物（如尿液、唾液、泪液、粪便、痰液及汗液）变成橘红色。

11. 用药期间食用含有酪氨酸的食物（如奶酪、红酒）、含组氨酸的食物（如金枪鱼），可能会引起头痛、心悸、皮肤潮红等不良反应。

12. 营养不良或老年人用药后可能缺乏维生素 B_6。用药期间适当补充维生素 B_6。

13. 为了解药物影响，用药期间建议定期监测全血细胞计数、肝功能、肾功能和尿酸。

14. 肝功能受损的患者每周或每 2 周监测 1 次肝功能。

15. 有视力障碍的患者，用药期间定期进行眼部检查，包括分辨力、颜色辨别和视野的检查。

乙胺利福异烟片

1. 本品的主要成分为利福平、异烟肼、乙胺丁醇，具有抗菌、杀菌的作用。主要用于治疗结核病。

2. 食物可减少乙胺利福异烟的吸收。空腹服药，如在餐前 1 小时或餐后 2 小时服用。

3. 肝功能障碍、胆道梗阻、痛风、精神病、癫痫、出现眼底病变的糖尿病患者不能使用。

4. 与名称中含"那韦"的抗艾滋病药（如阿扎那韦、茚地那韦）合用可降低抗艾滋病药的疗效，导致抗病毒治疗无效或产生耐药性。

5. 最好不要给儿童使用本品。

6. 妇女禁用。哺乳期妇女如需用药，应暂停哺乳。

7. 用药期间饮酒可能增加肝毒性的风险。用药期间避免饮酒和含酒精饮料。

8. 本品可能减少白细胞和血小板的数量，并导致牙龈出血、感染、伤口愈合延迟。用药期间建议注意口腔卫生，避免拔牙等手术。同时定期监测血常规。

9. 用药后的尿液、唾液、汗液等可能变成橘红色。

10. 本品可能升高血尿酸浓度，导致痛风发作，用药期间建议定期监测血尿酸。

11. 本品可能升高血胆红素，开始用药的 2～3 个月，建议密切监测肝功能。

12. 还需要每天进行眼部检查（包括视野、视力、红绿鉴别力）；出现视神经炎症状时，应立即进行眼部检查，并定期复查。

13. 与巴比妥酸盐类药物合用可相互降低对方的血药浓度和疗效。如需合用，间隔 8 小时。

14. 含铝和镁的抗酸药可能降低本品的吸收，降低其疗效。如需合用，间隔 1～4 小时服用。

异福胶囊

1. 本品是抗结核的复方药，成分包括异烟肼和利福平。主要用于治疗结核病。

2. 食物会影响异烟肼和利福平的吸收。在餐前 30 分钟或餐后 2 小时服药。

3. 患有胆道阻塞者不能使用本品。

4. 肝肾功能减退者可能需要调整剂量或不能用药。

5. 与 HIV 蛋白酶抑制药（如利托那韦、阿扎那韦）合用可能会降低药物的疗效，导致治疗无效或引起耐药。

6. 妊娠 3 个月内的妇女禁用；妊娠 3 个月以上的妇女最好避免使用。哺乳期妇女如需用药应停止哺乳。

7. 用药期间饮酒会增加异福损伤肝脏的风险，避免饮酒或含酒精饮料。

8. 本品会减弱口服避孕药的作用，还可能导致月经不规则等情况。用药期间使用其他避孕方法，如避孕套。

9. 用药后的大小便、唾液、痰液、泪液、汗液等都可能变成橘红色。

10. 大剂量服用异烟肼后，可能出现维生素 B_6 缺乏、周围神经系统病变。需适量补充维生素 B_6。

11. 本品可能减少白细胞和血小板的数量，导致牙龈出血和感染、伤口愈合延迟等情况。用药期间建议避免拔牙等手术，保持口腔卫生，并定期监测血常规。

12. 异福可能会影响肝脏功能。开始用药的 2～3 个月建议定期监测肝功能。肝功能不全的患者需更加频繁地监测（如每 2～4 周监测 1 次）。如果出现疲乏无力、全身不适、食欲缺乏、恶心和呕吐等症状，及时就诊。

13. 抗结核药物可能引起视神经炎，进而导致失明。用药期间如果感觉视力突然下降，立即就诊并进行眼科检查。此后还需定期复查。

异福酰胺胶囊

1. 本品中含有的异烟肼、利福平和吡嗪酰胺均有抗菌抗结核作用。主要用于治疗结核病。

2. 本品需连续服用 2 个月。严格遵医嘱用药，间断服药可能增加不良反应的发生，甚至导致结核不能彻底治愈。

3. 如果忘记服药，应尽快补服。如果已经接近下一次服药时间，则不用补服。千万不要同时服用双倍剂量。

4. 食物可减少异烟肼的吸收，影响本品疗效。在餐前 1～2 小时或餐后 2 小时左右空腹服药。

5. 肝、肾功能减退者可能需要调整用药剂量。

6. 本品可影响甲状腺对碘的吸收。如果需要服用碘化钠，需停用本品 2～4 周。

7. 严重肝功能不全、急性肝病、胆道阻塞、急性痛风者不能使用。

8. 与 HIV 蛋白酶抑制药（如利托那韦、阿扎那韦）合用可能会降低 HIV 蛋白酶抑制药的疗效，导致治疗无效，甚至引起耐药。

9. 严格遵医嘱，不要擅自给儿童用药。

10. 妊娠 3 个月以内的妇女禁用；妊娠 3 个月以上的妇女慎用本品。哺乳期妇女如需用药，应停止哺乳。

11. 本品可能影响口服避孕药的效果，导致月经不规则或意外妊娠。用药期间建议同时采取其他避孕措施，如避孕套。

12. 用药期间饮酒可能损害肝脏，并影响药效。避免饮酒或含酒精饮料。

13. 本品可能导致隐形眼镜永久染色。用药期间避免佩戴隐形眼镜。

14. 本品可能影响血液系统功能，导致牙龈出血和感染、伤口愈合慢等症状。用药期间建议定期监测血常规，避免拔牙等手术，注意口腔卫生。

15. 用药后的大小便、唾液、痰液、泪液、汗液等体液可能会变成橘红色。

16. 用药期间食用含有酪胺和组胺的食物（如奶酪、红酒及热带鱼类）可能引起皮肤潮红、寒战、头痛等症状。

17. 大剂量用药可能导致维生素 B_6 缺乏，进而引起惊厥或周围神经炎。用药期间建议适当补充维生素 B_6。如果出现严重的手足发麻、头晕或呕血，立即停药复诊。

18. 本品可能影响肝脏功能。开始治疗的 2～3 个月建议密切监测肝功能。如果年龄在 35 岁以上，最好每月检查。

19. 用药后的尿酸水平可能升高，导致痛风。建议定期监测血清尿酸。如果出现视神经炎症状，还需进行眼部检查，并定期复查。

20. 本品可降低巴比妥酸盐类药物（如海索比妥）的疗效。如需服用这类药物，间隔 8 小时。

21. 对氨基水杨酸可减少本品的吸收。用药期间如需服用这类药物，间隔至少 6 小时。

22. 含铝或镁的抗酸药（如氢氧化铝、复方木香铝镁）可影响本品的疗效。如需服用，间隔 1～4 小时。

23. 本品可能导致严重肝炎。用药期间密切监测是否出现肝功能损害症状（如疲劳、无力、乏力、食欲缺乏、恶心、呕吐）。

第十五节　麻风病用药

氨苯砜片

1. 本品与其他治疗麻风病的药物联合用于治疗各种类型的麻风病和疱疹样皮炎。也用于脓疱性皮肤病、类天疱疮、坏死性脓皮病、复发性多软骨炎、环形肉芽肿、系统性红斑狼疮的某些皮肤病变、放线菌性足菌肿、聚合性痤疮、银屑病、带状疱疹的治疗。还可与甲氧苄啶联合用于治疗卡氏肺孢子虫感染。也可与乙胺嘧啶联合用于预防氯喹耐药性疟疾；亦可与乙胺嘧啶和氯喹三者联合用于预防间日疟。

2. 氨苯砜在治疗某些疾病时需要连续服药甚至终身服药，严格遵医嘱用药，不要随意间断服药。

3. 严重肝功能不全者禁用本品。

4. 用药期间建议定期检查肝功能及血常规。

5. 肾功能不全者可能需要调整用药剂量。

氯法齐明软胶囊

1. 本品具有抗分枝杆菌（包括麻风杆菌、结核分枝杆菌、溃疡分枝杆菌）和抗炎的作用。主要用于以下情况：瘤型麻风、红斑结节性麻风反应、药物引起的急性麻风反应，艾滋病患者的分枝杆菌感染，与利福平或乙硫异烟胺联用于治疗耐砜类药物菌株引起的感染。

2. 食物可以增加本品的吸收，最好与食物或牛奶同服。为保证药效，最好固定在每天同一时间用药。

3. 治疗麻风时，可能需要连续用药2年以上，甚至终身用药。遵医嘱坚持用药，过早停药可能导致症状反复、恶化甚至传染他人。如果连续用药1～3个月未见症状缓解，甚至出现恶化，及时就诊。

4. 严重肝肾功能不全或胃肠道疾病者不能使用本品。

5. 孕妇慎用。哺乳期妇女如使用，应暂停哺乳。

6. 有生育能力的妇女和有女性性伴侣的男性，用药期间及停药后4个月内，应采取避孕措施。

7. 本品可能导致皮肤干燥、粗糙、瘙痒或脱屑，可以适当使用润肤乳等护肤品缓解以上症状。

8. 本品可能使皮肤、黏膜、尿液、汗液、乳汁、精液或唾液变色（粉红色，棕色，甚至黑色）。一般停药2个月后，皮肤黏膜的色素会逐渐消退。用药后暴露在阳光下更容易出现皮肤染色。

9. 用药后可能出现脾梗死、肠梗阻或消化道出血。如果出现腹部绞痛、恶心、呕吐、腹泻、黑粪、血便等急腹症症状，及时就诊。

第十六节　全身抗病毒用药

一、核苷和核苷酸类，逆转录酶抑制剂除外

阿昔洛韦口服常释剂/注射剂

1. 本品主要用于治疗以下疾病：生殖器疱疹，急性带状疱疹，水痘。阿昔洛韦并不能彻底治愈生殖器疱疹感染。

2. 肾功能不全者可能需调整剂量。接受血液透析的患者在透析后可能需补服1次。

3. 如果出现水痘或带状疱疹的症状，需要尽早用药（水痘最好在24小时以内，带状疱疹最好在72小时以内），以确保用药的有效性。

4. 老年人用药更容易出现恶心、呕吐、头晕、嗜睡、幻觉、精神错乱等不良反应。

5. 孕妇慎用本品。哺乳期妇女如需用药，应暂停哺乳。

6. 为了防止本品在肾小管内沉积，用药期间多喝水，建议一天至少饮水1500ml，高温或者强体力活动时适当增加饮水量。

7. 生殖器疱疹为性传播疾病，用药期间避免任何性行为，以免感染配偶。

8. 用药后可能出现意识障碍，避免驾驶车辆或操作机器。

9. 感染生殖器疱疹的妇女易患宫颈癌，至少每年做1次宫颈刮片。

10. 本品可引起急性肾衰竭，用药期间建议定期监测尿常规和肾功能。

11. 用药后可能出现严重不良反应，如肾衰竭（可表现为少尿、无尿、血尿、腰痛、腹胀、恶心、呕吐等）。

12. 本品注射液经静脉滴注给药。滴注速度过快可能引起肾衰竭，建议缓慢给药。滴注时间至少为1小时。

利巴韦林口服常释剂/注射剂

1. 主要用于治疗以下疾病：病毒性呼吸道感染，如肺炎、支气管炎、鼻炎；皮肤疱疹病毒感染；与α干扰素联合使用，治疗慢性丙型肝炎。单独使用对慢性丙型肝炎是无效的。

2. 病毒性肺炎在刚开始的3天内用药效果较好。

3. 与食物同时服用。

4. 肝功能失代偿、自身免疫性肝炎，胰腺炎，有心脏病史或明显心脏病症状，血红蛋白病（如

地中海贫血、镰状细胞性贫血），慢性肾衰竭或肌酐清除率小于 50ml/min 的肾功能不全，有严重的抑郁症、有自杀企图或自杀意念等的严重精神病或病史者不能使用。

5. 与去羟肌苷合用可能导致去羟肌苷血药浓度升高，进而可能导致肝衰竭等严重不良反应。

6. 老年人用药后发生贫血的可能性大于年轻人，且老年人肾功能多有下降，容易出现药物蓄积。不建议老年人使用本品。

7. 孕妇禁用。哺乳期妇女如果用药，需停止哺乳。

8. 本品具有明显的致畸性和杀胚胎作用，有生育能力的妇女及男性患者在用药期间和停药后至少 6 个月内，应采取有效的避孕措施。

9. 用药期间饮酒可能加重肝脏损伤，应避免饮酒或饮用含酒精饮料。

10. 用药后可能出现乏力、头晕、意识模糊等症状，避免驾驶车辆或操作机器。

11. 用药后可能更容易感染，经常洗手，并远离感染的人群。

12. 用药期间建议定期进行血常规（如血红蛋白、白细胞计数、血小板计数）、血液生化（如肝功能、促甲状腺素）检查。丙肝患者还需监测丙型肝炎病毒水平。有生育能力的妇女每月还需进行妊娠试验。

13. 本品可能导致严重不良反应，如溶血性贫血，进而可能导致心脏疾病恶化。如果出现胸痛等症状，及时就诊。

伐昔洛韦口服常释剂

1. 本品主要用于疱疹病毒感染：水痘-带状疱疹病毒感染，单纯疱疹病毒感染，包括生殖器疱疹。伐昔洛韦对单纯疱疹病毒的潜伏感染没有明显效果，不能根除病毒。

2. 用于带状疱疹时需连服 10 天，用于单纯疱疹时连服 7 天。生殖器复发性疱疹以间歇短程疗法治疗有效，长期服用不要超过 6 个月。

3. 在餐前空腹（约餐前 1 小时）服药。

4. 肾功能不全者可能须调整剂量。接受血液透析治疗的患者在透析结束后，还需补服药物。

5. 老年人用药后更容易出现肾功能异常和中枢神经系统症状（如精神激动、幻觉、妄想、脑病）。

6. 孕妇慎用。哺乳期妇女如需用药，应暂停哺乳。

7. 为防止本品在肾小管内沉淀，用药期间应多喝水，建议每天饮水 1500～1700ml，高温或者强体力活动时适当增加。

8. 用药期间避免性行为或使用安全套，以免感染性伴侣。

9. 生殖器疱疹患者容易患宫颈癌，至少需要 1 年检查 1 次，以便尽早发现。

10. 严重免疫功能缺陷患者长期或多次服用本品后，疗效可能降低。单纯疱疹患者用药后皮损不见改善时应就诊。

泛昔洛韦口服常释剂

1. 本品具有抗疱疹病毒和乙肝病毒的作用，主要用于治疗生殖器疱疹、带状疱疹、乙肝。

2. 肾功能不全者可能须调整剂量。

3. 不建议给儿童使用本品。

4. 孕妇慎用。哺乳期妇女如用药，应停止哺乳。

5. 用药期间避免任何性行为，以免感染配偶。

更昔洛韦口服常释剂/注射剂

1. 本品主要用于维持治疗免疫功能损伤患者（包括艾滋病患者）的巨细胞病毒性视网膜炎，预防艾滋病或器官移植患者的巨细胞病毒感染。

2. 食物可以增强本品的疗效，与食物同服。

3. 严重中性粒细胞减少（<500 个/μl），严重血小板减少（<25 000 个/μl）者不能使用。

4. 肾功能不全者，剂量或给药间隔可能需要调整。

5. 本品可能影响男性和女性的生育力，用药后可能出现不孕不育。

6. 不推荐儿童使用本品。

7. 孕妇慎用。哺乳期妇女如用药，应停止哺乳。

8. 本品可抑制免疫系统，用药后更容易出血或感染。

9. 本品可能引起胎儿畸形，有生育能力的妇女用药前需进行妊娠检查，用药期间及停药后至少 30 天内采取避孕措施。男性患者用药期间及停药后至少 90 天内也需避孕。

10. 用药后可能出现中性粒细胞减少症、贫血和血小板减少，建议定期检查全血细胞计数。

11. 用于视网膜炎时，用药期间定期进行眼科检查，如每 4～6 周检查一次。

12. 本品注射液经静脉滴注给药，不能肌内注射或静脉注射线给药（因可能引起严重刺激）。滴注时间为 1 小时以上。

二、环胺类

盐酸金刚乙胺片/颗粒

1. 本品主要用于预防和治疗甲型流感病毒（包括 H1N1、H2N2、H3N2）感染。本品不适用于一般的感冒。

2. 出现流感症状后，建议尽早服药，48 小时内服药治疗效果更好。

3. 用于治疗时，至少需要服药 5～7 天。即使症状好转，也不要过早停药，以免症状复发。

4. 肝、肾功能不全者可能需要调整剂量。

5. 1 岁以下儿童使用本品的安全性和有效性暂不清楚。1 岁以上儿童可以作为预防用药，但作为治疗用药的安全性和有效性暂不清楚。

6. 孕妇慎用。哺乳期妇女如需用药，应暂停哺乳。

7. 本品可能引起头晕、意识模糊、注意力下降等症状，避免驾驶车辆或操作机器。

8. 用于预防时，用药后 2～4 周有预防作用。

9. 如果用药几天后未见症状好转，甚至出现恶化，应及时就诊。

三、膦酸衍生物

膦甲酸钠注射剂

1. 本品主要用于治疗艾滋病患者的巨细胞病毒性视网膜炎，治疗免疫功能损害患者的单纯疱疹病毒性皮肤黏膜感染。

2. 本品经静脉滴注给药。

3. 肾功能不全者可能需调整剂量。

4. 不推荐儿童使用本品。

5. 孕妇慎用。哺乳期妇女如果用药，应停止哺乳。

6. 避免药物接触眼睛和皮肤。如果接触，立即用清水洗净。

7. 用药期间建议密切监测肾功能，并根据肾功能调整剂量。摄入充足的水分也有助于减轻肾毒性。

8. 用药后可能出现电解质紊乱或心律失常，用药期间要定期检查电解质和心电图。

9. 用药后可能出现生殖器刺激或疼痛，建议排尿后清洗生殖器，以降低该风险。

四、蛋白酶抑制剂

沙奎那韦口服常释剂

1. 本品主要用于治疗艾滋病［1 型人类免疫缺陷病毒（HIV-1）感染］。

2. 食物能升高沙奎那韦的血药浓度。在餐后 2 小时内服药。

3. 与喹唑啉类药（如赛洛多辛）、麦角生物碱类药（如药名中含有"麦角"的药物、溴隐亭）、布南色林、决奈达隆、促胃肠动力药（如西沙必利）、鲁拉西酮、依来曲普坦、Ⅰ类抗心律失常药（如氟卡尼、普罗帕酮）、他汀类血脂调节药（如洛伐他汀、辛伐他汀）、H₁ 受体拮抗药（如特非那定、阿司咪唑）、苯二氮䓬类药（如三唑仑）、匹莫齐特合用可能升高药物的血药浓度，导致严重或致命的毒副作用。

4. 利福霉素类药物会降低本品的药效，导致抗病毒治疗无效或产生耐药性。

5. 孕妇慎用。哺乳期妇女如果用药应停止哺乳。

6. 本品不能阻止传染性疾病（如艾滋病、肝炎）的传播，且可能会影响激素类避孕药的效果。用药期间建议使用避孕套避孕。

7. 葡萄柚汁可能增强本品的药理作用。用药期间避免饮用葡萄柚汁。

8. 本品可能会引起血脂、血糖水平异常，用药期间建议定期监测血脂、血糖。要定期监测心电图、血清钾、血清镁、肝功能、病毒载量和 CD4 细胞计数。

五、核苷及核苷酸逆转录酶抑制剂

阿德福韦酯口服常释剂

1. 本品主要用于治疗慢性乙型肝炎。

2. 食物不影响本品的吸收，最好固定在每天同一时间服用。

3. 肾功能不全或正在接受血液透析治疗者，服药间隔时间可能需要调整。

4. 最好不要给儿童和青少年使用。

5. 孕妇慎用。哺乳期妇女如用药应停止哺乳。

6. 有妊娠可能的妇女在用药期间采取有效的避孕措施。

7. 为评估本品的疗效，用药期间定期监测乙型肝炎生化指标、病毒学指标和血清标志物，至少每 6 个月 1 次。

8. 本品可能导致低磷血症和肾毒性，用药期间建议定期监测血清磷水平、肾功能。建议服药第 1 年每 4 周监测 1 次，之后可每 3 个月监测 1 次；有发生肾功能不全危险因素或曾经出现肾功能不全的患者需提高监测频率。乙肝患者停药后进行数月的肝功能监测。

9. 用药后可能出现严重不良反应，如乳酸性酸中毒（可表现为呼吸快、心率快、心率异常、严重恶心或呕吐、嗜睡、虚弱、严重头晕、感觉冷、肌肉疼痛或痛性痉挛）、严重肝大伴脂肪变性。

注射用恩夫韦肽

1. 本品与其他抗逆转录病毒药联用于治疗艾滋病。

2. 本品经皮下注射给药。

3. 不推荐 6 岁以下儿童使用本品。

4. 凝血功能障碍（如血友病）或正接受抗凝药治疗的患者使用本品可增加注射后出血的发生风险。

5. 孕妇慎用。哺乳期妇女如用药应停止哺乳。

恩曲他滨片

1. 本品主要用于治疗艾滋病（HIV）及慢性乙型肝炎。

2. 肾功能不全者可能需要调整剂量。

3. 孕妇慎用本品。哺乳期妇女用药时停止哺乳。

4. 用药期间可能需要进行病毒载量、CD4 细胞计数、肝功能等检查。

5. 慢性乙肝患者停用本品后可能出现乙肝突然加重。停药后需密切监测肝功能至少数月，必要时可能需要进行相关治疗。

恩曲他滨替诺福韦片

1. 本品的主要成分是恩曲他滨和替诺福韦二吡呋酯，是一种抗病毒药物。主要用于治疗艾滋病。

2. 食物对本品的疗效影响不大，最好固定在每天同一时间服药。

3. 肾功能不全者用药时间间隔可能需要调整。

4. 12 岁以下或体重低于 35kg 的儿童不推荐使用本品。

5. 孕妇慎用。哺乳期妇女用药时应停止哺乳。

6. 本品可能会引起肾功能损害，用药期间建议定期监测肌酐清除率，有肾功能障碍风险的患者还需定期监测血清磷、尿糖和尿蛋白。如果出现骨痛、四肢疼痛、骨折、肌肉疼痛或肌肉无力持续出现或加重，可能是肾小管病变的症状，就诊并评估肾功能。

7. 用药期间可能需要定期检查血浆 HIV-RNA 浓度、CD4 淋巴细胞计数、全血细胞计数及分类计数、肌酸激酶。

8. 乙肝患者停药后可能出现乙肝急性加重。这类患者停药后数月内应密切监测肝功能，以便医师充分了解病情，判断是否需要重新开始抗乙肝治疗。没有感染乙肝病毒的患者需要接种肝炎疫苗。

9. 用药后可能出现乳酸性酸中毒（可表现为呼吸快、心率异常、严重恶心或呕吐、嗜睡、虚弱、严重头晕、感觉冷、肌肉疼痛或痛性痉挛）、重度肝大伴脂肪变性（可表现为深色尿、疲乏、不饿、恶心、胃痛、淡色大便、呕吐、皮肤或眼睛发黄）。

恩替卡韦片/口服溶液

1. 本品主要用于治疗慢性乙型肝炎。

2. 食物会影响本品的疗效。在餐前或餐后至少 2 小时空腹服药。

3. 肾功能不全，或正在接受血液透析、腹膜透析治疗，医师将根据情况调整剂量和给药间隔时间。接受血液透析治疗的患者在透析后服药。

4. 孕妇慎用本品。哺乳期妇女不推荐使用。

5. 服用本品可能导致艾滋病的治疗更加困难。医师可能会安排在用药前接受艾滋病病毒检测。

6. 用药期间需要密切监测肝功能，停药后可能出现病情加重的情况，还需要继续监测几个月，必要时需要恢复治疗。

7. 本品可能引起严重的肝脏不良反应或血液中乳酸过多。如果出现深色尿、疲乏、无饥饿感、恶心、呕吐、胃痛、大便颜色浅、皮肤或眼睛变黄，可能是肝脏副作用的表现。如果出现呼吸心率加快、心率不正常、严重的头晕、感觉冷、肌肉疼痛或痉挛，可能是乳酸性酸中毒的表现。

拉米夫定片

1. 本品具有抗病毒作用。主要用于治疗慢性乙型肝炎和艾滋病。

2. HIV 感染后需要终身治疗。慢性乙肝停药前后需要反复检测确认疗效。严格按照医嘱用药，不要擅自停药。

3. 肾功能损害者可能需要调整剂量。

4. 孕妇慎用。哺乳期妇女使用时应停止哺乳。

5. 为了解病情发展和药物的疗效，可能需要定期进行 HIV、乙肝相关检查。治疗乙肝时，用药期间至少每 3 个月监测 1 次肝功能，每 6 个月测 1 次乙肝病毒 DNA 和乙肝两对半。停药后至少 4 个月内，为观察病情是否突然复发，还需要定期检查以上项目。此外，还需要考虑监测血脂和血糖。

6. 乙肝患者停用本品后可能出现肝炎急剧恶化。这类患者停药后数月内密切监测肝功能，以便医生充分了解病情，判断是否需要重新开始抗乙肝治疗。

7. 本品可能导致严重不良反应，如乳酸性酸中毒（可表现为呼吸快、心率异常、严重恶心或呕吐、昏昏欲睡、气短、疲乏、严重头晕、发冷、肌肉疼痛或痛性痉挛等)、严重肝大伴脂肪变性。

齐多夫定口服溶液/注射剂

1. 本品主要用于治疗艾滋病,也可用于减少 HIV 母婴传播。

2. 本品与食物(尤其是脂肪含量高的食物)同用可能影响血清浓度。最好空腹服用。

3. 本品注射液经静脉滴注给药,应避免滴注过快。本品不可肌内注射。

4. 如果已被确诊中性粒细胞计数异常低下($<0.75\times10^9$/L)或血红蛋白水平异常低下(<7.5g/dl),是不能使用本品的。

5. 肝损伤、肾衰竭,或正在接受血液透析、腹膜透析治疗者,剂量或给药时间间隔可能需要调整。

6. 为预防 HIV 的母婴传播,通常新生儿出生后 12 小时内需开始用药,直至出生后第 6 周。严格遵医嘱给儿童用药。

7. 妊娠 14 周以上妇女用药可显著降低 HIV 母婴传播。哺乳期妇女用药最好不要哺乳。

8. 本品可能引起贫血、中性粒细胞减少、白细胞减少等,建议定期监测血常规,早期 HIV 患者,血液学不良反应发生率较低,可每 1~3 个月监测 1 次;晚期 HIV 患者开始治疗的 3 个月内,至少每 2 周监测 1 次,此后每月复查 1 次。

9. 如果出现喉咙痛、发热、寒战、皮肤灰白色、异常出血、异常疲倦和衰弱,及时就诊。

10. 还可引起乳酸性酸中毒和严重脂肪肝,如用药期间出现疲倦、乏力、全身不适。严重脂肪肝表现为食欲缺乏、疲倦乏力、恶心、呕吐、右上腹隐痛等,应及时就诊。

替比夫定片

1. 本品主要用于慢性乙型肝炎。

2. 肾功能不全(肌酐清除率<50ml/min)者,用药间隔时间可能需要调整。接受血液透析治疗者,应在透析后服药。

3. 不推荐给 16 岁以下儿童使用。

4. 孕妇慎用。哺乳期妇女如用药,应停止哺乳。

5. 用药后如果出现头晕或者疲劳,避免驾驶或操作机器。

6. 用药 24 周时需要监测乙肝病毒基因水平(HBV DNA),如果仍然能够检测出 HBV DNA,可能需要开始替代治疗。

7. 用药期间定期检查肝功能,停药后几个月内仍然需要检查。本品主要通过肾脏排泄,同时可能引起严重肌病,用药期间还可能需要监测肾功能及血清肌酸激酶。

8. 用药后还可能出现严重不良反应,如乳酸性酸中毒(可表现呼吸快、心率快、严重恶心或呕吐、嗜睡、虚弱、严重头晕、感觉冷、肌肉疼痛或痛性痉挛等)、严重肝大伴脂肪变性(可表现为深色尿、疲乏、不饿、恶心、呕吐、胃痛、大便颜色浅、皮肤或眼睛变黄等)、肌病(可表现为不明原因的肌肉酸痛、疼痛、触痛或肌无力)、周围神经病变(可表现为上肢/下肢麻木、刺痛和灼烧感)。

富马酸替诺福韦二吡呋酯片

1. 本品主要用于治疗艾滋病和乙肝。

2. 食物对本品疗效影响不大,固定在一天中相同的时间服用。

3. 肾功能损害者可能需要调整给药间隔。

4. 孕妇最好不要使用本品。哺乳期妇女使用时应停止哺乳。

5. 用药可能会降低骨矿物质密度。如果曾出现病理性骨折,或具有引起骨质疏松的风险因素(如长期卧床、钙摄入不足、嗜烟酒或使用激素),建议定期进行骨密度评估。必要时还可以适当补充钙和维生素 D。

6. 用药可能引起肾功能损害,建议在用药期间定期监测肌酐清除率、血清磷、尿糖和尿蛋白。肌酐清除率低于 50ml/min 的患者需密切监测肾功能。如果出现持续骨痛或疼痛加重、四肢痛、骨折或肌肉疼痛、无力等症状,可能是肾小管病变的表现,建议立即就诊并检查肾功能。

7. 乙肝患者停药后可能出现肝炎突然加重。停药后数月内仍然建议密切监测肝功能,如有必要,可恢复治疗。

8. 定期监测全血细胞计数及分类计数、肌酸激酶、CD4 细胞计数、HIV RNA 血浆水平。

艾米替诺福韦片

1. 本品主要用于慢性乙型肝炎成人患者。

2. 对本品过敏者禁用。

3. 使用本品前需检查是否存在艾滋病毒(HIV)抗体,如果为阳性,不建议使用。

4. 如服药后 1 小时内出现呕吐,应补服;如超过 1 小时出现呕吐,则无须补服。如漏服,在 18 小时内尽快补服;如果超过 18 小时,则不要补服,在正常时间服用下一剂即可。

5. 使用本品后可能出现头晕,避免驾驶车辆或操作机器。

6. 建议育龄期女性在用药期间采取有效的避孕措施。

7. 停止抗乙肝治疗后可能出现肝炎急性加重。停药后至少 6 个月内需定期监测肝功能，必要时可恢复抗乙肝治疗。不推荐进展期肝病或肝硬化患者停止抗乙肝治疗，以免停止治疗后肝炎加重导致肝功能失代偿。

8. 患有失代偿性肝病及 Child-Pugh 评分＞9（即 C 级）的 HBV 感染患者，密切监测肝胆和肾脏指标。

9. 使用本品后可能出现血脂异常，用药期间需定期监测血脂情况。

10. 使用本品期间，如临床结果提示有乳酸性酸中毒或显著的肝毒性，应暂停本品治疗。

11. 使用本品后常见肝酶升高、甲状旁腺激素升高、低磷酸血症等不良反应。

利匹韦林片

1. 本品主要用于治疗艾滋病。

2. 食物可以增加本品的吸收，在进餐时服药。服药时间最好固定在每天同一时间。

3. 12 岁以下或体重小于 35kg 的儿童不推荐使用本品。

4. 孕妇慎用。哺乳期妇女用药时应停止哺乳。

5. 有用药后出现肝脏不良反应的报道，用药期间建议定期检查肝功能。另外，还可能需要监测胆固醇和三酰甘油。

6. H_2 受体拮抗药（药名中含"替丁"的药物，如法莫替丁）可能会减少利匹韦林的吸收，降低其疗效。如需合用，在服用本品前 12 小时或服用后 4 小时服用 H_2 受体拮抗药。

7. 用药后可能出现严重皮肤反应或超敏反应（包括严重皮疹或皮疹伴发热、水疱、结膜炎、面部水肿、血管神经性水肿等）。

六、神经氨酶抑制剂

磷酸奥司他韦胶囊/颗粒

1. 本品具有抗病毒作用。主要用于预防（13 岁及 13 岁以上的青少年和成人）和治疗（1 岁及 1 岁以上的儿童和成人）甲型及乙型流感。

2. 本品仅在用药期间发挥流感预防作用，不可取代流感疫苗。

3. 肾功能不全者用药方案可能需要调整。接受透析治疗的患者可能需要在透析结束后补充

用药。

4. 用于治疗流感时，最好在流感症状（如发热、头痛、肌痛）开始的 2 天内（理想状态为 36 小时内）开始服用本品。用于预防时在与流感患者密切接触后 2 天内开始用药。

5. 孕妇慎用本品。哺乳期妇女如需用药，宜暂停哺乳。

6. 本品不能取代流感疫苗，但可能抑制流感减毒活疫苗的复制，继而影响疫苗效果。使用减毒活流感疫苗 2 周内不要服用本品，在服用奥司他韦后 48 小时内也不要使用减毒活流感疫苗。使用灭活流感疫苗无时间限制，在服用本品前后的任何时间都可以。

帕拉米韦氯化钠注射液

1. 本品主要用于治疗甲型或乙型流行性感冒。

2. 本品经静脉滴注给药。连续给药不超过 5 天。

3. 肾功能不全者可能需调整剂量。

4. 低体重儿、新生儿不推荐使用本品。

5. 孕妇用药需权衡利弊。哺乳期妇女使用时最好暂停哺乳。

6. 用药后如果出现异常行为（如幻觉、异常兴奋、紧张、躁动），及时告知医师或护士。

7. 部分患者高剂量用药时注意监测心电指标。

8. 本品可能引起严重不良反应，如休克（可表现为血压降低、面色苍白、冷汗）、白细胞减少、中性粒细胞减少等。

七、艾滋病毒感染的抗病毒药物

齐多拉米双夫定片

1. 本品的主要成分是齐多夫定和拉米夫定，主要用于治疗艾滋病。

2. 中性粒细胞减少、血红蛋白减少或贫血，可能不能使用本品。

3. 肝、肾功能不全者可能需要调整给药时间间隔或换用单方制剂。

4. 孕妇慎用本品。哺乳期妇女使用时应停止哺乳。

5. 本品具有血液毒性。对 HIV 感染晚期的患者，刚开始用药的 3 个月内建议每 2 周做一次血液学检查，此后每月检查 1 次。对 HIV 感染早期的患者，建议每 1～3 个月进行 1 次血液学检查。

6. 乙肝患者停用拉米夫定后可能出现肝炎急剧恶化。这类患者停药后数月内密切检查肝功能和 HBV 复制标志物。

7. 本品可能引起血脂和血糖升高，用药期间建议定期检查血脂和血糖水平。此外，可能还需要定期检查淀粉酶、肝功能、平均红细胞容积（MCV）、血清肌酸激酶（CPK）、病毒载量、CD4细胞计数、血乳酸水平。

8. 本品可能引起严重的不良反应，如血液毒性（中性粒细胞减少、全血细胞减少、严重贫血）、乳酸性酸中毒（可表现为呼吸快、心率异常、严重恶心或呕吐、昏昏欲睡、气短、疲乏、严重头晕、发冷、肌痛或痛性痉挛等）和严重肝大伴脂肪变性。长期用药还可能出现肌病（如肌痛和僵硬）。

洛匹那韦利托那韦片

1. 本品中含有的洛匹那韦和利托那韦都是抗病毒药物。主要用于治疗艾滋病。

2. 如果漏服一次药物，尽量补服。如果已接近下次服药时间，则不必再补服药物，在下次服药时间服用正常剂量就行。

3. 重度肝功能不全，先天性长QT间期综合征，低钾血症者不能使用。

4. 与以下药物合用可能引起严重不良反应：HMG-CoA还原酶抑制药（如辛伐他汀、洛伐他汀），决奈达隆，苯二氮䓬类药（如三唑仑、咪达唑仑），布南色林，H$_1$受体拮抗药（如特非那定、阿司咪唑），鲁拉西酮，喹唑啉类（如赛洛多辛、阿夫唑嗪），匹莫齐特，促胃肠动力药（如西沙必利），麦角类生物碱（如名字中含有"麦角"的药物、溴隐亭），阿舒瑞韦。

5. 不推荐给2岁以下的儿童使用本品片剂。出生14天以上的儿童可以使用本品口服液。

6. 孕妇慎用。哺乳期妇女用药时应停止哺乳。

7. 本品可能影响血糖、血脂水平和肝功能。用药期间建议定期监测血糖、三酰甘油、胆固醇和肝功能。此外，可能还需要定期监测电解质、病毒载量、CD4细胞计数。

8. 去羟肌苷可能会影响本品的疗效。用药期间如需合用这个药物，在服用去羟肌苷前2小时或后1小时服用本品。

9. 用药后可能出现骨坏死。如果出现关节疼痛、关节僵硬或行动困难，及时就诊。

艾考恩丙替片

1. 本品为复方抗病毒药，用于HIV-1感染。
2. 对本品中任何成分过敏者、孕妇禁用。
3. 哺乳期妇女使用时应暂停哺乳。
4. 12岁以下或体重<35kg的儿童慎用。

5. 本品禁止与α$_1$肾上腺素受体拮抗剂、抗心律失常药、麦角衍生物、胃肠促动力剂、HMG-CoA还原酶抑制剂、精神镇静药/抗精神病药、PDE5抑制剂、抗惊厥药、利福平、圣约翰草等合用。

6. 如服药后1小时内发生呕吐，尽快补服。如果漏服药物，在18小时内尽早补服；如超过18小时，则不必补服，按原计划服用下一剂。

7. 有乙肝的艾滋病患者停药后可能出现乙肝突然加重。停药后需密切监测肝功能至少数月，必要时可能需要进行相关治疗。

8. 本品可能引起头晕等症状，避免驾驶车辆和操作机器。

9. 用药期间，需要定期检查血浆HIV-RNA水平、CD4细胞计数、肝功能、肾功能、尿糖、全血细胞计数及分类计数、肌酸激酶。

10. 服用本品后可能出现异常梦魇、头痛、头晕、恶心、腹泻、呕吐、腹痛、肠胃胀气、皮疹、疲劳等不良反应。

奈韦拉平齐多拉米双夫定片

1. 本品是抗艾滋病病毒药物一线用药的复方制剂，口服适用于HIV感染的成人及12岁以上儿童。

2. 中性粒细胞降低、血红蛋白减少或贫血、中重度肝功能不全、哺乳期不能使用。

3. 最好固定在每天同一时间服药，以维持稳定的药效。如漏服，尽量补服，但不能在下次服药时间加倍服药。

4. 本品可能引起疲劳，避免驾驶车辆或操作机器。

5. 本品具有血液毒性。对HIV感染晚期的患者，刚开始用药的3个月内建议每2周做一次血液学检查，以后每月检查1次。对HIV感染早期的患者，建议每1～3个月进行1次血液学检查。

6. 本品可能会导致严重、危及生命的肝毒性和皮肤反应（如史-约综合征、中毒性表皮坏死松解症）。刚开始用药的18周内应加强监测肝功能。如出现肝炎、肝酶升高、皮疹伴发热或过敏反应，及时就诊。

7. 乙肝患者停用本品后可能出现肝炎急剧恶化，这类患者停药后数月内应密切检查肝功能和HBV复制标志物。

8. 本品可能引起血脂和血糖升高，用药期间建议定期检查血脂和血糖水平。此外，可能还需要定期检查淀粉酶、平均红细胞容积、血清肌酸磷酸激酶、病毒载量、CD4细胞计数、血乳酸水平。

9. 用药后可能出现皮疹、头痛、腹泻、腹痛、恶心、关节痛、发热、疲劳、视力障碍、咽喉部或扁桃体不适及疼痛、静脉炎、耳鼻咽喉感染、呼吸障碍、肌肉骨骼疼痛、睡眠障碍、出汗、皮肤感染和痤疮等不良反应。

注射用艾博韦泰

1. 本品是一种人类免疫缺陷病毒（HIV-1）融合抑制剂。

2. 对本品过敏者禁用，哺乳期妇女在接受本品治疗时应暂停哺乳。

3. 配制的注射用艾博韦泰溶液总量约 90ml，以约 2ml/min 的速度静脉滴注，（45±8）分钟内完成给药。

4. 用药后可能会出现腹泻、胃肠炎、皮疹、头痛、头晕、血尿等不良反应。

5. 本品可能会导致一些实验室检查结果轻、中度升高，常见的为三酰甘油升高和血胆固醇升高、AST 升高、ALT 升高、γ-谷氨酰转移酶升高、高胆红素血症和血尿酸升高等。

比克恩丙诺片

1. 本品适用于作为完整方案治疗人类免疫缺陷病毒 1 型（HIV-1）感染的成人，且患者目前和既往无对整合酶抑制剂类药物、恩曲他滨或替诺福韦产生病毒耐药性的证据。

2. 对本品活性成分或任一辅料过敏、正在服用利福平或圣约翰草者不能使用。

3. 如患者在通常服药时间后 18 小时内漏服一剂，应尽快补服，并恢复正常给药时间表。如患者漏服超过 18 小时，则患者不应服用漏服的剂量，仅恢复通常的给药时间表即可。

4. 如患者在服用本品后 1 小时内呕吐，应再服用一片。如患者在服用本品后超过 1 小时出现呕吐，则患者无须在下一次给药时间前再服用一剂本品。

5. 服用本品后较常见的不良反应包括头痛、腹泻、恶心、抑郁、异常梦魇、疲劳，偶尔会出现自杀行为、焦虑、睡眠障碍、呕吐、腹痛、消化不良、胃肠胀气、高胆红素血症、皮疹、关节痛等。

6. 对于 HIV-1 和 HBV 合并感染患者，应严密监测肝功能，包括至少持续数月的临床及实验室随访。如需要，进行抗乙型肝炎病毒治疗。

7. 任何患者的临床或实验室结果如提示有乳酸性酸中毒或显著的肝毒性（可能包括肝大和脂肪变性，即便氨基转移酶没有显著升高），应当暂停本品治疗。

艾诺韦林片

1. 本品与核苷类抗逆转录病毒药物联合使用，治疗成人 HIV-1 感染初治患者。

2. 口服给药，每日 1 次，空腹服用，本品须与核苷类抗逆转录病毒药物联合使用。

3. 对于肾功能不全者，当估算的肌酐清除率下降＜30ml/min 时，应停止服用本品。

4. 在治疗过程中，患者应定期到医院检测血常规、肝功能、肾功能、脂代谢情况。

拉米夫定多替拉韦片

1. 本品作为完整治疗方案用于无抗逆转录病毒治疗史，且对本品任一成分无已知耐药相关突变的 HIV-1 感染成人患者。

2. 已知对多替拉韦或拉米夫定或任何辅料有超敏反应的患者、正在使用多非利特或吡西卡尼的患者、肌酐清除率＜50 ml/min 的患者、重度肝功能不全的患者不推荐使用本品。哺乳期妇女使用时应停止哺乳。

3. 如漏服，且距下次用药时间＞4 小时，尽快补服；如＜4 小时，不要补服，按常规进行下一次服药。

4. 用药后可能出现头晕、嗜睡，避免驾驶车辆或操作机器。

5. 育龄期女性在用药前需进行妊娠试验，在用药期间也需采取有效的避孕措施。

6. 用药后血脂和血糖可能升高，用药期间监测血糖和血脂。

7. 如同时患有乙肝，停用本品后可能导致肝炎急性加重。因此，停药后需定期监测肝功能和乙肝病毒复制标志物。

8. 用药后可能出现腹泻、恶心、呕吐、肠胃胀气、腹痛、头痛、头晕、失眠、抑郁、焦虑、异常做梦、嗜睡、皮疹、瘙痒、脱发、关节痛、肌痛、疲乏等不良反应。

9. 用药后还可能引起过敏反应（可表现为重度皮疹、发热、全身不适、疲乏、肌肉或关节疼痛、水疱、口腔病变、结膜炎、面部水肿、血管神经性水肿）、乳酸性酸中毒（可表现为全身无力、厌食、体重突降、呼吸困难、呼吸急促等）、骨坏死（可表现为关节疼痛、关节僵硬、运动困难）。

八、抗流感病毒药

法维拉韦片（法匹拉韦片）

1. 本品具有抑制流感病毒的作用，主要用于治疗成人新型或再次流行的流感（仅限于其他抗流感病毒治疗无效或效果不佳时使用）。

2. 对本品过敏、妊娠或可能妊娠、痛风或有痛风史、高尿酸血症者不能使用。

3. 哺乳期妇女如用药，应停止哺乳。

4. 出现流感症状后快速开始给药，应空腹服用。肝功能不全患者使用本品后，本品血药浓度升高，重度肝功能不全患者需减量使用。

5. 本品可以进入精液，男性患者用药期间及停药后 7 天内性交时需使用避孕套，且不能与妊娠的妇女进行性交。

6. 育龄期女性用药前需进行妊娠试验，且在给药前及给药后 7 天内，应采取有效的避孕措施。

7. 有使用本品后出现异常行为或神经精神症状的报道，用药后建议在家疗养至少 2 天，且必须有人照护。

8. 用药后可能出现肝损伤、腹泻、皮疹、恶心、呕吐、腹痛、血尿酸升高等不良反应。

玛巴洛沙韦片

1. 本品适用于 12 周岁及以上单纯性甲型和乙型流感患者，包括既往健康的患者及存在流感并发症高风险的患者。

2. 在症状出现后 48 小时内单次服用本品，可与或不与食物同服。应避免本品与乳制品、钙强化饮料、含高价阳离子的泻药、抗酸药或口服补充剂（如钙、铁、镁、硒或锌）同时服用。

3. 用药后可能出现支气管炎、鼻咽炎、鼻窦炎、头痛、行为异常、幻觉、腹泻、恶心、皮疹等不良反应。

4. 用药后还可能出现速发性过敏反应和血管神经性水肿。

阿比多尔片

1. 本品是一种抗病毒药物。主要用于治疗甲型、乙型流感病毒引起的上呼吸道感染。目前也试用于治疗新型冠状病毒肺炎。

2. 孕妇慎用本品。哺乳期妇女如需用药，应暂停哺乳。

九、抗丙型肝炎病毒

艾尔巴韦格拉瑞韦片

1. 本品用于治疗成人慢性丙型肝炎（CHC）感染。

2. 对艾尔巴韦、格拉瑞韦过敏者，中、重度肝损害者禁止使用。

3. 如正在服用有机阴离子转运多肽 1B 抑制剂、强效 CYP3A 诱导剂、利福平或利巴韦林，不能服用本品。

4. 如漏服本品，但距平时服药时间不超过 16 小时，尽快补服本品，下一剂药物按正常时间服用；如果距平时服药时间超过 16 小时，则不再补服漏服剂量，按正常给药计划服用下一剂本品。

5. 如为初治/经治复发或抗病毒治疗失败的基因 1 或 4 型患者，治疗时间为 12 周。

6. 使用本品期间，定期监测肝功能。

7. 使用本品期间，避免驾驶车辆及操作机器。

8. 使用本品后可能出现食欲缺乏、头痛、头晕、乏力、恶心、呕吐、腹泻、腹痛、肌痛等不良反应。

来迪派韦索磷布韦片

1. 本品适用于成人及 12～18 岁青少年的慢性丙型肝炎病毒感染的治疗。

2. 对本品成分过敏者禁用。

3. 孕妇最好不要使用本品。哺乳期妇女如果用药，应停止哺乳。

4. 12 岁以下儿童慎用。

5. 如果漏服药物，在 18 小时内尽早补服；如超过 18 小时，则不必补服，按原计划服用下一剂。

6. 如服药后 5 小时内呕吐，需补服药物。如果在给药超过 5 小时后呕吐，则无须补服。

7. 用药期间定期监测肝功能、肾功能、丙型肝炎病毒载量。

8. 乙肝病毒感染，用药期间及用药结束后需密切监测是否出现肝炎发作或乙型肝炎病毒再激活，必要时可能需要接受抗乙肝治疗。

9. 使用本品后可能出现头痛、皮疹、疲劳、发热、恶心、胃食管反流病等不良反应。

索磷布韦维帕他韦片

1. 本品用于治疗成人慢性丙型肝炎病毒（HCV）感染。

2. 对本品中任一活性成分或任一赋形剂过敏者禁用。

3. 本品禁止与强效 P 糖蛋白诱导剂或强效 CYP 诱导剂合用。

4. 如正在使用圣约翰草，则不能使用本品，合用可降低本品的血药浓度，降低疗效。

5. 如服药 3 小时内出现呕吐，立即补服一次药物；超过 3 小时出现呕吐则不要补服。如漏服，在 18 小时内尽快补服。如果超过 18 小时，则不必补服，在下次服药时间服用正常剂量即可。

6. 使用本品前您需要进行乙肝病毒检查。同时感染丙肝病毒和乙肝病毒的患者，使用本药后可能出现急性重型肝炎、肝衰竭，甚至死亡。这类患者用药期间和用药后需监测是否出现肝炎发作或病毒激活，必要时需要接受抗乙肝治疗。

7. 使用本品后可能出现头痛、疲劳和恶心等不良反应。

盐酸可洛派韦胶囊

1. 本品与索磷布韦联用，用于治疗初治或干扰素经治的基因 1、2、3、6 型成人慢性丙型肝炎病毒（HCV）感染。

2. 对本品过敏者禁用。

3. 避免与强效 CYP3A 诱导剂或抑制剂同时合用。

4. 孕妇禁用。哺乳期妇女服用本品期间应暂停哺乳。

5. 服用本品时，最好固定在每天相同时间服药。漏服了药物，在当天尽快补服，随后按原计划继续服药。如未在当天补服，则不再补服，在第 2 天按原计划服用。

6. 育龄期女性在用药期间及用药后 5 周内采取有效的避孕措施。

7. 如是同时感染丙肝病毒和乙肝病毒的患者，使用本品后可能出现急性重型肝炎、肝衰竭，甚至死亡。故用药期间和用药后需监测是否出现肝炎发作或病毒激活，必要时需要接受抗乙肝治疗。

8. 服用本品后常见腹泻、恶心、腹痛、乏力、疲乏、头痛、头晕等不良反应。

索磷维伏片

1. 本品用于治疗既往曾接受含直接抗病毒药物方案、无肝硬化或伴代偿性肝硬化的成人慢性丙型肝炎病毒（HCV）感染。

2. 对本品所含活性成分或任一赋形剂过敏者禁用。

3. 哺乳期妇女使用时应暂停哺乳。

4. 服药后 4 小时内如出现呕吐，需补服药物。如果在服药 4 小时后呕吐，则无须补服。如果漏服药物，在 18 小时内尽早补服，之后在正常服药时间服用下一剂；如超过 18 小时，则不必补服，按原计划服用下一剂。

5. 使用本品前需要进行乙肝病毒检查。同时感染丙肝病毒和乙肝病毒的患者，使用本品后可能出现乙肝病毒激活，还可能出现急性重型肝炎、肝衰竭，甚至死亡。故这类患者用药期间和用药后需监

测是否出现肝炎发作或病毒激活，必要时需要接受抗乙肝治疗。

6. 本品与炔雌醇合用可能增加肝酶升高的风险，因此用药期间不能使用含炔雌醇的避孕药。另外，本品不能阻止肝炎病毒通过血液或性行为传播，用药期间建议您在进行性生活时使用避孕套，同时不要与他人共用牙刷、剃须刀等物品。

7. 如正接受维生素 K 拮抗剂治疗，密切监测 INR。

8. 如正服用抗酸药，服用本品时，需与抗酸药间隔 4 小时。

9. 如正服用地高辛，密切监测地高辛的血药浓度。

10. 服用本品后可能出现头痛、疲劳、腹泻、恶心、失眠等不良反应。

达诺瑞韦钠片

1. 本品是一种抗肝炎病毒药物。用于治疗基因 1b 型慢性丙型肝炎成人患者。

2. 对本品过敏者禁用。

3. 哺乳期妇女慎用。

4. 服用本品后可能出现贫血、发热、乏力、流感样疾病、头痛、头晕、皮疹、食欲缺乏、腹泻、恶心、呕吐、脱发、肌痛、关节痛、失眠、咳嗽等不良反应。

盐酸拉维达韦片

1. 本品用于治疗初治的基因 1b 型慢性丙型肝炎病毒感染的非肝硬化成年患者。

2. 本品不能作为单药治疗，需要与利托那韦、达诺瑞韦和利巴韦林联合使用。

3. 对本品过敏者禁用。

4. 孕妇禁用。哺乳期妇女慎用。

5. 如已经有贫血或有贫血风险，谨慎使用本品。

6. 本品与利巴韦林联用时，应定期监测血常规。

7. 服用本品后可能出现贫血、腹泻、上呼吸道感染、疲劳等不良反应。

磷酸依米他韦胶囊

1. 本品具有抗丙肝病毒的作用，主要用于治疗成人基因 1 型非肝硬化慢性丙型肝炎。

2. 本品不得作为单药治疗，需与索磷布韦片联合使用。

3. 对本品过敏者、孕妇禁用。哺乳期妇女使用时应暂停哺乳。

4. 本品与进餐时间至少间隔 2 小时。服用本品期间，如果漏服，在 18 小时内尽快补服；如果超

过 18 小时，不再补服，按原计划进行下一次服药。

5. 如正在使用强效 P-gp 诱导药（如利福平、利福布汀、卡马西平、苯妥英钠、苯巴比妥），则不能使用本品，合用可能使本品的药效降低，甚至失效。

6. 本品可能引起乏力、疲乏和头晕等不良反应，避免驾驶车辆或操作机器。

7. 有合并感染乙肝病毒的患者用药后出现乙肝病毒再激活的报道，包括急性重型肝炎、肝衰竭。用药前需筛查是否同时感染了乙肝病毒，用药期间及用药后随访期间也要监测是否出现肝炎急性发作和乙肝病毒再激活。

8. 如本品与胺碘酮合用，在开始使用本品联合索磷布韦片治疗时，需对患者进行严密监测。

9. 服用本品后常见高血压、乏力、头晕、皮疹、腹胀等不良反应。

第十七节　免疫血清及免疫球蛋白

一、免疫血清

白喉抗毒素注射剂

1. 本品用于预防和治疗白喉。

2. 使用抗毒素须特别注意防止过敏反应。注射前必须先做过敏试验。

3. 如果本人及其直系亲属有支气管哮喘、花粉症、湿疹或血管神经性水肿等病史，或对某种物质过敏，或本人曾注射马血清制剂，均有可能对白喉抗毒素过敏。

4. 注射本品后需在院观察 30 分钟，不要提前离开。

5. 如果此前没有注射过白喉抗毒素或者无法记起，在与白喉患者有密切接触后，可注射本品进行紧急预防，且应同时进行白喉类毒素预防注射，以获得持久免疫。

多价气性坏疽抗毒素注射剂

1. 本品用于预防和治疗气性坏疽。

2. 严重外伤且有发生气性坏疽的风险或无法及时进行外科处理时，应及时注射本品以预防。

3. 使用抗毒素须特别注意防止过敏反应。注射前必须先做过敏试验。

4. 如果本人及其直系亲属有支气管哮喘、花粉症、湿疹或血管神经性水肿等病史，或本人曾注射马血清制剂，均有可能对本品过敏。

过敏。

5. 门诊患者注射抗毒素后，须监测 30 分钟，无不良反应方可离开。

抗狂犬病血清注射剂

1. 本品与狂犬病疫苗联用于预防被疯动物严重咬伤（如头、面、颈部或多部位咬伤）的患者发生狂犬病。

2. 本品经浸润注射或肌内注射。用药前应处理受伤部位，如曾使用其他化学药物，应冲洗干净后使用本品。

3. 注射本品前需要先做过敏试验。

4. 如果本人及其直系亲属有支气管哮喘、花粉症、湿疹或血管神经性水肿等病史，或对某种物质过敏，或本人曾注射马血清制剂，均有可能对本品过敏。

5. 门诊患者注射本品后，须监测 30 分钟，无不良反应方可离开。

抗蝮蛇/五步蛇/眼镜蛇/银环蛇毒血清

1. 本品用于治疗蛇（如蝮蛇、五步蛇、眼镜蛇、银环蛇）咬伤。其中抗蝮蛇毒血清对竹叶青蛇和烙铁头蛇咬伤亦有疗效。

2. 用药前须进行皮肤过敏试验。

3. 如果本人及其直系亲属有支气管哮喘、花粉症、湿疹或血管神经性水肿等病史，或对某种物质过敏，或本人曾注射马血清制剂，均有可能对本品过敏。

4. 用药后需至少观察 30 分钟，无不良反应方可离开。

破伤风抗毒素注射剂

1. 本品用于预防开放性外伤（尤其是创口深、污染严重）感染破伤风，也可用于治疗破伤风及其可疑症状。

2. 用药前须进行皮肤过敏试验。

3. 如果本人及其直系亲属有支气管哮喘、花粉症、湿疹或血管神经性水肿等病史，或对某种物质过敏，或本人曾注射马血清制剂，均有可能对本品过敏。

4. 用药后需至少观察 30 分钟，无不良反应方可离开。

肉毒抗毒素注射剂

1. 本品用于预防及治疗肉毒中毒。

2. 用药前须进行皮肤过敏试验。

3. 如果本人及其直系亲属有支气管哮喘、花粉症、湿疹或血管神经性水肿等病史，或对某种物质过敏，或本人曾注射马血清制剂，均有可能对本品过敏。

4. 用药后需至少观察 30 分钟，无不良反应方可离开。

A 型肉毒毒素注射剂

1. 本品用于治疗眼睑痉挛、面肌痉挛及相关局灶性肌张力障碍。也用于暂时性改善 65 岁及 65 岁以下成人因皱眉肌和（或）降眉间肌活动引起的中度至重度皱眉纹。还可以用于暂时性改善中度至重度眼角侧皱纹（鱼尾纹）。亦可以用于治疗部分斜视，尤其是急性麻痹性斜视、共同性斜视、内分泌肌病引起的斜视、无法手术矫正或手术效果欠佳的斜视。

2. 神经肌肉疾病（如重症肌无力、Lambert-Eaten 综合征、运动神经病、肌萎缩性侧索硬化症）患者禁用本品。

3. 注射部位有感染者不可以使用本品。

4. 孕妇及哺乳期妇女慎用本品。

5. 用于治疗儿童痉挛时导致危及生命的吞咽困难及呼吸困难的风险较大。

6. 心、肝疾病患者，肺疾病（如活动性肺结核）患者，血液疾病患者，注射部位肌肉过度无力或萎缩的患者，有吞咽困难或误吸病史者慎用本品。

7. 有闭角型青光眼风险或解剖学窄房角的患者慎用本品治疗眼睑痉挛或面肌痉挛。

8. 明显面部不对称、眼睑下垂、皮肤过度松垂、深的皮肤瘢痕、脂质分泌厚的皮肤或物理拉伸不能减少皱眉纹的患者慎用本品改善皱眉纹。

二、免疫球蛋白类

注射用静注人免疫球蛋白（PH4）

1. 本品由人体血浆制成，可以增强人体的抗感染能力和免疫调节功能。

2. 用药期间，立即向医务人员报告以下可能出现的体征和症状：体重突然增加、急性胸痛、呼吸急促、腿部疼痛或脚部肿胀、严重头痛、颈部僵硬、嗜睡、发热、对光线敏感、眼睛疼痛、恶心、呕吐、心率变快、疲劳、皮肤或眼睛发黄、尿液变深、胸痛、嘴唇发绀或四肢发热。

3. 孕妇和哺乳期妇女可在医师的指导下用药。

4. 本品经静脉滴注给药，不可擅自调节滴注速度。

5. 本品可以干扰对活病毒疫苗（如麻疹、腮腺炎和风疹）的免疫反应，在接受疫苗接种时告知医

务人员正在使用本药。

注射用人免疫球蛋白

1. 主要用于预防麻疹和传染性肝炎。与抗菌药联用可提高某些严重感染的疗效。

2. 本品与静脉人免疫球蛋白的制备方法、成分含量均有所不同。因本品所含的免疫球蛋白可发生凝聚，静脉注射后会引起类似过敏性休克的反应，故本品仅供肌内注射，不能静脉注射或输注。

3. 可有注射部位疼痛，偶有过敏反应，表现为荨麻疹、喉头水肿等，严重者可能发生过敏性休克，但发生率很低。

4. 参见注射用静注人免疫球蛋白（PH4）。

注射用破伤风人免疫球蛋白

1. 本品用于预防和治疗破伤风。

2. 本品是用人血浆制备的，所以发生过敏反应的概率甚微，而且保护性抗体在血液循环中停留的时间更长，用于预防和治疗破伤风，比使用马破伤风免疫球蛋白更优。

3. 孕妇和哺乳期妇女可以在医师的指导下使用本品。

4. 本品无须做皮试，仅供肌内注射，保护作用可维持 4 周。

5. 用药后可能出现注射部位红肿、疼痛、无须特殊处理。

注射用马破伤风免疫球蛋白

1. 本品为马源的血液制品，用于预防和治疗破伤风梭菌感染的短期被动免疫。

2. 注射前必须做过敏试验。

3. 在无法提供破伤风人免疫球蛋白的情况下才建议使用本品。

4. 可在注射中或注射后几分钟至数十分钟内突然发生过敏性休克，需进行抢救。也可能出现荨麻疹、发热、呼吸困难、淋巴结肿大、局部水肿，偶有蛋白尿、呕吐、关节痛、注射部位痒及水肿等不良反应。

人狂犬病免疫球蛋白注射剂

1. 本品由血浆提取制备，含高价狂犬病抗体，能特异性中和狂犬病病毒。

2. 本品不可静脉注射。肌内注射不需要皮试。

3. 对免疫球蛋白过敏者禁用本品。

4. 本品所需剂量一次注射，也可 2 日内分次注射。

三、疫苗类

注射用抗炭疽血清

1. 本品是用炭疽杆菌活菌苗免疫的马血清或血浆精制而成，主要用于配合抗菌药治疗炭疽病，亦用作预防。

2. 有支气管哮喘、花粉症、湿疹或血管神经性水肿等病史，或有过敏史，或曾注射马血清制剂者，均应注意过敏反应的发生。

3. 患者注射血清后，需要观察30分钟后方可离开。

4. 可在注射中或注射后几分钟至数十分钟内突然发生过敏性休克，需进行抢救。也可能出现荨麻疹、发热、呼吸困难、淋巴结肿大、局部水肿，偶有蛋白尿、呕吐、关节痛、注射部位痒及水肿等不良反应。

5. 在预防用药时可皮下注射或肌内注射，治疗时可静脉滴注。

注射用人用狂犬病疫苗（Vero细胞）

1. 本品是用狂犬病病毒固定毒株接种Vero细胞，培养后收获病毒液，加工而成的，可刺激人体产生抗狂犬病病毒的免疫力。

2. 由于狂犬病是致死性疾病，暴露后程序接种疫苗无任何禁忌证。暴露前，程序接种时如遇到发热、急性疾病、严重慢性疾病、神经系统疾病、过敏性疾病等情况，应禁用。

3. 免疫应遵循"及时、足量、全程"的原则。暴露前免疫程序：按第0日、7日、28日接种，共3针；暴露后接种：按第1日、4日、7日、14日、28日各注射一支，共5针；一年内及以上曾接种狂犬疫苗的患者再次被可疑动物咬伤，仍然需要按一定程序接种疫苗。

4. 如果注射疫苗前后使用激素类药物或免疫抑制剂类药物，可导致免疫接种失败，告知医师所用药物，必要时做出调整。

5. 注射后有轻微局部及全身反应，可自行缓解，偶有皮疹。

注射用人用狂犬病疫苗（地鼠肾细胞）

1. 本品是用狂犬病病毒固定毒株接种原代地鼠肾细胞，培养后收获病毒液，加工而成的，可刺激人体产生抗狂犬病病毒的免疫力。

2. 对庆大霉素过敏者、急性疾病发作期、发热患者、未控制的癫痫患者禁用本品。

3. 本品主要不良反应：肌肉关节痛、头痛、头晕、胃肠功能紊乱、皮疹、发热、注射部位疼痛等。

4. 参见注射用人用狂犬病疫苗（Vero细胞）。

注射用人用狂犬病疫苗（鸡胚细胞）

1. 本品是用狂犬病病毒Flury LEP毒株接种于原代鸡纤维原细胞悬浮液培养并收获病毒，培养后收获病毒液，加工而成的，可刺激人体产生抗狂犬病病毒的免疫力。

2. 摄入鸡蛋白后出现荨麻疹、嘴唇或会厌水肿、喉或支气管痉挛、血压下降、休克的患者，需做好抢救的准备。

3. 参见注射用人用狂犬病疫苗（Vero细胞）。

人用狂犬病疫苗（人二倍体细胞）注射剂

1. 本品是用狂犬病病毒固定毒株接种人二倍体细胞，培养后收获病毒液，加工而成的，可刺激人体产生抗狂犬病病毒的免疫力。

2. 参见注射用人用狂犬病疫苗（Vero细胞）。

第八章　抗肿瘤用药及免疫调节用药

第一节　抗肿瘤用药

一、烷化剂

氮芥注射液

1. 本品为化疗药，用于治疗霍奇金淋巴瘤、恶性淋巴瘤与肺癌，腔内注射用于治疗癌性胸腔积液。

2. 本品的刺激性特强，可使接触药物的皮肤、黏膜发疱、糜烂和坏死，尤其不可进入眼内。

3. 孕妇禁用，哺乳期妇女用药期间暂停哺乳。

4. 本品经静脉、腔内注射或局部皮肤涂抹给药（用生理盐水稀释，避免用于面部、黏膜及口腔）。

5. 应定期检查血常规，注意骨髓抑制是否已达到必须停药的程度。本品可致持久性骨髓抑制，因此，在停药后必须随访一段时间。

6. 注意口腔卫生，多饮水，防止出现高尿酸血症。

7. 本品对局部组织刺激性强，若漏出血管外，可导致局部组织坏死，故严禁口服、皮下注射及肌内注射。

8. 不良反应：静脉注射 30 分钟后可能出现恶心、呕吐；用药后 7～10 天可能出现明显的白细胞和血小板减少，第 14 天降至最低，停药后 3～4 周恢复正常；局部反应刺激性极强，多次静脉注射可致血栓性静脉炎；男性睾丸萎缩、精子减少、精子活动能力降低和不育；女性月经紊乱、闭经；其他还包括脱发、乏力、头晕，注射于血管外时可引起溃疡；皮肤反应可见斑丘疹。

环磷酰胺片

1. 本品可用于治疗多种癌症，也可用于治疗儿童肾病综合征（肾病）。本品虽然单独在易感恶性肿瘤中有效，但与其他抗肿瘤药物同时或按顺序使用更为频繁。

2. 本品存在致畸性。有生育计划的女性，应在治疗期间和治疗结束后长达 1 年内避孕。有生育计划的男性在治疗期间和治疗完成后至少 4 个月内避孕。

3. 哺乳期妇女慎用。建议接受本品治疗的哺乳期妇女停止哺乳。

4. 在服药期间或服用后立即摄入或注入足够的液体以强制利尿，降低尿路中毒的风险。因此，应在早晨服用。

5. 作为细胞毒性药物，本品不应被切割、咀嚼或粉碎。应避免接触破碎的片剂，如有接触，应立即彻底洗手。

6. 注意发生骨髓抑制、免疫抑制和感染的可能性。经常监测体温，并立即报告任何发热情况。报告泌尿系统症状（如尿液呈粉红色或红色），必要时需要增加液体摄入量（多喝水）。

7. 出现突然的呼吸急促、咳嗽、足踝或腿部肿胀、心绞痛、体重在 24 小时内增加超过 2kg、头晕或失去知觉时应立即就医。

8. 本品可能会影响驾驶或使用机器的能力（导致头晕、视物模糊、视力受损）。

9. 不良反应：恶心、呕吐、口腔炎、伤口愈合受损、闭经、更年期过早、不育和脱发。

注射用环磷酰胺

1. 本品粉末或溶解后的液体不可以接触皮肤，必要时戴手套。

2. 参见环磷酰胺片。

苯丁酸氮芥片

1. 本品是用于治疗慢性淋巴细胞白血病和霍奇金淋巴瘤等疾病的化疗药。

2. 有癫痫病史或其他精神病史者、有明显感染性疾病者禁用。如果肝功能异常，药品剂量可能需要调整。

3. 如果出现皮疹、出血、发热、持续咳嗽、癫痫发作、恶心、呕吐、闭经或异常肿块，应及时就医。

4. 本品可导致不孕，有生育需求的妇女应避免使用。哺乳期妇女禁用。

5. 本品有骨髓抑制作用，用药期间每周应做一次血常规检查，一般情况下血常规异常是可逆的。

6. 本品的主要不良反应有过敏、药物热、出血、感冒或流感症状，其他如骨髓抑制、肝毒性、不孕不育、癫痫发作、胃肠道反应和继发性恶性肿瘤有关。

美法仑片

1. 本品主要用于治疗多发性骨髓瘤和卵巢癌。

2. 用于治疗中度肾功能不全时，可能需调整剂量。

3. 孕妇禁用，哺乳期妇女用药期间暂停哺乳。

4. 本品应空腹使用，食物会降低其疗效。

5. 主要毒性与骨髓抑制、过敏反应、胃肠道毒性和肺毒性有关。主要的长期毒性与不孕症和继发性恶性肿瘤有关。本品抑制卵巢功能，可导致妇女无月经，以及男性暂时或永久性不育，使用时应权衡利弊。

6. 如果出现皮疹、血管炎、出血、发热、持续咳嗽、恶心、呕吐、闭经、体重减轻或异常肿块，应及时就医。

7. 疗程中应定期检查血、尿常规和肝肾功能。

注射用硝卡芥

1. 本品为我国研发的抗肿瘤药，主要用于治疗癌性胸腔积液和腹水、恶性淋巴瘤、肺癌、精原细胞瘤、多发骨髓瘤、鼻咽癌及食管癌。

2. 孕妇和哺乳期妇女不可用本品。

3. 静脉注射 1～2 日 1 次，10～20 次为 1 个疗程。

4. 不良反应有恶心、呕吐、厌食、骨髓抑制（白细胞和血小板减少），停药后 2～3 周可望恢复。还可导致皮疹、脱发、无力，静脉注射时可引起血栓性静脉炎。

注射用异环磷酰胺

1. 本品用于治疗宫颈、子宫内膜、肺、卵巢、睾丸和胸腺等的实体肿瘤，肉瘤及伯基特（Burkitt）淋巴瘤。

2. 严重骨髓抑制患者和儿童禁用，肝肾功能不全、精神异常者慎用。

3. 对泌尿系统的毒性可能比环磷酰胺更大，每日饮水不应少于 2L，以防止药品膀胱聚集产生毒性。

4. 本品经静脉滴注给药。

5. 本品具有遗传毒性，患者或其配偶应在接受治疗期间及治疗后 6 个月内避孕。男性可考虑在治疗开始前进行精子储存，女性不应在治疗期间妊娠。哺乳期妇女禁止使用本品。

6. 使用药品前后应检测血、尿常规和肾功能。

7. 不良反应：可能导致骨髓抑制，出血和贫血；肺毒性导致呼吸衰竭的风险而危及生命；导致继发性恶性肿瘤、静脉闭塞性肝病和脱发的风险；导致伤口愈合缓慢，以及其他严重的皮肤和皮下组织紊乱；可能导致胃肠道疾病（酒精会增加恶心和呕吐），增加口腔炎（提示良好的口腔卫生的重要性）、眼部疾病（如视力障碍、视物模糊和眼睛刺激）及听力损害（如耳聋、眩晕和耳鸣）的风险。

白消安片/注射液

1. 本品用于慢性髓细胞性（粒细胞性）白血病的姑息治疗。

2. 骨髓功能不全患者禁用，贫血患者慎用，近期接受过放疗或其他细胞毒性药物的患者不宜使用本品。

3. 定期检查血常规，并立即报告任何异常发热或出血；除了骨髓抑制的主要毒性外，还应报告呼吸困难、持续咳嗽或充血等症状；长期用本品治疗，可能导致弥漫性肺纤维化，这是一种不常见但严重和潜在危及生命的不良反应。出现突然虚弱、异常疲劳、厌食症、体重减轻、恶心和呕吐及可能与肾上腺功能不全综合征相关黑色素瘤的迹象时应立即报告。

4. 孕妇禁用，哺乳期妇女用药期间暂停哺乳。有生育计划的女性在用药期间和用药后的 6 个月避孕，男性则在用药期间及用药后的 3 个月避孕。

5. 用药时应多喝水，并碱化尿液，防止痛风发生。

6. 不良反应还包括不孕不育、闭经、药物过敏、黏膜干燥等，偶见白内障，增加患其他恶性肿瘤的风险。

7. 本品注射液原液或稀释的溶液接触皮肤或黏膜后，应以清水彻底冲洗。

司莫司汀胶囊

1. 本品用于治疗脑原发性肿瘤及转移瘤，与其他药物合用可治疗恶性淋巴瘤、胃癌、大肠癌、黑色素瘤。

2. 有生育计划的女性在用药期间和用药后的 6 个月避孕，男性则在用药期间及用药后的 3 个月避孕。哺乳期妇女用药期间暂停哺乳。

3. 老年人易有肾功能不全，可影响本品排泄，应慎用；骨髓抑制、感染、肝肾功能不全患者慎用。

4. 在睡前与止吐药、催眠药同服。

5. 本品产生骨髓抑制，影响免疫和凝血系统。

6. 用药期间建议定期检查血常规、血尿素氮、尿酸、肌酐清除率、血胆红素、氨基转移酶、肺功能。

7. 用药后可能出现胃肠道不适、乏力、轻度脱发、全身皮疹、闭经、精子缺乏等不良反应。

注射用福莫司汀

1. 本品用于治疗原发性恶性脑部肿瘤及播散性恶性黑色素瘤。

2. 妊娠期、哺乳期妇女禁用。4 周内接受过化疗的患者不应使用本品。

3. 本品经静脉滴注给药，滴注时需要避光，时间在 1 小时以上。

4. 用药期间需要监测全血细胞计数、肝功能，本品可能引起视网膜病变，需要定期进行眼部检查。

5. 主要不良反应为血小板和白细胞减少，两者的最低值分别于首剂给药后 4～5 周和 5～6 周出现。常发生恶心和呕吐，多出现于给药后 2 小时内。常见氨基转移酶、碱性磷酸酶和血胆红素水平升高。

卡莫司汀注射液

1. 本品用于治疗脑肿瘤和恶性肿瘤的脑转移、霍奇金淋巴瘤和其他淋巴瘤、黑色素瘤。

2. 孕妇禁用，哺乳期妇女用药期间暂停哺乳，白细胞、血小板减少者，贫血患者及年龄<5 岁儿童禁用。肺部疾病、肝肾功能不全患者慎用。

3. 每周检查血常规，因为本品的骨髓抑制作用延迟，每个疗程之间应至少间隔 6 周。开始用药前应检查精子，评估生育力。定期检查肝肾功能。

4. 避免皮肤接触药液，如果皮肤接触到药液，应立即用肥皂水冲洗。

5. 静脉注射后可能引起静脉刺激，皮肤接触药液后可短暂出现色素沉着。

6. 延迟出现和逐渐加重的骨髓抑制是本品最常见、最严重的不良反应。给药后 5～6 周，白细胞和血小板计数可下降至最低值，血小板计数下降更为严重；肺纤维化、肝肾功能受损、视神经炎、急性白血病、骨髓发育不良也会发生，肺纤维化可发生于用药后 17 年，具有致死性。恶心、呕吐和其他胃肠功能障碍多在给药后 2 小时内开始，最常见，但可预防性使用止吐药予以减轻。泌尿系统感染发生率可能上升。还会发生闭经、精子缺乏和脱发。

洛莫司汀胶囊

1. 本品是一种抗癌药物，主要用于治疗脑肿瘤和实体瘤（如胃癌、直肠癌、支气管肺癌、恶性淋巴瘤）。

2. 孕妇禁用，哺乳期妇女用药期间暂停哺乳。

3. 睡前空腹服用，可以与止吐药和催眠药同服。本品可能有 2 种或更多不同类型和颜色的胶囊，服用时注意区分。

4. 每次用药后需要监测血细胞计数，至少 6 周；本品是作为单一的口服剂量给予的，并且至少 6 周内无须再用药，过量用药可能致命。

5. 恶心和呕吐通常持续不到 24 小时，食欲缺乏可能会持续几天。

6. 不良反应有发热、发冷、喉痛、异常出血或皮肤淤青、呼吸急促、干咳、足部或小腿肿胀、精神错乱或眼和皮肤发黄。

7. 在接触本品胶囊时应戴手套。

注射用尼莫司汀

1. 本品用于治疗脑肿瘤、消化道癌、肺癌、恶性淋巴瘤、慢性白血病。

2. 孕妇禁用本品。

3. 用药期间注意有无感染和出血倾向。

4. 本品经静脉或动脉给药。

5. 用药期间每周检查血常规、肝功能、肾功能。

6. 不良反应主要是蛋白尿、皮疹、头晕、氨基转移酶升高、胃肠道反应、骨髓抑制（血常规变化）、脱发等。

塞替派注射液

1. 本品用于治疗乳腺癌、卵巢癌、膀胱癌、癌性体腔积液、胃肠道癌。

2. 禁用于严重肝肾功能损害者、感染患者、有泌尿系结石或痛风史者。

3. 育龄期女性服用本品需要避孕。

4. 每次膀胱灌注给药前需排空尿液，用药期间要多喝水。

5. 本品可能引起骨髓抑制，导致患者容易感染，应注意预防外伤和感冒。

6. 本品可能随皮肤排泄，可能导致皮肤颜色改变、瘙痒、脱皮，尤其是腹股沟、腋下、颈部、皮肤褶皱处或绷带等覆盖处。用药后 48 小时内需每天洗澡至少 2 次，每天更换床单。

7. 用药期间需要推迟接种活疫苗。

8. 用药后的不良反应还有食欲缺乏、恶心、呕吐、发热、皮疹、头痛、闭经、注射部位疼痛等。

注射用达卡巴嗪

1. 本品主要用于治疗转移性恶性黑色素瘤、霍奇金淋巴瘤。

2. 肝功能严重不全患者、水痘或带状疱疹患者禁用，骨髓功能不全患者慎用。

3. 孕妇禁用，哺乳期妇女用药期间暂停哺乳。

4. 用药前后注意监测肝功能和血常规。

5. 本品静脉滴注时间至少 30 分钟。需避光使用。

6. 造血抑制是本品最常见的毒性，白细胞数和血小板数减少虽常为中度，但有时很严重，白细胞数常在第 1 次用药后21～25日降至最低。约有90%用药者会出现厌食、恶心、呕吐，但在重复用药后又会减轻。罕见肝毒性，但有致死性。皮肤反应、脱发、流感样综合征、面红、感觉异常也会发生。注射部位可能疼痛，如漏药于血管外，则可能造成组织损伤。

7. 本品可能造成光敏感症状，治疗后 2 日应避免日晒。

替莫唑胺胶囊

1. 本品是一种抗肿瘤药，主要用于治疗多形性胶质母细胞瘤、间变性星形细胞瘤。

2. 对于儿童患者，本品仅用于 3 岁或 3 岁以上的复发或进展的恶性胶质瘤。

3. 严重骨髓抑制者不能使用本品。

4. 本品可能引起男性不育。孕妇禁用，哺乳期妇女停止哺乳。

5. 如不慎接触或药粉进入眼睛，应立即冲洗。

6. 每天同一时间空腹用药。

7. 用药期间定期监测肝功能和全血细胞计数。

8. 本品可能引起疲劳和嗜睡，服药期间避免驾驶车辆和操作机械。

9. 常见的不良反应包括食欲缺乏、头痛、便秘、恶心、呕吐、脱发、皮疹和疲乏等。

二、抗代谢药

注射用甲氨蝶呤

1. 本品是用于治疗某些癌症的处方药，也用于治疗严重的类风湿关节炎，包括多发性青少年类风湿关节炎和严重的银屑病。

2. 本品和某些药物可能会相互影响并造成严重的不良反应。

3. 本品可以采用肌内注射、静脉给药等给药方式。

4. 服用本品时避免以下情况：妊娠、母乳喂养、饮酒（可能增加肝损伤）、注射某些活病毒疫苗。

5. 用药期间应定期检查血常规和肝肾功能，久用本品时，肝肾功能易遭损害，应特别关注。肝肾功能明显受损者应考虑停药。使用高剂量时应监测

血药浓度。

6. 用药后可能增加光敏反应和皮肤癌的风险，注意防晒并定期进行皮肤检查。

7. 本品可能引起疲劳和嗜睡，服药期间避免驾驶车辆和操作机械。

8. 用药期间避免饮酒会增加肝毒性。

9. 本品可引起肾功能损伤，用药期间应补充充足的水分，并可能需要碱化尿液。

10. 口腔溃疡可能是中毒的早期征象。最常见的不良反应包括溃疡性口腔炎、白血病、恶心和腹部不适，还有过度疲劳、发冷和发热、头晕和抵抗力下降。

甲氨蝶呤片

1. 完全按照处方服用本品，不要服用比规定更大的剂量。用于严重银屑病和严重类风湿关节炎，包括青少年类风湿关节炎的治疗时，应每周服用一次，而不是每天服用。

2. 参见甲氨蝶呤注射液。

注射用培美曲塞

1. 本品用于治疗恶性胸膜间皮瘤和非鳞状细胞型非小细胞肺癌。

2. 告知医师是否有肾脏疾病、是否接受过放疗及服用的所有药物，包括处方药和非处方药、维生素和草药。

3. 孕妇禁用，哺乳期妇女用药期间暂停哺乳。

4. 在接受本品治疗前 2 天、当天和 2 天后，应避免服用布洛芬。

5. 在本品治疗期间服用叶酸和维生素 B_{12} 非常重要，可降低发生不良反应的风险。每天 1 次服用叶酸，从使用第一剂本品前 7 天（1 周）开始，并继续服用叶酸，直到最后一剂后21天（3 周）；治疗期间注射维生素 B_{12}，在使用本品第一剂之前 7 天（1 周），接受第一次维生素 B_{12} 注射，然后每 3 个周期注射一次。医师将开具一种激素药物（如地塞米松），每天服用 2 次，为期 3 天，从每次使用本品治疗的前一天开始。

6. 本品通过静脉注射给药，通常每 21 天（3 周）给药一次。

7. 定期检查血细胞计数，治疗期间如果有任何感染、发热、出血或严重疲劳的迹象，立即告知医师。

8. 本品较严重的不良反应：①低血细胞计数，可能很严重，包括低白细胞计数（中性粒细胞）、低血小板计数（血小板减少）和低红细胞计数（贫

血）。②肾脏毒性反应，包括肾衰竭，可能导致死亡，严重的呕吐或腹泻可导致体液流失（脱水），可能导致肾脏疾病恶化。③严重的皮肤反应，如果在口腔、鼻、喉或生殖器区域出现水疱、皮肤疮、皮肤剥落或疼痛或溃疡，立即报告。④肺部毒性反应（肺炎），可能导致死亡。如果出现呼吸急促、咳嗽或发热等新的或恶化症状，立即告知医师。

9. 本品常见的不良反应还包括疲劳、恶心、食欲缺乏。

巯嘌呤片

1. 本品可以减缓癌细胞的生长，用于治疗某些类型的白血病。

2. 孕妇、哺乳期妇女禁用本品。

3. 有肝毒性、骨髓抑制作用的药物，会加重本品的不良反应。

4. 用药期间，至少每周检查一次血常规，并定期检查肝、肾功能。如白细胞数极度下降或骨髓抑制严重，应立即停药。如白细胞数维持不变或回升，可谨慎恢复用药。肝肾功能明显受损者亦应停药。

5. 出现发热、喉痛、恶心、呕吐、局部感染迹象、任何部位出血或暗示贫血的症状时，联系医护人员。

6. 常见不良反应：恶心、呕吐、腹泻、食欲缺乏、瘙痒或皮疹和肤色变暗，也可能发生暂时脱发。出现容易擦伤或出血、头晕、晕厥、关节疼痛或肿胀、舌或口痛、易疲劳或肝病症状（如持续恶心或呕吐、胃痛或腹痛、尿液暗、眼或皮肤发黄），应立即就医。

氟达拉滨片

1. 本品是抗肿瘤药物，用于治疗白血病。

2. 肾功能不全者，可能不能用药或需要调整剂量。

3. 孕妇禁用本品，哺乳期妇女如果用药，应暂停哺乳。

4. 如果感觉疲倦、呼吸急促或呼吸困难、皮肤变黄或尿液加深，立即告知医师。

5. 避免让本品（整体或破碎）接触到皮肤，不要咀嚼药片或将其塞在口中。立即吞咽片剂。不要吸入任何碎片中的粉末或残留物。如果触摸破片，用肥皂和水彻底清洗。

6. 如果药片粉末进入眼睛，立即用水洗至少15分钟，并立即通知医师。

7. 在治疗过程中，应定期监测患者的血液学特征（特别是中性粒细胞、红细胞和血小板），以确定造血抑制的程度。

8. 服用本品后可能会易感染、容易出血、易疲劳，可能还会出现恶心和呕吐、食欲缺乏、皮疹、腿部肿胀、腹泻、口腔内发红和刺激（口腔炎）、腹部和肌肉疼痛。

注射用氟达拉滨

1. 本品是抗肿瘤药物，用于治疗白血病。

2. 本品可引起疲乏、无力、视觉障碍、意识错乱、兴奋和癫痫样发作，用药期间避免驾驶车辆或操作机器。

3. 本品经静脉给药，如果药品的溶液接触皮肤或黏膜，用肥皂和水彻底清洗；如果本品进入眼睛，用水彻底冲洗。避免本品被吸入或直接接触皮肤或黏膜。

4. 参见氟达拉滨片。

硫鸟嘌呤片

1. 本品用于治疗白血病。

2. 孕妇禁止使用本品，哺乳期妇女用药期间暂停哺乳。

3. 本品有一定的毒性，不能连续使用。

4. 为防止尿酸升高，用药期间多饮水。

5. 用药期间会每周检查血常规、肝肾功能，以评估用药情况。

6. 用药后可能出现恶心、呕吐、食欲缺乏等症状。

注射用阿糖胞苷

1. 本品是用于治疗某些类型白血病的抗癌药物。

2. 在治疗过程中应进行血液检查和检测对本品的耐受性，并处理可能引起的不良反应（骨髓抑制伴白细胞减少、血小板减少及贫血）。

3. 如果有骨髓功能损害、严重感染、严重心肺疾病、胃肠道溃疡病的情况，立即告知医师。

4. 孕妇禁用本品。用药期间和用药结束后6个月内也需要避孕。哺乳期妇女如果用药，应暂停哺乳。

5. 本品经静脉滴注、静脉注射、皮下注射、鞘内注射给药。

6. 用药期间定期进行血尿酸检查，并多饮水。

7. 用药后常见不良反应：肺炎、感染、贫血、口腔黏膜炎、口腔溃疡、肛门溃疡、腹泻、呕吐、恶心、脱发、皮疹、发热等。

氟尿嘧啶口服乳

1. 本品是抗肿瘤药，主要用于治疗消化系统肿瘤。

2. 若伴发水痘或带状疱疹、体质衰弱，应告知医师。

3. 妊娠初期 3 个月禁用本品，哺乳期妇女用药期间暂停哺乳。

4. 本品摇匀后再服用，30 天为 1 个疗程。

5. 用药后容易晒伤，应做好防晒准备。

6. 用药期间，可能会经常查血常规、肝功能和大便隐血。如出现口炎、胃肠溃疡并出血、严重腹泻和任何部位的出血，应停止治疗。

7. 本品的治疗指数低，用药期间应进行血药浓度监测。

8. 用药后如果出现心绞痛，应及时就诊。

9. 如果与甲氨蝶呤同时使用，建议间隔 4～6 小时后再用本品。

10. 用药后可能出现恶心、呕吐、食欲缺乏、脱发等不良反应。

氟尿嘧啶注射液/氯化钠注射液/葡萄糖注射液

1. 本品是抗肿瘤药，主要用于治疗消化系统肿瘤。

2. 本品静脉滴注时速度越慢，疗效越好，且毒副作用相应减轻。

3. 用药后可能出现恶心、呕吐、食欲缺乏、脱发、色素沉着等不良反应，静脉滴注时药物外渗，可能出现局部疼痛、坏死、蜂窝织炎。

4. 参见氟尿嘧啶口服乳。

注射用地西他滨

1. 本品具有抗肿瘤作用，主要用于骨髓增生异常综合征。

2. 孕妇禁用本品。本品可以引起男性不育，男性在服药期间及用药结束后 3 个月内需避孕。如果哺乳期用药，在用药期间及末次给药后至少 2 周内需要停止哺乳。

3. 每个周期开始用药前及用药期间需监测全血和血小板计数，还可能监测肝、肾功能。

4. 常见的不良反应包括贫血、疲乏、发热、恶心、咳嗽、便秘、腹泻、感染、高血糖（可表现为意识错乱、困倦、口渴、饥饿、排尿次数增多、潮红、呼吸急促、呼气闻起来像水果味）等。

注射用吉西他滨

1. 本品是用于治疗胰腺癌、非小细胞肺癌、乳腺癌和卵巢癌等癌症的抗肿瘤药。

2. 如果正接受放疗，不能同时使用本品，因本品可使放疗敏感性增加并可能导致严重的肺及食管纤维样变性，通常须间隔至少 4 周。

3. 本品可引起男性不育，需权衡利弊。孕妇禁用本品。哺乳期妇女用药期间暂停哺乳。

4. 老年患者用药后容易出现严重的血小板减少、中性粒细胞减少。

5. 本品经静脉给药，滴注时间为 30 分钟，延长给药时间会增加毒性。滴注期间如果药液外渗（注射部位可出现发红、灼痛、肿胀、液体渗出），及时通知护士，需要立即停止滴注，更换血管重新开始。

6. 本品可能引起骨髓功能抑制，应用后可出现白细胞减少、血小板减少和贫血。在每次接受本品治疗前，必须监测血小板、白细胞、粒细胞计数。当证实有药物引起的骨髓抑制时，应暂停化疗或修改治疗方案。然而，骨髓抑制持续时间短，通常不需降低剂量，很少有停止治疗的情况发生。

7. 停用本品后，外周血细胞计数可能继续下降。骨髓功能受损的患者用药应当谨慎。

8. 肝转移的患者、既往酗酒或有肝炎、肝硬化病史的患者使用本品，可能会导致潜在肝功能不全恶化。应定期对患者进行肝肾功能（包括病毒学检查）的实验室评价。

9. 本品可引起心脏和（或）心血管疾病。

10. 本品可能导致严重肺部症状（如呼吸困难）。

11. 类似溶血性尿毒症综合征的临床表现，表现为疲倦、虚弱、淤伤、出血、尿量改变、尿色深、意识模糊、心率加快、发热、情绪或行为改变、皮肤苍白、癫痫样发作、呼吸急促、腹痛、呕吐等。

卡莫氟片

1. 本品具有抗肿瘤作用，主要用于治疗消化道癌及乳腺癌。

2. 孕妇禁用本品。哺乳期妇女如果用药，应暂停哺乳。

3. 治疗可能持续数周至数月，应坚持用药。

4. 用药期间避免饮酒，用药后可能有严重腹泻，应适当补充水分。

5. 用药前后及用药期间应当检查或监测白细胞、血小板计数。

6. 如果正在服用溴夫定、吉美嘧啶、替吉奥，则不能服用本品，可引起严重的不良反应。

7. 用药期间如果出现下肢乏力、步行摇晃、言语不利、头晕麻木、站立不稳和健忘等症状，应及时停药。

8. 本品还可能引起恶心、呕吐、腹痛、腹泻、皮疹、发热、水肿等不良反应。

卡培他滨片

1. 本品是用于治疗结肠癌、结肠直肠癌和乳腺癌等癌症症状的处方药。

2. 与华法林或其他抗凝药合用可能导致异常出血，需要经常做凝血测试，60 岁以上的患者更易发生出血。

3. 如果有肾功能损害或在使用其他抗肿瘤药，或者缺乏二氢嘧啶脱氢酶，不适宜使用本品。

4. 孕妇禁用本品。哺乳期妇女如果用药，暂停哺乳，用药结束至少 2 周后才可以哺乳。

5. 在餐后 30 分钟内用水送服本品，不能擅自掰开或碾碎药物，接触药物粉末可能引起眼刺激、眼肿、皮疹、胃刺激等不良反应。

6. 服用本品后，如果一天内的排便次数比平时增加 4 次或更多，则停止服用，并通知医师。

7. 治疗期间应进行血液测试，以检查血细胞计数。

8. 出现以下任何症状，需立即告知医师：胸痛、呼吸急促、头晕、心率过快或过慢、突然体重增加、足踝或腿肿胀；食欲缺乏、感到虚弱、恶心、呕吐或腹泻，可能会很快脱水。

9. 如果出现皮疹、水疱和脱皮，立即停药；本品也可能导致手足综合征、手足麻木或发红、疼痛、肿胀。如果口和舌发红、肿胀或溃疡，告知医师。

去氧氟尿苷片

1. 本品是抗肿瘤药，主要用于治疗胃癌、结直肠癌、乳腺癌、宫颈癌、膀胱癌等。

2. 本品和有些抗肿瘤药（如溴夫定、吉美嘧啶、替吉奥）合用可能增加严重不良反应。

3. 本品可能影响生育功能。孕妇禁用本品。哺乳期妇女如果用药，应暂停哺乳。

4. 本品可能引起严重的肠炎（如出血性肠炎、坏死性肠炎）和脱水，如果出现严重腹部疼痛、腹泻、脱水，应停药并及时就诊。

5. 本品可能引起骨髓抑制等严重不良反应，用药期间建议监测血常规、肝功能、肾功能。

6. 用药后还可能出现腹泻、恶心、呕吐、食欲缺乏、口干、唇炎、腹痛、腹胀、便秘、贫血、血尿、尿频、头痛、耳鸣、步态不稳、口齿不清、瘙痒、脱发、皮疹、发热、眼部疲劳等不良反应。

替吉奥口服常释剂

1. 本品主要用于治疗胃癌，含有的替加氟具有抗肿瘤作用，吉美嘧啶可增加替加氟的疗效，奥替拉西钾可减轻用药引起的胃肠道不良反应。

2. 本品可能导致重度肝功能异常，如果出现乏力、食欲缺乏、黄疸等症状，及时就医。

3. 中度骨髓抑制、重度肾功能异常、重度肝功能异常，告知医师确诊的疾病不能用本品。

4. 和某些药物（替加氟、氟胞嘧啶、卡莫氟）合用，会加重本品的严重不良反应，甚至危及生命。

5. 孕妇禁用本品。哺乳期妇女如果用药，应暂停哺乳。

6. 为避免降低疗效，在餐后服药。

7. 用药期间每 2 周检查 1 次血常规和肝肾功能。本品可致乙肝病毒复活，应定期检查肝炎病毒标志物。

8. 用药后可能出现贫血、食欲缺乏、恶心、呕吐、腹泻、乏力、口腔炎、色素沉着、皮疹等不良反应。

替加氟片/注射液/氯化钠注射液

1. 本品具有抗肿瘤作用，主要用于治疗消化道肿瘤，如胃癌、直肠癌、胰腺癌、肝癌，亦可用于治疗乳腺癌。

2. 肝肾功能障碍者使用，可能需要调整剂量。

3. 孕妇禁用本品。哺乳期妇女如果用药，应暂停哺乳。

4. 片剂在餐后用药，以减轻胃肠道反应。注射液为替加氟的注射剂型，需稀释后静脉滴注。替加氟氯化钠注射液可直接静脉滴注。

5. 用药期间需要定期检查血细胞计数。

6. 与溴夫定、吉美嘧啶合用可引起严重的不良反应（骨髓抑制）。

7. 用药后可能出现轻度胃肠道反应，如食欲缺乏、恶心、呕吐、腹泻，停药后可消失，还可能出现乏力、寒战、发热、头痛、眩晕、运动失调、皮肤瘙痒、色素沉着等不良反应。

三、植物生物碱及其他天然药物

注射用长春新碱

1. 本品具有抗肿瘤作用，用于急性白血病、非霍奇金淋巴瘤、横纹肌瘤、神经母细胞瘤等。

2. 肝功能不全者应用，可能需调整剂量。

3. 孕妇禁用本品，育龄期女性在用药期间 6 个月内避孕，男性伴侣用药期间和用药后 3 个月内避孕。哺乳期妇女如果用药，应暂停哺乳至少 1 周。

4. 用药期间多喝水。

5. 用药期间需监测心率、肠鸣音和肌腱反射等，如果出现严重四肢麻木、膝反射消失、腹绞痛、心率过快、脑神经麻痹等症状，可能需停药或减量。

6. 用药后可能出现白细胞或血小板减少，每次用药前需监测血细胞计数。用药后还可能出现血清尿酸急性升高，用药后的 3～4 周需要经常测定尿酸水平。用药期间还需定期检查肝、肾功能，可能根据检查结果调整剂量。

7. 如果药液溅到眼睛，可能会出现严重的刺激，立即用生理盐水彻底冲洗眼睛。

8. 如果药液渗出到血管外（注射部位可能出现发红、灼痛、肿胀、水疱、皮肤溃疡或液体渗出），及时告知护士，需停止给药并采取对应治疗措施（如用氯化钠注射液稀释局部、1%普鲁卡因注射液局封、温湿敷或冷敷、破溃皮肤按溃疡处理）。

9. 用药后还可能出现脱发、神经肌肉系统异常（表现为感觉损害或异常、神经炎、运动异常、深部腱反射消失、足下垂、运动失调等）、便秘等不良反应。

注射用长春地辛

1. 本品具有抗肿瘤作用，主要用于治疗非小细胞肺癌、小细胞肺癌、恶性淋巴瘤、乳腺癌、食管癌及恶性黑色素瘤等恶性肿瘤。

2. 若有骨髓功能低下、严重感染者，应告知医师。

3. 孕妇禁用本品。哺乳期妇女如果用药，应暂停哺乳。

4. 静脉给药速度需缓慢，滴注时间为 6～12 小时。

5. 本品可能引起骨髓抑制（可表现为白细胞和血小板计数降低），用药期间可能需检查血常规，必要时可能需停药，还可能需检查肝肾功能。

6. 静脉给药时，如果药液外漏出血管，可能引起局部疼痛、皮肤坏死、溃疡。如果发现药液外漏，立即告知护士，可能需冷敷或局部使用 0.5% 普鲁卡因。

7. 用药后可能出现以下不良反应：食欲缺乏、恶心、呕吐、腹胀、便秘、发热、局部组织刺激反应（如静脉炎）等。

长春瑞滨软胶囊/注射液

1. 本品是抗肿瘤药物，主要用于治疗非小细胞肺癌、转移性乳腺癌、难治性淋巴瘤、卵巢癌。

2. 重度肝功能不全、中性粒细胞计数＜$1.5×10^9$/L、目前或最近 2 周内发生严重感染、血小板计数＜$100×10^9$/L、患有可明显影响长春瑞滨吸收的疾病、曾接受过胃部或小肠切除的重大手术、需长期氧疗者不能使用。

3. 中度肝功能不全者应用，可能需要调整剂量。

4. 软胶囊内的药液具有刺激性。如果药物被切开或损坏，不要服用。药液接触皮肤、黏膜或眼睛可能引起损伤。如果不小心接触，立即用清水（建议选择生理盐水）彻底冲洗。

5. 如果用药后数小时内出现呕吐症状，不要补服药物。

6. 本品可引起便秘，可多饮水、运动，多食用富含纤维素的食物（如水果、蔬菜和谷类）。

7. 本品可引起骨髓抑制，更容易感染，应经常洗手，并远离人群。如果出现发热、寒战、非常严重的咽喉痛等症状，立即就诊并接受检查。

8. 如果放疗部位包括肝脏，不能同时服用本品。

9. 用药期间需要密切监测血液学指标（每次新给药当天测定血红蛋白水平及白细胞、中性粒细胞、血小板计数），以调整治疗方案。要定期监测肝功能。

10. 本品可能降低升白细胞类药物（如培非格司亭、莫拉司亭）的疗效，如需合用应间隔至少 24 小时。

11. 不推荐儿童服用本品。用药后最常引起骨髓抑制（如中性粒细胞减少、贫血和血小板减少），胃肠道不良反应，如恶心、呕吐、腹泻、厌食、腹痛、口腔炎和便秘，感觉神经障碍，以及轻度脱发、乏力、不适、体重下降和发热。

12. 药液外渗可能引起局部皮肤反应，甚至坏死。如果注射部位出现发红、灼痛、肿胀、水疱、皮肤溃疡或药液渗出等症状，需立即停药并局部处理。

13. 在 2～8℃冷藏保存本品。

依托泊苷注射液/胶囊

1. 本品是抗肿瘤药，主要用于治疗小细胞肺癌、恶性淋巴瘤、恶性生殖细胞瘤、白血病，对神经母细胞瘤、横纹肌肉瘤、卵巢癌、非小细胞肺癌、胃癌和食管癌有一定疗效。

2. 骨髓功能障碍者不能使用本品。

3. 本品对性腺有影响，可能导致女性不孕、闭经，男性少精、无精、永久性不育。

4. 本品经静脉滴注给药，滴注时间不少于 30 分钟，滴速过快可能引起低血压、喉痉挛等过敏反应。胶囊在餐前 30～60 分钟服用。

5. 本品可能引起骨髓抑制。用药期间建议定期进行血常规、肝肾功能检查。

6. 用药后可能出现以下不良反应：恶心、呕吐、食欲缺乏、口腔炎、腹痛、腹泻、便秘、皮肤红疹、红斑、瘙痒、脱毛、四肢麻木、头痛、低血压、肺炎、倦怠和疲劳等。

替尼泊苷注射液

1. 本品具有抗肿瘤作用，主要用于治疗急性淋巴细胞白血病、恶性淋巴瘤、中枢神经系统肿瘤、膀胱癌、转移瘤。

2. 严重白细胞减少或血小板减少者不能用本品。

3. 本品影响精子和男性生育力。

4. 孕妇禁用本品。哺乳期妇女如果用药，应暂停哺乳。

5. 为减少低血压的发生，静脉滴注时间不应少于 30 分钟。

6. 用药后可能出现重度骨髓抑制、肝肾功能异常，用药期间需定期监测血细胞计数、肝肾功能。

7. 用药后如果出现恶心、呕吐，可用止吐药控制症状。

8. 如果药物接触到皮肤，立即用肥皂水彻底冲洗。如果接触到黏膜，立即用水彻底冲洗。

9. 用药后可能出现以下不良反应：贫血、恶心、呕吐、口腔炎、厌食、腹泻、腹痛、脱发、过敏反应（主要表现为寒战、发热、心率过快、支气管痉挛、呼吸困难、低血压、皮疹）、荨麻疹、感染、低血压、高血压、头痛、精神错乱、衰弱等。药液外渗到静脉血管外，可能引起组织坏死、血栓性静脉炎。

托泊替康胶囊

1. 本品是抗癌药。口服给药主要用于治疗小细胞肺癌。

2. 有严重骨髓抑制（中性粒细胞＜1500/mm^3）者，不能使用本品。

3. 肾功能不全者服用可能需调整剂量。

4. 如果漏服 1 次或用药后出现呕吐，不要补服，按原计划在下一次服用时间服用下次剂量。

5. 本品可能引起严重的骨髓抑制，导致更容易出血和感染。用药期间注意避免受伤，经常洗手，远离感染人群。如果出现发热、寒战、咽喉痛、淤青、出血或感觉非常疲惫，应及时就诊。

6. 本品可能会影响生育力，导致不孕不育。

7. 用药期间为尽早发现骨髓抑制现象，建议定期检查血常规。

8. 用药后可能出现贫血、恶心、呕吐、脱发、便秘、腹泻等不良反应。

注射用托泊替康

1. 本品经静脉滴注给药。

2. 参见托泊替康胶囊。

伊立替康注射液

1. 本品具有抗肿瘤作用，主要用于治疗晚期大肠癌、转移性大肠癌。

2. 慢性炎症性肠病、肠梗阻、胆红素超过正常值上限的 3 倍、严重骨髓抑制者不能使用。

3. 肝功能不全者使用可能需要调整剂量。

4. 本品可能损害生育力。孕妇禁用本品。哺乳期妇女如果用药，应暂停哺乳。

5. 年龄在 65 岁以上的患者应用本品更容易发生早发性腹泻。

6. 静脉滴注时如果出现药液外渗（可表现为滴注部位发红、灼痛、肿胀、液体渗出），用无菌水冲洗，并给予冰敷。

7. 如果药液接触到皮肤或黏膜，立即用清水彻底冲洗，接触到皮肤还可用肥皂清洗。

8. 用药后可出现腹泻、呕吐、因恶心或呕吐不能摄入液体、脱水（可表现为身体衰弱、轻度头晕）、发热或感染征象、血便或黑粪。

9. 本品可能引起骨髓抑制，每次用药前需监测白细胞计数及分类、血红蛋白和血小板计数；还可能引起肝功能异常，每次用药前、每月或有临床指征时应监测肝功能。

10. 用药后最常见的不良反应包括腹泻、恶心、呕吐、腹痛或腹部痉挛、厌食、便秘、胃肠胀气、口腔炎、消化不良、贫血、乏力、发热、头痛、背痛、寒战、轻度感染、水肿、腹部隆起、体重下降、脱水、脱发、多汗、皮疹、呼吸困难、咳嗽增多、鼻炎等。

11. 本品引起的腹泻包括早发性腹泻（发生在滴注时或滴注结束后短时间内）和迟发性腹泻（用药 24 小时后）。早发性腹泻通常是暂时性的，其伴随症状包括鼻炎、流涎增多、瞳孔缩小、流泪、多汗、潮红、心率过慢、腹部绞痛等。迟发性腹泻持续时间可能较长，可能导致脱水、电解质紊乱或感染，甚至导致死亡。

紫杉醇注射剂

1. 本品具有抗肿瘤作用，主要用于治疗卵巢癌、乳腺癌、非小细胞肺癌、艾滋病相关型卡波西肉瘤。

2. 肝功能不全者使用可能需要调整剂量。

3. 本品可能降低生育力。

4. 老年人使用本品更易出现严重骨髓抑制、严重神经病变和心血管事件。

5. 本品可能导致流产和胎儿损害，还可能有遗传毒性，有生育能力的妇女在用药期间和用药结束后至少 6 个月内需采取有效的避孕措施，男性患者（其女性伴侣具有生育力）在用药期间和用药结束后至少 3 个月内也需避孕。哺乳期妇女如果用药，需停止哺乳。

6. 本品经静脉滴注给药，用药期间可能出现低血压、心率过慢、高血压等。滴注开始后 1 小时内，需要监测生命体征（测量血压、心率和呼吸）。

7. 本品可能引起骨髓抑制，用药后更容易出血和感染。用药期间需监测血细胞计数，监测肝、肾功能。

8. 如果药液接触到皮肤，立即用肥皂彻底清洗；如果接触到黏膜，立即用水彻底冲洗。

多西他赛注射液

1. 本品用于治疗局部晚期或转移性乳腺癌、肺癌，难治性转移性前列腺癌、晚期胃腺癌（包括胃食管结合部腺癌）。

2. 如皮肤接触药液，应立即用肥皂和水彻底清洗；如眼部或黏膜接触药液，立即用水彻底清洗。

3. 有生育能力的妇女用药期间和用药结束后 6 个月内应采取有效的避孕措施。有女性伴侣（具有生育力）的男性患者用药期间和用药结束后 3 个月内应采取有效的避孕措施。

4. 每个周期用药前监测肝功能（胆红素、ALT、AST、ALP）。定期监测肾功能。需要频繁监测全血细胞计数。

5. 本药注射液可能含有乙醇，有用药后出现酒精中毒的报道。驾驶车辆或操作机械者应注意。

6. 用药后如果出现腹泻、口腔炎、皮肤反应，可能需要调整剂量。

7. 用药后常见的不良反应包括贫血、脱发、恶心、呕吐、厌食等，用药后可能出现过敏反应（开始滴注的几分钟内表现为面部潮红、皮疹、胸闷、发热等）。

斑蝥酸钠维生素 B_6 注射液

1. 本品用于治疗原发性肝癌、肺癌及白细胞减少症，亦可用于肝炎、肝硬化及乙型肝炎携带者。

2. 孕妇、哺乳期妇女不宜使用本品。

3. 肾功能不全患者慎用。

榄香烯口服溶液

1. 本品是抗肿瘤药，主要用于辅助治疗食管癌、胃癌。

2. 处于高热状态者不能使用本品。

3. 用药后可能出现白细胞减少，建议在用药期间定期监测血常规。

4. 用药后可能出现恶心、呕吐、腹泻、食欲缺乏等不良反应。症状多为轻度，不影响治疗。

榄香烯注射液

1. 本品是抗肿瘤药，主要与放疗、化疗联用，用于治疗恶性肿瘤（如肺癌、肝癌、食管癌、鼻咽癌、脑瘤、骨转移癌），以增强疗效，减少不良反应，可作癌性胸腔积液、腹水的辅助治疗。

2. 高热，胸腔积液、腹水合并感染者不能使用。

3. 孕妇和哺乳期妇女最好避免使用本品。

4. 首次用药后可能出现轻微发热（多在 38℃ 以下）。在给药前 30 分钟口服泼尼松或解热镇痛药，可预防或减轻发热。

5. 腔内注射可能出现疼痛。加用局部麻醉药，可减轻或缓解疼痛。

6. 用药后可能出现发热、轻度消化道反应。注射部位可能出现轻微刺激疼痛，药液外渗时表现明显，热敷后很快缓解。

羟基喜树碱氯化钠注射液

1. 本品具有抗肿瘤作用，主要用于治疗原发性肝癌、胃癌、头颈部癌、膀胱癌、直肠癌、白血病等恶性肿瘤。

2. 不建议孕妇和哺乳期妇女使用本品。

3. 本品可以经静脉注射、静脉滴注、膀胱灌注、胸腹腔注射、肝动脉灌注或肠系膜下动脉滴注给药。滴注时间 2～4 小时。

4. 为避免膀胱刺激和血尿的发生，用药期间多饮水。

5. 本品可能引起骨髓抑制（表现为白细胞计数下降），用药期间需严格检查血常规。

6. 使用本品期间，接种活疫苗（如流感减毒活疫苗、轮状病毒活疫苗）可能增加活疫苗引起感染的风险。用药期间需推迟接种活疫苗。

7 用药后可能出现恶心、呕吐、食欲缺乏、腹泻、血尿、尿频、尿急、尿痛、嗜睡、乏力、头痛、脱发等不良反应。

8. 静脉给药时，如果药液外渗，可出现局部疼痛和炎症。

羟喜树碱注射液

1. 本品具有抗肿瘤作用，主要用于治疗原发性肝癌、胃癌、头颈部癌、膀胱癌、直肠癌、白血病等恶性肿瘤。

2. 参见羟基喜树碱氯化钠注射液。

高三尖杉酯碱注射液

1. 本品用于治疗各型急性非淋巴细胞白血病，对骨髓增生异常综合征（MDS）、慢性粒细胞白血病、真性红细胞增多症亦有一定疗效。

2. 本品静脉滴注给药，滴注时间不少于 3 小时。

3. 孕妇和哺乳期妇女禁止使用本品。

4. 用药期间应检查血常规，每周检查白细胞计数及分类、血小板计数、血红蛋白 1～2 次，如血细胞在短期内迅速减少，应每日检查血常规。用药期间应检查肝肾功能、心脏体征和心电图。

5. 用药期间可能会出现厌食、恶心、呕吐症状。

四、细胞毒类抗菌药及相关药物

注射用放线菌素 D

1. 本品用于治疗霍奇金淋巴瘤、神经母细胞瘤、无转移性绒癌、睾丸癌、肾母细胞瘤、尤因肉瘤、横纹肌肉瘤。

2. 孕妇不能使用本品，育龄期女性在用药期间和用药后 6 个月内、其男性伴侣在用药期间和停药后 3 个月内避孕。哺乳期妇女在用药期间和用药后 14 天停止哺乳。

3. 如果皮肤接触药液，立即用大量水冲洗至少 15 分钟。

4. 用药后可能会出现肝肾功能损害、骨髓抑制，需要频繁监测肝肾功能、血常规。

5. 用药后可能出现恶心、呕吐、腹泻、口腔溃疡、脱发、皮肤红斑、色素沉着等不良反应。

6. 如果药液渗出到血管外，可表现为注射部位发红、灼痛、肿胀等，可局部注射氢化可的松并冷敷。

注射用盐酸多柔比星

1. 本品是抗肿瘤药，主要用于诱导缓解恶性肿瘤，包括急性白血病、恶性淋巴瘤、实体瘤（尤其是乳腺癌、肺癌、软组织肉瘤、骨肉瘤）。

2. 有以下情况者不能使用本品：严重器质性心脏病、心功能异常（如严重心律失常、心肌功能不全）、曾经出现心肌梗死、曾经使用细胞毒药物出现持续的骨髓抑制或严重的口腔溃疡、全身性感染、发热、胃肠道梗阻、肺功能失代偿、水痘、带状疱疹、之前使用蒽环类药治疗已达药物最大累积剂量、侵袭性肿瘤已穿透膀胱壁、尿路感染、膀胱炎、导管插入困难（如由于巨大的膀胱内肿瘤）。

3. 肝肾功能损害者可能不能使用或需要调整剂量。

4. 本品可能引起女性不孕，也可能损伤精子，引起永久性少精症或无精症。育龄期女性用药期间和停药后 6 个月内需采取有效的避孕措施。性伴侣为育龄期女性的男性患者在用药期间和停药后 3 个月内需避孕。本品可通过胎盘，可能对胎儿有毒性，孕妇禁用。本品可通过乳汁分泌，哺乳期妇女如果用药，需停止哺乳。

5. 本品可以经静脉给药、动脉注射、膀胱灌注或浆膜腔内给药，不能肌内注射、皮下注射或鞘内注射给药。药液输注过程中需要避光。膀胱灌注给药：为避免药物被尿液不适当的稀释，在灌注前 12 小时内建议不要摄入液体，尿量限制在每小时约 50ml。当药物在一个位置停留 15 分钟后，需转体 90° 改变体位。通常接触药物时间为 1 小时，结束后需排尿，并进行尿道冲洗。

6. 本品可能引起骨髓抑制（如血小板减少），导致更容易出血。

7. 用药期间多饮水，以减少发生高尿酸血症的风险。

8. 用药后可能出现心脏毒性。用药期间需监测心脏功能，如定期监测左室射血分数、心电图、超声心动图等。

9. 每个用药周期都需进行血液学检查。用药期间需检查肝功能。用药后可能因肿瘤细胞崩解出现肿瘤溶解综合征，可表现为高尿酸血症等。用药期间需监测血尿酸、钾、钙、磷和肌酐等。

10. 避免药液接触皮肤或眼睛，用药后 5 天内还要避免体液接触自己或家人的皮肤。如果不小心接触，立即用肥皂和清水彻底清洗皮肤，用碳酸氢钠溶液冲洗眼部。

11. 使用多柔比星 1～2 天后，尿液呈红色。

12. 本品最主要的不良反应是骨髓抑制（严重骨髓抑制可表现为发热、感染、败血症、出血等）和心脏毒性。最常见的不良反应包括感染、贫血、食欲缺乏、腹泻、呕吐、恶心、黏膜炎或口腔炎、掌跖红肿疼痛综合征、脱发、发热、虚弱、寒战、体重增加等。

13. 膀胱灌注可能引起血尿、膀胱及尿道烧灼感、排尿困难、尿痛、尿频等症状，但都是轻微、短暂的。

注射用盐酸柔红霉素

1. 本品具有抗肿瘤作用，主要用于治疗急性粒细胞白血病、急性淋巴细胞白血病、神经母细胞瘤、横纹肌肉瘤。

2. 有心脏病或曾患心脏病、持续性骨髓抑制、严重感染、之前使用蒽环类药（包括柔红霉素）已达最大累积剂量者不能使用本品。

3. 肝肾功能不全者不能使用本品或需要调整剂量。

4. 本品可能抑制生育力，导致停经和精子缺乏，可能导致胎儿畸形，育龄期女性在用药期间需采取有效的避孕措施。男性患者在用药期间及停药后6个月内需采取有效的避孕措施。哺乳期妇女如用药应停止哺乳。

5. 本品可能对性腺有影响。

6. 用药前可适当给予止吐治疗，以预防或减轻恶心、呕吐。

7. 本品可引起恶心和呕吐，可能损害患者驾驶或操作机器的能力，应避免驾驶车辆或操作机械。

8. 用药期间多饮水，以保证足够的排尿量。

9. 用药后1～2天的尿液可能呈红色。

10. 本品可能引起骨髓抑制和心脏毒性，肝肾功能损伤可能导致毒性增加。用药期间需定期进行血液、心肌功能和肝肾功能检查。

11. 用药后可能出现肿瘤溶解综合征（可表现为高尿酸血症和尿酸性肾病），可能损伤肾功能。用药期间需监测血尿酸、钾、钙、磷及肌酐水平。

12. 用药后可能出现食欲缺乏、恶心、呕吐、腹痛、脱发、倦怠、头痛、眩晕、过敏反应（可表现为畏寒、呼吸困难、发热、皮疹等）等不良反应。

13. 静脉给药时，如果药液渗出血管外，可能引起组织损坏和坏死。如果注射部位出现发红、灼痛、肿胀、水疱、皮肤溃疡或渗出液体，需立即停止给药，并采取相应措施。

注射用盐酸阿柔比星

1. 阿柔比星是抗癌药，主要用于急性白血病、恶性淋巴瘤及其他恶性实体肿瘤。

2. 心功能异常或曾经患有严重心脏病及肝、肾功能异常不能使用。

3. 孕妇慎用。哺乳期妇女如用药应停止哺乳。

4. 本品经静脉注射或静脉滴注给药。如果药液渗出血管外，会引起局部坏死。

5. 本品可能引起骨髓抑制、心脏毒性和肝肾功能异常。用药期间可能需要监测血常规、肝肾功能和心电图变化。

6. 用药后可能出现消化道反应、轻度脱发、发热、静脉炎等不良反应。

注射用盐酸吡柔比星

1. 本品具有抗肿瘤作用，主要用于治疗乳腺癌、恶性淋巴瘤、急性白血病、膀胱癌、肾盂输尿管癌、卵巢癌、子宫内膜癌、宫颈癌、头颈部癌、胃癌。

2. 由放疗或化疗导致明显的骨髓抑制、严重器质性心脏病或心功能异常、使用过大剂量蒽环类药（如多柔比星、柔红霉素）者及育龄期女性不能使用本品。

3. 肝转移或肝功能不全者使用剂量可能需要调整。

4. 孕妇禁用。哺乳期妇女如用药应停止哺乳。

5. 本品经静脉注射、动脉注射或膀胱灌注给药。

6. 本品可能引起骨髓抑制、心脏毒性和肝肾功能异常。用药期间需密切监测血常规、心脏功能（原则上每周期进行心电图检查）、肝肾功能。

7. 用药后可能出现恶心、呕吐、食欲缺乏、口腔黏膜炎、腹泻、脱发、皮肤色素沉着、皮疹等不良反应。静脉注射时，药液外渗可能引起血管痛、静脉炎、注射部位硬结坏死。如果出现以上情况，局部使用利多卡因、硫酸镁湿敷联合激素治疗。膀胱灌注给药后可能出现尿频、尿痛等膀胱刺激症状和血尿。

盐酸表柔比星注射液

1. 本品具有抗肿瘤作用，主要用于治疗恶性淋巴瘤、乳腺癌、肺癌、软组织肉瘤、食管癌、胃癌、肝癌、胰腺癌、黑色素瘤、结肠直肠癌、卵巢癌、多发性骨髓瘤、白血病。本品膀胱灌注可治疗浅表性膀胱癌、原位癌和预防其经尿道切除术后的复发。

2. 以下情况，不能经静脉使用本品：持续性骨髓抑制，心肌病、近期发作过心肌梗死、严重心律失常，已使用最大累积剂量的表柔比星或其他蒽环类药（如多柔比星或柔红霉素）、蒽二酮类药，重度黏膜炎。

3. 尿路感染、膀胱炎、尿血不能经膀胱灌注本品。

4. 肝肾功能不全者可能需要调整剂量。

5. 本品可能引起女性不可逆的闭经及男性少精、无精或永久性不育，可能导致胎儿损害，不推荐孕妇使用。女性患者在用药期间及停药后至少6个月内最好避孕。有育龄期女性伴侣的男性患者在用药期间和停药后3个月内需有效避孕。哺乳期妇女如果用药，在用药期间及停药后至少 7 天内需停止哺乳。

6. 本品经静脉给药或膀胱灌注给药。小静脉给药或同一血管反复给药可引起静脉硬化，建议经中心静脉滴注给药。本品具有溶血性，给药时需缓慢，滴注时还需严密监测血常规。膀胱内给药时，本品通过导管灌注并在膀胱内保持约 1 小时。在灌注期间，患者需时常变换体位，以保证膀胱黏膜最大面积地接触药物。为避免药物被尿液稀释，灌注前 12 小时不要饮用任何液体。治疗结束时需排空尿液。

7. 本品可能引起心脏毒性，治疗期间和随访期间需监测心脏功能。如果出现呼吸困难、少尿、腹水等症状，及时告知医师。本品可能引起骨髓抑制，用药前及每个周期都需进行血液学监测。如果出现严重骨髓抑制症状，如发热、感染、出血、组织缺氧等，及时告知医师。

8. 用药期间需监测血清总胆红素和肝酶水平，可能需根据检查结果调整剂量。

9. 用药后可能出现肿瘤溶解综合征（可表现为高尿酸血症）。用药期间需监测血尿酸、钾、钙、磷和肌酐水平。用药时补充充足的水分、碱化尿液、使用别嘌醇可预防高尿酸血症的出现。

10. 用药后 1～2 天尿液变红是正常现象，放心使用。用药后可能出现口腔黏膜炎（通常发生在给药早期，严重时会进展为黏膜溃疡）。

11. 用药后可能出现食欲缺乏、潮热、腹泻、恶心、呕吐、腹部不适、脱发、皮疹、瘙痒、闭经、乏力等不良反应。静脉滴注时药液外渗可引起局部疼痛、组织严重损伤（如起疱、严重蜂窝织炎）和坏死。如果出现药液外渗，立即告知护士。膀胱灌注可能引起化学性膀胱炎（可表现为排尿困难、多尿、夜尿、痛性尿淋漓、血尿等）。

盐酸米托蒽醌注射液/葡萄糖注射液/氯化钠注射液

1. 本品是抗肿瘤药，主要用于治疗恶性淋巴瘤、乳腺癌、急性白血病，对肺癌、黑色素瘤、软组织肉瘤、多发性骨髓瘤、肝癌、大肠癌、肾癌、前列腺癌、子宫内膜癌、睾丸肿瘤、卵巢癌、头颈部癌有一定的疗效。

2. 肝功能不全，伴有心、肺功能不全的恶病质患者不能使用。

3. 本品可能导致闭经、卵巢衰竭和男性不育。

4. 本品有潜在的生殖毒性，孕妇禁用。本品可通过乳汁分泌，哺乳期妇女如果用药，需停止哺乳。

5. 经静脉滴注给药，滴注时间不少于 30 分钟。如果出现药液外渗（注射部位可出现发红、肿胀、疼痛、灼热、皮肤变蓝），需停止输液。

6. 用药期间多喝水。

7. 本品可能引起出血。用药期间避免受伤。如果出现大便黑色或带血、血尿、皮肤针尖样红斑，及时告知医师。

8. 本品可能引起白细胞减少，使感染的风险增加。如果出现发热、寒战、咳嗽、声音嘶哑、腰部疼痛、尿痛或排尿困难，及时告知医师。

9. 本品可能引起骨髓抑制和心脏毒性，用药期间需密切监测血常规、心电图，必要时还需测定左心室排血量、超声心动图等。如果出现咳嗽、呼吸急促、水肿等心力衰竭症状，立即告知医师。用药期间还需监测肝肾功能。

10. 本品随尿液排出，可使尿液呈蓝色或蓝绿色，眼白也可能变成轻微的蓝绿色，尤其是用药 24 小时内。

11. 用药后可能出现心悸、恶心、呕吐、食欲缺乏、腹泻、乏力、脱发、皮疹、口腔炎等不良反应。

注射用盐酸伊达比星

1. 本品是抗肿瘤药物，主要用于治疗急性白血病。

2. 以下情况不能使用本品：严重肝、肾功能损害，严重心肌功能不全，近期发生过心肌梗死，严重心律失常，持续性骨髓抑制，之前使用伊达比星和（或）其他蒽环类、蒽二酮类药已达最大累积剂量。

3. 本品可能会损伤男性患者的生育力（精子染色体损害）。有生育能力的妇女在用药期间采取避孕措施，男性患者在用药期间和停药后 3 个月内也需采取避孕措施。哺乳期妇女如用药应停止哺乳。

4. 儿童用药后更容易出现心脏毒性。

5. 本品可能会引起心脏功能损害，用药期间建议定期评估心脏功能，包括定期检查左心射血分数、心电图、超声心动图等。本品还可能引起严重的骨髓抑制、高尿酸血症，定期进行血液学检查（如白细胞计数），以及血尿酸、钾、磷酸钙、肌酐检查。用药期间还需定期检查肝肾功能。

6. 用药后 1～2 天尿液可能变成红色。

7. 用药期间需补充充足的水分、碱化尿液、使用别嘌醇，以预防高尿酸血症，从而减少肿瘤溶解综合征的发生。

8. 如果药液与皮肤或眼接触，立即用大量清水、肥皂或碳酸氢钠溶液冲洗，并采取适当的治疗措施。

9. 用药后可能出现感染、贫血、厌食、脱水、心律失常、出血、潮红、静脉炎、腹痛、腹泻、黏膜炎/口腔炎、恶心、呕吐、肢端红斑、脱发、皮疹、瘙痒、皮肤和指甲色素沉着、发热、出血等不良反应。

10. 静脉注射或同一静脉反复注射本品可能导致静脉硬化。药液外渗可能引起严重蜂窝织炎及坏死（注射部位可能出现发红、灼痛、肿胀、水疱、皮肤溃疡或液体渗出）。

注射用盐酸平阳霉素

1. 本品用于治疗头颈部鳞癌、皮肤癌、乳腺癌、食管癌、宫颈癌、外阴癌、阴茎癌、恶性淋巴瘤、肝癌、坏死性肉芽肿、翼状胬肉、鼻息肉。

2. 孕妇禁用，哺乳期妇女用药期间暂停哺乳。

3. 本品可以经肌内注射、静脉注射、动脉注射、瘤体内注射、息肉内注射给药。

4. 用药后可出现发热、过敏反应（如皮疹）、肺炎样症状（如咳嗽、咳痰、呼吸困难等）、休克样症状（如血压降低、发冷发热、喘鸣、意识模糊等）、胃肠道反应（如恶心、呕吐、食欲缺乏等）、皮肤反应（如色素沉着、角化增厚、皮炎、皮疹等）、脱发、肢端麻木或疼痛、口腔炎等不良反应。

注射用丝裂霉素

1. 本品具有抗肿瘤作用，主要用于治疗胃癌、肺癌、乳腺癌、肝癌、胰腺癌、结直肠癌、食管癌、卵巢癌、宫颈癌、宫体癌、头颈部肿瘤、膀胱肿瘤、癌性腔内积液。

2. 患有水痘或带状疱疹者，不能使用本品。

3. 长期使用本品可能抑制卵巢及睾丸功能，造成闭经和精子缺乏。本品可能损害胎儿，在用药期间及末次用药后 6 个月内采取有效的避孕措施。有育龄期女性伴侣的男性患者在用药期间及末次用药后 3 个月内需采取有效的避孕措施。哺乳期妇女如果用药，在用药期间及末次用药后 1 周内需停止哺乳。

4. 儿童用药的安全性暂不清楚。

5. 本品可以经静脉注射、动脉注射、腔内注射或膀胱内注射给药。静脉给药可能会引起血管痛、静脉炎、血栓，应尽量减慢注射速度。

6. 本品可能引起骨髓抑制和肝肾毒性，用药

期间需密切监测血常规、肾功能、肝功能，停药后几个月内仍需随访监测血常规、肾功能。

7. 肝动脉内给药可能出现肝及胆道损害（胆囊炎、胆管坏死、肝实质损害等），用药后需用造影等方法充分确认药物的分布范围。

8. 用药后的尿液可能变成紫色至蓝色。用药后至少 6 小内避免尿液接触皮肤，小便后用肥皂和水清洗手、大腿内侧和生殖器。沾上尿液的衣物需立即单独清洗，不能与其他衣物混合。

9. 用药后可能出现食欲缺乏、恶心、呕吐、血尿、乏力等不良反应。

10. 本品还可能引起严重不良反应，如骨髓抑制（可表现为出血、贫血等）、溶血性尿毒症综合征（可表现为疲乏、虚弱、出血、瘀痕、尿量改变、发热、水肿）、微血管性溶血性贫血、急性肾衰竭、间质性肺炎或肺纤维化（可表现为发热、咳嗽、呼吸困难）。

11. 动脉内给药可能出现动脉支配区域疼痛、发红、红斑、水疱、糜烂、溃疡等皮肤损害，导致皮肤及肌肉坏死。本品对局部组织有较强的刺激性。药液渗出血管，可引起局部红肿、疼痛、坏死和溃疡。

注射用盐酸博来霉素

1. 本品具有抗肿瘤作用，主要用于治疗皮肤癌、头颈部癌、食管癌、肺癌、神经胶质瘤、甲状腺癌、宫颈癌、睾丸癌、霍奇金淋巴瘤等恶性淋巴瘤及阴道、外阴、阴茎鳞癌。

2. 水痘、严重肺部疾病、严重弥漫性肺纤维化、严重心脏疾病、胸部及其周围接受放疗者不能使用本品。

3. 肝、肾功能不全者不能用药或需要调整剂量。

4. 本品可能影响男性的生育力。本品能导致胎儿骨骼畸形、动脉短缩、输尿管积水和流产，孕妇尽量避免使用。哺乳期妇女如果用药，需停止哺乳。

5. 60 岁以上老年人用药更易出现间质性肺炎、肺纤维化。70 岁以上老年人最好不要使用。

6. 儿童用药的安全性和有效性暂不清楚。

7. 避免药物接触眼睛。

8. 用药后可能出现肺、血液系统、肝脏和肾脏不良反应，用药期间需进行肺部检查（包括有无啰音、胸部 X 线、肺功能等），还需检查血常规、血胆红素、肝酶、血尿素氮、血尿酸、肌酐清除率。

9. 用药后可能出现皮肤硬化、色素沉着、瘙痒性皮炎、脱发、发热、寒战、乏力、厌食、体重减

轻、恶心、呕吐、口腔炎、指甲改变、贫血等不良反应。

10. 用药后还可能出现严重的不良反应，如间质性肺炎和肺纤维化（可表现为呼吸困难、咳嗽、胸痛等）、休克、出血。

11. 长期静脉给药，注射部位周围的静脉壁可能变硬；反复肌内注射也会引起局部硬结，需经常改变注射部位。

五、铂化合物

注射用卡铂

1. 本品用于治疗小细胞肺癌、头颈部鳞癌、睾丸肿瘤、恶性淋巴瘤、宫颈癌、膀胱癌、非小细胞肺癌、食管癌、精原细胞瘤、间皮瘤，以及晚期卵巢上皮癌的一线治疗或其他治疗失败后的二线治疗。

2. 前一疗程完成后 4 周方可进行下一疗程治疗。曾使用过顺铂的患者，使用本品可使神经毒性（如感觉异常）的发生频率和严重程度增加，还可使骨髓抑制、恶心、呕吐的严重程度增加；曾使用顺铂导致听力损伤的患者，使用本品可使耳毒性持续或加重。

3. 男性患者和有生育能力的妇女治疗期间和治疗结束后 6 个月内应采取有效的避孕措施。本品可能降低男性的生育力。哺乳期妇女用药期间暂停哺乳。

4. 本品可引起呕吐和骨髓抑制。

5. 用药期间定期监测听力、神经功能。

6. 用药前和用药期间定期监测血常规、肝肾功能，其中监测血细胞、血小板至少每周 1～2 次。用药期间监测电解质水平。

7. 用药后可能出现贫血、恶心、呕吐、腹泻、便秘、食欲缺乏、过敏反应、味觉丧失、脱发、发热等不良反应。

注射用顺铂

1. 本品具有抗肿瘤作用，主要用于治疗实体瘤，包括小细胞肺癌、非小细胞肺癌、胃癌、食管癌、睾丸癌、卵巢癌、宫颈癌、子宫内膜癌、膀胱癌、前列腺癌、乳腺癌、头颈部鳞癌、非精原细胞性生殖细胞瘤、恶性黑色素瘤、骨肉瘤、神经母细胞瘤、肾上腺皮质癌、恶性淋巴瘤。本品作为放疗增敏剂，与放疗联用。

2. 严重肾功能不全、骨髓功能减退、失水过多、水痘、带状疱疹、痛风、高尿酸血症、近期感染者不能使用本品。

3. 本品可能对胎儿有毒性。可能降低女性和男性的生育力，影响精子质量。建议育龄期女性在用药期间和停药后 14 个月内采取有效的避孕措施，伴侣为育龄期女性的男性患者在用药期间和停药后 11 个月内也需采取有效的避孕措施。哺乳期妇女如果用药，需停止哺乳。

4. 儿童用药后可能出现较严重的耳毒性，尤其是重复用药后。

5. 本品可能影响注意力，用药期间避免驾驶或操作机器。

6. 为降低肾毒性，用药前和用药后 24 小时内需补充充足的水分（包括静脉补水或多喝水），保证每天液体摄入总量达 3L。

7. 本品可能引起肝肾毒性、骨髓抑制、耳毒性、神经毒性。用药期间需定期监测肝肾功能、全血细胞计数、听力、神经系统功能。本品还可能引起代谢及营养异常（如低镁血症及低钙血症），用药期间需监测血清电解质水平。

8. 用药后可能出现肾毒性反应（可表现为血尿）、骨髓抑制（可表现为贫血）、严重的恶心和呕吐（一般在用药后 1～4 小时出现，并可维持到用药结束后 1 周）、耳毒性（如耳鸣、高频听力丧失）、过敏反应反应（用药后几分钟内可能出现面部水肿、喷嚏、喘鸣、心率过快、低血压、皮疹）、神经毒性反应（多见于周围神经损伤，可表现为运动失调、肌痛、上下肢感觉异常、躯干肌力下降）等不良反应。

注射用奥沙利铂

1. 与氟尿嘧啶和亚叶酸联用于转移性结直肠癌、结肠癌的辅助治疗。

2. 孕妇不可以使用本品，哺乳期妇女用药期间暂停哺乳。

3. 本品可导致头晕、恶心、呕吐、影响步态和平衡的神经系统症状，导致视觉异常（尤其是短暂性视力丧失），可能对驾驶车辆和操作机械有影响。

4. 如本品接触到皮肤或黏膜，应立即用大量清水冲洗。

5. 在初次治疗前及每个周期治疗前应进行血液学检查（全血细胞计数）。

6. 用药前和用药期间定期检查神经系统功能（尤其与具有神经毒性的药物合用时）。

7. 用药期间监测血生化（包括血肌酐、ALT、AST、胆红素、电解质）。

8. 如果与口服抗凝药合用，应监测国际标准化比值（INR）和凝血酶原时间。

9. 用药后可能出现恶心、呕吐、腹泻、感觉异常、神经痛、耳毒性反应、精神错乱、视觉异常、过敏反应（如紫癜、皮肤潮红）等不良反应。

10. 本品不能用含氯化物的溶液稀释。

注射用洛铂

1. 本品具有抗肿瘤作用，主要用于治疗乳腺癌、小细胞肺癌、慢性粒细胞白血病。

2. 骨髓抑制、凝血障碍者不能使用本品，可增加出血的风险和肾功能损害。

3. 孕妇禁用。有生育计划的女性在用药期间和停药后 6 个月内需采取有效的避孕措施。哺乳期妇女如果用药，需停止哺乳。

4. 本品可能引起骨髓抑制和肝酶升高等不良反应。每个疗程用药前和用药后第 2 周需监测全血细胞计数、血生化。

5. 用药后可能出现恶心、呕吐、腹泻、感觉异常、神经痛、耳毒性反应、精神错乱、视觉异常、过敏反应（如紫癜、皮肤潮红）等不良反应。

注射用奈达铂

1. 本品具有抗肿瘤作用，主要用于治疗头颈部癌、小细胞肺癌、非小细胞肺癌、食管癌、卵巢癌等实体瘤。

2. 明显的骨髓抑制、有严重并发症、严重肝功能不全者不能使用本品。

3. 肾功能不全者不能使用本品或需要调整剂量。

4. 本品可能对性腺有影响，有致畸和引起胎儿死亡的作用，孕妇禁用。哺乳期妇女如果使用，需停止哺乳。

5. 本品可能引起骨髓抑制、肝肾功能异常和耳毒性反应，用药期间需定期进行血液、肝功能、肾功能检查，还需进行听力检查。

6. 本品主要经肾脏排泄，为减少肾小管损伤，用药期间需补充充足的水分（如适当输液、多饮水）。

7. 用药后可能出现恶心、呕吐、食欲缺乏、脱发等不良反应。

六、单克隆抗体

利妥昔单抗注射液

1. 本品是抗肿瘤药，主要用于治疗非霍奇金淋巴瘤、慢性淋巴细胞白血病。

2. 鼠蛋白过敏、严重活动性感染者不能使用本品。

3. 本品可通过胎盘，孕妇用药后可引起早产、新生儿血液学异常。育龄期女性用药期间及停药后 12 个月内需采取有效的避孕措施。本品可通过乳汁分泌，哺乳期妇女如果用药，在用药期间和停药后 6 个月内最好不要哺乳。

4. 本品经静脉滴注给药，不能静脉注射。

5. 为降低输液反应的发生率和严重程度，每次滴注前需预先使用解热镇痛药（如对乙酰氨基酚）和抗组胺药（如苯海拉明），还需预先使用糖皮质激素，尤其是治疗方案不包括皮质激素时。

6. 用药后感染的风险增加。

7. 用药后可能出现低血压，滴注前 12 小时和滴注期间可能需停用抗高血压药物，还需要监测血压。

8. 用药期间可能需定期监测全血细胞计数。肺功能不全或肿瘤肺浸润的患者用药期间需进行胸部 X 线检查。用药后出现呼吸系统症状和低血压的患者需监护至少 24 小时。

9. 用药后最常见的不良反应：感染、水肿、恶心、皮肤瘙痒、皮疹、发热、寒战、虚弱、头痛等。

西妥昔单抗注射剂

1. 对本品过敏的患者禁用。

2. 初次给药时，建议滴注时间为 120 分钟，随后每周给药的滴注时间为 60 分钟，最大滴注速率不得超过 10mg/min。滴注时不能随意调节滴速。

3. 常见皮肤干燥和干裂，并可有炎症和感染后遗症（如睑缘炎、唇炎和蜂窝织炎）、低镁血症、过敏反应、输液反应。

4. 建议体能状况低下或伴有心肺疾病的患者应密切监测，特别是在首次给药期间，如果相关输液反应发生于滴注晚期或后续滴注中，相应的处理则取决于反应的严重程度，1 级：密切监督下持续缓慢滴注；2 级：持续缓慢滴注及立即采取对症措施治疗；3 级和 4 级：立即停止滴注，积极对症治疗同时停止本品的进一步治疗。

5. 本品会导致患者对光敏感，并可能加剧任何可能发生的皮肤反应。建议患者涂防晒霜和戴帽子。

6. 使用期间如发生急性或恶化的肺部症状，立即停用。

帕博利珠单抗注射剂

1. 禁用于对本品过敏者。

2. 慎用于曾使用其他免疫刺激性抗癌药出现严重或危及生命的皮肤不良反应的患者。

3. 慎用于轻度肝功能不全者，中重度肝功能不全患者禁用。

4. 用药期间监测肝功能、肾功能、血糖、全血细胞计数。

5. 本品与阿昔替尼联用前和联用期间定期监测肝酶。

6. 用药前监测甲状腺功能，用药期间定期或于临床需要时监测。

7. 有生育能力的妇女用药前应进行妊娠试验。孕妇禁用。

8. 如出现肾上腺功能不全、症状性垂体炎，应监测垂体功能和激素水平，以确保采取适当的激素替代治疗。

9. 有生育能力的妇女用药期间及停药后至少 4 个月内应采取有效的避孕措施。

10. 本品可引起疲劳，可能对驾驶车辆和操作机械的能力产生轻微影响。

特瑞普利单抗注射剂

1. 禁用于对本品过敏者。

2. 本品在中度或重度肝功能不全患者中使用的安全性及有效性尚未建立，不推荐用于中、重度肝功能不全患者。轻度肝功能不全患者慎用本品。

3. 本品在中度或重度肾功能不全患者中使用的安全性和有效性尚未建立，不推荐用于中、重度肾功能不全的患者。轻度肾功能不全患者应在医师指导下慎用本品。

4. 孕妇禁用。哺乳期妇女如果使用，应停药或停止哺乳。

5. 儿童用药的安全性及有效性尚未确定。

6. 如出现 3、4 级肺炎或 2 级肺炎复发、4 级腹泻或结肠炎，应永久停药。

7. 应定期（每个月）监测肝功能及肝炎的症状和体征。如出现免疫相关性肝炎，应增加肝功能监测频率。

8. 应定期（每个月）监测肾功能及肾炎的症状和体征。如出现免疫相关性肾炎，应增加肾功能监测频率。

9. 应密切监测甲状腺功能及相关的临床症状和体征。

10. 应密切监测血糖及相关的临床症状和体征，根据临床需要给予胰岛素替代治疗。

11. 应密切监测肾上腺功能（包括激素水平）及相关的临床症状和体征。

12. 应密切监测血小板水平及有无出血倾向的症状和体征，如牙龈出血、瘀斑、血尿。

13. 应密切监测免疫相关性肺炎的症状（如呼吸困难、缺氧）、体征，并进行影像检查（如局部毛玻璃样改变、斑块样浸润）。

14. 对于疑似免疫相关性不良反应，应进行充分的评估以排除其他病因。大多数免疫相关性不良反应是可逆的，可通过中断用药、给予皮质激素治疗和（或）支持治疗来处理。整体而言，对于大部分 3～4 级及某些特定的 2 级免疫相关性不良反应，应暂停给药。对于 4 级及某些特定的 3 级免疫相关性不良反应，需永久停药。

15. 对于 3～4 级及某些特定的 2 级免疫相关性不良反应，给予 1～2mg/（kg·d）泼尼松（或等效剂量的其他皮质激素）治疗，直至改善到≤1 级。皮质激素需至少 1 个月的时间逐渐减量直至停药，快速减量可能引起不良反应恶化或复发。如果不良反应在皮质激素治疗后继续恶化或无改善，则应加用其他免疫抑制剂治疗。

16. 任何复发 3 级免疫相关性不良反应的患者、末次给药后 12 周内 2～3 级免疫相关性不良反应未改善到 0～1 级（内分泌疾病除外）的患者，以及末次给药 12 周内皮质激素剂量未能降至≤10mg/d 泼尼松等效剂量的患者，应永久停药。

17. 本品可能导致疲乏，建议患者谨慎驾驶或操作机械。

18. 育龄期女性使用本品期间及停药后至少 2 个月内应采取有效避孕措施。

19. 已观察到本品治疗肿瘤的非典型反应（如治疗最初数月内肿瘤暂时增大或出现新发小病灶，随后肿瘤缩小）。如患者临床症状稳定或持续减轻，即使有疾病进展的初步证据，基于总体临床获益的判断，也可考虑继续使用本品，直至证实疾病进展。

替雷利珠单抗注射剂

1. 禁用于对本品过敏者。

2. 慎用于轻至中度肝、肾功能不全者，禁用于重度肝肾功能不全患者。

3. 监测肺炎的症状和体征及放射学改变。如疑似出现免疫相关性肺炎，应采用影像学、肺功能、动脉血氧饱和度等检查进行评估和确认。

4. 监测免疫相关性结肠炎的症状和体征，应考虑肠穿孔的潜在风险，必要时行影像学和（或）内镜检查确认。

5. 定期（每个月）监测肝功能及肝炎的症状和体征。如出现免疫相关性肝炎，应增加肝功能监测频率。

6. 定期（每个月）监测肾功能及肾炎的症状和体征。如出现免疫相关性肾炎，应增加肾功能监测频率。

7. 密切监测甲状腺功能及相应的临床症状和体征。

8. 监测并评估垂体相关激素水平，必要时行功能试验，考虑垂体磁共振成像（MRI）检查和自身免疫性抗体检查。

9. 监测并评估肾上腺功能相关激素水平，必要时行功能试验。

10. 监测心肌炎的临床症状和体征。如疑似出现免疫相关性心肌炎，应进行心肌酶谱等相关检查。

11. 监测胰腺炎的临床症状和体征，开始用药时、用药期间定期及有临床指征时监测血淀粉酶和脂肪酶。

12. 密切监测血小板水平及出血倾向的症状和体征。

13. 用于治疗局部晚期或转移性尿路上皮癌时，应筛查患者是否存在 PD-L1 高表达。

14. 本品可能导致疲乏，建议患者谨慎驾驶车辆或操作机械。

15. 育龄期女性使用本品期间及停药后至少 5 个月内应采取有效避孕措施。

卡瑞利珠单抗注射剂

1. 禁用于对本品过敏者，重度肾功能不全者、中度和重度肝功能不全者不推荐使用。

2. 慎用于轻至中度肾功能不全者、轻度肝功能不全者、＞65 岁老年人。

3. 反应性毛细血管增生症可能发生在皮肤以外的其他组织（包括内脏器官），必要时应进行相应的医学检查，如大便隐血、内镜及影像学检查。

4. 如疑似出现免疫相关性肺炎，应通过影像学检查进行确认并排除其他病因。

5. 如出现免疫相关性腹泻或结肠炎，应考虑肠穿孔的发生风险，必要时通过影像学和（或）内镜检查以确认。

6. 应每月监测肝功能。如出现免疫相关性肝炎，应增加肝功能的检查频率。

7. 应每月监测肾功能。如出现免疫相关性肾炎，应增加肾功能的检查频率。

8. 应密切监测甲状腺功能、血糖水平、血小板水平。

9. 应密切监测垂体炎的症状和体征，包括垂体

功能减退和继发性肾上腺功能不全。

10. 治疗开始时、治疗期间定期及具有临床指征时监测脂肪酶和淀粉酶。

11. 如疑似出现免疫相关性心肌炎，应进行充分的评估以确认病因，并进行心肌酶谱等相关检查。

12. 本品可能导致疲乏，建议患者谨慎驾驶车辆或操作机械。

13. 育龄期女性使用本品期间及停药后至少 2 个月内应采取有效避孕措施。

信迪利单抗注射剂

1. 禁用于对本品过敏者。

2. 慎用于轻至中度肝、肾功能不全者。

3. 禁用于重度肝、肾功能不全者。

4. 监测肺炎的症状和体征及放射学改变。如疑似出现免疫相关性肺炎，应采用影像学、肺功能、动脉血氧饱和度等检查进行评估和确认。

5. 监测免疫相关性结肠炎的症状和体征，应考虑肠穿孔的潜在风险，必要时行影像学和（或）内镜检查确认。

6. 定期（每个月）监测肝功能及肝炎的症状和体征。如出现免疫相关性肝炎，应增加肝功能监测频率。

7. 定期（每个月）监测肾功能及肾炎的症状和体征。如出现免疫相关性肾炎，应增加肾功能监测频率。

8. 密切监测甲状腺功能及相应的临床症状和体征。

9. 如出现甲状旁腺疾病，应监测甲状旁腺功能及血钙水平。

10. 监测并评估垂体相关激素水平，必要时行功能试验，考虑垂体磁共振成像（MRI）检查和自身免疫性抗体检查。

11. 监测并评估肾上腺功能相关激素水平，必要时行功能试验。

12. 监测胰腺炎的临床症状和体征，开始用药时、用药期间定期及有临床指征时监测血淀粉酶和脂肪酶。

13. 密切监测血小板水平及出血倾向的症状和体征。

14. 监测心肌炎的临床症状和体征。如疑似出现免疫相关性心肌炎，应进行心肌酶谱等相关检查。

15. 本品可能导致疲乏，建议患者谨慎驾驶车辆或操作机械。

16. 育龄期女性使用本品期间及停药后至少 5

个月内应采取有效避孕措施。

贝伐珠单抗注射剂

1. 禁用于孕妇及对本品、中国仓鼠卵巢细胞产物或其他重组人源化抗体过敏者。

2. 慎用于有先天性出血倾向的患者、获得性凝血病患者、有动脉血栓栓塞史者、糖尿病患者及重度心血管疾病（如有冠心病史、充血性心力衰竭）患者。

3. 用药期间每2～3周监测一次血压，以后定期监测。对本品诱发或加剧的高血压，停药后仍应定期监测患者血压。

4. 用药期间应监测尿蛋白，如出现尿蛋白++或更高，应进一步评估24小时尿蛋白。

5. 用药前和每周期用药后监测全血细胞计数及其分类计数。

6. 遗传性出血性毛细血管扩张患者用药前、首次剂量后3个月和6个月监测心排血量，进行肝脏超声和CT检查。

7. 老年性黄斑变性患者应监测眼压、视网膜动脉灌注。

8. 糖尿病性黄斑水肿患者应监测视力、中心凹厚度。

9. 进行择期手术前应至少停药28日，手术后至少28日及伤口完全愈合前不可使用本品。

10. 有生育能力的妇女用药期间和用药结束后6个月内应采取有效的避孕措施。

11. 本品可能增加卵巢衰竭的发生风险，可能损害女性生育力。

曲妥珠单抗注射剂

1. 禁用于对本品过敏者、孕妇。

2. 慎用于冠状动脉疾病、充血性心力衰竭、心脏舒张功能不全及高血压患者。

3. 用药前应监测左室射血分数，用药期间每3个月监测一次，停药时监测一次，停药后至少2年内每6个月监测一次。如因严重左心室功能不全而停药，停药后每4周监测一次。

4. 首次用药前应监测心电图、超声心动图、多通道放射性核素血管造影（MUGA），用药期间每3个月监测一次，停药后每6个月监测一次，直至停药24个月。

5. 用药前应进行人表皮生长因子受体2（HER2）检测和妊娠试验。

6. 本品不可与曲妥珠单抗DM1偶联物互换使用。

7. 育龄期女性用药期间和用药结束后至少7个月内应采取有效的避孕措施。

8. 本品可能导致头晕和嗜睡，出现输液反应相关症状的患者在症状完全消退前不得驾驶车辆或操作机械。

度伐利尤单抗注射剂

1. 禁用于对本品过敏者。

2. 慎用于重度肾功能不全、中度和重度肝功能不全者。

3. 监测肺炎的体征和症状，疑似出现肺炎时应进行放射影像学检查。

4. 用药期间和用药后应监测肝功能。

5. 用药前和用药期间定期监测甲状腺功能、肾功能。

6. 监测血糖及高血糖或糖尿病的其他体征和症状。

7. 如出现30日内未缓解至≤1级的重症肌无力，或出现伴呼吸和（或）自主神经功能不全体征的重症肌无力，应永久停用本品。

8. 建议有生育能力的妇女用药期间及用药结束后至少3个月内采取有效的避孕措施。

维迪西妥单抗注射剂

1. 本品主要用于治疗局部晚期或转移性胃癌（包括胃食管结合部腺癌）。

2. 本品经静脉滴注给药，滴注时间为30～90分钟（通常建议滴注60分钟左右）。滴注期间如果发生滴注相关反应或超敏反应，可能需减慢或中断滴注，并给予适当医学治疗，如果出现危及生命的滴注相关反应，需立即停止用药。

3. 用药后可能出现血液学异常、肝酶升高，每次用药前需监测血常规、肝功能。

4. 用药后还可能出现感觉异常（主要表现为感觉减退，部位多见于手、足），用药期间需监测是否出现新发或加重的感觉异常症状和体征。

5. 18岁以下儿童不推荐使用本品。

6. 本品可能对胎儿有潜在毒性，孕妇不推荐使用。

7. 本品可能对男性生殖系统和胎儿有潜在毒性，育龄女性在用药期间及用药结束后至少180天内采取避孕措施。

尼妥珠单抗注射剂

1. 本品具有抗血管生成、抗细胞增殖和促凋亡的作用，主要用于治疗表皮生长因子受体表达阳性的Ⅲ期或Ⅳ期鼻咽癌。

2. 本品可通过胎盘，孕妇慎用。

3. 用药后乳汁中可能含有本品。哺乳期妇女如需用药，在用药期间及停药后 60 天内停止哺乳。

4. 本品经静脉滴注给药。滴注时间为 60 分钟以上。滴注期间及滴注结束后 1 小时内必须配备复苏设备。

5. 用药后主要的不良反应包括轻度发热、血压下降、恶心、头晕、皮疹等。

伊尼妥单抗注射剂

1. 本品能抑制肿瘤细胞增殖，主要用于转移性乳腺癌。

2. 本品可能引起羊水过少，进而造成胎儿肺发育不全、骨骼异常和新生儿死亡，孕妇禁用。

3. 哺乳期妇女如用药，需停止哺乳。

4. 本品经静脉滴注给药。首次给药时，滴注时间需超过 90 分钟；如耐受良好，后续滴注时间可改为 30 分钟。

5. 滴注时如出现轻至中度输注相关反应，可能需降低滴注速度；如出现呼吸困难或者严重低血压时，可能需停止滴注；如出现严重和危及生命的输注相关反应，可能需永久性停药。

6. 本品可能引起心力衰竭，用药期间需定期监测心功能，如每 3 个月检测 1 次左室射血分数。发生无症状心功能不全的患者需增加监测频率。

7. 与长春瑞滨联用时，最常见的不良反应包括贫血、发热、寒战、恶心、呕吐等。

8. 本品可能引起输注相关反应（一般表现为发热、寒战，还可能出现恶心、呕吐、疼痛、头痛、眩晕、呼吸困难、低血压、皮疹、乏力）和肺部反应（如间质性肺病、呼吸功能不全、急性呼吸窘迫综合征、肺炎、胸腔积液、急性肺水肿）。

帕妥珠单抗注射剂

1. 与曲妥珠单抗和化疗联用于 HER2 阳性的乳腺癌、转移性胃癌。

2. 孕妇使用本品会对胚胎-胎儿造成伤害。育龄期女性用药前应进行妊娠试验。建议育龄期女性（包括男性患者的伴侣）在帕妥珠单抗联合曲妥珠单抗治疗期间和末次给药后 7 个月内采取有效的避孕措施。

3. 本品经静脉滴注给药。首次给药时推荐起始剂量为 840mg，滴注时间 60 分钟。此后每 3 周给药一次，给药剂量为 420mg，输注时间 30～60 分钟。

4. 每次完成输液后，建议观察 30～60 分钟。观察结束后可继续曲妥珠单抗或化疗治疗。

5. 建议在本品首次输注期间及之后 60 分钟

内、后续输注期间及之后 30 分钟内对患者进行密切观察。如患者出现输液反应（表现为发热、寒战、疲劳、头痛、乏力、过敏反应和呕吐），可减慢本品的输注速度或中断给药。

6. 如患者出现严重的超敏反应（如速发型超敏反应），应立即停止输注，且永久停药。

7. 启用本品前及治疗期间定期评估左室射血分数（LVEF），并且在发生 LVEF 功能不全时进行剂量调整。

8. 使用本品后常见的不良反应包括腹泻、脱发、恶心、疲劳、（发热性）中性粒细胞减少、呕吐、流泪增加、口腔黏膜炎、便秘、外周水肿、关节痛、肌痛、肢体疼痛、味觉障碍、头痛、头晕、外周感觉神经病变、感觉异常、失眠、鼻出血、咳嗽、呼吸困难、皮疹、瘙痒等。

奥妥珠单抗注射剂

1. 本品与化疗联合，用于初治的 II 期伴有巨大肿块、III 期或 IV 期滤泡性淋巴瘤成人患者。

2. 有反复感染或慢性感染史者应谨慎使用本品。

3. 孕妇应避免使用本品，除非对母亲的潜在获益超过对胎儿的潜在风险。对于在妊娠期间曾接受本品治疗的母亲所生育的婴儿，应考虑推迟减毒活疫苗的接种，直至婴儿的 B 细胞水平在正常范围内。育龄期女性在治疗期间和治疗结束后 18 个月内应使用有效的避孕措施。

4. 建议哺乳期妇女在治疗期间和在末次给药之后 18 个月内停止哺乳。

5. 在每次输注本品前 12 小时及输注期间和输注后 1 小时内，应考虑暂停使用降压药。

6. 为降低输液相关反应风险，于奥妥珠单抗输注前可给予预防用药。

7. 本品应通过专用输液管静脉输注给药，不应静脉注射。

8. 如出现漏用，应尽快给药，不要跳过该次给药或等到下一次计划的给药时间。

9. 如第 1 周期的第 8 日或第 15 日前发生毒性反应，则需延迟给药，待毒性反应恢复后再给药，后续给药计划应根据延迟给药情况进行调整，且与化疗药联用时应保持化疗周期之间的时间间隔。

10. 用药后最常见的不良反应包括输液反应（表现为恶心、呕吐、腹泻、头痛、头晕、疲乏、寒战、发热、低血压、潮红、高血压、心动过速、呼吸困难和胸部不适）、中性粒细胞减少、腹泻、便秘和咳嗽。

11. 用药后较为严重的不良反应有输液相关反应、肿瘤溶解综合征、血小板减少。在最初的治疗期间应监测血压、肾功能、血钾、血尿酸、血小板计数等。任何可能加重血小板减少的联合用药，如血小板抑制剂和抗凝药，都应慎用，特别是在第1周期期间。

达雷妥尤单抗注射剂

1. 本品单用于治疗先前接受过包括蛋白酶体抑制剂和免疫调节剂的治疗且末次治疗时出现疾病进展的复发性和难治性多发性骨髓瘤；与来那度胺和地塞米松联合用药或与硼替佐米和地塞米松联合用药治疗既往至少接受过一线治疗的多发性骨髓瘤成年患者。

2. 育龄期女性应在治疗期间及停止治疗后3个月内采取有效的避孕措施。

3. 应在输注前给予抗组胺药、解热镇痛药和（或）皮质激素预防本品的输注反应。

4. 本品注射液仅供静脉滴注，严格按照输注速率给药。

5. 慢性阻塞性肺疾病的患者，应考虑在输注本品后使用包括短效和长效支气管扩张剂及吸入性皮质激素，以预防迟发性输液反应。

6. 用药后最常见的不良反应为输液反应，表现为支气管痉挛、缺氧、呼吸困难、高血压、喉水肿和肺水肿，少见的症状包括哮鸣、过敏性鼻炎、发热、胸部不适、瘙痒和低血压。其他常见的不良反应包括疲乏、贫血、中性粒细胞减少症、恶心、背痛、咳嗽、发热、上呼吸道感染和血小板减少。

七、蛋白激酶抑制剂

埃克替尼片

1. 本品是抗肿瘤药，主要用于治疗非小细胞肺癌。

2. 高热量的食物（如油脂、坚果、薯片）可明显增加本品吸收，可能引起毒副作用。

3. 用药可能导致肝酶升高，定期检查肝功能，尤其是开始用药的第一个月。

4. 用药后可能出现皮疹、腹泻，通常可自行消失。如果出现严重或持续的腹泻、恶心、呕吐或厌食，及时就诊。

5. 用药可能出现严重不良反应，如间质性肺炎。如果出现呼吸困难、咳嗽等症状突然发作或逐渐加重，应及时停药就诊。

吉非替尼片

1. 本品是抗癌药，主要用于治疗非小细胞肺癌。

2. 本品可能对胎儿产生损害。有生育能力的妇女在用药期间及停药后至少2周内采取避孕措施。孕妇服用本品可能对胎儿产生损害。哺乳期妇女如果用药，应停止哺乳。

3. 如果漏服一次，尽快服用。如果距离下次服药时间不足12小时，则不要再补服药物。

4. 本品对肝功能有影响，可能引起肝酶升高或肝炎。用药期间建议定期监测肝功能。

5. 药名中含"替丁"的药物（如雷尼替丁、西咪替丁）可减少本品的吸收，降低其疗效。如需合用，应间隔至少6小时。

6. 抗酸药（如碳酸氢钠、镁加铝）可减少本品的吸收，降低其疗效。如需合用，应间隔至少2小时。

7. 用药后可能出现腹泻、恶心、呕吐、口炎、厌食、虚弱和皮肤症状（包括皮疹、痤疮、皮肤干燥和瘙痒）。

8. 如出现间质性肺病（可表现为呼吸困难、咳嗽和发热等），严重眼部症状（如突然出现或加重的眼部炎症、流泪、对光敏感、视物模糊、眼睛疼痛或发红），重度或持续的腹泻、恶心、呕吐或厌食（可能引起脱水），皮肤严重发疱或脱皮等症状，及时就诊。

伊马替尼片

1. 本品是抗肿瘤药物，主要用于治疗白血病、胃肠道间质瘤、皮肤纤维肉瘤、嗜酸性粒细胞过多综合征、骨髓增生异常综合征、骨髓增生性疾病、系统性肥大细胞增生症。

2. 肝功能损害者可能需调整剂量。

3. 老年人或有心脏病史的患者，用药前先测定左室射血分数，用药期间如出现心力衰竭症状，需做全面检查。

4. 本品可通过胎盘，可能导致孕妇流产和胎儿损害。哺乳期妇女如需用药，在用药期间及停药后1个月内停止哺乳。

5. 用药可能引起中性粒细胞或血小板减少，需要在治疗的第1个月每周查1次全血常规，第2个月每2周查1次，此后定期检查（如2~3个月查1次）。用药还可能引起肝毒性和水潴留（如胸腔积液、腹水、水肿），需要定期检查肝功能和体重。此外，为了解药物影响，可能还需要定期监测肾功能、电解质水平、血清肌钙蛋白、超声心动图等。

6. 儿童用药后可能出现生长发育迟缓，应密切监测儿童的生长发育情况。

7. 已切除甲状腺并用甲状腺激素治疗的患者，使用伊马替尼期间密切监测促甲状腺素，以及时发现甲状腺功能减退。

8. 本品可能激活乙肝病毒。如果是乙肝病毒携带者，用药期间及停药后数月内应密切监测是否出现乙肝病毒感染的症状和体征。

9. 用药后可能出现贫血、头痛、消化不良、水肿、体重增加、恶心、呕吐、肌肉痉挛、肌肉骨骼痛、腹泻、皮疹、疲劳、腹痛等不良反应。长期用药可能增加肾功能减退风险，表现为血尿、尿量改变或无法排尿。

达沙替尼片

1. 本品是抗肿瘤药物，主要用于治疗白血病。

2. 18 岁以下的儿童和青少年用药的安全性暂不清楚。

3. 65 岁及以上的老年人用药更容易出现疲劳、呼吸困难、咳嗽、下消化道出血、食欲缺乏、腹胀、眩晕和体重降低等不良反应。

4. 本品可能影响男性和女性的生育能力，导致不能生育。孕妇禁止使用，哺乳期妇女用药期间和结束后 2 周内暂停哺乳。

5. 本品可能引起胸腔或心包积液。如果出现呼吸困难或呼吸困难加重、胸痛或干咳等症状，立即就诊，可能需要进行胸部 X 线或其他影像学检查。

6. 本品可能影响血液系统功能，用药期间建议定期监测全血细胞计数。根据病情不同，监测频率也不同，进展期患者用药的前 2 个月内每周监测 1 次，随后每月监测 1 次；慢性期患者用药前 12 周每 2 周监测 1 次，随后每 3 个月监测 1 次。

7. 定期监测电解质、肝功能、心电图、甲状腺功能，定期进行骨髓活检。

8. 本品可能激活乙肝病毒。如果是乙肝病毒携带者，用药期间及停药后几个月内应密切监测是否出现乙肝病毒感染的症状和体征。

9. 用药后出血或感染风险增加，避免受伤。

10. 药名中含"替丁"的药物（如尼扎替丁、雷尼替丁）、抗酸药（如碳酸钙、铝镁加）可能减少本品的吸收，降低其疗效。用药期间如需服用替丁类药物，在服用本品 2 小时后再服用；如需服用抗酸药，间隔至少 2 小时。

11. 用药后可能出现胸腔积液、水肿、腹泻、腹痛、头痛、皮疹、肌肉骨骼疼痛、肌肉炎症、恶心、呕吐、疲劳、呼吸困难、咳嗽、出血、感染、

发热等不良反应。

12. 本品可能引起严重皮肤不良反应，如史-约综合征、多形性红斑。

注射用硼替佐米

1. 本品为抗肿瘤药，用于套细胞淋巴瘤和多发性骨髓瘤的治疗。

2. 肝功能损害者可能需调整剂量。

3. 有生育能力的妇女用药期间和用药结束后至少 7 个月内应采取有效的避孕措施。有女性伴侣（具有生育力）的男性患者用药期间和用药结束后至少 4 个月内应采取有效的避孕措施。

4. 本品可引起疲劳、头晕、眩晕、视物模糊，用药期间不建议驾驶车辆或操作机械。

5. 用药期间应密切监测全血细胞计数。

6. 用药期间应监测肝功能、肾功能、血糖。

7. 用药期间如出现恶心、呕吐、腹泻，可使用止吐药和止泻药。

阿法替尼口服常释剂

1. 本品为蛋白激酶抑制剂类抗肿瘤药。

2. 禁用于已知对本品或任何辅料过敏的患者。

3. 常见不良反应包括腹泻、胃炎、唇炎、皮疹、痤疮样皮炎、瘙痒、皮肤干燥、甲沟炎、膀胱炎、食欲缺乏、体重减轻、鼻出血、鼻漏、发热、结膜炎、氨基转移酶升高、低血钾。

4. 与 P-糖蛋白强效抑制剂（包括但不限于利托那韦、环孢素、酮康唑、伊曲康唑、红霉素、维拉帕米、奎尼丁、他克莫司、奈非那韦、沙奎那韦和胺碘酮）合用可增加本品的暴露量。

5. 肝病患者，建议定期检查肝功能。有少于 1% 的患者在本品治疗期间发生了肝衰竭甚至死亡。

6. 在治疗期间，眼部不良反应（结膜炎、眼干燥症、角膜炎），可能会影响患者驾驶车辆或操作机械的能力。

7. 阳光暴露下，若出现皮肤症状（如皮疹、红斑、痤疮样皮疹或严重的大疱、水疱、皮肤脱落性病变），立即就医。

8. 育龄期女性应采取有效避孕措施，直至治疗结束后 12 周。

阿昔替尼口服常释剂

1. 本品为蛋白激酶抑制剂类抗肿瘤药。

2. 禁用于已知对本品或任何辅料过敏的患者。

3. 最常见的不良反应为腹泻、高血压、疲乏、食欲缺乏、恶心、发声困难、掌跖红肿疼痛（手足）综合征、体重减轻、呕吐、乏力和便秘。

4. 与强效 CYP3A4/5 抑制剂（如酮康唑、伊曲康唑、克拉霉素、红霉素、阿扎那韦、茚地那韦、萘法唑酮、那非那韦、利托那韦、沙奎那韦及泰利霉素）合用可能升高本品血药浓度。葡萄柚也可能升高本品的血药浓度。

5. 与强效 CYP3A4/5 诱导剂（如利福平、地塞米松、苯妥英钠、卡马西平、利福布汀、利福喷丁、苯巴比妥及贯叶连翘）合用可能降低本品血药浓度。

6. 应在开始本品治疗之前和治疗期间定期监测高血压和高血压危象、心力衰竭的体征或症状。

7. 用本品治疗开始前及使用过程中均须定期监测蛋白尿。中度至严重蛋白尿患者应降低剂量或暂时中断本品治疗。

8. 用本品治疗可能会导致肝酶升高，因此，使用本品治疗开始前和使用过程中，须定期监测ALT、AST 和胆红素。

9. 使用本品期间可发生甲状腺功能减退，须监测甲状腺功能。

10. 女性患者用药期间应使用可靠的避孕措施，并持续至停药后至少 2 周。

安罗替尼口服常释剂

1. 本品为蛋白激酶抑制剂类抗肿瘤药。

2. 对本品任何成分过敏者、中央型肺鳞癌或有大咯血风险的患者、重度肝肾功能不全患者禁用。

3. 孕妇禁用。哺乳期妇女使用时应停止哺乳。

4. 服用本品期间应严密监测凝血酶原时间和INR。

5. 用药期间应严密监测，如发生血栓相关不良反应，建议暂停用药；如恢复用药后再次出现，建议停药。

6. 开始用药前 6 周应每天监测血压。后续用药期间每周监测血压 2～3 次。

7. 基础心功能异常的患者，应每 6 周做心脏功能检查，如出现Ⅲ/Ⅳ级心功能不全或心脏彩超检查显示左室射血分数小于 50% 的患者应停药。

8. 当发生 3/4 级氨基转移酶或总胆红素升高时，应暂停用药，同时每周监测血清氨基转移酶及总胆红素 2～3 次。

9. 接受本品治疗的患者有伤口愈合延缓的风险。正在进行重大外科手术的患者暂停给药。

10. 育龄期女性在接受本品治疗期间和治疗结束至少 6 个月内应采取有效的避孕措施。

11. 本品可引起三酰甘油和胆固醇水平升高，高脂血症的患者建议调整为低脂饮食。

12. 与 CYP3A4/5 诱导剂（利福平、利福布汀、利福喷丁、地塞米松、苯妥英钠、卡马西平或苯巴比妥等）和 CYP1A2 诱导剂（孟鲁司特、奥美拉唑、莫雷西嗪等）合用可能加速本品的代谢，降低本品的血药浓度。

13. 与强效 CYP3A4/5 抑制剂（酮康唑、伊曲康唑、克拉霉素、伏立康唑、泰利霉素、沙奎那韦、利托拉韦等）和强效 CYP1A2 抑制剂（环丙沙星、依诺沙星和氟伏沙明）合用可能减慢本品代谢，升高本品的血药浓度。

奥希替尼口服常释剂

1. 本品为蛋白激酶抑制剂类抗肿瘤药。

2. 对本品任何成分过敏者禁用。

3. 孕妇禁用。哺乳期妇女使用时应停止哺乳。

4. 避免同时使用本品和 CYP3A4 的强效诱导剂（如苯妥英钠、利福平、卡马西平和圣约翰草）。与 CYP3A4 的中度诱导剂（如波生坦、依非韦伦、依曲韦林和莫达非尼）合用可降低本品的暴露量。

5. 本品应在每日相同的时间服用，进餐或空腹时服用均可。

6. 出现角膜炎急性发作或恶化体征、症状，如眼部炎症、流泪、畏光、视物模糊、眼痛和（或）红眼，应及时转诊至眼科。

克唑替尼口服常释剂

1. 本品为蛋白激酶抑制剂类抗肿瘤药。

2. 对本品任何成分过敏者禁用。

3. 孕妇禁用。哺乳期妇女使用时应停止哺乳。

4. 避免同时使用本品和 CYP3A4 的强效诱导剂（如苯妥英钠、利福平、卡马西平和圣约翰草）。与 CYP3A4 的中度诱导剂（如波生坦、依非韦伦、依曲韦林和莫达非尼）合用可降低本品的暴露量。

5. 服用本品前，必须获得经充分验证的检测方法证实的 ALK 阳性或 ROS1 阳性评估结果。

6. 若漏服一剂克唑替尼胶囊，尽快补服漏服剂量，若距下次服药时间短于 6 小时，则不再补服。如果在服药后呕吐，则在正常时间服用下一剂药物。

7. 与 CYP3A 强效抑制剂合用可能会导致血药浓度升高。应避免合并使用下列 CYP3A 强效抑制剂（包括但不仅限于）：克拉霉素、茚地那韦、伊曲康唑、酮康唑、萘法唑酮、奈非那韦、利托那韦、沙奎那韦、醋竹桃霉素、伏立康唑、西柚或西柚汁。若无法避免使用 CYP3A 强效抑制剂，应降低本品剂量至 250mg 口服，每天 1 次。

8. 常见的不良反应为视觉异常、恶心、腹泻、呕吐、水肿、便秘、氨基转移酶升高、疲乏、食欲缺乏、上呼吸道感染、头晕。

9. 本品治疗时应定期监测其心电图、电解质和肾功能。服用本品时，应尽可能在第一次给药前密切监测心电图和电解质（如血钙、镁、钾），并建议定期监测心电图和电解质，尤其是在开始治疗时出现呕吐、腹泻、脱水或肾功能损害情况时。

10. 肝功能检查包括 ALT、AST 和总胆红素，在治疗开始的最初 2 个月应每周检测一次，之后每月检测一次，并且根据临床状况对氨基转移酶水平升高的患者更频繁地重复检测氨基转移酶、碱性磷酸酶或总胆红素水平。

11. 应定期监测心率和血压。如果出现不会危及生命的症状性心动过缓，则暂停使用克唑替尼胶囊直到恢复为无症状性心动过缓或心率为 60 次/分或以上，重新评估合并用药，并调整克唑替尼胶囊的剂量。

12. 接受本品治疗期间及最后一次给药后至少 45 天内注意避孕。

13. 本品有严重视力丧失的潜在风险，如果出现严重视力丧失，立即就医。

14. 如感知闪光、视物模糊、畏光和感觉眼内有漂浮物，通常提示出现不良反应，视觉障碍常见于治疗的第 1 周。

尼洛替尼口服常释剂

1. 本品为蛋白激酶抑制剂类抗肿瘤药。

2. 对本品活性物质或任何赋形剂成分过敏者禁用。

3. 伴有低钾血症、低镁血症或长 QT 间期综合征的患者禁用。

4. 常见不良反应为皮疹、瘙痒症、恶心、疲劳、头痛、便秘、腹泻、呕吐、肌肉痛。

5. 避免与酮康唑或其他强效 CYP3A4 抑制剂（如伊曲康唑、伏立康唑、克拉霉素、利托那韦和其他蛋白酶抑制剂）同时使用。

6. 在需要使用 CYP3A4 诱导剂（如利福平、卡马西平、苯巴比妥、苯妥英钠和贯叶连翘）的患者中，应该考虑具有较弱酶诱导作用的替代药物。

7. 本品能引起 3/4 级血小板减少、中性粒细胞减少和贫血。在最初的 2 个月，应每隔 2 周检测一次全血细胞计数，之后可每个月检测一次，或者在有临床指征时检测。

8. 在治疗期间定期监测电解质。避免使用已知延长 QT 间期的药物和强效 CYP3A4 抑制剂。在基线时、服药开始 7 天后、有临床指征时应定期做心电图检查，在剂量调整之后也需要进行心电图检查。

9. 慎用于有胰腺炎病史的患者，定期监测血清脂肪酶水平。

10. 出现贫血、出血、中性粒细胞减少症、血小板减少症，应立即就医。

11. 在治疗期间及末次服药后 14 天内避孕。

12. 出现 QT 间期延长、缺血性心脏病或脑血管事件、周围动脉闭塞，应立即就医。

拉帕替尼口服常释剂

1. 本品为蛋白激酶抑制剂类抗肿瘤药。

2. 对本品活性物质或任何赋形剂成分过敏者禁用。

3. 禁用于对本品过敏者。慎用于肝功能不全者、左心室功能受损者。

4. 慎用于 QT 间期延长或有致 QT 间期延长的易感因素（包括低钾血症、低镁血症、先天性长 QT 间期综合征）者。

5. 与强效 CYP3A4 抑制剂阿扎那韦、茚地那韦、奈非那韦、利托那韦、沙奎那韦、克拉霉素、伊曲康唑、酮康唑、萘法唑酮、泰利霉素、伏立康唑等合用可使本品的血药浓度升高。以上药物可抑制 CYP3A4 介导的本品代谢。如必须合用，可考虑将本品剂量减至每日 500mg。停用 CYP3A4 抑制剂约 1 周后，再将本品剂量增至常规剂量。

6. 与地高辛（P-糖蛋白底物）、咪达唑仑（CYP3A4 底物）、紫杉醇（CYP2C8 底物和 P-糖蛋白底物）合用可使以上药物的血药浓度升高。与地高辛合用时，如地高辛的血药浓度升高至 1.2ng/ml 以上，则地高辛的剂量减半。

7. 与强效 CYP3A4 诱导剂（如卡马西平、地塞米松、苯巴比妥、苯妥英钠、利福布汀、利福平、利福喷丁、圣约翰草等）合用可使本品的血药浓度降低。如必须合用，应根据耐受性逐渐增加本品剂量（HER2 过度表达的晚期或转移性乳腺癌患者可从每日 1250mg 最高增至每日 4500mg；激素受体阳性且 HER2 过度表达的绝经后妇女乳腺癌患者可从每日 1500mg 最高增至每日 5500mg）。一旦停用 CYP3A4 诱导剂，本品用量应减至常规剂量。

8. 与葡萄柚汁合用可使本品的血药浓度升高。因葡萄柚汁可抑制 CYP3A4 介导的本品代谢。

9. 用药前应监测肝功能，用药期间每 4～6 周监测一次，并根据临床指征监测。

10. 监测全血细胞计数、电解质、心电图。

11. 用药前及用药期间应监测左室射血分数。

12. 有生育能力的妇女用药前应进行妊娠试验。

13. 建议有生育能力的妇女或有女性伴侣（具有生育力）的男性患者用药期间和用药结束后 1 周内采取有效的避孕措施。

14. 正使用抗心律失常药或其他可能导致 QT 间期延长或尖端扭转型室性心动过速的药物、累积大剂量蒽环类药物治疗的患者慎用本品。

15. 本品应于餐前至少 1 小时或餐后至少 1 小时服用。

阿帕替尼口服常释剂

1. 本品为蛋白激酶抑制剂类抗肿瘤药。

2. 对本品活性物质或任何赋形剂成分过敏者禁用。

3. 目前尚无本品对肝肾功能不全患者影响的相关数据，建议肝肾功能不全患者应根据临床情况和实验室检查指标在医师指导下慎用本品，重度肝肾功能不全患者禁用。

4. 凝血功能异常（APTT＞1.5×ULN 或 INR＞1.5）的患者未被纳入本品临床研究中，因此尚不明确本部分人群使用本品的风险。凝血功能异常患者应慎用本品。

5. 肝功能不全患者慎用，重度肝功能不全患者禁用。

6. 孕妇禁用。哺乳期妇女在接受本品治疗期间应停止哺乳。

7. 与强效 CYP3A4 抑制剂（如伊曲康唑、克拉霉素、伏立康唑、泰利霉素、沙奎那韦、利托那韦）合用可使本品的血药浓度升高。如必须合用，应考虑是否需调整本品的剂量。

8. 与可使 QT 间期延长的药物合用可使 QT 间期延长。两者均有延长 QT 间期的不良反应。应谨慎合用，密切监测心电图。

9. 与经 CYP3A4 代谢的药物（如钙通道阻滞剂、HMG-CoA 还原酶抑制剂、咪达唑仑）、经 CYP2C9 代谢的药物（如华法林、苯妥英钠、磺酰脲类降糖药）合用可使以上药物的血药浓度升高。本品对 CYP3A4 和 CYP2C9 有较强的抑制作用。

10. 与 CYP3A4 诱导剂（如地塞米松、苯妥英钠、卡马西平、利福平、苯巴比妥、利福喷丁）合用可使本品的血药浓度降低。

11. 与影响肝、肾功能的药物，需谨慎合用，密切监测肝、肾功能。

12. 与抗心律失常药合用，因本品可引起心电图异常，应谨慎合用。

13. 用药期间应严密监测凝血酶原时间、INR、心电图、心脏功能。

14. 用药的最初 2 个月每 2 周监测一次肝功能。

15. 用药期间定期监测尿常规和肾功能。用药最初的 2 个月每 2 周监测一次尿常规，以后每 4 周监测一次。连续 2 次尿蛋白大于或等于++者，须进行 24 小时尿蛋白测定。

16. 用药期间常规监测血压。

17. 育龄期女性用药期间和用药结束后至少 8 周内应避孕。男性患者用药期间和用药结束后至少 8 周内应避免生育计划。

18. 本品可引起乏力，用药期间驾驶或操作机器时应谨慎。

厄洛替尼口服常释剂

1. 本品为蛋白激酶抑制剂类抗肿瘤药。

2. 对本品活性物质或任何赋形剂成分过敏者禁用。

3. 慎用于肝功能不全、尿苷二磷酸葡萄糖醛酸转移酶（UGT）1A1 表达水平较低或 Gilbert 综合征患者（血清胆红素浓度可能升高）。

4. 18 岁以下儿童不建议使用本品。

5. 与强效 CYP3A4 抑制剂（如阿扎那韦、克拉霉素、茚地那韦、伊曲康唑、酮康唑、伏立康唑、萘法唑酮、奈非那韦、利托那韦、沙奎那韦、泰利霉素、醋竹桃霉素）、CYP3A4 和 CYP1A2 双重抑制剂（如环丙沙星）合用可使本品的曲线下面积（AUC）升高。

6. 与抗血管生成药、皮质激素、非甾体抗炎药、紫杉醇合用可增加发生胃肠道穿孔的风险。

7. 与香豆素类抗凝药（如华法林）合用可使 INR 升高、出血事件增加（包括严重和致命的出血）。合用时应定期监测凝血酶原时间和 INR。

8. 与他汀类药合用可能使他汀类药引起的肌病（包括横纹肌溶解）发生率升高。

9. 与 CYP3A4 诱导剂（如利福平、利福布汀、利福喷丁、苯妥英钠、卡马西平、苯巴比妥、圣约翰草）合用可使本品的 AUC 降低。

10. 与中效 CYP1A2 诱导剂（如特立氟胺）合用可使本品的暴露量降低，避免合用。如必须合用，可增加本品的剂量。

11. 与影响胃内 pH 的药物[如质子泵抑制剂（奥美拉唑等）、H₂ 受体拮抗药（雷尼替丁等）]合用可影响本品的吸收，应避免本品与质子泵抑制剂合用用。本品与 H₂ 受体拮抗药合用时，本品必须于 H₂ 受体拮抗药上次给药后 10 小时和下次给药前 2 小时给予。本品与抗酸药合用时，两者给药时间应间隔数小时。

12. 吸烟可使本品的暴露量降低。

13. 与食物同服可使本品的生物利用度增加近100%。本品的推荐剂量为每日 150mg，应至少在餐前 1 小时或餐后 2 小时服用。

14. 与葡萄柚、葡萄柚汁合用可升高本品的暴露量，应避免合用。

15. 用药期间定期监测肾功能、血清电解质、肝功能（先前存在肝功能损害或胆道阻塞的患者应增加肝功能的监测频率）。

16. 用于非小细胞肺癌时，建议用药前检测EGFR 突变状态。

17. 有生育能力的妇女用药期间和用药结束后至少 1 个月内应采取有效的避孕措施。

曲美替尼口服常释剂

1. 禁用于对本品过敏者，慎用于重度肾功能不全、中至重度肝功能不全者。

2. 本品应于每日相同时间、在餐前至少 1 小时或餐后至少 2 小时口服，且与早晨或晚间给药的达拉非尼同服。如漏服一剂，最迟于下一次给药前 12 小时补服，如距下一次服药时间不足 12 小时，则不应补服。本品片剂不应咀嚼或压碎。

3. 常见不良反应包括痤疮样皮炎、皮疹、瘙痒、甲沟炎、腹痛、腹泻、胃炎、淋巴水肿、高血压、出血等。

4. 与强效 P-糖蛋白（P-gp）抑制剂（如维拉帕米、环孢素、利托那韦、奎尼丁、伊曲康唑）合用可能使本品的浓度升高。

5. 用药前应检测 BRAF V600E 或 V600K 突变状态。

6. 用药前、用药 1 个月后及之后每 2～3 个月使用超声心动图或多通道放射性核素血管造影（MUGA）评估 LVEF。

7. 用药前及用药期间定期监测肝功能。

8. 监测血压、全血细胞计数。

9. 与达拉非尼联用时，用药前、用药期间每 2个月和停药后 6 个月内进行皮肤评估。密切监测患

者是否出现非皮肤恶性肿瘤的症状和体征。糖尿病或高血糖患者监测血糖水平。

10. 定期进行眼科评估。如出现视力丧失或其他视觉障碍，应于 24 小时内进行眼科评估。

11. 严重发热期间及之后监测肾功能。

12. 建议具有生育能力的妇女使用本品期间和停药后至少 16 周内采取有效的避孕措施。与达拉非尼联用时，应使用有效的替代避孕方法，因达拉非尼可能减弱全身性激素类避孕药的疗效。

13. 有女性伴侣（具有生育力）的男性患者（包括已进行输精管切除术的患者）使用本品期间和停药后至少 16 周内应采取有效避孕措施。

14. 本品可能损害女性的生育力。

呋喹替尼口服常释剂

1. 本品为蛋白激酶抑制剂类抗肿瘤药。

2. 禁用于对本品过敏、严重活动性出血、活动性消化性溃疡、未愈合的胃肠穿孔、消化道瘘、重度肝肾功能不全者及孕妇。

3. 慎用于轻至中度肝肾功能不全者、有潜在出血风险［如活化部分凝血活酶时间（APTT）或凝血酶原时间（PT）＞正常值上限的 1.5 倍、大手术后 1 个月内］及既往存在动脉血栓或卒中的患者。

4. 本品可与或不与食物同服。建议于每日同一时段服药，如服药后发生呕吐，无须补服。如漏服，不应于次日补服，应按常规服用下一剂。本品胶囊需整粒吞服。

5. 密切关注出血风险，常规监测血常规、凝血指标。合用抗凝药（如华法林）的患者，需密切监测凝血指标[如国际标准化比值（INR）]。

6. 用药前检查肝功能。用药期间常规监测肝功能，出现 3 级或 3 级以上氨基转移酶升高或有临床指征时，可每周或每 2 周监测一次，直至氨基转移酶恢复至 1 级或用药前水平。轻至中度肝功能不全者需密切监测肝功能。

7. 用药期间定期检查尿常规。轻至中度肾功能不全者需密切监测肾功能。

8. 用药期间常规监测血压，前 3 个周期每周一次，以后每周期一次，有临床指征时可密切监测。

9. 育龄期女性用药前需进行妊娠试验。

10. 育龄期女性用药期间及停药后 1 个月内、男性患者用药期间及停药后 3 个月内需有效避孕。

11. 抗血管生成类药可能抑制或阻碍伤口愈合，建议需进行大手术的患者暂停使用本品，术后

待伤口完全愈合后方可恢复使用本品。

12. 用药前需将血压控制至理想水平（＜140/90mmHg）。

索拉非尼口服常释剂

1. 本品为蛋白激酶抑制剂类抗肿瘤药。

2. 禁用于对本品严重过敏者。

3. 禁用于鳞状细胞型肺癌患者（联合卡铂和紫杉醇时）。

4. 慎用于 QT 间期延长或具有 QT 间期延长风险［如先天性长 QT 间期综合征、电解质紊乱（如低钾血症、低钙血症、低镁血症）］者。

5. 与华法林（CYP2C9 底物）合用时偶见出血或 INR 升高。合用时应定期监测凝血酶原时间、INR 和有无出血迹象。

6. 与强效 CYP3A4 诱导剂（如利福平、圣约翰草、苯妥英钠、卡马西平、苯巴比妥、地塞米松、利福布汀）合用可使本品的全身暴露量降低。

7. 难治性分化型甲状腺癌患者应每个月监测一次血清钙、促甲状腺素（TSH）水平。

8. 具有肾功能损害风险者，建议监测体液平衡、电解质水平。

9. QT 间期延长或具有 QT 间期延长风险者应定期监测心电图、电解质水平。

10. 定期监测肝功能。

11. 用药的前 6 周应每周监测一次血压，随后根据需要监测。

12. 监测全血细胞计数及分类计数、脂肪酶水平、淀粉酶水平。

13. 有生育能力的妇女用药前应进行妊娠试验。

14. 本品片剂应空腹或伴低脂、中脂饮食服用。

15. 需接受大手术的患者应暂停服用本品，以确保伤口愈合。

16. 使用蒽环类药物高累积剂量治疗、使用抗心律失常药或其他可导致 QT 间期延长药物的患者慎用本品。

17. 建议有生育能力的妇女用药期间和用药结束后 6 个月内应采取有效的避孕措施。

18. 建议有女性伴侣（具有生育力）的男性患者用药期间和用药结束后 3 个月内应采取有效的避孕措施。

19. 本品可能损害男性的生育力。

阿美替尼口服常释剂

1. 本品为蛋白激酶抑制剂类抗肿瘤药。

2. 禁用于对本品过敏者。

3. 慎用于重度或终末期肾功能不全者（使用本品的安全性和有效性尚不明确）。

4. 慎用于中至重度肝功能不全者（使用本品的安全性和有效性尚不明确）。

5. 与强效 CYP3A4 抑制剂[如大环内酯类抗菌药（如克拉霉素）、三唑类抗真菌药（如伊曲康唑）、人类免疫缺陷病毒蛋白酶抑制剂（如洛匹那韦）]合用可显著增加本品的暴露量，可能增加血肌酸激酶升高和（或）肌肉疼痛的发生风险。

6. 与可升高血肌酸激酶的药物（如他汀类药）合用可能增加血肌酸激酶升高和（或）肌肉症状的发生风险。

7. 与强效 CYP3A4 诱导剂（如利福平、卡马西平、苯妥英钠、圣约翰草）合用可显著减少本品的暴露量。

8. 用药前检测肿瘤组织样本 DNA 或血浆中循环肿瘤 DNA 是否存在 *EGFR* T790M 突变，突变阳性时可使用本品。血浆中循环肿瘤 DNA 检测结果可能出现假阴性，建议尽可能进行肿瘤组织样本检测。

9. 如出现血肌酸激酶大于 5 倍正常值上限，应密切监测血肌酸激酶、肌红蛋白、肾功能、体温及血钾，建议每周监测一次。

10. 充血性心力衰竭、电解质异常或合用可延长 QT 间期药物的患者，应定期监测心电图或电解质。

11. 有心血管风险及可能影响左室射血分数情况的患者，需考虑监测心功能，包括用药前和用药期间监测心室射血分数。

12. 育龄期男性、女性使用本品期间及停药后 3 个月内应采取有效的避孕措施。

13. 本品可能导致乏力、头晕，用药期间驾驶或操作机器时应谨慎。

克唑替尼口服常释剂

1. 本品为蛋白激酶抑制剂类抗肿瘤药。

2. 禁用于对本品过敏者、先天性长 QT 间期综合征患者及孕妇。

3. 慎用于肝功能不全者、有胃肠道穿孔风险（如有憩室炎史、肿瘤转移至胃肠道）的患者。

4. 与强效 CYP3A 抑制剂（如阿扎那韦、克拉霉素、茚地那韦、伊曲康唑、酮康唑、萘法唑酮、奈非那韦、利托那韦、沙奎那韦、克拉霉素、泰利霉素、醋竹桃霉素、伏立康唑）合用可使本品的血药浓度升高，可增加本品不良反应的发生风险。

5. 与治疗窗窄的 CYP3A 底物（如阿芬太尼、环孢素、二氢麦角胺、麦角胺、芬太尼、匹莫齐特、奎尼丁、西罗莫司、他克莫司）合用可使 CYP3A 底物的血药浓度升高。

6. 与强效 CYP3A 诱导剂（如卡马西平、苯巴比妥、苯妥英钠、利福布汀、利福平、圣约翰草）合用可使本品的血药浓度降低。

7. 应避免与可引起心动过缓的药物（如 β 受体阻滞剂、非二氢吡啶类钙通道阻滞剂、可乐定、地高辛）合用可延长 QT 间期的药物合用。

8. 葡萄柚或葡萄柚汁可能使本品的血药浓度升高。

9. 用药前应评估是否为 ALK 阳性和 ROS1 阳性，避免出现假阴性或假阳性。

10. 开始用药的最初 2 个月每 2 周监测一次肝功能，之后每个月及临床需要时进行监测。氨基转移酶升高者应更频繁监测氨基转移酶、碱性磷酸酶或总胆红素。

11. 每月或临床需要时监测全血细胞计数，如出现 3 级或 4 级毒性或有发热、感染时，应更频繁监测。

12. 定期监测心率和血压。

13. 用药前和用药期间监测肾功能。

14. 充血性心力衰竭、缓慢性心律失常、电解质异常或正使用已知可致 QT 间期延长药物的患者应监测心电图、电解质。

15. 有生育能力的妇女用药前应进行妊娠试验。

16. 如出现严重视力丧失，应进行眼科检查。

17. 有生育能力的妇女用药期间和停药后至少 45 日内应采取有效的避孕措施。

18. 有女性伴侣（具有生育力）的男性患者用药期间和停药后至少 90 日内应使用避孕套。

19. 本品可能降低女性和男性的生育力。

吡咯替尼口服常释剂

1. 本品为蛋白激酶抑制剂类抗肿瘤药。

2. 禁用于对本品过敏者、孕妇，不推荐中至重度肝功能不全者使用。

3. 慎用于肾功能不全、有心脏基础疾病或特殊情况（如充血性心力衰竭、前期累积高剂量蒽环类药治疗、同时使用 2 种或 2 种以上导致 QT 间期延长的药物）、先天性长 QT 间期综合征、低钾血症、低钙血症、低镁血症患者。

4. 与强效 CYP3A4 抑制剂（如酮康唑、伊曲康唑、红霉素、克拉霉素、茚地那韦、利托那韦、伏立康唑）合用可能增加本品的系统暴露量，增加安全性风险（尤其是肝功能不全者）。

5. 与强效 CYP3A4 诱导剂（如地塞米松、苯妥英钠、卡马西平、利福平、利福布汀、利福喷丁）合用可能减少本品的系统暴露量，可能影响其药效。

6. 本品应于餐前 30 分钟服用。

7. 用药前检测 HER2 状态。

8. 用药前及用药期间（至少每 2 个周期一次）监测肝功能。如存在异常，应增加监测频率。

9. 用药前及用药期间定期监测血常规。

10. 用药前评估左室射血分数（LVEF），确认 LVEF 在正常范围内；用药期间定期监测 LVEF，确保 LVEF 不低于正常值下限。

11. 鉴于 QT 间期延长的风险，且不能排除本品引起 QT 间期延长的可能性，开始用药前应纠正低钾血症、低镁血症或低钙血症。

12. 建议育龄期女性用药期间和停药后至少 8 周内采用有效的避孕措施。

仑伐替尼口服常释剂

1. 本品为蛋白激酶抑制剂类抗肿瘤药。

2. 禁用于对本品过敏者、孕妇。

3. 与具有较窄治疗指数的 CYP3A4 底物[如阿司咪唑、特非那定、西沙必利、匹莫齐特、奎尼丁、苄普地尔、麦角生物碱（麦角胺、二氢麦角胺）]应谨慎合用。

4. 与可能延长 QT 或 QTc 间期的药物避免合用。

5. 用药后 1 周应监测血压，且最初 2 个月每 2 周监测一次，随后至少每个月监测一次。

6. 用药前监测肝功能，用药后的最初 2 个月每 2 周监测一次，随后至少每个月监测一次。

7. 用药前和用药期间定期监测心电图，尤其是先天性长 QT 间期综合征、充血性心力衰竭、心动过缓或正使用其他可延长 QT 间期药物（如 Ⅰa 类、Ⅲ类抗心律失常药）的患者。

8. 用药前和用药期间定期监测电解质，其中至少每个月监测一次血钙水平。

9. 用药前监测甲状腺功能，用药期间至少每个月监测一次。

10. 用药前和用药期间定期监测尿蛋白。如测定蛋白尿 2+，则应测定 24 小时尿蛋白。

11. 用药期间应监测肾功能。

12. 有生育能力的妇女用药前应进行妊娠试验。

13. 本品可引起下颌骨坏死，用药前和用药期间定期进行口腔检查。

14. 建议有生育能力的妇女用药期间和用药结束后至少 1 个月内采取有效的避孕措施。对使用口服激素类避孕药的女性应增加屏障避孕法。

15. 本品可能损害男性或女性的生育力。

16. 本品可引起疲劳、头晕，驾驶车辆或操作机器时应谨慎。

17. 本品可引起伤口愈合延迟，择期手术前应暂停本品至少 1 周；大手术后至少 2 周不应给药，直至伤口充分愈合。

奥拉帕利口服常释剂

1. 本品为蛋白激酶抑制剂类抗肿瘤药。

2. 禁用于对本品过敏者。

3. 禁用于儿童。

4. 不推荐用于重度肾功能损害或终末期肾病（肌酐清除率≤30ml/min）、重度肝功能损害（Child-Pugh 分级为 C 级）者。

5. 与其他骨髓抑制性抗癌药（包括 DNA 损伤药）合用可增强骨髓抑制毒性，并延长该毒性的持续时间。

6. 与强效或中效 CYP3A 抑制剂合用可升高本品的血药浓度，可能增加其不良反应的发生风险。

7. 与强效或中效 CYP3A 诱导剂合用可减少本品的暴露量，可能减弱其疗效。

8. 与激素类避孕药合用可能减弱激素类避孕药的药效。使用本品期间应考虑采取其他非激素避孕措施。

9. 用药前筛查转移性乳腺癌、晚期卵巢癌单药维持治疗、转移性胰腺腺癌患者 BRCA 突变（BRCAm）状态、晚期卵巢癌联合用药维持治疗患者同源重组修复缺陷（HRD）阳性状态及转移性去势抵抗性前列腺癌（mCRPC）患者 HRR 基因突变状态。

10. 用药前监测全血细胞计数，用药的最初 12 个月内每个月监测一次，之后定期监测出现的具有临床意义的参数变化。

11. 用药期间监测肾功能。

12. 有生育能力的妇女用药前及用药期间定期进行妊娠试验。

13. 先前抗肿瘤治疗引起的血液学毒性未缓解至 1 级或 1 级以下时，不得开始本品的治疗。

14. 有生育能力的妇女用药期间及停药后至少 6 个月内应采取有效的避孕措施。

15. 有女性伴侣（妊娠或具有生育力）的男性患者用药期间和停药后 3 个月内应采取有效的避孕措施，且不可捐精。

16. 本品可引起虚弱、疲乏、头晕，驾驶车辆或操作机械时应谨慎。

瑞戈非尼口服常释剂

1. 本品为蛋白激酶抑制剂类抗肿瘤药。

2. 对本品过敏者禁用。

3. 本品应在每天同一时间，在低脂早餐（脂肪含量 30%）后随水整片吞服。患者不得在同一天服用两剂药物以弥补（前一天）漏服的剂量。如果服用本品后出现呕吐，同一天内患者不得再次服药。

4. 常见的药物不良反应为无力、疲乏、手足皮肤反应、腹泻、食欲缺乏及进食减少、高血压、发声困难及感染。

5. 强效 CYP3A4 抑制剂（如克拉霉素、葡萄柚汁、伊曲康唑、酮康唑、泊沙康唑、泰利霉素和伏立康唑）对本品及其代谢产物的稳态暴露量有影响。

6. 建议在开始本品治疗之前进行肝功能检查（ALT、AST 及胆红素），并在治疗开始的 2 个月内严密监测（至少 2 周一次）。此后，应至少每月定期监测或有临床指征时监测。

7. 建议在治疗期间监测生化及代谢参数，如果出现持续或反复的显著异常，应考虑中断给药或降低剂量，或永久停药。

8. 建议患者使用鞋垫和手套，防止对足底和手掌的压迫。

9. 建议患者使用角质层分离剂乳剂（如含尿素、水杨酸则局部涂覆于受累区域）和保湿霜（随意涂覆）缓解症状。

10. 由于具有抗血管生成性质的药品可能抑制或妨碍伤口愈合，建议接受大手术的患者暂时中断用药。

舒尼替尼口服常释剂

1. 本品为蛋白激酶抑制剂类抗肿瘤药。

2. 禁用于对本品过敏者。

3. 最常见的不良反应包括疲劳、乏力、发热、腹泻、恶心、黏膜炎/口腔炎、呕吐、消化不良、腹痛、便秘、高血压、外周水肿、皮疹、手足综合征、皮肤褪色、皮肤干燥、毛发颜色改变、味觉改变、头痛、背痛、关节疼痛、肢端疼痛、咳嗽、呼吸困难、厌食和出血。

4. 强效 CYP3A4 抑制剂，如酮康唑，可升高本品的血药浓度，不建议合用。

5. CYP3A4 诱导剂，如利福平，可降低本品的血药浓度，降低疗效。

6. 在治疗开始前、每个治疗周期及临床需要时应监测肝功能：ALT、AST、胆红素。

7. 在没有心脏风险因素的患者中，应考虑评估基线射血分数，监测其心力衰竭（CHF）的临床症状和体征，也应考虑进行基线和定期左室射血分数（LVEF）评估。

8. 监测有 QT 间期延长病史的患者、服用抗心律失常或可延长 QT 间期药物的患者或者有相关基础心脏疾病、心动过缓和电解质紊乱的患者。应用本品时，应考虑在治疗期间定期监测心电图和电解质（镁和钾）。

9. 若出现胃肠道、呼吸系统、肿瘤、泌尿道及脑部的出血症状，立即就医。

10. 若出现颌骨坏死的症状，尽可能避免用药时接受侵入性牙科手术操作。

11. 糖尿病患者注意监测低血糖情况。

维莫非尼口服常释剂

1. 本品为蛋白激酶抑制剂类抗肿瘤药。

2. 禁用于对本品过敏者。

3. 首剂药物应在上午服用，第二剂应在此后约 12 小时，即晚上服用。每次服药均可随餐或空腹服用。

4. 常见不良反应为关节痛、疲乏、皮疹、光敏反应、脱发、恶心、腹泻、头痛、瘙痒、呕吐、皮肤乳头状瘤和皮肤角化症。

5. 建议所有患者在开始治疗前接受一次皮肤评估，并且建议在治疗过程中接受常规监测。

6. 患者在胰腺炎发作后，若重新接受治疗，应对其进行密切监测（包括血清淀粉酶和脂肪酶的检查）。

7. 在本品治疗前和剂量调整后，应监测心电图和电解质。治疗的前 3 个月应每月监测，此后每 3 个月进行一次监测。

8. 建议所有患者在服用本品期间避免日光暴露。在服用药物期间，应建议患者穿戴防护性服装，并在室外使用广谱 UVA/UVB 防晒霜和润唇膏。

伊布替尼口服常释剂

1. 本品为蛋白激酶抑制剂类抗肿瘤药。

2. 禁用于对本品过敏者。

3. 本品与利妥昔单抗联合用药时，如果在同一天给药，建议在利妥昔单抗给药前给予本品。

4. 常见不良反应为出血、感染、血细胞减少、间质性肺病、心律失常类疾病、白细胞淤滞、高血压、继发恶性肿瘤、肿瘤溶解综合征。

5. 多次给予伏立康唑（强效 CYP3A 抑制剂）合并给药会使伊布替尼的稳态峰浓度增加 6.7 倍、AUC 增加 5.7 倍。进食状态的模拟显示泊沙康唑（强效 CYP3A 抑制剂）可使本品的 AUC 增加 3～10 倍，应避免合用强效 CYP3A 抑制剂。

6. 与利福平（强效 CYP3A 诱导剂）合用会使本品的暴露量显著降低。

7. 本品可能会增加接受抗血小板或抗凝血治疗患者的出血风险，应监测患者的出血体征。

8. 接受本品治疗的患者曾发生进行性多灶性白质脑病（PML）和肺孢子菌肺炎（PJP）。应监测并评估患者的发热和感染情况并予以适当的治疗。

9. 在治疗期间及停药后至少 1 个月内注意避孕。

10. 若漏服剂量，当天应尽快补服，之后恢复正常用药时间。

11. 出现心房颤动或心房扑动的相关症状，立即就医。

氟马替尼口服常释剂

1. 本品是口服靶向抗肿瘤药物，主要用于治疗慢性髓细胞性白血病。

2. 建议每天大致同一时间空腹服用药物，服药前 2 小时和服药后 1 小时内不要饮食。

3. 育龄期女性在服用本品期间，采取有效的避孕措施。

4. 如果在治疗期间出现乏力、头晕、眩晕等症状，应避免驾驶或操作机器。

5. 用药后可能出现骨髓抑制，在治疗的第 1 个月，最好每周检测一次全血细胞计数，第 2 个月每 2 周检测一次，之后可每个月检测一次。

6. 用药后可能出现肝功能异常，用药期间建议每个月检查一次肝功能或根据临床需要检查。

7. 用药后可能出现血清脂肪酶和淀粉酶升高、体液潴留、电解质异常，建议用药期间定期检查血清脂肪酶和淀粉酶、体重和血电解质。

8. 本品可能引起 QT 间期延长。用药期间建议定期监测心电图（每 6～8 周 1 次）。

塞瑞替尼口服常释剂

1. 本品是口服靶向抗肿瘤药物，主要用于治疗非小细胞肺癌。

2. 重度肝功能损害者，剂量可能需要调整。

3. 孕妇应避免使用。哺乳期妇女如果用药，建议在用药期间和停药后 2 周内停止哺乳。

4. 与食物同服可降低胃肠道不良反应，还可以增加药效。固定在每天同一时间服药。如果漏服，尽快补服，但如果距离下次服药时间少于 12 小时，则不要补服。服药后如果出现呕吐，也不要补服。

5. 用药期间食用葡萄柚及其制品可能会增强药效，容易引起不良反应。

6. 育龄期女性在用药期间及停药后 6 个月内采取有效避孕措施；男性患者在用药期间及停药后 3 个月内也需采取有效避孕措施。

7. 本品可能引起疲乏、视力障碍，用药期间避免驾驶车辆或操作机器。

8. 本品可能引起肝脏损害。用药期间建议定期监测肝功能，建议至少每月监测 1 次；如果出现肝酶升高，可能需要增加监测频率。

9. 本品还可能引起高血糖、胰腺炎，用药期间每月检查血糖、脂肪酶和淀粉酶。患有充血性心力衰竭、心动过缓、电解质异常或正在使用可延长 QT 间期的药物的患者，还需每月检查心电图和电解质。此外，还需要定期检查心率、血压和肾功能。

阿来替尼口服常释剂

1. 本品是口服靶向抗肿瘤药物，主要用于治疗非小细胞肺癌。

2. 重度肝功能不全者，剂量可能需要调整。

3. 孕妇禁用。哺乳期妇女用药期间和停药后 1 周内需停止哺乳。

4. 脂肪含量或热量高的食物可能增加本品的药效，在进餐时服药。如果漏服，尽快补服，但如果距离下次服药时间少于 6 小时，则不要补服。服药后如果出现呕吐，也不要补服。

5. 育龄期女性、男性患者的性伴侣在用药期间和停药后至少 3 个月内采取有效的避孕措施。

6. 本品可能导致对光敏感。用药期间和停药后至少 7 天内，建议避免长时间晒太阳，并采取防晒措施，如使用防晒霜和润唇膏（防晒系数≥50），并佩戴太阳镜。

7. 本品可能导致肌酸激酶升高。用药期间建议定期监测肌酸激酶水平，治疗的第 1 个月内每 2 周监测 1 次，之后根据需要监测。如果出现不明原因

的肌痛、触痛或无力，立即就诊。

8. 本品可能影响肝功能。用药期间建议定期监测肝功能，刚开始治疗的 3 个月内每 2 周监测 1 次，之后定期监测。如果出现肝酶或胆红素水平升高，需要增加监测频率。此外，本品还可能引起心率过慢，需要每月监测心率和血压。

培唑帕尼口服常释剂

1. 本品是抗肿瘤药物，主要用于治疗肾细胞癌。

2. 肝功能不全者，剂量可能需要调整。

3. 孕妇最好避免使用。哺乳期妇女如果用药，用药期间和停药后 2 周内需停止哺乳。

4. 本品可能影响器官发育，不要给 2 岁以下的儿童使用。

5. 食物可能会影响本品的药效，应在餐前 1 小时或餐后 2 小时服药。本品如果漏服，在 12 小时内尽快补服。如果漏服时间超过 12 小时，则不必补服。

6. 育龄期女性及男性患者的性伴侣，在用药期间及停药后至少 2 周内采取避孕措施。

7. 用药期间食用葡萄柚可能会影响本品的药效。

8. 用药后容易感染，应经常洗手，并远离感染人群。如果出现发热、寒战、咽喉痛、咳嗽、小便疼痛、口疮等感染症状，及时就诊。

9. 本品可能会影响肝脏功能。用药期间定期监测肝功能，如在开始用药的第 3、5、7、9 周各监测 1 次，随后第 3 个月和第 4 个月再监测 1 次，第 4 个月后每 3 个月监测 1 次。

10. 本品可能会导致甲状腺功能减退、蛋白尿、血压升高，还可能影响心脏功能。用药期间定期监测甲状腺功能、尿常规、血压、心电图、电解质。

11. 抗酸药（如铝硅酸镁、碳酸钙）可能会减少本品的吸收，降低其疗效。如需合用，应间隔至少 2 小时。

泽布替尼口服常释剂

1. 本品是抗肿瘤药，主要用于治疗套细胞淋巴瘤、慢性淋巴细胞白血病。

2. 肝功能不全患者，剂量可能需要调整。

3. 本品可能对胎儿造成损害，孕妇最好不要用药。育龄期女性在用药期间和停药后至少 2 周内，采取有效的避孕措施。男性患者的性伴侣用药期间也需采取有效避孕措施。

4. 哺乳期妇女用药期间及停药后 2 周内需停止哺乳。

5. 用药期间食用葡萄柚可能增强药效，容易出现不良反应。尽量避免食用葡萄柚及其制品。

6. 用药后更容易出血或受到感染，避免受伤（如使用软毛牙刷和电动剃须刀），经常洗手，并远离感染人群。

7. 本品可能引起血液功能异常、心律失常、电解质紊乱、胆固醇升高、血糖升高、脂肪酶升高、肝功能异常，用药期间建议定期监测全血细胞计数（最初的2个月内每隔2周监测1次，之后每月监测1次）、血生化、心电图、电解质、血脂（用药后第3个月、6个月及慢性治疗期间至少每年评估1次血脂）、血糖。

8. 乙肝病毒携带者使用本品可能激活乙肝病毒，用药期间及停药后数月内建议密切监测乙肝病毒感染的症状和体征。

芦可替尼口服常释剂

1. 本品是抗肿瘤药物，主要用于治疗骨髓纤维化。

2. 肝、肾功能不全者，剂量可能需要调整。

3. 孕妇禁用。育龄期女性在用药期间采取有效的避孕措施。哺乳期妇女如果用药，应停止哺乳。

4. 中断用药或停药后可能出现症状复发，还可能出现急性并发症，不要擅自停药。如果停药后出现发热、呼吸困难、非常严重的头晕或晕厥、淤青或出血等，立即就诊。

5. 用药期间更容易出血或感染，避免受伤（如使用软毛牙刷或电动剃须刀）、经常洗手、远离感染人群。

6. 用药期间食用葡萄柚可能改变药物的吸收量。

7. 用药期间需要定期检查全血细胞计数，建议用药初期每周检查一次，4周后每2～4周检查一次，直至剂量稳定；之后根据临床需要进行检查。肝功能损伤的患者在用药前6周内至少每1～2周检查1次全血细胞计数，如果肝功能和血细胞计数稳定，之后可能根据临床需要进行检查。

8. 用药后可能出现血脂升高，用药期间定期检查血脂。定期检查肝功能、肾功能。

达拉非尼口服常释剂

1. 本品是抗肿瘤药，主要用于治疗黑色素瘤。

2. 用药后可能导致胎儿损害，孕妇最好避免使用。育龄期女性在用药期间及停药后2周内，应采取有效的避孕措施。本品可能影响激素类避孕药的疗效，建议采取非激素方法避孕，如避孕套。

3. 哺乳期妇女如果用药，在用药期间和停药后2周内停止哺乳。

4. 食物可影响药效，在餐前1小时或餐后2小时空腹服药。最好固定在每天同一时间服药。如果漏服，尽快补服。但如果距离下次服药不足6小时，则不要补服。

5. 用药期间可能出现疲劳、头晕或视力问题，避免驾驶车辆和操作机器。

6. 用药后可能出现新的恶性肿瘤，包括皮肤癌。用药期间定期检查，如每2个月进行一次皮肤病学评估，停药后6个月内再评估一次。

7. 用药后可能出现心肌病，用药期间定期评估左室射血分数（治疗1个月后评估一次，随后每2～3个月评估一次）。

8. 用药期间如果出现发热（≥38.5℃或伴有低血压、发冷、寒战、脱水或肾衰竭），立即就诊，建议在严重发热期间及发热后检查肾功能。

9. 高血糖症或有糖尿病史的患者，用药初始阶段及临床需要时检查血糖水平。

多纳非尼口服常释剂

1. 本品是抗肿瘤药，主要用于治疗肝细胞癌。

2. 孕妇不建议使用。有生育力的女性、男性患者的性伴侣在用药期间及停药后至少6个月内需采取有效的避孕措施。本品可能会降低激素类避孕药的药效，最好采取非激素方法（如避孕套）避孕。

3. 哺乳期妇女如果用药，在用药期间及末次服药后至少3个月内停止哺乳。

4. 本品最常见的不良反应是手足皮肤反应，应采取必要的对症支持治疗，包括加强皮肤护理、保持皮肤清洁、避免压力或摩擦。

5. 用药后可能导致血压升高，应密切监测血压。

恩沙替尼口服常释剂

1. 本品是抗肿瘤药，主要用于治疗局部晚期或转移性非小细胞性肺癌。

2. 哺乳期妇女如果用药，在用药期间及末次服药后至少3个月内停止哺乳。

3. 固定在每天同一时间服药。如果漏服，且距离下次服药时间大于12小时，应及时补服。

4. 中度肝功能不全者用药期间须密切监测肝功能，中至重度肾功能不全者用药期间需密切监测肾功能。

伏美替尼口服常释剂

1. 本品是抗肿瘤药，主要用于治疗局部晚期或转移性非小细胞性肺癌。

2. 孕妇用药可能损害胎儿，不建议使用。育龄期女性、男性患者的性伴侣在用药期间及停药后至少6个月内需采取有效的避孕措施。本品可能会降低激素类避孕药的药效，最好采取非激素方法（如避孕套）避孕。

3. 哺乳期妇女如果用药，在用药期间及末次服药后至少3个月内停止哺乳。

4. 每天最好在同一时间服药。如果漏服，且距离下次服药时间大于12小时，及时补服。

5. 用药后可能出现视力下降、视物模糊等不良反应，避免驾驶或操作机器。

6. 用药后可能出现QT间期延长，用药期间需监测心电图。本品可能引起肝酶水平升高，建议用药期间每月监测肝功能。

达可替尼口服常释剂

1. 本品是抗肿瘤药物，主要用于治疗非小细胞肺癌。

2. 育龄期女性在用药期间及停药后至少17天内采取有效的避孕措施。

3. 哺乳期妇女在用药期间及停药后至少17天内需停止哺乳。

4. 固定在每天同一时间服药。如果漏服或服药后出现呕吐，不要补服，在下一次的服药时间服用正常剂量即可。

5. 用药期间晒太阳可能增加皮肤反应的发生率和严重程度。建议采取防晒措施，如穿防晒衣和使用防晒霜。为缓解皮肤反应，可涂抹保湿霜。

6. 如需服用抗酸药或 H_2 受体拮抗药（如西咪替丁、雷尼替丁），在服用以上药物至少6小时前或10小时后再服用本品。

奥布替尼口服常释剂

1. 本品是抗肿瘤药物，主要用于治疗套细胞淋巴瘤和慢性淋巴细胞白血病。

2. 每日服药时间应尽量固定。如漏服药，应在距下次服药至少8小时尽快补服，第2日继续按原计划服药。

3. 用药前应评估发生肿瘤溶解综合征的风险（如高肿瘤负荷）并采取适当的预防措施。

4. 育龄期女性使用本品期间及用药后至少1个月内须采取有效避孕措施，使用激素避孕法的妇女还须再使用屏障避孕法。建议男性患者的性伴侣在用药期间及用药后至少3个月内采取有效避孕措施。

5. 建议用药期间密切监测全血细胞计数。

6. 用药前应确定HBV的状态。

7. 中度肝功能不全者用药期间须密切监测肝功能，中至重度肾功能不全者用药期间需密切监测肾功能。

阿贝西利口服常释剂

1. 本品是抗肿瘤药物，主要用于治疗局部晚期或转移性乳腺癌。

2. 应尽量于每日同一时间服用。若服药后出现呕吐或漏服一剂，不应补服，应按原计划服用下一剂。

3. 用药前绝对中性粒细胞计数应大于或等于 $1.5 \times 10^9/L$，血小板计数应大于或等于 $100 \times 10^9/L$，血红蛋白应大于或等于80g/L。

4. 建议育龄期女性用药期间及用药结束后至少3周内采取高效的避孕措施（如双重屏障避孕法）。不推荐未采取避孕措施的育龄期女性使用本品。

5. 用药期间若出现疲乏或头晕，驾驶车辆或操作机械时应谨慎。

6. 本品可通过抑制肾小管的分泌使血肌酐升高，但不影响肾小球的功能，可考虑监测血尿素氮（BUN）、胱抑素C或肾小球滤过率（GFR）来评估是否出现肾功能损伤。

7. 用药前监测全血细胞计数和肝功能，开始治疗后的前2个月内每2周监测一次，之后2个月内每月监测一次。

奈拉替尼口服常释剂

1. 本品是抗肿瘤药物，主要用于治疗早期乳腺癌。

2. 重度肝功能不全者，剂量可能需要调整。

3. 老年人用药后更易出现呕吐、腹泻、肾衰竭、脱水等严重不良反应。

4. 孕妇禁用。有生育能力的女性或男性患者，在用药期间和停药后1个月内采取有效避孕措施。

5. 建议哺乳期妇女在用药期间和停药后1个月内停止哺乳。

6. 食物可增加药物的吸收，在进餐时完整吞服片剂，不得咀嚼、压碎或掰开。每天在同一时间服药。如果漏服，不要补服药物，第2天按原计划服药。

7. 本品可引起腹泻，建议服用首剂本品时就开始预防性使用止泻药（如洛哌丁胺），将排便次数控制在每天1~2次。如果腹泻加重，及时就诊，可能需调整止泻治疗、暂时或永久性停用本品。

8. 本品有肝毒性，用药期间需定期监测总胆红素和肝酶水平，前3个月每月监测1次，随后每3个月监测1次。在发生严重腹泻或有肝脏毒性体征或症状（如疲乏加重、恶心、呕吐、右上腹压痛、发热、皮疹）时也需监测以上指标。

索凡替尼口服常释剂

1. 本品是口服抗肿瘤药，主要用于治疗神经内分泌肿瘤。

2. 孕妇禁用。育龄期女性用药期间采取避孕措施。哺乳期妇女如果使用本品，应停止哺乳。

3. 本品可随低脂餐（500kcal，约20%脂肪）同服或空腹口服。每日同一时间服药，如果服药后患者呕吐，无须补服；漏服剂量，不应在次日加服，应按常规服用下一次剂量。

4. 在用药过程中应密切监测患者，根据患者个体的安全性和耐受性调整用药，包括暂停用药、降低剂量或永久停用本品。剂量调整应遵循"先暂停用药再下调剂量"的原则。

5. 本品可能导致肝酶升高，应定期检查肝功能。

尼拉帕利口服常释剂

1. 本品为抗肿瘤药物，主要用于卵巢癌、输卵管癌或腹膜癌的维持治疗。

2. 每天在固定时间完整吞服本品。睡前给药可能会减少恶心症状。出现呕吐或漏服，不需要补服，在第2天的常规时间服用药物即可。

3. 本品用药后可能出现无力、疲乏、头晕等症状，避免驾驶车辆或操作机器。

4. 本品可能引起高血压，用药期间监测血压和心率。在用药的前2个月内至少每周测一次，随后的10个月内每月测一次，之后定期监测。

5. 本品可能会引起贫血、血小板减少等血液毒性反应，用药期间定期检查全血细胞计数。通常在治疗的第1个月每周检查一次，随后的11个月内每月检查一次，之后定期检查。

6. 本品用药后最常见恶心、呕吐、食欲缺乏、便秘、贫血疲乏、肌肉骨骼疼痛、腹痛、腹泻、失眠、头痛头晕、呼吸困难、咳嗽、皮疹、高血压、尿路感染等不良反应。

7. 本品可能损害男性的生育力。

8. 18岁以下儿童和青少年不推荐使用。

9. 有生育能力的妇女在用药前需进行妊娠试验，在用药期间和停药后6个月内采取有效的避孕措施。

10. 孕妇最好避免使用。哺乳期妇女如果用药，需在用药期间和停药后1个月内停止哺乳。

氟唑帕利口服常释剂

1. 本品具有抑制肿瘤细胞增殖的作用，主要用于治疗复发性卵巢癌、输卵管癌或原发性腹膜癌。

2. 本品用药后可能出现乏力、头晕等不良反应，避免驾驶车辆或操作机器。

3. 本品可能引起血液学毒性反应，用药期间需定期监测全血细胞计数，前3个月内每2周监测一次。

4. 本品不良反应包括贫血、恶心、呕吐、腹痛、食欲缺乏、头晕、无力等。

5. 儿童和青少年不推荐使用本品。

6. 本品可能损害胎儿，育龄期女性在用药前需进行妊娠试验，在用药期间及停药后6个月内需采取有效的避孕措施。

7. 孕妇最好避免使用。哺乳期妇女如果用药，在用药期间及停药后1个月内停止哺乳。

帕米帕利口服常释剂

1. 本品为抗肿瘤药，用于既往经过二线及以上化疗的伴有胚系BRCA（gBRCA）突变的复发性晚期卵巢癌、输卵管癌或原发性腹膜癌患者的治疗。

2. 本品口服给药，每天在固定时间服药，如果发生呕吐或漏服一次药物，不要额外补服，应按计划时间正常服用下一次剂量。

3. 用药期间监测全血细胞计数，建议在治疗的前3个月内每周监测一次，之后定期监测治疗期间出现的具有临床意义的参数变化。

4. 如果用药期间出现疲乏、乏力和头晕，谨慎驾驶车辆或操作机器。

5. 哺乳期妇女治疗期间和末次给药后1个月内停止哺乳。

6. 建议育龄期女性在治疗期间和停药后6个月内采取避孕措施。孕妇最好避免使用。

八、其他抗肿瘤药

注射用门冬酰胺酶

1. 本品具有抗肿瘤作用，主要用于治疗白血病、黑色素瘤、霍奇金淋巴瘤及非霍奇金淋巴瘤。

2. 青霉素过敏、胰腺炎或曾经患有胰腺炎（可能使胰腺炎复发或恶化）及严重感染患者（如水痘、广泛带状疱疹）不能使用。

3. 首次用药或停药至少1周的患者，用药前须进行皮试。皮试后观察至少1小时，如果出现红斑或风团，则为阳性反应，不能使用本品。皮试阴性的患者才可用药，但皮试阴性的患者也可能发生过敏反应。

4. 儿童如需用药，注意本品对性腺的影响。

5. 妊娠 3 个月内的妇女避免使用。在用药期间和停药后 3 个月内需采取有效的避孕措施（除口服避孕药外的其他避孕措施）。哺乳期妇女如果用药，需停止哺乳。

6. 本品可以经静脉给药或肌内注射给药。同一部位肌内注射量最好不要超过 2ml。

7. 用药前和用药期间需监测血常规、血浆凝血因子、血糖、血清淀粉酶、肝功能、肾功能、骨髓涂片分类、血清钙、中枢神经系统功能等。

8. 本品可能升高血尿酸浓度，用药时需大量静脉补液、碱化尿液、口服别嘌醇，以预防高尿酸血症和尿酸性肾病。

9. 与长春新碱合用时，会增加本品的不良反应（如严重神经毒性）。可在使用本品前 12～24 小时给予长春新碱。

10. 用药后可能出现食欲缺乏、胰腺炎（可表现为上腹剧痛并伴有恶心、呕吐）、肝损害（通常在 2 周内发生）、过敏反应（主要表现为突发性呼吸困难、关节肿痛、皮疹、皮肤瘙痒、面部水肿，严重的患者可发生呼吸窘迫、休克甚至死亡）等不良反应。

羟基脲片

1. 羟基脲是抗肿瘤药物，主要用于治疗多种肿瘤，包括白血病、肾癌、黑色素瘤、头颈部癌、宫颈鳞癌。

2. 疱疹病毒感染（如水痘）或其他严重感染者不能使用。

3. 用药期间多饮水，以增加尿量，促进尿酸的排泄。每天至少饮水 1500～1700ml（如 500ml 矿泉水 3～4 瓶），高温或强体力活动时可适当增加饮水量。

4. 用药期间及用药后至少 6 个月内需要采取有效的避孕措施。本品可能损害精子和睾丸组织。哺乳期妇女用药期间暂停哺乳。

5. 用药期间晒太阳可能引发皮肤癌或其他恶性肿瘤，应采取防晒措施。

6. 接触本品的药片或药瓶要佩戴一次性手套，并在接触前后洗手。

7. 本品对肝肾功能和血液系统有影响，有白细胞减少、血小板减少等副作用。定期监测肝肾功能、血尿素氮、尿酸、肌酐、血小板及血细胞计数（如

每周监测 1 次）。

8. 本品主要引起感染、贫血，还可能加重放疗产生的红斑。

维 A 酸片

1. 本品具有抗角化及抗肿瘤作用，主要用于治疗：皮肤病（如痤疮、扁平苔藓、白斑、毛发红糠疹、面部糠疹、银屑病、鱼鳞病、多发性寻常疣、角化异常）及急性早幼粒细胞白血病。

2. 急性和亚急性皮炎、湿疹类皮肤病及严重肝、肾功能不全者不能使用。

3. 本品具有致畸性和胎毒性，育龄期女性及配偶在服药前 3 个月至停药后 1 年内，采用避孕措施。哺乳期妇女如果用药，应停止哺乳。

4. 用药后会更容易出现晒伤，用药期间应采取防晒措施。

5. 用药期间可能需要检查血常规、血脂及肝功能。

6. 用药后可能出现头痛、头晕、口干及皮肤脱屑等不良反应。

7. 急性早幼粒细胞白血病患者使用本品后可能发生严重不良反应，如白细胞迅速增多、维 A 酸-急性早幼粒细胞白血病综合征，如在用药期间出现发热、气短、呼吸困难、肿胀、体重增加、严重的头晕、晕倒、尿色加深、疲劳、无食欲、恶心、呕吐、黄疸等疾病或症状，或无尿、尿血、尿量改变等肾脏疾病症状，立即就诊。

安吖啶注射液

1. 本品用于治疗急性白血病、淋巴瘤。

2. 孕妇不可使用本品，哺乳期妇女用药期间暂停哺乳。

3. 用药期间每日检查白细胞分类计数，必要时进行骨髓象检查，还应定期进行肝功能检查。

4. 用药期间可能会出现血糖升高、蛋白尿、四肢麻木、恶心、呕吐、腹痛、腹泻、口腔溃疡、皮疹等不良反应。

雌莫司汀胶囊

1. 本品是抗肿瘤药，主要用于治疗前列腺癌。

2. 严重肝脏疾病、严重心血管疾病、曾经发生过严重白细胞减少或血小板减少者不能使用。

3. 本品主要用于男性前列腺癌的治疗，不适用于女性，也不适合儿童。

4. 空腹服用本品，在餐前 1 小时或餐后 2 小时用 1 杯水送服。牛奶等奶制品可影响本品的吸收。

5. 本品可能引起精子变异，用药期间需采取避

6. 用药 4～6 周后需观察是否有效，如无效则需停药。

7. 本品可影响血糖水平，糖尿病患者密切监测血糖。

8. 用药后可引起血压升高，建议定期监测血压；本品可影响钙和磷代谢，建议密切监测钙水平。此外，还需要定期监测全血细胞计数及肝功能。

9. 本品最常见的不良反应包括男性女型乳房、恶心、呕吐、水肿；还可能引起严重不良反应，包括血栓栓塞（可表现为胸痛、胸闷、咯血、呼吸急促、肿胀、发热、麻木、颜色改变、腿部或手臂疼痛、说话或吞咽困难等）、心肌缺血、充血性心力衰竭等。

注射用甘氨双唑钠

1. 本品用于头颈部肿瘤、食管癌、肺癌等实体肿瘤放疗的增敏。

2. 孕妇禁用。哺乳期妇女用药期间暂停哺乳。

3. 用药期间可能需要监测肝功能、心电图，特别是肝功能、心脏功能异常者。

4. 本品可能导致恶心、呕吐、皮疹等不良反应。

甲异靛片

1. 本品能破坏白血病瘤细胞，有明显抑瘤作用，主要用于治疗慢性粒细胞白血病。

2. 孕妇禁用。哺乳期妇女如果用药，应停止哺乳。

3. 在餐后 30 分钟左右服用本品。

4. 用药期间定期监测白细胞及血小板数量。

5. 用药后可能出现骨关节疼痛、恶心、呕吐、食欲缺乏、腹痛、腹胀、腹泻、面部和双下肢水肿、面部色素沉着、头痛、头胀、皮肤瘙痒等不良反应。

六甲蜜胺片

1. 本品是抗癌药，主要用于治疗卵巢癌、小细胞肺癌、恶性淋巴瘤、子宫内膜癌。

2. 严重骨髓抑制或严重神经毒性者不能使用本品。

3. 本品可能有致畸性，孕妇禁用。哺乳期妇女如需用药，先暂停哺乳。

4. 在餐后 1～1.5 小时或睡前服药，以减轻胃肠道反应。

5. 定期检查血常规和肝功能。

6. 用药后可能出现严重恶心、呕吐、脱发、膀胱炎、皮疹、瘙痒、体重减轻等不良反应。长期用药后还可能出现中枢或周围神经毒性，一般停药

4～5 个月可减轻或消失。

注射用亚砷酸（三氧化二砷）

1. 本品为抗肿瘤药，主要用于治疗急性早幼粒细胞白血病、晚期原发性肝癌。

2. 严重肝肾功能不全、长期接触砷或砷中毒者不能使用。

3. 育龄期女性在用药期间及停药后 6 个月内需避孕，其男性伴侣在用药期间及停药后 3 个月内也需避孕。哺乳期妇女如果用药，在用药期间和停药后 2 周内需停止哺乳。

4. 本品经静脉滴注给药，滴注时间为 3～4 小时。

5. 用药期间避免食用含硒食物和药物。

6. 用药后可能出现血液毒性、心电图异常、肝肾功能改变，用药期间需监测血常规、血凝功能、电解质水平、心电图、肝肾功能。

7. 用药后可能出现严重脑病，用药期间需监测患者的神经症状和营养状态。有维生素 B_1 缺乏风险的患者（如长期饮酒、吸收不良、营养不良、合用呋塞米）应监测维生素 B_1 水平，必要时需补充维生素 B_1。

8. 用药后可能出现食欲缺乏、腹胀、腹泻、恶心、呕吐、关节或肌肉酸痛、水肿、头痛、皮肤干燥、红斑或色素沉着等不良反应。

伊沙佐米口服常释剂

1. 本品为抗肿瘤药物，与来那度胺和地塞米松联用，治疗多发性骨髓瘤。

2. 对本品过敏者避免使用。

3. 本品口服给药，食物可能降低本品的药效，在餐前至少 1 小时或餐后 2 小时服药，每周 1 次并固定在每周的同一时间服药。

4. 本品有细胞毒性，应完整吞服胶囊，避免直接接触胶囊内的药粉。在用药时取出药物，不要压碎、咀嚼或打开。如果胶囊破损，避免清扫时产生扬尘。如果与皮肤接触，用肥皂和水彻底清洗。

5. 如果漏服，尽快补服，但如果距离下次给药不足 72 小时，则不必补服。如果服药后出现呕吐，不要补服药物，按照原定计划服用下一次药物。

6. 本品可能引起疲劳、头晕症状，避免驾驶车辆或操作机器。

7. 本品用药后可能更容易出血，应小心避免受伤。

8. 本品可能引起血小板减少。用药期间定期监

测血小板计数，至少每月 1 次，前 3 个周期可增加监测频率。

9. 本品还可能损伤肝功能，应定期检查肝酶。

10. 本品用药后常见的不良反应包括腹泻、便秘、恶心、呕吐、背痛、水肿、周围神经病变、带状疱疹、上呼吸道感染等。

11. 本品不推荐 18 岁以下儿童使用。

12. 不推荐孕妇使用本品。哺乳期妇女如果用药，在用药期间及停药后 90 天内停止哺乳。

13. 育龄期女性和男性在用药期间及停药后 90 天内采取有效的避孕措施。

地舒单抗注射液

1. 本品是人 IgG2 单克隆抗体，能抑制破骨细胞的骨吸收，主要用于治疗实体肿瘤骨转移和多发性骨髓瘤、骨巨细胞瘤。

2. 对本品过敏、低钙血症、牙科或口腔术后创口未愈合者不能使用。

3. 接受本品治疗前，需要进行血钙检查、妊娠试验检查。

4. 本品仅可通过皮下注射给药，不得静脉、肌内、皮内给药。注射部位可为上臂、大腿上部或腹部。

5. 接受本品治疗期间，需要补充维生素 D 及钙片，不得与双膦酸盐类药物合用。

6. 孕妇不得使用本品，育龄期女性接受本品治疗期间，做好避孕措施，停用本品后至少 5 个月后，方可考虑妊娠。

7. 哺乳期妇女使用本品期间应暂停哺乳。

8. 如正在接受化疗和皮质激素治疗，合用本品可能会出现下颌骨坏死风险。

9. 使用本品常见的不良反应有注射部位疼痛、肌肉疼痛、血压升高、膀胱感染、肺部感染打喷嚏、鼻塞、咽痛等。

注射用培门冬酶

1. 本品能消耗血液中的门冬酰胺从而杀死白血病细胞，主要用于儿童急性淋巴细胞白血病。

2. 如果曾使用左旋门冬酰胺酶出现过严重血栓、出血或胰腺炎，则不能使用本品。

3. 本品经肌内注射给药。如果给药量≤2ml，可在同一部位注射；如果给药量＞2ml，需在多个部位注射。

4. 本品可能引起凝血功能异常，用药期间应小心避免受伤。如果出现异常出血或淤伤、大便黑色或带血、尿血、皮肤上有针尖状的红点，及时告知医师。

5. 用药期间和用药后定期检查凝血参数。

6. 用药后可能出现肝毒性，用药期间需监测肝功能，还需监测全血细胞计数及分类计数、淀粉酶、脂肪酶、尿糖、血糖、三酰甘油。

7. 用药后可能出现过敏反应、血栓形成、高血糖、胰腺炎等不良反应。

8. 孕妇慎用。哺乳期妇女如果用药，在用药期间和用药结束后 3 个月内停止哺乳。

9. 育龄期女性在用药前需进行妊娠试验，在用药期间和用药结束后至少 3 个月内采取有效的屏障避孕法（如避孕套），但不推荐使用口服避孕药。

10. 使用本品时禁止接种活疫苗，处于缓解期的白血病患者，化疗结束后至少间隔 3 个月才能接种活疫苗。

重组人血管内皮抑制素注射液

1. 本品能抑制肿瘤细胞增殖或转移，主要用于治疗非小细胞肺癌。

2. 本品经静脉匀速滴注给药，滴注时间为 3～4 小时。

3. 用药后可能出现心脏反应，用药期间需定期监测心电图。如出现心脏不良反应，应心电监护。

4. 用药后如果出现中、重度腹泻或肝功能异常，可减慢滴注速度或暂停用药后适当对症处理。

5. 用药后可能出现过敏反应（可表现为全身斑丘疹、瘙痒）、发热等不良反应。

西达本胺口服常释剂

1. 本品是抗肿瘤药物，主要用于治疗外周 T 细胞淋巴瘤、乳腺癌。

2. 对本品过敏或患有严重心功能不全患者，不能使用。

3. 餐后 30 分钟服药，两次服药间隔不应少于 3 天。

4. 本品可能对血液、肝肾、心脏功能产生影响。用药期间定期监测血常规（每周 1 次，必要时可能隔天 1 次或每周 2 次）、肝肾功能（每 3 周 1 次）、心电图（每 3 周 1 次）、电解质（每 3 周 1 次），同时建议每 6 周进行 1 次心脏超声检查，以监测是否出现心包积液。

5. 本品常见的不良反应包括乏力、发热、腹泻、恶心、呕吐、食欲缺乏、头晕、皮疹等，还可能引起严重不良反应，如心源性猝死、白细胞增加、血小板减少、乳酸酸中毒、肠穿孔、坏疽、肺炎、淋巴结肿大等。

6. 育龄期女性在用药期间应采取避孕措施。男性患者的性伴侣在用药期间及停药后 3 个月内，也应采取避孕措施。

7. 18 岁以下儿童不推荐使用。

8. 孕妇禁用。哺乳期妇女如果用药，应停止哺乳。

艾立布林注射剂

1. 本品具有抗肿瘤作用，主要用于治疗局部晚期或转移性乳腺癌。

2. 本品经静脉注射或静脉滴注给药，静脉注射时间为 2～5 分钟。

3. 本品用药后更容易出血和感染，应避免受伤。

4. 本品可能引起骨髓抑制，每次用药前需查全血细胞计数。用药期间还需定期监测电解质，以防电解质异常而导致心律失常。

5. 本品用药期间监测肝、肾功能。

6. 使用本品期间，接种活疫苗（如甲肝减毒活疫苗、流感减毒活疫苗、轮状病毒活疫苗）可能增加活疫苗引起感染的风险。用药期间推迟接种活疫苗。

7. 本品用药后最常见的不良反应包括贫血、脱发、乏力、周围神经病、恶心等。

8. 育龄期女性在用药期间及停药后 3 个月内采取有效的避孕措施，其男性伴侣在用药期间及停药后 3.5 个月（14 周）内也需采取避孕措施。

9. 本品可能有睾丸毒性，可能导致不可逆性不育。建议男性患者在用药前保存精子。

10. 18 岁以下儿童不推荐使用。

11. 孕妇慎用。哺乳期妇女如果用药，治疗期间和最后一次给药后 2 周内停止哺乳。

第二节　内分泌疾病用药

一、激素类及相关药物

注射用丙氨瑞林

1. 本品用于治疗子宫内膜异位症。

2. 孕妇及原因不明阴道出血者禁用，哺乳期妇女用药期间暂停哺乳。

3. 本品可导致低雌激素状态引起的症状（如潮热、阴道干燥、性欲改变、情绪改变）、体重改变、乳房缩小或胀痛。

注射用戈那瑞林

1. 本品是激素类药物，主要用于鉴别诊断由下丘脑或垂体功能低下引起的生育障碍，如性腺萎缩导致的性腺功能不足、乳溢性闭经、原发性和继发性闭经、绝经和早熟绝经、垂体肿瘤、垂体器官损伤。

2. 激素依赖性肿瘤患者，不能使用。

3. 孕妇禁用。哺乳期妇女在用药期间暂停哺乳。

4. 静脉注射给药，在注射前及注射后 25 分钟、45 分钟、90 分钟、180 分钟各抽血 3ml，进行鉴别诊断。

5. 如果在正常经期的卵泡期（上次月经停止日至下次排卵日）给药，应采取避孕措施。

6. 使用本品时，最好不要同时使用直接影响垂体分泌促性腺激素的药物。

7. 用药后可能出现注射部位反应（如瘙痒、疼痛或肿胀）、过敏反应、腹部或胃部不适、骨质疏松、血栓性静脉炎及性欲减退等不良反应。

醋酸戈舍瑞林缓释植入剂

1. 本品（10.8mg）用于可用激素治疗的前列腺癌。本品（3.6mg）还用于可用激素治疗的绝经前期及围绝经期妇女乳腺癌。用于子宫内膜异位症时，可减轻疼痛并减少子宫内膜损伤。

2. 在腹前壁皮下注射本品 10.8mg 一支，每 12 周一次；在腹前壁皮下注射本品 3.6mg 一支，每 28 天一次。

3. 孕妇禁用本品。哺乳期妇女用药期间暂停哺乳。

4. 最常见的不良反应包括热潮红、多汗、性功能障碍、勃起功能减退和注射部位反应。

注射用亮丙瑞林微球

1. 亮丙瑞林主要用于治疗子宫内膜异位症，伴月经过多、下腹痛、腰痛及贫血等的子宫肌瘤［可使肌瘤缩小和（或）症状改善］，雌激素受体阳性的绝经前乳腺癌，前列腺癌及中枢性性早熟。

2. 出现原因不明、异常的阴道出血者不能使用。

3. 如果已经妊娠或者计划妊娠，不要使用本品。有生育能力的女性用药前需先排除妊娠，初次用药从月经周期的第 1～5 天开始，用药期间采取非激素避孕措施，如避孕套。哺乳期妇女如果用药，应停止哺乳。

4. 静脉注射可能引起血栓形成，本品只能经皮下注射。

5. 用药后可能引发或加重糖尿病症状，用药期间密切监测血糖或糖化血红蛋白。

6. 本品可导致雌激素降低，进而引起骨质损失，长期用药时定期进行骨密度检查。

7. 用药后可能出现间质性肺炎（可表现为发热、咳嗽、呼吸困难、胸部 X 线片异常等）、过敏样症状、肝功能障碍或黄疸、高血糖、血栓栓塞（如心肌梗死、脑梗死、静脉血栓）等不良反应。

醋酸曲普瑞林注射液

1. 本品主要用于治疗局部晚期和转移性前列腺癌、子宫内膜异位症、子宫肌瘤、女性不孕症、中枢性性早熟。

2. 睾丸切除术后的男性患者、有骨质疏松的女性患者、儿童渐进性脑瘤患者不能使用。

3. 用于中枢性性早熟时，骨龄超过 12 岁的女孩和超过 13 岁的男孩需停止使用。

4. 孕妇禁用。哺乳期妇女如需用药，应停止哺乳。

5. 经皮下注射或肌内注射给药。

6. 用于子宫内膜异位症或子宫肌瘤时，在用药期间直至月经恢复，采取非激素方法避孕（如避孕套）。

7. 用药后可能出现头晕、嗜睡和视力障碍等症状，避免驾驶车辆或操作机器。

8. 用药后可能增加抑郁的风险，如果出现抑郁症状，立即就诊。

9. 少数男性患者在治疗开始时，因血清睾酮水平短暂增加，可能会出现暂时性尿道梗阻或骨骼疼痛。因此，在治疗的第 1 周内需严密监护，可预防性使用抗雄激素类药。

10. 用于子宫内膜异位症、子宫肌瘤时，用药后月经会停止。停药后约 2 个月会恢复月经。用于子宫肌瘤时，定期做 B 超检查，以监测子宫和肌瘤的大小。用于女性不孕症时，定期进行血清雌激素和超声检查。为防止在辅助生育时产生刺激过度，对卵泡生长及黄体期进行监测。

11. 用药后男性可能出现热潮红、阳痿及性欲减退等症状。女性可能出现热潮红、阴道干涸、性交困难、出血斑、轻微小梁骨基质流失等不良反应，但通常在停药后 6~9 个月可恢复正常。

二、激素拮抗剂及相关药物

他莫昔芬片

1. 本品是抗肿瘤药物，主要用于乳腺癌的治疗和早期乳腺癌术后的辅助治疗。

2. 患有眼底病变者不能使用。

3. 不推荐给儿童用药。

4. 孕妇禁用。哺乳期妇女在用药期间和停药后 3 个月内需停止哺乳。

5. 用药期间如果有骨转移，定期监测血钙浓度。为了解药物影响，用药期间可能还需要定期进行妇科检查（用药期间及停药后每年检查 1 次），并定期检查肝功能和全血细胞计数。

6. 用药后可能出现潮热、阴道出血、阴道分泌物增多、外阴瘙痒、胃肠不适、头痛、头晕、体液潴留、脱发、恶心、皮疹、疲劳等不良反应。

阿那曲唑片

1. 本品具有减少体内雌激素的作用，主要用于绝经后妇女乳腺癌的治疗。

2. 严重肾功能损害的、中至重度肝功能不全者不能使用。

3. 本品不适用于儿童、孕妇和哺乳期妇女。

4. 本品可能导致骨密度降低、骨质疏松或有骨质疏松风险，用药期间定期监测骨密度、可能还需要定期检查总胆固醇、低密度脂蛋白（LDL）水平。

5. 用药后最常见的不良反应包括潮热、乏力、关节痛、关节僵直、关节炎、头痛、恶心、皮疹等。

比卡鲁胺片

1. 本品具有抗雄激素作用，能导致前列腺肿瘤萎缩，主要用于治疗前列腺癌。

2. 妇女和儿童禁用。

3. 用药后可能出现光敏反应，用药期间采取防晒措施（如涂防晒霜、穿防晒衣、佩戴太阳镜）。如果光敏反应持续时间较长或较严重，及时就诊。

4. 用药后精液中含有药物，可能通过性行为进入女性体内，进而对胎儿造成损害。在用药期间及停药后 130 天内采取有效避孕措施。

5. 用药后可能出现肝损伤，建议用药期间定期检查肝功能。如果出现提示肝功能不全的症状，如恶心、呕吐、腹痛、乏力、厌食、流感样症状、皮肤或眼睛发黄、右上腹触痛，立即就诊。

6. 用药期间要定期检查全血细胞计数、心电图、超声心动图、血清睾酮、黄体生成素、前列腺特异性抗原（PSA）等。

7. 用药后最常见的不良反应包括贫血、头晕、皮肤潮红、腹痛、便秘、恶心、血尿、乏力、水肿、男子乳房发育、乳房触痛、皮疹等。

氟他胺片

1. 本品具有抑制雄激素的作用，主要用于治疗前列腺癌。

213

2. 用药期间采取避孕措施。

3. 本品可能引起肝功能损伤，在用药最初 4 个月每月检查 1 次肝功能，之后定期检查。如果出现肝功能异常的症状，如瘙痒、尿液变深、恶心、呕吐、持久性厌食、黄疸、右上腹触痛或有不能解释的类似流感的症状，应检查肝功能。

4. 长期用药可能减少精子数量，定期进行精子计数。

5. 用药后可能出现男子乳房发育、乳房触痛、溢乳，停药后可消失。少见恶心、呕吐、食欲增强、失眠和疲劳等不良反应。

来曲唑片

1. 本品是抗肿瘤药，主要用于治疗绝经后乳腺癌。

2. 本品只能用于绝经后妇女。

3. 有妊娠可能的妇女（包括刚绝经不久的妇女），用药期间及停药后至少 3 周内采取避孕措施（如使用避孕套）。

4. 本品可能导致骨质疏松、骨折。用药期间建议定期检查骨密度。定期监测血清胆固醇。

5. 用药后可能出现潮热、关节痛、恶心和疲劳等不良反应。

托瑞米芬片

1. 本品是抗肿瘤药，主要用于绝经后妇女乳腺癌的治疗。

2. 子宫内膜增生、严重肝衰竭者不能长期使用。本品不适用于儿童。

3. 孕妇禁用。哺乳期妇女如需用药，应停止哺乳。

4. 本品有部分类似雌激素的作用，可能引起子宫内膜增厚。需要定期进行妇科检查，至少每年检查 1 次。要定期监测全血细胞计数、肝功能及血清钙、镁、钾水平，以评估药物的毒性。

5. 用药后常见面部潮红、多汗、阴道出血、白带、疲劳、恶心、皮疹、瘙痒、头晕、抑郁等不良反应，通常比较轻微。用药后还可能引起心脏不适（如 QT 间期延长、心率过快），进而导致晕厥、癫痫等。

依西美坦片

1. 本品是抗肿瘤药，主要用于治疗绝经后妇女的乳腺癌。

2. 绝经前妇女禁用本品。为确定是否为绝经后状态，可进行一系列检查，如检查黄体生成素、卵泡刺激素和雌二醇水平。

3. 餐后服药，每天固定时间用药。

4. 本品可降低骨密度，建议患有骨质疏松或有骨质疏松风险（如年龄较大、绝经时间较长、孕产次数较多、体重偏轻）的女性，用药期间定期监测骨密度。

5. 乳腺癌患者容易缺乏维生素 D，用药期间可能需要适当补充维生素 D。

6. 用药后最常见的不良反应包括抑郁、失眠、头痛、头晕、潮热、腹痛、恶心、出汗增多、关节和肌肉骨骼疼痛、疲劳等。

阿比特龙片

1. 本品具有抑制雄激素生成的作用，主要用于治疗前列腺癌。

2. 肝功能损害者不能用药或需要调整剂量。

3. 空腹（餐前至少 1 小时或餐后至少 2 小时）服药。如果漏服，无须补服，第 2 天服用正常剂量即可。

4. 服药时完整吞服药物，不要掰开或咀嚼。本品可能会损害胎儿。孕妇或有生育能力的妇女如需接触药物，戴手套或采取其他保护措施。

5. 用药期间及停药后 3 周内避孕。

6. 本品可能引起肝脏毒性，用药期间定期检查肝酶和胆红素，如在开始治疗的前 3 个月内每 2 周检查 1 次，随后每月检查 1 次。中度肝功能受损的患者，开始用药的第 1 个月内每周检查 1 次，随后 2 个月内每 2 周监测 1 次，此后每月监测 1 次。如果出现肝酶或胆红素水平升高，需增加监测频率。

7. 本品可能引起高血压、低钾血症，每月监测 1 次血压、血清钾。

8. 用药后可能出现高血压、水肿、尿路感染、疲乏、关节痛、恶心、呕吐、腹泻、潮热、上呼吸道感染、咳嗽、头痛、贫血等不良反应。

氟维司群注射液

1. 本品用于治疗激素受体阳性的转移性乳腺癌。

2. 使用本品前，必须排除妊娠的可能。

3. 晚期乳腺癌妇女中常见血栓栓塞发生，监测血压、血栓栓塞的症状和体征。

4. 对本品过敏者、重度肝功能不全患者禁用。

5. 中度肝功能不全患者、有出血史者、血小板减少或正在接受抗凝药的患者慎用。

6. 哺乳期妇女用药时应停止哺乳。

7. 常见哮喘、头痛、头晕、腰痛、腹痛、注射部位疼痛、骨盆痛、胸痛、流感样综合征、发热和血管扩张等不良反应。

恩扎卢胺口服常释剂

1. 本品能抑制前列腺癌细胞增殖，主要用于治疗前列腺癌。

2. 正在使用抗疟药（如本芴醇、蒿甲醚）患者不能使用本品，本品可明显减弱抗疟药的疗效。

3. 如果漏服，尽快补服。如果错过服药一整天，无须补服，在第 2 天服用正常剂量即可。

4. 用药后可能出现精神或神经系统不良反应，包括惊厥发作，避免驾驶车辆和操作机器。

5. 男性用药期间及停药后 3 个月内采取避孕措施。

6. 用药后可能出现疲乏、食欲缺乏、潮热、关节痛、头晕、眩晕、高血压、头痛、体重减轻、过敏反应（面部、舌、唇水肿）、惊厥等不良反应。

7. 本品不适用于妇女或儿童。

阿帕他胺片

1. 本品主要用于治疗前列腺癌。

2. 如果漏服，在当天想起时尽快补服，第 2 天仍按正常计划服药。

3. 本品可能引起癫痫发作，用药期间避免驾驶车辆和操作机器。

4. 患者用药后，应监测缺血性心脏病和缺血性脑血管疾病的体征和症状。加强危险因素的管理，如高血压、糖尿病或血脂异常。

5. 用药后精液中含有药物，男性用药期间或停药后至少 3 个月内不要捐献精液。

6. 用药后可能出现疲乏、关节痛、皮疹、食欲缺乏、体重减轻、水肿、高血压、潮热、腹泻、恶心等不良反应。

7. 本品可能导致严重不良反应，如骨折、癫痫发作。如果癫痫发作，不能再次使用本品。

8. 重度肝功能不全患者不建议使用本品。

9. 本品可能损害胎儿。用药期间及停药后 3 个月内需采取有效的避孕措施（如避孕套）。

10. 本品不适用于妇女或儿童。

达罗他胺口服常释剂

1. 本品用于治疗尚未扩散到身体其他部位的前列腺癌。

2. 本品口服给药，每日 2 次，与食物同服或餐后立即服用。如果漏服，当天想起时尽快补服，第 2 天仍按正常计划服药。

3. 用药后可能出现异常疲劳，手臂、腿、手或足疼痛，皮疹，白细胞减少（中性粒细胞减少症）

及肝功能变化等不良反应。

4. 使用本品可能导致心律失常，用药前及用药期间需监测心电图。

5. 用药期间若出现间质性肺病的初期症状，尽快就医。

6. 本品不适合女性或 18 岁以下儿童使用。

7. 孕妇禁用本品。

8 育龄期女性及男性伴侣在治疗期间和治疗结束后 1 周内使用高效避孕措施。

第三节 免疫兴奋用药

一、集落刺激因子

聚乙二醇化重组人粒细胞刺激因子注射液

1. 本品可促进造血干细胞增殖和分化，升高血液中的中性粒细胞水平，主要用于可能引起骨髓抑制的化疗患者，可降低以发热性中性粒细胞减少为表现的感染发生率。

2. 严重肝、肾、心、肺功能障碍者不能使用本品。

3. 在化疗药物给药结束后 48 小时经皮下注射给药。不能在化疗前 14 天至化疗结束后 24 小时内使用（可能会降低癌细胞对化疗药物的敏感性）。

4. 用药期间需监测血常规，应特别注意中性粒细胞计数的变化情况。

5. 用药后可能出现恶心、呕吐、腹部不适、食欲缺乏、乏力、头部不适、发热、肌肉关节或全身疼痛等不良反应。注射部位可能出现红肿硬结、疼痛。

重组人粒细胞刺激因子（CHO 细胞）注射液

1. 本品能升高血液中的中性粒细胞计数，并增强中性粒细胞的功能，主要用于治疗中性粒细胞减少症，包括化疗、再生障碍性贫血、骨髓增生异常综合征、骨髓发育不良等引起的中性粒细胞减少，可促进骨髓移植后中性粒细胞增加。

2. 严重肝、肾、心、肺功能障碍患者不能使用。

3. 本品可通过胎盘，可能对胎儿产生影响。孕妇用药需权衡利弊。哺乳期妇女如果用药，在用药期间及停药后 3 天内停止哺乳。

4. 本品经皮下注射或静脉给药。

5. 皮下注射部位可选择上臂外侧区、腹部、大腿或臀部外上区，不得注射在有刺激、触痛、淤青、发红、起鳞屑、发硬、有瘢痕或有膨胀纹的皮肤区域。每次用药需更换注射部位。

6. 用于化疗患者时，在化疗药物给药结束后24～48小时开始使用。给予化疗药前后24小时内避免使用本品。

7. 用药期间可出现皮疹、荨麻疹、面部水肿、呼吸困难、心率过快、低血压等过敏症状。

8. 为了解药物影响和疗效，用药期间定期检查血常规。

9. 用药后可能出现肌肉酸痛、骨痛、腰痛、胸痛、食欲缺乏、发热、头痛、乏力、皮疹等不良反应。

注射用重组人粒细胞巨噬细胞刺激因子

1. 本品可促进造血细胞增殖和分化，主要用于预防和治疗肿瘤患者由化疗或放疗引起的白细胞减少，治疗骨髓造血功能障碍、骨髓增生异常综合征，预防白细胞减少患者出现感染并发症，加快感染引起的中性粒细胞减少的恢复。

2. 自身免疫性血小板减少性紫癜患者不能使用本品。

3. 本品可经皮下注射给药，注射部位可选择腹部、大腿外侧或上臂三角肌。注射后局部皮肤会隆起，以便药物慢慢吸收。用于骨髓移植患者时，经静脉滴注给药。

4. 本品与放疗或化疗药物同时使用，可能会加重骨髓毒性。最好在放、化疗结束后24～48小时开始使用。如需进行下一疗程的放、化疗，需停用本品至少48小时。

5. 用药期间定期检查外周血白细胞、中性粒细胞和血小板计数。

6. 用药后可能出现发热、寒战、恶心、呼吸困难、腹泻、皮疹、胸痛、骨痛等不良反应。

聚乙二醇干扰素α2a注射液

1. 本品用于治疗慢性乙型肝炎或慢性丙型肝炎（患者均须处于肝病代偿期）。慢性丙型肝炎患者使用本品时，宜与利巴韦林联用，但对利巴韦林不耐受或禁用者可单用本品治疗。

2. 自身免疫性慢性肝炎患者、严重肝功能不全或肝硬化失代偿期患者，有严重心脏病史（包括6个月内有不稳定或未控制的心脏病）者，严重精神病（主要为抑郁）或有严重精神病史者不能使用。

3. 用药期间应采取有效避孕措施。本品与利巴韦林联用时，停药后至少6个月内须采取有效的避孕措施。

4. 本品可引起高血糖、低血糖和糖尿病，可导致或加重甲状腺功能减退、甲状腺功能亢进。有使用本品导致肝、肾移植排斥的报道，不推荐使用本品治疗慢性丙型肝炎。

5. 本品治疗期间应避免饮酒或限制酒精摄入量。

6. 本品可导致头晕、意识模糊、嗜睡、疲劳，用药期间不应驾驶或操作机械。

7. 使用干扰素导致的流感样症状中，发热较常见，在本品治疗期间应排除其他原因导致的发热，尤其是中性粒细胞减少者。

8. 若出现新的眼科疾病或原有眼科疾病加重、严重急性过敏反应、新发银屑病或银屑病恶化征象、持续性或原因不明的肺浸润肺功能异常、甲状腺功能异常、高血糖、低血糖、糖尿病且无法有效控制、肝功能失代偿、严重抑郁、腹痛、血性腹泻或发热等症状，可能需要停药。

9. 本品注射液含苯甲醇，可能增加神经事件或其他并发症的发生率，禁止肌内注射，新生儿及3岁以下儿童禁用。

聚乙二醇干扰素α2b注射液

1. 本品用于治疗慢性丙型肝炎（患者有代偿性肝脏疾病），宜与利巴韦林联用。用于治疗乙肝病毒e抗原（HBeAg）阳性的慢性乙型肝炎（患者有代偿性肝脏疾病）。

2. 本品经皮下或肌内注射治疗。

3. 本品可致与流感样症状有关的发热，但应排除导致持续性发热的其他病因。

4. 本品可致与脱水有关的低血压，用药期间应保持充足水分，必要时补液。

5. 本品与其他可引起骨髓抑制的药物合用时应谨慎。

6. 如用药期间出现疲乏、嗜睡或意识障碍，应避免驾驶或操作机械。

重组人干扰素α1b注射液

1. 本品用于治疗病毒性疾病和部分恶性肿瘤，包括慢性乙型肝炎、慢性丙型肝炎、慢性粒细胞白血病、多毛细胞白血病、尖锐湿疣、慢性宫颈炎、疱疹性角膜炎、带状疱疹、流行性出血热、小儿呼吸道合胞病毒性肺炎、黑色素瘤、淋巴瘤。

2. 本品经肌内或者皮下注射给药，也可病灶注射给药。

3. 心绞痛患者及有心肌梗死病史及其他严重心血管病史者不能使用本品。

4. 有其他严重疾病不能耐受本品不良反应者，

不能使用。

5. 儿童使用本品时，应严密观察。

6. 用药期间可能会出现关节痛、头痛、恶心、食欲缺乏、脱发、发热、疲劳等不良反应。

7. 用药期间需监测血常规。

重组人干扰素α2a 注射液

1. 本品注射剂用于治疗某些病毒性疾病、肿瘤性疾病。

2. 本品经皮下注射和肌内注射给药。

3. 不建议孕妇使用本品，哺乳期妇女也最好在用药期间暂停哺乳。

4. 严重肝、肾或骨髓功能异常患者不能使用本品。

5. 严重心脏疾病患者不能使用本品。

6. 癫痫及中枢神经系统功能损伤患者不能使用本品。

7. 肝、肾、骨髓功能不全者，用药期间需要监测其功能。

8. 使用本品期间，需定时监测血常规。

9. 本品可引起的不良反应包括流感样的迹象（如头痛、虚弱、发热、颤抖、疼痛和出汗）、失眠、胃不适或呕吐、腹泻、口干、脱发、肌肉疼痛等。

重组人干扰素α2b 注射液

1. 本品用于治疗尖锐湿疣、急慢性病毒性肝炎（如乙型肝炎、丙型肝炎、丁型肝炎），以及部分肿瘤性疾病。

2. 心血管疾病、肝脏疾病、甲状腺疾病、抑郁症、银屑病患者，用药期间可能需要密切监测相关指标。

3. 本品可损伤生育力，育龄期女性不应使用本品，哺乳期妇女在用药期间暂停哺乳。

4. 如出现肝功能异常、严重抑郁症、心律失常、视物模糊，可能需停药。

5. 在使用本品期间，需定期监测血常规。

6. 本品可引起发热、肌肉酸痛、头晕、嗜睡、抑郁、厌食、恶心、便秘、腹泻、脱发、瘙痒等不良反应。

硫培非格司亭注射液

1. 本品可促进造血干细胞增殖和分化、升高血液中的中性粒细胞水平，主要用于可能引起骨髓抑制的化疗患者，降低以发热性中性粒细胞减少为表现的感染发生率。

2. 本品不能用于造血干细胞移植的外周血祖细胞的动员。

3. 严重肝、肾、心、肺功能不全患者不能使用本品。

4. 本品在化疗药物给药结束后 48 小时经皮下注射给药。不能在化疗前 14 天至化疗结束后 24 小时内使用（可能会降低癌细胞对化疗药物的敏感性）。

5. 用药期间需监测血常规，特别注意中性粒细胞计数的变化情况。

6. 重复使用本品后若过敏症状仍出现，则不要再使用本品。

7. 本品用药后可能出现恶心、呕吐、腹部不适、食欲缺乏、乏力、头部不适、发热、肌肉关节或全身疼痛等不良反应。注射部位可能出现红肿硬结、疼痛。

8. 哺乳期妇女慎用。

重组细胞因子基因衍生蛋白注射液

1. 本品用于治疗 HBeAg 阳性的慢性乙型肝炎。

2. 对本品过敏，严重心脏疾病，严重的肝、肾或骨髓功能不全，癫痫及中枢神经系统功能损伤等患者不能使用。

3. 使用本品后可能出现发热、头痛、乏力、肌肉酸痛、胃肠道反应（如恶心、食欲缺乏、呕吐等）、轻度骨髓抑制、AST 升高等。

4. 用药后还可能出现注射部位瘙痒、ALT 升高、头晕、低钙血症、畏寒、注射部位硬结、胆红素升高、口干、嗜睡、牙龈出血、注射部位红肿、鼻出血、胸闷、眼痛、寒战、肌痛、甲状腺功能亢进、皮疹、失眠、血红蛋白减少、咽痛、眼干、腰痛。

5. 不良反应常出现在用药初期，多为一过性和可逆性反应。

二、白介素类

注射用重组人白介素-11

1. 本品是一种促血小板生长因子，主要用于化疗后3/4级血小板减少症的治疗。

2. 孕妇最好避免使用，哺乳期妇女慎用。

3. 经皮下注射给药。在化疗结束后 24～48 小时或出现血小板减少时给药。

4. 用药期间需定期检查血常规（一般隔天一次），血小板计数恢复后需及时停药。

5. 用药后可能出现过敏反应，如水肿、呼吸急促、喘息、胸痛、低血压（包括休克）、发音困难、意识丧失、精神状态改变、皮疹、潮红、发热等。

6. 用药过量可能引起水钠潴留、心房颤动等不良反应。

重组人白介素-2 注射液

1. 本品用于肾细胞癌、黑色素瘤、乳腺癌、膀胱癌、肝癌、直肠癌、淋巴癌、肺癌等恶性肿瘤的治疗，癌性胸腔积液、腹水的控制，也用于治疗手术、放疗及化疗后的肿瘤，可增强机体免疫功能。

2. 孕妇最好避免使用。哺乳期妇女慎用。

3. 如既往在使用本品时出现毒性反应，不能使用本品。

4. 用药后可出现恶心、呕吐、发热（包括高热）、寒战、类感冒症状、皮下注射局部反应（包括红肿、硬结、疼痛）。

三、其他免疫增强剂

肌苷注射液

1. 本品用于急、慢性肝炎的辅助治疗，用于白细胞减少、血小板减少、心力衰竭、心绞痛、视神经萎缩、中心性视网膜炎的辅助治疗。

2. 不建议孕妇和哺乳期妇女使用本品。

3. 本品经静脉滴注或肌内注射给药。

4. 注射本品可见颜面潮红、胸部灼热感。

氨肽素片

1. 本品用于治疗原发性血小板减少性紫癜、再生障碍性贫血、白细胞减少、银屑病。

2. 本品为动物脏器提取的活性物质，可增强机体的代谢和抗病能力。

草分枝杆菌 F.U.36 注射液

1. 本品用于肺或肺外结核的辅助治疗。

2. 本品应深部肌内注射，且注射时患者处于仰卧位。初始使用时需从极低浓度开始，如无异常，可逐步提高浓度。

3. 高热、虚弱患者不得使用本品。

4. 宜在注射疫苗后 2 周再注射本品。

5. 用药期间可能出现痰多、注射部位红肿的现象。

鲨肝醇片

1. 鲨肝醇具有促进白细胞增生及抗放射线的作用，主要用于防治放化疗、苯中毒等多种原因引起的白细胞减少。

2. 对于病情较轻、病程较短及骨髓功能较好的患者，本品疗效较好。

3. 用药期间为了解药物疗效，建议定期监测血常规。

4. 用药后偶见口干、肠鸣音亢进。过量可能出现腹泻。

维生素 B_4（腺嘌呤）片

1. 腺嘌呤可以促进细胞生长，尤其是白细胞。主要用于治疗多种原因引起的白细胞减少、粒细胞减少。

2. 孕妇、哺乳期妇女最好避免使用本品。

注射用胸腺法新

1. 本品用于治疗慢性乙型肝炎，可增强机体免疫，增强免疫损害患者对病毒性疫苗（如流感疫苗、乙肝疫苗）的免疫应答。

2. 孕妇、哺乳期妇女最好避免使用本品。

3. 如正在接受免疫抑制治疗，避免使用本品。

4. 本品皮下注射，一般一周 2 次。

5. 使用本品可能导致肝功能异常。

第四节　免疫抑制用药

一、选择性免疫抑制剂

来氟米特片

1. 本品具有抗炎作用，主要用于治疗类风湿关节炎、狼疮性肾炎。

2. 肝功能不全、中至重度肾功能不全、处于严重免疫缺陷状态（如患有艾滋病）、骨髓功能严重受损、重度贫血、白细胞减少、中性粒细胞减少、由类风湿关节炎以外的原因导致的血小板减少、严重感染、严重低蛋白血症（如患有肾病综合征）患者不能使用本品。

3. 孕妇禁用。哺乳期妇女如需用药，停止哺乳。

4. 本品的药效较持久，两次用药时间最好间隔 24 小时。高脂肪食物不影响本品的吸收。

5. 用药期间饮酒可能增加对肝功能的损害，应避免饮酒或饮用含酒精饮料。

6. 本品可能引起肝损伤、白细胞减少，建议在用药期间定期检查肝酶和全血细胞计数（建议治疗的前 6 个月内每 2 周 1 次，随后每 8 周 1 次）。本品还可能引起血压升高，用药期间定期检查血压。

7. 用药后可能出现感觉异常、头痛、头晕、腹泻、恶心、呕吐、口腔黏膜疾病（如口腔溃疡）、腹痛、脱发、湿疹、皮疹、瘙痒、皮肤干燥、腱鞘炎、厌食、体重减轻、无力、血压轻度升高、月经不调、心悸等不良反应。

吗替麦考酚酯片口服常释剂

1. 本品是免疫抑制剂，主要用于预防肾脏、肝脏移植的排斥反应，治疗成人狼疮性肾炎。

2. 孕妇禁用。哺乳期妇女如果用药，应停止哺乳。

3. 老年人用药更容易出现感染、胃肠道出血和肺水肿等不良反应。

4. 食物可降低血液中吗替麦考酚酯的药效，在空腹状态下服药。

5. 本品有致癌性，完整吞服片剂和胶囊，不要掰开、咀嚼或碾碎。如果皮肤或眼睛不小心接触药物粉末，用清水冲洗，皮肤还需要用肥皂清洗。

6. 本品可能增加皮肤癌的风险，用药期间穿着防晒衣，并涂抹高防护系数的防晒霜，以减少阳光或紫外线照射。

7. 用药后可能出现血细胞减少、贫血、败血症等不良反应，需要在治疗第 1 个月每周监测 1 次全血细胞计数，第 2、3 个月每月监测 2 次，随后 1 年内每月监测 1 次。此外，还需要定期监测肝肾功能和血压，以评估用药的影响。

8. 本品可影响血糖水平，糖尿病患者使用时密切监测血糖。

9. 用药后最常见的不良反应包括腹泻、呕吐、贫血、恶心、腹痛、脓毒症、消化不良、便秘、头痛、高血压、咳嗽、呼吸困难、血尿、乏力、水肿、发热、肌肉骨骼疼痛等。

麦考酚钠肠溶片

1. 本品具有抑制淋巴细胞增殖的作用，主要用于预防肾脏移植后的排斥反应。

2. 孕妇禁用，哺乳期妇女在用药期间及停药后 6 周内停止哺乳。

3. 同时服用脂肪含量高的饮食可能会影响本品的疗效。建议空腹服药（餐前 1 小时或餐后 2 小时）。

4. 服用本品可能增加皮肤癌的风险。用药期间采取防晒措施，如穿着防晒衣、涂抹防晒霜并戴太阳镜。

5. 本品可能会引起中性粒细胞减少症。建议在用药的第 1 个月每周查 1 次全血细胞计数，第 2、3 个月每 2 周检查 1 次，随后 1 年内每月检查 1 次。此外，可能还需要定期监测肝肾功能和血压。

6. 本品可影响血糖水平。糖尿病患者使用时密切监测血糖。

7. 患者用药后免疫功能可能受到影响，可能更容易感染。应勤洗手，远离感染（包括感冒）人群。如果出现任何感染症状（如发热、寒战、流感样症状、非常严重的咽喉痛、耳痛或窦痛、咳嗽、痰增

多或痰色变化、小便疼痛、口疮或伤口不愈合）、意外擦伤、出血等情况，及时就诊。

8. 用药后最常见的不良反应包括感染、高血压、低血压、腹泻等。本品可能导致严重的不良反应，如淋巴瘤、皮肤癌或其他恶性肿瘤。如果出现痣颜色或大小改变、皮肤包块或肿瘤、体重明显减轻、盗汗或腺体肿胀，立即就诊。

西罗莫司片/口服溶液

1. 本品具有抑制免疫的作用，主要用于预防肾移植的排斥反应。

2. 肝功能不全的患者可能需要调整剂量。

3. 用药期间避孕。哺乳期妇女如需用药，应停止哺乳。

4. 肾脏移植后尽早开始使用。与环孢素联用时，最好在口服环孢素 4 小时后服用本品。

5. 本品可能会增加皮肤癌的发生风险，用药期间建议采取防晒措施，如穿防晒衣或使用防晒霜。

6. 用药期间建议定期进行血药浓度监测，尤其是体重小于 40kg 或存在肝功能损害的患者。

7. 本品可能会影响肾功能，还可能导致尿蛋白量增加、血脂升高。用药期间建议定期监测肾功能、尿蛋白量和血脂。同时为了解药物影响，可能还需要监测肝功能及全血细胞计数。

8. 本品可能会升高血糖，糖尿病患者使用时最好密切监测血糖。如果出现意识错乱、昏昏欲睡、口渴、饥饿、经常排尿、面红、呼吸快或呼气有水果味等高血糖症状，及时就诊。

9. 如果皮肤或黏膜不小心接触到药液，用肥皂和水彻底清洗接触部位；如果药液溅入眼内，用干净水冲洗。

10. 本品可能会影响或延迟伤口的愈合。如果伤口出现发红、发烫、疼痛、肿胀、有脓液或者裂开，及时就诊。

11. 用药后最常见的不良反应包括贫血、发热、高血压、腹痛、水肿、关节痛、痤疮、腹泻、便秘、恶心、头痛、心率过快、皮疹、月经紊乱、伤口愈合不良等。

抗人 T 细胞兔免疫球蛋白注射剂

1. 本品用于人体免疫反应的抑制，通常与激素类药物、硫唑嘌呤或环孢素 A 联合使用，以预防器官移植排斥。

2. 本品静脉滴注时间应在 4 小时以上。

3. 细菌、病毒、寄生虫或真菌感染尚未得到充分治疗控制者，禁止使用本品。

4. 用药前对血液系统进行检查,确保可以使用本品。

5. 除非必须使用,否则不宜在孕妇中使用本品。

6. 可能会有恶心、呕吐、发热等症状出现。

兔抗人胸腺细胞免疫球蛋白注射剂

1. 本品用于预防和治疗器官排斥反应,如造血干细胞移植术后,治疗再生障碍性贫血。

2. 本品静脉输注前应先用 250～500ml(0.9%)的氯化钠溶液稀释,然后静脉滴注 4 小时以上。

3. 除非必须使用,否则不宜在孕妇中使用本品。

4. 首次使用本品前,应检查患者是否有过敏史,尤其是否对兔蛋白过敏。再次使用本品或其他兔免疫球蛋白制剂时,因先前用药可能致敏,故发生过敏反应的风险增加。

5. 使用本品可增加发生细菌、病毒、寄生虫和(或)真菌感染的风险,应密切监视,并采取必要的措施。

6. 使用本品的患者禁止接种减毒活疫苗。接种其他疫苗的抗体反应可能也会受到影响。

7. 使用本品可能会有恶心、呕吐、发热等症状出现。

抗人 T 细胞猪免疫球蛋白注射剂

1. 本品主要用于临床器官移植的免疫排斥预防及治疗,如骨髓移植、重型再生障碍性贫血、纯红再生障碍性贫血等病的治疗,自身免疫性溶血性贫血、原发性血小板减少性紫癜及其他免疫病也可试用。

2. 本品禁用于严重病毒感染、寄生虫感染、全身性真菌感染及免疫功能减退的患者,恶性肿瘤、免疫功能减退的患者,其他细胞免疫功能极度减退的患者,血小板严重缺乏的患者。

3. 孕妇禁用,哺乳期妇女用药期间暂停哺乳。

4. 输注期间需对患者的临床症状进行密切监测,定期进行血液学检查,如红细胞、白细胞、血小板等,治疗 1～2 周后需进行肾功能检查。

5. 初用本品常可见循环淋巴细胞减少,应注意防止感染。

6. 注射本品后可有体温轻度上升、寒战等,短期内自行消退。多次使用后可能发生荨麻疹、血清病,甚至过敏性休克。两次注射间隔尽可能不超过 4～5 天,以降低超敏反应发生的可能性。

注射用巴利昔单抗

1. 本品用于预防肾移植术后的早期急性器官排斥反应。儿童通常与环孢素和激素类药物联用,成年人与硫唑嘌呤、吗替麦考酚酯合用。

2. 育龄期女性用药期间及停药后 4 个月内应采取避孕措施,哺乳期妇女用药期间暂停哺乳。

3. 免疫抑制患者不要进行活疫苗免疫接种,但可以进行灭活疫苗免疫接种。

4. 本品静脉给药。

5. 用药期间可能出现便秘、腹泻、头痛等症状。

注射用重组人 II 型肿瘤坏死因子受体-抗体融合蛋白

1. 本品用于治疗改善病情的抗风湿药(DMARD,包括甲氨蝶呤)治疗无效的中至重度活动性类风湿关节炎,可与甲氨蝶呤联用;常规治疗无效的活动性强直性脊柱炎;常规治疗无效的中至重度斑块型银屑病。

2. 用药前进行适当的结核病筛选试验,如结核菌素皮肤试验及胸部 X 线检查。

3. 皮下注射偶见红斑、瘙痒的表现。

4. 本品冻干粉在使用前必须置于 2～8℃冰箱内储存,不可冷冻。

戈利木单抗注射液

1. 本品与甲氨蝶呤联用于治疗中至重度活动性类风湿关节炎及活动性强直性脊柱炎。

2. 用药期间及用药结束后至少 6 个月内应采取有效避孕措施,哺乳期妇女用药期间暂停哺乳。

3. 如果发生严重感染,应停用本品。

4. 本品经静脉或皮下注射给药。

5. 本品可引起头晕,可能对驾驶车辆和操作机械有轻微影响。

6. 用药期间和用药后应监测患者是否出现感染的症状和体征,包括用药前潜伏性结核试验结果为阴性的患者。

7. 用药期间可能会有恶心、便秘、头晕等症状。

托珠单抗注射液

1. 托珠单抗具有抗炎的作用,主要用于治疗:中到重度活动性类风湿关节炎、全身型幼年特发性关节炎、重度或危及生命的细胞因子释放综合征。

2. 正处于感染活动期(包括局部感染)的患者不能使用本品。如用药期间出现严重感染,应暂停使用本品直至感染得到控制。

3. 65 岁及以上老年人用药更容易出现严重感染。

4. 在用药期间及停药后 3 个月内采取有效的避孕措施。本品可能降低激素类避孕药的避孕效果,建议采用其他避孕方法(如避孕套)。哺乳期妇女用药期间停止哺乳。

5. 经皮下注射给药时,每次注射需更换注射部位。不能注射在有痣、瘢痕、压痛、挫伤、发红、发硬或破损的部位。

6. 用药期间可能更容易出血或感染，应避免受伤。

7. 用药期间如果出现感染症状、腹痛等腹部症状（可能是出现了胃肠道穿孔）、过敏反应、肝损害症状（如疲乏、厌食、右上腹不适、尿色变深、皮肤或眼睛发黄），立即就诊。

8. 本品可能引起肝损伤、中性粒细胞减少、血小板减少、血脂升高，用药期间可能需要定期检查肝功能、中性粒细胞计数、血小板计数和血脂。

9. 用药后可能出现上呼吸道感染、蜂窝织炎、口唇单纯疱疹、带状疱疹、腹痛、口腔溃疡、胃炎、皮疹、瘙痒、荨麻疹、头痛、头晕、体重增加、高血压、水肿、咳嗽、呼吸困难、结膜炎等不良反应。

注射用英夫利西单抗

1. 本品是抗风湿药物，主要用于治疗成人类风湿关节炎、银屑病关节炎、强直性脊柱炎和严重斑块型银屑病。

2. 对本品或其他鼠源蛋白过敏、肺结核、中重度心力衰竭、严重活动性感染或恶性肿瘤患有不能使用。

3. 本品静脉输注给药，必须缓慢给药，输注至少 2 小时。

4. 本品可影响免疫系统，导致发热、咳嗽、流感样症状。使用本品期间，避免接种活疫苗，否则可能会发展成严重感染。

5. 在接受本品治疗前或治疗期间，定期排查是否存在潜在的结核病，如检查结果为阳性，需要先治疗结核。

6. 本品通常按周期给药，分别在第 0、2、6 周给药，后续每隔 8 周给予相同剂量。

7. 使用本品期间如出现严感染或脓毒症，应停用本品。

8. 接受本品治疗的患者中少数会出现白细胞减少、中性粒细胞减少、血小板减少和全血细胞减少。

9. 本品治疗期间可能伴随出现过敏反应，多数过敏反应（包括荨麻疹、呼吸困难、支气管痉挛、喉水肿、咽部水肿和低血压）发生于本品输注期间或者输注后 2 小时内。

10. 使用本品治疗可能会促使自身抗体的形成及狼疮样综合征的出现。若在接受本品治疗时出现狼疮样综合征（如发热、肌痛、皮疹、关节炎、浆膜炎和抗组蛋白抗体阳性等），则应立即停药。

11. 用药期间及停药后 6 个月内需采取有效的避孕措施。孕妇禁用本品。

12. 哺乳期妇女在用药期间和停药后 6 个月内最好停止哺乳。如在妊娠期接受过治疗，婴儿出生后离最后一次治疗时间至少 6 个月后方可接种活疫苗。

13. 使用本品期间，常见的不良反应包括鼻塞、鼻窦痛、发热、发冷、咽痛、咳嗽、头痛、头晕、皮疹、瘙痒或胃痛。

依那西普注射液

1. 本品是抗风湿性药物，主要用于治疗成人类风湿关节炎、强直性脊柱炎、银屑病关节炎及斑块型银屑病。

2. 对本品过敏、脓毒症、严重活动性感染者禁用。

3. 若有免疫力低下、艾滋病、肺结核、乙型肝炎、心力衰竭及感染，及时告知医师。

4. 本品皮下注射给药，注射部位可为大腿、腹部和上臂。每次在不同部位注射，与前次注射部位至少相距 3cm。禁止注射于皮肤柔嫩、淤伤、发红或发硬部位。

5. 老年患者、肝肾功能不全患者使用本品均无须调整剂量。

6. 部分糖尿病患者接受本品治疗期间可能会出现低血糖。

7. 用药期间及停药后 3 周内需采取有效的避孕措施。孕妇禁用本品。

8. 哺乳期妇女接受本品治疗期间、在用药期间和停药后 16 周内，应暂停哺乳。如在妊娠期接受过治疗，婴儿出生后离最后一次治疗时间至少 16 周后方可接种活疫苗。

9. 本品可影响免疫系统，引起发热、咳嗽、流感样症状。使用本品期间，不要接种活疫苗，否则可能会发展成严重感染。

10. 使用本品可能会增加患癌症包括淋巴瘤的风险，特别是本身患有炎症性自身免疫性疾病的情况下。

11. 使用本品期间，常见的不良反应包括注射部位疼痛、肿胀、瘙痒或发红，感冒症状（如鼻塞、发热、咽痛、咳嗽）及头痛、头晕、皮疹、瘙痒或胃痛。

司库奇尤单抗注射液

1. 本品是免疫抑制剂，主要用于治疗成人中度至重度斑块型银屑病、强直性脊柱炎或轴性脊柱炎。

2. 对本品过敏、严重活动性感染如结核病患者不能使用。

3. 本品皮下注射给药，注射部位可为大腿、腹部和上臂。每次在不同部位注射，与前次注射部位至少相距 3cm。应避免在银屑病皮损部位及脐周 5cm 范围内注射。

4. 哺乳期妇女使用时应停止哺乳。孕妇慎用。育龄期女性接受本品治疗期间有效避孕。

5. 本品常见的不良反应包括注射部位疼痛、肿胀、瘙痒或发红及感冒症状（如鼻塞、发热、咽痛、咳嗽）。

乌司奴单抗注射液

1. 本品是免疫抑制剂，主要用于治疗其他药物系统性治疗后无效的成人中度至重度斑块型银屑病。

2. 对本品过敏、严重活动性感染（如结核病）患者不能使用。

3. 本品仅皮下注射给药，注射部位可为大腿、腹部和上臂。每次在不同部位注射，不得连续在同一部位注射，不得在红肿、擦伤、肿胀或触痛的皮肤处注射，应避免在银屑病皮损部位进行注射。

4. 本品可影响免疫系统，患者可能更容易感染，使用本品期间，避免接种活疫苗。本品末次给药后至少停药 15 周，方可接种活疫苗。接种活疫苗至少 2 周后，才可继续使用本品。

5. 育龄期女性接受本品治疗期间有效避孕，停药后至少 15 周方可妊娠。孕妇避免使用本品。哺乳期妇女使用本品期间应停止哺乳。

6. 本品常见的不良反应包括注射部位疼痛、肿胀、瘙痒或发红，感冒症状（如鼻塞、发热、咽痛、咳嗽）及胃痛、恶心、呕吐、腹泻等。

乌司奴单抗注射液（静脉输注）

1. 本品是免疫抑制剂，主要用于治疗其他药物系统性治疗无效的成人中度至重度斑块型银屑病、其他药物系统性治疗无效的中至重度活动性克罗恩病。

2. 本品仅供静脉滴注给药，给药时间不得少于 1 小时。

3. 参见乌司奴单抗注射液。

依奇珠单抗注射液

1. 本品是免疫抑制剂，主要用于治疗成人中度至重度斑块型银屑病。

2. 对本品过敏、严重活动性感染（如结核病）患者禁用。

3. 本品皮下注射给药，注射部位可为大腿、腹部和上臂。每次在不同部位注射，不得在红肿、擦伤、肿胀或触痛的皮肤处注射，应避免在银屑病皮损部位进行注射。

4. 本品需放置至室温方可使用，通常需要 15～30 分钟。本品经冷冻后，不得使用。

5. 本品可影响免疫系统，患者可能更容易感染，使用本品期间避免接种活疫苗。

6. 本品会增加感染率，如上呼吸道感染、口腔念珠菌病、结膜炎和癣。

7. 接受本品治疗前，需做常规检查，以确保没有肺结核或其他感染。

8. 育龄期女性接受本品治疗期间有效避孕，停药后至少 10 周后方可妊娠。孕妇避免使用本品。哺乳期妇女使用本品期间应暂停哺乳。

9. 本品常见的不良反应包括注射部位疼痛、肿胀、瘙痒或发红，感冒症状（如鼻塞、发热、咽痛、咳嗽）及胃痛、恶心、呕吐、腹泻等。

乙磺酸尼达尼布软胶囊

1. 本品是免疫抑制剂，主要用于治疗特发性肺纤维化、系统性硬化病相关间质性肺病、具有进行性表型的慢性纤维化性间质性肺病。

2. 在接受本品治疗前，需要进行肝功能检查及妊娠试验排查。

3. 本品应与食物同服。单次漏服本品，只需要在下一个计划服药时间服用推荐剂量，不应补服。

4. 出现肝损害的症状，包括疲乏、厌食、右上腹部不适、小便黄赤或黄疸时，应马上检测肝功能。当 AST 或 ALT 增高>3 倍正常值上限并伴有中度肝损伤，或>5 倍正常值上限时，要停用本品。

5. 本品可能引起高血压、肝功能异常，需要定期检查血压、肝功能。

6. 孕妇禁用本品，接受本品治疗期间育龄期女性需要避孕，停用本品至少 3 个月后，方可考虑妊娠。哺乳期妇女接受本品治疗期间应暂停哺乳。

7. 如用药期间出现严重腹泻，及时补充体液并就诊。

8. 本品常见的不良反应有腹泻、呕吐、恶心、食欲缺乏、胃痛、头痛、体重下降、肝功能异常等。

特立氟胺口服常释剂

1. 本品具有抗炎和调节免疫的作用，主要用于治疗复发型多发性硬化症。

2. 严重肝功能不全患者不能使用本品。

3. 患者用药后更容易出血或感染，应避免受伤。

4. 本品可能引起肝损伤，开始用药后至少每月监测一次肝酶，连续 6 个月。

5. 本品可能引起血压升高，用药期间定期检查血压，还应监测血清肌酸酐。

6. 用药期间接种疫苗可能减弱疫苗的作用，还可能增加疫苗引起感染的风险。

7. 用药后常见头痛、腹泻、脱发、恶心、过敏反应等不良反应。

8. 有生育能力的女性和男性患者，在用药期间及停药后一段时间内采取有效的避孕措施，直到血药浓度低于 0.02mg/L。因药物在体内清除缓慢（可能需 8 个月血药浓度才能低于 0.02 mg/L，有些患者可能需要 2 年），可以在停药后采取加速药物清除的措施，如服用考来烯胺或药用炭。

9. 本品可能会损害胎儿，孕妇禁用。哺乳期妇女如使用本品，应停止哺乳。

西尼莫德口服常释剂

1. 本品可减少淋巴细胞向中枢神经系统迁移，从而减缓多发性硬化的疾病进程，主要用于治疗复发型多发性硬化。

2. CYP2C9*3/*3 基因型、近 6 个月内出现心肌梗死、不稳定型心绞痛、脑卒中、短暂性脑缺血发作、需住院治疗的失代偿性心力衰竭、III级或IV级心力衰竭、二度或三度房室传导阻滞、病态窦房结综合征（有运行正常的心脏起搏器者除外）患者不能使用。

3. 停药后可能出现疾病恶化，切忌擅自停药。

4. 在剂量调整阶段，如漏服超过 24 小时，需从起始剂量重新开始服药。在维持剂量阶段，如漏服少于或等于 3 天，在规定的下次给药时间服药，剂量不需要加倍。如中断服药 4 天或 4 天以上，从起始剂量重新开始服药。

5. 用药期间采取防晒措施（如穿防晒衣、涂防晒霜），以避免过度暴露在阳光下，定期进行皮肤检查，尤其是有皮肤癌风险因素的患者。

6. 用药后外周淋巴细胞计数减少，感染率较高，应经常洗手，远离感染（如感冒）人群。

7. 本品会导致心率减慢，建议窦性心动过缓、一度或二度房室传导阻滞、曾出现心肌梗死或心力衰竭的患者，在首次给药后的 6 小时内进行监测（包括脉搏和血压），第 1 天观察期结束时检查心电图。如果出现异常，可能会对症治疗或继续监测。

8. 用药后可能出现血压升高，用药期间需监血压并适当处理。另外，用药后还可能出现黄斑水肿，糖尿病或曾经患葡萄膜炎者需定期检查眼底。

9. 无水痘史或未完整接种水痘-带状疱疹病毒（VZV）疫苗的患者，用药前需检测是否有 VZV 抗体，建议抗体阴性的患者在用药前接种 VZV 疫苗，接种 4 周后再开始用药。

10. 使用本品可能使接种疫苗的效果降低，还可能增加活疫苗引起感染的风险。若需接种疫苗，建议提前 1 周停用本品（接种减毒活疫苗时最好停药 4 周），并在接种 4 周后再开始用药。

11. 育龄期女性在用药期间和停药后 10 天内采取有效的避孕措施。

12. 孕妇不推荐使用。哺乳期妇女慎用。

芬戈莫德口服常释剂

1. 本品是神经系统药物，主要用于治疗复发型多发性硬化。

2. 对本品过敏、免疫缺陷综合征、当前接受免疫抑制治疗或由既往治疗导致免疫抑制的患者、重度活动性感染、活动性慢性感染（如肝肺结核）、活动性恶性肿瘤、重度肝功能不全、近 6 个月发生过心肌梗死、不稳定型心绞痛、卒中、短暂性脑缺血发作、需住院治疗的失代偿性心力衰竭、III 或IV级心力衰竭、需服用 I a 或III类抗心律失常药的严重心律失常患者、二度或三度房室传导阻滞、未安装起搏器的病态窦房结综合征患者不能使用本品。

3. 首次用药应在具备治疗心动过缓能力的医疗机构进行，给药后接受 6 小时的监测，观察是否出现心动过缓的症状和体征，并测定脉搏和血压。

4. 如果在用药前 2 周内中断用药 1 天、用药第 3 周和第 4 周内中断超过 7 天、用药 1 个月后中断超过 2 周，重新开始用药时需要按首次给药进行监测。

5. 本品可能诱发皮肤癌，用药期间应采取防晒措施（如涂防晒霜、穿防晒衣），避免阳光或紫外线长时间照射。

6. 用药期间及停药后 2 个月内发生感染的风险较高。应经常洗手，远离感染人群。

7. 用药后可能出现黄斑水肿。建议在开始治疗的 3～4 个月进行眼科检查。如果出现视物模糊，也需进行眼科检查。

8. 本品可能影响肝功能，用药期间应定期检查肝功能。如果出现肝功能异常的症状，如无法解释的恶心、呕吐、腹痛、疲乏、厌食、眼睛和皮肤发黄、小便黄赤，立即就诊。

9. 本品可能升高血压，用药期间应定期监测血压。此外，还应定期检查全血细胞计数（如用药后3个月检查1次，之后至少每年1次）。

10. 本品可能会增加患癌（如淋巴瘤或皮肤癌的风险。如果出现痣颜色或大小改变、皮肤包块或肿瘤、体重明显减轻、盗汗或腺体肿胀，立即就诊。

11. 用药期间接种疫苗可能减弱疫苗的作用，还可能增加疫苗引起感染的风险。

12. 本品最常见的不良反应包括流感、鼻窦炎、头痛腹泻、背痛和咳嗽等。

13. 育龄期女性在用药期间及停药后约2个月内采取有效的避孕措施。

14. 10岁以下儿童不推荐使用。

15. 孕妇禁用。哺乳期妇女用药期间最好停止哺乳。

依维莫司口服常释剂

1. 本品为抗肿瘤药，主要用于治疗肾细胞癌、神经内分泌瘤、结节性硬化症相关的室管下巨细胞星形细胞瘤、肾血管平滑肌脂肪瘤。

2. 对本品、其他西罗莫司衍生物或制剂的任何成分过敏者禁用。

3. 如果漏服，在6小时内可以补服药物。如果超过6小时，不再补服，在下一次正常服药时间服用正常剂量。

4. 本品可增加发生皮肤癌的风险，用药期间应采取防晒措施，避免直接接触阳光或紫外线。

5. 用药后如果出现口腔炎（包括口腔溃疡和黏膜炎），避免使用含有乙醇、碘、过氧化物或百里香的漱口水，以免加重病情。

6. 用药期间避免接种活疫苗（如麻疹疫苗、卡介苗、伤寒疫苗），也避免和近期接种过活苗的人密切接触。

7. 本品可影响肾功能、血糖和三酰甘油水平，注意监测肌酐、血糖及血脂。

8. 育龄期女性在用药期间及停药后8周内采取有效避孕措施。男性患者的性伴侣在患者用药期间及停药后4周内采取避孕措施。

9. 孕妇不推荐使用。哺乳期妇女在用药期间及停药2周内停止哺乳。

巴瑞替尼口服常释剂

1. 本品具有抑制免疫和抗炎的作用，主要用于治疗中重度活动性类风湿关节炎。

2. 用药后可能出现血脂升高，开始用药后约12周需评估血脂。用药期间还应定期检查淋巴细胞计数、中性粒细胞计数、血红蛋白水平、肝酶。

3. 用药后可能出现恶心、感染、血栓、咯血等不良反应。

4. 育龄期女性在用药及用药结束后至少1周内，采取有效的避孕措施。

5. 孕妇禁用。哺乳期妇女如果用药，应停止哺乳。

贝利尤单抗注射剂

1. 本品是免疫抑制剂，主要用于治疗系统性红斑狼疮。

2. 本品经静脉滴注给药，滴注至少1小时，如果出现输液反应，可减缓滴注速度或停止滴注；如果出现严重超敏反应，需立即停止滴注。

3. 为预防输液反应和超敏反应，静脉滴注前可考虑预防性用药包括使用抗组胺药、解热镇痛药。

4. 如果用药6个月后病情无改善，需考虑停药。

5. 本品可能导致抑郁、自杀想法和行为，用药期间需监测患者。

6. 用药期间接种活疫苗（如甲肝减毒活疫苗、轮状病毒活疫苗）可能导致接种效果降低，还可能增加活疫苗引起感染的风险。用药期间推迟接种活疫苗。最好避免在给药前30天内接种活疫苗。

7. 用药后常见呼吸道感染、尿路感染、胃肠炎、腹泻、恶心、抑郁、偏头痛、失眠、肢体疼痛、发热等不良反应。

8. 育龄期女性在用药期间和治疗结束后至少4个月内需采取有效的避孕措施。

9. 孕妇、哺乳期妇女慎用。

泰它西普注射剂

1. 本品能降低自身免疫反应，主要与常规治疗联合，用于治疗系统性红斑狼疮。

2. 严重活动性感染患者不能使用本品。

3. 本品经腹部皮下注射给药。

4. 本品可能引起血液系统毒性和肝功能异常，用药期间监测血常规和肝功能。

5. 用药期间不能接种减毒活疫苗，接种非活疫苗可能导致接种效果降低。

6. 用药后最常见的不良反应包括上呼吸道感染、注射部位反应（如瘙痒、肿胀、皮疹、疼痛、红斑、发热、硬结）。

7. 育龄期女性在用药期间及末次给药后至少4

个月内采取有效的避孕措施。

8. 18 岁以下的儿童及 65 岁及以上的老年人不推荐使用。

9. 孕妇、哺乳期妇女慎用。

二、钙神经素抑制剂

环孢素软胶囊/口服溶液/注射液

1. 本品是免疫抑制剂，口服主要用于预防和治疗器官移植、骨髓移植后的排斥反应及内源性葡萄膜炎、类风湿关节炎、严重银屑病、严重异位性皮炎、肾病综合征、系统性红斑狼疮、多肌炎、皮肌炎。

2. 未得到控制的高血压、恶性肿瘤、肾功能异常、感染病毒（如有水痘、带状疱疹）患者不能使用。

3. 严重肝功能不全患者可能需调整剂量。

4. 银屑病患者如果正在接受光化学疗法、中波紫外线照射、煤焦油治疗、放疗及甲氨蝶呤等其他免疫抑制剂，则不能同时服用环孢素。合用可能导致免疫系统被过度抑制，增加发生恶性肿瘤的风险。

5. 与波生坦合用可能降低本品的疗效，增加波生坦的不良反应。

6. 老年人用药更容易出现高血压，用药 3～4 个月后更易出现血清肌酐升高。如需用药，应监测肾功能。

7. 孕妇禁用本品。哺乳期妇女如果用药，需停止哺乳。

8. 本品可能增加皮肤癌的发生风险，应采取有效的防晒措施，如使用防晒霜、穿防晒衣物并戴太阳镜。

9. 本品会抑制免疫系统，更容易导致感染。如果出现发热、寒战、流感样症状、非常严重的咽喉痛、耳痛或窦痛、咳嗽、痰增多或痰色变化、小便疼痛、口疮或伤口不愈合，及时就诊。

10. 本品可能升高血钾水平，用药期间避免食用富含钾的食物（如紫菜、大豆、蘑菇）。

11. 本品可能引起肝肾功能损害、高血压、血脂升高，建议用药期间定期检查肝肾功能、血压、血脂。

12. 奥利司他可能减少本品的吸收，降低疗效。如需合用，在服用奥利司他 3 小时后再服用本品。

13. 用药后可能出现震颤、头痛、多毛、高血压、腹泻、厌食、恶心、呕吐、牙龈增生等不良反应。

14. 本品注射液应稀释后缓慢静脉输入，时间为 2～6 小时。

他克莫司胶囊/缓释胶囊

1. 本品具有免疫抑制作用，主要用于预防或治疗肝、肾移植后的排斥反应。

2. 重度肝功能不全者可能需要调整剂量。

3. 与促胃肠动力药（如西沙必利）合用可能会引起严重心律失常（尖端扭转型室性心动过速）。

4. 孕妇使用本品可能导致早产及新生儿高钾血症和肾功能不全。哺乳期妇女如果用药，最好停止哺乳。

5. 食物（尤其是脂肪含量多的食物）可以减少他克莫司的吸收，应在空腹状态下服药，即餐前 1 小时或餐后 2～3 小时服用。建议缓释胶囊在早餐前至少 1 小时或早餐后至少 2 小时服用。

6. 本品可能引起视物模糊和神经紊乱，应避免驾驶车辆或操作机器。

7. 本品可能诱发皮肤癌，用药期间采取防晒措施（如涂防晒霜、穿防晒衣），避免阳光或紫外线长时间照射。

8. 司维拉姆可减少本品的吸收，增加移植排斥的风险。如需合用，应在使用司维拉姆 1 小时前或 3 小时后使用本品。

9. 用药期间定期监测血压、心电图、视力、血糖、电解质、肝功能、肾功能、血液学参数（包括凝血参数）、血浆蛋白，以评估药物的疗效或对机体的影响。

10. 本品最常见的不良反应有颤抖、高血糖、肾功能不全、高钾血症（表现为肌无力、肌麻痹、心律失常等）、感染、血压升高、失眠、头痛、腹泻、恶心。

三、其他免疫抑制剂

硫唑嘌呤片

1. 本品是免疫调节剂，主要用于治疗白血病、严重类风湿关节炎、系统性红斑狼疮、皮肌炎、自身免疫性慢性活动性肝炎、原发性胆汁性肝硬化、结节性动脉炎、甲状腺功能亢进、重症肌无力、溃疡性结肠炎等。

2. 避免在妊娠 3 个月内服用本品，哺乳期妇女用药时应停止哺乳。

3. 本品有一定的毒性，通常用一段时间后需换用其他药物，不能长期连续使用。

4. 用药期间应注意定期（每周）检查血常规、

肝功能（包括总胆红素、直接胆红素等），其他包括血尿素氮、血尿酸、肌酐清除率等。

5. 服用本品时，为避免用药后出现恶心症状，可餐后用药并适当增加水的摄入量，使尿液保持碱性，以防止患者血清尿酸含量增高及尿酸性肾病的形成。

6. 在治疗的前8周内，至少每周进行一次全血细胞计数，以后至少每月或每3个月检查一次。

7. 为降低本品引起皮肤癌的风险，注意防晒。

8. 在本品疗程中首次出现血细胞减少症，特别是粒细胞减少症、血小板减少症、黄疸、出血或出血倾向时，应迅速停药，当各检查值恢复后，可以小剂量开始服用。

吡非尼酮片

1. 本品具有抗纤维化和抗炎作用，主要用于治疗轻、中度特发性肺间质纤维化。

2. 严重肝、肾疾病或需要接受透析治疗的患者不能使用。

3. 18岁以下儿童用药的安全性和有效性暂不清楚。

4. 孕妇禁用。哺乳期妇女如果用药，停止哺乳。

5. 空腹用药可能导致不良反应，建议在餐后服药。

6. 本品可能引起严重的光敏反应（可表现为水疱或明显的脱皮）。长时间接触阳光还可能引起皮肤癌。用药期间应采取防晒措施，如穿防晒衣、涂防晒霜。如果出现皮疹、瘙痒等症状，及时就诊。

7. 用药后可能出现嗜睡、头晕等症状，避免驾车或从事危险的机器操作。

8. 用药后可能出现肝功能受损、体重降低、粒细胞减少和白细胞减少，用药期间建议定期检查肝功能（尤其是肝病患者）、体重变化，并定期进行血液学检查。

9. 用药期间如果出现明显胃肠道症状、体重减轻，可能需要降低剂量或停药。

10. 用药后可能出现光过敏症、食欲缺乏、胃部不适、恶心等不良反应。

咪唑立宾片

1. 本品具有抑制免疫的作用，主要用于抑制肾移植后出现的排斥反应。

2. 如果白细胞计数低于一定数值，则不能使用本品。因用药可能会引起严重感染或出血。

3. 肾脏疾病或正在接受血液透析治疗患者可能需调整剂量。

4. 本品可能对性腺（如男性的睾丸、女性的卵巢）产生影响。孕妇禁用。哺乳期妇女如需用药，应停止哺乳。

5. 本品可能会抑制骨髓功能（如免疫功能、造血功能），引起严重不良反应。用药期间建议密切检查血常规和肝肾功能。如果是肝炎病毒携带者，可能还需要定期监测肝炎病毒标志物。

6. 本品可能影响血糖水平。糖尿病患者密切监测血糖。

7. 用药后可能出现腹痛、食欲缺乏、皮疹等不良反应。

沙利度胺胶囊

1. 本品具有调节免疫、抗炎的作用，主要用于预防和治疗麻风结节性红斑。

2. 有生育能力的女性（包括绝经时间少于24个月的女性）在用药前4周至停药后4周内需采取至少2种可靠的避孕措施，如宫内节育器、输卵管结扎、配偶输精管结扎、避孕药、避孕套，并定期进行妊娠测试。孕妇禁用。男性患者在用药期间及停药后28天内使用避孕套。即使已接受输精管结扎，仍需要使用避孕套。用药期间及停药后1个月内不得捐献精子。哺乳期妇女如果用药，在用药期间及停药后4周内停止哺乳。

3. 饮食中的脂肪可延缓本品的吸收，应在餐后至少1小时服药，也可在睡前服用。

4. 本品可引起头晕、低血压，用药期间坐躺后应缓慢起身。用药期间饮酒可能增强镇静作用，还可能导致周围神经病。

5. 用药后可能出现疲倦、嗜睡等症状，避免驾驶车辆或操作机器。

6. 用药期间及停药后1个月内，避免献血。

7. 有生育能力的妇女需避免皮肤接触药物。如果不小心接触，用香皂和清水洗净。

8. 本品对神经系统有影响，用药期间注意是否出现神经病变早期症状，如手足麻木、刺痛、疼痛或灼热感。可能需要定期进行电生理学测试，如每6个月测定一次感觉神经动作电位。

9. 用药后可能出现中性粒细胞减少，用药期间定期监测血细胞计数。还要定期检查肝功能和甲状腺功能。

10. 如果HIV血清检查为阳性，使用沙利度胺可能导致HIV病毒载量增加，需要定期检查病毒载量，在治疗第1个月和第3个月时测定1次，之后每3个月测定1次。

11. 用药后常见的不良反应包括口鼻干燥、困倦、嗜睡、头晕、皮疹、便秘、恶心、腹痛、面部水肿等。孕妇用药后可对胎儿造成严重伤害，如缺少四肢、海豹肢（短肢）、缺少骨骼、耳部畸形、眼部畸形，以及消化道、泌尿道和生殖道器官畸形等。

泊马度胺胶囊

1. 本品是抗肿瘤药，与地塞米松联用于已接受过至少2种治疗方案（包括来那度胺和一种蛋白酶体抑制剂）且最后一次治疗期间或治疗完成后60日内疾病进展的多发性骨髓瘤。

2. 在接受本品治疗前，需要进行肝功能检查及妊娠试验（妊娠试验结果阴性至少2次）排查。

3. 接受本品治疗期间，每月检查一次肝功能及全血细胞计数。

4. 开始接受本品治疗后，女性患者月经规律者每4周需进行一次妊娠试验，不规律患者需每2周进行一次妊娠试验。月经延迟、停经或出血异常者，需进行妊娠试验，且评估期间须停药。

5. 孕妇禁用。接受本品治疗期间育龄期女性需要采取避孕措施，停用本品至少4周后，方可考虑妊娠。

6. 哺乳期妇女接受本品治疗期间应暂停哺乳。

7. 服用本品期间和停药后4周内不得献血。

本品可随精液排泄，服用本品期间和停药后4周内，男性患者的性伴侣采取避孕措施，男性患者不得捐精。

8. 本品常见的不良反应有恶心、呕吐、腹泻、便秘、头晕、头痛、食欲缺乏等。

来那度胺胶囊

1. 本品具有抗肿瘤、促红细胞生成和免疫调节的作用，主要与地塞米松合用，治疗多发性骨髓瘤。

2. 肾功能不全患者可能需调整剂量。

3. 儿童最好避免使用。

4. 孕妇禁用。男性患者用药期间及停药后4周内使用避孕套（包括接受输精管结扎术的男性）。哺乳期妇女如果用药，停止哺乳。

5. 用药期间及停药后1个月内，避免献血或捐精。

6. 本品可能会引起疲乏、头晕、嗜睡、视物模糊等不良反应，应避免驾驶车辆或操作机器。

7. 本品可能会引起中性粒细胞减少、血小板减少、白内障，还可能影响甲状腺功能和肝功能。用药期间建议定期检查全血细胞计数、视力、甲状腺功能和肝功能。

8. 用药后常见的不良反应包括疲乏、便秘、腹泻、恶心、肌肉痉挛、贫血、皮疹、水肿、背痛、失眠等。

第九章　肌肉-骨骼疾病用药

第一节　抗炎和抗风湿用药

一、非甾体抗炎和抗风湿药

双氯芬酸钾片/栓

1. 本品具有镇痛、抗炎、退热的作用。

2. 使用阿司匹林或其他非甾体抗炎药后出现哮喘、荨麻疹或其他过敏反应、胃肠道出血或穿孔，消化性溃疡和（或）出血，有复发溃疡和（或）出血史，近期已进行或准备进行冠状动脉旁路移植术，肝、肾功能衰竭，重度心力衰竭患者不能使用。

3. 不推荐 14 岁以下的儿童使用本品口服制剂，可以使用其他剂型，如栓剂。

4. 本品可能损害女性的生育能力，不推荐计划妊娠的女性使用。建议孕妇禁用。哺乳期女性用药期间停止哺乳。

5. 食物可轻微延迟和减少药物吸收，应在餐前服用本品，胃部反应明显者可餐时服用。

6. 吸烟和饮酒可增加用药后胃肠道出血或溃疡的风险。用药期间避免吸烟、饮酒或饮用含酒精饮料。

7. 用药后可能出现视力障碍、头晕、嗜睡等症状，影响操作能力，应避免驾驶车辆或操作危险机器。

8. 本品可能抑制凝血功能，导致更容易出血，应避免受伤。

9. 本品可能引起血液系统异常、肝酶升高等不良反应。推荐短期用药，如果长期用药，建议定期监测血细胞计数和肝功能。

10. 本品可能诱发或加重高血压，用药期间应定期检查血压。

11. 用药后常见头晕、头痛、恶心、呕吐、腹泻、消化不良、腹痛、胃胀气、食欲缺乏、皮疹等不良反应。过量用药可能加剧头痛，表现为每天头痛或偏头痛发作频率显著增加。

双氯芬酸钠缓释/肠溶缓释/双释放肠溶胶囊

1. 本品应空腹（餐前）随足量水服用，无须咀嚼，对易发生胃肠道反应的患者，推荐在进餐的同时服用。

2. 本品活性成分含量较高，因此不适用于儿童

及 18 岁以下青少年。老年人服用本品应在医师的严格指导下进行。

3. 参见双氯芬酸钾片。

吲哚美辛口服常释剂/缓释胶囊

1. 本品具有抗炎、镇痛作用，外用主要用于缓解局部疼痛（如肌肉痛、关节痛、拉伤、扭伤）、关节炎、肩周炎。

2. 以下情况，可能不能使用：患有血管性水肿、支气管痉挛，或曾经使用同类抗炎药（如阿司匹林）后出现哮喘、荨麻疹（或其他过敏反应）、胃肠道出血或穿孔；患有消化性溃疡或出血，或有复发溃疡或出血史；患有重度心力衰竭；肝肾功能不全；患有癫痫、帕金森病及精神病；近期已进行或准备进行冠状动脉旁路移植术。

3. 有生育计划的女性最好不要使用。孕妇禁用。哺乳期妇女如果用药，应停止哺乳。

4. 老年人用药更容易发生毒副作用，尤其是胃肠道出血和穿孔。

5. 持续高热或疼痛患者可间隔 4～6 小时用药 1 次，24 小时内不超过 4 次。

6. 本品可能造成眩晕，用药期间避免驾驶车辆或操作机械。

7. 本品可能诱发或加重高血压，用药期间建议密切监测血压。定期检查血常规和肝肾功能，长期用药还需要定期进行眼科检查，以评估药物的影响。

8. 用药后可能出现消化不良、胃痛、胃烧灼感、恶心、反酸、头痛、头晕、焦虑、失眠、血尿、水肿、皮疹等不良反应。

氨糖美辛肠溶片

1. 本品的主要成分为氨基葡萄糖、吲哚美辛，具有解热、镇痛、抗炎的作用，主要用于治疗强直性脊柱炎、颈椎病、肩周炎、风湿性关节炎或类风湿关节炎。

2. 曾经使用非甾体抗炎药（如阿司匹林）后出现哮喘、荨麻疹、胃肠道出血或穿孔，肝、肾功能不全，精神病，癫痫，造血功能障碍，消化性溃疡或出血，有复发溃疡或出血史，重度心力衰竭，近期将进行或已经进行冠状动脉旁路移植术患者不能使用。

3. 老年人用药后出现胃肠道出血和穿孔的风险增加。

4. 孕妇禁用。哺乳期妇女如果用药，应停止哺乳。

5. 为减少本品对胃肠道的刺激，在进餐时或餐后立即服药。

6. 用药期间尽量避免进行危险或精细工作，如驾驶或操作机械。

7. 本品可能诱发或加重高血压，用药期间定期监测血压。

8. 若连续用药 3 天，仍未见症状缓解，及时就诊。

9. 抗酸药（如氧化镁、三硅酸镁）及铝盐类药物（如硫糖铝小檗碱）可能会减少本品的吸收，降低其疗效。如需合用，应间隔至少 2 小时。

10. 本品与阿司匹林或含有阿司匹林的药物（如赖氨匹林）合用可增加胃肠毒性，还可减弱阿司匹林的抗血小板作用。如需合用，在给予阿司匹林速释制剂前至少 8 小时或 30 分钟后使用本品。

11. 用药后可能出现过敏反应（如皮疹）等不良反应，还可能出现严重的不良反应，包括严重胃肠道反应（如出血、溃疡、穿孔，表现为呕血、黑粪、腹痛、腹胀）、严重心血管血栓事件（可表现为胸痛、气短、无力、言语含糊等）、严重皮肤反应（如剥脱性皮炎、史-约综合征）。

醋氯芬酸胶囊

1. 本品具有抗炎、镇痛的作用，主要用于治疗骨性关节炎、类风湿关节炎、强直性脊柱炎等引起的疼痛和炎症。

2. 曾经因使用非甾体抗炎药（如阿司匹林）出现哮喘、荨麻疹（或其他过敏反应）、胃肠道出血或穿孔，患消化性溃疡和（或）出血，有复发溃疡和（或）出血史，其他出血性疾病或凝血功能障碍，重度心力衰竭、充血性心力衰竭（NYHA 分级 Ⅱ～Ⅳ级）、缺血性心脏病、外周动脉病变、脑血管疾病，重度肾功能不全，近期已进行或准备进行冠状动脉旁路移植术患者不能使用。

3. 肝功能不全患者可能不能用药或需要调整剂量。

4. 老年人用药后更容易出现肝脏、肾脏和心血管的不良反应，还可能出现严重胃肠出血或穿孔。

5. 孕妇禁用。哺乳期妇女如果用药，应停止哺乳。

6. 儿童禁用。

7. 用药后可能出现头晕等神经系统症状，避免

驾驶车辆或操作机械。

8. 本品可抑制凝血功能，用药期间更容易出血，应避免受伤。

9. 用药期间饮酒可能引起胃肠道出血。

10. 本品可能诱发或加重高血压，用药期间需要定期监测血压；长期用药的患者需经常检查肝肾功能和血细胞计数，以了解药物的影响。

11. 用药后可能出现消化不良、腹痛、恶心、腹泻等不良反应。

舒林酸胶囊

1. 本品具有抗炎、镇痛的作用，主要用于治疗骨关节及关节周围疾病（如关节炎、脊椎炎、腱鞘炎、肌腱炎）上呼吸道感染体征。

2. 曾因使用非甾体抗炎药（如阿司匹林）出现哮喘、荨麻疹（或其他过敏反应）。胃肠道出血或穿孔，消化性溃疡和（或）出血，有复发溃疡或出血史，重度心力衰竭，近期即将或已经接受冠状动脉旁路移植术患者不能使用。

3. 不建议 2 岁以下儿童使用本品。老年人用药后出现不良反应（尤其是胃肠道出血和穿孔）的风险增加。

4. 孕妇最好避免使用，如必须用药，需定期进行胎儿超声监测（每周 1～2 次）。哺乳期妇女最好避免使用。

5. 为避免出现胃肠不适，建议本品与食物同服或在餐后服用。但用于治疗急性疼痛时，建议在餐前 1 小时或餐后 2 小时服用。

6. 用药期间更容易出血，应避免受伤。

7. 本品可能诱发或加重高血压，用药期间建议密切监测血压。

8. 用药后常见胃肠道反应，如上腹痛、腹胀、消化不良、恶心、腹泻、便秘、食欲缺乏等。

酮咯酸氨丁三醇注射液

1. 本品具有镇痛作用，主要用于中度急性疼痛的短期治疗（不超过 5 天），常用于术后镇痛。

2. 以下情况不能使用：曾因使用非甾体抗炎药（如阿司匹林）出现哮喘、荨麻疹（或其他过敏反应）；患有消化性溃疡或出血，有消化性溃疡、出血或穿孔史；疑似或确诊为脑血管出血，有出血倾向、止血不完全或需紧急止血的情况；重度心力衰竭；近期即将或已经接受冠状动脉旁路移植术。

3. 由肾功能损伤及血容量不足引起肾衰竭的患者不能使用本品。

4. 如果正在使用阿司匹林，则不能使用本品。

合用可增加不良反应（如胃肠出血）。

5. 17 岁以下患者慎用。老年人用药更容易出现不良反应，尤其是胃肠道出血和穿孔。

6. 本品可能延迟或抑制排卵，有生育能力的妇女用药可能导致不孕。孕妇用药需权衡利弊，但临产和分娩时禁用。哺乳期妇女应暂停哺乳。

7. 静脉注射或肌内注射后 30 分钟内开始产生镇痛作用，1～2 小时后达到最大镇痛效果，镇痛作用持续 4～6 小时。

8. 用药期间更容易出血。

9. 本品可诱发或加重高血压症状，用药期间建议密切监测血压。定期监测血常规、肾功能、出血及凝血时间等。

10. 用药后可能出现水肿、高血压、瘙痒、恶心、消化不良、胃肠疼痛、腹泻、便秘、胃胀、呕吐、口腔炎、紫癜、头痛、嗜睡、头晕、出汗等不良反应。

吡罗昔康胶囊

1. 本品具有镇痛和抗炎的作用，主要用于缓解关节炎及软组织病变引起的疼痛和肿胀。

2. 曾经因使用非甾体抗炎药（如阿司匹林）出现过哮喘、荨麻疹（或其他过敏反应）、胃肠道出血或穿孔，以及曾经或当前患有消化性溃疡或出血、慢性胃病、肝衰竭、重度心力衰竭，近期接受冠状动脉旁路移植术患者不能使用。

3. 肾功能不全患者可能不能用药或需要调整剂量。

4. 本品能暂时缓解疼痛，但不能彻底治愈引起疼痛的疾病。

5. 老年人用药更容易出现不良反应，尤其是胃肠道出血和穿孔。

6. 长期服用本品可能抑制或延迟女性排卵，导致暂时性的不孕。如计划妊娠，可能需要停药。孕妇禁用。不推荐哺乳期妇女使用。不要给儿童使用。

7. 本品对胃肠道有刺激作用。在进餐时或餐后服药，也可以与抗酸药同服。

8. 本品可能抑制凝血功能。用药期间可能更容易出血，应避免受伤。手术前后可能需要停药。

9. 用药期间饮酒会增加胃肠道不良反应。

10. 本品可能诱发或加重高血压，用药期间应定期监测血压。长期用药还需定期检查肝、肾功能和血常规。

11. 用药后常见消化道不良反应，如恶心、胃痛、食欲缺乏、消化不良，还可能出现头晕、眩晕、耳鸣、头痛、全身无力、水肿、皮疹、瘙痒、多汗、视物模糊、精神抑郁、失眠和精神紧张等不良反应。

氯诺昔康注射液

1. 本品具有镇痛、抗炎的作用，主要用于治疗轻至中度疼痛、关节疼痛或炎症，如类风湿关节炎、骨性关节炎、强直性脊柱炎。

2. 使用非甾体抗炎药（如阿司匹林）后出现过哮喘、荨麻疹（或其他过敏反应）、胃肠道出血或穿孔，重度心力衰竭，患出血性疾病或有出血风险（如脑血管出血、消化性溃疡或出血、有复发溃疡或出血史、血小板减少），近期将进行或已经进行冠状动脉旁路移植术患者不能使用。

3. 肝、肾功能损害患者可能不能用药或需调整剂量。

4. 18 岁以下儿童和青少年不推荐使用。老年人用药需要监测肝肾功能。老年人用药容易出现胃肠道出血和穿孔。

5. 本品可能损害生育能力，不推荐计划妊娠的妇女用药。孕妇禁用。哺乳期妇女如果用药，应停止哺乳。

6. 食物可能延缓、减少本品的吸收，在需要迅速起效（如缓解疼痛）时，避免与食物一起服用。

7. 用药后可出现头晕、嗜睡等症状，避免驾驶车辆或操作机器。

8. 水痘期间会有严重的皮肤反应，目前还不能排除使用本品会加重症状，故水痘期间避免使用。

9. 用药可能引起或加重高血压，建议定期检测血压；本品可升高肝酶，减少血小板，影响肾功能，长期用药（超过 3 个月）时建议定期监测血液（血红蛋白）和肝肾功能。

10. 用药后可能出现头晕、头痛和胃肠道反应（包括恶心、呕吐、胃烧灼感、消化不良等）。

美洛昔康片

1. 本品具有解热、镇痛、抗炎作用，主要用于治疗关节炎、脊柱炎。

2. 胃肠道溃疡或穿孔、炎症性肠病（如克罗恩病），使用阿司匹林或其他非甾体抗炎药后出现过哮喘、鼻息肉、血管性水肿或荨麻疹、胃肠道出血或穿孔，出血性疾病（包括脑出血、胃肠道出血），严重心力衰竭，严重肝功能不全，严重肾功能不全且没有接受透析治疗，近期将进行或已经进行冠状动脉旁路移植术患者不能使用。

3. 严重肾衰竭，且正在接受透析治疗的患者可能需调整剂量。

4. 老年人用药更容易出现不良反应，尤其是胃肠道出血和穿孔。16 岁以下儿童禁用。

5. 本品可能影响女性排卵，导致暂时性的不孕；还可能减少男性精子数。孕妇禁用。哺乳期妇女如需用药应停止哺乳。

6. 用药期间饮酒或吸烟可增加胃肠道出血的可能性，应避免吸烟、饮酒或饮用含酒精的饮料。

7. 本品可引起视物模糊、头晕、嗜睡、眩晕等症状，应避免驾驶车辆或操作机械。

8. 用药期间更容易出血，应避免受伤。

9. 可能引起或加重高血压，高血压患者需密切监测血压。本品还对肾脏有影响，老年人及肾病、肝硬化、充血性心力衰竭、脱水、血容量减少患者需要监测肾功能和尿量。需要监测肝功能。长期用药需定期进行眼科检查及血生化、全血细胞计数检查。

10. 用药后常见头痛、腹痛、消化不良、腹泻、恶心、呕吐、贫血、轻微头晕、便秘、腹胀、瘙痒、皮疹、水肿（包括下肢水肿）等不良反应。

布洛芬片/泡腾片/口服溶液/缓释胶囊/干混悬剂

1. 本品具有解热、镇痛、抗炎的作用。口服给药主要用于治疗发热和多种疼痛（如头痛、关节痛、肌肉痛）。

2. 以下情况不能使用：使用非甾体抗炎药（如阿司匹林）后出现过哮喘、鼻炎、荨麻疹、血管神经性水肿、胃肠道出血或穿孔，患有消化性溃疡或出血，有复发溃疡或出血史，有出血倾向，患有肝病、肾病或心脏疾病，严重血液异常，严重高血压；近期已接受或即将接受心脏手术。

3. 老年人用药更容易发生严重心血管、胃肠道或肾脏不良反应。

4. 孕妇禁用。哺乳期妇女如果用药，需停止哺乳。

5. 进餐时或餐后服药，以减轻对胃肠道的刺激。

6. 不要长期或大量使用本品，用于镇痛时不宜超过 5 天，用于解热时不宜超过 3 天；每 24 小时内服用不宜超过 4 次。症状未见缓解时及时就诊。

7. 用药期间饮酒可能增加出现胃肠道出血和严重心血管不良反应的风险。

8. 本品可能抑制凝血功能。用药后可能更容易出血，应避免受伤。

9. 用药期间吸烟可能增加发生胃肠道出血的风险。

10. 为避免服药过量而导致毒副作用，不要同时服用其他含有解热镇痛成分的药物，如某些复方感冒药。

11. 本品可能诱发或加重高血压，用药期间建议密切监测血压。

12. 铝盐类药物（如硫糖铝）可能减少本品的吸收，降低疗效。如需合用，应间隔至少 2 小时。

13. 与阿司匹林或含阿司匹林的药物（如赖氨匹林）合用可增加胃肠道毒性，还可能降低药效。如需合用，应在使用阿司匹林速释制剂前至少 8 小时后再使用本品。

14. 用药后可能出现恶心、呕吐、胃烧灼感、轻度消化不良、头痛、头晕、耳鸣、视物模糊、精神紧张、嗜睡、下肢水肿或体重骤增等不良反应。

15. 本品还可能引起严重的不良反应，包括严重胃肠道反应（如出血、溃疡、穿孔，表现为呕血、黑粪、腹痛、腹胀等）、严重心血管血栓事件（可表现为胸痛、气短、无力、言语含糊等）、严重皮肤反应（如剥脱性皮炎、史-约综合征）。

小儿布洛芬栓

1. 本品具有解热、镇痛、抗炎的作用，直肠给药主要用于治疗儿童感冒（包括流感）引起的发热、缓解疼痛，如头痛、关节痛、牙痛、肌肉痛、神经痛。

2. 如果儿童患有哮喘，且对阿司匹林过敏，不能使用布洛芬。

3. 将药栓推入肛门。如果发热或疼痛持续，可间隔 4～6 小时给药 1 次，但 24 小时内给药不能超过 4 次。

4. 最好避免长期或过量用药，用于镇痛不得超过 5 天，用于解热不得超过 3 天。如果症状未缓解，及时就诊。

5. 用药期间避免使用其他含有解热镇痛成分的药物，如含有对乙酰氨基酚的感冒药，以免造成过量。

6. 用药后少数患者可能出现恶心、呕吐、胃烧灼感、轻度消化不良、胃肠道溃疡及出血、头痛、头晕、耳鸣、视物模糊、精神紧张、嗜睡、下肢水肿或体重骤增等不良反应。如果用药后出现胃肠道出血或溃疡（可表现为呕血、黑粪、腹痛、腹胀等）、胸痛、气短、无力、言语含糊、过敏症状（如皮疹），停药就诊。

布洛芬凝胶

1. 本品具有镇痛、抗炎的作用。外用给药主要用于缓解局部软组织疼痛，如肌肉痛、关节痛、腰背痛和扭伤、拉伤、劳损引起的疼痛，以及治疗骨关节炎。

2. 如果已经妊娠或者计划妊娠，最好避免使用本品。哺乳期妇女如果用药，应暂停哺乳。

3. 将适量药品均匀涂抹在患处，轻轻按摩以帮助吸收。用药后不要用绷带、敷料或橡皮膏覆盖给药部位。

4. 避免大面积使用本品，也避免在破损或有湿疹、感染的皮肤上用药。

5. 用药期间采取防晒措施，避免用药部位暴露在阳光或日光灯下。

6. 避免药物接触眼、口、鼻等黏膜部位。

7. 避免在患处同时使用保湿霜等护肤产品，以免影响本品的疗效。

8. 用药后洗手，除非给药部位是在手部。

9. 连续使用 1 周后，如果症状未见缓解，及时就诊。

10. 用药后可能出现皮肤瘙痒、发红、皮疹等不良反应，可自行消失；少数患者会出现头晕、轻度胃肠道不适等不良反应，一般可耐受，停药后可消失。

氟比洛芬贴膏/凝胶贴膏

1. 本品具有镇痛、抗炎作用，主要用于治疗以下疾病：骨关节炎、肩周炎、肌腱及腱鞘炎、腱鞘周围炎、肱骨外上髁炎（网球肘）、肌肉痛及外伤引起的肿胀、疼痛。

2. 因使用阿司匹林等非甾体抗炎药出现哮喘，不能使用氟比洛芬。

3. 孕妇、哺乳期妇女不建议使用本品。

4. 将本品贴在患处，避免用在破损的皮肤、黏膜和皮疹部位。

5. 用药后可能出现皮肤不良反应，如瘙痒、发红、皮疹、斑疹及疼痛感。

6. 本品还可能引起严重不良反应，如哮喘（可表现为呼吸异常、呼吸困难）、过敏反应（可表现为胸闷、畏寒、冷汗、呼吸困难、四肢麻木、低血压、血管神经性水肿、荨麻疹）。

氟比洛芬巴布膏

参见氟比洛芬贴膏。

氟比洛芬酯注射液

1. 本品具有镇痛作用，主要用于治疗术后及癌症的镇痛。

2. 使用非甾体抗炎药（如阿司匹林）后出现过敏哮喘、荨麻疹（或其他过敏反应）、胃肠道出血或穿孔，近期即将接受或已经接受冠状动脉旁路移植术，患有消化性溃疡或出血、有复发溃疡或出血史，

重度心力衰竭，重度高血压，严重的肝、肾及血液系统功能障碍患者不能使用。

3. 儿童最好避免使用。

4. 老年人用药更容易发生不良反应，尤其是胃肠道出血和穿孔。

5. 本品可能引起分娩延迟，妊娠 6 个月后的妇女禁用。哺乳期妇女用药后最好避免哺乳。

6. 本品可能引起或加重高血压，用药期间定期检查血压。

7. 最好避免长期用药，如果需长期使用，建议定期监测血常规、尿常规、肝功能。

8. 用药后可能出现注射部位疼痛、皮下出血、恶心、呕吐、腹泻、头痛、发热、倦怠、嗜睡、畏寒、心悸、过敏反应（如瘙痒、皮疹）等不良反应。

精氨酸布洛芬颗粒

1. 服用本品后 15～30 分钟即可达到镇痛效果，空腹服药起效更快。但如果出现胃部不适，可与食物同服。

2. 用适量温水将药物完全溶解后服用。

3. 参见布洛芬片。

洛索洛芬钠胶囊/凝胶膏/贴剂

1. 本品具有镇痛、抗炎和退热的作用，主要用于关节炎、腰痛、肩周炎、颈肩腕综合征、牙痛的镇痛抗炎，手术后、外伤后及拔牙后的镇痛消炎及急性上呼吸道炎症的解热镇痛。

2. 曾经因使用非甾体抗炎药（如阿司匹林）出现哮喘、荨麻疹（或其他过敏反应）、胃肠道出血或穿孔、消化性溃疡或出血、有复发溃疡或出血史，重度心力衰竭，严重血液系统异常，严重肝肾功能损害，近期已进行或准备进行冠状动脉旁路移植手术患者不能使用。

3. 老年人用药更容易出现不良反应，尤其是胃肠道出血和穿孔。

4. 女性长期服用本品可能导致暂时性的不孕。哺乳期妇女如果用药，应停止哺乳。

5. 儿童禁用。

6. 在餐后 30 分钟左右服药。最好避免空腹时服用。贴剂不能用于破损的皮肤或黏膜、有湿疹或皮疹的部位。出汗或患处被打湿时，擦干后再使用。

7. 用药期间更容易出血，应避免受伤。

8. 本品可能引起或加重高血压，用药期间定期检查血压。如需长期用药，建议定期进行尿液、血液、肝功能、肾功能检查。

9. 用药后可能出现消化系统症状（如胃部不

适、腹痛、恶心、呕吐、食欲缺乏等)、水肿、皮疹、荨麻疹、嗜睡等不良反应。贴剂主要引起局部皮肤瘙痒、红斑、皮炎，还可能引起胃部不适等不良反应。

萘普生片/缓释片

1. 本品具有解热、镇痛、抗炎的作用，主要用于缓解多种疼痛和炎症，如关节炎、痛风、扭伤、挫伤、痛经、偏头痛、牙痛。

2. 以下情况不能使用：患有哮喘、鼻息肉综合征、血管神经性水肿，使用阿司匹林或其他解热镇痛药后出现过哮喘、鼻炎、鼻息肉、荨麻疹、胃肠道穿孔，患有消化性溃疡和（或）出血，有溃疡和（或）出血史，患有重度心力衰竭，近期将要进行或已经进行冠状动脉旁路移植术患者不能使用。

3. 老年人用药更容易出现不良反应，尤其是胃肠道出血和穿孔。

4. 本品可能影响女性排卵，导致暂时性的不孕，停药后可以恢复正常。孕妇禁用。哺乳期妇女如果用药，需停止哺乳。

5. 避免给 2 岁以下儿童使用。

6. 治疗急性疼痛时，建议在餐前 1 小时或餐后 2 小时服用。

7. 用药期间饮酒可增加胃肠道不良反应，并可能引起溃疡，避免饮酒或含酒精饮料。

8. 用药期间更容易出血，且出血时间会延长，避免受伤。

9. 本品只能缓解疼痛症状，不能治疗病因，不得长期或大量用药。用于镇痛时不得超过 5 天，如果症状没有缓解及时就诊。

10. 为避免服药过量，导致毒副作用，不得同时服用含有同类成分的药物（非甾体抗炎药），如某些复方感冒药。

11. 本品可能引起高血压，用药期间建议定期监测血压。长期用药时，为了解药物影响，建议定期进行肝肾功能、血常规及眼科检查。

12. 铝盐类药物（如硫糖铝、氢氧化铝）可减少本品的吸收，降低药效。用药期间如需服用这类药物，间隔至少 2 小时。

13. 用药后可能出现恶心、呕吐、消化不良、便秘、腹泻、口腔刺激或痛感、胃部不适、头晕、头痛、嗜睡、视物模糊或视力障碍、听力减退、耳鸣、呼吸急促、呼吸困难、哮喘、皮肤瘙痒、下肢水肿、心慌和多汗等不良反应。

右旋布洛芬口服混悬液

1. 摇匀后服用，以确保服用准确的剂量。

2. 参见布洛芬片。

艾瑞昔布片

1. 本品具有镇痛作用，主要用于缓解骨性关节炎引起的疼痛。

2. 以下情况不能使用：重度心力衰竭，消化性溃疡或出血，使用非甾体抗炎药后出现胃肠道出血、穿孔，使用非甾体抗炎药（如阿司匹林）后出现哮喘、荨麻疹或过敏，近期已经进行或准备进行冠状动脉旁路移植术。

3. 如已经妊娠或者计划妊娠，暂停用药。哺乳期妇女如需用药，应暂停哺乳。

4. 餐后服药吸收更好，在餐后 30 分钟服药。

5. 用药期间饮酒或吸烟会增加发生胃肠道出血的风险。

6. 本品可能升高血压，用药期间应密切监测。用药会对血液产生影响，长期使用建议定期监测全血细胞计数（CBC）和血生化；如果出现贫血或失血症状，还应监测血红蛋白、血细胞比容。处于进展期肾病的患者如果用药，需密切监测肾功能。

7. 用药后可能出现不良反应，如上腹不适、大便隐血。

帕瑞昔布注射剂

1. 本品具有镇痛作用，主要用于短期治疗手术后疼痛。

2. 以下情况不能使用：有严重药物过敏反应史（尤其是史-约综合征、中毒性表皮坏死松解症、多形性红斑等皮肤反应），曾经因使用非甾体抗炎药（如阿司匹林）出现支气管痉挛、急性鼻炎、鼻息肉、血管神经性水肿、荨麻疹（或其他过敏反应）、胃肠道出血或穿孔，目前存在胃肠道出血或穿孔、消化性溃疡，炎症性肠病，充血性心力衰竭，缺血性心脏病、外周动脉血管和（或）脑血管疾病，近期即将或已经接受冠状动脉旁路移植术。

3. 肝功能不全患者可能不能用药或需要调整剂量，中度肾功能不全或有体液潴留患者可能需调整剂量。

4. 18 岁以下儿童不推荐使用。老年人用药后更容易出现胃肠道出血和穿孔等不良反应。

5. 本品可能影响女性的排卵，导致暂时的不孕。停药后可以恢复正常。妊娠 3 个月以上的妇女使用本品可能引起胎儿肾功能不全和羊水减少，妊娠 6 个月后用药还可能引起胎儿严重出生缺陷。妊娠 6 个月以上的孕妇禁用。哺乳期妇女如果用药，应停止哺乳。

6. 用药后可能出现头晕、眩晕或嗜睡等症状，避免驾驶车辆或操作机器。

7. 用药期间饮酒可能增加发生胃肠道溃疡等不良反应的风险。用药后至少 24 小时内最好避免饮酒及饮用含酒精饮料。

8. 本品可能诱发或加重高血压，用药期间建议定期监测血压。

塞来昔布胶囊

1. 本品具有镇痛、抗炎、解热的作用，主要用于治疗急性疼痛，缓解骨关节炎、类风湿关节炎、强直性脊柱炎的症状。

2. 以下情况不能使用：消化性溃疡和（或）出血，重度心力衰竭，曾经使用阿司匹林或其他非甾体抗炎药后出现哮喘、荨麻疹或其他过敏反应，近期将接受或已经接受冠状动脉旁路移植术。

3. 肝功能不全患者可能需要调整剂量。

4. 老年人用药后更容易出现严重心血管、胃肠道或肾脏不良反应。

5. 本品可能影响女性排卵，导致暂时的不孕，停药后可以恢复正常。妊娠 6 个月以上的妇女用药可能增加胎儿动脉导管过早闭合的风险。哺乳期妇女如需用药，应暂停哺乳。

6. 服药剂量不超过每次 200mg 时，与或不与食物同服均可。剂量较高时（如每次 400mg），最好与食物一起服用以增加吸收。

7. 用药期间吸烟或饮酒都可能增加胃肠道出血的风险，避免吸烟、饮酒或饮用含酒精饮料。

8. 用药期间更容易出血，应避免受伤。

9. 本品可能诱发或加重高血压和引起肝毒性，用药期间建议定期监测血压和肝功能。肝肾损伤、心力衰竭、脱水或血容量不足的患者，要定期监测肾功能。长期用药时建议定期进行全血细胞计数和血生化检查。

10. 用药后可能出现消化不良、腹痛、腹泻、胃肠胀气、恶心、背痛、水肿、头晕、头痛、失眠、咽炎、鼻炎、上呼吸道感染和皮疹等不良反应。

依托考昔片

1. 本品具有抗炎、镇痛和解热的作用，主要用于治疗骨关节炎、急性痛风性关节炎、痛经。

2. 以下情况不能使用：曾因使用非甾体抗炎药（如阿司匹林）出现哮喘、荨麻疹或其他过敏反应，消化性溃疡、出血或有复发溃疡、出血病史，充血性心力衰竭、缺血性心脏病，外周动脉疾病、脑血管病，近期进行过冠状动脉旁路移植术或血管成形

术的患者。

3. 肝功能不全患者可能需要调整剂量。

4. 老年人用药更容易发生不良反应，尤其是胃肠道出血。

5. 孕妇服用本品后可能引起胎儿动脉导管提前闭合，建议避免使用。哺乳期妇女如果用药，应停止哺乳。

6. 用药期间饮酒可能出现胃肠道不良反应。

7. 本品可能影响血压，用药期间定期监测血压。

8. 用药后可能出现恶心、上腹痛、腹泻、消化不良、鼻咽炎、上呼吸道感染、尿路感染、头晕、头痛、高血压和水肿等不良反应。

萘丁美酮片

1. 本品具有解热、镇痛、抗炎的作用，主要用于治疗各种急、慢性关节炎，如类风湿关节炎、强直性脊柱炎、骨关节炎、痛风性关节炎、银屑病关节炎、反应性关节炎、赖特综合征、风湿性关节炎及其他关节炎或关节痛；软组织风湿病，包括肩周炎、胸廓出口综合征、网球肘、纤维肌痛症、腰肌劳损、腰椎间盘脱出、肌腱炎、腱鞘炎和滑囊炎等；运动引起的软组织损伤、扭伤和挫伤等；其他疼痛，如手术后疼痛、外伤后疼痛、牙痛、拔牙后痛、痛经。

2. 以下情况不能使用：曾经因使用阿司匹林或其他非甾体抗炎药出现哮喘、荨麻疹（或其他过敏反应）、胃肠道出血或穿孔，消化性溃疡/出血、有复发溃疡/出血史，严重肝功能损害，重度心力衰竭，近期将进行或已经接受冠状动脉旁路移植术。

3. 肾功能不全患者可能不能用药或需要调整剂量。

4. 老年人用药更容易出现不良反应，尤其是胃肠道出血和穿孔。

5. 不建议儿童使用。

6. 不建议孕妇和哺乳期妇女使用。

7. 食物可能增加本品的吸收，在餐后 30 分钟或睡前服药。

8. 本品可引起头晕和意识错乱等症状，应避免驾驶车辆或操作机器。

9. 用药期间可能更容易晒伤，建议采取防晒措施，如穿防护外套或使用防晒系数高的防晒霜。

10. 用药后更容易出血，应避免受伤。

11. 本品可能加重或诱发高血压，建议在用药期间密切监测血压。

12. 用药后可能引起胃肠道紊乱，如恶心、呕

吐、消化不良、腹泻、腹痛、便秘，还可能引起头痛、头晕、耳鸣、多汗、失眠、嗜睡、紧张、多梦、皮疹、瘙痒等不良反应。

尼美舒利片

1. 本品具有解热、镇痛、抗炎的作用，主要用于慢性关节炎引起的疼痛、痛经、手术或创伤后疼痛。

2. 以下情况不能使用本品：曾因使用本品或其他非甾体抗炎药（如阿司匹林）出现哮喘、荨麻疹（或其他过敏反应）、胃肠道出血、穿孔及肝功能损害，消化道溃疡和（或）出血、有复发溃疡或出血史，其他出血性疾病、严重凝血障碍，严重心力衰竭，严重肾功能不全，肝功能不全，近期将要进行或已经接受冠状动脉旁路移植术。

3. 老年人用药后易出现胃肠道出血或穿孔，用药期间注意是否出现胃痛、呕血等症状。

4. 本品可能影响儿童的肝脏功能，不建议 12 岁以下儿童使用。

5. 本品可能影响女性的生育能力，计划妊娠的妇女不建议使用。不推荐孕妇用药，哺乳期妇女用药期间应暂停哺乳。

6. 为减少药物对胃肠道的刺激，建议在餐后服药。

7. 用药期间过量饮酒可能增加药物引起肝功能损害的风险。

8. 用药期间更容易出血，应避免受伤。

9. 为避免过量用药引起毒副作用，用药期间建议不要同时服用其他含有解热镇痛成分的药物，如含有布洛芬、对乙酰氨基酚的感冒药。

10. 本品可能诱发或加重高血压，用药期间建议密切监测血压。为了解药物影响，建议定期监测肝肾功能、心脏功能。

11. 用药后可能出现胃灼热、恶心、胃痛，症状通常轻微、短暂。

艾拉莫德片

1. 本品具有抗炎、抗风湿作用，主要用于治疗类风湿关节炎。

2. 以下情况不能使用本品：严重肝脏疾病，这类患者用药可能导致肝病进一步恶化；消化性溃疡或有消化性溃疡史，这类患者用药可能出现溃疡恶化或复发。

3. 儿童和青少年最好避免使用本品。

4. 孕妇禁用。哺乳期妇女如需用药，应停止哺乳。

5. 为避免引起胃部不适，在餐后服药。一天服药 2 次时，在早晚服用。

6. 用药后可能出现肝功能障碍和血细胞减少，用药期间定期检查肝功能和血常规。

7. 用药后常见的不良反应包括胃部不适（如胃痛、胃胀、反酸）、食欲缺乏、恶心、上腹部不适、腹胀、腹痛、大便隐血、视物模糊、皮疹、皮肤瘙痒、脱发、失眠、月经失调等。

氨基葡萄糖胶囊

1. 本品能缓解骨关节疼痛，改善关节功能，主要用于治疗骨关节炎。

2. 不建议 18 岁以下儿童用药。

3 如果已经妊娠或者计划妊娠，不要使用本品。哺乳期妇女如需用药，应停止哺乳。

4. 为减少胃肠道不适，最好在进餐时或餐后服药，尤其是胃溃疡患者。

5. 通常 1 个疗程为 4～12 周，建议每年重复治疗 2～3 次。如果连续用药 1 个疗程后，仍未见症状改善，及时就诊。

6. 建议严重肝肾功能不全的患者在用药期间定期检查肝肾功能，以评估药物的影响。

7. 建议有糖尿病风险的患者用药期间定期监测血糖。

8. 有用药后血脂升高的报道。如果存在心血管疾病风险，建议定期检查血脂。

9. 哮喘患者用药后可能出现哮喘症状恶化，停药后症状消退。

10. 用药后可能出现轻度胃肠不适（如恶心、便秘、腹胀、腹痛和腹泻）、轻度头痛、乏力、困倦等不良反应。

白芍总苷胶囊

1. 本品具有抗炎、镇痛、抗风湿的作用，主要用于治疗类风湿关节炎。

2. 在餐后 30 分钟服用本品。

3. 用药后主要引起大便变软或变稀，大便次数增多，通常不需要处理。

草乌甲素片

1. 本品具有较强的镇痛、抗炎作用，主要用于治疗关节炎及多种疼痛，如腰肌劳损、扭伤。

2. 患有心脏病者不能使用本品的。

3. 不要给儿童使用本品。

4. 如果已经妊娠或者计划妊娠，不允许使用本品，哺乳期妇女如需用药，应停止哺乳。

5. 在餐后 30 分钟左右用温水送服，2 次用药的时间间隔不少于 6 小时。

6. 用药后可能出现恶心、食欲缺乏、腹胀、胃痛、胃烧灼感、唇舌发麻、心悸等不良反应。

二、特异性抗风湿药

青霉胺片

1. 本品具有抑制免疫、结合多种金属的作用，主要用于治疗类风湿关节炎、重金属中毒、肝豆状核变性（Wilson 病）。

2. 本品可能引起过敏，用药前需要进行皮试。即使暂停用药数天，再次使用也可能发生过敏反应，仍需进行皮试。当试验结果为阳性时，不能使用本品，需要换用其他药物。

3. 以下疾病患者不能使用：粒细胞缺乏、再生障碍性贫血、肾功能不全、红斑狼疮及严重皮肤病、重症肌无力。

4. 本品可影响胚胎发育，孕妇禁用。哺乳期妇女如果用药，应停止哺乳。

5. 食物（包括牛奶）会减少青霉胺的吸收，空腹用药，如餐前至少 1 小时或餐后 2 小时服用。

6. 用于肝豆状核变性时，可能需 1～3 个月才能见效。用于类风湿关节炎时，可能需 2～3 个月才能见效。

7. 用药期间可能更容易出血，应避免受伤。

8. 本品可能抑制免疫功能，更容易感染，应经常洗手，远离感染、感冒患者。如果出现发热、寒战、咽喉痛、疲倦、虚弱，立即就诊。

9. 本品可干扰维生素 B_6 的功能，用药期间需要积极补充维生素 B_6。

10. 如果出现味觉异常（肝豆状核变性患者除外），可用 4%硫酸铜溶液 5～10 滴，加入果汁中口服，每天 2 次，有助于味觉恢复。

11. 用于类风湿关节炎时，如果用药 3～4 个月未见明显改善，及时就诊。

12. 本品与其他药物分开服用，至少间隔 1 小时。

13. 用药对血液系统、肝肾功能有影响，剂量调整期间需要每 2 周检测一次血、尿常规和肝肾功能；剂量稳定后每 1～3 个月检测一次。此外，在开始服药的 1 个月，每周进行 2 次皮肤、淋巴结及体温检测；随后 5 个月，每 2 周检查 1 次；然后每月检查 1 次，以评估用药的影响。

14. 用于肝豆状核变性时，需要在服药当日检查 24 小时尿铜，以后每 3 个月监测 1 次；此外还需要每 3 个月进行非血浆铜蓝蛋白结合铜的血清浓度检测、肝功能检查，并定期进行眼科检查。

15. 用于铅中毒时，需定期监测血铅、血红蛋白或血细胞比容、铁含量状态、游离红细胞原卟啉或锌原卟啉、神经发育变化。

16. 服用本品常见的不良反应有恶心、食欲缺乏、呕吐、味觉异常等。

第二节　关节和肌肉痛局部用药

汉防己甲素片/注射液

1. 本品具有镇痛、增强肿瘤细胞对化疗药的敏感性和治疗硅沉着病的作用。主要用于治疗风湿病、关节痛、神经痛、肿瘤（如肺癌）。

2. 肝、肾等脏器发生器质性病变者不能使用本品。

3. 本品有致突变性，可能导致胎儿畸形，孕妇禁用。

4. 为了解药物影响，建议每 3 个月监测肝功能及心电图 1 次。

5. 用药后部分患者可能出现轻度嗜睡、乏力、恶心、上腹部不适。长期服用还可能导致面部色素沉着，停药后可消退。

6. 静脉给药部位可能出现疼痛、刺激或静脉炎。

双氯芬酸二乙胺乳胶剂

1. 本品具有镇痛、抗炎作用。外用主要用于缓解局部疼痛及炎症，如肌肉、软组织和关节疼痛（如扭伤、拉伤、挫伤、劳损引起的疼痛），以及骨关节炎。

2. 将药物喷或涂在患病部位，轻柔按摩以帮助药物渗透皮肤。

3. 孕妇禁用本品。

4. 避免药物接触眼睛或其他黏膜部位（如口、鼻）。

5. 不要将药物涂抹在破损或有感染性、开放性创口的皮肤部位。

6. 避免长期大面积用药，以免引起全身吸收。如果用药 1 周后仍未见疼痛缓解，及时就诊。

7. 用药后可能出现丘疹、皮肤发红、水肿、瘙痒、水疱或鳞屑等局部不良反应。大面积长期使用还可能出现食欲缺乏、上腹不适、呕吐、便秘等全身性作用。

双氯芬酸二乙胺钾凝胶

参见双氯芬酸二乙胺乳胶剂。

樟脑软膏/搽剂/酏剂

1. 樟脑具有缓解肿胀、镇痛、止痒的作用。外用主要用于治疗冻疮、瘙痒性皮肤病、神经痛、肌肉痛或关节痛。

2. 孕妇、哺乳期妇女谨慎使用本品。

3. 避免给婴幼儿使用本品。

4. 先用温水洗净患病部位，擦干后涂抹适量药物，轻轻揉搓以帮助吸收。用药后拧紧瓶盖，以防药物挥发。

5. 避免药物接触到眼睛或其他黏膜部位（如口、鼻），以免引起不适。

6. 避免在有破损的皮肤上用药，并避免在面部使用。

7. 用药后可能出现皮肤过敏反应。如果用药部位出现烧灼感、红肿等情况，应停药并将局部药物洗净，必要时就诊。

第三节　肌肉松弛剂

巴氯芬片

1. 本品具有松弛骨骼肌作用，主要用于治疗脊髓和大脑疾病或损伤引起的骨骼肌痉挛，如多发性硬化症、脊髓空洞症、脊髓肿瘤、横贯性脊髓炎、脊髓外伤、运动神经元病、脑血管病、脑性瘫痪、脑膜炎、颅脑外伤。

2. 肾功能不全或需要长期接受血液透析治疗的患者可能需调整剂量。

3. 老年人即使用低剂量，也可能出现肌力降低、倦怠感等症状。

4. 本品可通过胎盘，有孕妇用药后婴儿出现全身抽搐的报道。哺乳期妇女如需用药，先暂停哺乳。

5. 在进餐时用少量液体送服药物。

6. 长期（2～3 个月以上）服药后突然停药可能引起焦虑、精神恍惚、幻觉、癫痫、运动障碍、心率过快、痉挛状态加重等症状，不要擅自停药。

7. 本品的镇静作用会影响患者的反应能力，用药期间避免驾驶车辆、高空作业及操作机械。

8. 用药期间饮酒可使镇静作用增强。

9. 本品可能引起肝酶和血糖升高。如果患有肝病或糖尿病，可能需要定期进行肝功能、血糖检查。

10. 如果使用最大推荐剂量治疗 6～8 周，效果仍不明显，应及时就诊。

11. 不良反应主要发生在用药初期，常见的有镇静、嗜睡、恶心等。通常为暂时性的，程度也较

轻，一般不需停药。用药过量还可能引起意识模糊、呼吸抑制、昏迷等。

复方氯唑沙宗片/分散片

1. 本品的主要成分是氯唑沙宗和对乙酰氨基酚，具有缓解肌肉疼痛的作用，主要用于治疗软组织（肌肉韧带、筋膜）扭伤、挫伤及运动后肌肉劳损引起的疼痛。

2. 严重肝肾功能不全者不能使用本品。

3. 如果已经妊娠或者计划妊娠，或者处于哺乳期，最好暂停用药。

4. 用药期间饮酒可能增强对中枢神经系统的抑制作用，应避免饮酒或饮用含酒精饮料。

5. 本品可能引起困倦，用药期间避免驾驶车辆或操作机器。

6. 本品含有对乙酰氨基酚，过量用药可能导致肝脏损伤。用药期间不要使用其他含有对乙酰氨基酚的药物。

7. 用药后尿液可能变成橘黄色或淡粉红色，属于正常现象，可放心用药。

8. 本品只能缓解疼痛的症状，不能治疗病因。建议连续用药不超过 5 天，如果未见症状缓解，应及时就诊。

9. 胆汁酸螯合药（如考来烯胺）可能降低复方氯唑沙宗的疗效。如果用药期间需要服用这类药物，间隔至少 4 小时。

10. 用药后可能出现心悸、无力、上腹疼痛、恶心、嗜睡、头晕、轻度头痛等不良反应。症状通常较轻微，一般可自行消失。

替扎尼定片

1. 本品是肌肉松弛剂，主要用于治疗疼痛性肌痉挛，如局部（如颈、肩和腰）疼痛综合征；中枢性肌强直，如多发性硬化症、肌萎缩侧索硬化、手术后遗症（脊髓损伤、大脑损伤）、脊髓小脑变性、脑血管意外。

2. 如果正在服用氟伏沙明或者环丙沙星，则不能服用本品，合用可能增强本品的药理作用，引起明显低血压、瞌睡和精神运动损害等不良反应。

3. 肾功能不全（肌酐清除率＜25ml/min）患者可能需调整剂量。

4. 本品可降低血压，老年人用药时需多加注意。

5. 如果已经妊娠或者计划妊娠，最好暂停用药。本品具有脂溶性，用药后可能进入乳汁，哺乳期妇女不宜使用。

6. 若使用本品治疗疼痛性肌痉挛，刚开始用药

时，通常在临睡前服用片剂。

7. 本品可引起低血压，如果每次用药剂量＞2mg，建议定期监测血压。

8. 本品可引起肝脏损害，建议定期监测肝功能，用药第 1 个月、3 个月和 6 个月时监测 1 次肝酶，此后根据病情定期监测。

9. 本品主要经肾脏排泄，肾功能损害的患者用药期间需定期监测肾功能。如果出现口干、瞌睡、乏力、头晕等症状，应及时就诊。

10. 用药后最常见瞌睡、疲乏、头晕、口干、恶心、胃肠道功能紊乱及血压轻度降低。用于治疗疼痛性肌痉挛时，以上症状通常轻微而短暂；用于治疗中枢性肌强直时，以上症状较明显。

乙哌立松片

1. 本品具有松弛肌肉、扩张血管、镇痛的作用，主要用于改善颈肩综合征、肩周炎、腰背痛等引起的肌肉紧张状态，以及脑脊髓疾病（如脑血管障碍、颈椎病、婴儿脑瘫、手术或外伤后遗症）引起的痉挛性麻痹。

2. 严重肝肾功能障碍者不能使用本品。

3. 如已经妊娠或者计划妊娠，暂停用药。哺乳期妇女如果用药，应停止哺乳。

4. 用药后可能出现四肢无力、站立不稳、困倦等症状，用药期间避免驾驶车辆或操作机器。

5. 本品可能影响肝肾功能和血液系统，用药期间需定期监测肝肾功能、血常规和血压。

6. 用药后可能出现皮疹、瘙痒、失眠、头痛、困倦、身体僵硬、四肢麻木、知觉减退、四肢发颤或无力、恶心、呕吐、食欲缺乏、胃部不适、口干、便秘、腹泻、腹痛、腹胀、尿闭、尿失禁、尿不尽、倦怠、面部发热、多汗等不良反应。如果出现四肢无力、站立不稳、嗜睡等症状，应及时就诊。

第四节　抗痛风药

别嘌醇片/缓释片

1. 本品具有降低尿酸的作用，主要用于治疗高尿酸血症、慢性痛风、痛风石（又称痛风结节）、痛风反复发作、尿酸性肾结石、尿酸性肾病。

2. 本品可能会引起严重的皮肤损害，甚至可导致死亡。如果出现皮疹，立即停药就诊。

3. 本品不能用于痛风急性发作期，必须在急性症状消失后（一般在发作后 2 周左右）再开始使用。

4. 患有血细胞低下者不能使用本品。

5. 肝肾功能不全者可能不能使用本品或需要调整剂量。

6. 孕妇禁用。哺乳期妇女如需用药，应停止哺乳。

7. 为减轻或避免消化系统不良反应，应在餐后服用本品。茶、咖啡及酒精会降低别嘌醇的药效。

8. 用药期间多饮水（每天至少 1500ml），以帮助尿酸排出。

9. 用药后可能出现嗜睡或警觉性降低，应避免驾驶车辆和操作机器。

10. 食物中的蛋白质含量过少可能导致本品的药效过强，用药期间不要过度限制蛋白质的食用量。

11. 用药期间定期（如每 2 周一次）检查血尿酸和 24 小时尿尿酸水平。

12. 用药后可能出现血细胞减少、血小板减少、贫血、肝肾功能损害，用药期间需定期检查血常规及肝、肾功能。含铝的药物（如氢氧化铝、磷酸铝等）可能使胃肠对本品的吸收减少，降低疗效。如需合用，间隔至少 3 小时。

13. 用药后可能出现皮疹、胃肠道反应（如腹泻、恶心、呕吐、腹痛）、贫血、脱发、发热等不良反应。

秋水仙碱片

1. 本品具有缓解关节疼痛、肿胀等作用，主要用于防治痛风性关节炎突然发作。

2. 本品对其他原因引起的关节疼痛无效。

3. 本品毒性大，目前缺乏过量用药后的特效解毒药。

4. 以下疾病患者不能使用：骨髓增生低下、肝功能不全、肾功能不全。

5. 本品可能导致胎儿畸形，用药期间及停药后 3 个月内，有生育能力的男性和女性患者都应该采取避孕措施。哺乳期妇女如果用药，应停止哺乳。

6. 用药可能影响血液系统（如血小板减少）及肝肾功能，可能需要定期监测血常规、肝功能、肾功能。

7. 用药早期常见腹痛、腹泻、呕吐及食欲缺乏等不良反应。如果出现呕吐、腹泻等不良反应，立即就诊。大量使用或误用本品后可能出现急性中毒症状，如胃灼热、血尿、少尿、肌无力、谵妄、痉挛、休克、呼吸抑制、心力衰竭等。

苯溴马隆片

1. 本品能促进尿酸排泄，主要用于以下情况：原发性高尿酸血症、痛风性关节炎没有发作时、痛风结节肿。

2. 在痛风发作期间服用本品，可能加重病情。

3. 以下疾病患者不能使用本品：中至重度肾功能损害（肾小球滤过率＜20ml/min）、肾结石。儿童用药的安全性和有效性暂不清楚，不推荐儿童使用。

4. 如果已经妊娠或者计划妊娠，禁用本品。哺乳期妇女如果用药，应停止哺乳。

5. 早餐或早餐后服用本品。在治疗初期痛风是不会发作的，但如果发作，建议将所用药量减半，还可以根据需要用秋水仙碱或抗炎镇痛药缓解疼痛。

6. 本品可以增加尿液中尿酸的含量，导致尿酸结晶。用药期间多饮水，以增加尿量，帮助尿酸排出，刚开始用药时的饮水量不宜少于 1500ml。用药期间需定期测定尿液酸碱度，如酸度过高，可能需要服用碳酸氢钠或枸橼酸碱化尿液，以防出现尿液结晶。

7. 用药 1～3 周后检查血清尿酸浓度，以了解药物疗效。用药期间定期检查肝肾功能。

8. 若出现肝损害的症状，如食欲缺乏、恶心、呕吐、全身倦怠感、腹痛、腹泻、发热、尿浓、眼睛发黄等，应立即就诊。用药后可能出现恶心、呕吐、胃胀、腹泻等不良反应。

非布司他片

1. 本品具有降低尿酸的作用，主要用于治疗痛风患者的高尿酸血症。

2. 如果已经妊娠或者计划妊娠，应暂停用药。哺乳期妇女如需用药，应停止哺乳。

3. 开始服药后，关节中沉积的尿酸盐会被动员出来，引起痛风发作。用药前存在痛风性关节炎的患者，在症状稳定前不能使用非布司他。用药期间如果出现痛风发作，无须停药，可就诊并接受相关治疗。

4. 为了解药物的治疗效果，需要在用药 2 周后检查血清尿酸水平。因本品对肝脏有影响，用药期间还需定期检查肝功能。

5. 用药后可能出现肝功能异常（可表现为疲劳、食欲缺乏、右上腹不适、酱油色尿或黄疸）、恶心、关节痛、皮疹等不良反应。

第五节　骨病用药

阿仑膦酸钠片

1. 本品能增加骨量，主要用于治疗骨质疏松症。

2. 以下情况不能使用本品：低钙血症；可能导

致食物或药物经过食管时间延长的疾病，如食管狭窄或弛缓不能（最常见症状是难以吞咽食物和液体）等；无法站立或坐直至少 30 分钟。本品不适宜儿童使用。

3. 本品可能损害胎儿（主要为骨骼损害）。哺乳期妇女如需用药，应暂停哺乳。

4. 清晨空腹，用一满杯白开水送服药物。用药后至少 30 分钟内避免进食、喝饮料（包括矿泉水）或服用其他药物，否则可能降低本品的吸收。本品对食管有刺激，服药时躺卧会增加这种刺激。因此应避免在睡觉时或起床前服药，并且用药后至少 30 分钟内和当天首次进食前不得躺卧。

5. 如果一周只需用药 1 次，应在每周固定的一天晨起时服用。如果漏服，可在想起后的第 2 天早晨服药，之后按正常计划服药，不能一天服用 2 次。完整吞服药物，不要咀嚼或吮吸药片，以免引起口腔溃疡。不按照医嘱或说明书用药可能影响疗效且会增加毒副作用。

6. 本品可增加骨密度，可能轻度降低血清钙和磷的水平。如果食物中摄入钙不足，需要适当补充钙和维生素 D。钙剂可在睡前服用，如需饮用奶制品，则需要与服药时间间隔至少 2 小时。

7. 用药期间要定期检查骨密度、血清钙、骨化二醇、骨转换生化标志物等。治疗开始后 1～2 年监测 1 次骨密度，随后每 2 年监测 1 次；用于治疗糖皮质激素引起的骨质疏松时，在治疗开始时和治疗期间第 6 个月、第 12 个月监测骨密度。

8. 金属离子盐（如含铁盐、钙盐、镁盐、铝盐的药物）可能减少本品的吸收，降低其疗效。如需合用，应在服用这类药物前至少 2 小时服用本品。

9. 用药后可能出现腹痛、便秘、腹泻、腹胀、消化不良、反酸、恶心、吞咽困难、肌肉骨骼疼痛、肌肉痉挛、头痛等不良反应。

10. 用药后还可能出现食管刺激，严重时可引起食管溃疡、食管糜烂、食管炎。如果出现吞咽困难、吞咽痛、胸骨后疼痛或新发胃灼热或胃灼热加重，应立即停药就诊。用药后如果出现大腿痛或腹股沟痛，有可能是出现了骨折。出现严重的肌肉骨骼疼痛时也需要就诊。

胆维丁乳

1. 本品与维生素 D_3 的作用相同，具有调节钙、磷代谢和促进骨骼形成的作用，主要用于治疗婴幼儿由缺乏维生素 D 引起的佝偻病。

2. 将本品倒入适量（3～5 倍）的含糖牛奶、

豆浆或温水中服用，注意需在胃肠道功能正常时服用。一年总量最好不要超过 60mg。

3. 铝剂（如氢氧化铝、海藻酸铝镁等）可吸附胆盐，导致胆维丁吸收减少，同时可能增加铝的吸收。如需合用，应间隔至少 2 小时。

4. 胆汁酸螯合药（如考来烯胺）会干扰本品的吸收，影响其疗效。如需合用，应间隔至少 4 小时。

5. 用药后可能出现腹泻等不良反应。

利塞膦酸钠片

1. 本品具有防治骨质疏松的作用，主要用于预防和治疗绝经后妇女的骨质疏松症。

2. 参见阿仑膦酸钠片。

氯膦酸二钠片/注射液

1. 本品具有调节骨代谢的作用，主要用于预防或推迟恶性肿瘤溶骨性骨转移（减轻骨痛症状），治疗恶性肿瘤引起的高钙血症、骨质疏松、变形性骨炎（佩吉特病）。

2. 骨软化症患者不能使用本品。

3. 肾功能不全不能用药或剂量可能需要调整。

4. 本品可能通过胎盘，孕妇最好避免使用。哺乳期妇女最好避免使用。

5. 牛奶、食物或其他药物会影响本品的疗效，早餐前 1 小时用 1 杯白开水送服药物。如果 1 天内还需服用第 2 次，应将服药时间安排在进食、饮水（白开水除外）或口服其他药物 1 小时之前、2 小时之后。

6. 为减小本品对肾脏的损害，每天应饮用充足的水，建议每天至少饮水 1500～1700ml（如 500ml 纯净水 3～4 瓶），高温或者强体力活动时可适当增加。

7. 本品可能引起颌骨坏死，用药期间应注意口腔卫生，避免接受有创伤性的牙科操作（如拔牙）。

8. 用药可能影响肝肾功能，引起低钙血症，可能需要定期监测血常规、血清钙及肝、肾功能等。

9. 用于治疗骨质疏松症时，要遵医嘱决定是否补钙。如需补钙，应在餐前 1 小时服用本品，进餐时服钙剂，以免影响本品的吸收，降低疗效。若服用其他含有金属离子的药物（如氢氧化铝镁、多糖铁复合物），也需要在服用这类药物前至少 2 小时服用本品。

10. 本品最常见的不良反应为腹痛、腹胀、眩晕和疲劳。

帕米膦酸二钠注射剂

1. 本品是双膦酸类抑制骨吸收药，静脉滴注用于治疗恶性肿瘤并发的高钙血症和溶骨性癌转移引起的骨痛。

2. 对本品过敏者不能使用。

3. 肾功能损害患者可能需要减少本品使用剂量。

4. 如果正在接受化疗和皮质激素治疗，合用本品可能有下颌骨坏死风险。

5. 孕妇避免使用本品。哺乳期妇女接受本品治疗期间暂停哺乳。

6. 接受本品治疗期间，避免损伤性牙科操作。

7. 本品禁止静脉注射，应用不含钙的液体稀释后缓慢静脉滴注。

8. 使用本品前，将本品稀释于不含钙离子的生理盐水或 5% 葡萄糖输液中，缓慢静脉滴注 4 小时以上，浓度不得超过 15mg/125ml，滴速不得大于 15～30mg/2h。

9. 使用本品治疗高钙血症时，应同时注意补充液体，使每日尿量达 2L 以上。

10. 本品的不良反应多为轻度和一过性的。最常见不良反应是无症状性低钙血症和发热，通常发生在滴注后最初 48 小时内。发热一般不需要处理，可自行消退。

11. 用药期间可能会出现恶心、呕吐、厌食、腹痛、腹泻、便秘、胃炎等不良反应。

12. 本品不应与其他双膦酸盐同时给药。治疗开始后，每次治疗前需要检查血清电解质、血钙和磷水平。

13. 滴注本品后，有极少数人会发生嗜睡或头晕，建议避免驾驶和操作有潜在危险的机器或从事其他冒险活动。

14. 本品一般不用于儿童，可能影响其骨骼成长。

羟乙膦酸钠片（依替膦酸二钠片）

1. 本品是一种骨代谢调节剂，口服用于治疗绝经后骨质疏松症和增龄性骨质疏松症。

2. 本品宜两餐之间服用。服药时，用 180～240ml 清水送服。不得使用矿泉水、牛奶或其他饮料送服本品。

3. 参见阿仑膦酸钠片。

伊班膦酸钠注射液

1. 本品是含氮的双膦酸盐类，可抑制骨破坏和骨吸收，静脉滴注用于治疗绝经后骨质疏松症，预防乳腺癌骨转移和伴有或不伴有骨转移的恶性肿瘤引起的高钙血症。

2. 对本品过敏患者不能使用。

3. 严重肾功能不全或有未纠正的低钙血症者不能使用本品。

4. 不推荐孕妇使用本品。哺乳期妇女不能使用本品，若因治疗需要，应暂停哺乳。

5. 如果正在接受化疗和皮质激素治疗，合用本品可能有下颌骨坏死风险。

6. 本品静脉给药，需用不含钙的液体稀释后缓慢静脉滴注。

7. 用于治疗绝经后骨质疏松症时，本品的推荐剂量为每次 2mg，每 3 个月一次。

8. 用于治疗恶性肿瘤溶骨性骨转移引起的骨痛时，本品的推荐剂量为每次 4mg，每 3～4 周一次。

9. 用于治疗伴有或不伴有骨转移的恶性肿瘤引起的高钙血症时，本品治疗前应适量给予 0.9%氯化钠溶液补充体液。推荐剂量为每次 2～4mg，一般只使用一次。

10. 接受本品治疗期间，需要定期检查肾功能。

11. 接受本品治疗期间，需要补充钙剂和维生素 D。

12. 接受本品治疗期间，不得酗酒。大剂量酒精可导致骨流失。

13. 接受本品治疗期间可能会出现胃灼热、胃痛、腹泻、头痛、发热、疲劳等常见不良反应。如出现肌肉痉挛、手足麻木或刺痛及严重的关节、骨头或肌肉疼痛，应立即就诊。

因卡膦酸二钠片

1. 本品是双膦酸盐类骨吸收抑制药，口服用于治疗绝经后骨质疏松症和骨量减少。

2. 早晨空腹服用本品，服药前后 30 分钟不得进食。服药时，用 180～240ml 清水送服。不得使用矿泉水、牛奶或其他饮料送服药物。

3. 参见阿仑膦酸钠片。

注射用因卡膦酸二钠

1. 本品是双膦酸盐类骨吸收抑制药，静脉给药用于治疗恶性肿瘤引起的骨转移疼痛。

2. 本品推荐剂量为一次 5～10mg，用生理盐水溶解后稀释于 500～1000ml 生理盐水中，静脉滴注

2～4 小时。

3. 参见伊班膦酸钠注射液。

唑来膦酸注射液

1. 本品是骨吸收抑制药，静脉滴注用于治疗恶性肿瘤溶骨性骨转移引起的骨痛和恶性肿瘤引起的高钙血症。

2. 本品推荐剂量为每次 4mg，每 3～4 周给药一次。

3. 参见伊班膦酸钠注射液。

第六节 其他肌肉-骨骼系统疾病用药

玻璃酸钠注射液

1. 本品是关节滑液补充药。关节腔内注射用于治疗膝关节退行性骨关节炎、肩关节周围炎。

2. 对本品过敏者不能使用。

3. 关节内感染、关节明显肿胀和积液、关节穿刺局部皮肤破溃感染者可能暂时不能接受本品注射。

4. 若存在肝功能损害、凝血功能异常情况，应告知医师。

5. 孕妇慎用。哺乳期妇女接受本品治疗后，应暂停哺乳。

6. 如果接受本品 5 次治疗后，症状仍然没有改善或者症状恶化，应停药并及时就诊。

7. 本品仅关节腔内给药。必须注入关节腔内，如注入其他部位（软组织、滑膜、韧带）易引起疼痛或局部肿胀。

8. 接受本品注射后，建议不要走动，原地休息或者冰敷一段时间，以防止疼痛和肿胀。48 小时内避免慢跑、剧烈运动或高强度运动。避免负重活动或一次站立超过 1 小时。

9. 如果注射部位出现疼痛、皮疹、瘙痒等症状，一般 2～3 天可自行消失。若症状持续不退，应及时就医。

第十章　神经疾病用药

第一节　麻醉药

一、全身麻醉药

吸入用恩氟烷

1. 本品是吸入用氟烷类全身麻醉药，适用于全身麻醉的诱导和维持，也用于剖宫产。

2. 对本品过敏的患者不能使用本品。

3. 有惊厥史的患者不能使用本品。

4. 糖尿病患者接受本品治疗后，需要检查血糖水平。

5. 痉挛性疾病患者不能使用本品。

6. 孕妇不能使用本品。

7. 哺乳期妇女从全身麻醉中恢复过来后，即可哺乳。

8. 如果对本品比较敏感，可能会出现骨骼-肌肉高代谢状态（包括肌肉强直、心动过速、呼吸急促、发绀、心律失常及血压波动）及恶性高热。

9. 吸入本品期间，密切监测呼吸、血压、血氧水平和其他生命体征。

10. 在本品的影响未完全消失前，避免驾驶车辆及操作危险性机器。

地氟烷溶液

1. 本品是挥发性卤化全身麻醉药，适用于成年人进行住院或门诊手术时的诱导和维持麻醉。

2. 对本品或卤代物过敏的患者不能使用。

3. 如果曾有使用卤代吸入麻醉药后出现不明原因中度到重度肝功能异常（如发热或嗜酸性粒细胞增多引起的黄疸）病史，不能使用本品。

4. 孕妇不推荐使用本品。哺乳期妇女接受本品治疗时，应暂停哺乳。

5. 本品禁用于对儿童进行麻醉诱导，只可用于婴儿和儿童的麻醉维持。

6. 不推荐本品用于神经外科和产科手术。

7. 接受本品吸入期间，密切监测呼吸、血压、心率、血氧水平和其他生命体征。

8. 在本品的影响未完全消失前，避免驾驶车辆及操作危险性机器。

吸入用七氟烷

1. 本品是卤化物类全身麻醉药，经吸入给药，适用于成年人和儿童的全身麻醉诱导和维持，住院患者和门诊患者均适用。

2. 对本品或其他卤代吸入性麻醉药、其他含氟药物过敏的患者不能使用。

3. 如果既往使用卤素麻醉药后发生不明原因的肝功能异常情况，则不能使用本品。

4. 有恶性高热或被怀疑为恶性高热易感的患者不能使用本品。

5. 卤素吸入性麻醉药敏感的人群，在吸入本品期间，可能会出现骨骼-肌肉高代谢状态（包括肌肉强直、心动过速、呼吸急促、发绀、心律失常及血压波动）及恶性高热。

6. 有肝肾功能不全、癫痫史、心脏病史的患者可能需要调整使用剂量。

7. 孕妇慎用。哺乳期妇女接受本品期间应暂停哺乳。24 小后可恢复哺乳。

8 本品不具有刺激性味道，不会引起呼吸系统刺激，适用于儿童和成年人。

9. 使用本品麻醉前，确保配备有人工呼吸机、给氧设备和循环复苏设备。

10. 在接受本品麻醉前，需要禁食、禁水。

11. 接受本品吸入期间，密切监测呼吸、血压、心率、血氧水平和其他生命体征。

12. 在本品的影响未完全消失前，避免驾驶车辆及操作危险性机器。

二、阿片类麻醉药

枸橼酸芬太尼注射液

1. 本品（阿片受体激动剂）是人工合成的强效麻醉性镇痛药，适用于麻醉前、麻醉中及麻醉后的镇静与镇痛，是目前复合全身麻醉药中常用的药物。

2. 对本品过敏患者不能使用。

3. 支气管哮喘、呼吸抑制性疾病、重症肌无力患者不能使用本品。

4. 如果最近 14 天内服用过 MAOI（异烟肼、利奈唑胺、亚甲蓝注射液、赛克力嗪、雷沙吉兰、司来吉兰等），则不能使用本品。

5. 与镇静催眠药（如艾司唑仑、地西泮等）、抗精神病药（如奥氮平等）、其他麻醉性镇痛药、肌肉松弛剂等合用，会加重中枢抑制作用。

6. 肝肾功能不全、心律失常、呼吸抑制情况、脑外伤昏迷、颅内压增高、脑肿瘤等患者谨慎使用本品。

7. 孕妇慎用。哺乳期妇女接受本品注射后，应暂停哺乳。

8. 本品注射液有一定的刺激性，不得误入气管、支气管，也不得涂敷于皮肤和黏膜。

9. 本品可肌内注射、静脉注射、静脉滴注给药。

10. 本品静脉注射 1 分钟即起效，4 分钟达高峰，维持 30～60 分钟。肌内注射时 7～8 分钟产生镇痛作用，可维持 1～2 小时。

11. 本品不宜快速静脉注射，快速注射可引起腹壁肌肉僵硬而影响通气，甚至出现呼吸抑制。

12. 接受本品注射后，至少 24 小时内不要饮酒。

13. 在本品的影响未完全消失前，避免驾驶车辆及操作危险性机器。

注射用盐酸瑞芬太尼

1. 本品（μ 型阿片受体激动剂）是静脉用全身麻醉性镇痛药，适用于全身麻醉诱导和全身麻醉中维持镇痛。

2. 对本品过敏的患者不能使用。

3. 患有重症肌无力及易导致呼吸抑制的疾病（如支气管哮喘、严重慢性阻塞性肺疾病）者不能使用本品。

4. 如果最近 14 天内服用过 MAOI（异烟肼、利奈唑胺、亚甲蓝注射液、赛克力嗪、雷沙吉兰、司来吉兰等）者，则不能使用本品。

5. 催眠药、抗精神病药、抗抑郁药、抗癫痫药等抑制中枢神经系统药与本品合用可加重呼吸抑制作用。

6. 孕妇慎用。哺乳期妇女接受本品注射后，应暂停哺乳。

7. 本品只能静脉给药，适用于静脉持续滴注给药。

8. 本品配制后应尽快使用，于室温下保存不超过 24 小时。

9. 本品不能单独用于全身麻醉诱导。

10. 本品禁止与血、血清、血浆等血制品经同一路径给药。

11. 接受本品注射期间，密切监测呼吸、血压、血氧水平和其他生命体征。

12. 接受本品注射后，至少 24 小时内不要饮酒。

13. 在本品的影响未完全消失前，避免驾驶车辆及操作危险性机器。

枸橼酸舒芬太尼注射液

1. 本品（特异性 μ 型阿片受体激动剂）是静脉用全身麻醉性镇痛药，适用于气管内插管、使用人工呼吸的全身麻醉，大手术的麻醉诱导和维持及复合麻醉的镇痛。

2. 对本品过敏者不能使用。

3. 患有重症肌无力、急性肝卟啉症、低血容量症、低血压、呼吸抑制性疾病者不能使用本品。

4. 如果最近 14 天内服用过单胺氧化酶抑制剂（MAOI），则不能使用本品。

5. 有肝肾功能不全、酗酒史者可能需要减少使用剂量。

6. 不推荐孕妇使用本品。哺乳期妇女接受本品注射后，至少 24 小时内暂停哺乳。

7. 本品可静脉注射、静脉滴注给药。

8. 接受本品注射期间，密切监测呼吸、血压、血氧水平和其他生命体征。

9. 接受本品注射后，至少 24 小时内不得饮酒。

10. 在本品的影响未完全消失前，避免驾驶车辆及操作危险性机器。

三、其他全身麻醉药

丙泊酚注射液

1. 本品是短效静脉麻醉药，适用于危重患者和需要机械呼吸机（呼吸机）的镇静、外科手术及诊断时的清醒镇静、手术前诱导和维持术中全身麻醉。

2. 对本品过敏者不能使用。

3. 不推荐孕妇使用本品。哺乳期妇女接受本品注射后，应暂停哺乳。

4 本品不推荐用于新生儿的麻醉诱导和麻醉维持。

5. 本品禁用于产科麻醉。

6. 本品静脉给药，可静脉注射或静脉滴注。起效迅速，注射后 40 秒内即可迅速产生催眠作用。

7. 接受本品注射期间，密切监测呼吸、血压、血氧水平、心功能和其他生命体征。

8. 在本品的影响未完全消失前，避免驾驶车辆及操作危险性机器。

环泊酚注射液

1. 本品是麻醉镇静药，主要用于消化道内镜检查中的镇静、全身麻醉诱导。

2. 参见丙泊酚注射液。

盐酸氯胺酮注射液

1. 本品是全身麻醉药，适用于各种表浅、短小手术麻醉，不合作小儿的诊断性检查麻醉及全身复合麻醉。

2. 对本品过敏者不能使用。

3. 患有难治性高血压、严重的心血管疾病及甲状腺功能亢进者，不能使用本品。

4. 不推荐孕妇使用本品。哺乳期妇女接受本品治疗后至少 24 小时内暂停哺乳。

5. 本品可肌内注射、静脉注射、静脉滴注。

6. 本品静脉注射不宜过快，易致一过性呼吸暂停。

7. 接受本品治疗期间，密切监测呼吸、血压、血氧水平、肾功能和其他生命体征。

8. 接受本品治疗后，完全清醒需要一段时间，至少 24 小时内避免驾驶车辆和操作危险性机器。

9. 接受本品治疗后 24 小时内不要饮酒。

10. 接受本品治疗后，可能会出现头晕、嗜睡、恶心、呕吐、食欲缺乏等常见不良反应，一般症状较轻。

11. 接受本品治疗后 24 小时内如果出现严重的不良反应（包括严重的精神错乱、幻觉、不寻常的想法或极度恐惧），立即告知医师。

盐酸艾司氯胺酮注射液

1. 本品是镇静药，也是分离麻醉药，与镇静麻醉药（如丙泊酚）联合诱导和实施全身麻醉。

2. 以下情况不能使用：对本品过敏、先兆子痫和子痫、有血压和颅内压升高严重风险、控制不佳或未经治疗的高血压、未经治疗的甲状腺功能亢进及作为唯一麻醉药用于有明显缺血性心脏病。

3. 以下情况应告知医师，以免影响治疗：近 6 个月内发生过不稳定型心绞痛、既往病史有严重心绞痛或充血性心力衰竭、有严重精神病障碍史、有短期内酗酒史、有药物滥用及依赖史、有青光眼、有中枢神经系统性疾病。

4. 本品可缓慢静脉注射或稀释后静脉滴注。本品作为麻醉药使用时，需要先禁食 4～6 小时。

5. 孕妇只有在本品对母亲的潜在益处大于对胎儿伤害的风险时方可使用。

6. 本品可经乳汁分泌，哺乳期妇女接受本品麻醉后至少 24 小时内，应暂停哺乳。

7. 接受本品治疗，可降低反应能力，接受本品

麻醉后至少 24 小时内，不得驾驶车辆或操作危险性机械，不得饮酒。

8. 使用本品期间常见的不良反应包括困倦、乏力、头晕、眩晕、麻醉感、恶心、呕吐、触觉降低。

丙泊酚中/长链脂肪乳注射液

1. 本品是起效迅速的短效全身静脉麻醉药，适用于全身麻醉诱导和维持、重症监护患者辅助通气治疗时的镇静，单独或与局部麻醉药联合使用，用于诊断和手术过程中的镇静。

2. 参见丙泊酚注射液。

羟丁酸钠注射剂

1. 本品是催眠性静脉用全身麻醉药，常与全身麻醉药或麻醉辅助药合用，用于复合全身麻醉的诱导和维持。

2. 对本品过敏者不能使用。

3. 低钾血症、酒精中毒、严重心功能紊乱及有癫痫史的患者不能使用本品。

4. 不推荐孕妇使用本品。哺乳期妇女接受本品注射后至少 24 小时内暂停哺乳。

5. 本品静脉注射给药。

6. 本品易引起低血钾，通常为一过性的。

7. 本品不宜快速、大剂量静脉注射，易引起心率减慢，甚至呼吸停止。

8. 本品静脉注射后 3～5 分钟可出现嗜睡，10～15 分钟进入深睡，作用可持续 90～120 分钟。

9. 接受本品注射期间，应密切监测呼吸、血压、血氧水平、心功能和其他生命体征。

10. 在本品的影响未完全消失前，避免驾驶车辆及操作危险性机器。

吸入用氧化亚氮

1. 本品（又称笑气，一氧化二氮）是吸入用全身麻醉药，经吸入给药，适用于分娩镇痛、麻醉诱导及麻醉维持的辅助用药。

2. 本品禁用于肠梗阻、空气栓塞、气胸、气脑造影等体内有闭合性空腔、处于危险的患者。

3. 本品和氧的等分混合物不应用于有意识减退的头部损伤、上颌表面损伤、减压病和重度镇静的患者。

4. 术前用镇痛药、硫喷妥钠行麻醉诱导时可出现呼吸抑制。如再吸入本品，可使呼吸抑制加重。

5. 哺乳期妇女慎用，如必须使用，应暂停哺乳。

6. 吸入本品浓度过高，可导致缺氧。

7. 吸入本品超过 12 小时可产生骨髓抑制，导

致巨幼细胞贫血。吸入 3～4 天可致白细胞减少，而多形核白细胞和血小板减少最先出现。

8. 吸入本品麻醉后，有较高的恶心、呕吐发生率。

9. 本品复合氧气用于儿童的全身麻醉和镇痛，剂量同成年人。

10. 本品可能导致周围神经病。

依托咪酯注射液

1. 本品是快速催眠性静脉全身麻醉药，适用于全身麻醉诱导、麻醉辅助。

2. 对本品过敏者不能使用。

3. 癫痫、严重肝肾功能不全者不能使用本品。

4. 免疫抑制、脓毒血症或进行过器官移植者谨慎使用本品。

5. 孕妇不能注射本品。哺乳期妇女接受本品注射后，应暂停哺乳。

6. 使用本品须备有复苏设备，并供氧。

7. 本品仅供静脉给药。

8. 本品给药后有时可发生恶心、呕吐。麻醉前，注射东莨菪碱或阿托品以预防误吸。

9. 本品给药后有时可引起肌阵挛。麻醉前，予以注射氟哌利多或芬太尼，可减少肌阵挛的发生。

10. 接受本品注射期间，密切监测呼吸、血压、血氧水平、心功能和其他生命体征。

11. 在本品的影响未完全消失前，避免驾驶车辆及操作危险性机器。

四、局部麻醉药

盐酸丁卡因注射液

1. 本品是酯类局部麻醉药，适用于硬膜外阻滞、蛛网膜下腔阻滞、神经传导阻滞、黏膜表面麻醉。

2. 对本品过敏者不能使用。

3. 若存在心、肾功能不全及重症肌无力患者，不能接受本品注射。

4. 孕妇禁用。哺乳期妇女用药期间暂停哺乳。

5. 本品禁用于浸润局部麻醉、静脉注射和静脉滴注。

6. 药液不得注入血管内，注射时需反复抽吸，不可有回血。

7. 接受本品注射时，密切监测呼吸、血压、血氧水平和其他生命体征。

8. 接受本品注射后 3 小时内，不建议活动。

盐酸丁卡因凝胶

1. 本品是酯类局部麻醉药，适用于静脉穿刺或静脉插管前的皮肤局部麻醉。

2. 对本品过敏者不能使用。

3. 心、肾功能不全及重症肌无力患者不应使用本品。

4. 静脉穿刺时，取本品涂敷于需要麻醉的皮肤上，并用敷贴覆盖 30 分钟后，除去敷贴，用纱布擦掉药物并按常规消毒，即可进行穿刺。

5. 静脉插管时，取本品涂敷于需要麻醉的皮肤上，并用敷贴覆盖 45 分钟后，除去敷贴，用纱布擦掉药物并按常规消毒，即可进行插管。

6. 本品单次给药后，对大多数患者的麻醉作用可达 4～6 小时。

盐酸氯普鲁卡因注射液

1. 本品是苯甲酸酯类局部麻醉药，临床用于浸润麻醉、神经阻滞麻醉、骶管和硬膜外麻醉。不同麻醉方式使用的浓度不同。

2. 对本品过敏者不能使用。

3. 心脏病、肝功能损害患者需要减少使用剂量。

4. 孕妇慎用。哺乳期妇女接受本品期间暂停哺乳。

5. 本品不宜静脉给药。浸润麻醉和外周神经阻滞用 1%或 2%溶液。骶管及硬膜外麻醉用 2%或 3%溶液。

6. 本品会造成注射部位的麻木，注射部位可能会暂时失去感觉或运动。

7. 本品可引起严重的过敏反应。如果在接受本品治疗后出现皮疹、瘙痒、声音嘶哑、呼吸困难、吞咽困难或手部、面部、口腔、咽喉肿胀，立即就医。

8. 本品可导致高铁血红蛋白血症。在接受本品治疗后，出现皮肤、唇或指甲呈苍白、灰色或蓝色，神志不清，头痛、头晕、心率加快，异常疲劳或虚弱，及时就医。

9. 如出现心脏病发作、心律变化或低血压，及时就医。

盐酸布比卡因注射液

1. 本品是酰胺类局部麻醉药，适用于局部浸润麻醉、外周神经阻滞和椎管内阻滞。

2. 对本品过敏或对酰胺类局部麻醉药过敏者不能使用本品。

3. 若存在心脏疾病、肝肾功能不全，应告知医师。

4. 本品给药后 5～10 分钟起效，可维持 3～6 小时。

5. 本品不宜静脉给药。硬膜外注射时，密切监测呼吸、血压、血氧水平或其他生命体征。

6. 本品用量大时可致血压下降、心率减慢。

7. 本品可造成注射部位的麻木。注射部位可能会暂时失去感觉或运动。

复方盐酸阿替卡因注射液

1. 本品是复方制剂，由盐酸阿替卡因和肾上腺素组成。阿替卡因是一种酰胺类局部麻醉药。本品为口腔用局部麻醉药，适用于涉及切骨术及黏膜切开的外科手术。

2. 对盐酸阿替卡因或肾上腺素任一成分过敏者不能使用本品。

3. 未控制的癫痫、严重房室传导障碍而无起搏器或卟啉病患者不能接受本品治疗。

4. 若存在严重肝功能不全及缺氧、高钾血症、代谢性酸中毒情况，可能需要减少使用剂量。

5. 本品禁用于 4 岁以下儿童。

6. 哺乳期妇女麻醉结束后可继续哺乳。

7. 本品用于局部浸润或神经阻滞麻醉时，口腔内黏膜下注射给药。

8. 先注射 5%～10%的剂量，试验是否存在过敏反应。

9. 本品避免注射于感染及炎症部位，会降低麻醉效果。

10. 本品可能引起局部组织坏死。

11. 本品可造成注射部位的麻木，注射部位可能会暂时失去感觉或运动。

利多卡因气雾剂

1. 本品是酰胺类局部麻醉药，适用于皮肤和黏膜的局部麻醉，可用于口、鼻腔黏膜小手术，口腔科拔牙手术及脓肿切开术等。

2. 对本品过敏者不能使用。

3. 喷用本品后 1～2 分钟即可产生局部麻醉作用，持续时间为 15～20 分钟。

4. 用于口、鼻腔、咽喉部小手术时，局部喷雾 2 次，2 次间隔 1～2 分钟，每次 3 揿，喷后 1～2 分钟可进行手术。

5. 用于胃镜、喉镜检查插管时，咽喉部喷雾 2 次，2 次间隔 3 分钟，每次 2 揿，喷后 1～2 分钟可进行插管。

6. 用于气管镜检查插管时，咽喉部喷雾 3 次，每次间隔 1～2 分钟，每次 2 揿，喷后 1～2 分钟可进行插管。

7. 过量使用可能会出现眩晕、惊恐不安、多言、寒战等，也可出现面色苍白、出冷汗、胸闷、气短、呼吸困难等症状。

盐酸利多卡因胶浆

1. 本品是酰胺类局部麻醉药，用于上消化道内镜检查时的局部麻醉。

2. 对本品过敏者不能使用。

3. 在胃镜检查前 5～10 分钟将本品含于咽喉部片刻后，慢慢咽下，2～3 分钟后可将胃镜插入进行检查。

4. 本品只会造成口腔部位的麻木，可能会暂时失去感觉或运动能力。

盐酸利多卡因胶浆（Ⅰ）

1. 本品是酰胺类局部麻醉药，主要用于表面麻醉（包括在胸腔镜检查或腹腔手术时作黏膜麻醉用）。

2. 对本品过敏者不能使用。

3. 不推荐孕妇使用本品。哺乳期妇女使用本品期间暂停哺乳。

4. 2%胶浆剂常用来涂抹于食管、咽喉、气管或尿道等导管的外壁。

5. 妇女做阴道检查时，可用棉签蘸 5～7ml 涂于局部。

6. 尿道扩张术或膀胱镜检查时用量为 200～400mg。

7. 本品超量可引起惊厥及心搏骤停。

利多卡因凝胶贴膏

1. 本品是局部麻醉药，主要用于缓解带状疱疹后遗神经痛和局部疼痛。

2. 对本品过敏者不要使用。本品用于无破损皮肤，不得贴于皮肤破损处。

3. 本品使用后，依旧含有大量残余利多卡因，应妥善处理，避免儿童或者宠物吞食后造成不良后果。

4. 接触过本品后，必须洗手，洗手前避免接触眼部。本品遇湿后会失去黏性，避免接触水。

5. 孕妇慎用。哺乳期妇女使用本品期间停止哺乳。

7. 使用本品期间，皮肤可能会立刻产生刺激、瘙痒、局部感觉异常、灼烧感等症状，通常较轻微、短暂，且为一过性，短时间会缓解。

盐酸罗哌卡因注射液

1. 本品是长效酰胺类局部麻醉药，适用于外科手术麻醉［硬膜外麻醉（如剖宫产）、蛛网膜下腔麻醉]和缓解分娩疼痛。

2. 对本品过敏者不能使用本品。

3. 对麻醉药物过敏、心脏病、肝肾疾病者慎用本品。

4. 本品硬膜外麻醉时,可导致低血压和心动过缓,低血压一旦发生,可静脉注射麻黄碱。

5. 接受本品治疗时,应密切监测呼吸、血压、血氧水平和其他生命体征。

6. 接受本品注射期间,如果出现思维混乱、言语或视觉障碍、耳鸣、口部麻木或刺痛、呼吸微弱或变浅、喘气、感觉异常发热或随时会晕厥等严重不良反应,立即告知医师。

7. 本品会导致身体部分出现麻木,在感觉完全恢复之前,注意避免受伤。

8. 本品过量或意外注入血管会引起中枢神经系统毒性反应(惊厥、意识障碍)或心血管系统毒性反应(心律失常、血压下降、心肌抑制)。

盐酸左布比卡因注射液

1. 本品是酰胺类局部麻醉药,主要用于外科硬膜外阻滞麻醉。

2. 对本品过敏或对酰胺类局部麻醉药过敏者不能使用。

3. 严重肝肾功能不全、低蛋白血症患者不能使用本品。

4. 孕妇慎用。哺乳期妇女接受治疗期间应暂停哺乳。

5. 本品肌内注射或皮下注射给药。

6. 本品不用于 12 岁以下儿童。

7. 本品过量可导致低血压、抽搐、心搏骤停、呼吸抑制及惊厥。

8. 如果出现严重低血压或心动过缓,可静脉注射麻黄碱或阿托品。如果出现肌肉震颤、痉挛,可给予巴比妥类药。

五、其他局部麻醉药

盐酸达克罗宁胶浆

1. 本品是局部麻醉药,口服用于上消化道内镜检查时的喉头麻醉和润滑,同时去除腔道内泡沫,使视野清晰。

2. 对本品过敏者不能使用。

3. 在检查前,先将本品含于咽喉部,片刻后慢慢吞下,10~15 分钟后可行胃镜检查。本品一般 2~10 分钟起效,可维持 2~4 小时。

4. 本品可造成吞咽部位的麻木,可能会暂时失

去感觉或运动。

辣椒碱乳膏

1. 本品是局部麻醉药,适用于短期缓解肌肉或关节疼痛引起的拉伤、扭伤、关节炎、淤伤或背痛。

2. 对本品过敏者不要使用。

3. 避免将本品涂抹在损伤部位。

4. 在使用本品前,确保疼痛部位清洁干燥。

5. 取本品适量,均匀涂抹于疼痛部位,每日 3~4 次。

6. 涂抹本品后 1 小时内避免洗澡或淋浴。

7. 使用本品后,用肥皂将手洗干净,勿与眼睛及黏膜接触。

8. 如果使用本品 1 周,局部疼痛仍未缓解,应咨询医师。

9. 孕妇避免使用本品。哺乳期妇女避免将本品涂抹在乳房区域。

10. 本品可引起用药部位出现灼烧感。这种感觉通常是轻微的,随着时间推移,感觉会消失。

11. 不要用绷带或热敷垫覆盖治疗后的皮肤,会增加灼烧感,可以用衣服盖住皮肤。

12. 涂抹过的部位不要暴晒在阳光下,高温会增加灼烧感。

13. 如果出现灼烧感疼痛或严重不适,立即用清水或肥皂清洗净涂抹区域。

14. 如果用药部位出现严重的灼烧、疼痛、肿胀或起疱,立即就医。

15. 如果血压不稳定或控制不佳,或近期有心脑血管病史,在用药期间需监测血压。

第二节　镇痛药

一、阿片类

盐酸吗啡片/缓释片

1. 本品是阿片受体激动剂,是强效镇痛药,口服用于其他镇痛药无效的急性剧痛、癌性疼痛。

2. 对本品过敏者避免使用本品。

3. 严重的哮喘、胃或肠道阻塞、麻痹性肠梗阻患者避免服用本品。

4. 如果最近 14 天内服用过 MAOI,不能服用本品。

5. 若有酗酒史、药物滥用史,告知医师。

6. 与催眠药、抗癫痫药、抗抑郁药物、抗精神病药等合用本品会加重呼吸抑制作用。

7. 严格按医嘱服用本品，不要滥用、过量使用。本品具有成瘾性，过量可致死亡。

8. 不推荐孕妇使用本品。哺乳期妇女避免服用本品，或暂停哺乳。

9. 服用本品期间，避免饮酒及饮用酒精饮料。

10. 服用本品期间，避免开车或操作危险性机器。

11. 突然停药可出现戒断症状。

12. 服用本品期间，可能会出现嗜睡、眩晕、疲劳、便秘、恶心、呕吐、出汗等常见不良反应。如果出现呼吸困难、心律失常、极度困倦等严重不良反应，及时就诊。

13. 本品可干扰血清碱性磷酸酶、ALT、门冬氨酸转氨酶（AST）、胆红素、乳酸脱氢酶等的检查结果。停药至少 24 小时后才能测定。

14. 缓释制剂可控制持续疼痛，不适用于控制急性疼痛。

盐酸吗啡注射液

1. 本品为吗啡的注射剂型，经静脉注射或皮下注射用于其他镇痛药无效的急性剧痛、癌性疼痛。

2. 对本品过敏者，不能使用。

3. 孕妇不能使用本品。哺乳期妇女若使用本品，应暂停哺乳。

硫酸吗啡口服溶液

1. 本品为吗啡口服液体剂型。

1. 每次服药后，盖紧瓶盖，剩余药液可储存于冰箱冷藏层。

3. 参见盐酸吗啡片。

硫酸吗啡栓

1. 本品为吗啡栓剂，经肛门给药。

2. 对本品过敏者不得使用。

3. 使用前洗净手及肛门处，戴上指套，将栓剂塞入肛门 2～4cm 处。

4. 本品推荐初始剂量为成人每次 10～20mg（1～2 枚），每 4 小时一次。可根据疼痛程度调整剂量，一般每次不超过 30mg（3 枚）。

5. 如果本品出现软化，将其放入冰箱适当硬化后继续使用，不影响疗效。

6. 参见盐酸吗啡片。

氨酚待因片（Ⅰ）（Ⅱ）

1. 本品是中等强度镇痛药，口服适用于缓解各种手术后疼痛、骨折或中度癌性疼痛、骨关节疼痛、牙痛、头痛、神经痛、全身痛、软组织损伤及痛经等。

2. 对对乙酰氨基酚和磷酸可待因任一成分过敏者不得服用本品。

3. 患有呼吸抑制及有呼吸道梗阻性疾病、多痰疾病者，不得服用本品。

4. 酒精中毒、肝病或毒性肝炎、肾功能不全、支气管哮喘、胆结石、颅脑外伤或颅内病变、前列腺肥大等患者慎用本品。

5. 不推荐孕妇使用本品。哺乳期妇女避免服用本品或暂停哺乳。

6. 12 岁以下儿童禁用本品。

7. 长期服用后身体可产生一定程度的耐受性，并有成瘾性。

8. 长期服用本品，建议定期测定肝功能及血常规，特别是肝功能异常者。

9. 服用本品期间不得饮酒。

10. 服用本品期间避免驾驶车辆和操作危险性机器。

11. 服用本品期间可能会出现恶心、呕吐、胃部不适、腹泻等症状，一般较轻。

12. 避免与其他含有对乙酰氨基酚的复方药物同时服用。

氨酚双氢可待因片

1. 本品是中等程度镇痛药，口服适用于缓解各种疼痛，如伤害性疼痛、外科手术后疼痛及计划生育手术疼痛、中度癌性疼痛等。

2. 对对乙酰氨基酚和酒石酸双氢可待因任一成分过敏者不得服用本品。

3. 患有呼吸抑制及有呼吸道梗阻性疾病、颅脑损伤者不得服用本品。

4. 肝肾功能损害、甲状腺功能减退者慎用本品。

5. 不推荐孕妇使用本品。哺乳期妇女避免服用本品或暂停哺乳。

6. 18 岁以下青少年儿童禁用本品。

7. 服用本品期间不得饮酒。

8. 服用本品期间精神状态和反应能力可能会受影响，应避免驾驶车辆和操作危险性机器。

9. 避免与其他含有对乙酰氨基酚的复方药物同时服用。

磷酸可待因注射液

1. 本品是中枢性止咳药，也是一种中等程度镇痛药，经皮下注射，适用于缓解中度以上疼痛和剧烈、阵发性、痉挛性干咳，也用于局部麻醉或全身麻醉时镇静。

2. 对本品过敏者不能使用。

3. 支气管哮喘、胆结石、颅脑外伤或颅内病变、前列腺肥大、不明原因腹泻患者慎用本品。

4. 痰多黏稠性咳嗽患者，不适合注射本品。

5. 不推荐孕妇使用本品。哺乳期妇女避免使用本品或暂停哺乳。

6. 18 岁以下禁止使用本品。

7. 接受本品治疗期间，不得饮酒。

8. 接受本品治疗期间，如果出现疲劳、困乏情况，应避免驾驶车辆及操作危险性机器。

9. 不得长期注射本品，本品可产生耐药性，久用有成瘾性。

洛芬待因片/缓释片

1. 本品是中等程度镇痛药，为复方制剂，由布洛芬 0.2g 和磷酸可待因 12.5mg 组成。本品口服用于镇痛，适用于缓解术后痛和中度癌痛。

2. 对布洛芬或磷酸可待因任一成分过敏者不得服用本品。

3. 有活动性溃疡或出血、支气管哮喘、重度心力衰竭者不得服用本品。

4. CYP2D6 超快代谢者避免服用本品，因其会比其他人能够更快、更完全地将可待因转化为吗啡。

5. 胃炎、胃肠道溃疡患者慎用本品。

6. 若为未明确诊断的疼痛症状，应谨慎使用。

7. 孕妇避免服用本品。哺乳期妇女避免服用本品或暂停哺乳。

8. 本品含磷酸可待因，过量可引起致死性呼吸抑制。应严格按医嘱服药，不可过量服用。

9. 服用本品期间不得饮酒。

10. 服用本品期间避免驾驶车辆及操作危险性机器。

11. 服用本品期间避免同时使用其他非甾体抗炎药，包括选择性 COX-2 抑制剂。

盐酸纳美芬注射液

1. 本品是阿片受体拮抗剂，可用于阿片类药物过量的解救，可完全或部分逆转阿片类药物作用。

2. 对本品过敏者不能使用。

3. 阿片类药物依赖者接受本品治疗初期，可能会出现急性戒断症状。

4. 孕妇慎用。哺乳期妇女接受本品治疗期间，应暂停哺乳。

5. 本品一般静脉注射，也可肌内注射和皮下注射。

6. 接受本品治疗期间，如果出现呼吸困难、心律失常等情况，及时就医。

盐酸羟考酮片/缓释片/注射液

1. 本品是阿片类镇痛药，用于缓解中度至重度癌性疼痛。

2. 对本品过敏者不得使用。

3. 严重哮喘或呼吸系统疾病、胃肠道梗阻性疾病、中重度肝功能障碍、重度肾功能障碍患者不得使用。

4. 在过去 14 天内服用过 MAOI 的患者不得使用本品。两者之间至少间隔 14 天。

5. 对于曾经使用过类似的阿片类药物并且对其有耐受能力者，本品可能也无效。

6. 本品与催眠药、镇静药、抗癫痫药、抗精神病药、抗抑郁药合用，可能会加重呼吸抑制作用。

7. 本品有成瘾性，不可过量及滥用本品。

8. 孕妇避免使用本品。哺乳期妇女避免使用本品或暂停哺乳。

9. 服用本品期间避免饮酒及酒精饮料。

10. 服用本品期间避免驾驶车辆及操作危险性的机器。

11. 突然停药，可出现戒断症状。

12. 服用本品期间可能会出现嗜睡、眩晕、疲劳、头痛、便秘、恶心、呕吐等常见不良反应。

13. 服用本品期间，如果出现心率变慢，呼吸缓慢、停顿，思维混乱及睡眠呼吸停止等，应立即就诊。

14. 缓释制剂用于控制持续性疼痛，不适用于急性疼痛。

盐酸氢吗啡酮注射液

1. 本品是阿片类镇痛药，用于缓解中度至重度疼痛。

2. 参见盐酸羟考酮片。

酒石酸双氢可待因片

1. 本品是镇痛药，其镇痛强度介于吗啡和可待因之间，口服用于缓解中度以上疼痛。

2. 对本品过敏者不得服用。

3. 呼吸道阻塞性疾病、慢性肺功能障碍、失血性大肠炎及细菌性痢疾、心力衰竭患者不得服用本品。

4. 正处于支气管哮喘发作状态、抽搐状、急性酒精中毒、休克、昏迷者避免使用本品。

5. 若存在肝肾功能损害、既往药物滥用史、甲状腺功能低下等患者，应告知医师。

6. 本品不用于 12 岁以下儿童。

7. 孕妇避免服用本品。哺乳期妇女避免服用本品或暂停哺乳。

8. 服用本品期间避免饮酒。

9. 服用本品期间避免驾驶车辆及操作危险性机器。

10. 避免突然停药，应在医师指导下安全停药。

11. 服用本品期间，可能会出现嗜睡、疲劳、头痛、头晕等常见不良反应。

12. 服用本品期间，如果出现药物过敏、极度嗜睡、意识混乱或呼吸变浅等情况，应及时就诊。

盐酸哌替啶注射液

1. 本品是人工合成强效镇痛药，用于减轻各种剧痛，如创伤性疼痛、手术后疼痛、分娩时的疼痛，也可作为麻醉前用药。

2. 对本品过敏者不能使用。

3. 室上性心动过速、颅脑损伤、颅内占位性病变、慢性阻塞性肺疾病、支气管哮喘、严重肺功能不全等患者不能使用本品。

4. 最近 14 天内服用过 MAOI 的患者不能使用本品。

5. 正在服用抗组胺药、催眠药、抗癫痫药、其他阿片类镇痛药者慎用本品。

6. 肝功能损伤、甲状腺功能不全者需要谨慎使用本品。

7. 孕妇慎用。哺乳期妇女接受本品注射后，建议暂停哺乳。

8. 本品用于治疗内脏绞痛时，通常与阿托品配伍应用。

9. 本品常与氯丙嗪、异丙嗪组成人工冬眠合剂。

10. 本品可皮下注射、肌内注射、静脉注射、静脉滴注给药。

11. 接受本品治疗期间避免饮酒。

12. 接受本品治疗期间，避免驾驶车辆及操作危险性机器。

13. 接受本品治疗期间，可能会出现头晕、头痛、出汗、面部潮红、心悸、便秘、口干等常见不良反应，通常症状较轻。

芬太尼透皮贴剂

1. 本品是阿片类镇痛药，经皮肤给药用于缓解中度到重度慢性疼痛及只能依靠阿片类镇痛药的难消除的疼痛。重复使用本品后可能会出现耐药性、身体依赖和心理依赖。

2. 对本品或黏附剂过敏者不得使用。

3. 40 岁以下非癌性慢性疼痛患者（艾滋病、

截瘫患者疼痛治疗不受年龄及疼痛病史的限制），不允许使用本品。

4. 正在服用 CYP3A4 抑制剂（如利托那韦、酮康唑、醋竹桃霉素、克拉霉素、奈非那韦、萘法唑酮、维拉帕米、胺碘酮）者需要减少本品使用剂量。

5. 孕妇避免使用本品。哺乳期妇女避免使用本品，或暂停哺乳。

6. 本品滥用可导致药物过量和死亡。

7. 本品为贴剂，需贴在躯干或上臂未受刺激及未受照射的平整皮肤表面。

8 本品贴剂不允许切割或以任何其他方式损坏后使用。

9. 在使用本品前，用清水清洗贴用部位。不能使用肥皂、油剂、洗剂或其他可能会刺激皮肤或改变皮肤性状的用品。使用部位必须保证完全干燥。

10. 使用时打开本品。贴上去后可按压 30 秒，确保贴剂与皮肤完全接触，尤其是边缘部位。

11. 本品可连续使用 72 小时。更换贴剂时，更换粘贴部位。

12. 使用本品治疗期间避免饮酒。

13. 使用本品治疗期间避免驾驶车辆及操作危险性机器。

酒石酸布托啡诺注射液

1. 本品是阿片类镇痛镇静药，经肌内注射或静脉注射给药，适用于缓解各种癌性疼痛、手术后疼痛。

2. 对本品过敏者不能使用。

3. 严重哮喘或呼吸系统疾病、胃肠梗阻性疾病患者不能使用本品。

4. 肝肾功能不全、脑损害、心肌梗死、心室功能障碍、冠状动脉功能不全患者需要谨慎使用本品。

5. 孕妇慎用。哺乳期妇女接受本品治疗期间应暂停哺乳。

6. 本品禁用于 18 岁以下者。

7. 接受本品治疗期间避免饮酒。

8. 接受本品治疗期间避免驾驶车辆及操作危险性机器。

9. 接受本品治疗期间可能会出现嗜睡、眩晕、恶心、呕吐等常见不良反应，一般较轻微，无须处理。

盐酸纳布啡注射液

1. 本品是阿片类镇痛药，属于复合麻醉时诱导麻醉的辅助用药。

2. 对本品过敏者不能使用。

3. 严重的哮喘或呼吸系统疾病、胃肠梗阻性疾病患者不能使用本品。

4. 近期使用过乙醇、镇静药或其他阿片类药物者慎用本品。

5. 有酗酒史、阿片药物滥用史者接受本品治疗比普通患者风险更高。

6. 孕妇慎用。哺乳期妇女接受本品治疗期间应暂停哺乳。

7. 接受本品注射期间，密切观察呼吸、血压、血氧水平和其他生命体征。

8. 接受本品注射后饮酒。

9. 接受本品注射后避免驾驶车辆和操作危险性机器。

氨酚曲马多片

1. 本品是中等程度镇痛药，口服用于中度至重度急性疼痛的治疗。

2. 对盐酸曲马多或对乙酰氨基酚任一成分过敏者不得服用本品。

3. 有颅内压升高或脑部创伤、肝肾功能不全者慎用本品。

4. 如果正在服用催眠药、麻醉药、中枢镇痛药、阿片类或抗精神病药物，避免服用本品。

5. 处于酒精中毒状态者不得服用本品。

6. 属于 CYP2D6 超速代谢的人群可能需要减量服用或避免服用本品。

7. 若近 14 天内服用过 MAOI，避免服用本品，两者至少间隔 14 天。

8. 不推荐孕妇使用本品。哺乳期妇女避免服用本品，或暂停哺乳。

9. 本品不推荐 16 岁以下儿童服用。

10. 严格按照医嘱服用，不可滥用、过量服用本品。

11. 服用本品期间，肝功能不全者定期检查肝功能。

12. 服用本品期间避免饮酒。

13. 服用本品期间避免驾驶车辆和操作危险性机器。

14. 服用本品期间避免同时服用含曲马多或对乙酰氨基酚的药品。出现药物过敏反应或癫痫发作，立即停药，及时就诊。

15. 突然停药可能出现戒断症状。

丁丙诺啡透皮贴剂

1. 本品（μ阿片受体部分激动剂）是镇痛药，经皮肤给药，用于治疗非阿片类镇痛药不能控制的

慢性疼痛。本品不适用于治疗急性疼痛。

2. 对本品过敏者避免使用本品。

3. 重症肌无力、震颤性谵妄或呼吸中枢功能严重受损者，不得使用本品。

4. 有阿片类药物依赖史和滥用史者不得使用本品。

5. 孕妇禁止使用本品。哺乳期妇女避免使用本品，或暂停哺乳。

6. 本品具有成瘾性应严格按照医嘱使用，不可滥用、过量使用。

7. 本品可贴于上臂外侧、前胸上部、后背上部或胸部侧方没有过敏的完好皮肤上。

8. 使用部位必须进行清洁，只可用清水清洗，不得使用肥皂、酒精、油、洗液擦洗部位。

9. 在使用贴剂之前保证皮肤干燥。每贴可使用 7 天，每次最多同时使用 2 贴。不得一直贴于同一部位。每次更换后，在随后的 3～4 周不要在相同的部位使用新的贴剂。

10. 使用贴剂期间避免饮酒。

11. 使用贴剂期间避免驾驶车辆和操作危险性机器。

12. 使用贴剂期间，当坐着或躺着时，避免快速起身，否则可能会出现头晕甚至跌倒。

13. 使用贴剂期间定期检查肝功能情况。

盐酸曲马多片/注射液

1. 本品是非吗啡类强效镇痛药，口服用于治疗癌性疼痛、骨折或术后疼痛等各种急、慢性疼痛。

2. 对本品过敏者不得使用本品。

3. 有严重的呼吸抑制（如哮喘）、胃肠梗阻性疾病者不得使用本品。

4. 近期14天内服用过MAOI者不得使用本品，两者至少间隔 14 天。

5. 服用过催眠药、镇静药、麻醉药、抗癫痫药、抗精神病药者避免使用本品。

6. 心、肝、肾功能不全患者需要酌情减少本品的剂量。

7. 不推荐孕妇使用本品。哺乳期妇女避免使用本品，或暂停哺乳。

8. 本品不可滥用、过量服用，严重可致死。

9. 服用本品期间避免饮酒。

10. 本品可能会影响思维和反应能力，服用本品期间避免驾驶车辆及操作危险性机器。

11. 服用本品期间可能会出现便秘、恶心、呕吐、胃痛、头晕、嗜睡、疲劳等常见不良反应。

12. 服用本品期间如果出现药物过敏、癫痫或呼吸缓慢、长时间停顿、唇发青或难以醒来，立即停药，及时就诊。

13. 突然停止服药可出现戒断症状。

盐酸曲马多缓释片/盐酸曲马多缓释片（Ⅱ）

1. 本品为曲马多缓释剂型，适用于治疗慢性持续性疼痛，不适用于治疗急性疼痛。

2. 对曲马多或本品其他成分过敏者，不得服用本品。

3. 参见盐酸曲马多片。

二、其他解热镇痛药

复方阿司匹林片

1. 本品是解热镇痛药，为复方制剂，由阿司匹林 0.22g、非那西丁 0.15g 和咖啡因 35mg 组成。口服适用于治疗发热、头痛、神经痛、牙痛、痛经、肌肉痛、关节痛。

2. 对本品任一成分过敏者不得服用本品。

3. 有血友病、活动性消化性溃疡、消化道出血史者不得服用本品。

4. 长期服用本品，要定期检查血细胞比容、肝功能及血清水杨酸含量。

5. 3 月龄以下婴儿禁用本品。

6. 孕妇避免服用本品。哺乳期妇女避免服用本品，或暂停哺乳。

7. 服用本品期间避免同时服用其他解热镇痛药的药品。

8. 服用本品期间避免饮酒。饮酒会增加胃肠道的不适反应。

9. 本品可干扰硫酸铜尿糖试验、葡萄糖酶尿糖试验和尿酮体试验结果。

小儿复方阿司匹林片

1. 本品是一种解热镇痛药，为复方制剂，由阿司匹林 53.8mg、非那西丁 38.5mg 和咖啡因 7.9mg 组成。口服可用于解热、缓解轻度或中度的疼痛。

2. 对本品任一成分过敏者不得服用本品。

3. 有哮喘史、鼻息肉综合征、血友病或血小板减少症、活动性溃疡者不得服用本品。

4. 本品用于解热连续使用不超过 3 天，用于镇痛不超过 5 天。

5. 本品适合餐后口服，可减少对胃肠道的刺激。

6. 服用本品期间，避免同时服用其他含有解热镇痛药的药品。

7. 如果长期服用本品，应定期检查肝功能。

8. 如果服用过量或出现严重不良反应，及时就诊。

注射用赖氨匹林

1. 本品是解热镇痛药，适用于不能口服给药的发热及中度疼痛患者的治疗。

2. 对本品过敏者不得使用本品。

3. 如有应用非甾体抗炎药后发生胃肠道出血或穿孔病史，提前告知医师。

4. 如服用阿司匹林或其他非甾体抗炎药曾诱发哮喘、荨麻疹或其他过敏反应，提前告知医师。

5. 若有活动性消化道溃疡或出血、溃疡、心力衰竭史或高血压史，告知医师。

6. 孕妇慎用。哺乳期妇女接受本品治疗后，暂停哺乳。

7. 本品肌内注射或静脉注射，以 4ml 灭菌注射用水或 0.9%氯化钠注射液溶解后注射。

8. 接受本品治疗期间避免使用其他非甾体抗炎药，以免出现不必要的不良反应。

9. 本品可导致新发高血压或使已有的高血压症状加重。接受本品治疗期间需要监测血压水平。

10. 接受本品治疗期间，如果出现剥脱性皮炎、皮疹、瘙痒、呼吸困难、喉头水肿、血压下降等过敏症状和体征，及时就医。

去痛片

1. 本品是解热镇痛药，为复方制剂，由氨基比林 150mg、非那西丁 150mg、咖啡因 50mg、苯巴比妥 15mg 组成。本品口服用于治疗发热及缓解轻、中度的疼痛。

2. 对氨基比林、非那西丁、咖啡因或苯巴比妥任一成分过敏者不得服用。

3. 严重肾功能损害者不得服用本品。

4. 孕妇避免使用本品。哺乳期妇女避免服用本品，或暂停哺乳。

5. 本品对各种创伤性剧痛和内脏平滑肌绞痛无效。

6. 本品可引起中性粒细胞缺乏，如果用药超过 1 周，需要定期检查血常规。

7. 避免长期服用本品。本品可致依赖性，并产生耐受。

8. 长期服用本品，需要定期检查肾功能情况。

米格来宁片

1. 本品是解热镇痛药，为复方制剂，由安替比林 0.27g 和咖啡因 27mg 组成。本品口服用于治疗偏头痛，也可用于治疗其他头痛、神经痛、风湿痛、坐骨神经痛及发热引起的头晕目眩等。

2. 对安替比林或咖啡因任一成分过敏者不得服用本品。

3. 不推荐孕妇使用本品。哺乳期妇女避免服用本品，或暂停哺乳。

4. 服用本品期间避免饮酒。

5. 服用本品期间可能会出现疲惫、困乏情况，应避免驾驶车辆和操作危险性机器。

氨酚羟考酮片

1. 本品是中度镇痛药，为复方制剂，由盐酸羟考酮 5mg 和对乙酰氨基酚 325mg 组成。本品口服用于治疗各种原因引起的中、重度急、慢性疼痛。

2. 对羟考酮或对乙酰氨基酚过敏者不得服用本品。

3. 急性或严重支气管哮喘、麻痹性肠梗阻患者不得服用本品。

4. 呼吸抑制（如酒精中毒、服用催眠药期间）者不得服用本品。

5. 不推荐孕妇使用本品。哺乳期妇女避免服用本品，或暂停哺乳。

6. 长期服用本品时不得突然停用，可能会出现戒断症状。

7. 服用本品期间避免从坐着或者躺着的状态快速起身。应放缓起身速度，避免头晕甚至跌倒。

8. 不得自行调整本品服用剂量，应严格在医师指导下使用。

9. 服用本品期间避免饮酒。

10. 本品可能会影响精神状态及反应能力，避免驾驶车辆及操作危险性机器。

对乙酰氨基酚片/颗粒

1. 本品是解热镇痛药，口服用于缓解普通感冒或流行性感冒引起的发热，也用于缓解轻至中度疼痛（如头痛、牙痛、肌肉痛、痛经、关节痛等）。

2. 对本品过敏者不得服用本品。

3. 严重肝功能损害者不得服用本品。

4. 若正在服用其他解热镇痛药，不得同时服用本品。

5. 若有肝损伤或酗酒史，告知医师。

6. 如果持续发热或疼痛，可间隔 4～6 小时用药一次，24 小时内用药不超过 4 次。

7. 孕妇在医师指导下服用。哺乳期妇女接受本品治疗期间暂停哺乳。

8. 本品用于退热连续使用不超过 3 天，镇痛连续使用不超过 5 天。如果症状没有改善，及时就诊。

9. 若长期服用本品，需要定期检查肝功能。

10. 如果出现本品中毒，应保证在 12 小时内接受 N-乙酰半胱氨酸治疗。

11. 本品不推荐 6 岁以下儿童服用。

12. 服用本品期间避免饮酒。

13. 严格按医嘱使用本品，避免超推荐剂量用药，本品可能导致严重肝损伤。

14. 本品颗粒剂型适用于缓解儿童感冒引起的发热，以及缓解轻、中度疼痛。

小儿对乙酰氨基酚片

1. 本品是解热镇痛药，含对乙酰氨基酚 0.1g，适用于缓解小儿感冒引起的发热，以及缓解轻、中度疼痛。

2. 对本品过敏者，不得服用本品。

3. 推荐剂量按体重每次 1～15mg/kg，每 4～6 小时 1 次，24 小时不超过 4 次。

4. 本品不推荐用于 3 岁以下儿童。

5. 参见对乙酰氨基酚片。

对乙酰氨基酚缓释片

1. 本品为对乙酰氨基酚缓释剂型，含对乙酰氨基酚 0.65g。

2. 对本品过敏者不得服用。

3. 成年人和 12 岁以上儿童每次 1 片，若持续发热或疼痛，每 8 小时一次，24 小时不超过 3 次。

4. 12 岁以下儿童不推荐使用本品。

5. 参见对乙酰氨基酚片。

对乙酰氨基酚口服液

1. 本品用于缓解儿童普通感冒或流行性感冒引起的发热，也用于缓解轻至中度疼痛。

2. 对本品过敏者不得服用本品。

3. 每次服药后盖紧瓶盖，存储于冰箱保鲜层。

4. 如果发热或疼痛持续存在，可间隔 4～6 小时重复用药一次，24 小时内用药不超过 4 次。

5. 参见对乙酰氨基酚片。

对乙酰氨基酚栓

1. 本品经直肠给药，用于治疗儿童普通感冒或流行性感冒引起的发热，也用于缓解轻至中度疼痛。

2. 对本品过敏者不得使用。

3. 如果栓剂性状发生改变，不得使用。

4. 如果栓剂变软，可以把药栓放入冰箱或冷水中，待成型后使用，不影响药效。

5. 使用栓剂前，先洗净手及肛门，戴上指套，然后将药栓推入直肠。为方便推入，可以将药栓润湿后使用。将栓剂圆锥头部朝前推入直肠内距离肛门 2～4cm 处即可。

6. 1～6 岁儿童一次 1 粒（0.15g），若持续发热或疼痛，可间隔 4～6 小时重复用药一次，24 小时内不超过 4 粒。

7. 本品用于解热连续使用不超过 3 天，镇痛不超过 5 天。

8. 不得同时使用其他含有解热镇痛药的药品（如某些复方抗感冒药）。

9. 用药后可能出现恶心、呕吐、出汗、腹痛、皮肤苍白、皮疹、皮肤瘙痒、贫血等不良反应。

10. 本品遇热容易软化，应储存在原包装中，于避光、阴凉处存放。

复方对乙酰氨基酚片

1. 本品由对乙酰氨基酚、阿司匹林和咖啡因组成。本品口服适用于治疗普通感冒或流行性感冒引起的发热，也用于缓解轻中度疼痛。

2. 对对乙酰氨基酚、阿司匹林和咖啡因任一成分过敏者不得服用本品。

3. 严重肝功能不全者不得服用本品。

4. 有轻微肝肾功能损害者，在医师指导下服用。

5. 避免本品与含有对乙酰氨基酚或其他解热镇痛药的药品合用。

6. 本品为对症治疗，用于解热连续使用不超过 3 天，用于镇痛不超过 5 天。

7. 服用本品期间避免饮酒。

8. 若长期服用本品，需定期检查肝功能。

9. 服用本品期间，如果出现全身乏力、食欲缺乏、厌油、恶心、上腹胀痛、尿黄、目黄、皮肤发黄等可能与肝损伤有关的临床表现，立即停药就诊。

10. 如果出现对乙酰氨基酚中毒，及时就诊。尽量保证在 12 小时内接受 N-乙酰半胱氨酸治疗。

罗通定片

1. 本品是非麻醉性镇痛药，口服用于治疗头痛、痛经及助眠。

2. 对本品过敏者不得服用。

3. 本品用于镇痛不超过 5 天，如果症状没有改善，及时就医。

4. 长期服用本品可致耐受性。如果使用本品常规剂量无效，及时就诊。

5. 孕妇避免服用本品。哺乳期妇女服用本品期间暂停哺乳。

6. 本品具有镇静、催眠及安定作用，服药期间避免驾驶及操作危险性机器。

硫酸罗通定注射液

1. 本品为罗通定注射剂型，肌内注射，用于镇痛、镇静及催眠。

2. 对本品过敏者不能使用。

3. 锥体外系疾病（如震颤、多动、肌张力不全等）患者不能使用本品。

4. 孕妇慎用。哺乳期妇女接受本品治疗期间暂停哺乳。

5. 接受本品治疗期间避免驾驶及操作危险性机器。

6. 接受本品治疗期间如果感觉疗效不明显或出现任何不适，及时就医。

普瑞巴林胶囊

1. 本品是抗惊厥药，口服用于治疗带状疱疹神经痛、纤维肌痛，也可用于癫痫的治疗。

2. 对本品过敏者不得服用。

3. 如果在服药期间出现自杀想法或情绪变化异常，及时就医。

4. 本品可引起体重增加。如果是糖尿病患者，体重变化大时，可能需要调整降血糖药用量。

5. 本品可能引起外周水肿。如果出现手或足肿胀，及时就诊。

6. 本品可引起严重的过敏反应，如荨麻疹或水疱、呼吸困难，或面部、口腔或喉咙肿胀。

7. 孕妇避免服用本品。哺乳期妇女避免服用本品，或暂停哺乳。

8. 除用于治疗癫痫外，本品不用于 18 岁以下患者。

9. 长期服用本品时，不能突然停药，否则可出现戒断症状。

10. 服用本品期间避免饮酒。

11. 服用本品期间避免驾驶车辆及操作危险性机器。

12. 服用本品期间，可能会出现头晕、嗜睡、口干、视物模糊、食欲增加、体重增加等不良反应。

三、抗偏头痛药

苯甲酸利扎曲普坦片

1. 本品是抗偏头痛药，口服用于偏头痛急性发作的治疗。

2. 对本品过敏者不得服用。

3. 患有不易控制的高血压、缺血性心脏病（如心绞痛、心肌梗死）、半身不遂或基底部偏头痛者不能服用本品。

4. 近14天内服用过MAOI、24小时内服用过其他治疗偏头痛药物者不能服用本品。

5. 本品不能预防偏头痛，只用于治疗被确诊的偏头痛。

6. 若长期服用本品，定期监测血压、心电图和进行眼部检查。

7. 孕妇不得服用本品。哺乳期妇女避免服用本品，或暂停哺乳。

8. 本品不用于6岁以下患者。

9. 用药期间避免驾驶及操作危险性机器。

10. 服药期间，如果症状没有改善或1个月内出现超过4次偏头痛，及时就诊。

11. 如出现过敏、严重的胃痛、胸痛、头痛、呼吸急促、心脏病发作、血压飙升等，及时就诊。

琥珀酸舒马普坦片

1. 本品是抗偏头痛药，口服用于成人有先兆或无先兆偏头痛急性发作的治疗。

2. 对本品过敏者不得服用。

3. 哺乳期妇女服用本品后12小时内不得进行母乳喂养。

4. 本品不用于18岁以下患者。

5. 单次口服推荐剂量为每次50mg，如果服用一次后无效，不要再服用第二次，及时就诊。如果第一次有效，症状仍持续发作，可2小时后再服用一次。

6. 如果服用本品后症状消失，之后又复发，应该在第一次服药24小时后再服用。

7. 在不清楚本品的影响之前，避免驾驶车辆及操作危险性机器。

8. 参见苯甲酸利扎曲普坦片。

佐米曲普坦片

1. 本品是抗偏头痛药，口服用于成人伴或不伴先兆症状的偏头痛急性发作的治疗。

2. 对本品过敏者不能服用。

3. 参见苯甲酸利扎曲普坦片。

第三节 抗癫痫药

苯巴比妥片

1. 本品是长效巴比妥类镇静催眠药、抗惊厥药，口服用于治疗或预防癫痫发作，作为短期镇静药，可缓解失眠。

2. 对本品过敏者不能服用。

3. 严重哮喘、慢性阻塞性肺疾病（COPD）、

严重肝脏疾病、有药物成瘾史、血卟啉病患者不得服用本品。

4. 本品可降低避孕药的效果。孕妇慎用本品。哺乳期妇女避免服用本品，或暂停哺乳。

5. 若长期服用本品，不能突然停药。

6. 如有失眠，睡前服用本品。

7. 服用本品期间避免饮酒。

8. 服用本品期间避免驾驶车辆及操作具有危险性机器。

9. 服用本品期间，可能会出现困倦、缺乏精神、头晕、眩晕等不良反应。

苯巴比妥钠注射液

参见苯巴比妥片。

扑米酮片

1. 本品是抗惊厥药，口服用于治疗癫痫、控制癫痫发作。

2. 对本品过敏者不能服用。

3. 有血卟啉病史者不能服用本品。

4. 孕妇慎用本品。哺乳期妇女避免服用本品，或暂停哺乳。

5. 服用本品期间，如果出现自杀想法或情绪变化异常，及时就诊。

6. 突然停药可出现癫痫症状恶化。

7. 服用本品期间避免饮酒。

8. 服用本品期间避免驾驶及操作危险性机器。

9. 本品个体间血药浓度差异大，需要定期去医院测定本品及其代谢产物苯巴比妥的血药浓度。

10. 本品可使血清胆红素结果降低、酚妥拉明试验出现假阳性。检查前可能需停药至少24小时。

11. 服用本品期间，如果出现任何新的症状或症状恶化，应及时就诊。

苯妥英钠片

1. 本品是抗癫痫药，也是抗心律失常药，口服可用于治疗癫痫、三叉神经痛及洋地黄中毒所致的室性及室上性心律失常。

2. 对本品过敏者不得服用。

3. 如果正在服用地拉韦定（一种抗病毒药），不能服用本品。

4. 如果在妊娠期间接受本品治疗，新出生的婴儿可能也需要本品治疗，以防止分娩期间和刚出生后的过度出血。

5. 如果在服用本品期间出现新的或恶化的症状，及时就医。

6. 哺乳期妇女避免服用本品，或暂停哺乳。

7. 服用本品期间，如果出现自杀或者情绪变化异常等情况，及时就医。

8. 本品会降低避孕药的效果，如果正在服用避孕药，可改用非激素类避孕（如避孕套）。

9. 服用本品期间避免饮酒。

10. 服用本品期间避免驾驶车辆及操作危险性机器。

11. 在服用本品的同时不得服用抗酸药，抗酸药会影响本品的吸收。

12. 突然停止服用本品，可加重癫痫症状。

13. 本品会导致牙龈肿胀。

14. 本品血药浓度个体差异大，需定期检测本品血药浓度。

15. 本品可使血清碱性磷酸酶、ALT、血糖升高，需定期检测血常规、肝功能、血糖情况。

氯硝西泮片/注射液

1. 本品是苯二氮䓬类镇静、催眠、抗癫痫药，用于控制各型癫痫（包括失神发作或 Lennox-Gastaut 综合征）及治疗成年人的惊恐障碍。

2. 对本品过敏、闭角型青光眼、严重肝脏疾病者不得使用本品。

3. 与阿片类镇痛药、肌肉松弛剂、催眠药等可抑制呼吸的药物合用本品会加重呼吸抑制作用。

4. 若使用本品期间出现自杀想法或者情绪变化异常的情况，及时就医。

5. 本品可能会影响身体的协调性，在生活中应谨慎小心，特别是走路或取物时。

6. 本品会导致昏昏欲睡或头晕目眩，会影响思考和行为能力。

7. 本品不用于 18 岁以下患者惊恐障碍的治疗。

8. 孕妇避免使用本品。哺乳期妇女避免使用本品，或暂停哺乳。

9. 使用本品期间避免饮酒。

10. 使用本品期间避免驾驶及操作危险性机器。

11. 不要突然停止使用本品。

12. 氯硝西泮注射液，经静脉注射给药，用于控制癫痫状态。

卡马西平片/缓释胶囊

1. 本品是抗惊厥药，口服用于治疗癫痫（对失神发作和肌阵挛发作无效）及三叉神经痛。

2. 对本品过敏、房室传导阻滞、有骨髓抑制史或卟啉病史或严重肝功能不全者不得服用本品。

3. 如果最近 14 天内服用过 MAOI，不得服用本品。

4. 服用本品期间，若出现自杀想法或者情绪变化异常等情况，及时就医。

5. 孕妇在医师指导下服用本品。哺乳期妇女避免服用本品，或暂停哺乳。

6. 本品会降低避孕药的效果，可改为非激素类避孕（如避孕套）。

7. 本品用于治疗癫痫时，可能需要长达 4 周才会出现好转，若长时间服药仍然没有效果，及时就诊。

8. 本品用于治疗癫痫时，若突然停药，症状可能会加重。

9. 服用本品期间，建议进行血药浓度监测，可帮助确定合适的剂量。

10. 本品可引起严重或危及生命的皮疹及血液问题，如果出现皮疹、红色或紫色斑点，发热，喉痛，牙龈出血或鼻出血，立即就诊。

11. 服用本品期间避免饮酒。

12. 服用本品期间避免驾驶车辆或操作危险性机器。

13. 服用本品期间避免暴晒或日光浴，否则容易晒伤。

奥卡西平片/口服混悬液

1. 本品是抗惊厥药，口服用于治疗成年人及 5 岁（混悬液适用于 2 岁以上儿童）以上儿童癫痫。

2. 对本品过敏者不得服用。

3. 孕妇禁用。哺乳期妇女如服用应暂停哺乳。

4. 本品会降低避孕药的效果，可改为非激素类避孕（如避孕套）。

5. 服用本品期间，如果出现自杀想法或者情绪变化异常等，及时就医。

6. 服用本品期间，如果出现低钠症状，如恶心、意识不清、严重虚弱、肌肉疼痛或癫痫发作加剧，及时就诊。

7. 服用本品期间需定期检查血钠水平。

8. 服用本品期间避免饮酒。

9. 服用本品期间避免驾驶车辆或操作危险性机器。

10. 服用本品期间需多饮水，避免在高热天气下运动。

11. 突然停止服用本品，可能出现癫痫症状加重。

丙戊酸钠片/口服溶液

1. 本品是抗惊厥药，口服用于治疗癫痫发作。

2. 对本品过敏、有严重肝功能损害史或药源性黄疸史者不得服用本品。

3. 血液病、肝肾功能损害患得或需要调整使用剂量。

4. 本品可使尿酮试验出现假阳性、甲状腺功能试验受影响。

5. 接受本品治疗期间，不建议妊娠，应做好避孕措施。孕妇避免服用本品。哺乳期妇女避免服用本品，或暂停哺乳。

6. 服用本品期间需检测丙戊酸钠血浆浓度。

7. 服用本品期间避免饮酒。

8. 服用本品期间需要定期检查肝肾功能及进行全血细胞计数。

9. 服用本品期间，如果出现氨基转移酶、胆红素升高，可能需要停止使用本品。

10. 服用本品期间避免驾驶车辆及操作危险性机器。

11. 若长期服用本品，不能突然停药。

丙戊酸钠缓释片/丙戊酸钠缓释片（Ⅰ）

1. 本品是抗惊厥的复方制剂，由丙戊酸钠和丙戊酸组成。本品口服可用于抗癫痫和狂躁症的治疗。

2. 对本品过敏者不得服用。

3. 本品不适合 6 岁以下儿童服用。

4. 参见丙戊酸钠片。

注射用丙戊酸钠

1. 本品经静脉给药用于暂时不能服用口服剂型的癫痫治疗。

2. 对本品过敏者不能使用本品。

3. 若存在严重肝肾功能不全，告知医师。

4. 如果是孕妇，告知医师。哺乳期妇女接受本品治疗期间应暂停哺乳。

5. 接受本品治疗期间避免饮酒，避免驾驶车辆及操作危险性机器。

6. 参见丙戊酸钠片。

丙戊酸镁片/缓释片

1. 本品是抗惊厥药，口服用于治疗各型癫痫，也用于双相情感障碍的狂躁发作。

2. 对本品过敏者不能服用。

3. 严重肝功能损害、白细胞减少症患者不要服用本品。

4. 孕妇不要服用本品。哺乳期妇女避免服用本品，或暂停哺乳。

5. 服用本品期间，需要定期检查肝功能情况、白细胞和血小板计数。

6. 服用本品期间，如果出现意识障碍、肝功能异常、胰腺炎等严重不良反应，及时就诊。

7. 服用本品期间避免饮酒，避免驾驶车辆及操作危险性机器。

8. 本品不良反应多与血药浓度过高相关，建议定期监测血药浓度。

9. 若突然停止服用本品，病情可能加重。

加巴喷丁片

1. 本品是抗癫痫药、抗惊厥药，口服用于成人疱疹后神经痛的治疗，也用于癫痫的辅助治疗。

2. 对本品过敏、急性胰腺炎患者不能使用本品。

3. 肾功能不全者需减少本品的使用剂量。

4. 本品会导致严重的呼吸系统问题，如果出现呼吸频率变缓，及时就诊。

5. 与阿片类药物、催眠药、感冒药或过敏药、肌肉松弛剂等药物合用会增加呼吸抑制作用。

6. 在服用本品后，如出现自杀的想法，及时就诊。

7. 不推荐孕妇使用本品。哺乳期妇女避免服用本品，或暂停哺乳。

8. 服用本品期间，可能会出现困乏、头晕，避免驾驶车辆或者操作危险性机器。

9. 服用本品前 2 小时内，避免服用抗酸药。

10 服用本品期间避免饮酒。

11. 服用本品治疗癫痫期间不能突然停药。

12. 服用本品会干扰某些医学检查。

13. 服用本品期间可能会出现头晕、疲劳、嗜睡、头痛、走路不平稳等常见不良反应。

拉莫三嗪片

1. 本品是抗癫痫、抗惊厥药，口服用于治疗成人和儿童的癫痫发作。

2. 对本品过敏者不能使用。

3. 避孕药会降低本品的疗效，导致癫痫发作增加。

4. 服用本品期间，若出现自杀想法或者情绪变化异常，应及时就诊。

5. 孕妇不能使用本品。哺乳期妇女不能使用本品，或暂停哺乳。

6. 本品用于 12 岁及以上儿童及成人的单药治疗。本品不用于 2 岁以下儿童。

7. 用药初期若出现皮疹、荨麻疹、水疱、脱皮、口腔或眼周围溃疡，立即就医。

8. 本品给药剂量随体重变化而改变，用药期间定期检测体重。体重改变大时，及时就诊。

9. 不要突然停止使用本品。

10. 本品会影响尿检结果。

11. 服用本品期间可能会出现困乏、头晕，避免驾驶车辆或者操作危险性机器避免饮酒。

12. 服用本品期间，可能会出现头晕、疲惫、困倦、口干、恶心、失眠等常见不良反应。

托吡酯片

1. 本品是抗癫痫药，口服用于治疗成人和 2 岁以上儿童的部分类型癫痫。

2. 对本品过敏者不能服用。

3. 服用本品期间若出现视力下降，及时就诊。如果不迅速治疗，可能是永久性的。

4. 服用本品期间若出现皮肤又热又干、少汗、高热，及时就诊。本品可以升高体温，减少出汗。

5. 服用本品期间若出现心律失常、气短、食欲缺乏或思考困难，及时就医。本品会增加血液中的酸水平（代谢性酸中毒）。

6. 6 小时内饮过酒者不能使用本品。

7. 本品会降低避孕药的效果，采取非激素类避孕措施（如避孕套、子宫环等）。

8. 孕妇不能使用本品。哺乳期妇女不能使用本品，或暂停哺乳。

9. 服用本品期间，多饮水，以防出现肾结石或电解质失衡。

10. 服用本品期间如果出现自杀想法或者行为异常，及时就医。

11. 服用本品期间定期体检。

12. 服用本品期间避免饮酒。

13. 服用本品期间避免在炎热天气下运动，以防中暑脱水。

14. 服用本品期间避免使用生酮或"酮症"（高脂肪、低碳水化合物）饮食。

15. 服用本品期间不建议妊娠。

16. 若突然停止使用本品，癫痫症状可加重。

17. 服用本品期间可能会出现恶心、腹泻、胃痛、食欲缺乏等不良反应。

左乙拉西坦片/口服液

1. 本品是抗癫痫药，口服用于治疗成人和 4 岁以上儿童的部分发作性癫痫。

2. 对本品过敏者，不能服用。

3. 肾功能不全、精神病、抑郁症患者接受本品前告诉医师。

4. 在每天同一时间服用本品，可随餐或不随餐服用。

5. 服用本品期间若出现自杀想法或者情绪变化异常的情况，及时就诊。

6. 如果已经妊娠，在医师指导下使用本品。哺乳期妇女接受本品治疗时应暂停哺乳。

7. 突然停止使用本品，可能出现癫痫加重。

8. 服用本品期间定期检查肾功能。

9. 服用本品期间可能出现困倦、疲劳、注意力不集中，避免驾驶及操作危险性机器。

10. 服用本品期间，可能会出现头晕、嗜睡、疲劳、食欲缺乏、鼻塞等不良反应。

11. 服用本品期间避免饮酒。

拉考沙胺片

1. 本品口服用于治疗成人和 4 岁以上儿童的部分发作性癫痫。

2. 对本品过敏、二度或三度房室传导阻滞者不能服用。

3. 肝功能不全者可能需要减少使用剂量。

4. 轻、中度肾功能不全者不需要调整剂量。

5. 如果已经妊娠，不建议使用本品。哺乳期妇女避免使用本品，或暂停哺乳。

6. 服用本品期间如果出现自杀的想法或者行为，及时就医。

7. 服用本品期间可能会出现头晕。

8. 服用本品期间如果出现心率过快或心脏剧烈跳动、呼吸短促及突然的头晕，立即就医。

9. 服用本品期间避免驾驶及操作具有危险性的机器，避免饮酒。

10. 本品用于儿童时，按体重给药，如果出现体重变化大，及时就诊。

11. 本品不能用于 4 岁以下儿童。

12. 不能突然停止服用本品。

唑尼沙胺片

1. 本品口服用于治疗癫痫大发作、小发作、局限性发作、精神运动性发作及癫痫持续状态。

2. 对本品过敏者不得服用本品。

3. 孕妇禁用。哺乳期妇女如服用应暂停哺乳。

4. 服用本品期间，如果出现自杀的想法或是情绪变化异常，及时就诊。

5. 服用本品期间，如果出现眼睛疼痛、发红或视力改变，及时就诊。本品可导致永久性视力丧失。

6. 服用本品期间，如果出现皮疹或者癫痫恶化，立即就医。

7. 服用本品期间，避免"生酮"（高脂肪、高蛋白、低碳水化合物）饮食。

8. 本品可能会影响精神状态，应避免驾驶车辆及操作危险性机器，避免饮酒。

9. 服用本品期间，不能突然停药及急剧减少药物剂量。

10. 服用本品期间，可能需要定期检查肝、肾功能及全血细胞计数。

11. 服用本品期间，可能会出现困倦、食欲缺乏、乏力、运动失调、白细胞减少、氨基转移酶升高等不良反应。

吡仑帕奈片

1. 本品用于成人和12岁及以上儿童癫痫部分性发作患者（伴有或不伴有继发全面性发作）的治疗。

2. 本品应在睡前口服，每日 1 次。空腹或与食物同服均可。

3. 孕妇禁用本品，育龄期女性使用本品期间，做好避孕措施。哺乳期妇女使用本品时应停止哺乳。

4. 少数患者在接受本品治疗期间会出现自杀想法和行为，及时就医。

5. 本品可导致头晕或嗜睡，避免驾驶和操作危险性机器。

6. 服用本品期间，避免饮酒及饮用含酒精饮料。

7. 本品可降低避孕药的疗效，应采取其他有效避孕措施，如使用避孕套。

8. 服用本品期间，跌倒的风险性增加，尤其是老年患者。

9. 接受本品治疗期间，如发现情绪变得易怒或容易暴躁，可能需要减少本品的服用剂量，甚至停用本品。

10. 本品半衰期较长，单次漏服本品，只需要在下一预定期间服用本品即可，无须补服。不能突然停止服用本品，避免癫痫复发。

11. 本品常见的不良反应主要有头痛、头晕、嗜睡、恶心、呕吐、胃痛、疲倦、焦虑。

第四节　抗帕金森病药

一、抗胆碱能药

盐酸苯海索片

1. 本品是中枢抗胆碱抗帕金森病药，口服用于治疗帕金森病、帕金森综合征，也可用于治疗药物引起的锥体外系症状。

2. 对本品过敏、青光眼、尿潴留、前列腺肥大者不能使用本品。

3. 如果已经妊娠，告知医师。哺乳期妇女不得服用本品，或暂停哺乳。

4. 服用本品期间，应定期去医院检查眼压。

5. 长期使用本品时，突然停药可能加重病情。

6. 服用本品期间避免在过热天气下运动，本品能减少出汗，更容易引起中暑。

7. 服用本品期间避免驾驶或者操作危险性机器避免饮酒。

8. 服用本品期间，可能出现口干、视物模糊、便秘、排尿减少、头晕、嗜睡等不良反应。

9. 用药期间若出现严重视物模糊、眼睛疼痛、视野变窄、皮肤又热又干、严重便秘、排尿困难等，及时就诊。

二、多巴胺能药

多巴丝肼片

1. 本品是抗帕金森病药，为复方制剂，由左旋多巴和苄丝肼组成。本品口服用于治疗帕金森病、帕金森综合征。

2. 对左旋多巴或苄丝肼过敏者不得使用。

3. 精神性疾病、闭角型青光眼患者不得使用本品。

4. 如果正在使用非选择性 MAOI（如苯乙肼、苯异丙肼、异卡波肼），不得使用本品。

5. 如果正在使用拟交感神经药物（如肾上腺素、去甲肾上腺素、异丙肾上腺、安非他命等），可能需要减少拟交感神经药物的剂量。

6. 心脏疾病（如心肌梗死、心力衰竭、心律失常等）患者慎用，使用本品期间定期检查心脏功能。

7. 如果需要外科手术，手术前 12～48 小时停用本品（同时接受氟烷麻醉可致血压波动和心律失常）。

8. 不推荐孕妇使用本品。哺乳期妇女不得服用本品，或暂停哺乳。

9. 本品禁用于 25 岁以下患者。

10. 服用本品期间需定期检查眼压。

11. 服用本品期间可能会出现困倦、嗜睡等，避免驾驶车辆或者操作高危性机器。

12. 服用本品期间，可能会出现尿液颜色改变，通常为淡红色，静置后颜色变深。其他体液或组织，包括唾液、舌、齿和口腔黏膜，颜色也可能变浅或变深。

13. 长期服用本品时，突然停药可能出现危及生病的抗精神病药所致恶性综合征样反应（如高热、肌肉强直、可能的心理改变及血清肌酐激酶增高等）。

左旋多巴片

1. 本品是拟多巴胺类抗帕金森病药，口服用于治疗帕金森病、帕金森综合征。

2. 对本品过敏、严重精神疾病、严重心律失常、心力衰竭、青光眼、消化性溃疡患者不得使用本品。

3. 如果在 14 天内使用过 MAOI（异烟肼、利奈唑胺、亚甲蓝注射液、赛克力嗪、雷沙吉兰、司来吉兰），不得使用本品。

4. 孕妇不得使用本品。哺乳期妇女不得使用本品，或暂停哺乳。

5. 长期使用本品，不能突然停药。

6. 使用本品期间需定期检查眼压。

7. 使用本品期间可能会出现困倦、嗜睡等，避免驾驶车辆或者操作高危性机器。

8. 使用本品期间避免饮酒。

9. 使用本品期间避免使用维生素 B_6 或者含维生素 B_6 的复合制剂，维生素 B_6 可使本品的疗效下降。

10. 如出现过敏迹象（如皮疹、呼吸困难或面部、唇、舌、咽喉肿胀），及时就诊。

卡比多巴片

1. 本品是脑外脱羧酶抑制剂，不单独使用，联合左旋多巴用于治疗震颤麻痹症。

2. 对本品过敏、闭角型青光眼患者不得使用本品。

3. 若近 14 天内使用过 MAOI（异烟肼、利奈唑胺、亚甲蓝注射液、赛克力嗪、雷沙吉兰等），不得使用本品。

4. 孕妇不得使用本品。哺乳期妇女不得使用本品，或暂停哺乳。

5. 18 岁以下患者禁止使用本品。

6. 如果正在服用左旋多巴，以前从未用过本品，在最后一次使用左旋多巴 12 小时后再同时使用两种药物。

7. 服用本品期间，可能需要定期验血及检查心脏、肝、肾功能。

8. 突然停止使用本品，可能出现戒断症状。

9. 本品会干扰医学检查结果。

10. 服用本品和左旋多巴期间，避免高蛋白饮食和补充铁剂，以免影响消化和吸收。谨慎驾驶车辆及从事危险性活动。

11. 从坐位或卧位快速起身，可能会感到头晕，应慢慢站起，稳住身体以免跌倒。

12. 在服用本品和左旋多巴期间，可能会出现恶心、胃部不适、头痛、头晕、口干、失眠、多梦等不良反应。

复方卡比多巴片

1. 本品是抗帕金森病药，为复方制剂，由卡比多巴和左旋多巴组成，口服用于治疗震颤麻痹症。

2. 对卡比多巴或左旋多巴过敏、闭角型青光眼、精神病、严重心血管疾病、严重肝肾功能不全患者不得服用本品。

3. 参见卡比多巴片。

屈昔多巴胶囊

1. 本品是去甲肾上腺素前体药，口服用于治疗导致严重眩晕或头晕的低血压和可能导致低血压的神经系统疾病（如帕金森病、多系统萎缩、自主神经功能衰竭等）。

2. 对本品过敏、闭角型青光眼、血液透析伴严重外血管损伤患者不能使用本品。

3. 如果患有心脏病、高血压、肾脏疾病、哮喘，告知医师。

4. 若孕妇不得服用本品。哺乳期妇女不得使用本品，或暂停哺乳。

5. 服用本品期间，躺下或者睡觉时建议垫枕抬高头部以预防高血压。

6. 服用本品期间需定期监测血压。

7. 服用本品期间可能会出现头痛、恶心、头晕、血压升高等不良反应。

卡左双多巴缓释片/卡左双多巴控释片

1. 本品是抗帕金森病药，为复方制剂，由卡比多巴和左旋多巴（1∶4）组成。本品口服用于治疗原发性帕金森病及症状性帕金森综合征。

2. 对卡比多巴和左旋多巴过敏、闭角型青光眼、精神障碍性疾病患者不能服用本品。

3. 皮肤损害或曾有黑色素瘤病史者不能使用本品。

4. 若近 14 天内使用过 MAOI（异烟肼、利奈唑胺、亚甲蓝注射液、赛克力嗪、雷沙吉兰等），不能使用本品。

5. 患有严重心血管疾病、肺部疾病、支气管哮喘、肾病、肝病、内分泌疾病者慎用本品。

6. 如果正在接受左旋多巴治疗，至少停用左旋多巴 12 小时后，才能使用本品。

7. 房性、室性心律失常患者在接受本品治疗或者剂量调整时，需要进行心功能监测。

8. 如果已经妊娠，不能使用本品。哺乳期妇女不能使用本品或暂停哺乳。

9. 服用本品期间，如果出现在清醒状态下突然入睡的情况，告知医师。

10. 服用本品期间，避免驾驶车辆和从事危险性活动避免饮酒。

11. 如果长期使用本品，需要定期检查肝、造血系统、心血管系统及肾功能情况。

12. 长期服用本品时，不能突然停止用药。

盐酸金刚烷胺片

1. 本品是抗病毒药，也是抗帕金森病药，口服用于治疗和预防甲型流感，也可用于治疗帕金森病和改善帕金森样症状。

2. 对本品过敏者不得服用。

3. 服用本品期间不能接种鼻喷流感疫苗，最后一次服用本品至少48小时后才能接种。

4. 肾脏疾病患者可能需要调整剂量。

5. 孕妇不得使用本品。哺乳期妇女接受本品治疗时应暂停哺乳。

6. 本品不用于1岁以下婴儿的抗流感治疗。

7. 如果用于治疗 A 型流感，在出现流感症状后24~48小时开始服用。

8. 用于治疗帕金森病时，突然停止服用本品，可能引起更严重的不良反应。

9. 如果症状没有改善，或出现发热、头痛、咳嗽、皮疹或其他新的症状，及时就诊。

10. 服用本品期间避免驾驶车辆及从事危险性活动避免饮酒。

11. 服用本品后容易中暑，应避免在炎热天气过度运动。

12. 服用本品期间，从坐位或卧位快速起身，可能会感到头晕，需慢慢站起，稳住身体以免跌倒。

盐酸阿扑吗啡注射液

1. 本品是中枢性催吐药，主要用于抢救意外中毒及不能洗胃的患者，常用于治疗石油蒸馏液吸入患者。

2. 对本品过敏者，不得使用。

3. 有心力衰竭或心力衰竭先兆、腐蚀性中毒（强酸、强碱、士的宁中毒）、张口反射抑制、酒精中毒、昏迷严重呼吸抑制状态，或阿片、巴比妥类或其他中枢神经抑制药所导致的麻痹状态者不能使用本品。

4. 不推荐孕妇使用本品。哺乳期妇女接受本品治疗期间，应暂停哺乳。

5. 使用本品前，宜先饮水，成年人250ml。

6. 本品皮下注射5~10分钟即可引发呕吐。

吡贝地尔缓释片

1. 本品是抗帕金森病药，口服用于治疗帕金森病。

2. 对本品过敏、心血管性休克、心肌梗死急性期患者不能使用本品。

3. 不推荐孕妇使用本品。哺乳期妇女使用时应暂停哺乳。

4. 服用本品期间，避免驾驶车辆及操作危险性机器，避免饮酒。

盐酸罗匹尼罗片/缓释片

1. 本品是抗帕金森病药，口服用于自发性帕金森病的治疗。

2. 对本品过敏者不得服用。

3. 若有高血压、肾功能不全、心脏病、睡眠障碍，告知医师。

4. 孕妇不得使用本品。哺乳期妇女不得使用本品，或暂停哺乳。

5. 突然停止服用本品，可能出现戒断症状。

6. 本品可随餐或不随餐服用，在一天的同一时间服用本品。

7. 服用本品期间，当坐着或者躺着时，避免快速起身，以免导致头晕甚至跌倒。

8. 服用本品期间可能出现疲惫、困倦等情况，避免驾驶车辆或者操作危险性机器，避免饮酒和吸烟。

9. 服用本品期间，可能会出现性欲增加、赌博欲望增强或其他强烈的想法。

10. 服用本品期间，如果在白天仍出现极度困倦、突然入睡等情况，及时就诊。

盐酸普拉克索片/缓释片

1. 本品（多巴胺受体激动剂）是抗帕金森病药，口服用于治疗帕金森病的症状（僵硬、震颤、肌肉痉挛和肌肉控制不良），也用于治疗下肢不宁综合征（RLS）。

2. 对本品过敏者不得服用。

3. 肾功能不全患者可能需要减量服用本品。

4. 孕妇不得服用本品。哺乳期妇女不得服用本品，或暂停哺乳。

5. 服用本品期间，当坐着或者躺着时，避免快速起身，否则可能会头晕甚至跌倒。

6. 服用本品期间可能出现疲惫、困倦等，避免驾驶车辆或者操作危险性机器。

7. 服药期间，如果出现极度困倦、在清醒状态下仍能突然睡着的情况，及时就诊。

8. 服用本品期间，若在坐着或行走路，颈部不自主地向前弯曲，身体不自主地向前倾斜，及时就诊。

9. 服用本品期间，可能会出现嗜睡、眩晕、虚弱、口干、失眠、多梦等常见不良反应。

10. 服用本品期间，可能会出现性欲增加、赌博欲望增强或其他强烈的想法。

11. 服用本品期间避免饮酒。

12. 突然停止服用本品，可能出现戒断症状。

13. 帕金森病患者患黑色素瘤的风险比普通人高，如果在用药期间出现皮肤症状，及时就诊。

盐酸司来吉兰片

1. 本品［B 型单胺氧化酶（MAO-B）不可逆性抑制剂］是抗帕金森病药，口服用于治疗早期帕金森病。

2. 对本品过敏、活动性胃炎、十二指肠溃疡患者不得服用本品。

3. 若 5 周内使用过氟西汀，不能使用本品。

4. 本品可能会加重心脏病，如高血压、心律失常、心绞痛，慎用。

5. 如果正在使用含有右美沙芬的止咳药、阿片类镇痛药（哌替啶、美沙酮、曲马多）、抗抑郁药（西酞普兰、地文拉法辛、度洛西汀、艾司西酞普兰、氟伏沙明、米氮平、萘法唑酮、帕罗西汀、文拉法辛等）、MAOI（异烟肼、利奈唑胺、亚甲蓝注射液、赛克力嗪、雷沙吉兰、司来吉兰），不能使用本品。两者之间至少间隔 14 天。

6. 不推荐孕妇使用本品。哺乳期妇女不得服用本品，或暂停哺乳。

7. 突然停药可能出现停药症状。

8. 服用本品期间和停药后的 14 天内，避免食用酪胺含量高的食物（如风干肉、陈酿、发酵肉、腌鲱鱼、酸菜、大豆、酱油、豆腐、蚕豆、奶酪、酵母提取物等）。

9. 本品可能会影响思维及反应能力，用药期间避免驾驶和操作危险性机器。

10. 服用本品期间可能会出现头晕、恶心、胃痛、便秘等常见不良反应。

甲磺酸雷沙吉兰片

1. 本品［选择性 B 型单胺氧化酶（MAO-B）不可逆性抑制剂］是抗帕金森病药，口服用于治疗帕金森病。

2. 对本品过敏、严重肝功能损害性疾病患者不

能服用本品。

3. 若近 14 天内使用过 MAOI 或哌替啶，不能服用本品。

4. 本品不能与氟西汀或氟伏沙明合用。停用氟西汀或氟伏沙明至少 5 周后才能服用本品。停用本品至少 14 天，才能开始使用氟西汀或氟伏沙明。

5. 不推荐孕妇使用本品。哺乳期妇女不得服用本品，或暂停哺乳。

6. 突然停药可能出现停药症状。

7. 服用本品期间和停药后的 14 天内，不要食用酪胺含量高的食物（如风干肉、陈酿、发酵肉、腌鲱鱼、酸菜、大豆、酱油、豆腐、蚕豆、奶酪、酵母提取物等）。

8. 本品可能会影响思维及反应能力，用药期间避免驾驶车辆和操作危险性机器。

9. 服用本品期间可能会出现头晕、恶心、胃痛、便秘等不良反应。

恩他卡朋片

1. 本品［外周儿茶酚-O-甲基转移酶（COMT）抑制剂］是抗帕金森病辅助药，口服用于治疗左旋多巴/苄丝肼或左旋多巴/卡比多巴不能控制的帕金森病及剂末现象（症状波动）。

2. 对本品过敏、有恶性神经阻滞剂综合征或非创伤性横纹肌溶解症病史不能服用本品。

3. 患有嗜铬细胞瘤不能服用本品。

4. 有低血压、肝脏疾病或精神病史者慎用本品。

5. 若近 14 天内服用过 MAOI，不能服用本品。

6. 不推荐孕妇使用本品。哺乳期妇女使用时应暂停哺乳。

7. 本品必须与卡比多巴和左旋多巴同时服用。单独服用本品不能治疗帕金森病的症状。

8. 服用本品期间多饮水，补充足够的体液。

9. 服用本品期间避免驾驶车辆和操作危险性机器。

10. 服用本品期间，当坐着或躺着时，避免快速起身，否则可能会出现头晕甚至跌倒。

11. 服用本品期间，如果出现频繁性冲动、不寻常的赌博冲动或其他强烈的冲动，及时就医。

12. 服用本品期间患皮肤癌（黑色素瘤）的风险可能更高。

13. 服用本品期间可能会出现头晕、嗜睡、恶心、呕吐、胃痛、腹泻、口干等常见不良反应。

14. 服用本品期间，如果出现幻觉、肌肉僵硬、

高热、出汗、心率加快或不规律、颤抖、严重腹泻、不明原因肌肉疼痛等情况，及时就诊。

恩他卡朋双多巴片/（Ⅱ）/（Ⅲ）/（Ⅳ）

1. 本品口服用于治疗经左旋多巴/多巴脱羧酶（DDC）抑制剂疗法未能控制的出现或伴有剂末现象的成人帕金森病。

2. 对恩他卡朋、左旋多巴和卡比多巴任一成分过敏者不能服用本品。

3. 闭角型青光眼、黑色素瘤患者不能服用本品。

4. 近14天内服用过MAOI的患者不能服用本品。

5. 缺血性心脏病、严重心血管或肺病患者支气管哮喘、肾脏、肝脏或内分泌疾病，慎用本品。

6. 肝功能损害患者可能需要酌情减少服药剂量。

7. 不推荐孕妇使用本品。哺乳期妇女不得服用本品，或暂停哺乳。

8. 服用本品期间避免驾驶车辆及操作危险性机器。

9. 服用本品期间，当坐着或躺着时，避免快速起身，否则可能会出现头晕甚至跌倒。

10. 服用本品期间，如果出现严重腹泻、幻觉、不明原因肌肉疼痛、肌肉僵硬、不自主运动、心动过速、呼吸急促等情况，立即就诊。

11. 长期服用本品时，需要定期检查肝脏、造血、心血管和肾脏功能。

12. 突然停止服药可能出现症状加重。

第五节 精神安定药

一、抗精神病药

盐酸氯丙嗪片/注射液

1. 本品是吩噻嗪类抗精神病药，口服用于治疗成人精神分裂症或躁狂抑郁症等精神障碍，也用于治疗成人恶心和呕吐、术前焦虑、慢性呃逆、急性间歇性卟啉病和破伤风症状。

2. 对本品或其他吩噻嗪类药物（如氟非那嗪、奋乃静、丙氯拉嗪、异丙嗪、硫代嘧啶或三氟拉嗪）过敏者不得使用本品。

3. 若存在严重哮喘、肺气肿或其他呼吸道疾病、心脏病、肝肾功能相关疾病、乳腺癌、帕金森病、癫痫、嗜铬细胞瘤，告知医师。

4. 不推荐孕妇使用本品。哺乳期妇女不得服用本品，或暂停哺乳。

5. 本品不用于老年痴呆相关精神病患者，可能增加老年痴呆相关精神病患者的死亡风险。

6. 使用本品期间需要定期进行身体检查，特别是视力。

7. 突然停药可能出现戒断症状。

8. 本品能影响X线扫描、CT等医学检查结果。

9. 本品口服后会降低血压，建议在坐或躺时避免快速起身，否则可能会感到头晕。

10. 使用本品期间避免暴露在阳光下，会更容易晒伤。当在户外时，建议穿上防护服并使用防晒霜。

11. 长期使用本品可能导致严重的运动障碍，可能不可逆转（尤其是老年人）。

12. 如果出现荨麻疹、呼吸困难、面部肿胀、唇、舌或咽喉肿胀等过敏迹象，立即就诊。

13. 注射液用于治疗精神分裂症或躁狂症时，推荐剂量为每次25～50mg，每日2次，肌内注射。待患者合作后改为口服。不宜静脉注射，静脉注射可能会引起血栓性静脉炎。不宜皮下注射。

复方盐酸氯丙嗪注射液

1. 本品是抗精神病药，为复方制剂，由盐酸氯丙嗪和盐酸异丙嗪组成。本品可用于治疗精神病的兴奋激越状态、镇吐、低温麻醉和人工冬眠等。

2. 对盐酸氯丙嗪和盐酸异丙嗪任一成分过敏者不能使用本品。

3. 帕金森病、帕金森综合征、基底神经节病变、青光眼、骨髓抑制或处于昏迷状态者不能使用本品。

4. 严重呼吸系统病、严重心血管疾病、前列腺肥大、肝肾功能不全、癫痫、肠梗阻等患者慎用本品。

5. 如果已经妊娠，告知医师。哺乳期妇女接受本品治疗期间暂停哺乳。

6. 本品可肌内注射、静脉滴注给药。

7. 接受本品治疗期间避免驾驶车辆和操作危险性机器，避免饮酒。

8. 接受本品治疗期间，避免暴晒或阳光浴。当在户外时，建议穿防晒服和涂抹防晒霜。

9. 本品可引起直立性低血压。接受本品治疗期间，当坐着或躺着时，避免快速起身，否则可能会出现头晕甚至跌倒。

10. 接受本品治疗期间，如果出现皮疹、呼吸困难或咽喉、舌、面部肿胀等过敏迹象，及时就医。

奋乃静片/注射液

1. 本品是吩噻嗪类抗精神病药物，口服用于治疗精神障碍，如精神分裂症，也用于控制严重的恶心和呕吐。

2. 对本品或吩噻嗪类药物过敏（如氯丙嗪、丙氯拉嗪、异丙嗪）者不能使用本品。

3. 肝脏疾病、脑损伤、骨髓抑制、血细胞紊乱（如血小板少、红细胞或白细胞少）等患者不能使用本品。

4. 严重或未经治疗的抑郁症、心脏病或高血压、肾脏疾病、严重哮喘、肺气肿或存在其他呼吸问题、癫痫发作、帕金森病、乳腺癌、肾上腺肿瘤（嗜铬细胞瘤）、前列腺肥大或存在排尿问题、血液中钙含量低（低钙血症）、青光眼患者慎用。

5. 孕妇禁用。哺乳期妇女如使用应暂停哺乳。

6. 本品口服后会降低血压，避免从坐着或躺着的状态快速起身，否则可能会感到头晕。

7. 突然停止使用本品可能出现恶心、呕吐、头晕或震颤等不适症状。

8. 服用本品期间避免饮酒。酒精会增强本品的不良反应。

9. 使用本品期间不宜驾驶车辆和操作机械或高空作业。

10. 使用本品期间定期检查肝功能与白细胞计数。

11. 使用本品期间避免在阳光下暴晒，容易晒伤。当在户外时，建议穿防护服并使用防晒霜。

12. 使用本品期间，如果出现荨麻疹、呼吸困难或面部、唇、舌、喉肿胀等过敏迹象，立即就诊。

盐酸三氟拉嗪片

1. 本品是吩噻嗪类抗精神病药，口服用于治疗焦虑或精神分裂症。

2. 对本品过敏、骨髓抑制、肝病、血细胞疾病、嗜睡、呼吸缓慢、脉搏微弱或警觉性下降（如饮酒或服用可致困倦的药物）者不能服用本品。

3. 不推荐孕妇使用本品。哺乳期妇女不得服用本品，或暂停哺乳。

4. 服用本品期间，避免在极冷或者极热的环境下。

5. 服用本品期间，当坐着或躺着时缓慢起身，否则可能会头晕或跌到。

6. 服用本品期间避免驾驶车辆和操作危险性机器避免饮酒。

7. 服用本品期间定期检查肝功能及白细胞计数。

8. 服用本品期间，避免暴晒在阳光下，容易晒伤。当在户外时，建议穿防晒服或者涂抹防晒霜。

9. 服用本品期间，如果出现过敏反应（如荨麻疹、呼吸困难或面部、舌、咽喉肿胀），及时就诊。

10. 服用本品期间，如果面部出现迟发性运动障碍、癫痫、紧张不安、夜视力下降等症状，及时就诊。

盐酸氟奋乃静片/注射液

1. 本品是吩噻嗪抗精神病药，口服用于治疗精神分裂症等精神障碍。

2. 对本品过敏、基底神经节病变、帕金森病、帕金森综合征、骨髓抑制、青光眼及处于昏迷者不能使用本品。

3. 肝肾功能损害患者需要适当减少剂量。

4. 心血管疾病（如心力衰竭、心肌梗死、传导异常）、癫痫患者慎用本品。

5. 孕妇不得使用本品。哺乳期妇女暂停哺乳。

6. 使用本品期间定期检查肝功能与白细胞计数。

7. 使用本品期间避免驾驶车辆和操作危险性机器，避免饮酒。

8. 使用本品期间避免处于极热或极冷的环境中。

9. 使用本品期间，如果需要手术，可能需要停药一段时间。

10. 突然停药可能出现戒断症状。

11. 使用本品期间，避免暴晒、日光浴，容易晒伤。当在户外时，建议穿防护服并使用防晒霜。

12. 使用本品期间，当坐着或者躺着时，避免快速起身，否则可能会出现头晕甚至跌倒。

13. 使用本品期间可能会出现嗜睡、头痛、视物模糊、恶心、食欲缺乏、便秘、鼻塞、口干或流涎、出汗或排尿增多、乳房肿胀或压痛、阳痿等常见不良反应。

14. 如果出现药物过敏或迟发性运动障碍（舌、唇、口和躯干异常不自主、不协调的运动或抖动），立即停药，及时就诊。

癸氟奋乃静注射液

1. 本品是吩噻嗪抗精神病药，用于治疗急、慢性精神分裂症，适用于拒绝服药的精神病患者及需长期用药维持治疗的患者。

2. 对本品或氟奋乃静过敏、基底神经节病变、帕金森病、帕金森综合征、骨髓抑制、青光眼患者不能使用本品。

3. 心血管疾病（如心力衰竭、心肌梗死、传导异常）、癫痫患者慎用本品。

4. 肝、肾功能不全患者可能需要调整本品的注射剂量。

5. 孕妇不能用本品。哺乳期妇女接受本品治疗期间暂停哺乳。

6. 接受本品治疗期间需要定期检查肝功能与白细胞计数。

7. 接受本品治疗期间避免驾驶车辆和操作危险性机器，避免饮酒。

8. 接受本品治疗期间，避免暴晒、日光浴。在户外时，建议穿防晒服和涂防晒霜。

9. 接受本品治疗期间，避免在极热或极冷的极端环境中。

10. 如出现药物过敏或迟发性运动障碍，立即就诊。

棕榈哌泊塞嗪注射液

1. 本品是吩噻嗪类长效抗精神病药，主要用于治疗慢性或急性非激越型精神分裂症，对具有妄想和幻觉症状的精神分裂症有较好疗效。

2. 对本品过敏、严重抑郁症、血液恶病质、肝病、肾功能不全、嗜铬细胞瘤、青光眼、严重心血管疾病患者不能使用本品。

3. 若处于中枢抑制药物中毒状态，出现循环衰弱、意识障碍情况，不能注射本品。

4. 皮质下脑损伤患者不能注射本品。

5. 孕妇不能用本品。哺乳期妇女接受本品治疗期间应暂停哺乳。

6. 本品供肌内注射，推荐剂量初始 50～200mg，每隔 2～4 周一次。

7. 接受本品治疗期间，避免驾驶车辆及操作危险性机器，避免饮酒。

8. 接受本品治疗期间，避免在极热或极冷的极端环境中。

9. 接受本品治疗期间，避免暴晒、日光浴。在户外时，穿防晒服和涂防晒霜。

10. 接受本品治疗期间，如果出现药物过敏或迟发性运动障碍，立即就诊。

氟哌啶醇片/注射液

1. 本品是丁酰苯胺类抗精神病药，口服用于治疗精神分裂症、躁狂症、抽动秽语综合征，可用于脑器质性精神障碍和老年性精神障碍。

2. 对本品过敏、基底神经节病变、帕金森病、帕金森综合征、骨髓抑制、青光眼、重症肌无力者

不能使用本品。

3. 严重中枢神经抑制（如酒精中毒、催眠药中毒）、心脏病、癫痫、甲状腺疾病、低血压、乳腺癌等疾病患者慎用本品。

4. 不推荐孕妇使用本品。哺乳期妇女暂停哺乳。

5. 使用本品期间避免驾驶车辆和操作危险性机器，避免饮酒。

6. 使用本品期间，当坐着或躺着时，避免快速起身，否则可能会出现头晕甚至跌倒。

7. 使用本品期间，可能会出现嗜睡、头痛、头晕、焦虑、失眠、乳房肿大、月经不调等常见不良反应。如果出现药物过敏或迟发性运动障碍，马上停药，立即就诊。

8. 突然停止服药可能出现戒断症状。

9. 注射液肌内注射，推荐剂量为成人每次 5～10mg，每日 2～3 次，安静后改为口服。

氟哌利多注射液

1. 本品是丁酰苯类抗精神病药，经肌内注射或静脉注射给药，用于控制精神分裂症和躁狂症兴奋状态。

2. 对本品过敏、基底神经节病变、帕金森病、帕金森综合征、抑郁症患者不能使用本品。

3. 严重中枢神经抑制（如酒精中毒、药物中毒、昏迷状态、麻醉状态）患者不能注射本品。

4. 患有心脏病尤其是心绞痛、癫痫、肝功能损害、肾功能不全、甲状腺功能亢进或毒性甲状腺肿、尿潴留、肺功能不全者慎用本品。

5. 孕妇慎用。哺乳期妇女接受本品治疗期间暂停哺乳。

6. 接受本品治疗期间避免驾驶车辆和操作危险性机器，避免饮酒。

7. 接受本品治疗期间，如果突然出现头晕、心率加速或呼吸困难，立即就医。

盐酸齐拉西酮片

1. 本品是非典型抗精神病药，口服用于治疗精神分裂症，也用于双相情感障碍 I 型躁狂或混合状态。

2. 对本品过敏、有 QT 间期延长病史、近期出现过急性心肌梗死、非代偿性心力衰竭者不能服用本品。

3. 患有乳腺癌者不能服用本品，本品能升高人体内催乳素水平。

4. 如果是糖尿病患者，服用本品期间定期监测血糖水平。

5. 不推荐孕妇使用本品。哺乳期妇女不能服用本品，或暂停哺乳。

6. 本品不用于 18 岁以下患者。

7. 随餐服用本品。

8. 服用本品期间避免驾驶车辆及操作危险性机器，避免饮酒。

9. 服用本品期间，避免从坐着或躺着的状态快速起身，本品可引起直立性低血压。

10. 服用本品期间，如果出现自杀想法或情绪变化异常等情况，及时就医。

11. 服用本品期间，避免在高热的情况下剧烈运动，可能更易中暑。

12. 突然停止服用本品可能出现停药症状。

甲磺酸齐拉西酮注射液

1. 本品经肌内注射给药，用于快速治疗精神分裂症患者的躁动。

2. 若对本品过敏，告知医师。

3. 参见盐酸齐拉西酮片。

氯普噻吨片

1. 本品是硫杂蒽类抗精神病药，口服用于治疗急性和慢性精神分裂症。

2. 对本品过敏、基底神经节病变、帕金森病、帕金森综合征、骨髓抑制、青光眼、尿潴留者，不能服用本品。

3. 肝肾功能不全患者可能需要减少服用本品的剂量。

4. 孕妇不得服用本品。哺乳期妇女暂停哺乳。

5. 服用本品期间需要定期检查肝功能与白细胞计数。

6. 服用本品期间避免驾驶车辆及操作危险性机器，避免饮酒。

7. 服用本品期间，如果出现迟发性运动障碍，停止服用本品，及时就诊。

8. 不能突然停止服用本品。

盐酸氯普噻吨注射液

1. 本品肌内注射用于治疗急性和慢性精神分裂症，适用于不能口服药物及兴奋躁动不合作的患者。

2. 若对本品过敏，提前告知医师。

3. 参见氯普噻吨片。

五氟利多片

1. 本品是长效抗精神病药，口服用于治疗各型精神分裂症，更适用于病情缓解者的维持治疗。

2. 对本品过敏、基底神经节病变、帕金森病、帕金森综合征、骨髓抑制者不能服用。

3. 肝肾功能不全者可能需要减少服药剂量。

4. 孕妇不得服用本品。哺乳期妇女不得服用本品或暂停哺乳。

5. 服用本品期间需要定期检查肝功能与白细胞计数。

6. 服用本品期间避免驾驶车辆及操作危险性机器，避免饮酒。

7. 不能突然停止服用本品。

富马酸喹硫平片

1. 本品是新型非典型抗精神病药，口服用于治疗精神分裂症，也用于治疗双相情感障碍的躁狂发作。

2. 对本品过敏者、老年人及老年痴呆患者不能服用本品。

3. 如果正在服用肝酶诱导剂如卡马西平，肝酶诱导剂会降低本品血药浓度，可能需要增加服药剂量。

4. 与强效 CYP3A4 抑制剂（如唑类抗真菌药物和大环内酯类抗菌药）合用会增加本品的血药浓度。

5. 喹硫平可导致严重的运动障碍，如果在服药期间出现颤抖或其他不可控制的肌肉运动障碍，及时就诊。

6. 孕妇不能服用本品。哺乳期妇女不能服用本品，或暂停哺乳。

7. 本品不推荐用于 10 岁以下患者。

8. 本品可能会导致直立性低血压，服用本品期间，避免从坐位或卧位快速起身。

9. 本品可能会影响血糖水平，如果是糖尿病患者，服药期间需定期监测血糖水平。

10. 突然停药可能出现停药症状。

11. 服用本品期间避免驾驶车辆及操作危险性机器，避免饮酒。

12. 服用本品期间，如果出现自杀想法或情绪变化异常等情况，及时就诊。

13. 服用本品期间，避免在高热的情况下剧烈运动，可能更易中暑。

氯氮平片/口腔崩解片

1. 本品是抗精神病药，口服用于治疗精神分裂症，可减轻与精神分裂症有关的情感症状（如抑郁、负罪感、焦虑）。

2. 对本品过敏，严重心、肝、肾疾病及低血压，青光眼，骨髓增生障碍，未控制的癫痫，麻痹性肠梗阻患者不能服用本品。

3. 严重中枢神经抑制（如酒精中毒、麻醉、使用过镇静药）患者不能服用本品。

4. 不推荐孕妇使用本品。哺乳期妇女不能服用本品，或暂停哺乳。

5. 本品禁用于 18 岁以下患者。

6. 本品具有引发粒细胞缺乏症的高风险。服药期间需定期检查白细胞计数（首次用药 6 个月每周一次，接着后续 6 个月内每 2 周一次，后续每 4 周一次，停药后 4 周内每周一次）。

7. 本品会导致严重的心脏问题。如果有胸痛、呼吸困难、心率加速或心脏剧烈跳动、突然头晕，立即就诊。

8. 本品会影响免疫系统，可能更容易感染，甚至出现严重或致命的感染。如果出现发热、喉咙痛、虚弱或疲惫，及时就诊。

9. 本品可能增加老年痴呆相关精神病患者的死亡风险。

10. 本品可增加癫痫发作的风险。

11. 本品可导致便秘。

12. 长期服用本品可能会出现不可逆的严重运动障碍，尤其是老年人或者女性。

13. 突然停止服用本品可能出现戒断症状。

14. 服用本品期间，从坐位或卧位缓慢起身，避免快速起身，否则可能会头晕。

15. 服用本品期间避免饮酒，同时避免饮用含咖啡因的饮料，如咖啡、茶、可乐或能量饮料。

16. 服用本品期间，在未清楚本品的影响前，避免驾驶车辆及操作危险性机器。

17. 服用本品期间，可能会出现头晕、头痛、嗜睡、恶心、便秘、口干、发热等常见不良反应。如果严重，及时就诊。

奥氮平片/口崩片

1. 本品是抗精神病药物，口服用于治疗精神分裂症和躁郁症。

2. 对本品过敏、闭角型青光眼者不能服用本品。

3. 本品可能增加老年痴呆相关精神病患者的死亡风险。

4. 与阿片类药物、催眠药、肌肉松弛剂或治疗焦虑或癫痫的药物合用能增强本品的不良反应。

5. 不推荐孕妇使用本品。哺乳期妇女不能服用本品，或暂停哺乳。

6. 本品不适用于儿童和 18 岁以下青少年患者。

7. 长期服用本品可能会出现不可逆的严重运动障碍，尤其是老年人或者女性。

8. 本品可引起高血糖。糖尿病患者应定期检查血糖水平。

9. 服用本品期间，可能会出现体重增加或胆固醇和三酰甘油水平过高，定期检测血脂水平。

10. 突然停药可能会引起严重的不良反应。

11. 在不清楚本品的影响前，避免驾驶车辆或者操作具有危险性机器。

12. 服用本品期间避免饮酒。

13. 服用本品期间，从坐位或卧位缓慢起身，避免快速起身，否则可能会出现头晕。

14. 服用本品期间，多饮水以补充足够的液体，特别是在炎热的天气下和运动期间。

15. 服用本品期间可能会出现食欲增加、体重增加、头痛、头晕、嗜睡、口干、胃痛、便秘等不良反应。如果出现说话或吞咽困难、手足肿胀、幻觉、面部肌肉不受控制的情况，及时就诊。

舒必利片/注射液

1. 本品是苯甲酰胺类抗精神病药，用于治疗急慢性精神分裂症。

2. 对本品过敏、嗜铬细胞瘤、卟啉病、乳腺癌或脑下垂体癌、严重心血管疾病或严重肝病患者不能使用本品。

3. 如果正在服用左旋多巴或罗匹尼罗治疗帕金森病，不能使用本品。

4. 有心脏问题或者心脏病家族史者在使用本品之前，应检查心脏功能。

5. 如果正在使用抗心律失常的药物（如胺碘酮、索他洛尔或奎尼丁）、治疗高血压或心脏病的药物（如可乐定、地尔硫䓬、维拉帕米或洋地黄）、治疗精神分裂症的药物（如匹莫齐特、氟哌啶醇、硫唑嗪）、催眠药（如地西泮、艾司唑仑）等，告知医师。

6. 中枢神经抑制状态（如酒精中毒、麻醉状态、各种昏迷状态）患者不能使用本品。

7. 肝肾功能损害患者需要减少本品使用剂量。

8. 不推荐孕妇使用本品。哺乳期妇女暂停哺乳。

9. 使用本品期间避免驾驶车辆及操作危险性机器，避免饮酒。

10. 使用本品期间，如果出现迟发性运动障碍、过敏性皮疹，及时就诊。

11. 使用本品期间，不能突然停止服药。

氨磺必利片

1. 本品是苯胺替代物类抗精神病药，口服用于治疗急性或慢性精神分裂症。

2. 对本品过敏、嗜铬细胞瘤患、垂体腺瘤和乳腺癌、严重肾功能不全患者不能使用本品。

3. 如果未满 15 岁，不能使用本品。

4. 如果正在使用左旋多巴治疗帕金森病，不能服用本品。

5. 肾功能损害患者需要减少使用剂量。

6. 不推荐孕妇使用本品。哺乳期妇女暂停哺乳。

7. 服用本品期间避免驾驶车辆或者操作危险性机器，避免饮酒。

8. 服用本品期间，可能会出现头晕、恶心、胃不适、困倦等常见不良反应。

盐酸硫必利片/注射液

1. 本品是苯酰胺类抗精神病药，口服用于治疗舞蹈症、抽动秽语综合征及老年性精神运动障碍。注射剂型静脉给药用于治疗慢性酒精中毒所致的神经精神障碍。

2. 对本品过敏、嗜铬细胞瘤、未控制的癫痫患者不能使用本品。

3. 严重肝肾功能障碍、严重循环系统障碍患者慎用本品。

4. 不推荐孕妇使用本品。哺乳期妇女暂停哺乳。

5. 使用本品期间避免驾驶车辆或者操作危险性机器避免饮酒。

6. 使用本品期间可能会出现头晕、恶心、胃不适、困倦等常见不良反应。

碳酸锂片/缓释片

1. 本品是抗躁狂病药，口服用于治疗躁狂症，也用于治疗分裂情感性精神病。

2. 对本品过敏、肾功能不全、严重心脏疾病患者不能服用本品。

3. 不推荐孕妇使用本品。哺乳期妇女暂停哺乳。

4. 本品宜餐后服用，以减少对胃的刺激。

5. 治疗期间，需要每 1～2 周测量血锂一次，维持期需每月测定一次。

6. 服用本品期间定期检查肾功能和甲状腺功能。

7. 服用本品期间，避免驾驶车辆和操作危险性机器，避免饮酒。

8. 服用本品期间多饮水，防止脱水。

9. 服用本品期间，如果出现肌肉无力、抽搐、困倦、感觉头晕、情绪变化、视物模糊、耳鸣、心跳不规律、思维混乱、口齿不清、笨拙等锂中毒症状，及时就诊。

阿立哌唑片/口崩片

1. 本品是抗精神病药，口服用于治疗精神分裂症和双相情感障碍Ⅰ型（躁狂抑郁症）等精神病，与其他药物一起用于治疗成人的重度抑郁症。

2. 对本品过敏者，不能服用。

3. 肝肾功能不全、心脏病、高血压或低血压、高血脂、癫痫、糖尿病等患者慎用本品。

4. 不推荐孕妇使用本品。哺乳期妇女暂停哺乳。

5. 服用本品期间，如果出现自杀想法或情绪异常行为，及时就医。

6. 服用本品期间定期检查白细胞计数、血糖水平和血脂水平。

7. 服用本品期间避免驾驶车辆及操作危险性机器。不要饮酒。

8. 服用本品期间补充足够的液体，避免过热或脱水。

9. 服用本品期间，如果出现性冲动增加、不寻常的赌博冲动或其他强烈的冲动，及时就医。

10. 突然停止服药可能出现戒断症状。

11. 服用本品期间，可能会出现恶心、呕吐、便秘、头晕、头痛、嗜睡、疲劳、视物模糊、体重增加等常见不良反应。

12. 服用本品期间，如果出现严重的焦虑、痛苦或不安、无法控制的运动、癫痫、吞咽困难、说话困难等，立即就诊。

利培酮片/口服液/口腔崩解片

1. 本品是抗精神病药，口服用于治疗成人和 13 岁以上儿童的精神分裂症。

2. 对本品过敏者不能服用。

3. 不推荐孕妇使用本品。哺乳期妇女暂停哺乳。

4. 服用本品会对高热、极寒更加敏感。避免处于过热、过冷的环境中。

5. 服用本品期间，多饮水补充体液，特别是在炎热的夏季。

6. 服用本品期间，如果出现发热、肌肉僵硬、精神错乱、出汗、心率过快或不规律、面部或颈部肌肉不宁、（不受控制的）颤抖、吞咽困难、感觉头晕或晕厥等症状，停止使用本品并立即就医。

7. 本品可能会影响思维或反应，避免驾驶或者操作危险性的机器。用药期间避免饮酒。

8. 服用本品期间，从坐位或卧位缓慢起身，否则可能会出现头晕甚至跌倒。

9. 不能突然停止使用本品。

注射用利培酮微球

1. 本品仅可肌内注射，用于治疗急性和慢性精神分裂症。

2. 对本品过敏者、老年人、精神病伴有老年痴呆患者不能注射本品。

3. 如果是初次使用本品，建议先口服利培酮片，验证是否能耐受。

4. 本品禁用于 18 岁以下患者，安全性未知。

5. 孕妇不能使用本品。哺乳期妇女接受本品治疗期间暂停哺乳。

6. 从冰箱取出本品后需放置在室温至少 30 分钟后再开始复溶。复溶后须尽快使用。

7. 接受本品治疗期间定期进行体重监测。

8. 接受本品治疗期间避免在高温天气下剧烈运动，容易脱水中暑。

9. 接受本品治疗期间，如果出现自杀想法或者有情绪异常，及时就医。

帕利哌酮缓释片

1. 本品是抗精神病药，口服用于治疗成人及 12～17 岁（体重≥29kg）青少年精神分裂症。

2. 对本品过敏者不能服用。

3. 心脏病、高血压、癫痫、肝肾功能疾病、胃肠道疾病、糖尿病等患者慎用本品。

4. 肾功能损害者，需要调整服药剂量。

5. 孕妇不能服用本品。哺乳期妇女暂停哺乳。

6. 长期服用本品可导致严重的不可逆转的运动障碍。服用时间越长，越可能患上这种疾病，尤其是女性或老年患者。

7. 12 岁以下患者不推荐服用本品，安全性未知。

8. 服用本品期间，如果出现自杀想法或想法加重情况，及时就医。

9. 服用本品期间，避免高强度锻炼、暴露于极度高热环境中，更容易中暑。

10. 服用本品期间，每天补充足够的水分，特别是在炎热的天气下和运动期间。

11. 服用本品期间，当坐或躺时，避免快速起身，否则可能会感到头晕。

12. 服用本品期间避免驾驶车辆和操作危险性机器，避免饮酒。

13. 突然停止服用本品症状可能会加重。

14. 服用本品期间，可能会出现嗜睡、焦虑、胃部不适、便秘、肌肉僵硬、颤抖、鼻塞、喉痛等常见不良反应。

15. 如果出现手臂或足颤抖、面部不受控制的肌肉运动（咀嚼、咂嘴、皱眉、舌运动、眨眼或眼球运动）或不受控制的肌肉运动，立即停药，及时就诊。

16. 如果出现过敏反应（如荨麻疹、呼吸困难及面部、唇、舌或咽喉肿胀）、神经血管性水肿、阳痿或阴茎异常勃起情况，立即停药，及时就诊。

棕榈酸帕利哌酮注射液

1. 本品为帕利哌酮注射剂型，适用于精神分裂症急性期和维持期的治疗。

2. 本品仅供肌内注射，不得采用其他方式。

3. 必须使用本品包装盒中提供的针头进行注射，每月 1 次。

4. 参见帕利哌酮缓释片。

盐酸哌罗匹隆片

1. 本品是非典型抗精神病药，口服用于治疗精神分裂症。

2. 对本品过敏、正在接受肾上腺素治疗的患者不能服用本品。

3. 正在使用巴比妥类镇静催眠药者不能服用本品。

4. 孕妇不能服用本品。哺乳期妇女暂停哺乳。

5. 本品可能影响精神状态用药期间可能出现困倦等症状，避免驾驶车辆或者操作危险性机器。

6. 服用本品期间，如果出现兴奋、紧张和冲动等阳性症状加重，及时就诊。

7. 服用本品期间，如果出现自杀的想法或者情绪变化异常的情况，及时就医。

8. 食物影响本品的吸收，空腹服用。

9. 本品具有止吐作用，会影响某些疾病的诊断。

盐酸鲁拉西酮片

1. 本品是抗精神病药，用于治疗精神分裂症。

2. 正在服用以下药物者，不能服用本品：抗真菌药（如酮康唑或伏立康唑）、抗菌药（如克拉霉素或利福平）、抗病毒药（如利托那韦）及抗癫痫药（如卡马西平或苯妥英钠）。

3. 本品可增加痴呆相关老年精神病死亡的风险，一般不用于治疗痴呆相关的精神病。

4. 接受本品前，需要检查体重、血细胞计数、血脂、血糖及血压情况。接受治疗 3 个月后，需再次检查一次，如各项指标正常，以后每年监测一次。

5. 接受本品治疗期间，每年须监测一次电解质及肝、肾功能。40 岁以上患者，每年做一次眼部检查，年轻患者每 2 年做一次眼部检查。

6. 本品应与食物同服。服用本品期间，应避免摄入葡萄柚、葡萄柚汁，避免饮酒。

7. 本品可引起嗜睡、疲劳，可能会影响判断、思维及行动能力，服用本品期间应避免驾驶车辆和操作危险性机械。

8. 服用本品期间，应避免剧烈运动及暴露在极热环境中，使用本品的患者比其他人更容易脱水、中暑。

9. 服用本品期间，少数患者会出现抑郁恶化或出现自杀想法及行为。

10. 服用本品期间，应避免快速起身，否则可能会出现头晕甚至跌倒的可能。

11. 本品常见的不良反应包括嗜睡、体重增加、恶心、呕吐、失眠等。

氘丁苯那嗪片

1. 本品是抗精神病药，用于治疗与亨廷顿病有关的舞蹈症或成人迟发性运动障碍。

2. 有自杀倾向的亨廷顿病患者，或者未经治疗或未充分治疗的抑郁患者、肝功能不全患者禁用本品。

3. 如正在服用利血平，至少停用利血平 20 天后，方可服用本品。如正在服用 MAOI（如异烟肼、司来吉兰、呋喃唑酮等），停药后至少 14 天才能服用本品。正在服用丁苯那嗪或缬苯那嗪的患者，不得同时服用本品。

4. 服用本品期间，少数患者会出现抑郁恶化或自杀想法及行为。

5. 本品可引起嗜睡、疲劳，可能会影响判断、思维及行动能力，服用本品期间避免驾驶车辆和操作危险性机器。避免饮酒及饮用含酒精饮料。

6. 孕妇慎用本品。哺乳期妇女接受本品治疗期间应暂停哺乳。

7. 本品常见的不良反应包括嗜睡、疲劳、口干、流鼻涕、腹泻、失眠等。

棕榈帕利哌酮酯注射液（3M）

1. 本品是抗精神病药，用于接受过棕榈酸帕利哌酮注射液（1 个月剂型）至少 4 个月充分治疗的精神分裂症患者。

2. 本品仅用于肌内注射，注射部位可为三角肌或臀肌，每 3 个月给药一次。给药前必须充分振摇注射器至少 15 秒，以确保混悬液均匀。

3. 参见棕榈酸帕利哌酮注射液。

布南色林片

1. 本品是抗精神病药，用于治疗精神分裂症。

2. 以下情况不能服用本品：有本品过敏史、昏

迷状态下，中枢神经强抑制状态下，正在使用肾上腺素、唑类抗真菌药（伊曲康唑、伏立康唑、咪康唑、氟康唑、磷氟康唑）或 HIV 蛋白酶抑制剂（利托那韦、茚地那韦、洛匹那韦和利托那韦合用制剂、奈非那韦、沙奎那韦、达芦那韦、阿扎那韦、呋山那韦）、替拉瑞韦、可比司他等药物。

3. 有以下情况，告知医师，以免影响治疗效果：既往心血管疾病、帕金森病史、癫痫病史、肝肾功能障碍史、糖尿病史、既往有自杀想法及行为等。

4. 本品可导致嗜睡、犯困、疲劳、注意力不集中、反应迟缓等情况，服用本品期间避免驾驶车辆及操作危险性机器。

5. 本品可加重伴有脱水、营养不良等身体衰弱患者的症状，因此对于具有制动状态、长期卧床、肥胖、脱水等危险因素的患者，服用本品时应注意观察身体状况。

6. 服用本品期间，可能会引起血糖升高，应注意是否会出现口渴、烦渴、多尿、尿频等症状，特别是糖尿病患者，需要定期监测血糖变化。

7. 服用本品期间，如出现兴奋状态、夸大、敌意等精神分裂症阳性症状恶化，及时就医。

8. 服用本品期间避免饮酒及饮用酒精饮料。

9. 长期服用本品可能会出现口周不自主的重复运动。

10. 孕妇不能使用本品。哺乳期妇女服用本品期间应停止哺乳。

11. 本品常见的不良反应包括嗜睡、疲劳、焦虑、烦躁、失眠、震颤、运动迟缓等。

氘代丁苯那嗪口服常释剂

1. 本品用于治疗亨廷顿病。

2. 使用本品后可出现抑郁及自杀的想法和行为。开始本品治疗前应充分权衡利弊，治疗中应严密监测患者的抑郁症状、自杀行为及反常举动。患者的监护者应熟知这种风险，一旦发现上述症状，应立即告知医师，特别要注意有抑郁或自杀企图病史的患者。

3. 本品的不良反应包括抑郁、自杀行为、神经阻滞剂恶性综合征、静坐不能、激惹、躁动、帕金森病、镇静状态、困倦、QTc 间期延长、高泌乳素血症。

4. 孕妇禁用。哺乳期妇女慎用或停止哺乳。

5. 儿童使用本品的安全性和有效性尚未确立。

6. 临床试验中未纳入足够的老年人，老年人常存在肝、肾功能减退，使用时应减量。

7. 本品禁用于肝功能不全的患者。

8. 停用利血平至少 20 天后，才能开始本品治疗。

9. 本品禁与 MAOI 合用，停用 MAOI 至少 14 天后，才能开始本品治疗。

10. 与多巴胺拮抗药、抗精神病药合用会增加发生帕金森病、神经阻滞剂恶性综合征、静坐不能的风险。

11. 酒精可增强本品的镇静、致困倦作用，服用本品时应避免饮酒。

12. 本品可轻度延长 QTc 间期，应避免与能延长 QT 间期的药物（如氯丙嗪、氟哌啶醇、硫利达嗪、齐拉西酮、莫西沙星、奎尼丁、普鲁卡因胺、胺碘酮、索他洛尔等）合用。

13. 本品禁止与丁苯那嗪合用。

14. 本品及其代谢产物可与含黑色素的组织结合，本品长期使用，可在含黑色素的组织蓄积。使用本品的患者应定期进行眼科检查。

二、抗焦虑药

阿普唑仑片

1. 本品是苯二氮䓬类镇静催眠药，口服用于治疗焦虑障碍、惊恐障碍和抑郁症引起的焦虑。

2. 对本品过敏、闭角型青光眼、正在服用伊曲康唑或酮康唑的患者，不能服用本品。

3. 若正在使用阿片类药物或其他容易导致嗜睡或减慢呼吸的药物，避免服用本品。

4. 不推荐孕妇使用本品。哺乳期妇女暂停哺乳。

5. 18 岁以下患者禁用本品。

6. 本品治疗焦虑障碍的时间通常不超过 4 个月，治疗惊恐障碍的时间不超过 10 周。

7. 突然停用本品可能会出现戒断反应。

8. 服药期间避免饮酒，饮酒会增加不良反应。

9. 服药期间避免驾驶车辆和操作危险性机器。

10. 服药期间，如果出现明显呼吸困难，及时就诊。

地西泮片/注射液

1. 本品是苯二氮䓬类镇静、催眠、抗惊厥、抗癫痫药，口服用于治疗焦虑、失眠、癫痫和抗惊厥，也可用于缓解炎症引起的反射性肌肉痉挛和僵硬。

2. 对本品过敏、重症肌无力、严重肝病、闭角型青光眼、严重呼吸问题或睡眠呼吸暂停患者不能使用本品。

3. 与阿片类药物或其他镇静催眠药合用时本品会加重呼吸抑制作用，严重可致死亡。

4. 本品容易导致成瘾，不可过量使用，严重可致死亡。

5. 本品不能用于 6 个月以下儿童。

6. 不推荐孕妇使用本品。哺乳期妇女暂停哺乳。

7. 如果在使用本品治疗癫痫期间妊娠，不可随意停药，及时就医。

8. 使用本品期间，精神状态可能会受影响，避免驾驶车辆及操作危险性机器。避免饮酒。

9. 使用本品期间，如果出现自杀的想法或情绪异常情况，及时就医。

10. 使用本品期间，可能会出现嗜睡、疲劳、肌肉无力等不良反应。

11. 不要长期使用本品，除非治疗需要，且在医师指导下，否则最好不要连续用药超过 4 个月。

12. 突然停止使用本品可能会出现戒断症状。

劳拉西泮片

1. 本品是苯二氮䓬类镇静催眠药，口服用于治疗焦虑症。

2. 对本品过敏、闭角型青光眼、严重呼吸功能不全、重症肌无力者不能服用本品。

3. 不推荐孕妇使用本品。哺乳期妇女暂停哺乳。

4. 如果有吸毒史、酗酒史或曾有抑郁、自杀想法、癫痫、肝肾功能疾病，及时告知医师。

5. 与阿片类药物、催眠药、肌肉松弛剂、中枢镇咳药合用可能会出现危险的不良反应。

6. 本品易致成瘾，不可过量使用，严重可致死亡。

7. 不能将本品用于 12 岁以下儿童。

8. 服用本品期间，精神状态可能会受影响，避免驾驶车辆及操作危险性机器。避免饮酒。

9. 服用本品期间，可能会出现嗜睡、疲劳、肌肉无力等不良反应。

10. 突然停止服用本品可能会出现戒断症状。

奥沙西泮片

1. 本品是苯二氮䓬类镇静催眠药，口服用于治疗焦虑症，也可短期用于治疗酒精戒断症状。

2 对本品过敏、精神性疾病或有药物滥用和成瘾史患者不能服用本品。

3. 与阿片类药物、催眠药或含有抗过敏成分的药品合用可加重对呼吸的抑制作用。

4. 不推荐孕妇使用本品。哺乳期妇女暂停哺乳。

5. 不能将本品用于 6 岁以下儿童。

6. 本品易致成瘾，不可过量使用，严重可致死亡。

7. 服用本品期间，精神状态可能会受影响，避免驾驶车辆及操作危险性机器。避免饮酒。

8. 服用本品期间，可能会出现嗜睡、疲劳、头晕、头痛等不良反应。

9. 长期服用本品时，突然停止服药可能会出现戒断症状。

盐酸羟嗪片

1. 本品是中枢镇静药，口服治疗焦虑和紧张，也可以用于抗过敏，如治疗荨麻疹或接触性皮炎。

2. 对羟嗪、西替利嗪或左西替利嗪过敏者不能服用本品。

3. 心脏病，特别是长 QT 间期综合征患者不能服用本品。

4. 本品与催眠药、麻醉性镇痛药、肌肉松弛剂或者治疗焦虑、抑郁或癫痫的药物合用会增加中枢抑制和呼吸抑制作用。

5. 本品与抗菌药、抗抑郁药、抗心律失常药、抗精神病药及治疗癌症、疟疾、艾滋病的药物合用会导致严重的心脏问题。

6. 孕妇禁止服用本品。哺乳期妇女暂停哺乳。

7. 本品只适合短期使用，最好不要超过 4 个月。如果症状没有改善或者出现恶化，告知医师。

8. 服用本品期间，思维和反应可能会受影响，避免驾驶车辆或者操作危险性机器。避免饮酒。

9. 服用本品期间，需要定期检查肝功能和白细胞计数。

10. 服用本品期间，可能会出现嗜睡、头痛、口干、皮疹等常见不良反应。

11. 服用本品期间，如果出现心率加速或心脏剧烈跳动、头痛伴胸痛、严重眩晕、癫痫发作等，立即就诊。

盐酸丁螺环酮片

1. 本品是抗焦虑药物，口服用于治疗焦虑症，如恐惧、紧张、易怒、头晕、心率加速等。

2. 对本品过敏、青光眼、重症肌无力、白细胞减少症患者，不能服用本品。

3. 近 14 天内使用过 MAOI（如利奈唑胺、亚甲基蓝注射液、司来吉兰）者不能服用本品。

4. 肝肾功能疾病患者可能需要减少使用剂量。

5. 18 岁以下患者避免服用本品。

6. 本品与催眠药、麻醉性镇痛药、肌肉松弛剂或者治疗焦虑、抑郁或癫痫的药物合用会增加中枢

抑制和呼吸抑制作用。

7. 不推荐孕妇使用本品。哺乳期妇女暂停哺乳。

8. 服用本品期间需要定期检查肝功能和白细胞计数。

9. 服用本品期间思维和反应可能会受影响，避免驾驶车辆和操作危险性的机器。避免饮酒。

11. 如果出现胸痛、气短、头晕严重，及时就诊。

枸橼酸坦度螺酮片

1. 本品是抗焦虑药，口服用于治疗各种原因所致的焦虑症。

2. 对本品过敏、有中度或严重的呼吸衰竭、心功能障碍及伴有脱水、营养不良者不能服用本品。

3. 肝肾功能不全患者可能需要减少本品的服用剂量。

4. 不推荐孕妇使用本品。哺乳期妇女暂停哺乳。

5. 服用本品期间可能出现嗜睡、头晕等情况，避免驾驶车辆和操作危险性的机器。避免饮酒。

6. 服用本品期间不可突然停药。

三、催眠药和镇静药

司可巴比妥钠口服制剂

1. 本品是短时的巴比妥类催眠药，口服用于治疗失眠，适用于不易入睡的患者。

2. 对本品过敏、严重的肺功能不全、肝硬化、哮喘、血卟啉病、未控制的糖尿病患者，不能服用本品。

3. 本品与其他镇静催眠药物合用会加重对中枢系统的抑制作用。

4. 长期服用本品时，突然停药可能会出现停药症状。

5. 不推荐孕妇使用本品。哺乳期妇女暂停哺乳。

6. 不可随意给儿童服用本品。

7. 空腹服用本品。餐后不能立即服用本品。

8. 用于治疗失眠时，睡前 30 分钟服用本品即可。

9. 不要连续服用本品超过 2 周。

10. 服用本品期间避免驾驶车辆和操作危险性机器。避免饮酒。

11. 服用本品期间避免服用含有抗组胺药的感冒药或抗过敏药。

12. 服用本品期间可能会出现嗜睡、头痛、头晕、口干、胃部不适等常见不良反应。

异戊巴比妥注射液

1. 本品是苯巴比妥类催眠药、抗惊厥药，肌内

注射或静脉注射可用于催眠、镇静、抗惊厥（小儿高热惊厥、子痫、破伤风惊厥、癫痫持续状态）。

2. 对本品过敏、严重的肺功能不全、肝硬化、哮喘、血卟啉病、未控制的糖尿病患者不能使用本品。

3. 肝功能不全患者可能需要减量使用。

4. 本品肌内注射时只能深部肌内注射，不能用于浅表肌内注射。

5. 本品不宜长期使用。长期用药可能会出现生理依赖性或精神依赖性。

6. 孕妇慎用。哺乳期妇女接受本品注射后暂停哺乳。

7. 如果注射部位出现发红、灼烧、疼痛、肿胀、水疱、皮肤溃烂，及时告知医护人员。

8. 注射本品期间避免饮酒，避免驾驶车辆或者操作危险性机器。

艾司唑仑片

1. 本品是苯二氮䓬类镇静催眠药，口服用于治疗失眠、抗焦虑。

2. 对本品过敏者不能服用。

3. 正在使用伊曲康唑或酮康唑者不能服用本品。

4. 与阿片类药物、催眠药、肌肉松弛剂或者治疗焦虑或癫痫的药物合用会加重对中枢的抑制作用。

5. 本品可致成瘾，过量使用本品可能会出现严重不良反应甚至死亡。

6. 不推荐孕妇使用本品。哺乳期妇女停止哺乳。

7. 18 岁以下患者禁用本品。

8. 用于治疗失眠时，在睡前 0.5～1 小时服用。连续服用本品 7～10 天仍没有改善，或是出现任何情绪或行为的变化，及时就医。

9. 不要连续服用本品超过 12 周。

10. 长期服用本品时突然停药可能会出现戒断症状。

11. 空腹服用本品，不可在餐后立即服用。

12. 服用本品期间避免驾驶车辆或者操作危险性机器。

13. 服用本品期间，如果出现情绪低落、精神错乱、幻觉、攻击性、躁动、睡眠问题恶化等，及时就诊。

马来酸咪达唑仑片

1. 本品是苯二氮䓬类镇静催眠药物，口服用于失眠症的短期治疗。

2. 对本品过敏，严重的心、肺功能不全，肝硬

化，重症肌无力，闭角型青光眼，睡眠呼吸暂停综合征患者不能服用本品。

3. 有药物滥用或成瘾史、酗酒史者不能服用本品。

4. 本品与阿片类药物、催眠药、肌肉松弛剂或者治疗焦虑或抗癫痫药物合用可能会加重对中枢的抑制作用。

5. 孕妇不能服用本品。哺乳期妇女停止哺乳。

6. 本品不适用于儿童。

7. 服用本品期间避免驾驶车辆和操作危险性机器，避免饮酒。

8. 如果出现剧烈咳嗽、气喘、呼吸困难、心率减慢、头晕严重、精神错乱、幻觉、躁动不安等症状，及时就诊。

咪达唑仑注射液

1. 本品肌内注射或者静脉注射用于术前镇静、抗焦虑，也用于病危护理治疗中镇静。

2. 对本品过敏、急性闭角型青光眼患者不能使用本品。

3. 孕妇不能使用本品。哺乳期妇女接受本品注射后应暂停哺乳。

4. 本品用于手术镇静时，密切监测呼吸、血压、血氧水平和其他生命体征。

5. 本品会引起极度嗜睡，接受本品注射后可能持续 24～48 小时。老年人感到困倦的时间可能更长。

6. 接受本品注射后，避免驾驶车辆及操作危险性机器，避免饮酒。

硝西泮片

1. 本品是苯二氮䓬类抗焦虑药，口服用于治疗失眠症和抗惊厥。与抗癫痫药合用治疗癫痫。

2. 对本品过敏、白细胞减少症、重症肌无力者不能服用本品。

3. 肝肾功能损害者可能需要从小剂量开始服药。

4. 有药物滥用或成瘾史、酗酒史者避免服用本品。

5. 本品与阿片类药物、催眠药、肌肉松弛剂或者治疗焦虑或癫痫的药物合用会加重中枢抑制作用。

6. 不推荐孕妇使用本品。哺乳期妇女不能服用本品，或暂停哺乳。

7. 若长期服用本品，定期去医院检查肝功能及白细胞计数。

8. 长期服用本品时，突然停药可能会出现戒

断症状。

9. 服用本品期间，避免驾驶车辆、操作危险性机器及从事高空作业，避免饮酒。

10. 如果出现精神错乱、幻觉、躁动不安、呼吸困难等严重症状，及时就诊。

右佐匹克隆片

1. 本品是非苯二氮䓬类镇静催眠药，口服用于治疗失眠。

2. 对本品过敏、严重肺功能不全、重症肌无力、重症睡眠呼吸暂停综合征患者不能服用本品。

3. 与阿片类药物、催眠药、肌肉松弛剂或者治疗焦虑或癫痫的药物合用会加重中枢抑制和呼吸抑制作用。

4. 有药物滥用及成瘾史者避免使用本品。

5. 不推荐孕妇使用本品。哺乳期妇女不能服用本品，或停止哺乳。

6. 本品禁用于18岁以下患者。

7. 服用本品可能产生依赖性，不能长期服用。

8. 不要滥用、误用、过量服用本品，严重可致死亡。

9. 服用本品后，至少保证8小时的睡眠时间，否则可能更容易出现健忘的症状。

10. 食物影响本品吸收，不可在餐后立即服用本品，特别是食用高脂食物后。

11. 服用本品期间，可能会感到困倦、思维反应变慢，避免驾驶车辆和操作危险性机械。避免饮酒。

12. 服用本品后，避免在不清醒的情况下行走或从事危险的活动，特别是老年人。

13. 服用本品7～10天，如果失眠症状没有改变甚至出现恶化，及时就诊。

14. 长期服用本品时，突然停药可能会出现戒断症状。

15. 服用本品期间可能会出现嗜睡、头晕、头痛、口干、宿醉感等症状。

16. 如果出现焦虑、抑郁、躁动、幻觉或有自杀的想法，及时就医。

扎来普隆片

1. 本品是非苯二氮䓬类镇静催眠药，口服用于治疗入睡困难的失眠症。

2. 对本品过敏，严重肝、肾功能不全，重症肌无力，睡眠呼吸暂停综合征，严重肺功能不全者不能服用本品。

3. 本品与阿片类药物、催眠药、肌肉松弛剂或

治疗焦虑或癫痫的药物合用会加重中枢抑制和呼吸抑制作用。

4. 不推荐孕妇使用本品。哺乳期妇女不可服用本品，或暂停哺乳。

5. 18岁以下患者禁止服用本品。

6. 长期使用本品会产生依赖性。

7. 不要滥用、误用、过量服用本品，严重可致死亡。

8. 本品起效快，睡前服药即可。

9. 食物影响本品吸收，不可在餐后立即服用本品，特别是食用高脂食物后。

10. 服用本品后，至少保证4小时睡眠时间，否则不要服用。

11. 本品只能短期使用，不可服用本品超过5周。若服用本品7～10天，失眠症状没有改变甚至出现恶化，及时就诊。

12. 服用本品期间，可能会出现困倦、反应能力变慢，建议避免驾驶车辆或操作危险性机器。避免饮酒。

13. 服用本品期间，避免在不清醒的情况下行走或从事危险的活动，特别是老年人。

14. 长期服用本品时，突然停药可能会出现戒断症状。

15. 服用本品期间可能会出现嗜睡、头晕、头痛、口干、宿醉感等症状。

16. 服用本品期间，如果出现焦虑、抑郁、躁动、幻觉或有自杀的想法，及时就医。

佐匹克隆片

1. 本品是非苯二氮䓬类镇静催眠药，口服用于治疗各种失眠。

2. 对本品过敏、严重肺功能不全、重症肌无力、重症睡眠呼吸暂停综合征者不能服用本品。

3. 与阿片类药物、催眠药、肌肉松弛剂或者治疗焦虑或癫痫的药物合用会加重中枢抑制和呼吸抑制作用。

4. 有药物滥用及成瘾史者，避免使用本品。

5. 不推荐孕妇使用本品。哺乳期妇女不能服用本品，或暂停哺乳。

6. 18岁以下患者禁用本品。

7. 本品可能会引起依赖性，不可长期服用。

8. 不要滥用、误用、过量使用本品，严重可致死亡。

9. 服用本品后，至少保持8小时的睡眠时间，否则可能更容易出现健忘的症状。

10. 食物影响本品吸收。不可在餐后立即服用本品，特别是食用高脂食物后。

11. 服用本品期间，可能会出现困倦、思维反应变慢，避免驾驶车辆和操作危险性机械。避免饮酒。

12. 服用本品期间，避免在不清醒的情况下行走或从事危险的活动，特别是老年人。

13. 服用本品 7～10 天，如果失眠症状没有改变或出现恶化，及时就诊。

14. 长期服用本品时，突然停药可能会出现戒断症状。

15. 服用本品期间可能会出现嗜睡、头晕、头痛、口干、宿醉感等不良反应。

16. 如果出现焦虑、抑郁、躁动、幻觉或有自杀的想法，及时就医。

酒石酸唑吡坦片

1. 本品是镇静催眠药，口服用于治疗失眠症。

2. 对本品过敏者不能服用。

3. 有吸毒史、酗酒史及抑郁症、精神病、肝肾功能疾病患者慎用本品。

4. 与阿片类药物、催眠药、肌肉松弛剂或者治疗焦虑或癫痫的药物合用会加重中枢抑制和呼吸抑制作用。

5. 不推荐孕妇使用本品。哺乳期妇女不能服用本品，或暂停哺乳。

6. 18 岁以下患者禁止服用本品。

7. 不可滥用、误用、过量使用本品，严重可致死亡。

8. 本品起效快，睡前服用本品即可。

9. 服用本品后，至少保证 8 小时的睡眠时间。如果半夜起床，可能会出现行动迟缓、头晕。

10. 服用本品期间避免驾驶车辆、进行高空作业及操作危险性机器。避免饮酒。

11. 连续服用本品 7～10 天，如果失眠症状没有改变或出现恶化，及时就诊。

12 长期服用本品时，突然停药可能会出现戒断症状。

13. 如果出现皮疹、面部、咽喉、舌头肿胀等过敏反应，及时就诊。

14. 服用本品期间，可能会出现嗜睡、头晕、头痛、口干、恶心、便秘、腹泻等常见不良反应。

15. 如果出现胸痛、呼吸困难、心律失常、头晕，立即就诊。

盐酸右美托咪定注射液

1. 本品（选择性α_2受体激动剂）是镇静药，可用于行全身麻醉的手术患者气管插管和重症监护下需要机械呼吸机患者的镇静。

2. 对本品过敏者不能使用本品。

3. 若存在肝脏疾病、糖尿病、高血压、心律失常及其他严重的心脏疾病，告知医师。

4. 孕妇慎用。哺乳期妇女在接受本品后 10 小时内暂停母乳喂养。

5. 接受本品治疗后 48 小时内，如果出现头痛、焦虑、胃痛、腹泻、过度出汗、严重胸痛等，及时告知医师。

6. 接受本品治疗时，监测呼吸、血压、血氧水平和其他生命体征。

7. 当连续接受本品治疗几天停用后出现戒断症状，及时就诊。

水合氯醛灌肠剂

1. 本品是镇静催眠药，用于儿童检查、操作前的镇静、催眠。监护条件下抗惊厥。

2. 对本品过敏、重度肝肾功能不全、心脏病、呼吸功能障碍、直肠炎、卟啉病、结肠炎、阻塞性睡眠呼吸暂停综合征的儿童禁用。

3. 本品经直肠注入给药，推荐常规剂量为30～50mg/kg，可根据年龄、症状及目的酌情增减。总量不可超过 1.5g。小于 1 个月的早产儿、新生儿，起始剂量应酌情减至 20～40mg/kg，最大剂量不超过 1g。

4. 使用本品 48 小时内，不得行尿儿茶酚胺荧光测定。至少停用本品 24 小时后方可进行酚妥拉明试验，否则可能出现假阳性。

5. 本品可能引起呼吸抑制。

注射用甲苯磺酸瑞马唑仑

1. 本品是镇静催眠药，用于胃镜诊疗过程中的麻醉。

2. 对本品过敏、重症肌无力精神分裂症、严重抑郁状态患者禁用。

3. 若长期酗酒或有药物滥用及依赖史，提前告知医师，以免影响治疗效果。

4. 用于维持患者呼吸道的设备、人工通气设备、供氧设备及其他复苏设备应随时可及。

5. 门诊手术接受本品治疗时，应监测血压、心率、呼吸及血氧饱和度。

6. 接受本品治疗后，必须保证足够的监护时间，离开时应有人陪同。

7. 本品可致头晕、头痛及影响反应能力，保证至少 24 小时内不得驾驶车辆及操作危险性机械。

8. 孕妇不得使用。哺乳期妇女接受本品治疗后，至少 24 小时内不得哺乳。

9. 本品常见的不良反应有低血压、头晕、步态不稳、呼吸抑制、恶心及注射部位疼痛。

注射用苯磺酸瑞马唑仑

1. 本品是镇静催眠药，用于结肠镜检查时的镇静。

2. 本品禁止与血、血清、血浆等血液制剂经同路径给药。

3. 参见注射用甲苯磺酸瑞马唑仑。

水合氯醛/糖浆组合包装

1. 本品是镇静催眠药，用于儿童检查、操作前的镇静、催眠，监护条件下抗惊厥。

2. 有水合氯醛过敏史、阻塞性睡眠呼吸暂停综合征的儿童不能服用。

3. 本品包含浓缩液及稀释剂各一份，浓缩液需经糖浆（稀释液）稀释后服用，严禁直接服用。

4. 用注射器取本品浓缩液临床用量，注入糖浆剂（稀释液）中，摇匀即可服用，现配现用。

5. 使用本品 48 小时内，不得行尿儿茶酚胺荧光测定。至少停用本品 24 小时后方可进行酚妥拉明试验，否则可能出现假阳性。

6. 本品浓缩液经冷冻或冷藏可能会出现水合氯醛结晶，应置于室温，待结晶溶解、摇匀后使用。

7. 本品药物过量症状包括持续的精神错乱、吞咽困难、严重乏力、严重嗜睡、癫痫发作、昏迷、低血压、体温过低、呼吸抑制和心律失常，也可能发生瞳孔缩小、呕吐和肌肉松弛。

8. 本品常见不良反应为恶心、呕吐、头晕、腹痛、腹泻、食欲缺乏、笨拙、嗜睡、步态不稳。

咪达唑仑口服溶液

1. 本品是镇静催眠药，主要用于儿童诊断或治疗性操作前及操作过程中的镇静、抗焦虑、遗忘，也可用于儿童术前镇静、抗焦虑、遗忘。

2. 参见马来酸咪达唑仑片。

第六节　精神兴奋药

一、抗抑郁药

盐酸阿米替林片

1. 本品是具有镇静作用的三环类抗抑郁药，口服用于治疗各种抑郁症。其镇静作用较强，主要用于治疗焦虑性或激动性抑郁症。

2. 对本品过敏、心血管疾病患者不能服用本品。

3. 近 14 天内服用过 MAOI 制剂，不能服用本品。合用会发生危险的药物相互作用。

4. 不推荐孕妇使用本品。哺乳期妇女不得服用本品，或暂停哺乳。

5. 12 岁以下患者禁止服用本品。

6. 服用本品期间，如果出现自杀的想法或者情绪变得更加恶化，及时就医。

7. 服用本品期间，如果需要手术，可能需要停药一段时间。

8. 服用本品期间反应能力可能会受到影响，避免驾驶车辆和操作危险性机器。避免饮酒。

9. 服用本品期间，避免暴晒在阳光下，会更容易晒伤。

10. 服用本品期间可能会出现便秘、腹泻、恶心、呕吐、胃部不适、食欲或体重变化、乳房肿胀、性欲减退等常见不良反应。

11. 突然停止服用本品可能会出现戒断症状。

盐酸丙米嗪片

1. 本品是三环类抗抑郁药，口服用于治疗各种抑郁症及治疗 6 岁以上儿童遗尿症。

2. 对本品过敏、心血管疾病患者不能服用本品。

3. 近 14 天内服用过 MAOI 抑制剂患者，不能服用本品。二者合用可能会发生危险的药物相互作用。

4. 不推荐孕妇使用本品。哺乳期妇女不得服用本品，或暂停哺乳。

5. 本品不用于治疗 18 岁以下的抑郁症患者。

6. 本品不用于治疗 6 岁以下儿童遗尿症。

7. 服用本品期间，如果出现自杀的想法或情绪变化异常，及时就医。

8. 服用本品期间，如果需要手术，可能需要停药或推迟手术。

9. 服用本品期间，反应能力可能会受影响，避免驾驶车辆和操作危险性机器。避免饮酒。

10. 服用本品期间，避免暴晒在阳光下，会更容易晒伤。

11. 服用本品期间，可能会出现口干、恶心、呕吐、乳房肿胀、血压升高等常见不良反应。

12. 突然停止服用本品可能会出现戒断症状。

盐酸多塞平片

1. 本品是三环类抗抑郁药，口服用于治疗抑郁症及焦虑性神经症。

2. 对本品过敏者不得服用。

3. 近期有心肌梗死发作史、患有严重心脏病、癫痫、青光眼、尿潴留、甲状腺功能亢进、肝功能损害、谵妄、粒细胞减少者不能服用本品。

4. 近 14 天内服用过 MAOI 者不能服用本品。合用可能会发生危险的药物相互作用。

5. 不推荐孕妇使用本品。哺乳期妇女不得服用本品，或暂停哺乳。

6. 12 岁以下患者禁止服用本品。

7. 服用本品期间，如果出现自杀的想法或者情绪变得异常，及时就医。

8. 服用本品期间，如果是老年人或者心血管疾病患者，定期监测心电图。

9. 服用本品期间反应能力可能会受到影响，避免驾驶车辆和操作危险性机器。避免饮酒。

10. 服用本品期间，可能会出现恶心、呕吐、消化不良、视力变化、少尿或无尿、性欲减退或增加、血压升高等常见不良反应。

11. 突然停止服用本品可能会出现戒断症状。

盐酸氯米帕明片/注射液

1. 本品是三环类抗抑郁药，用于治疗各种抑郁状态，也常用于治疗强迫性神经症、恐怖性神经症。

2. 对本品过敏者不能使用。

3. 最近有心脏病发作不得使用本品。

4. 近 14 天内服用过 MAOI 者不得使用本品，可能会发生危险的药物相互作用。

5. 若近 5 周内服用过选择性 5-羟色胺再摄取抑制剂（SSRI）类抗抑郁药，如西酞普兰、艾司西酞普兰、氟西汀（百忧解）、氟伏沙明、帕罗西汀、舍曲林（左洛复）、曲唑酮或维拉唑酮，不能使用本品。

6. 不推荐孕妇使用本品。哺乳期妇女不得使用本品，或暂停哺乳。

7. 5 岁以下儿童不建议使用。

8. 使用本品期间，如果出现自杀的想法或者情绪变得异常，及时就医。

9. 使用本品期间，如果需要手术，可能需要停药或推迟手术。

10. 使用本品期间，精神状态可能会受到影响，避免驾驶车辆和操作危险性机器。避免饮酒。

11. 使用本品期间，可能会出现头晕、昏昏欲睡、出汗、食欲或体重变化、视力变化、少尿或无尿、性欲减退、阳痿等常见不良反应。

12. 突然停止使用本品可能会出戒断症状。

盐酸马普替林片

1. 本品是抗抑郁药，口服用于治疗重度抑郁症、抑郁性神经症、躁狂抑郁症或与抑郁症相关的焦虑。

2. 对本品过敏者不得服用。

3. 患有癫痫或最近发作过心脏病者不得服用本品。

4. 若近 14 天内服用过 MAOI（如异烟肼、利奈唑胺、亚甲蓝注射液、赛克力嗪、雷沙吉兰、司来吉兰），不可服用本品。

5. 双相情感障碍、闭角型青光眼、脑卒中史、心脏病或心律失常、肝肾功能障碍性疾病、甲状腺功能亢进患者，慎用本品。

6. 不推荐孕妇使用本品。哺乳期妇女暂停哺乳。

7. 18 岁以下患者禁止服用本品。

8. 服用本品期间，如果出现自杀的想法或者情绪变得异常，及时就医。

9. 服用本品期间，如果需要手术，可能需要停药或推迟手术。

10. 服用本品期间，在未了解本品的影响之前，建议避免开车和操作危险性机器。避免饮酒。

11. 突然停止服用本品可能会出现戒断症状。

盐酸帕罗西汀片

1. 本品（SSRI）是抗抑郁药，口服用于治疗抑郁症，包括重度抑郁症，也用于治疗惊恐障碍、强迫症（OCD）、焦虑障碍、创伤后应激障碍（PTSD）和经前情绪障碍（PMDD）。

2. 对本品过敏、正在服用匹莫齐特或硫利达嗪者不得服用本品。

3. 近 14 天内服用过 MAOI 者不得服用本品。两者至少间隔 14 天。

4. 癫痫、双相情感障碍、闭角型青光眼、脑卒中史、心脏病、高血压、肝肾功能疾病、出凝血障碍患者，慎用本品。

5. 如果在服药期间出现自杀的想法或者情绪变得异常，及时就医。

6. 不推荐孕妇使用本品。哺乳期妇女不得服用本品，或暂停哺乳。

7. 18 岁以下患者禁止服用本品。

8. 服用本品期间，在不清楚本品的影响之前，避免驾驶车辆及操作危险性机器。避免饮酒。

9. 服用本品期间，慎用非甾体抗炎药，二者合用可能更易导致淤伤或出血。

10. 服用本品期间，如果出现躁动、幻觉、肌肉僵硬、抽搐、协调性丧失、头晕、发热或刺痛感、恶心、呕吐、腹泻、发热、出汗、震颤、心率加速或癫痫（惊厥），及时就诊。

11. 突然停止服用本品可能会出现戒断症状。

草酸艾司西酞普兰片

1. 本品（SSRI）是抗抑郁药，口服用于治疗成人和 12 岁及以上青少年的重度抑郁症，也用于治疗成人焦虑症。

2. 对本品过敏、正在服用匹莫齐特者不能服用本品。

3. 近 14 天内服用过 MAOI（如异烟肼、利奈唑胺、亚甲蓝注射液、司来吉兰）者不能服用本品。

4. 不推荐孕妇使用本品。哺乳期妇女不能服用本品，或暂停哺乳。

5. 12 岁以下患者不能服用本品。

6. 每天同一时间服用本品。

7. 服用本品期间，在未了解本品的影响之前，避免驾驶车辆或操作危险性机器。避免饮酒。

8. 服用本品期间，如果出现自杀的想法或情绪变化异常，及时就医。

9. 服用本品期间，儿童应定期检查身高和体重是否增加。

10. 突然停止使用本品可能会出现戒断症状。

盐酸氟西汀片

1. 本品是抗抑郁药，口服用于治疗重度抑郁症、神经性贪食症（饮食障碍）、强迫症、惊恐障碍和经前情绪障碍（PMDD）。

2. 对本品过敏、正在服用匹莫齐特或硫利达嗪者不能服用本品。

3. 近 14 天内服用过 MAOI 者不能服用本品，可能会发生严重的药物相互作用。停用 MAOI 后至少等待 14 天再服用本品。

4. 停用本品 5 周后，才能服用硫利达嗪或匹莫齐特。

5. 如果在服用其他抗抑郁药（如文拉法辛、帕罗西汀等），告知医师。

6. 不推荐孕妇使用本品。哺乳期妇女不能服用本品，或暂停哺乳。

7. 严格按医嘱剂量服药，不能随意增减剂量。

8. 本品用于治疗强迫症时，如果连续用药 10 周未见症状改善，及时就医。

9. 服用本品期间，在不清楚本品的影响之前，避免驾驶车辆及从事危险活动。避免饮酒。

10. 服用本品期间，如果出现自杀的想法或情绪变化异常，及时就医。

11. 服用本品期间，如果出现过敏反应的迹象（荨麻疹、呼吸困难、面部或咽喉肿胀）或严重的皮肤反应（发热、喉痛、眼睛灼烧感、皮肤疼痛、红色或紫色皮疹起疱和剥落），及时就诊。

12. 服用本品期间，如果出现任何新的或恶化的症状，如更加抑郁、自杀想法加重、冲动、易怒、好斗等，及时就医。

13. 服用本品有 QT 间期延长或心律失常风险，需定期监测心电图。

14. 本品会降低血糖水平，停药后血糖水平会升高。服用本品期间，糖尿病患者应调整降血糖药物用量。

15. 本品可明显降低体重，需定期监测体重。

16. 突然停止服用本品可能会出现戒断症状。

马来酸氟伏沙明片

1. 本品是抗抑郁药，口服用于治疗抑郁症和强迫症。

2. 对本品过敏、正在服用替扎尼定、硫利达嗪、阿洛司琼、匹莫齐特者，不能服用本品。

3. 如果正在接受其他抗抑郁药治疗，如不可逆性 MAOI，需停用 2 周后，可逆性 MAOI（如吗氯贝胺）停用 1 天后，方可开始服用本品。

4. 近 14 天内服用过 MAOI 者不能服用本品。

5. 有肝脏疾病、肾脏疾病、心脏病、高血压史或脑卒中、出凝血障碍、癫痫、双相情感障碍（狂躁抑郁症）、血钠低等病史者慎用本品。

6. 不推荐孕妇使用本品。哺乳期妇女不能服用本品，或暂停哺乳。

7. 除用于治疗儿童强迫症外，18 岁以下患者不建议服用本品。

8. 严格按医嘱剂量服药，不能随意增减药品剂量。

9. 服用本品期间，如果出现自杀想法或情绪变化异常，及时就医。

10. 服用本品期间，如果出现 5-羟色胺综合征的症状（如躁动、幻觉、发热、出汗、颤抖、心率加快、肌肉僵硬、抽搐、协调性丧失、恶心、呕吐或腹泻），立即就诊。

11. 服用本品期间，思维或反应可能受影响。避免驾驶车辆或操作危险性机器。避免饮酒。

12. 本品用于治疗抑郁症时，通常在 1～2 周起效。用于狂躁症时，通常在 4～6 周起效。

盐酸舍曲林片

1. 本品（SSRI）是抗抑郁药，口服用于治疗抑郁症、强迫症、焦虑障碍（包括惊恐障碍和社交焦虑障碍）、创伤后应激障碍（PTSD）和经前情绪障碍（PMDD）。

2. 对本品过敏、正在服用匹莫齐特者不能服用。

3. 近 14 天内服用过 MAOI（如异烟肼、利奈唑胺、亚甲蓝注射液、赛克力嗪、雷沙吉兰、司来吉兰）者不能服用本品。

4. 不推荐孕妇使用本品。哺乳期妇女不能服用本品，或暂停哺乳。

5. 除用于治疗儿童强迫症外，本品不建议用于 18 岁以下患者。

6. 每天同一时间服用本品。

7. 服用本品期间，如果出现自杀的想法或者情绪变得异常，及时就医。

8. 服用本品期间，在未了解本品的影响之前，避免驾驶车辆或操纵危险性机器。避免饮酒。

9. 服用本品期间，可能会出现嗜睡或疲劳、失眠或焦虑、消化不良、恶心、腹泻、性欲减退等不良反应。

10. 如果出现 5-羟色胺综合征的症状（如躁动、幻觉、发热、出汗、颤抖、心率加快、肌肉僵硬、抽搐、协调性丧失、恶心、呕吐或腹泻），立即就诊。

11. 突然停止服用本品可能会出现戒断症状。

氢溴酸西酞普兰片

1. 本品（SSRI）是抗抑郁药，口服用于治疗成人和 12 岁及以上青少年的重度抑郁症，也用于治疗成人焦虑症。

2. 对本品过敏、正在服用匹莫齐特者不能服用本品。

3. 近 14 天内服用过 MAOI（如异烟肼、利奈唑胺、亚甲蓝注射液、司来吉兰）者不能服用本品。

4. 不推荐孕妇使用本品。哺乳期妇女不能服用本品，或暂停哺乳。

5. 每天在同一时间服用本品。

6. 服用本品期间，如果出现自杀的想法或者情绪变得异常，及时就医。

7. 服用本品期间，在不清楚本品的影响之前，避免驾驶车辆或操作危险性机器。避免饮酒。

8. 服用本品的儿童应定期检查身高和体重是否增加。

9. 突然停止服用本品可能会出现戒断症状。

米氮平片

1. 本品是抗抑郁药，口服用于治疗成人重度抑郁症。

2. 对本品过敏、正在服用色氨酸（左旋色氨酸）者不能服用本品。

3. 近 14 天内服用过 MAOI（利奈唑胺、亚甲蓝注射液、赛克力嗪、雷沙吉兰、司来吉兰）者不能服用本品。

4. 患有青光眼、肝脏或肾脏疾病、癫痫、抑郁（有自杀想法）、心脏问题或脑卒中、高胆固醇血症或高三酰甘油血症、长 QT 间期综合征者低血压，慎用本品。

5. 不推荐孕妇使用本品。哺乳期妇女不能服用本品，或暂停哺乳。

6. 18 岁以下患者禁止服用本品。

7. 每天在同一时间服用本品，通常在睡前服用。

8. 服用本品期间，如果出现自杀的想法或者情绪变得异常，及时就医。

9. 服用本品期间，在未了解本品的影响之前，避免驾驶车辆或操作危险性机器。避免饮酒。

10. 突然停止服用本品可能会出现戒断症状。

盐酸文拉法辛片/缓释片

1. 本品［选择性 5-羟色胺和去甲肾上腺素再摄取抑制剂（SSNRI）］是抗抑郁药，口服用于治疗重度抑郁症、焦虑症和惊恐障碍。

2. 对本品过敏、有不受控制的闭角型青光眼者不能服用本品。

3. 近 14 天内服用过 MAOI（如异烟肼、利奈唑胺、亚甲蓝注射液、司来吉兰）者不能服用本品。

4. 不推荐孕妇使用本品。哺乳期妇女暂停哺乳。

5. 18 岁以下患者禁止服用本品。

6. 本品应与食物同时服用。每天在同一时间服用。

7. 服用本品期间，如果出现自杀的想法或者情绪变化异常，及时就医。

8. 服用本品期间，在未了解本品的影响之前，避免驾驶车辆或操作危险性机器。避免饮酒。

9. 与非甾体抗炎药（如阿司匹林、布洛芬、萘普生、塞来昔布、双氯芬酸、吲哚美辛、美洛昔康等）合用可能会导致受伤或出血。

10. 突然停止服用本品可能会出现戒断症状。

阿戈美拉汀片

1. 本品是抗抑郁药，口服用于治疗成人抑郁症。

2. 对本品过敏者、乙肝病毒携带者或乙肝患者、丙肝病毒携带者或丙肝病毒患者、肝功能损害者不能服用本品。

3. 正在服用强效 CYP1A2 抑制剂（如氟伏沙明、环丙沙星）者不能服用本品。

4. 不推荐孕妇使用本品。哺乳期妇女不能服用本品，或暂停哺乳。

5. 本品不推荐用于 18 岁以下患者，安全性未知。

6. 服用本品期间，定期检查肝功能。

7. 服用本品期间，如果出现自杀想法或情绪变化异常，及时就医。

8. 服用本品期间，未了解本品的影响前，避免驾驶车辆及操作危险性机器。避免饮酒。

盐酸度洛西汀肠溶片

1. 本品（SSNRI）是抗抑郁药，口服用于治疗成人重度抑郁症。

2. 对本品过敏者不能服用。

3. 近 14 天内服用过 MAOI 者不能服用本品。

4. 兴奋剂药物、阿片类药物，或治疗抑郁症、精神疾病、帕金森病、偏头痛、严重感染，或预防恶心和呕吐的药物可能与本品产生相互作用，导致5-羟色胺综合征。

5. 不推荐孕妇使用本品。哺乳期妇女不能服用本品，或暂停哺乳。

6. 7 岁以下的儿童禁止服用本品。

7. 服用本品期间，如果出现自杀的想法或者情绪变化异常，及时就医。

8. 服用本品期间，需要定期监测血压，以保证血压处于正常值。

9. 服用本品期间，避免从坐着或者躺着的状态快速起身，否则可能会影响血压导致头晕。

10. 服用本品期间，在未了解本品的影响之前，建议避免驾驶车辆或操作危险性机器。避免饮酒。

11. 服用本品期间，如果出现药物过敏迹象（皮疹、荨麻疹、呼吸困难及咽喉、面部、舌肿胀等），及时就诊。

12. 突然停止服用本品可能会出现戒断症状。

吗氯贝胺片

1. 本品是 MAOI 类抗抑郁药，口服用于治疗抑郁症。

2. 对本品过敏、意识障碍或嗜铬细胞瘤患者不能服用本品。

3. 近 14 天内使用过 MAOI 者不能服用本品。合用会有出现高血压危象的风险。两者至少间隔14 天。

4. 与哌替啶、曲马多或右美沙芬合用可出现严重不良反应，停用本品至少 14 天，才能使用上述药品。

5. 肝功能不全者可能需要调整服用剂量。

6. 不推荐孕妇使用本品。哺乳期妇女不能服用本品，或暂停哺乳。

7. 餐后服用本品。服用本品期间，不能食用富含酪胺的食物，如奶酪、酵母提取物、发酵的大豆类制品。

8. 服用本品期间，避免从坐着或者躺着的状态快速起身。本品会影响血压而导致头晕。

9. 服用本品期间，如果出现自杀的想法或者情绪变化异常，及时就医。

10. 服用本品期间，可能会出现视物模糊、嗜睡等情况，避免驾驶车辆和操作危险性机器。

11. 服用本品期间，可能会出现睡眠障碍、头晕、头痛、口干、恶心、出汗、心悸、意识模糊等常见不良反应。

12. 突然停止服用本品可能会出现戒断症状。

盐酸米安色林片

1. 本品是非三环类抗抑郁药，口服用于治疗各型抑郁症，能解除患者的抑郁症状。

2. 对本品过敏者不能服用。

3. 本品可能会加重狂躁症或导致自杀的想法。

4. 不推荐孕妇使用本品。哺乳期妇女不能服用本品，或暂停哺乳。

5. 睡前服用有助于减少对睡眠的影响。

6. 本品大剂量服用时可能会出现过度镇静作用。开始服用本品初期，可能会出现嗜睡症状，适应一段时间即可恢复。

7. 服用本品期间，当坐着或者躺着时，避免快速起身，本品可致直立性低血压，快速起身时可能会出现头晕。

8. 服用本品期间，在未了解本品的影响之前，驾驶车辆或操作机器等。避免饮酒。

9. 服用本品期间，本品可能会抑制免疫功能。如果出现发热、咽痛、口角炎或其他感染症状，立即就诊。

10. 突然停止服用本品可能会出现戒断症状。

盐酸米那普仑片

1. 本品是抗抑郁药，口服用于治疗抑郁症。

2. 对本品过敏者不能服用。

3. 患有双相情感障碍者不能服用本品。服用本品后，容易出现狂躁发作。

4. 有排尿困难（通常由前列腺增生或其他泌尿生殖功能紊乱引起）者不能服用本品。

5. 肾功能不全者可能需要调整药物剂量。

6. 不推荐孕妇使用本品。哺乳期妇女不能服用本品，或暂停哺乳。

7. 过量服用可能会出现呼吸困难或者呼吸暂停。

8. 服用本品期间，老年患者容易出现低钠血症。

9. 服用本品期间，需定期检查血压、心率、血常规。

10. 服用本品期间，可能会出现嗜睡、眩晕等症状，避免驾驶车辆和操作危险性机器。避免饮酒。

11. 服用本品期间，可能会出现眩晕、出汗、焦虑、发热、排尿困难等常见不良反应。

12. 突然停止服用本品可能会出现戒断症状。

盐酸曲唑酮片

1. 本品（5-羟色胺受体拮抗剂和 SSRI）是抗抑郁药，口服用于治疗重度抑郁症。

2. 对本品过敏者不能服用。

3. 近 14 天内使用过 MAOI 者不能服用本品，可能会发生危险的药物相互作用。停止服用本品后，必须等待至少 14 天才能开始服用 MAOI。

4. 兴奋剂药物、阿片类药物，或治疗抑郁症、精神疾病、帕金森病、偏头痛、严重感染或预防恶心和呕吐的药物可能会与本品相互作用，导致严重的 5-羟色胺综合征。

5. 不推荐孕妇使用本品。哺乳期妇女不能服用本品，或暂停哺乳。

6. 本品禁止用于儿童。

7. 餐后口服本品。

8. 服用本品期间，如果出现自杀想法或情绪变化异常，及时就医。

9. 服用本品期间，当坐着或躺着时，避免快速起身，否则可能会感到头晕。

10. 服用本品期间，在未了解本品的影响之前，避免驾驶车辆或操作危险性机器。避免饮酒。

11. 突然停止服用本品可能会出现戒断症状。

12. 停止服用本品，如果出现阴茎勃起疼痛或持续 6 小时或更长时间，立即就诊。

甲磺酸瑞波西汀片

1. 本品［选择性去甲肾上腺素（NE）再摄取抑制剂］是抗抑郁药，口服主要用于治疗成人抑郁症。

2. 对本品过敏者不能服用。

3. 患有排尿困难者（通常由前列腺增生或其他泌尿生殖功能紊乱引起）者不能服用本品。

4. 肝肾功能不全、青光眼、低血压、心脏病、有惊厥史、狂躁症史、有心血管事件意外史的患者，不能服用本品。

5. 近 14 天内服用过 MAOI 者不能服用本品，可能会发生危险的药物相互作用。停止服用本品后，必须等待至少 14 天才能开始服用 MAOI。

6. 不推荐孕妇使用本品。哺乳期妇女不能服用本品，或暂停哺乳。

7. 服用本品期间，如果出现自杀的想法或情绪异常，及时就医。

8. 服用本品期间，在未了解药物的影响之前，避免驾驶车辆或操作危险性机器。避免饮酒。

9. 服用本品期间，当坐着或躺着时，避免快速起身，否则可能会感到头晕。

10. 突然停止服用本品可能会出现戒断症状。

噻奈普汀钠片

1. 本品是抗抑郁药，口服用于治疗抑郁发作。

2. 对本品过敏者不能服用。

3. 近 14 天内服用过 MAOI 者不能使用本品，可能会发生危险的药物相互作用。

4. 如果已经妊娠，不能服用本品。哺乳期妇女不能服用本品，或暂停哺乳。

5. 15 岁以下患者禁止服用本品。

6. 服用本品期间，如果出现自杀的想法或情绪异常，立即就医。

7. 服用本品期间，如果需要进行全身麻醉，手术前可能需要停药至少 24～48 小时。

8. 服用本品期间，避免驾驶车辆和操作危险性机器。避免饮酒和饮用酒精饮料。

9. 突然停止使用本品可能会出现戒断症状。

二、用于儿童注意缺陷障碍伴多动症和益智的精神兴奋药

石杉碱甲片

1. 本品（可逆性胆碱酯酶抑制剂）是抗老年痴呆药，口服用于治疗良性记忆障碍，能改善痴呆患者和脑器质性病变引起的记忆障碍。

2. 对本品过敏、癫痫、肾功能不全、机械性肠梗阻、心绞痛者不能服用本品。

3. 心动过缓、支气管哮喘患者慎用。

4. 不推荐孕妇使用本品。哺乳期妇女不能服用本品，或暂停哺乳。

5. 服用本品期间，可能会出现恶心、呕吐、腹

泻、头晕、口渴、便秘等常见不良反应。

盐酸甲氯芬酯口服制剂

1. 本品是中枢兴奋药，口服用于治疗外伤性昏迷、酒精中毒、新生儿缺氧症、儿童遗尿症。

2. 对本品过敏、精神过度兴奋、锥体外系症状者不能服用本品。

3. 高血压患者慎用本品，本品可能会影响血压水平。

4. 不推荐孕妇使用本品。哺乳期妇女不能服用本品，或暂停哺乳。

枸橼酸咖啡因注射液

1. 本品是中枢兴奋药，经静脉给药用于新生儿呼吸暂停（呼吸问题）的短期治疗。

2. 对本品过敏者不能使用。

3. 本品应在配备适当监测和监护设备的新生儿重症监护病房内使用。

4. 在 25℃和 2～8℃条件下稀释后溶液的理化特性可保持 24 小时。

盐酸哌甲酯片/缓释片/控释片

1. 本品是中枢兴奋药，口服用于治疗注意缺陷障碍（ADD）、注意缺陷多动障碍（ADHD）和嗜睡症。

2. 对本品过敏、青光眼、激动性抑郁症、过度兴奋症状者不能服用本品。

3. 近 14 天内使用过 MAOI 者不能服用本品。

4. 有酒精或药物滥用史者慎用本品，本品有成瘾性。

5. 不推荐孕妇使用本品。哺乳期妇女不能服用本品，或暂停哺乳。

6. 不要将本品用于 6 岁以下儿童。

7. 服用本品期间，如果出现手指或足趾麻木、疼痛或变色，及时就诊。

8. 服用本品期间，思维和反应能力可能受影响，避免驾驶车辆或从事危险性活动。避免饮酒。

9. 服用本品期间，如果需要接受手术，可能需要停药一段时间。

10. 长期服用本品，可能需要定期检查心血管情况。

11. 服用本品期间，可能会出现头痛、心率加快、失眠、口干、恶心、出汗等常见不良反应。如果出现胸痛、呼吸困难、癫痫发作、肌肉抽搐等，及时就诊。

注射用盐酸哌甲酯

1. 本品用于消除催眠药引起的嗜睡、倦怠及呼吸抑制作用，如巴比妥类、水合氯醛等中枢抑制药过量引起的昏迷。

2. 对本品过敏者不能使用。

3. 青光眼、激动性抑郁症、过度兴奋症状患者不能使用。

4. 本品可皮下注射、肌内注射或静脉注射给药。

5. 如果已经妊娠，不能使用本品。哺乳期妇女接受本品注射后暂停哺乳。

6. 如果年龄在 6 岁以下，不能使用本品。

7. 接受本品注射后，避免驾驶车辆及从事危险性活动。避免饮酒。

8. 参见盐酸哌甲酯片。

盐酸托莫西汀胶囊

1. 本品（选择性去甲肾上腺素再摄取抑制剂）是治疗注意缺陷障碍和注意缺陷多动障碍的药物，口服用于治疗儿童及青少年的注意缺陷障碍和注意缺陷多动障碍。

2. 对本品过敏者不能服用。

3. 近 14 天内服用过 MAOI 者不能服用本品。

4. 严重的心血管疾病、嗜铬细胞瘤、闭角型青光眼患者不能服用本品。

5. 有精神病史（包括自杀、双相情感障碍、抑郁症）者不能服用本品。本品可能会诱发狂躁发作。

6. 与抗高血压药合用能改变血压水平。

7. 如果已经妊娠，不能服用本品。哺乳期妇女不能服用本品，或暂停哺乳。

8. 服用本品期间，如果出现自杀想法或者情绪异常行为，及时就医。

9. 服用本品期间，可能需要定期检测肝功能，如果出现损害，可能需要停药。

10. 服用本品期间，需要定期检查血压和心电图。本品能影响血压和心率。

11. 服用本品期间，可能会出现焦虑、惊恐发作、失眠、易激怒、攻击行为、冲动、静坐不能（精神运动性不安）、轻躁狂和躁狂。

12. 儿童在成人的监护下服用。

三、精神安定药和精神兴奋药的复方制剂

氟哌噻吨美利曲辛片

1. 本品是抗抑郁药，为复方制剂，由氟哌噻吨和美利曲辛组成，用于治疗轻、中度抑郁症和焦虑症。

2. 对本品过敏、肾上腺嗜铬细胞瘤、闭角型青光眼、循环衰竭性疾病或处于昏迷、血液恶病质状态者不能服用本品。

3. 近 14 天内服用过 MAOI 者不能服用本品。

联合使用可能会出现 5-羟色胺综合征。

4. 如果已经妊娠，不能服用本品。哺乳期妇女不能服用本品，或暂停哺乳。

5. 服用本品期间，如果出现自杀想法或者情绪异常行为，及时就医。

6. 服用本品期间，糖尿病患者可能需要监测血糖变化以调整治疗糖尿病的药品剂量。

7. 服用本品期间，如果需要进行外科手术，可能需要在手术前停药几天。

8. 服用本品期间，注意力和反应能力可能会降低，避免驾驶车辆或者操作危险性机器。避免饮酒。

9. 长期服用本品，需要定期评估心理和精神状态，以及定期监测血细胞计数和肝功能。

10 突然停止服用本品可能会出现戒断症状。

四、抗痴呆药

盐酸多奈哌齐片/口崩片

1. 本品是抗老年痴呆药，口服用于轻度、中度或重度阿尔茨海默病症状的治疗。本品不能治愈阿尔茨海默病，只能改善精神功能。

2. 对本品过敏者不能服用。

3. 心律失常、胃溃疡、有排尿问题、哮喘或其他呼吸障碍、肝脏或肾脏疾病、有癫痫史的患者慎用本品。

4. 不推荐孕妇使用本品。哺乳期妇女不能服用本品，或暂停哺乳。

5. 服用本品期间，如果需要手术或者牙科治疗时，可能需要停药一段时间。

6. 服用本品期间，精神状态可能受影响，建议避免驾驶车辆或者从事其他危险活动。

7. 服用本品期间，可能会出现恶心、呕吐、腹泻、食欲缺乏、肌肉疼痛等不良反应。

氢溴酸加兰他敏片

1. 本品是抗老年痴呆药，能改善大脑神经细胞的功能，口服用于治疗轻度到中度阿尔茨海默病。

2. 对本品过敏者不能服用。

3. 本品为胆碱酯酶抑制剂，如果处于麻醉状态，禁止服用本品。

4. 心绞痛及心动过缓、严重哮喘或肺功能障碍、重度肝脏损害、重度肾损害、机械性肠梗阻、尿路梗阻、癫痫、胃溃疡或有出血史的患者不能服用本品。

5. 不推荐孕妇使用本品。哺乳期妇女不能服用本品，或暂停哺乳。

6. 本品宜随餐服用。服用本品期间，多饮水，以防止服药期间脱水。

7. 服用本品期间，如果需要手术，可能需要停药一段时间。

8. 服用本品期间，思维或反应可能会受到影响，避免驾驶车辆和操作危险性机器。

氢溴酸加兰他敏注射液

1. 本品肌内或皮下注射用于治疗重症肌无力、脊髓灰质炎后遗症、由神经系统疾病或外伤所引起的感觉及运动障碍、多发性神经炎及脊神经炎和拮抗氯化筒箭毒碱及类似药物的非去极化肌松作用。

2. 参见氢溴酸加兰他敏片。

重酒石酸卡巴拉汀胶囊

1. 本品是抗老年痴呆药，口服用于治疗由阿尔茨海默病或帕金森病引起的轻度到中度痴呆症。

2. 对本品过敏、严重肝功能损害者不能服用本品。

3. 溃疡性疾病、尿路梗阻、肝肾功能异常、哮喘、慢性阻塞性肺疾病患者慎用本品。本品可能会加重这些疾病。

4. 不推荐孕妇使用本品。哺乳期妇女不能服用本品，或暂停哺乳。

5. 本品宜与食物同服。

6. 服用本品初期，可能会出现胃肠道反应，如恶心、呕吐和腹泻。

7. 服用本品期间，密切关注体重变化。本品可能会引起体重降低。如果体重变化比较大，可能需要调整剂量。

8. 服用本品期间，如果出汗比平时多，及时告知医师。在服用本品时，很容易脱水。

9. 服用本品期间，避免驾驶车辆及操作危险机器。

盐酸美金刚片/口服液

1. 本品是抗老年痴呆药，口服用来治疗中度到重度的阿尔茨海默病。

2. 对本品过敏者不能服用本品。

3. 癫痫或其他癫痫性疾病、肝肾疾病、排尿困难患者服用本品可能会加重疾病。

4. 与金刚烷胺、氯胺酮或含右美沙芬的止咳药合用会增加本品的不良反应。

5. 不推荐孕妇使用本品。哺乳期妇女不能服用本品，或暂停哺乳。

6. 不推荐用于 18 岁以下患者。

7. 服用本品期间，避免驾驶车辆或操作危险性机器。

8. 如果出现荨麻疹、呼吸困难、面部、唇、咽喉肿胀等过敏反应，及时就诊。

9. 服用本品期间，可能会出现腹泻、头痛、头晕、视物模糊、癫痫、异常情绪变化等不良反应。

利斯的明透皮贴剂

1. 本品是抗老年痴呆药，经皮肤给药。用于治疗轻中度阿尔茨海默病。

2. 对本品过敏者不能使用本品。

3. 用药期间若出现贴剂部位过敏性接触性皮炎，不得再使用。

4. 如果已经妊娠，不能使用本品。哺乳期妇女不能使用本品，或暂停哺乳。

5. 将本品贴于上背或下背、上臂或胸部清洁、干燥、无毛、无破损的皮肤处。

6. 不推荐选择大腿或腹部应用本品，会降低本品的生物利用度。

7. 建议每日更换用药部位以避免潜在风险。

8. 本贴剂不允许切割后使用。

9. 贴剂不应长期暴露于任何外部热源（如过度日晒、日光浴）。

10. 移除透皮贴剂后，建议用肥皂清洗双手。若使用后接触到眼睛或眼睛变红，应马上以大量清水冲洗。

11. 在14天内建议不要在同一部位的皮肤再次用药，以最大限度地降低皮肤刺激性的潜在风险。

甘露特钠胶囊

1. 本品是抗老年痴呆药，用于治疗轻度至中度阿尔茨海默病，以改善患者认知功能。

2. 接受本品治疗期间，有极少数患者出现心血管异常。

3. 接受本品治疗期间，有少数患者出现头晕、嗜睡、肌无力，可能会影响驾驶车辆及操作危险性机器的能力。

4. 本品具有一定免疫调节能力及重塑消化道菌群能力，如正在服用免疫调节剂或影响消化道菌群的药物，需告知医师，以免影响治疗效果。

第七节　其他神经系统药物

一、拟副交感神经药

甲硫酸新斯的明注射液

1. 本品用于治疗尿潴留、重症肌无力。

2. 对本品过敏、心绞痛、支气管哮喘、机械性肠梗阻及尿路梗阻者不能使用本品。

3. 甲状腺功能亢进或帕金森病患者慎用本品。

4. 孕妇不能使用本品。哺乳期妇女使用本品后，应暂停哺乳。

溴吡斯的明片

1. 本品口服用于治疗重症肌无力、手术后功能性肠胀气及尿潴留。

2. 对本品过敏或患有心绞痛、支气管哮喘、机械性肠梗阻及尿路梗阻者不能服用本品。

3. 不推荐孕妇使用本品。哺乳期妇女不能服用本品，或暂停哺乳。

4. 随餐服用本品，以减少对胃的刺激。

5. 服用本品期间，可能会出现胃痛、恶心、呕吐、腹泻、出汗、唾液分泌增加、咳嗽等常见不良反应。

溴新斯的明片

1. 本品是可逆性抗胆碱酯酶药，口服用于治疗重症肌无力、手术后功能性肠胀气及尿潴留。

2. 参见溴吡斯的明片。

二、用于成瘾疾病的药物

盐酸美沙酮片/口服溶液

1. 本品是阿片受体激动剂，口服用于慢性、中度至重度剧烈疼痛和剧烈咳嗽患者，主要用于癌症患者镇痛。

2. 对本品过敏、严重的哮喘或呼吸系统疾病或肠梗阻者不能服用本品。

3. 不推荐孕妇使用本品。哺乳期妇女不能服用本品，或暂停哺乳。

4. 本品具有成瘾性，过量服用有致死风险。

5. 建议将用药情况记录下来，避免滥用或使用不当。

6. 本品可能导致危及生命的心律失常。如果有头痛、胸痛和严重的头晕、心率加速或心脏剧烈跳动，立即就医。

7. 服用本品期间需要定期检查心脏功能。

8. 服用本品期间可出现严重便秘。

9. 服用本品期间，呼吸会减缓或受到抑制。如果出现呼吸缓慢，长时间停顿，唇发青或者很难醒来，及时就诊。

10. 服用本品期间避免饮酒。饮酒可能会有致命的危险。

11. 服用本品期间避免驾驶车辆或操作危险

性机器。

12. 服用本品期间，如果忘记服药，口服本品用于镇痛，尽快服用，间隔8~12小时再服下次即可。如果用于治疗毒瘾，在第2天正常时间服用即可，不要补服。

13. 不能突然停止服用本品。在医师的指导下安全停药。

盐酸纳曲酮片

1. 本品是阿片受体拮抗剂，口服作为阿片类成瘾者脱毒后预防复吸的辅助药物及用于酒精中毒的治疗。

2. 对本品过敏者不能服用。

3. 近7~14天使用过阿片类药物（如芬太尼、吗啡、羟考酮）、丁丙诺啡、美沙酮等药物者不能服用本品，可能会出现阿片类药物戒断症状（戒断症状有打哈欠、出汗、发热、胃痛、呕吐、腹泻、流泪、流涕、起鸡皮疙瘩、身体疼痛、颤抖、肌肉抽搐、睡眠困难、感到不安或焦虑）。

4. 近7~14天服用过任何治疗感冒、咳嗽、腹泻或疼痛的药物者慎用本品。

5. 严重的肝功能疾病患者不能服用本品。

6. 对阿片类药物上瘾或出现阿片类药物成瘾的戒断症状者不能服用本品。

7. 不推荐孕妇使用本品。哺乳期妇女不能服用本品，或暂停哺乳。

8. 服用本品期间，禁止服用阿片类药物、吗啡类毒品或其他毒品。

9. 服用本品期间，定期检查肝功能。

10. 服用本品期间，不建议驾驶车辆或操作危险性机器。避免饮酒。

三、抗眩晕药

倍他司汀口服制剂

1. 本品是抗眩晕药，口服用于治疗梅尼埃病、梅尼埃综合征、眩晕症所伴发的眩晕、头晕。

2. 对本品过敏、嗜铬细胞瘤（一种非常罕见的肾上腺肿瘤）患者不能服用本品。

3. 消化性溃疡、哮喘患者最好在医师的监护下服用本品。

4. 如果最近服用抗组胺药物、MAOI，可能需要调整服用本品的剂量。

5. 如果已经妊娠，不能服用本品。哺乳期妇女不能服用本品，或暂停哺乳。

6. 18岁以下患者不建议服用本品。

7. 严格按医嘱服用，如果忘记服药，尽快服用。如果已快到下一剂的时间，则服用常规剂量即可，不要用双倍剂量来弥补。

8. 服用本品期间，如果出现喘息、呼吸困难、眼睑、面部或唇肿胀、皮疹或瘙痒（特别是影响全身），及时就诊。

盐酸倍他司汀注射液

1. 本品静脉滴注用于内耳眩晕症，亦可用于脑动脉硬化、缺血性脑血管疾病及高血压所致体位性眩晕、耳鸣。

2. 有消化性溃疡史或活动性消化性溃疡、支气管哮喘、肾上腺髓质瘤患者慎用本品。

3. 使用本品治疗过程中如果出现发热的情况，及时告知医师，防止出现不良后果。

4. 本品18岁以下患者禁用。

5. 参见倍他司汀口服制剂。

盐酸地芬尼多片

1. 本品是抗眩晕及镇吐药，口服用于减轻或预防由多种原因引起的恶心、呕吐和头晕，如乘车、船、机时的晕动病。

2. 对本品过敏者不能服用。

3. 患有青光眼、胃溃疡、肠梗阻、尿路梗阻及窦性心动过速者慎用本品。

4. 肾功能不全患者不能服用本品。

5. 与镇静药或者催眠药合用能增加中枢神经系统抑制作用。

6. 不推荐孕妇使用本品。哺乳期妇女不能服用本品，或暂停哺乳。

7. 6个月以内婴儿禁止服用本品。儿童在成人监护下服用。

8. 为了减轻胃肠道刺激，可以同食物或者牛奶一起服用本品。

9. 用于预防如乘车、船、机时的晕动病时，在出发前30分钟服用本品。

10. 服用本品期间，可能会出现视物模糊、头晕、嗜睡等情况，避免驾驶车辆或者从事高危活动。避免饮酒。

盐酸氟桂利嗪片

1. 本品是钙通道阻滞剂，口服用于治疗由椎基底动脉供血不足引起的眩晕，也用于特发性耳鸣、间歇性跛行、脑动脉硬化、脑梗死恢复期及预防偏头痛。

2. 对本品过敏、有抑郁症史、患急性脑出血性疾病者不能服用本品。

3. 不推荐孕妇使用本品。哺乳期妇女不能服用本品，或暂停哺乳。

4. 严格按医嘱服用本品，如果维持剂量达不到效果，可能需要停药。

5. 长期服用本品期间如果出现锥体外系症状，立即就诊。

6. 服用本品期间，如果出现疲惫症状，且情况较为严重，可能需要减量或者停药。

7. 服用本品期间避免驾驶车辆及操作危险性机器。

四、其他神经系统药物

胞磷胆碱钠片/注射液

1. 本品是大脑代谢激活剂，具有促进大脑功能恢复的作用，口服用于治疗颅脑损伤或脑血管意外所引起的神经系统的后遗症。注射液静脉滴注用于治疗急性颅脑外伤和脑手术后意识障碍。

2. 对本品过敏者不能使用。

3. 孕妇慎用本品。哺乳期妇女慎用本品，或暂停哺乳。

4. 脑出血急性期不宜大剂量使用本品。

吡拉西坦口服制剂/注射剂

1. 本品是脑代谢改善药，用于治疗急慢性脑血管病、脑外伤、各种中毒性脑病等多种原因所致的记忆减退及轻、中度脑功能障碍，也可用于治疗儿童智力发育迟缓。

2. 对本品过敏、严重的肾功能损害疾病、亨廷顿病患者不能使用本品。

3. 患有轻微肝肾功能不全者可能需要减少本品剂量。

4. 如果正在服用甲状腺提取物或甲状腺素、抗凝药如华法林钠及香豆素类、低剂量的阿司匹林，可能需要谨慎使用本品。

5. 不推荐孕妇使用本品。哺乳期妇女不能使用本品，或暂停哺乳。

6. 新生儿、早产儿禁止使用本品。

7. 本品可能导致恶心、腹部不适、食欲缺乏、腹胀、腹痛等症状，症状的轻重与用药剂量有关。

8. 使用本品期间可出现中枢神经系统不良反应，如兴奋、易激动、头晕、头痛和失眠等，停药后症状消失。

9. 使用本品期间，可能会出现轻度肝功能损害，表现为轻度氨基转移酶升高，与药物剂量无关。

丁苯酞软胶囊

1. 本品是抗脑缺血药，口服用于治疗轻中度急性缺血性脑卒中。

2. 对本品过敏、严重出血倾向者不能服用本品。

3. 患有肝肾功能不全、精神病、出血性脑卒中者，慎用本品。

4. 不推荐孕妇使用本品。哺乳期妇女不能服用本品，或暂停哺乳。

5. 本品不用于儿童。

6. 食物影响本品的吸收，餐前口服本品。

7. 服用本品期间，可能会出现氨基转移酶一过性升高，停药后可消失。

丁苯酞氯化钠注射液

1. 本品静脉滴注用于急性缺血性脑卒中患者神经功能缺损的改善。

2. 因 PVC 输液器对丁苯酞有明显的吸附作用，故输注本品时仅允许使用 PE 或聚丙烯弹性体输液器。

3. 参见丁苯酞软胶囊。

谷维素片

1. 本品是神经功能失调、内分泌平衡障碍调节药，口服用于神经官能症、经前期综合征、更年期综合征的镇静助眠。

2. 对本品过敏者不能服用。

3. 如果服用本品 7 天症状仍未缓解，及时告知医师。

4. 儿童需要在成人的监护下服用。

5. 服用本品期间，可能会出现胃部不适、恶心、呕吐、口干、皮疹、乳房肿胀、油脂分泌过多、体重增加等不良反应，停药后不良反应均可消失。

环轮宁注射液

1. 本品是麻醉期间控制性降压药，静脉注射适用于如动脉导管未闭结扎术、脑膜瘤切除术的控制性降压、小儿麻醉期间控制性降压等。

2. 对本品过敏、患有重症肌无力者不能使用本品。

3. 如果血容量过低，应将血容量补充至正常后开始使用本品。

4. 如果已经妊娠，不能使用本品。哺乳期妇女接受本品治疗期间应暂停哺乳。

5. 接受本品注射期间，如果出现血压过低，可静脉注射麻黄碱、间羟胺、多巴胺或 50% 葡萄糖注射溶液升压。

利鲁唑片

1. 本品口服用于治疗肌萎缩侧索硬化（ALS），其也被称为葛雷克病。

2. 对本品过敏、肝功能异常或者氨基转移酶水平异常者不要服用本品。

3. 不推荐孕妇使用本品。哺乳期妇女不能服用本品，或暂停哺乳。

4. 18 岁以下患者禁止使用本品。

5. 在餐前 1 小时或餐后 2 小时服用本品。

6. 服用本品期间，如果出现眩晕或头晕，避免驾驶车辆及操作危险性机器。

7. 服用本品期间，定期检查肝功能和白细胞计数。

诺西那生钠注射液

1. 本品用于治疗脊髓性肌萎缩症。

2. 对本品过敏者禁用。

3. 本品经吸入注射器后，不得超过 6 小时，否则必须丢弃，不得使用。

4. 本品如负荷剂量延迟或漏用，应尽快给予本品，两次给药时间至少间隔 14 天。后继续按规定频率给药。维持剂量延迟或漏用，应尽快给予本品，并继续每 4 个月给药一次。

5. 接受本品治疗前，要进行血小板计数及凝血参数检查。

6. 孕妇不得使用本品。哺乳期妇女使用本品时应停止哺乳。

7. 本品常见的不良反应：注射部位疼痛、恶心、呕吐、便秘、感冒症状（如鼻塞、咽痛、打喷嚏）。

氨吡啶缓释片

1. 本品是钾通道阻滞剂，用于改善患有多发性硬化的成人的行走能力。

2. 对本品过敏、中重度肾功能不全、癫痫患者禁用。

3. 本品可增加癫痫发作的风险，遵医嘱服用本品，不得超量服用。

4. 孕妇慎用。哺乳期妇女使用本品时应停止哺乳。

5. 服用本品期间，如出现小便疼痛或灼热感，身体出现麻木、灼痛或刺痛感觉，平衡出现问题，立即停止服用并就医。

6. 本品常见的不良反应有头痛、头晕、困倦、失眠、恶心、便秘、胃部不适、鼻塞、鼻窦痛、咽痛、背痛等。

天麻素片/注射液

1. 本品是大脑皮质兴奋与抑制调节药，口服用于神经衰弱、头痛、偏头痛等症状的治疗。

2. 对本品过敏者不能服用。

3. 孕妇禁用。哺乳期妇女如使用，应暂停哺乳。

4. 本品具有中枢抑制作用，服用本品期间，不建议过度饮酒。

5. 本品具有中枢抑制作用，如果出现疲乏、困倦等症状，避免驾驶车辆及操作危险性机器。

第十一章　抗寄生虫药、杀虫剂和驱虫剂

第一节　抗原虫药

一、治疗阿米巴病和其他原虫病药

双碘喹啉片

1. 本品是抗阿米巴虫药，口服用于治疗轻型或无明显症状的阿米巴痢疾。

2. 对本品或碘过敏或患有甲状腺肿大、严重肝肾疾病者不能服用本品。

3. 如果已经妊娠，不能服用本品。哺乳期妇女不能服用本品，或暂停哺乳。

4. 本品可使蛋白结合碘的水平增高，干扰甲状腺功能检查项。做相关检查前，可能需要停药一段时间。

5. 服用本品期间，可能会出现恶心、呕吐、腹泻等常见不良反应，一般出现在治疗初期，几天后可自行消失。

磷酸伯氨喹片

1. 本品是抗疟疾药，口服可用于预防疟疾、控制疟疾传播及根治间日疟。

2. 对本品过敏或患有自身免疫性疾病，如红斑狼疮或类风湿关节炎者不能服用本品。

3. 如果正在使用米帕林（抗疟疾药），不能服用本品。

4. 女性在停止服用本品后，继续做好避孕措施，直到至少有一次月经。男性在停用本品后，至少3个月要做好避孕措施。

5. 如果已经妊娠，禁止服用本品。哺乳期妇女不能服用本品，或暂停哺乳。

6. 本品可能会影响视力跟反应能力，服用本品期间避免驾驶车辆及从事高危险活动。

7. 停用本品后出现发热、深色尿、皮肤苍白或者发黄等不良反应，及时就诊。

蒿甲醚片

1. 本品是抗疟疾药，口服用于治疗各类疟疾，包括抗氯喹恶性疟（如恶性疟和间日疟）。本品只用于治疗疟疾，不能用来预防疟疾。

2. 对本品过敏者不能服用。

3. 若正在服用卡马西平、苯妥英钠或利福平，

不能服用本品。

4. 不推荐孕妇使用本品。哺乳期妇女不能服用本品，或暂停哺乳。

5. 本品会降低激素类避孕药的避孕效果，服用本品期间，应使用非激素类方式避孕（如避孕套）。

硫酸奎宁片

1. 本品是抗疟疾药，口服用于治疗由寄生虫引起的简单疟疾。本品不用于预防疟疾，也不用于治疗严重的疟疾。

2. 对本品过敏、长QT间期综合征、葡萄糖-6-磷酸脱氢酶缺乏症、重症肌无力、视神经炎等疾病患者不能服用本品。

3. 使用本品曾出现过严重不良反应（如出血或者肾脏疾病）者不能使用本品。

4. 不推荐孕妇使用本品。哺乳期妇女不能服用本品，或暂停哺乳。

5. 本品不用于16岁以下患者。

6. 如果在治疗2天后，仍然没有效果或者治疗好后又复发，及时就诊。

7. 如果需要手术或其他医学检查，可能需要停药一段时间。

8. 服用药品期间，避免使用抗酸药。

9. 不要将本品同其他抗疟疾药一同使用。

10. 用药期间避免驾驶车辆及操作危险性机器。

11. 用药期间，如果出现发热、发冷、身体疼痛、流感症状，口腔或喉部疼痛或容易出血、皮疹、视力及听力出现障碍等，停止服药，及时就诊。

磷酸氯喹片/注射液

1. 本品是抗疟疾药，用于预防和治疗疟疾（如恶性疟、间日疟及三日疟），也用于治疗肠外阿米巴病。

2. 对本品过敏者肝、肾功能不全及心脏病患者不能使用本品。

3. 有视力改变或视网膜损伤史者不能使用本品。本品可能会对视网膜造成不可逆转的损害。

4. 如果正在使用促胃肠动力药（如西沙必利），不要使用本品。

5. 不推荐孕妇使用本品。哺乳期妇女不能使用本品，或暂停哺乳。

6. 本品可能会严重影响心脏。如果在用药期间

出现心率加速或心脏剧烈跳动或是突然的头晕，及时就诊。

7. 如果出现视物模糊、对焦困难、视力扭曲、盲点、阅读困难、视物模糊或混浊、对光敏感增加等症状，立即停药，及时就诊。

8. 如果是预防疟疾，在进入疟疾流行区前 2 周开始服用本品。通常每周在同一天服用一次，至少连续服用 8 周。

9. 使用本品期间，定期体检和进行视力检查。

10. 本品会影响视力和反应能力，用药期间避免驾驶车辆和操作危险性机器。

11. 使用本品前 4 小时或者服用后 4 小时，不能使用抗酸药。

12. 使用本品期间出现过敏反应，立即停药，严重时马上就诊。

13. 注射液不适合肌内注射，尤其对于儿童，容易引起心肌抑制。仅供静脉滴注，禁止静脉注射。

双氢青蒿素片

1. 本品是抗疟疾药，口服适用于各种类型疟疾的症状控制，尤其是对抗氯喹的恶性及凶险型疟疾有较好疗效。

2. 对本品过敏者不能服用。

3. 不推荐孕妇使用本品。哺乳期妇女不能服用本品，或暂停哺乳。

乙胺嘧啶片

1. 本品是抗寄生虫药，口服用于预防疟疾及治疗弓形虫病。

2. 对本品过敏者不能服用。

3. 患有由叶酸缺乏引起的巨幼细胞贫血者不能服用本品。

4. 有癫痫史、肝肾功能损害、营养不良者慎用。

5. 如果已经妊娠，禁用本品。哺乳期妇女不能服用本品，或暂停哺乳。

6. 大剂量使用时，每周至少检测 2 次白细胞和血小板。

7. 服用本品期间，可能会出现呕吐、食欲缺乏、腹痛、腹泻等常见不良反应。

8. 如果出现咽喉肿痛、舌肿胀、皮肤发白、皮疹、尿血、心律失常或发热、感冒等流感症状时，立即停用本品，及时就诊。

磷酸咯萘啶肠溶片/注射液

1. 本品是抗疟疾药，用于治疗脑型、凶险型及耐氯喹虫株所致的恶性疟，也用于治疗间日疟。

2. 对本品过敏者不能使用。

3. 患有肝肾功能损害者可能需要减少本品剂量。

4. 不推荐孕妇使用。哺乳期妇女不能使用本品，或暂停哺乳。

5. 使用本品后的尿液可能会变成红色。

6. 使用本品期间，可能会出现胃部不适、稀便，偶有恶心、呕吐、头晕、头痛等，反应均轻微，停药后即消失。少数病例有窦性心动过缓，个别可出现心律失常。

7. 注射液静脉滴注，严禁静脉注射。

磺胺多辛乙胺嘧啶片

1. 本品是抗疟疾药，口服用于治疗疑似氯喹抗药性的急性无并发症的恶性疟。

2. 对本品过敏、患有巨幼细胞贫血（由叶酸缺乏引起）者不能服用本品。

3. 孕妇不能服用本品。哺乳期妇女不能服用本品，或暂停哺乳。

4. 女性服用本品期间及停药后 3 个月内，采取避孕措施。

5. 2 个月以内的婴儿禁止使用本品。

6. 本品通常不推荐作为疟疾预防用药。无替代药或有禁忌时，才可考虑使用本品进行预防。

7. 服用本品期间多饮水，以防尿结晶和结石形成。建议每天至少饮水 1500ml，高温或者强体力活动时适当增加。

8. 服用本品后可能对光更敏感。建议采取适当的防晒措施，避免过度暴露于阳光下。

9. 本品用于预防时，在到达疫区前 1～2 周开始服药，停留期间需继续服用直到离开后 4～6 周。持续用药最好不超过 2 年。

10. 连续服用本品超过 3 个月时，需要定期监测血常规、肝功能，并进行尿液检查。肾功能损害的患者服用本品期间还需进行尿显微镜检查和肾功能检查。

11. 用药期间出现的咽喉痛、发热、关节痛、咳嗽、呼吸紧迫、皮肤苍白、紫癜、黄疸或舌炎，可能是严重病症的早期症状，一旦出现应停止服用本品，及时就诊。

二盐酸奎宁注射液

1. 本品是抗疟疾药，静脉滴注用于治疗脑型疟疾和其他严重的恶性疟。

2. 对本品过敏者不能使用。

3. 孕妇不能使用本品。哺乳期妇女接受本品治疗期间应暂停哺乳。

4. 本品只可静脉滴注，严禁静脉注射，静脉注射易致休克。

5. 本品静脉滴注 5～10mg/kg（最大量 500mg），加入 500ml 氯化钠注射液中，4 小时滴完，12 小时后重复 1 次。病情好转后改为口服。

6. 本品可干扰 17-羟类固醇的测定。

7. 接受本品治疗期间，需要监测血红蛋白和血细胞比容。若出现急性溶血性贫血，需要停用本品。

8. 接受本品治疗期间，避免驾驶车辆及操作危险性机器。

9. 接受本品治疗期间，如果出现过敏或其他任何不适反应，及时就医。

磷酸哌喹片

1. 本品是抗疟药，口服用于疟疾的治疗与预防，亦可用于预防和治疗硅沉着病。

2. 对本品过敏、患严重的急性肝肾功能障碍及心脏疾病者不能服用本品。

3. 不推荐孕妇使用本品。哺乳期妇女不要服用本品，或暂停哺乳。

4. 用于预防疟疾时在临睡前服用本品。可以连服 4～6 个月，但最好不超过 6 个月。

5. 本品可根治耐氯喹虫株所致的恶性疟，但作用缓慢，宜在奎宁、青蒿素、咯萘啶控制症状后使用本品。

6. 服用本品期间可能会出现头晕、嗜睡、乏力、胃部不适、面部和唇周麻木等不良反应。

硫酸羟氯喹片

1. 本品是抗风湿、抗炎和调节免疫的药物，口服用于治疗类风湿关节炎、青少年慢性关节炎、盘状红斑狼疮和系统性红斑狼疮及由阳光引发或加剧的皮肤病变。

2. 对本品过敏者不能服用。

3. 有眼部黄斑病变或曾经使用类似药物出现过视网膜或视野改变者不能服用本品。

4. 正在使用重组人 5 型腺病毒类药物者不能服用本品。

5. 有乳糖不耐受、乳糖酶缺乏者不能服用本品。

6. 不推荐孕妇使用本品。哺乳期妇女不能服用本品，或暂停哺乳。

7. 6 岁以下儿童禁用本品。

8. 将本品与食物同服，或用牛奶一起送服。

9. 服用本品期间可能出现视力调节受损的情况，避免驾驶车辆或操作危险性机器。

10. 长期服用本品时，每年至少进行 1 次眼科检查，包括视敏度、中心视野、色觉和眼底检查。

11. 长期服用本品，需要定期检查骨骼肌功能和肌腱反射功能，如果发现这些功能降低，需要停药。

12. 本品可导致骨髓抑制。用药期间需要定期检查血细胞计数。

13. 本品具有累积作用，起效慢，需要几周才能发挥有益的作用，而轻微的不良反应可能发生相对较早。如果口服本品治疗风湿性疾病 6 个月没有改善，应终止治疗，及时就诊。

14. 服用本品期间可能会出现头晕、视物模糊、畏光、恶心、腹泻、腹痛、呕吐等常见不良反应。

双氢青蒿素栓

1. 本品是抗疟疾药，经直肠给药可用于治疗恶性疟、间日疟等各型疟疾，对抗氯喹、抗哌喹等抗药性疟疾有较好的疗效，尤其适用于昏迷不宜口服用药的患者。

2. 对本品过敏者不能使用。

3. 若已经妊娠，不能使用本品。哺乳期妇女使用本品期间应暂停哺乳。

4. 本品直肠给药，用药前洗净手指及肛门处，戴上指套，将药品塞入肛门 2～4cm 处。

5. 本品遇热易软化，可以将其放入冰箱硬化后取出使用，不影响疗效。

6. 本品为疟疾治疗药，不作预防药使用，不可用于预防疟疾。

7. 用药期间可能会出现皮疹、排便感、头晕、头痛、腹痛、腹泻等不良反应，一般较轻，不需要处理。

二、抗利什曼病和锥虫病药物

葡萄糖酸锑钠注射液

1. 本品是抗利什曼虫药，经肌内注射或静脉注射用于治疗黑热病。

2. 对本品过敏、肺炎、肺结核及严重心、肝、肾功能不全者不能注射本品。

3. 不推荐孕妇使用。哺乳期妇女接受本品注射后应暂停哺乳。

4. 全身情况较差者可每周注射本品 2 次，疗程 3 周甚至更长。

5. 本品注射后，可能会出现注射部位疼痛、恶心、呕吐、腹痛、腹泻、咳嗽等常见不良反应。

6. 如果出现出血倾向、体温突升、呼吸加速、剧烈咳嗽、水肿等，要立即停止注射。

第二节 抗蠕虫药

一、抗吸虫药

吡喹酮片

1. 本品是广谱抗血吸虫和绦虫药物，口服适用于各种血吸虫病、华支睾吸虫病、肺吸虫病、姜片虫病及绦虫病和囊虫病。

2. 对本品过敏、眼囊虫病患者不能服用本品。

3. 如果正在服用强效 CYP 诱导剂，如利福平，不能服用本品。

4. 不推荐孕妇使用本品。哺乳期妇女不能服用本品，或暂停哺乳。停药后至少 72 小时以后，可恢复哺乳。

5. 若用于治疗慢性血吸虫病，在进餐时服本品。

6. 若用于治疗牛肉和猪肉绦虫病，在早晨服本品。服药 1 小时后还需服用硫酸镁。

7. 如果出现明显头晕、瞌睡等症状，用药期间至停药后 24 小时内，避免驾驶车辆和操作危险性机器。

8. 寄生虫在被杀死的同时会释放出大量的抗原物质，引起免疫反应，可能会出现发热、皮疹、过敏性休克等症状，尤其是治疗血吸虫病时，还可能会引起类赫氏反应（表现为寒战、高热、大汗，严重时还可能出现血压下降、休克等）。

9. 服用本品期间可能会出现头晕、头痛、恶心、腹痛、腹泻、乏力、四肢酸痛等不良反应，一般程度较轻，持续时间较短，不需要处理。

10. 如果出现心悸、胸闷、精神失常或消化道出血等症状，及时就诊。

二、抗线虫药

阿苯达唑片

1. 本品是抗寄生虫药，口服用于治疗蛔虫病、蛲虫病。

2. 对本品过敏，严重肝、肾、心功能不全及活动性溃疡患者，不能服用本品。

3. 若正在服用阿魏酸哌嗪，不能服用本品。

4. 孕妇不能服用本品。哺乳期妇女不能服用本品，或暂停哺乳。

5. 本品与食物同服，富含脂肪的食物有利于本品的吸收。

6. 本品推荐剂量为 2 岁以上儿童及成人每次 0.4g。2 岁以下儿童禁止使用本品。

7. 蛲虫病容易重复感染，在使用本品治疗 2 周后复诊，以决定是否继续治疗。

8. 本品可影响肝功能，如果出现皮肤或眼睛变黄等症状，及时就诊。

9. 服药期间，可能会出现恶心、呕吐、腹泻、胃痛、口干、乏力、发热、皮疹、头晕或头痛。停药后可自行消失。

10. 服药期间，如果出现痉挛（癫痫）、严重头痛、恶心、呕吐或视力障碍等症状，立即就诊。

甲苯咪唑片

1. 本品用于治疗鞭虫、蛲虫、蛔虫和钩虫等蠕虫引起的感染，也可治疗由这些蠕虫同时引起的感染。

2. 对本品过敏或正在服用甲硝唑者不能使用。

3. 本品通常治疗疗程为 1～3 天，如果感染症状 3 周内未消失，可能需要第二次治疗。

4. 本品用于治疗蛲虫病时，单剂 1 片。此病易感染，建议在用药第 2 周和 4 周后再重复用药一次。

5. 服用本品期间，为了达到更好的治疗效果，建议勤洗手，特别是进食前和如厕后。避免再次感染。

6. 服用本品期间，可能会出现腹泻和腹痛，偶有乏力、皮疹表现。

7. 如果出现严重的皮肤反应（荨麻疹或皮疹导致脱皮起疱、面部、舌、咽喉肿胀等）或骨髓抑制迹象（突然虚弱或不适、发热、发冷、喉痛、口腔溃疡、牙龈红肿、吞咽困难、容易淤伤或出血），及时就医。

磷酸哌嗪片

1. 本品可用于治疗蛔虫和蛲虫等蠕虫引起的感染。

2. 有哌嗪过敏史、癫痫、肝肾功能不全、神经系统疾病等患者不能使用本品。

3. 本品具有潜在神经肌肉毒性，应避免长期或过量使用。

4. 本品可导致腹痛、腹泻、恶心、呕吐等轻微胃肠道反应。

5. 如果出现视物模糊、皮肤灼痛、手臂或腿出现不规则扭曲动作，停药就医。

磷酸哌嗪宝塔糖

1. 本品主要用于治疗儿童蛔虫和蛲虫等蠕虫引起的感染。

2. 本品需嚼碎服用，如果患儿不能嚼咽，可将其碾碎，用少量水送服。

3. 参见磷酸哌嗪片。

双羟萘酸噻嘧啶片/颗粒

1. 本品可用于治疗蛔虫、蛲虫、钩虫和鞭虫等蠕虫引起的感染。

2. 有本品过敏史、肝功能不全等患者不能使用。

3. 本品可导致一过性 AST 活性升高，干扰肝功能检查。

4. 服用本品期间少数患者可能会出现头痛、眩晕、嗜睡、胸闷、皮疹等，一般较短暂。

5. 过量服用本品可出现毒性反应。

6. 本品可拮抗哌嗪类驱肠虫药的作用，禁止合用。

双羟萘酸噻嘧啶栓

1. 本品为双羟萘酸噻嘧啶栓剂。

2. 本品仅限直肠给药，睡前使用，每日 1 次，每次 1 粒。

3. 本品受热易变形、变软，不影响药效。使用前可置于冷水或冰箱中冷却后再剪开使用。

4. 使用本品前，洗净手，戴上指套，将塑料包装从下端缺口处撕开，取出栓剂，将栓剂下端轻轻塞入肛门，并按住肛门片刻以防栓剂滑出。

5. 使用本品时，用药部位可能出现轻微的刺激感和排便感觉。

6. 使用本品后，注意清洁双手，避免接触眼和口，防止污染。

7. 参见双羟萘酸噻嘧啶片。

第三节　抗体外寄生虫药

克罗米通乳膏

1. 本品可用于治疗疥疮和皮肤相关的瘙痒。

2. 有本品过敏史者不能使用。

3. 本品仅限外用，不能在肿胀或破损皮肤上使用。

4. 使用前，先洗净、擦干患处，将本品涂搽于患处皮肤表面。保证管口勿接触手和眼，避免出现污染。

5. 治疗疥疮时，确保药物涂搽进入皮肤的所有皱褶、足趾和手指之间，以及指甲下。24 小时后，在不清洗皮肤的情况下涂抹第二剂。最后一次使用 48 小时后彻底洗掉药物。使用时，用药部位可能会出现轻微的刺激感，如果出现烧灼感、红肿等情况，立即停药，及时将药物洗净，必要时及时就医。

6. 避免将药品接触眼和口。

7. 使用本品后将药品瓶盖扭紧，及时清洁双手。

林旦乳膏

1. 本品可用于治疗疥疮和阴虱病。

2. 有本品过敏史，陈年的疥疮、癫痫病史等患者不能使用本品。

3. 本品仅限外用，不要在肿胀或破损皮肤上使用。

4. 使用前先洗净、擦干患处，勿用热水和肥皂洗澡，以免增加吸收。

5. 如果本品进入眼睛或口腔，及时用清水冲洗。

6. 本品局部应用可能致严重或致命的不良反应。

7. 洗完皮肤或头发后，至少 1 小时后再使用本品。搽药 24 小时后洗澡，同时更换衣被和床单。

8. 如果出现烧灼感、红肿等情况，立即停药，及时就医。

第十二章　呼吸系统疾病用药

第一节　鼻部制剂

一、减轻充血药及其他鼻局部用药

盐酸麻黄碱滴鼻液

1. 本品可用于缓解鼻黏膜充血肿胀引起的鼻塞。

2. 有鼻腔干燥、萎缩性鼻炎者不能使用本品。

3. 本品不得连续使用超过 3 日，否则可能会出现更为严重的鼻塞。

4. 使用本品时，站立或坐直，头部后仰，滴于鼻腔内，切勿仰卧，避免药物经鼻腔流入口腔等腔道。如果不慎流入口腔，用清水漱口。

5. 使用本品期间，用药部位可能会出现轻微刺激感，使用本品后，可能会出现头晕、心率加快、恶心。

盐酸羟甲唑啉喷雾剂/滴鼻液

1. 本品可用于急慢性鼻炎、鼻窦炎、过敏性鼻炎、肥厚性鼻炎。

2. 有羟甲唑啉过敏史、萎缩性鼻炎及鼻腔干燥、正在接受 MAOI 治疗者不能使用。

3. 本品不宜长期连续使用，连续使用超过 7 天如症状未缓解，应停药就医。

4. 使用本品喷雾剂前，先空喷几次，待有药物喷出，方可使用。宜采用坐姿，头稍前倾，保持瓶身直立。将喷头的 1/3 轻轻伸入一侧鼻腔，闭眼，快速吸气，揿压喷雾。

5. 如果鼻部出现严重的灼烧或刺痛，立即停药，清洗鼻腔，必要时就医。

6. 使用本品时，可能会出现打喷嚏、流鼻涕、头晕、头痛等轻微反应。

7. 使用本品后，至少 3～5 分钟不要擤鼻涕、打喷嚏。

8. 使用本品后，用干净的纸巾擦拭喷瓶顶端，不能用水或肥皂清洗。

盐酸赛洛唑啉滴鼻液

1. 本品可用于减轻急、慢性鼻炎、鼻窦炎等所致的鼻塞症状。

2. 有本品过敏史、萎缩性鼻炎及鼻腔干燥、正在接受 MAOI 治疗者不能使用。

3. 本品不宜长期连续使用，连续使用不得超过 7 天，如症状未缓解，应停药就医。

4. 本品仅供成人专用，儿童使用 0.05%浓度盐酸赛洛唑啉鼻用喷雾剂。

5. 参见盐酸羟甲唑啉滴鼻液和盐酸羟甲唑啉喷雾剂。

呋麻滴鼻液

1. 本品可用于缓解急、慢性鼻炎的鼻塞症状。

2. 有本品过敏史、萎缩性鼻炎及鼻腔干燥者不能使用。

3. 本品不宜频繁和长期使用，可产生反跳现象，出现更为严重的鼻塞。

4. 如果鼻部出现严重的灼烧或刺痛，立即停药，清洗鼻腔，必要时就医。

5. 参见盐酸麻黄碱滴鼻液。

二、非皮质激素的抗过敏药物

盐酸奥洛他定片

1. 本品可用于过敏性鼻炎、荨麻疹、瘙痒性皮肤病（湿疹、皮炎、痒疹、皮肤瘙痒症等）的治疗。

2. 有本品过敏史、严重肝肾功能不全者不能使用本品。

3. 使用本品期间，可能会出现嗜睡、疲劳等情况，避免驾驶车辆和操作危险性机械。

4. 使用本品期间，如果需要做一些皮试检测，告知医师正在服用本品。

5. 避免盲目长期服用本品，如果症状未改善，及时更换药品。

盐酸氮䓬斯汀鼻喷雾剂

1. 本品可用于治疗季节性过敏性鼻炎和常年性过敏性鼻炎。

2. 有本品过敏史者不能使用本品。

3. 使用本品时，鼻部可能会有轻微刺激感，可能会出现打喷嚏、流鼻涕、头晕、头痛等轻微反应。

4. 使用本品期间可能出现嗜睡、头晕，避免驾驶车辆和操作危险性机械。

5. 使用本品期间，避免饮酒和使用其他中枢抑制药。

6. 使用本品期间，如果出现鼻部灼烧或刺痛严重，及时清洗鼻部，必要时就医。

色甘酸钠滴鼻剂

1. 本品可用于防治过敏性鼻炎。

2. 有色甘酸钠过敏史者不能使用本品。

3. 本品可作为预防性用药，如果是季节性患者，本品可在易发季节前 2～3 周开始使用。

4. 如果出现灼烧、严重刺痛，立即清洗鼻腔，必要时就医。

5. 使用本品期间，可能会出现打喷嚏、头痛、嗅觉改变，罕见鼻出血、皮疹等过敏反应。

盐酸左卡巴斯汀鼻喷雾剂

1. 本品具有抗过敏作用，主要用于治疗过敏性鼻炎。

2. 对本品过敏者不要使用本品。

3. 第 1 次用药前先向空气中喷几次，以使喷出的药液均匀。

4. 使用本品后可能出现嗜睡，避免驾驶车辆或操作机器。

色甘萘甲那敏鼻喷雾剂

1. 本品可用于改善由花粉、室尘等引起的流鼻涕、鼻塞、打喷嚏等过敏性鼻炎症状。

2. 有色甘酸钠、盐酸萘甲唑啉、马来酸氯苯那敏过敏史者不能使用本品。

3. 如果出现灼烧或刺痛，立即停药，清洗鼻腔，必要时就医。

4. 使用本品期间，如果出现嗜睡、疲劳症状，避免驾驶车辆和操作危险性机械。

6. 如使用本品 3 天症状仍未改善，停止用药。

三、皮质激素类

丙酸倍氯米松气雾剂

1. 本品可用于缓解哮喘和治疗过敏性鼻炎，具有治疗和预防作用。

2 有本品过敏史者不能使用。

3. 本品只用于慢性哮喘的治疗，不作为哮喘发作的抢救用药。

4. 使用本品后，将盖子套回喷口上。用清水漱口，勿吞咽，以减少口腔真菌感染率。

5. 如果本品不慎进入眼睛，及时用清水清洗。

6. 使用本品期间，如果口腔出现溃疡或者白斑、感染迹象（发热、发冷、身体疼痛、呕吐）、肾上腺激素低下迹象（疲劳加剧、缺乏活力、虚弱、头晕、恶心、呕吐），及时就医。

7. 儿童必须在成人监护下使用。

倍氯米松福莫特罗吸入气雾剂

1. 本品中的丙酸倍氯米松具有抗炎、抗过敏等作用，福莫特罗具有扩张支气管平滑肌的作用。本品主要用于哮喘的维持治疗。

2. 本品不用于哮喘急性发作初始的治疗。

3. 对丙酸倍氯米松、富马酸福莫特罗二水合物和任何辅料过敏者不能使用本品。

4. 有下列疾病者慎用本品（需要监测）：心律失常，特别是三度房室传导阻滞和快速性心律失常［心动过速和（或）不规则心率］；特发性主动脉瓣下狭窄；梗阻性肥厚型心肌病；重度心脏疾病，特别是急性心肌梗死、缺血性心脏病、充血性心力衰竭；闭塞性血管疾病，特别是动脉硬化、高血压和动脉瘤。

5. 已知或可疑 QTc 间期延长（QTc＞0.44 秒）者慎用本品。

6. 甲状腺功能亢进、糖尿病、嗜铬细胞瘤和未经治疗的低钾血症患者慎用本品。

7. 不推荐 18 岁以下的儿童用药。

8. 老年患者无须调整用药剂量。

9. 本品采用经口吸入的方式给药。首次使用或停用 14 天或以上再使用时，向空气中喷 1 次药物以保证吸入装置工作良好。

10. 使用本品后注意清洁口腔。用水漱口或刷牙，以减少口咽部念珠菌感染。

11. 用药期间定期清洁吸入装置。取下喷嘴保护帽，用干布擦净喷嘴内外侧。不要用水或其他液体清洗喷嘴。

12. 本品可能升高血糖，糖尿病患者用药时密切监测血糖。

13. 如果计划使用卤代类麻醉药，应确保在开始麻醉前至少 12 小时不使用本品，因有引起心律失常的风险。

14. 活动或静止期肺结核、气道真菌和病毒感染患者慎用本品。

15. 本品使用后也可能发生矛盾性支气管痉挛，出现迅速加重的喘鸣和气短。此时应立即停用本品并使用短效吸入性支气管扩张剂治疗，必要时评估并考虑其他治疗方案。

16. 建议患者随身携带短效支气管扩张剂以治疗哮喘急性发作。

17. 即使没有哮喘症状，也应按医嘱每日使用本品。使用本品应对哮喘症状，但不用于常规预防性使用（如运动前）。如使用本品，应考虑携带单独的短效支气管扩张剂。

18. 如果用药无效或用药期间哮喘发作次数增加，及时就诊，可能需要重新评估治疗方案。

19. 用药后可能出现咽炎、口腔念珠菌病、头痛、发声困难等不良反应。长期大剂量使用还可能引起骨密度降低、儿童和青少年生长迟缓、白内障和青光眼。

布地奈德粉吸入剂

1. 本品具有抗炎、抗过敏、减轻平滑肌收缩反应等作用。吸入给药主要用于治疗支气管哮喘。

2. 本品只能用于预防哮喘发作，不适用于缓解哮喘急性发作。急性发作时需使用能迅速缓解哮喘的药物（如沙丁胺醇）。

3. 对本品过敏者不能使用。

4. 如果是支气管哮喘患者，本品的剂量应个体化。当哮喘控制后，所有患者都能减量至最低有效维持剂量。

5. 在重度哮喘和哮喘加重期时，每天剂量分3～4次给予可能对某些患者有益。

6. 对于慢性阻塞性肺疾病（COPD）患者，本品的推荐剂量是400μg，每日2次。口服糖皮质激素的COPD患者，若减少口服剂量，则本品的用量应和支气管哮喘患者的推荐剂量相同。

7. 本品由患者吸入到达肺中，因而需通过吸嘴用力深度吸气。

8. 肺结核患者慎用本品。

9. 用药期间如果发现哮喘发作更频繁，或急救药物不起作用，及时就诊，可能需要调整治疗方案。

10. 如果在吸入本品的同时还需要吸入支气管扩张剂（如沙丁胺醇），建议先使用支气管扩张剂，再使用本品，以便增加进入支气管的本品药量。两种吸入剂之间最好间隔几分钟。

11. 如果连续用药1～2周后，症状未见好转甚至加重，及时复诊。

丙酸氟替卡松吸入气雾剂

1. 本品可用于成人和儿童轻、中、重度哮喘的预防和治疗。

2. 有氟替卡松过敏史者不能使用本品。

3. 使用本品后，用清水漱口，勿吞咽，以减少口腔真菌感染率。

4. 使用本品期间，不可突然中断吸入气雾剂的治疗，避免出现停药反应。

5. 如果出现过敏、口腔白斑或溃疡、感染，及

时就医。

6. 长期使用本品者，特别是儿童患者，需定期检测生长发育情况。

7. 长期使用本品时，避免吸烟，适当锻炼，补充足够的维生素D或钙片，避免出现骨质疏松。

8. 本品可引起罕见的血糖水平升高，糖尿病患者需定期监测血糖变化。

9. 儿童必须在成人监护下使用。

糠酸莫米松鼻喷雾剂

1. 本品可用于治疗成人和3岁以上儿童季节性或常年性鼻炎。

2. 有本品过敏史、鼻黏膜存在感染和伤口等患者不能使用。

3. 如果出现灼烧或刺痛，立即停药，清洗鼻腔，必要时就医。

4. 使用本品时，可能会出现打喷嚏、嗅觉改变、头晕、头痛等轻微反应。

5. 使用本品后至少3～5分钟不能擤鼻涕。

6. 使用本品用于预防季节性鼻炎时，在季节开始前2～4周开始使用。

7. 儿童必须在成人监护下使用。

曲安奈德鼻喷雾剂

1. 本品可用于常年性和季节性过敏性鼻炎。

2. 有本品过敏史、鼻黏膜存在感染和伤口等患者不能使用。

3. 连续使用本品3周，如果症状未改善甚至恶化，联系医师更换药品。

4. 参见糠酸莫米松鼻喷雾剂。

第二节　用于阻塞性气道疾病用药

一、吸入的肾上腺素能类药

硫酸沙丁胺醇气雾剂

1. 本品可用于缓解哮喘或慢性阻塞性肺疾病（可逆性气道阻塞疾病）患者的支气管痉挛及急性预防运动诱发的哮喘，或其他变应原诱发的支气管痉挛。

2. 有沙丁胺醇过敏史、严重肝肾功能不全者不能使用。

3. 吸入本品后，可能会有轻微的口咽部刺激感，如果出现支气管痉挛或哮喘加重，立即停药，及时就医。

4. 儿童必须在成人监护下使用。

布地奈德福莫特罗粉吸入剂

1. 本品可用于哮喘患者的常规治疗和慢性阻塞性肺疾病（COPD）的对症治疗。

2. 有布地奈德、福莫特罗、牛奶蛋白过敏史者不能使用。

3. 本品不用于哮喘的初始治疗，仅用于哮喘的维持治疗。

4. 使用本品吸入后，将盖子盖回，用清水漱口，勿吞咽，以减少口腔真菌感染率。

5. 使用本品期间，不可突然中断吸入气雾剂的治疗，避免出现停药反应。

6. 使用本品期间，如果出现过敏、口腔白斑或溃疡、感染迹象，及时就医。

7. 长期使用本品，特别是儿童患者，需定期检测生长发育情况。如果生长发育缓慢，及时就医。

8. 长期使用本品时，避免吸烟，适当锻炼，补充足够的维生素 D 或钙片，避免出现骨质疏松。

9. 本品会削弱免疫系统功能，如发热、发冷、身体疼痛、呕吐或感到疲倦，及时就医。

10. 长期使用本品，需要定期体检。

11. 儿童必须在成人监护下使用。

富马酸福莫特罗粉吸入剂

1. 本品可用于治疗和预防可逆性气道阻塞。在维持治疗中，也适用于作为抗炎药治疗时的附加药物。

2. 有福莫特罗、乳糖和牛奶蛋白过敏史者不能使用本品。

3. 吸入本品后，可能会有轻微的口咽部刺激感，如果出现支气管痉挛或哮喘加重，立即停药，及时就医。

4. 儿童必须在成人监护下使用。

昔萘酸沙美特罗气雾剂

1. 本品可用于预防哮喘发作或运动性支气管痉挛，也用于治疗慢性阻塞性肺疾病（COPD）。

2. 有本品过敏史，不能使用本品。

3. 高血压、慢性冠状动脉供血不足、糖尿病、心动过速、长 QT 间期综合征及甲状腺功能亢进患者慎用本品。

4. 12 岁以下儿童和孕妇慎用。

5. 哮喘急性发作、重症及有重症倾向的哮喘患者不宜使用本品。

6. 如果正在使用本品，不宜同时使用非选择性 β 受体阻滞剂。

7. 连续使用本品 7 天，如果症状仍未改善，应更换药品。

8. 本品不能取代糖皮质激素口服及吸入制剂的使用。

沙美特罗替卡松粉吸入剂

1. 本品可用于可逆性气道阻塞的规律治疗，包括成人和儿童哮喘。

2. 有沙美特罗、替卡松、乳糖和牛奶蛋白过敏史者不能使用。

3. 本品维持治疗一般每天 1 次，对于经常在夜间出现症状的患者，应在晚上吸入本品；对于经常在日间出现症状的患者，应在早晨吸入本品。

4. 参见布地奈德福莫特罗粉吸入剂。

硫酸特布他林气雾剂

1. 本品可用于治疗支气管哮喘、慢性喘息性支气管炎、阻塞性肺气肿和其他伴有支气管痉挛的肺部疾病。

2. 有特布他林或其他肾上腺素受体激动剂过敏史者不能使用本品。

3. 参见硫酸沙丁胺醇气雾剂。

二、治疗阻塞性气道疾病的其他吸入药物

异丙托溴铵气雾剂

1. 本品主要用于慢性阻塞性肺疾病的平喘治疗。

2. 有本品过敏史、青光眼、前列腺肥大、尿潴留者不能使用本品。

3. 避免药物进入眼内，尤其是青光眼患者。

4. 吸入本品后，可能会有轻微的口咽部刺激感，如果出现灼烧、刺痛感，口咽部水肿，立即漱口，必要时就医。

5. 使用本品进行治疗时，24 小时内不要吸入超过 12 次。

6. 使用本品期间可能会出现视物模糊，影响视觉，如果出现，避免驾驶车辆和操作危险性机械。

7. 儿童必须在成人监护下使用。

复方异丙托溴铵气雾剂

1. 本品可用于治疗气道阻塞性疾病有关的可逆性支气管痉挛，适用于需要多种支气管扩张剂联合应用的患者。

2. 参见异丙托溴铵气雾剂和硫酸沙丁胺醇气雾剂。

噻托溴铵粉吸入剂

1. 本品可用于慢性阻塞性肺疾病（COPD）的维持治疗，包括慢性支气管炎和肺气肿，伴随性呼吸困难的维持治疗及支气管急性发作的预防。

2. 有本品、阿托品及其类似物、乳糖和牛奶蛋白过敏史者不能使用。

3. 本品仅用于每日 1 次给药的 COPD 维持治疗药物，不适用于支气管痉挛急性发作的初始治疗（即急救治疗）。

4. 吸入本品后，可能会有轻微的口咽部刺激感，如果出现灼烧、刺痛感，口咽部水肿，立即漱口，必要时就医。

5. 如果出现荨麻疹、血管神经性水肿（包括唇、舌或咽喉肿胀）、皮疹、支气管痉挛或瘙痒等过敏反应，立即停止使用，及时就医。

6. 避免药物进入眼内，尤其是青光眼患者。

7. 使用本品期间可能会出现视物模糊，影响视觉，如果出现，避免驾驶车辆和操作危险性机器。

8. 儿童必须在成人监护下使用。

色甘酸钠气雾剂

1. 本品可用于预防支气管哮喘。

2. 有本品过敏史不能使用本品。

3. 本品起效慢，需连用数日甚至数周后才起作用，故对正在发作的哮喘无效。

4. 本品用于季节性支气管哮喘预防用药时，需在发病季节开始前 2～3 周用药。

5. 突然停药可能引起哮喘复发。

6. 使用本品期间，极少数人可出现哮喘加重，此时可先吸入少许扩张支气管的气雾剂，如沙丁胺醇。

7. 儿童必须在成人监护下使用。

三、全身用肾上腺素类

盐酸班布特罗片/口服溶液/颗粒

1. 本品可用于治疗支气管哮喘、慢性喘息性支气管炎、阻塞性肺气肿和其他伴有支气管痉挛的肺部疾病。

2. 有班布特罗、特布他林及交感胺类药物过敏史者不能使用本品。

3. 糖尿病患者服用期间，定期监测血糖变化。

4. 本品可能引起严重低钾血症，急性重度哮喘发作的患者相关风险可能加重，建议监测血清钾水平。

5. 使用本品后可能出现睡眠障碍、头痛、心悸、震颤、肌肉痉挛记忆行为异常（如躁动）等不良反应。

硫酸沙丁胺醇片/控释片/缓释片（Ⅱ）/注射液

1. 本品可用于治疗支气管哮喘或喘息性支气管炎等伴有支气管痉挛的呼吸道疾病。

2. 有沙丁胺醇、肾上腺素受体激动剂类药物过敏史者不能使用本品。

3. 本品仅有支气管扩张作用，作用持续 4 小时，不得过量使用。

4. 使用本品期间，如果哮喘症状持续不能缓解，需及时就诊。

5. 使用本品期间，可能会出现恶心、心律失常、肌肉震颤，偶见头晕、头痛、目眩、高血压。

6. 本品不宜长期使用，易产生耐药性。如果使用本品 3 天症状仍不能缓解，及时就医。

7. 本品注射液可静脉注射、静脉滴注、肌内注射给药。

硫酸特布他林片/注射液

1. 本品可用于治疗支气管哮喘、慢性支气管炎、肺气肿和其他肺部疾病引起的支气管痉挛。

2. 有本品过敏史者不能使用。

3. 使用本品期间，如果哮喘症状持续不能缓解，需及时就诊。

4. 使用本品期间，可能会出现头痛、心律失常，少见手指震颤、头痛、心悸及胃肠功能障碍。

5. 本品不宜长期使用，易产生耐药性，疗效降低。

6. 本品注射液可静脉注射、静脉滴注给药。

盐酸丙卡特罗片/口服溶液/颗粒

1. 本品可用于治疗支气管哮喘、喘息性支气管炎、伴有支气管反应性增高的急性支气管炎、慢性阻塞性肺疾病。

2. 有本品及肾上腺素受体激动剂过敏史者不能使用。

3. 服用本品期间可能会出现心悸、心律失常、胃肠道反应。

4. 高血压、甲状腺功能亢进、糖尿病患者，服用本品期间需定期检测血压、血糖及甲状腺激素水平。

5. 本品可抑制变应原引起的皮肤反应，进行皮试前 12 小时应终止服用本品。

复方甲氧那明胶囊

1. 本品可用于治疗支气管哮喘和喘息性支气管炎，以及改善其他呼吸系统疾病引起的咳嗽、咳痰、喘息等症状。

2. 有本品过敏史、哮喘危象、严重心血管病、正在哺乳者不能使用。

3. 本品宜餐后口服。

4. 服用本品期间，如果出现皮疹、发红、呕吐、食欲缺乏、眩晕、排尿困难等症状，立即停药，及时就医。

5. 服用本品期间，如果出现嗜睡、犯困等，避免驾驶车辆和操作危险性机器。

6. 儿童应在医师指导下服用。

盐酸克仑特罗栓

1. 本品可用于防治支气管哮喘及喘息型慢性支气管炎、肺气肿等呼吸系统疾病所致的支气管痉挛。

2. 有本品过敏史者不能使用。

3. 本品受热易变形、变软，但不影响药效。使用前可置于冷水或冰箱中冷却后再剪开使用。

4. 使用本品时用药部位可能出现轻微的刺激感和排便感觉。

5. 使用本品后注意清洁双手，避免接触眼和口，防止污染。

6. 使用本品期间，如果出现心律失常、血压升高，立即停药，及时就医。

7. 儿童必须在成人监护下使用。

马来酸茚达特罗吸入粉雾剂

1. 本品适用于成人慢性阻塞性肺疾病（COPD）患者的维持治疗。

2. 有本品过敏史者不能使用本品。

3. 本品宜在每日相同时间给药，每日 1 次。如果漏用一次药物，下次仍应在次日相同时间用药。

4. 吸入本品后可能会有轻微的口咽部刺激感，如果出现支气管痉挛或哮喘加重，立即停药，及时就医。

5. 本品不用于支气管痉挛发作的急性治疗，仅用于维持治疗。

6. 使用本品期间，可能会出现速发型超敏反应。如果有过敏反应的表现（特别是呼吸或吞咽困难，舌、唇和颜面肿胀，荨麻疹，皮疹），马上停药，及时就医。

7. 使用本品期间，如果出现心悸、心律失常、高血压等症状，及时就医。

8. 儿童必须在成人监护下使用。

四、治疗阻塞性气道疾病的其他全身用药物

氨茶碱片/缓释片/注射液

1. 本品适用于支气管哮喘、喘息性支气管炎、阻塞性肺气肿等缓解喘息症状，也可用于心源性肺水肿引起的哮喘。

2. 有氨茶碱过敏史、活动性消化性溃疡和未经控制的惊厥性疾病者不能使用。

3. 本品不适用于哮喘持续状态或急性支气管痉挛发作的治疗。

4. 服用本品期间，可能会出现恶心、呕吐、腹泻、头痛、失眠等。如果出现呕吐、癫痫发作、心律失常、高血压等，及时就医。

5. 服用本品期间，需要定期去医院检测茶碱浓度，以避免茶碱中毒。

6. 儿童必须在成人监护下使用。

7. 本品注射液可静脉注射、静脉滴注给药。

茶碱缓释片

1. 本品用于治疗支气管哮喘、喘息性支气管炎、阻塞性肺气肿等缓解喘息症状，也可用于治疗心力衰竭时喘息。

2. 参见氨茶碱片。

多索茶碱片/颗粒

1. 本品用于治疗支气管哮喘、喘息性慢性支气管炎及其他支气管痉挛引起的呼吸困难。

2. 有本品或黄嘌呤衍生物类药过敏史、急性心肌梗死者不能使用。

3. 本品不宜与食物同服，餐前服用或餐后 2 小时服用。

4. 服用本品期间可能会出现心悸、窦性心动过速、上腹不适、食欲缺乏、恶心、呕吐、兴奋、失眠等症状。

5. 过量服用本品可出现严重心律失常、阵发性痉挛危象。

6. 服用本品期间，不可同时饮用含咖啡因的饮料或食品。

7. 本品个体化差异大，有条件的患者可进行血药浓度检测，以避免药物中毒。

8. 儿童必须在成人监护下使用。

多索茶碱注射液

1. 本品具有平喘的作用，主要用于治疗支气管哮喘、慢性喘息性支气管炎及其他支气管痉挛引起的呼吸困难。

2. 有急性心肌梗死者不能使用本品。

3. 对本品或黄嘌呤衍生物类药物过敏者不能使用。

4. 哺乳期妇女不能使用本品。孕妇慎用。

5. 本品使用期间，给药速度不能过快，注射时间在 20 分钟以上，滴注时间一般在 45 分钟以上。

6. 心脏病、高血压、慢性肺心病、甲状腺功能亢进、肝病消化性溃疡、肾功能不全或合并感染等患者慎用本品。不推荐儿童使用本品治疗。

7. 用药期间避免食用含咖啡因的饮料或食品（如可乐、咖啡、巧克力、茶），以免增本品的不良反应。

8. 本品的个体差异较大，为确定最佳剂量和用药方法，建议监测血药浓度，尤其是增加剂量时（10μg/ml 范围内治疗有效，20μg/ml 以上为中毒浓度）。

9. 本品在低温放置时会有析出现象，使用前应认真检查。如发现药物浑浊，切勿使用。

10. 用药过量出现初期中毒症状时（如心律失常、阵发性痉挛），暂停使用，并监测血药浓度。

11. 用药后可能出现恶心、呕吐、上腹部疼痛、头痛、失眠、易怒、心率过快、呼吸急促等不良反应。

二羟丙茶碱片/注射液

1. 本品具有平喘作用，主要用于治疗支气管哮喘、喘息性支气管炎等的喘息。

2. 有活动性消化性溃疡、未控制的惊厥性疾病者不能使用。

3. 对其他茶碱类药品过敏者不能使用本品。

4. 本品不作为哮喘严重急性发作时的首选。

5. 孕妇和哺乳期妇女慎用。

6. 有心脏、肝、肾功能不全及甲状腺功能亢进、活动性消化性溃疡、糖尿病、前列腺增生而导致排尿困难者慎用本品。

7. 服用本品期间，每天最后 1 次用药最好在睡前，以便有效控制夜间或凌晨的哮喘发作。

8. 氟烷与本品碱合用，可能增加心律失常的风险。如需使用氟烷，应在术前至少 12 小时停用本品，并使用其他类别药物控制支气管痉挛。

9. 本品可能引起心律失常。用药后如果出现心率或心律的变化，及时就诊。

10. 用药后可能出现头痛、失眠、心悸、恶心、呕吐等不良反应。如果用药后感觉不适，及时就诊。

11. 儿童及 55 岁以上老年患者慎用本品。

五、白三烯受体拮抗剂

孟鲁司特钠片

1. 本品有抗炎、抗哮喘作用，主要用于 15 岁及以上成人哮喘的预防和长期治疗，包括预防白天和夜间的哮喘症状，治疗对阿司匹林敏感的哮喘及预防运动诱发的支气管收缩，亦可用于减轻过敏性鼻炎引起的症状（15 岁及以上成人的季节性和常年性过敏性鼻炎）。

2. 对本品过敏者不能使用。

3. 哮喘急性发作时使用本品的疗效暂不清楚，不建议使用。

4. 老年患者、肾功能不全患者、轻至中度肝损害患者及不同性别的患者无须调整剂量。

5. 本品用于预防运动诱发的哮喘时，应在运动前至少 2 小时服药。但如果在 24 小时内已经服用过药物，则不能因为运动再次服药。

6. 本品用于治疗哮喘时，在睡前服药以控制夜间或凌晨哮喘发作。治疗过敏性鼻炎时可根据自身情况，在鼻炎发作时服药。如果同时患有哮喘和过敏性鼻炎，在每晚用药。

7. 哮喘患者突然停药可能会加重哮喘症状或使哮喘复发。

8. 本品可能引起嗜睡、头晕等症状。用药期间可能出现以上症状，尽量避免驾驶车辆和操作机器。

9. 本品的不良反应轻微，通常不需要停药。用药后最常见的不良反应包括上呼吸道感染、发热、头痛、咽炎、咳嗽、腹痛、腹泻、耳炎、感冒、流鼻涕、鼻窦炎等。

10. 有用药后出现神经精神异常的报道，如兴奋、攻击行为、焦虑、抑郁、定向力障碍、注意力障碍、梦境异常、幻觉、失眠、梦游等。

孟鲁司特钠咀嚼片

1. 本品有抗炎、抗哮喘作用，适用于 2～14 岁儿童哮喘的预防和长期治疗，包括预防白天和夜间的哮喘症状，治疗对阿司匹林敏感的哮喘及预防运动诱发的支气管收缩。本品亦可用于减轻过敏性鼻炎引起的症状（2～14 岁儿童的季节性和常年性过敏性鼻炎）。

2. 参见孟鲁司特钠片。

孟鲁司特钠颗粒

1. 本品适用于 1 岁以上儿童哮喘的预防和长期治疗，包括预防白天和夜间的哮喘症状，治疗对阿司匹林敏感的哮喘及预防运动诱发的支气管收缩；亦可用于减轻过敏性鼻炎引起的症状（2～5 岁儿童的季节性和常年性过敏性鼻炎）。

2. 本品可直接服用，与一勺室温或冷的软性食物（如苹果酱）混合服用，或溶解于一茶匙室温或冷的婴儿配方奶或母乳中服用。在服用时才能打开包装袋。打开包装袋以后应立即服用全部的剂量

（15 分钟内）。与食物、婴儿配方奶或母乳混合后的本品不能再储存至下次继续服用。

3. 本品不应溶解于除婴儿配方奶粉或母乳外的其他液体中服用，但是服药后可以饮水。

4. 参见孟鲁司特钠片。

第三节　咳嗽和感冒制剂

一、不含复方镇咳药的祛痰药

盐酸氨溴索口服制剂

1. 本品具有降低痰液黏度、使痰液易于咳出的作用，主要用于痰液黏稠而不易咳出者。

2. 对本品过敏者不能使用。

3. 妊娠 3 个月内的妇女禁用本品，不推荐妊娠 3 个月后的妇女使用。

4. 进餐时或餐后服药，以减轻胃肠道不良反应。

5. 用药期间不要使用中枢性镇咳药（如右美沙芬等），以免稀化的痰液堵塞气道。

6. 如果用药 7 天仍未见症状好转，及时就诊。

7. 用药后可能出现胃肠道不良反应（如恶心、呕吐、胃部不适、食欲缺乏、腹痛、腹泻、消化不良）、头晕、头痛和过敏反应（如水肿、荨麻疹和瘙痒）等。

8 本品可能引起严重的皮肤反应，如史-约综合征和中毒性表皮坏死松解症，早期表现为发热、身体疼痛、鼻炎、咳嗽和喉咙痛等流感样症状。如伴有皮肤和黏膜病变，立即就诊。

盐酸氨溴索注射液

1. 本品能降低痰液黏度，使痰液易于咳出。主要用于伴有痰液分泌不正常及排痰功能不良的急慢性肺部疾病，如慢性支气管炎急性加重、喘息性支气管炎及支气管哮喘的祛痰治疗；手术后肺部并发症的预防性治疗；早产儿及新生儿的婴儿呼吸窘迫综合征（IRDS）的治疗。

2. 对本品过敏者不能使用本品。

3. 肾功能不全或重度肝病、胃溃疡、支气管纤毛运动功能受阻及呼吸道出现大量分泌物、青光眼患者慎用。

4. 本品可与生理盐水或林格液混合静脉滴注使用。生理盐水或林格液不可用时，也可选择 5% 葡萄糖溶液作为替代。所得到的溶液须立即使用。

5. 妊娠 3 个月以内妇女或哺乳期妇女，不推荐使用。

6. 用药后如出现新的皮肤或黏膜损伤、过敏反应（包括速发型过敏性休克、血管性水肿、瘙痒），及时就医。

7. 禁止本品与其他药物在同一容器内混合，注意配伍用药，应特别注意避免与头孢类抗菌药、中药注射剂等配伍应用。

8. 用药后可能出现红斑、口干、咽干、流涎、便秘、流涕、呼吸困难、排尿困难、体温升高、畏寒、黏膜反应等不良反应。

乙酰半胱氨酸注射液

1. 本品具有保护肝脏的作用，主要用于肝衰竭的早期治疗，可降低胆红素、提高凝血酶原活动度。

2. 对本品过敏者不能使用。

3. 支气管哮喘或有支气管痉挛史、胃溃疡、胃炎者，慎用本品。

4. 对于支气管哮喘患者或曾出现支气管痉挛的患者，用药后需严密监控。

5. 本品滴注期间药液可能会从无色变成浅紫色，属正常现象。

6. 本品可能降低四环素的抗菌效果。如需合用，间隔 4 小时使用。

7. 本品可能影响男性和女性的生育力，有生育计划的患者慎用本品。

8. 不推荐儿童使用本品。

9. 用药后可能出现恶心、呕吐、皮疹、瘙痒、支气管痉挛、头晕、头痛、发热、面部潮红、血管性水肿、心率过快、低血压、高血压、咽炎、流涕、耳鸣等不良反应。减慢滴注速度，可减少不良反应的发生。

10. 本品过量主要引起过敏反应，并引起血压下降、呼吸困难等症状，应立即停止输液，采用静脉注射抗组胺药物等适当措施。

盐酸溴己新片

1. 本品能降低痰液黏度，使痰液易于咳出，主要用于治疗支气管炎、哮喘等引起的黏痰不易咳出。

2. 对本品过敏者不能使用。

3. 有肾功能损害或严重肝病者可能需调整剂量。

4. 如果使用本品 7 天后症状未见好转，及时就医。

5. 不推荐哺乳期妇女使用本品。

6. 本品对胃肠道黏膜有刺激性，胃炎或胃溃疡患者慎用。

7. 用药后可能出现恶心、腹痛、呕吐、腹泻发热等不良反应。

8. 如果出现支气管运动功能受阻和大量分泌物（如罕见的恶性纤毛综合征），应慎用本品，可能导致分泌物阻塞。

9. 用药后还可能导致严重皮肤反应，如多形性红斑、史-约综合征和急性泛发性发疹性脓疱病（可表现为皮肤发红、肿胀、起疱或脱皮，眼睛发红或发炎，口、喉、鼻或眼部疼痛等）。

盐酸溴己新注射剂

1. 本品能降低痰液黏度，使痰液易于咳出，主要用于在口服给药困难的情况下，慢性支气管炎及其他呼吸道疾病（如哮喘、支气管扩张、硅沉着病等）有黏痰不易咳出的患者。

2. 重复肌内注射时，需变换注射部位；注射部位如果出现疼痛，可改为静脉缓慢滴注。

3. 本品溶液显酸性，临床使用应单独给药，避免与碱性药品配伍使用；需合并使用其他药物时，应单独溶解稀释，单独滴注，与本品共用同一输液通道时，两组药物输注之间需用 5%葡萄糖注射液充分冲管，或更换输液管。

4. 参见盐酸溴己新片。

羧甲司坦颗粒/口服溶液

1. 本品可稀释痰液，使其容易咳出，主要用于治疗支气管炎、支气管哮喘等引起的痰液黏稠、咳痰困难。

2. 消化性溃疡发作者不能使用本品。

3. 对本品过敏者不能使用本品。

4. 在进餐时或餐后服药，以减轻胃肠道不适。

5. 本品只对咳痰症状有一定作用。注意咳嗽、咳痰的病因治疗。

6. 如果用药 7 天后症状无明显好转，应就诊。

7. 本品只能稀释痰液，使痰液能随着咳嗽咳出。用药期间避免同时使用强效镇咳药，以免痰液阻塞气道。

8. 用药后可能出现恶心、胃部不适、腹泻、轻度头痛、皮疹等不良反应。

9. 儿童必须在成人监护下使用。

桉柠蒎肠溶软胶囊

1. 本品具有化痰作用，主要用于治疗急慢性鼻窦炎、急慢性支气管炎、肺炎、支气管扩张、肺脓肿、慢性阻塞性肺疾病、肺部真菌感染、肺结核和硅沉着病等呼吸道疾病，亦可用于支气管造影术后，促进造影剂的排出。

2. 对本品过敏者不能使用。

3. 在餐前 30 分钟用凉开水送服，不要用热开水，以免软胶囊在胃内溶化，影响吸收。

4. 孕妇及哺乳期妇女慎用。

5. 用药后可能出现胃肠道不适及过敏反应，如皮疹、面部水肿、呼吸困难。

福多司坦胶囊

1. 本品能降低痰液的黏性，使痰液更容易咳出，主要用于支气管哮喘、慢性喘息性支气管炎、支气管扩张、肺结核、尘肺、慢性阻塞性肺气肿、非典型性分枝杆菌病、肺炎、弥漫性细支气管炎等呼吸道疾病的祛痰治疗。

2. 对本品过敏者不能使用。

3. 本品口服给药。通常成年人每次 0.4g（2 粒），每日 3 次，餐后服用。

4. 不推荐儿童使用本品治疗。

5. 哺乳期妇女如果用药，应停止哺乳。

6. 用药后可能出现食欲缺乏、恶心、呕吐、头痛、腹痛、胃灼热、腹泻、便秘、消化不良、皮疹、瘙痒、感觉减退等不良反应。

7. 用药后还可能出现严重不良反应，如肝功能不全或黄疸、严重皮肤反应。

二、不含复方祛痰药的镇咳药

磷酸可待因片

1. 本品具有镇咳、镇痛、镇静的作用，主要用于以下情况：①镇咳，用于较剧烈的频繁干咳，如痰液量较多，宜并用祛痰药；②镇痛，用于中度以上的疼痛；③镇静，用于局部麻醉或全身麻醉时。

2. CYP2D6 超快代谢者使用本品后可更快、更全地将可待因转化为吗啡，导致呼吸抑制。

3. 不能给 18 岁以下患者服用本品。

4. 孕妇禁用。哺乳期妇女如需用药，应停止哺乳。

5. 对本品过敏者不要使用。

6. 支气管哮喘、急腹症、胆结石、原因不明的腹泻、颅脑外伤或颅内病变等患者慎用。

7. 长期使用本品可产生依赖性，突然停药或降低剂量可能出现戒断症状，表现为焦虑、失眠、容易激动、打哈欠、厌食等。

8. 用药后可能出现头晕、嗜睡、意识模糊、方向混乱等不良反应。用药期间避免驾驶车辆、操作机器或进行高空作业。

9. 用药期间，如果坐或躺后迅速起身，可能出现头晕或晕倒。

10. 长期或高剂量用药后可能出现药效降低，即出现耐药性。

11. 用药后可能出现幻想、呼吸微弱或不规律、心率异常（如过快或过慢）等不良反应。长期使用可引起依赖性。用药过量还可能出现头晕、嗜睡、不平静、精神错乱、瞳孔缩小如针尖、癫痫、低血压、心率过缓、呼吸微弱、神志不清等不良反应。

枸橼酸喷托维林片

1. 本品具有止咳作用，主要用于治疗各种原因引起的干咳。

2. 对本品过敏者不能使用。

3. 本品没有祛痰作用。

4. 服药后可能出现头晕、嗜睡症状。用药期间建议避免驾驶车辆、从事高空作业或操作机器。

5. 本品只能缓解干咳的症状。连续用药 7 天后，如果未见症状明显好转，及时就诊。

6. 青光眼或心力衰竭患者慎用本品。

7. 用药后可能出现轻度头痛、头晕、嗜睡、便秘、口干、恶心、腹胀、皮肤过敏等不良反应。

盐酸二氧丙嗪颗粒

1. 本品具有抗过敏和镇咳的作用，主要用于治疗小儿咳嗽、过敏性哮喘、荨麻疹及皮肤瘙痒症。

2. 对本品过敏者不能使用。

3. 本品稍微过量就可能引起中毒，不得过量用药。

4. 患儿若有癫痫或肝功能不全，慎用本品。

5. 本品用于镇咳时，给药后 30～60 分钟起效，作用可以持续 46 小时或更长时间。

6. 用药后可能出现困倦、乏力等不良反应。

氢溴酸右美沙芬片/口服溶液

1. 本品具有止咳作用，主要用于伴有干咳的感冒、咽喉炎及其他上呼吸道疾病的对症治疗。

2. 有精神病史、严重肺病疾病、哮喘性咳嗽、痰多者不能使用本品。

3. 若妊娠不超过 3 个月，不得使用本品。孕妇及过敏体质者慎用。

4. 正在服用单胺氧化酶抑制剂、5-羟色胺再摄取抑制剂（如氟西汀、帕罗西汀）、安非他酮、利奈唑胺等药物或服用这些药物停药不满 2 周，不能使用本品。

5. 对本品过敏者不能使用。

6. 12 岁以下儿童禁用。

7. 肝肾功能不全患者慎用本品。

8. 如果用药 7 天后症状无明显好转，及时就诊。

9. 服药后可能出现嗜睡、头晕。用药期间避免驾驶车辆、从事高空作业、机械作业及操作精密仪器。

10. 用药期间饮酒可增强本品的中枢抑制作用。避免饮酒或饮用含酒精饮料。

11. 用药后可能出现口干、头晕、头痛、嗜睡、易激动、嗳气、食欲缺乏、便秘、恶心、皮肤过敏等不良反应，停药后可自行消失。

12. 过量用药还可能出现神志不清、支气管痉挛、呼吸抑制等不良反应。

右美沙芬缓释混悬液/颗粒

1. 本品具有止咳作用，主要用于伴有干咳的感冒、咽喉炎及其他上呼吸道疾病的对症治疗。

2. 如果在 14 天内服用过单胺氧化酶抑制剂（如呋喃唑酮、司来吉兰），则不能服用本品。合用可能引起严重甚至危及生命的毒性反应，还可能引起短暂性精神病或行为古怪。

3. 参见氢溴酸右美沙芬片。

三、镇咳药与祛痰药的复方制剂

复方甘草片

1. 本品中的甘草流浸膏具有镇咳祛痰的作用，阿片粉具有镇咳作用，樟脑及八角茴香油具有稀释痰液、使痰液易于咳出的作用。本品主要用于镇咳祛痰。

2. 患有醛固酮增多症者不能使用本品。

3. 对本品过敏者不能使用。

4. 严格掌握剂量，禁止超剂量服用。如果过量服用或发生严重不良反应，立即就诊。

5. 长期服药可引起依赖性，如果服药 7 天症状仍未缓解，及时就诊。

6. 高血压患者用药期间需定期监测血压。

7. 用药期间，不得服用其他强力镇咳药，如复方可待因、联邦止咳露等。

8. 胃炎、消化性溃疡患者或孕妇、哺乳期妇女慎用本品。

9. 用药后可能出现口干、恶心、呕吐、腹胀、腹痛、腹泻、多汗、瘙痒、皮疹、潮红、心悸、血压升高、胸闷、呼吸急促、呼吸困难、头晕、头痛、嗜睡、抽搐、颤抖、失眠、精神异常、水肿等不良反应。

复方甘草口服溶液

1. 本品含有乙醇，对乙醇过敏者不得使用。

2. 口服溶液放置后可能出现沉淀，服用本品前摇匀。

3. 本品中含有乙醇，用药后避免驾驶车辆或操作机器。

4. 本品不能与头孢类或其他容易引起双硫仑样反应的药物合用，以免出现双硫仑样反应。双硫仑样反应表现为面部潮红、头痛、眩晕、腹痛、恶心、呕吐、呼吸急促、心率加快、血压降低、嗜睡、幻觉等。

5. 支气管哮喘、慢性阻塞性肺疾病（COPD）、呼吸抑制者或胃炎及消化性溃疡患者不能使用本品。

6. 参见复方甘草片。

愈酚伪麻待因口服溶液

1. 本品含有的愈创甘油醚能稀释痰液，使痰液更容易咳出；伪麻黄碱能减轻鼻塞症状；可待因具有镇咳作用。本品主要用于缓解无痰干咳或少痰的剧烈、频繁咳嗽，并可减轻鼻塞等症状。

2. 高血压、严重冠状动脉疾病、CYP2D6 超快代谢、对肾上腺素类药物过敏等患者不能使用本品。

3. 对肾上腺素类物质过敏者服用本品后易出现失眠、头晕、虚弱、震颤和心律失常等，不得使用。

4. 对本品过敏或有特异反应者不能使用。

5. 18 岁以下患者及产妇禁用。

6. 老年人用药后更容易出现不良反应。

7. 哺乳期妇女用药，需停止哺乳。

8. 痰多且质地黏稠、不易咳出的患者不建议使用本品。

9. 用药期间避免驾驶车辆、操作机器或高空作业。

10. 如果连续用药 7 天未见症状改善，及时就诊。

11. 本品可能会诱发或加重便秘。

12. 用药后可能出现口干、胃肠不适、恶心、呕吐、便秘、头晕、困倦、心悸、镇静、瘙痒等不良反应。长期用药可能产生依赖性。

13. 过量用药可能出现神经质、呼吸抑制、失眠等不良反应。

第四节　全身用抗组胺剂

盐酸苯海拉明片

1. 本品为抗过敏及抗眩晕类药物，用于治疗皮肤黏膜的过敏，如荨麻疹、过敏性鼻炎、皮肤瘙痒症、药疹，对虫咬症和接触性皮炎也有效，也可用于预防和治疗晕动病。

2. 幽门十二指肠梗阻、消化性溃疡所致的幽门狭窄、膀胱颈狭窄、甲状腺功能亢进、心血管疾病、高血压、下呼吸道感染（如支气管炎、气管炎、肺炎）患者不能使用本品。

3. 对其他乙醇胺类药物高度过敏者不能使用本品。

4. 不能给新生儿、早产儿使用本品。

5. 重症肌无力、闭角型青光眼、前列腺肥大患者不能使用本品。

6. 本品对胃肠道有刺激，餐后服用。

7. 本品用于防治晕动病时，宜在旅行前 1～2 小时服用（最少在 30 分钟前服用）。

8. 服药期间，饮酒可能增强对中枢神经系统的抑制作用。避免饮酒或饮用含酒精饮料。

9. 服药期间避免驾驶机、车、船或从事高空作业、机械作业及操作精密仪器。

10. 60 岁及以上老年人用药后更容易出现头晕、镇静和低血压等不良反应。

11. 哺乳期妇女不能使用本品。

12. 肾功能不齐全患者需调整给药间隔。

13. 用药后可能出现头晕、恶心、呕吐、食欲缺乏、皮疹、嗜睡等不良反应。

14. 如服用过量或出现严重不良反应，立即停药就医。

盐酸苯海拉明注射液

1. 本品主要用于急性重症过敏反应，可减轻输血或血浆所致的过敏反应，手术后药物引起的恶心、呕吐，帕金森病和锥体外系症状，牙科局部麻醉。

2. 本品的镇吐作用可干扰某些疾病的诊断。

3. 本品可通过胎盘，可能导致胎儿先天畸形，孕妇慎用。

4. 儿童用药过量可出现激动、幻觉、抽搐甚至死亡；成人过量用药可出现发热、震颤、呼吸困难、低血压等症状。

5. 本品可短暂影响巴比妥类药和磺胺乙酰钠等的吸收。

6. 本品和对氨基水杨酸钠同用可降低后者血药浓度。

7. 本品可增强中枢抑制药的作用。

8. 参见盐酸苯海拉明片。

马来酸氯苯那敏片/注射液

1. 本品具有抗过敏作用，主要用于治疗皮肤过敏性疾病，包括皮肤过敏（如荨麻疹、湿疹、皮炎、药疹、皮肤瘙痒症、神经性皮炎、虫咬症、日光性皮炎等），也可用于治疗鼻炎、鼻充血及药物或食物过敏。

2. 本品常见不良反应为嗜睡、腹痛、腹泻、恶心、呕吐、食欲缺乏、便秘、排尿困难、口干、疲劳、性交困难、阴道干涩等。

3. 老年患者用药需要适当减少剂量。

4. 本品可能引起困倦、嗜睡。用药期间避免驾驶机、车、船或从事高空作业、机械作业及操作精密仪器。

5. 不建议给新生儿、早产儿使用本品。

6. 哺乳期妇女慎用本品。

7. 膀胱颈梗阻、幽门十二指肠梗阻、甲状腺功能亢奋、青光眼、消化性溃疡、高血压和前列腺肥大患者慎用。

8. 如过量或出现严重不良反应，立即就医。

9. 本品可使痰液变黏稠。下呼吸道感染和哮喘发作患者用药可能加重病情。

10. 为避免抗组胺成分过量，用药期间不得服用其他含抗组胺成分的感冒药（如含苯海拉明的白加黑的黑片及含氯苯那敏的新康泰克、泰诺、快克等）。

11. 本品不应与含抗胆碱药（如颠茄制剂、阿托品等）的药品同服。

12. 本品与解热镇痛药物同时服用可增强镇痛和缓解感冒症状的作用。

13. 与中枢镇静药、催眠药或乙醇等合用时，可增加对中枢神经的抑制作用。

氯雷他定片/糖浆

1. 本品具有抗过敏作用，主要用于缓解过敏性鼻炎有关的症状，如喷嚏、流涕、鼻痒、鼻塞及眼部痒及烧灼感。口服本品后，鼻和眼部症状及体征得以迅速缓解。本品亦可用于缓解慢性荨麻疹、瘙痒性皮肤病及其他过敏性皮肤病的症状及体征。

2. 对本品过敏者不能使用。

3. 服用本品后，可能出现乏力、头痛、嗜睡、口干、胃炎及皮疹等不良反应。用药过量还可能出现心律失常。

4. 肝、肾功能不全者可能需要调整用药剂量。

5. 老年患者如需长期用药，应密切观察。

6. 如出现胃部不适，可将本品与食物同服。早晨服药可控制白天过敏症状，但若症状多在夜间出现，可临睡前服用本品。

7. 服药期间皮肤过敏试验的结果会受到影响，在皮试前约48小时最好停止使用本品。

8. 同时服用酮康唑、大环内酯类抗菌药（如克拉霉素）、西咪替丁、茶碱等药物时，本品在血浆中的浓度会升高。

盐酸赛庚啶片

1. 本品用于治疗过敏性疾病，如荨麻疹、丘疹性荨麻疹、湿疹、皮肤瘙痒。

2 青光眼、尿潴留、幽门梗阻等患者不能使用本品。

3. 对本品过敏者不能使用。

4. 孕妇、哺乳期妇女禁用本品。

5. 服用本品后，可能会出现嗜睡、口干、乏力、头晕、恶心等不良反应。如果用药后感觉不适，及时就诊。

6. 本品可能引起困倦，多次用药对驾驶的影响更明显。用药期间避免驾驶机、车、船或从事高空作业、机械作业及操作精密仪器。

7. 服用本品期间饮酒可增强镇静作用，避免饮酒或饮用含酒精饮料。

8. 若用药过量或出现严重不良反应，立即就医。

9. 本品不宜与中枢抑制药合用。

10. 本品与吩噻嗪药物（如氯丙嗪等）合用可增加室性心律失常的危险性，严重者可致尖端扭转型心律失常。

盐酸异丙嗪注射液

1. 本品为抗组胺药，具有抗过敏、镇静催眠、抗晕动病和止吐作用，主要用于治疗皮肤黏膜的过敏，如过敏性鼻炎、血管运动性鼻炎、过敏性结膜炎、荨麻疹、血管神经性水肿、对血液或血浆制品的过敏反应、皮肤划痕症、晕动病（晕车、晕船、晕飞机），以及麻醉和手术前后的辅助治疗，包括镇静、催眠、镇痛、止吐。本品亦可用于防治放射病性或药源性恶心、呕吐。

2. 对吩噻嗪类药高度过敏者也可能对本品过敏，不建议使用。

3. 本品肌内注射或缓慢静脉注射给药。

4. 急性哮喘、膀胱颈部梗阻、骨髓抑制、心血管疾病、昏迷、闭角型青光眼、肝功能不全、高血压、胃溃疡、前列腺肥大症状明显、幽门或十二指肠梗阻、呼吸系统疾病（尤其是儿童，服用本品后痰液黏稠，影响排痰，并可抑制咳嗽反射）、癫痫（注射给药时可增加抽搐的严重程度）、黄疸、各种肝病及肾衰竭、瑞氏综合征（异丙嗪所致的锥体外系症状易与瑞氏综合征混淆）患者慎用本品。

5. 用药期间应特别注意有无肠梗阻或药物的逾量、中毒等问题，因其症状体征可被异丙嗪的镇吐作用所掩盖。

6. 孕妇使用本品后，可诱发婴儿的黄疸和锥体外系症状。如果用药，最好在分娩前 1～2 周停用。哺乳期妇女慎用本品。

7. 小于 3 个月的婴儿体内药物代谢酶不足，不建议应用本品。

8. 老年人应用本品后易发生头晕、呆滞、精神错乱、低血压和锥体外系症状（特别是帕金森病、不能静坐和持续性运动障碍）。

9. 用量过大的症状和体征：手足动作笨拙或行动古怪，严重时嗜睡或面色潮红、发热，气急或呼吸困难，心率加快（抗毒蕈碱 M 受体效应），肌肉痉挛（尤其好发于颈部和背部的肌肉），坐卧不宁，步履艰难，头面部肌肉痉挛性抽动或双手震颤（后者属锥体外系的效应）。

10. 用药后可能更容易被晒伤。用药期间注意防晒，如涂抹防晒霜、穿防晒衣和戴太阳镜。

11. 用药期间饮酒可能增强对中枢神经的抑制作用，避免饮酒或饮用含酒精饮料。

12. 用药后可能出现头晕、嗜睡等症状。用药期间避免驾驶车辆、操作机器或从事高空作业。

13. 用药后可能出现嗜睡、视物模糊、轻度色盲、头晕目眩、口鼻咽干燥、耳鸣、皮疹、胃痛、反应迟钝、低血压、恶心、呕吐、黄疸、多梦、对光敏感、易兴奋激动、幻觉、中毒性谵妄等不良反应。大剂量或过量用药还可能出现面色潮红、发热、呼吸困难、肌肉痉挛、坐卧不宁、步履艰难等症状。

14. 本品在葡萄糖耐量试验中可显示葡萄糖耐量增加。本品可干扰尿妊娠免疫试验，使结果呈假阳性或假阴性。

15. 乙醇或其他中枢神经抑制剂，特别是麻醉药、巴比妥类、单胺氧化酶抑制剂或三环类抗抑郁药与本品同用时，可增加本品和（或）这些药物的效应。

16. 抗胆碱类药物（尤其是阿托品类）和本品同用时，后者的抗毒蕈碱样效应增强。

17. 溴苄铵、胍乙啶等降压药与本品同用时，前者的降压效应增强。肾上腺素与本品同用时肾上腺素的α受体作用可被阻断，使β受体作用占优势。

18. 顺铂、巴龙霉素及其他氨基糖苷类抗菌药、水杨酸制剂和万古霉素等耳毒性药与本品同用时，其耳毒性症状可被掩盖。

盐酸异丙嗪片

1. 本品用于防止晕动病时要及早服药，在出行前 30～60 分钟服药。

2. 口服时可与食物或牛奶同服，以减少对胃黏膜的刺激。

3. 本品可能诱发新生儿黄疸和锥体外系症状。如果用药，最好在分娩前 1～2 周停药。

4. 不能给 2 岁以下儿童使用本品。

5. 参见盐酸异丙嗪注射液。

小儿异丙嗪片

1. 早产儿、新生儿禁用本品。

2. 参见盐酸异丙嗪注射液。

阿伐斯汀胶囊

1. 本品具有抗过敏作用，主要用于缓解过敏性鼻炎，包括花粉症的症状，也用于治疗慢性自发性荨麻疹、皮肤划痕症、胆碱能性荨麻疹和特发性获得性寒冷性荨麻疹。

2. 对本品过敏者不能使用。

3. 对阿伐斯汀和曲普利啶过敏、严重肾功能不全等患者不能使用本品。

4. 肾衰竭患者不能使用本品。

5. 不推荐 12 岁以下儿童使用本品。

6. 老年人不建议使用本品。

7. 不推荐孕妇及哺乳期妇女使用本品。

8. 用药期间饮酒可能影响注意力，严重时可对中枢神经系统产生损害，避免饮酒或饮用含酒精饮料。

9. 用药期间可能出现嗜睡、头晕等症状。避免驾驶车辆或操作机器。

10. 用药后可能出现过敏反应（包括呼吸困难、面部肿胀）、嗜睡、头晕、口干等不良反应。用药过量还可能出现烦躁不安、多动、心率过快等。

苯磺贝他斯汀片

1. 本品是抗过敏药物，主要用于治疗过敏性鼻炎、荨麻疹、皮肤疾病引起的瘙痒（湿疹、皮炎、痒疹、皮肤瘙痒症）。

2. 对本品过敏者不能使用本品。

3. 如果过敏症状与季节变化关系密切，在发病季节到来之前开始用药，并持续用药到季节结束。

4. 有肾功能障碍者可能需调整剂量。

5. 哺乳期妇女如果用药，应停止哺乳。

6. 本品可引起困倦，用药期间避免驾驶车辆或操作机器。

7. 用药后如未见症状缓解，及时就诊。

8. 用药后可能出现困倦、疲乏、口渴、恶心、呕吐、胃部不适、胃痛、腹泻和荨麻疹等不良反应。

茶苯海明片

1. 茶苯海明具有镇静和镇吐作用，主要用于减轻晕车、晕船、晕机引起的恶心、呕吐症状；也可以用于治疗药物、手术、内耳疾病或其他迷路障碍引起的恶心、呕吐。

2. 对本品过敏者不能使用。

3. 对其他乙醇胺类药物过敏、青光眼、慢性肺病、前列腺增生引起的排尿困难者不能使用本品。

4. 孕妇禁用本品。

5. 本品需与食物、果汁或牛奶一起服用，以减少对胃的刺激。

6. 用药期间饮酒可能增加醉酒反应或不良反应，避免饮酒或饮用含酒精饮料。

7. 用药后可能出现嗜睡、注意力不集中等症状，避免驾驶车辆或操作机器等。

8. 用药后可能出现迟钝、嗜睡、疲乏、头晕、注意力不集中、疲乏、胃肠不适等不良反应。

地氯雷他定片/糖浆

1. 本品具有抗过敏、抗炎的作用，主要用于缓解慢性特发性荨麻疹及过敏性鼻炎的相关症状。

2. 对本品过敏者不能使用。

3. 对于间歇性过敏性鼻炎症状发作每周少于4天或病程少于4周的患者，首先应对患者的患病史进行评估，然后再安排治疗，并且当患者复发的症状消除并恢复后，应该停止治疗。

4. 对于持续性过敏性鼻炎（症状发作每周4天或超过4天，且病程大于4周）患者，建议在急性发作期对患者进行连续治疗。

5. 有肝、肾功能不全者可能需调整本品剂量。

6. 不推荐哺乳期妇女使用本品。

7. 用药后极少数患者可能出现困倦，避免驾驶或操作机器。

8. 有用药期间饮酒出现酒精不耐受和酒精中毒的报道，避免饮酒或饮用含酒精饮料。

9. 如果连续用药几天，未见症状缓解甚至出现恶化，及时就诊。

10. 用药会影响皮肤过敏试验的结果。在皮试前48小时最好停药。

11. 用药后可能出现疲倦、口干、头痛、恶心、头晕等不良反应。

咪唑斯汀缓释片

1. 本品具有抗过敏作用，主要用于治疗成人和12岁以上儿童所患的荨麻疹等皮肤过敏症状、季节性过敏性鼻炎（花粉症）及常年性过敏性鼻炎。

2. 对本品过敏者不能使用。

3. 以下情况不能使用：严重肝功能损害、严重心脏病（包括严重心动过缓）、QT间期延长，或曾出现心律失常（过缓、过速、不齐）、电解质紊乱（尤其是低钾血症）及晕厥等。

4. 与唑类抗真菌药（如酮康唑）合用可增强本品的作用，可能引起严重心脏不良反应。

5. 不推荐孕妇或哺乳期妇女使用本品。

6. 用药后常见腹泻、腹痛、消化不良、口干、头痛、头晕、恶心、困意、乏力、食欲增加、体重增加等不良反应。

盐酸曲普利啶片

1. 本品是一种抗组胺药，主要用于治疗各种过敏性疾病，如荨麻疹、过敏性鼻炎、过敏性结膜炎、皮肤瘙痒症等。

2. 对本品过敏者不能使用。

3. 急性哮喘发作期内不能使用本品。

4. 早产儿及新生儿、哺乳期妇女禁止使用本品。

5. 眼压增高、闭角型青光眼、甲状腺功能亢进、血管性疾病及高血压、支气管哮喘、前列腺增生、膀胱颈梗阻、消化性溃疡者，慎用本品。

6. 12岁以下儿童慎用本品。

7. 如果过量服用本品，临床表现为中枢抑制或刺激兴奋、抗胆碱作用（口干、皮肤潮红），应立即洗胃、催吐及给予大量口服药用炭。

8. 用药期间饮酒可能加重嗜睡症状，避免饮酒或饮用含酒精饮料。

9. 用药后可能出现疲乏、嗜睡等症状，用药期间避免驾驶车辆、操作机器或从事高空作业。

10. 用药后可能出现恶心、疲倦、口干、轻度嗜睡等不良反应，减量或停药后可自行消失。

盐酸去氯羟嗪片

1. 本品具有抗过敏作用，主要用于治疗过敏性疾病，如急慢性荨麻疹。

2 不能给新生儿和早产儿服用本品。

3. 用药期间避免驾驶车辆、操作机器或从事高空作业。

4. 用药期间饮酒可能增强对中枢神经系统的

抑制作用，避免饮酒或饮用含酒精饮料。

5. 用药后可能出现口干、嗜睡等不良反应。

6. 若用药过量或出现严重不良反应，立即就诊。

富马酸酮替芬片

1. 本品具有抗过敏作用，主要用于治疗过敏性鼻炎、过敏性支气管哮喘。

2. 对本品过敏者不能使用。

3. 本品起效缓慢，不适用于哮喘急性发作或持续性发作。

4. 如果服用本品后瞌睡，可以只在睡前服用一次。

5. 用药期间饮酒可增强镇静作用，避免饮酒或饮用含酒精饮料。

6. 用药后可能引起嗜睡，用药期间避免驾驶车辆、操作机器或从事高空作业。

7. 用药后常见嗜睡、疲倦、口干、恶心等不良反应。

富马酸酮替芬鼻吸入气雾剂

1. 本品吸入给药。每次 1～2 揿，每日 2～3 次。用前摇匀即成混悬状，揿压喷头阀门即有相当量药物微粒喷出。用时将装在气雾剂上的鼻腔专用喷头对准鼻腔孔倒喷，在吸气时揿喷一次，喷时须将另一鼻孔用手堵住。酮替芬直接喷鼻给药治疗过敏性鼻炎的效果比口服给药好。

2. 本品使用前须摇匀，如遇堵塞不畅，可用细针挑通阀门杆旁小孔及喷雾头小孔，即可再用。

3. 使用本品时，清洁鼻孔后将喷头对准鼻孔喷药。

4. 参见富马酸酮替芬片。

盐酸西替利嗪片/口服溶液

1. 本品具有抗过敏作用，主要用于治疗过敏性疾病，如过敏性鼻炎、结膜炎、皮肤瘙痒、荨麻疹。

2. 对本品、羟嗪或任何其他哌嗪衍生物过敏者不能使用。

3. 严重肾功能不全（肌酐清除率低于 10ml/min）患者不能使用本品。

4. 妊娠前 3 个月或哺乳期妇女，不推荐使用本品。

5. 用药期间饮酒可能增加对中枢神经系统的损害，避免饮酒或饮用含酒精饮料。

6. 用药后可能出现嗜睡，用药期间避免驾驶、操作机器或从事高空作业。

7. 本品的抗过敏作用可能影响皮肤过敏试验结果，试验前应停药 3 天。

8. 用药后可能出现头痛、头晕、嗜睡、疲劳、麻木、注意力障碍、激动不安、口干、腹部不适、鼻干等不良反应。

9. 本品口服溶液推荐 6 岁及以上儿童使用。

依巴斯汀片

1. 本品具有抗过敏作用，主要用于伴有或不伴有过敏性结膜炎的过敏性鼻炎（季节性和常年性）、慢性特发性荨麻疹的对症治疗。

2. 对本品过敏者不能使用。

3. 本品不建议用于 12 岁以下儿童或有吞咽困难的患者。

4. 老年患者和肾功能不全或轻度至中度肝功能不全的患者无须调整剂量。

5. 严重肝衰竭患者可能需调整剂量。每日治疗剂量不应超过 10mg。治疗时间可以延长至症状消失。

6. 孕妇或哺乳期妇女不能使用本品。

7. 本品的起效时间较慢，为 1～3 小时，不适用于急性过敏的单药治疗。

8. 用药期间可能出现嗜睡或头晕。避免驾驶车辆或操作机器。

9. 本品会影响皮试结果，用药期间如果需要进行皮试，需要停药 5～7 天后才能进行。

10. 使用本品后常见的不良反应包括头痛、嗜睡、口干。

富马酸依美斯汀缓释胶囊

1. 本品具有抗过敏作用，主要用于治疗过敏性疾病，如过敏性鼻炎、荨麻疹。

2. 与促胃肠动力药（如西沙必利）合用可能引起严重的心脏毒性（包括尖端扭转型室性心动过速）。

3. 为控制白天及夜晚的过敏症状，在早餐后和睡前服用本品。

4. 如果过敏症状与季节变化关系密切，在发病季节开始前用药，持续用药到季节结束，以预防过敏。

5. 孕妇最好避免使用本品。

6. 用药后可能出现困倦、嗜睡等症状，用药期间避免驾驶车辆和操作机器。

7. 用药期间饮酒可能加重嗜睡等不良反应，避免饮酒或饮用含酒精饮料。

8. 本品会影响皮试结果。

9. 用药后可能出现嗜睡、困乏、口渴、腹痛、蹒跚、头痛、头重、头晕等不良反应。

盐酸左西替利嗪片/口服溶液

1. 本品是抗组胺药，主要用于治疗过敏性鼻炎（包括季节性持续性过敏性鼻炎和常年性持续性过敏性鼻炎）及慢性特发性荨麻疹。

2 对本品过敏或对羟嗪、哌嗪类衍生物过敏者不能使用。

3. 肌酐清除率＜10ml/min 的肾病晚期患者不能使用本品。

4. 伴有特殊遗传性疾病（包括患有罕见的半乳糖不耐受症、原发性乳糖酶缺乏或葡萄糖-半乳糖吸收不良）者不能使用本品。

5. 用药期间饮酒可能损害中枢神经，避免饮酒或饮用含酒精饮料。

6. 用药后可能出现嗜睡、疲乏和无力，避免驾驶车辆、操作机器或从事高空作业。

7. 本品可能增加尿潴留风险，如果有尿潴留诱发因素（如脊髓损伤、前列腺增生），慎用本品。

8. 本品可能会引起癫痫发作加重，有癫痫风险的患者慎用本品。

9. 用药后可能出现头痛、嗜睡、口干、疲倦、衰弱、腹痛等不良反应。

第五节　其他呼吸系统药物

贝美格注射液

1. 本品能兴奋呼吸中枢和血管中枢，导致呼吸增加、血压轻微升高，主要用于治疗巴比妥类及其他催眠药的中毒，也用于减少硫喷妥钠麻醉深度，以加快其苏醒。

2. 对本品任何成分过敏者不能使用。

3. 为了避免产生惊厥等症状，静脉注射或静脉滴注速度不宜过快。

4. 用药后可能出现恶心、呕吐等不良反应。

5. 用药过量可出现中毒症状，表现为肌腱反射亢进、肌肉抽动、惊厥等，也可引起精神错乱、幻视等迟发毒性反应。

盐酸洛贝林注射液

1. 本品主要用于治疗各种原因引起的中枢性呼吸抑制。临床上常用于新生儿窒息及一氧化碳、阿片中毒等。

2. 本品经静脉注射、皮下注射或肌内注射给药。

3. 剂量较大时，能引起心动过速、传导阻滞、呼吸抑制甚至惊厥。

4. 用药后可能出现恶心、呕吐、呛咳、头痛、心悸等。

尼可刹米注射液

1. 本品能兴奋呼吸中枢，使呼吸加深加快，主要用于治疗中枢性呼吸抑制及各种原因引起的呼吸抑制。

2. 有抽搐及惊厥者不能使用本品。

3. 本品作用时间短暂，应视病情间隔给药。

4. 用药过量可导致兴奋不安、精神错乱、恶心、呕吐、头痛、出汗、抽搐、呼吸急促，同时可出现血压升高、心悸、心律失常、呼吸麻痹而死亡。出现惊厥时，可注射苯二氮䓬类或小剂量硫喷妥钠或苯巴比妥钠等控制。静脉滴注 10%葡萄糖液促进排泄，并给予对症治疗和支持疗法。

5. 用药后常见面部刺激征、烦躁不安、抽搐、恶心、呕吐等不良反应。

盐酸多沙普仑注射液

1. 本品为呼吸兴奋药，主要用于呼吸衰竭的治疗。

2. 以下情况不能使用本品：惊厥或癫痫、重度高血压、嗜铬细胞瘤、甲状腺功能亢进、冠心病、颅内高压、严重肺部疾病等。

3. 不推荐 12 岁以下儿童使用本品。

4. 静脉滴注给药时，滴注速度不要过快，容易引起溶血。

5. 为了防止用药过量，建议用药前后和用药时常规监测血压、脉搏、肌腱反射。

6. 给药时药液漏到血管外或静脉滴注时间太长，都可能导致血栓静脉炎或局部皮肤刺激。

7. 用药期间如果突然出现低血压和呼吸困难加重，需及时停药。

8. 用药过量可能出现中毒症状，包括心律失常（如心动过速）、高血压、焦虑不安、震颤、谵妄、惊厥、反射亢进。

9. 用药后可能出现头痛、无力、恶心、呕吐、出汗、感觉奇热、腹泻、尿潴留等不良反应。

盐酸二甲弗林注射液

1. 本品能兴奋呼吸中枢，引起肺换气量明显增加，主要用于治疗麻醉、催眠药物所引起的呼吸抑制及各种疾病引起的中枢性呼吸衰竭，以及手术、外伤等引起的虚脱和休克。

2. 有惊厥病史，肝、肾功能不全者不能使用本品。

3. 孕妇、哺乳期妇女禁用。

4. 用药后可能出现恶心、呕吐、皮肤烧灼感等不良反应。

5. 用药过量容易引起抽搐、惊厥等症状，尤其是儿童。

注射用牛肺表面活性剂

1. 本品能改善肺功能，主要用于治疗新生儿呼吸窘迫综合征，以及预防早产婴儿呼吸窘迫综合征。

2. 本品无特殊禁忌，有气胸患儿应先进行处理，然后再给药，以免影响呼吸机的应用。

3. 本品不适用于孕妇、哺乳期妇女及老年患者。

4. 本品只能气管内给药，以细塑料导管经气管插管注入肺内。为避免药液呛出或堵塞气道，注入速度不能过快，每次 10～15 秒。如果出现血氧下降、心率和血压变化，暂停给药并给予相应处理，稳定后再继续给药。

5. 本品给药时间：预防性用药，适用于胎龄小于 29 周和（或）存在新生儿呼吸窘迫综合征风险的早产儿，在出生后应尽早给药，最好在出生后 30 分钟内；治疗性用药，要在出现新生儿呼吸窘迫综合征早期征象后尽早给药，通常在患儿出生后 12 小时以内，不宜超过 48 小时，给药越早效果越好。

6. 为使本品的混悬液均匀，加水后有时需振荡较长时间（10 分钟左右），但勿用强力，避免产生过多泡沫，但有少量泡沫属正常现象。注意勿将混悬液中的小颗粒注入气管。

7. 给药过程中可能因气道部分阻塞出现发绀、呛咳、呼吸暂停等不良反应，给药完成后症状消失。连续几天大量用药可能出现吞噬细胞肉芽肿和炎症等。

8. 本品需在-10℃以下密封保存。

猪肺磷脂注射液

1. 本品是肺表面活性物质，能替代患儿所缺乏的肺表面活性物质，主要用于预防和治疗早产儿呼吸窘迫综合征。

2. 本品经气管内给药。

3. 用药后可能出现气管内插管被黏液阻塞、心率过慢、低血压、低氧饱和度等不良反应。

第十三章　感觉器官疾病用药

第一节　眼科用药

一、抗感染药

阿昔洛韦滴眼液

1. 本品是抗病毒药，用于治疗单纯疱疹性角膜炎。

2. 对本品或伐昔洛韦过敏者不能使用。

3. 本品每2小时1次，滴入眼睑内。

4. 使用本品前在明亮处观察产品中是否有结晶或粉末状物析出。如有析出，需要温热溶解后使用。

5. 本品可引起轻度疼痛和烧灼感，但易耐受。

6. 本品启用后最多可使用4周。

7. 本品在寒冷气候下易析出结晶，使用时需先将其溶解。

红霉素眼膏

1. 本品是抗感染药，用于治疗沙眼、结膜炎、睑缘炎及眼外部感染。

2. 使用本品时，将本品涂于眼睑内，每日2～3次，最后一次宜在睡前使用。

3. 使用本品前应洗净双手，使用后应拧紧瓶盖，以免污染药品。

4. 使用本品时应避免接触其他黏膜（如口、鼻等）。

5. 儿童必须在成人监护下使用。

6. 用药期间可能出现眼部刺激、发红及其他过敏反应；偶见眼睛疼痛、视力改变。

7. 用药期间，如果用药部位出现烧灼感、瘙痒、红肿等情况，需要立即停药，并将局部药物洗净。

盐酸金霉素眼膏

1. 本品可用于治疗敏感金黄色葡萄球菌、化脓性链球菌、肺炎链球菌等革兰氏阳性菌及流感嗜血杆菌等敏感革兰氏阴性菌所致的浅表眼部感染，也可用于治疗沙眼衣原体所致的沙眼。

2. 对四环素类药物过敏者不能使用本品。

3. 本品仅限眼部使用，每2～4小时1次，涂于眼睑内。

4. 本品不宜长期连续使用，连续使用5日如症状未缓解，应停药就医。

5. 用于急性或慢性沙眼治疗时，疗程应为1～2个月或更长。

6. 本品可作为夜间治疗用药，以保持感染部位与药物接触较长时间。若出现充血、眼痒、水肿等症状，应立即停药就医。

7. 使用本品前，应注意清洁双手，保证管口勿接触手和眼，防止损伤和污染。

8. 使用本品时，用药部位可能出现轻微刺激感。使用本品后可能会感到视物模糊。

利巴韦林滴眼液

1. 本品可用于治疗单纯疱疹病毒性角膜炎。

2. 严重贫血、肝功能异常、对利巴韦林过敏者不能使用本品。

3. 孕妇不能使用本品。哺乳期妇女使用本品时应暂停哺乳。

4. 老年患者不推荐使用本品。

5. 非单纯疱疹病毒性角膜炎者不能使用本品。

6. 不可长期大量使用本品，否则可能会产生与全身用药相同的不良反应，如肝功能、血常规异常。

利福平滴眼液

1. 本品是广谱抗菌药物，主要用于治疗眼部感染，如沙眼、结膜炎、角膜炎。

2. 胆道堵塞、严重肝功能不全者不能使用本品。

3. 对本品或福霉素类抗菌药物过敏者不能使用本品。

4. 孕妇及哺乳期妇女禁用。

5. 5岁以下儿童谨慎使用。

6. 酒精中毒、肝功能不全患者慎用本品。

7. 本品可能导致隐形眼镜染色，用药期间避免佩戴隐形眼镜。

8. 利福平可能引起白细胞和血小板减少，进而可能导致牙龈出血和感染、伤口愈合延迟等。用药期间避免拔牙，注意口腔卫生，避免受伤、出血等。

9. 不可长期大量使用本品，以免本品大量进入血液中，引起毒性反应。

10. 如果症状未见明显改善或长时间用药，及时就诊，可能需要进行相应检查，并根据结果调整治疗方案。

11. 用药期间的泪液、尿液可能变成橘红色或红棕色，停药后可以恢复正常。

12. 本品若与其他眼用制剂合用，应间隔 15 分钟。

氯霉素滴眼液

1. 本品用于治疗由大肠埃希菌、流感嗜血杆菌、克雷伯菌属、金黄色葡萄球菌、溶血性链球菌和其他敏感菌所致眼部感染，如沙眼、结膜炎、角膜炎、眼睑缘炎等。

2. 对本品过敏者及新生儿、早产儿等不能使用本品。

3. 孕妇或哺乳期妇女不建议使用本品。

4. 使用本品前轻摇药瓶，使用时瓶口不能接触眼睛，使用后应该将瓶盖拧紧，不要将瓶口接触皮肤以免污染。

5. 不可大剂量长期使用（超过 3 个月）本品，长期大剂量使用可引起视神经炎或视盘炎（特别是婴幼儿）。

6. 如果需要长期使用本品，应先进行眼部检查，并密切注意是否有视功能和视神经炎的症状，一旦出现症状应立即停药，同时需服用维生素 C 和维生素 B_1。

盐酸羟苄唑滴眼液

1. 本品用于治疗流行性出血性角膜炎和其他病毒性角膜炎、结膜炎。

2. 对本品过敏者禁止使用。

3. 使用时将本品滴于结膜囊内，每次 1～2 滴，每小时 1～2 次。病情严重患者每小时 3～4 次。

硫酸庆大霉素滴眼液

1. 本品为氨基糖苷类广谱抗菌药，用于治疗结膜炎、眼睑炎、睑板腺炎。

2. 对本品或其他氨基糖苷类药物过敏者不能使用。

3. 本品不可与其他滴眼剂合用。

4. 若出现充血、眼痒、水肿等症状，应立即停药就医。

5. 本品不宜长期连续使用，使用 3～4 日如果症状未缓解，应停药就医。

6. 儿童需在成人监护下使用。

左氧氟沙星滴眼液

1. 本品可用于治疗眼睑炎、睑腺炎、泪囊炎、结膜炎、睑板腺炎、角膜炎。

2. 对本品成分、氧氟沙星及喹诺酮类抗菌药过敏者不能使用本品。

3. 治疗角膜炎时，急性期每 15～30 分钟滴眼 1 次，严重角膜炎患者在开始 30 分钟内每 5 分钟滴眼 1 次，病情控制后逐渐减少滴眼次数。

4. 治疗细菌性角膜溃疡时，推荐使用高浓度的抗菌药滴眼制剂。

5. 使用本品时，应注意避免容器的前端直接接触眼部，防止污染药液。

6. 使用本品期间，为了防止耐药菌的出现，原则上应确认敏感性，尽量将用药时间控制在治疗疾病所需的最少时间内。

7. 本品对抗甲氧西林金黄色葡萄球菌（MRSA）的有效性尚未得到证实。当 MRSA 所致的感染较为明显且临床症状无改善时，应尽快使用抗 MRSA 作用较强的药物。

8. 本品对妊娠期间的安全性尚不明确，只有在其治疗有益性高于可能发生的危险性时方可使用。

氟康唑滴眼液

1. 本品是广谱的三唑类抗真菌药，用于治疗白念珠菌、烟曲霉菌、隐球菌及球孢子菌属等引起的真菌性角膜炎。

2. 对本品或其他三唑类药物过敏、对任何一种吡咯类药物过敏者及孕妇、哺乳期妇女不能使用本品。

3. 使用本品时，不要将滴头接触眼睑表面，以免污染药液。

4. 如果在使用过程中发现任何异常，立即停药。

5. 肝、肾功能严重障碍的患者慎用本品。

6. 使用本品期间，如药物局部吸收过多，可能会出现胃肠道的某些不良反应，如恶心、呕吐、腹痛或腹泻等。

7. 不推荐儿童应用本品。

更昔洛韦眼用凝胶

1. 本品为水溶性无色透明凝胶，用于治疗单纯疱疹病毒性角膜炎。

2. 有本品过敏史、严重中性粒细胞减少或严重血小板减少者不能使用本品。

3. 应用本品期间，可能会发生短暂的眼痒、灼热感、针刺感及轻微视物模糊，但是很快消失，不影响治疗；偶尔出现白细胞减少情况。

盐酸环丙沙星眼膏/滴眼液

1. 本品为喹诺酮类广谱抗菌药物，用于治疗由敏感菌引起的外眼部感染，如结膜炎等。

2. 对本品或其他喹诺酮类药物过敏者不能使

用本品。

3. 使用本品期间，可能会出现局部一过性刺激症状。

4. 用药期间，如果出现过敏现象，应立即停药并采取相应措施。

5. 本品不宜长期使用。

6. 本品一般不用于婴幼儿患者。

磺胺醋酰钠滴眼液

1. 本品为磺胺类抗菌药，用于治疗结膜炎、睑缘炎，也可用于沙眼衣原体感染的辅助治疗。

2. 对本品过敏者不能使用。

3. 使用期间，用药部位如出现烧灼感、瘙痒、红肿等情况，应立即停药，并将局部药物清洗干净，必要时向医师咨询。

4. 儿童必须在成人监护下使用。

盐酸林可霉素滴眼液

1. 本品用于治疗敏感菌所致的结膜炎、角膜炎等。

2. 对本品过敏者不能使用。

3. 1 个月以内的婴儿，禁止使用本品。

4. 使用本品前，需在自然光下目视检查（避免阳光直射），如有可见异物，则不得使用本品。

5. 如果过量使用并吸收，可导致中性粒细胞减少、血小板减少、念珠菌感染等不良反应发生。

那他霉素滴眼液

1. 本品用于治疗敏感微生物引起的真菌性睑缘炎、结膜炎和角膜炎，包括腐皮镰刀菌角膜炎。

2. 对本品过敏者不能使用。

3. 大多数使用本品的病例，每隔 4～7 天逐渐减少药物使用剂量，对确保消除病原体的复制是非常必要的。

4. 应用本品治疗真菌性睑缘炎和结膜炎时，初始滴眼次数可以少一些，每次 1 滴，每天 4～6 次。

5. 使用本品期间应定时将本品涂于上皮溃疡处或滴于穹窿部。

6. 使用本品后 7～10 天后，若角膜炎没有好转，则提示引起感染的微生物对那他霉素不敏感。应根据临床再次检查和其他实验室检查结果决定是否继续治疗。

7. 使用本品期间，如果出现疑似药物毒性反应，立即停止用药。

8. 如果出现真菌性睑缘炎、结膜炎和角膜炎的体征和症状，则不能佩戴隐形眼镜。

诺氟沙星滴眼液

1. 本品为广谱抗菌药物，用于治疗敏感菌所致的外眼感染，如结膜炎、眼膜炎、角膜溃疡等。

2. 对本品及氟喹诺酮类药物过敏者不能使用。

3. 严重肾功能不全者不能使用本品。

4. 孕妇慎用本品。哺乳期妇女使用本品时停止哺乳。

5. 不可长期大量使用本品，以免本品大量进入血液，引起严重不良反应和细菌耐药。

妥布霉素眼膏

1. 本品为无色或类白色均匀软膏，适用于外眼及附属器敏感菌株感染的局部抗感染治疗。

2. 对本品过敏者不能使用。

3. 妥布霉素滴眼液可与眼膏联合使用，即白天使用滴眼液，晚上使用眼膏。

4. 长期应用将导致非敏感性菌株的过度生长，甚至引起真菌感染。如果出现二重感染，应及时给予适当的治疗。

5. 眼用软膏可能会延迟角膜愈合。

6. 本品与其他氨基糖苷类药物可能发生交叉过敏，如果用药过程中发生过敏反应，需停止用药并采取适当的治疗措施。

7. 使用本品期间不要佩戴隐形眼镜。

8. 局部应用本品也可能会产生过敏反应。过敏反应的严重程度可能为局部反应或全身反应，如红斑、发痒、荨麻疹、皮疹、过敏样反应或大疱性反应。

妥布霉素滴眼液

1. 本品用于治疗敏感细菌所致的外眼及附属器的局部感染。

2. 对本品或其他氨基糖苷类抗菌药过敏者不能使用。

3. 肾功能不全、肝功能异常、前庭功能或听力减退、失水、重症肌无力或帕金森病者慎用本品。

4. 孕妇、哺乳期妇女、儿童及老年患者谨慎使用本品。

5. 如正同时接受氨基糖苷类抗菌药的全身用药，必须监测本品及氨基糖苷类抗菌药的血药浓度情况。

6. 避免长期应用本品，以防引起耐药菌过度生长，甚至引起真菌感染。

氧氟沙星眼膏/滴眼液

1. 本品为喹诺酮类抗菌药物，用于治疗细菌性结膜炎、角膜炎、角膜溃疡、泪囊炎、术后感染等外眼感染。

2. 对本品或其他喹诺酮类药物过敏者不能使用。

3. 使用期间偶尔可能有一过性刺激症状，不影响使用本品。

4. 使用期间，如出现过敏症状，立即停止使用本品。

5. 不可长期使用本品，以免本品大量进入血液，引起严重不良反应和细菌耐药。

盐酸左氧氟沙星眼用凝胶

1. 本品用于治疗细菌性结膜炎、角膜炎、角膜溃疡、泪囊炎、术后感染等外眼感染。

2. 对氧氟沙星或喹诺酮类药物过敏者不能使用本品。

3. 使用期间，如出现过敏症状，立即停止使用本品。

4. 不可长期使用本品。

加替沙星滴眼液/眼用凝胶

1. 本品用于治疗敏感菌所引起的急性细菌性结膜炎。

2. 对本品或喹诺酮类药物过敏者糖尿病患者不能使用本品。

3. 不可长期应用本品，长期应用可能会导致非敏感菌如真菌的过度生长。如出现二重感染停止使用本品，并改变治疗。

4. 1 岁以下的婴儿慎用本品。

盐酸莫西沙星滴眼液

1. 本品为淡黄绿色的澄明液体，可用于治疗由革兰氏阳性菌（如棒状杆菌属、藤黄微球菌、金黄色葡萄球菌、表皮葡萄球菌、溶血性葡萄球菌、瓦氏葡萄球菌、甲型溶血性链球菌群等）、革兰氏阴性菌（鲁氏不动杆菌、流感嗜血杆菌、副流感嗜血杆菌、琼氏不动杆菌、嗜麦芽窄食单胞菌、金黄杆菌属、鲍氏不动杆菌）及沙眼衣原体引起的细菌性结膜炎。

2. 对本品或其他喹诺酮类药物过敏者不能使用。

3. 如出现红疹或其他过敏反应，及时就医。

4. 长期使用本品可能导致非敏感微生物（包括真菌）的过度生长。使用本品期间，如果发生二重感染，停止使用本品并实行替代治疗。在临床判断要求时，患者应借助放大检查，如裂隙灯生物显微镜检查及在适当情况下的荧光染色检查。

5. 如果正在接受喹诺酮类药物（包括莫西沙星）全身给药治疗，可能出现肌腱炎症和断裂（尤

其是老年患者及合并使用类固醇类药物的患者）。因此，一旦出现肌腱炎症状，应当停止本品的治疗。

6. 本品引起的暂时性视物模糊或其他视力障碍可能影响驾驶车辆或操作机器的能力，用药期间避免驾驶或操作机器。

7. 如果有细菌性结膜炎的症状或体征，不可佩戴隐形眼镜。

二、抗炎药与抗感染药的复方

妥布霉素地塞米松滴眼液

1. 本品为白色至类白色的混悬液，其中妥布霉素具有抗菌作用，地塞米松有抗炎作用；主要用于治疗眼部细菌感染和炎症，也可以用于预防细菌感染。

2. 本品不适用于病毒、真菌、分枝杆菌引起的眼部炎症。有角膜异物患者在取出前也不能使用。

3. 对本品过敏，或是单纯疱疹病毒性角膜炎（树枝状角膜炎）、牛痘、水痘及其他由滤过性病毒感染引起的角膜炎、结膜炎、眼部分枝杆菌感染、眼部真菌感染及角膜异物未完全去除者，不能使用本品。

4. 不推荐 2 岁以下儿童使用本品。

5. 不推荐孕妇、哺乳期妇女使用本品。

6. 突然停药可能会导致感染、炎症复发。如果需要停药，需在病情得到控制后逐渐减少给药次数，不可过早停药。

7. 治疗眼部感染或炎症期间不建议佩戴隐形眼镜。滴眼液含有苯扎氯铵，可引起眼睛刺激或眼镜变色。如果用药期间需要戴隐形眼镜，在用药至少 15 分钟后佩戴。

8. 长期用药可能引起眼部真菌感染（可表现为持续性角膜溃疡）或二重感染。如果用药一段时间后症状无改善，及时就诊。

9. 长期用药可能会导致眼压升高、青光眼。如果用药 10 天或更长时间，建议定期监测眼压，尤其是儿童（眼压升高的可能性更高，且发生时间更早）。如果患有青光眼，则需要每周监测。

10. 用药期间如果需要使用其他眼药，应间隔 5 分钟。

11. 用药后可能出现眼痛及眼睛瘙痒、不适或刺激等不良反应。

妥布霉素地塞米松眼膏

1. 本品中妥布霉素具有抗菌作用，地塞米松具有抗炎作用；主要用于治疗眼部细菌感染和炎症，

也可用于预防细菌感染。

2. 本品与其他氨基糖苷类抗菌药可能发生交叉过敏反应，如果对局部眼用妥布霉素过敏，还可能对其他局部和（或）全身性氨基糖苷类药物过敏，应避免使用。

3. 如果有角膜异物，在取出前不能使用本品。

4. 使用本品时，轻拉下眼睑，将药涂在下眼睑，闭眼休息 1～2 分钟，闭眼的同时可用手压住眼内角，以减少全身吸收。

5. 突然停药可能导致感染、炎症复发。如果需要停药，需在病情得到控制后逐渐减少给药次数，不要过早停药。

6. 首次或停药后重新使用本品前需经裂隙灯检查。如有必要，需要进行荧光素角膜染色检查。

7. 局部眼用糖皮质激素可能延缓角膜伤口愈合，局部应用非甾体抗炎药（NSAID）可延缓或延迟伤口愈合。故不推荐本品与局部非甾体抗炎药/局部用其他激素合并用药。

8. 部分患者局部使用氨基糖苷类抗菌药可能发生过敏。超敏反应的严重程度可能为局部不良反应或全身性反应，如红斑、发痒、荨麻疹、皮疹、速发型超敏反应、类速发型超敏反应或大疱性反应。如果用药过程中发生超敏反应，立即停止使用本品。

9. 对于一些导致角膜、巩膜变薄的病变，使用激素可能导致穿孔发生，应避免使用本品。

10. 已确诊或疑似神经肌肉疾病（如重症肌无力或帕金森病）患者谨慎使用本品。因为氨基糖苷类药物可对神经肌肉功能产生影响，可能会加重肌无力。

11. 用药期间如果需要使用其他眼药，间隔 5 分钟。眼膏最后使用。

12. 参见妥布霉素地塞米松滴眼液。

醋酸可的松眼膏/滴眼液

1. 本品用于治疗虹膜睫状体炎、虹膜炎、角膜炎、过敏性结膜炎等。

2. 对本品过敏者不能使用。

3. 单纯疱疹性或溃疡性角膜炎患者不能使用本品。

4. 使用本品时，不能同时使用其他滴眼剂。

5. 不可长期或大量使用本品，以免导致眼压升高或青光眼、视神经损害、继发性眼部感染、视野缺损及白内障；且过量使用本品可引起全身性不良反应。

6. 孕妇或哺乳期妇女不能频繁、长期应用本品。

7. 连用本品不得超过 2 周，若症状未缓解，应停药就医。

地塞米松植入剂

1. 本品适用于治疗由白内障摘除并植入人工晶状体引起的术后眼内炎症。

2. 单纯疱疹性角膜炎、水痘和其他角膜及结膜的病毒性疾病；分枝杆菌感染；眼组织真菌疾病；青光眼或有青光眼家庭史；对肾上腺皮质激素类药有过敏史者，不能使用本品。

3. 本品使用期间，一般不会引起眼压升高。因个体差异，偶尔可出现眼压升高现象，但均为可逆性的，用药后即可恢复正常。

氟米龙滴眼液

1. 本品用于治疗对类固醇敏感的睑结膜、球结膜、角膜及其他眼前段组织的炎症。

2. 以下情况不能使用本品：对本品成分过敏或可疑过敏，以及对其他皮质类固醇药物过敏；活动性病毒性角膜和结膜疾病，包括上皮型单纯疱疹性角膜炎（树枝状角膜炎）、牛痘和水痘；眼部分枝杆菌感染；眼部未经处理的细菌感染，以及眼组织的真菌感染。

3. 使用本品 2 天后症状、体征均未改善，应重新评价。

4. 本品可根据病情减量使用，但不宜过早停止治疗。如果长期使用本品，需注意逐步减量停药。

5. 使用本品后，炎症或疼痛感持续存在超过 48 小时或症状加重，建议立即停药并及时就医。

6. 如果同时使用其他眼科药物，应与本品间隔 5 分钟使用。

7. 本品中的苯扎氯铵可能引起眼刺激感，并使软性隐形眼镜脱色。故使用本品时，必须避免本品与软性隐形眼镜接触。在滴入本品前需摘除隐形眼镜，滴入后至少等待 15 分钟后再重新佩戴隐形眼镜。

8. 使用本品20ml 以上的首次处方或再次处方，必须由医师经过裂隙灯生物显微镜等放大设备检查，并在可能时经荧光素染色检查后才可做出该处方。

9. 避免长期使用本品，以免引起真菌感染。

10. 青光眼患者谨慎使用本品，并且密切监测眼压情况。

11. 当角膜及巩膜组织变薄时，避免局部使用本品，以免引起穿孔。

12. 使用本品可能掩盖眼部急性化脓性感染或致使病情恶化，如出现病情恶化，应及时就医。

13. 如果连续使用本品超过 10 天，定期监测眼压。

14. 白内障手术后谨慎使用本品，本品可能延缓伤口愈合，并有增加水疱形成的风险。

醋酸泼尼松龙滴眼液

1. 本品用于短期治疗对类固醇敏感的眼部炎症（排除病毒、真菌和细菌病原体感染）。

2. 以下情况不能使用本品：急性未治疗的眼部感染，如表皮/上皮单纯疱疹病毒性角膜炎（树枝状角膜炎）、牛痘、水痘及大多数由其他病毒引起的角膜炎、结膜炎；眼组织的真菌或者密螺旋体感染；眼组织的分枝杆菌感染（如眼结核病）。

3. 对本品过敏者不能使用。

4. 本品中含有的苯扎氯铵可能被隐形眼镜吸收，并导致眼镜脱色。用药前先取下隐形眼镜，滴眼至少 15 分钟后再重新佩戴；如果眼部出现刺激或感染症状，不可继续佩戴。

5. 长期使用本品可能导致眼压升高、视力受损、白内障。连续用药最好不要超过 1 周，如超过 1 周，建议定期监测眼压。

6. 本品对干燥综合征和芥子气角膜炎无效。

7. 不推荐哺乳期妇女使用本品。

8. 用药后可能出现头痛、异物感、眼部充血、眼部感染、眼部刺激、视物模糊、瞳孔放大、眼痛、味觉障碍、瘙痒、皮疹等不良反应。

普拉洛芬滴眼液

1. 本品用于外眼及眼前节炎症的对症治疗（眼睑炎、结膜炎、角膜炎、巩膜炎、浅层巩膜炎、虹膜睫状体炎、术后炎症）。

2. 对本品过敏者不能使用。

3. 若服用阿司匹林或其他非甾体抗炎药诱发哮喘、荨麻疹或其他过敏反应，不能使用本品。

4. 本品不具有抗感染作用。对于感染引起的眼部炎症，使用本品可能掩盖病情或使病情恶化。如出现病情恶化及时就诊，待确诊病因后再用药。

5. 本品可能引起局部不良反应，如刺激感、瘙痒感、结膜充血、眼睑发红或肿胀、眼分泌物多、流泪、异物感。

庆大霉素氟米龙滴眼液

1. 本品用于治疗对庆大霉素易感的细菌引起的眼前段细菌感染（如细菌性结膜炎）。眼前段炎

症有发生细菌感染的危险（如眼科术后治疗）。

2. 对庆大霉素、氟米龙、苯扎氯铵及本品过敏者不能使用本品。

3. 角膜损伤或溃疡、病毒感染（如单纯性疱疹、牛痘）或真菌病、眼结核、青光眼者不能使用本品。

4. 长期用药可能会引起眼压升高，或视角膜和巩膜变薄，建议定期检查眼角膜厚度，并监测眼压。

5. 长期大量用药还可能导致白内障产生。如果用药过量，用生理盐水或清水冲洗眼睛。

6. 若眼内手术后立刻应用类固醇治疗，可能会延缓术后伤口的痊愈。

7. 长期用药可能会增加继发性真菌或细菌感染的风险，连续用药不应超过 2 周。如果使用本品 7～8 天，仍未见病情改善，应及时就诊，治疗方案可能需要调整。

8. 用药期间如果还需要使用其他眼药，应间隔至少 5 分钟，以免影响药效。

9. 在用药前先取下隐形眼镜，用药后 5 分钟可重新佩戴。如果出现眼部感染，不宜继续佩戴隐形眼镜，以防加重感染。

10. 不推荐孕妇及哺乳期妇女使用本品。

11. 本品可能引起短暂的灼热感，罕见过敏反应，如发痒、发红及敏感。

双氯芬酸钠滴眼液

1. 本品具有抗炎、镇痛作用。经眼给药主要用于治疗葡萄膜炎、角膜炎、巩膜炎，抑制角膜新生血管的形成；治疗眼内手术后、激光滤帘成形术后或各种眼部损伤的炎症反应；抑制白内障手术中缩瞳反应；用于准分子激光角膜切削术后镇痛及消炎，春季结膜炎、季节过敏性结膜炎等过敏性眼病；预防和治疗白内障及人工晶体术后炎症及黄斑囊样水肿，以及青光眼滤过术后促进滤过泡形成等。

2. 以下情况不能使用本品：曾经使用非甾体抗炎药（如阿司匹林、保泰松、塞来昔布）后出现哮喘、荨麻疹（或其他过敏反应）、胃肠道出血或穿孔；活动性消化性溃疡和（或）出血，或有复发溃疡和（或）出血史；重度心力衰竭；近期将进行或进行过冠状动脉旁路移植术。

3. 对本品过敏者不能使用。

4. 眼科手术用药，术前 3 小时、2 小时、1 小时和 0.5 小时各滴眼 1 次，每次 1 滴。白内障术后 24 小时开始用药，每日 4 次，持续用药 2 周。角膜屈光术 15 分钟后用药，每日 4 次，持续用药 3 天。

5. 本品不含防腐剂，仅限单次使用。如果药液变色或浑浊，不可继续使用。

6. 使用本品时先滴健康眼后滴病眼，或先滴轻症眼后滴重症眼。

7. 用药期间不可佩戴隐形眼镜，除非是进行角膜屈光手术后需要暂时佩戴的治疗性隐形眼镜。

8. 本品可妨碍血小板凝聚，有增加眼组织术中或术后出血的倾向。

9. 戴接触镜者禁用本品，但角膜屈光术后暂时佩戴治疗性亲水软镜者除外。

10. 本品避免与其他非甾体抗炎药，包括选择性 COX-2 抑制剂合并用药。

11. 根据控制症状的需要，在最短治疗时间内使用本品最低有效剂量，可以使不良反应降到最低。

12. 有高血压和（或）心力衰竭（如体液潴留和水肿）病史的患者应慎用。

13. 浅层点状角膜病变患者不宜使用本品。

14. 用药后可能出现眼部短暂烧灼感、刺痛、流泪、过敏、异物感、瘙痒、水肿等局部不良反应。

溴芬酸钠滴眼液

1. 本品具有抗炎作用，经眼给药主要用于外眼部及前眼部的炎症性疾病的对症治疗：对眼睑炎、结膜炎、巩膜炎（包括巩膜外层炎），也可用于术后炎症。

2. 服用阿司匹林或其他非甾体抗炎药可能诱发哮喘、荨麻疹或其他过敏反应，此时不能使用本品。

3. 对本品过敏者不能使用。

4. 18 岁以下儿童不推荐使用本品。

5. 本品只能缓解症状，不能对因治疗，原则上连续用药不能超过 4 周。

6. 用药期间避免佩戴隐形眼镜。

7. 用药期间如果需要同时使用其他眼药（如睫状肌麻痹药、散瞳药），间隔至少 5 分钟。

8. 如果为眼部感染患者，应用本品可能会使眼部感染被掩盖，因此对于由眼部感染所致的眼部不适，应用本品时应密切观察。

9. 本品与阿司匹林、苯乙酸衍生物及其他非甾体抗炎药可能存在交叉过敏反应。对这些药物有过敏反应的患者应谨慎用药。

10. 外用非甾体抗炎药的使用可能会引起角膜炎。对于一些敏感的患者，继续使用外用非甾体抗炎药可能会导致角膜上皮破裂、角膜变薄、角膜糜烂、角膜溃疡、角膜穿孔，损能视力。若角膜穿孔，应立即停止用药，密切观察。

11. 患者做眼部复杂手术、角膜失神经、角膜上皮缺陷、糖尿病、眼表疾病（如眼干燥症）、类风湿关节炎，或在很短的时间内重复眼部手术可能增加不良反应的风险，使视力受损。这类患者应慎用外用非甾体抗炎药。术前超过 24 小时或术后超过 14 天用药都会增加严重角膜不良反应的发生风险。

12. 用药后可能出现刺激感、短暂性眼痛、瘙痒等症状。

吲哚美辛滴眼液

1. 本品经眼给药，主要用于眼科手术及非手术因素引起的非感染性炎症。

2. 以下情况不能使用本品：服用阿司匹林或其他非甾体抗炎药后诱发哮喘、荨麻疹，冠状动脉旁路移植术（CABG）围手术期疼痛，有应用非甾体抗炎药后发生胃肠道出血或穿孔病史及有活动性消化性溃疡/出血病史，既往曾复发溃疡/出血。

3. 对本品过敏不能使用。

4. 眼科手术前 3 小时、2 小时、1 小时和 0.5 小时各滴眼 1 次，每次 1 滴。眼科手术后，每日 1～4 次，每次 1 滴。其他非感染性炎症，每日 4～6 次，每次 1 滴。或遵医嘱。

5. 避免本品与其他非甾体抗炎药合用（包括选择性 COX-2 抑制剂）。

6. 使用本品期间，可根据控制症状的需要，在最短治疗时间内使用最低有效剂量，将不良反应降到最低。

7. 本品可导致新发高血压或使已有的高血压症状加重，这都可导致心血管事件的发生率增加。

8. 高压血患者谨慎使用本品。在开始本品治疗和整个治疗过程中监测血压。

9. 使用本品后可能会出现短暂的烧灼、刺痛感。

三、抗青光眼制剂和缩瞳剂

硝酸毛果芸香碱滴眼液/眼用凝胶

1. 毛果芸香碱具有降眼压和缩瞳的作用，主要用于治疗急性闭角型青光眼、慢性闭角型青光眼、开角型青光眼、继发性青光眼等。

2. 有不能缩瞳的眼病（如虹膜睫状体炎，瞳孔阻滞性青光眼、急性虹膜炎）患者不能使用本品。

3. 对本品过敏者不能使用。

4. 治疗慢性青光眼时，每日 1～4 次，每次 1 滴。

5. 治疗急性闭角型青光眼急性发作期，1%～2%溶液每次 1 滴，每 5～10 分钟滴眼 1 次，3～6 次后每 1～3 小时滴眼 1 次，直至眼压下降（注意：对侧眼每 6～8 小时滴眼 1 次，以防对侧眼闭角型青光眼的发作）。

6. 缩瞳：对抗散瞳作用，1%溶液滴眼 1 滴 2～3 次；先天性青光眼房角切开或外路小梁切开术前，1%溶液滴眼 1～2 次；虹膜切除术前，2%溶液，每次 1 滴。

7. 使用本品时将药物滴入眼睑。为避免全身吸收过多，滴眼后用手指压住眼内角 1～2 分钟，避免频繁用药。

8. 本品可造成瞳孔缩小，影响夜间视力。用药后避免夜间驾驶或在照明不良的环境下进行危险操作。

9. 本品用于青光眼急性发作时，患侧眼用药后，需在对侧眼用药，以防对侧眼青光眼发作。

10. 为了解药物疗效和病情发展，建议定期检查眼压。如果出现视力改变，还需要检查视力、视野、眼压和房角等，以便根据病情变化调整用药方案。

11. 本品可降低拉坦前列素疗效。如需合用，在使用拉坦前列素至少 10 分钟（最好 1 小时）后再使用本品。

12. 如果还需要同时使用其他眼药，至少间隔 5 分钟。

13. 哮喘、急性角膜炎患者慎用本品。

14. 儿童体重相对较轻，用药易过量而导致全身中毒。儿童用药时需要成人在一旁监护。

15. 药物使用过量时，可出现出汗、流涎、恶心、震颤、脉搏缓慢和血压下降等症状。哮喘患者可发生支气管缩窄。中度药物过量时，可自行恢复，静脉补液可纠正脱水，有助于恢复。对严重的病例，可使用阿托品拮抗。眼局部滴用本品过量时，可用温水将其从眼部冲洗掉。

16. 用药后可能出现眼部反应，如流泪、眼烧灼感、刺痛不适、眼眶周围疼痛、睫状体痉挛、结膜充血、近视等。通常发生在治疗初期，一般可自行消退。长期用药可能出现晶状体混浊。

硝酸毛果芸香碱注射液

1. 本品具有降低眼压、缩瞳、促进腺体分泌的作用，主要用于开角型青光眼和急、慢性闭角型青光眼及继发性闭角型青光眼的治疗，白内障人工晶体植入手术中缩瞳，以及阿托品类药物的中毒对症治疗。

2. 虹膜睫状体炎、瞳孔阻滞性青光眼等患者不能使用本品。

3. 对本品过敏者不能使用。

4. 已确诊患有不应缩瞳的眼病（如虹膜睫状体炎）者不能使用本品。

5. 本品可能损害生殖功能和胎儿，育龄期女性和孕妇避免使用。

6. 本品能缩小瞳孔，引起暗适应困难，从而影响患者在暗处时的视力。用药后避免夜间驾驶车辆或在照明不良的环境下进行危险操作。

7. 为了解药物疗效和病情发展，建议定期检查眼压。如果出现视力改变，还需要检查视力、视野、眼压和房角等，以便根据病情变化调整用药方案。

8. 本品与 β 受体阻滞剂、碳酸酐酶抑制剂、α 和 β 受体激动剂或高渗脱水剂联合使用有协同作用。

9. 本品与拉坦前列素合用可降低葡萄膜巩膜途径房水流出量，减轻降眼压作用。

10. 与局部抗胆碱药物合用将干扰本品的降眼压作用。与适量的全身抗胆碱药物合用，因全身用药到达眼部的浓度很低，通常不影响本品的降眼压作用。

11. 用药过量可能引起肌颤、恶心、呕吐、腹痛、腹泻、流涎、哮喘、多汗、瞳孔缩小、呼吸困难、抽搐等不良反应。

硝酸毛果芸香碱片

1. 本品可以促进腺体分泌，主要用于治疗头颈部肿瘤患者放疗后引起的口干燥症、药源性口干燥症、涎腺疾病性口干燥症。

2. 心动过缓、低血压、冠心病、胃肠道痉挛、腹泻、腹痛、消化性溃疡、尿路梗阻、机械性肠梗阻、输尿管痉挛、胆道疾病、哮喘、甲状腺功能亢进、癫痫、震颤麻痹患者不能使用本品。

3. 对本品过敏者不能使用。

4. 心血管疾病、哮喘、慢性支气管炎、慢性阻塞性肺疾病、肝肾功能不全者及有视网膜脱落病史等患者慎用本品。

5. 用药后可能出现流涎、出汗、胃肠道不适、腹痛等。

6. 18 岁以下人群用药的安全性、有效性尚未确立，故儿童需谨慎使用本品。儿童体重相对较轻，用药容易过量，导致全身中毒。儿童用药时需要成人在一旁监护。

7. 与其他拟胆碱药或抗胆碱酯酶药（如新斯的明）合用可增强本品的作用，需调整本品使用剂量。

8. 参见硝酸毛果芸香碱注射液。

马来酸噻吗洛尔滴眼液

1. 本品具有降低眼压作用。对原发性开角型青光眼具有良好的降低眼压疗效。对于某些继发性青光眼、高眼压症、部分原发性闭角型青光眼和其他药物及手术无效的青光眼，加用本品滴眼可进一步增强降眼压效果。

2. 支气管哮喘或有支气管哮喘史、严重慢性阻塞性肺疾病、窦性心动过缓、一度或二度房室传导阻滞、明显心力衰竭、心源性休克者不能使用本品。

3. 对本品过敏者不能使用。

4. 本品滴眼，每日 1～2 次，每次 1 滴。如眼压已控制，可改为每日 1 次。如原用其他药物，在改用本品治疗时，原药物不宜突然停用，应自滴用本品的第 2 天起逐渐停用原药物。

5. 本品可通过胎盘，可能对胎儿产生损害，孕妇禁用。哺乳期妇女如需用药，应停止哺乳。

6. 不能给儿童使用本品。

7. 不能给因心脏原因处于休克的患者使用本品。

8. 本品不宜单独用于治疗闭角型青光眼。

9. 用药前应摘下隐形眼镜，用药后至少 15 分钟再戴上。如果眼睛出现了刺激症状或感染，不宜再次佩戴隐形眼镜。

10. 如果需要同时使用其他眼药，应间隔至少 10 分钟。

11. 用药期间定期监测眼压，用药方案将根据眼压变化进行调整。

12. 心功能损害者使用本品时应避免服用钙通道阻滞剂。

13. 正在服用儿茶酚胺耗竭药（如利血平）者，使用本品时应严密观察。

14. 用药后最常见的不良反应是眼烧灼感或刺痛，还可能出现心律失常、头晕、重症肌无力症状加重、感觉异常、嗜睡、失眠、噩梦、抑郁、精神错乱、幻觉、支气管痉挛、呼吸衰竭、呼吸困难、鼻腔充血、咳嗽、上呼吸道感染等。用药期间如果出现呼吸急促、脉搏明显减慢、过敏反应、脑供血不足等症状时，停药就诊。

乙酰唑胺片

1. 本品具有降低眼压的作用，主要用于各种类型青光眼的治疗及对各种类型青光眼急性发作时的短期控制，是有效降低眼压的辅助药物。

2. 以下情况不能使用本品：肝、肾功能不全致低钠血症，低钾血症，高氯性酸中毒，肾上腺衰竭及肾上腺皮质功能减退（艾迪生病）、肝性脑病等。

3. 对本品过敏者不能使用。

4. 治疗开角型青光眼时，口服首次剂量 250mg（1 片），每日 1～3 次，维持量应根据患者对药物的反应调整，尽量使用较小的剂量使眼压得到控制；一般每日 2 次，每次 250mg（1 片）就可使眼压控制在正常范围。

5. 继发性青光眼和手术前降眼压，口服 250mg（1 片），每 4～8 小时 1 次，一般每日 2～3 次。

6. 急性病例，首次药量加倍用 500mg（2 片），以后用 125～250mg（半片至 1 片）维持量，每日 2～3 次。

7. 使用本品期间，为减少胃肠道反应，与食物同服。此外，使用本品会引起多尿，为避免影响睡眠，每天最后一次用药在下午 6 时前进行。

8. 使用本品期间，为预防肾脏并发症，如肾绞痛、结石，用药期间可能需要加服钾盐、镁盐，尤其是长期用药的患者，需要补充钾盐以预防血钾过低。

9. 使用本品期间，急性青光眼及青光眼急性发作时，建议每天监测眼压；慢性期定期监测眼压，并定期检查视力、视野。

10. 哺乳期妇女使用本品时停止哺乳。妊娠 3 个月以内不宜使用本品。

11. 老年人用药比年轻人更容易出现代谢性酸中毒，还可能出现直立性低血压（表现为突然站立时头晕或晕厥）。

12. 用药后常见四肢麻木及刺痛感、疲劳、体重减轻、困倦抑郁、瞌睡、性欲减低、口中有金属味、恶心、食欲缺乏、消化不良、腹泻、多尿、夜尿、暂时性近视、皮疹等不良反应。本品还可诱发或加重肾结石，如果出现腹部绞痛、血尿，立即停药就诊。

13. 长期用药可加重低钾血症、低钠血症、电解质紊乱及代谢性酸中毒等症状（如呼吸急促、心率过快、非常严重的胃痛、胃部不适、极度困倦、疲倦或虚弱、情绪改变、意识错乱、肌痛或肌无力、抽搐、食欲缺乏、十分严重的恶心或呕吐）。

14. 本品还会引起严重血液系统不良反应，包括贫血（表现为头晕、乏力、困倦、面色苍白）、血小板减少（轻者表现为皮肤出血、瘀斑、牙龈出血、鼻出血）、粒细胞减少、嗜酸性粒细胞增多、肾衰竭等。

贝美前列素滴眼液

1. 本品具有降眼压作用。经眼给药主要用于降低开角型青光眼及高眼压症患者的眼压。

2. 对本品过敏者不能使用。

3. 晚上将药液滴入眼睑。用药频率不能超过每天 1 次，否则可能导致疗效下降。

4. 首次滴用本品约 4 小时后眼压开始降低，于 8～12 小时作用达到最大。

5. 本品可以与其他滴眼剂同时使用，以降低眼压。如果同时使用多种治疗药物，则每两种药物的使用应至少间隔 5 分钟。

6. 滴眼液中含有的苯扎氯铵可能使隐形眼镜脱色。用药前摘下隐形眼镜，用药后至少等待 15 分钟再重新戴上。如果出现眼部刺激或感染症状，不宜继续佩戴隐形眼镜。

7. 用药可导致虹膜颜色逐渐加深，这种改变可能是永久性的。用药后还可能出现眼睑皮肤颜色加深，双眼的睫毛长度、丰满度、颜色、数量、生长趋势的不对称，停药后可恢复。

8. 如果患有活动性眼内炎症（如葡萄膜炎），使用本品时应谨慎，因为炎症可能会加重。

9. 用药期间需要监测眼压和视力，以评估药效。

10. 使用本品期间，若眼部出现任何状况（如外伤或感染）或进行眼科手术，应立即就医。

11. 使用本品期间，若眼部出现反应，特别是结膜炎和眼睑反应，应及时就诊。

12. 用药后可能出现结膜充血、睫毛生长、眼痒、色素沉着、视疲劳、结膜水肿、眼分泌物、眼刺激、眼痛、睫毛变色、眼睑红斑、异物感、流泪、烧灼感、眼干、畏光、视物模糊等不良反应。

倍他洛尔滴眼液

1. 本品为白色至类白色的混悬液，可降低眼压，主要用于治疗慢性开角型青光眼和（或）高眼压症。

2. 本品可以单独使用，也可以同其他降低眼压的药物联合使用。

3. 对本品过敏者不能使用。

4. 以下情况不能使用本品：反应性气道疾病（包括严重支气管哮喘/严重支气管哮喘史和严重慢性阻塞性肺疾病）、窦性心动过缓、病态窦房结综合征、窦房阻滞、起搏器无法控制的二度或三度房室传导阻滞、已知心力衰竭及心源性休克等。

5. 本品含有苯扎氯铵，可使隐形眼镜变色，在用药前取出隐形眼镜滴眼，15 分钟后可重新佩戴。如果出现刺激或感染，则不宜继续佩戴。

6. 降眼压作用可能需要数周才能稳定，建议在用药第 1 个月内定期监测眼压。此后还需要定期监测。

7. 如果还需要同时使用其他眼部药物，应间隔至少 5 分钟，眼膏在最后使用。

8. 孕妇最好避免使用本品，如果孕妇用药且一直持续到分娩，新生儿出生后的前几天需要接受密切监测。

9. 如果眼部用药过量，则用水或生理盐水冲洗眼睛。

10. 全身 β 受体阻滞剂过量用药的最常见症状和体征包括心动过缓、低血压、支气管痉挛和急性心力衰竭。

11. 用药后最常出现短暂的眼部不适，全身吸收后还可引起全身不良反应，包括头痛。

布林佐胺滴眼液

1. 本品具有降低眼压的作用，主要用于降低高眼压症、开角型青光眼患者的眼压。它可以作为对 β 受体阻滞剂无效，或者有使用禁忌患者的单独治疗药物，或者作为 β 受体阻滞剂的协同治疗药物。

2. 对本品过敏者不能使用。

3. 严重肾功能不全、高氯性酸中毒患者不能使用本品。

4. 为避免药效相加，从其他抗青光眼药物换为本品时，在停用前者的第 2 天开始使用本品。

5. 如果遗漏一次给药，继续按照计划进行下一次给药治疗。一天用药剂量不得超过每次 1 滴，每天 3 次。

6. 如果还要使用其他眼药，每种药物的滴用时间至少间隔 5 分钟。

7. 为了解药物的疗效，定期监测眼压。

8. 本品可能引起眼干，佩戴隐形眼镜时可能增加角膜病变的风险；含有防腐剂苯扎氯铵，可能被隐形眼镜吸收，导致眼镜褪色，因此在滴眼 15 分钟后再佩戴隐形眼镜。如果眼睛出现刺激症状或感染，避免佩戴隐形眼镜。

9. 18 岁以下患者不推荐使用。

10. 孕妇用药可能对胎儿产生损害，不推荐孕妇使用。

11. 用药后常见的不良反应包括味觉异常（口苦或异味）、滴眼后暂时性视物模糊（可能持续几秒到几分钟）、头痛、眼睛刺激、眼痛、眼充血、眼部不适、口干等。

醋甲唑胺片

1. 本品具有降低眼压的作用，主要用于治疗慢性开角型青光眼、继发性青光眼，也适用于急性闭角型青光眼的术前治疗。

2. 血清钾、钠水平偏低，严重肾、肝功能不全（包括肝硬化），肾上腺衰竭及高氯性酸中毒者不能使用本品。

3. 对本品过敏者不能使用。

4. 早、晚餐后服用本品。

5. 可能引起频繁排尿，不宜在睡前服药，以免影响睡眠。

6. 用药后可能对光敏感，更容易被晒伤，用药期间应采取防晒措施。

7. 不可长期使用本品控制眼压，尤其是闭角型青光眼患者。闭角型青光眼患者长期服用可能发生永久性粘连性房角关闭。

8. 本品可能引起严重皮疹（主要出现在用药后21天内），首次出现皮疹时需立即暂停用药并就诊。

9. 再次服用本品时，可能发生过敏反应。如果出现过敏反应或其他严重的反应，应停止使用本品。

10. 儿童用药的安全性和有效性暂不清楚，不推荐儿童使用本品。

11. 本品可能引起胎儿畸形，孕妇最好避免使用。哺乳期妇女如果用药，应停止哺乳。

12. 用药后可能出现感觉异常（尤其是手足麻木感）、软瘫、听力障碍、耳鸣、疲劳、食欲缺乏、味觉失常、恶心、呕吐、腹泻、多尿、血尿、嗜睡、意识模糊、短暂性的近视、黑粪症、光敏感、惊厥、结晶尿等不良反应。

盐酸卡替洛尔滴眼液

1. 本品是降眼压药，主要用于治疗青光眼、高眼压症。

2. 心脏病（窦性心动过缓、一或二度房室传导阻滞、明显心力衰竭、心源性休克）、支气管哮喘、慢性阻塞性肺疾病患者不能使用本品。

3. 闭角型青光眼患者不能单独使用本品治疗。

4. 对本品过敏者不能使用。

5. 将滴眼液摇匀后滴于眼睑内，两眼给药时间间隔5分钟。

6. 使用本品期间不可佩戴隐形眼镜。

7. 长期连续用药可能引起黄斑水肿、混浊，需要定期进行眼压、眼底检查和视力测定，眼压测定结果还可以指导医师调整治疗方案。

8. 如果患有心脏病，使用本品期间需定期监测心率。

9. 本品可引起眼部局部反应，如视物模糊、畏光、刺痛感、烧灼感、结膜充血、眼睑炎、角膜炎，偶尔引起全身性不良反应，如心率减慢、呼吸困难、无力、头痛、头晕。

拉坦前列素滴眼液

1. 本品具有降眼压的作用，主要用于降低开角型青光眼和高眼压症患者的眼压。

2. 严重哮喘、眼睛发炎充血等患者不能使用本品。

3. 对本品过敏者不能使用。

4. 本品每天使用不可超过1次，因为用药次数增加会削弱降眼压效果。如果忘记用药，在下次用药时仍应按常规用药。晚间使用效果最好。

5. 不推荐联合使用两种或两种以上前列腺素、前列腺素类似物（包括本品）。有报道显示，每天使用此类药物1次以上，可能会降低降眼压效果，引起反常的眼压升高。

6. 用药后眼睛颜色可能会发生改变，如果只用于一侧眼，可导致永久性的双眼颜色不对称。这种改变不会对视力造成影响，停药后颜色不会再进一步加深。

7. 本品不推荐儿童使用。

8. 孕妇用药可能损害胎儿，避免使用。哺乳期妇女如需用药，应停止哺乳。

9. 使用本品前摘下隐形眼镜，滴眼后15分钟再戴上。如果眼睛出现刺激症状或感染，不宜再次佩戴隐形眼镜。

10. 如果需要同时使用其他眼用药物，间隔至少5分钟。如果是毛果芸香碱眼用制剂，在使用本品至少10分钟（最好1小时）后再使用。

11. 用药后可能出现眼睛变色、眼睛刺激（包括灼烧感、沙砾感、瘙痒和异物感）、睫毛和汗毛变化（变长、变粗、色素沉着、睫毛数量增加）等不良反应。

曲伏前列素滴眼液

1. 本品具有降低眼压的作用，主要用于降低开角型青光眼或高眼压症患者的眼压。

2. 对本品过敏者不能使用。

3. 使用本品剂量不能超过每天 1 次，因为频繁使用会降低药物的降眼压效应。本品的降眼压作用约在用药 2 小时后开始出现，在 12 小时达到最大。

4. 本品可以和其他眼局部用药一起用于降眼压。同时使用不止一种眼药时每种药物的滴用时间至少间隔 5 分钟。

5. 本品可经皮肤吸收，引起毒副作用，应避免药液接触到皮肤。如果不慎接触，立即清洗。如果滴眼后有多余药液溢出眼角，尽快擦掉。

6. 孕妇避免使用本品。具有生育能力的妇女用药期间采取有效的避孕措施。不推荐哺乳期妇女使用本品。

7. 用药前摘下隐形眼镜，用药后 15 分钟才能重新戴上。如果眼睛出现刺激感，不宜继续佩戴隐形眼镜。

8. 用药后可能出现眼充血、眼睛变色（可能是永久性的）、眼痛、眼部不适、眼干、眼部瘙痒、眼部刺激等不良反应。

他氟前列素滴眼液

1. 本品具有降低眼压的作用，主要用于降低开角型青光眼或高眼压症患者的眼压。

2. 对本品过敏者不能使用。

3. 使用本品剂量不能超过每天 1 次，因为频繁使用会降低药物的降眼压效应。

4. 本品可以和其他眼局部用药一起用于降眼压。同时使用不止一种眼药时，每种药物的滴用时间至少间隔 5 分钟。

5. 孕妇最好避免用药。具有生育能力的妇女用药期间采取有效的避孕措施。

6. 用药前摘下隐形眼镜，用药后 15 分钟才能重新戴上。如果眼睛出现刺激感，不宜继续佩戴隐形眼镜。

7. 用药后可能出现眼充血、眼睛变色（可能是永久性的）、眼痛、眼部不适、眼干、眼部瘙痒、眼部刺激等不良反应。

酒石酸溴莫尼定滴眼液

1. 本品具有降低眼压的作用，主要用于降低开角型青光眼及高眼压症患者的眼压。

2. 对本品过敏者不能使用。

3. 如果正使用单胺氧化酶抑制剂（MAOI）治疗及使用影响去甲肾上腺素传递的抗抑郁药（如三环类抗抑郁药和米安色林），不要使用本品。

4. 新生儿和婴儿（年龄小于 2 岁的儿童）不能使用本品。

5. 本品滴眼给药。常规剂量滴患眼每日 2 次，每次 1 滴。眼压在下午达高峰的患者或眼压需额外控制的患者，下午可增加 1 滴。

6. 有婴儿用药后出现呼吸暂停、心率过慢、低血压、低体温、张力减退、嗜睡的报道。不能给年龄小于 2 岁的儿童使用。2 岁以上儿童用药出现嗜睡的严重程度和风险较高。

7. 哺乳期妇女慎用本品。

8. 如果长期使用本品，其降低眼压的作用逐渐减弱。作用减弱出现的时间因人而异，因此应密切监测眼压。

9. 本品中含有苯扎氯铵，被隐形眼镜吸收后可能损伤眼角膜，所以在用药前应取下隐形眼镜，并且在用药后至少 15 分钟再重新佩戴。

10. 如果用药期间还需要使用其他滴眼液，至少间隔 5 分钟。

11. 用药后可能出现眼部充血、烧灼感及刺痛感、异物感、结膜滤泡、眼部过敏反应、眼部瘙痒、视物模糊，还可能出现口干、头痛、疲劳/倦怠等不良反应。

左布诺洛尔滴眼液

1. 本品能降低眼压，主要用于控制慢性开角型青光眼及高眼压症患者的眼压。

2. 以下情况不能使用本品：支气管哮喘或有支气管哮喘史、严重慢性阻塞性肺疾病、二或三度房室传导阻滞、窦性心动过缓、病态窦房结综合征及明显心力衰竭等。

3. 对本品过敏者不能使用。

4. 本品局部滴眼给药到结膜囊中。通过压住鼻泪管或闭眼 2 分钟可减少全身吸收，也可使全身不良反应减少和局部活性的增加。

5. 如果长时间用药后突然停药，可能会引起心绞痛及严重心血管不良反应。

6 不能给因心脏原因而处于休克状态的患者使用本品。

7. 本品不推荐儿童使用。

8. 本品中含有苯扎氯铵，可能引起眼部刺激，还可能被隐形眼镜吸收。在滴眼前应取下隐形眼镜，滴眼后至少 15 分钟才能重新佩戴。如果眼睛出现刺激症状或感染，不宜再次佩戴隐形眼镜。

9. 用药期间可能需要定期进行眼底检查、视野测定，还需要复查眼压。如果患有心脏疾病，建议监测脉搏，以了解药物的影响。

10. 用药后可能出现睑结膜炎、暂时性眼部烧灼感、刺激感、心率减慢等不良反应。

布林佐胺噻吗洛尔滴眼液

1. 本品为布林佐胺与噻吗洛尔的复方制剂，主要用于降低高眼压症、开角型青光眼患者的眼压。

2. 对本品过敏者不能使用。

3. 以下情况不能使用本品：对磺胺类药物过敏、反应性气管疾病（包括支气管哮喘或有支气管哮喘史）、重度慢性阻塞性肺疾病、窦性心动过缓、二度或三度房室传导阻滞、明显心力衰竭或心源性休克、严重过敏性鼻炎、严重肾功能不全、高氯性酸中毒。

4. 为避免药效相加，从其他抗青光眼药物换为本品时，在停用前者的第 2 天再开始使用本品。

5. 如果还使用其他眼药，每种药物的滴用时间至少间隔 5 分钟。

6. 为了解药物的疗效，应定期监测眼压。

7. 本品可能引起眼干，佩戴隐形眼镜可能增加角膜病变的风险；滴眼液中含有防腐剂苯扎氯铵，可能被隐形眼镜吸收，导致眼镜褪色，在滴眼 15 分钟后再佩戴隐形眼镜。如果眼睛出现刺激症状或感染，应避免佩戴隐形眼镜。

8. 用药后可能出现暂时的视物模糊，应在视力恢复后再进行驾驶车辆或操作机器。

9. 18 岁以下儿童不推荐使用本品。

10. 不推荐孕妇使用。有可能妊娠的妇女在用药期间应采取避孕措施。

11. 用药后常见的不良反应包括味觉异常（口苦或异味）、滴眼后暂时性视物模糊（可能持续几秒到几分钟）、头痛、眼睛刺激、眼痛、眼充血、眼部不适、口干等。

布林佐胺溴莫尼定滴眼液

1. 本品为布林佐胺与溴莫尼定的复方制剂，主要用于降低高眼压症、开角型青光眼患者的眼压。

2. 对本品过敏者不要使用。

3. 以下情况不能使用本品：对磺胺类药物过敏、使用单胺氧化酶抑制剂治疗、使用影响去甲肾上腺素能传输的抗抑郁药（如三环类抗抑郁药和米安色林）治疗、严重肾功能不全、高氯性酸中毒等。

4. 孕妇慎用，哺乳期妇女使用时应暂停哺乳。

5. 新生儿和年龄小于 2 岁的婴幼儿禁用。

6. 如果还使用其他眼药，每种药物的滴用时间至少间隔 5 分钟。

7. 为了解药物的疗效，应定期监测眼压。

8. 本品可能引起眼干，佩戴隐形眼镜可能增加角膜病变的风险；滴眼液中含有防腐剂苯扎氯铵，可能被隐形眼镜吸收，导致眼镜褪色，在滴眼 15 分钟后再佩戴隐形眼镜。如果眼睛出现刺激症状或感染，应避免佩戴隐形眼镜。

9. 18 岁以下儿童不推荐使用本品。

10. 用药后常见的不良反应包括味觉异常（口苦或异味）、滴眼后暂时性视物模糊（可能持续几秒到几分钟）、头痛、眼睛刺激、眼痛、眼充血、眼部不适、口干等。

四、散瞳药及睫状肌麻痹药

硫酸阿托品眼膏

1. 本品具有扩大瞳孔、升高眼压、调节麻痹等作用，主要用于散瞳，也可用于治疗虹膜睫状体炎。

2. 青光眼、前列腺肥大、唐氏综合征、痉挛性瘫患者不能使用本品。

3. 对本品过敏者不能使用。

4. 将本品涂或滴于眼睑。用药后 30 分钟可出现散瞳作用，作用可持续 12～14 天。

5. 眼压异常、窄角或浅前房眼及 40 岁以上患者最好避免使用本品。使用本品后可能因眼压升高出现青光眼急性发作。

6. 如果患儿有脑外伤，不能使用本品。

7. 哺乳期妇女避免用药。如果用药，应停止哺乳。

8. 老年患者不能使用本品。

9. 用药后因瞳孔散大，可能出现畏光等症状。在阳光和强烈灯光下应佩戴太阳镜。

10. 用药前取下隐形眼镜，用药 15 分钟后才能重新佩戴。如果眼睛出现刺激症状或感染，不宜继续佩戴隐形眼镜。

11. 角膜穿孔或即将穿孔的角膜溃疡患者谨慎使用本品。

12. 用药后可能出现视物模糊、短暂的眼部烧灼感和刺痛、畏光，还可能因全身吸收出现口干、皮肤或黏膜干燥、发热、面部潮红、心率过快等不良反应。

13. 少数患者还可能出现眼睑发痒、红肿、结膜充血等过敏反应，如果出现过敏反应，立即停药。

阿托品眼用凝胶

1. 本品具有扩大瞳孔、升高眼压、调节麻痹等作用，主要用于验光配镜屈光度检查前的散瞳、眼底检查前的散瞳，也可用于治疗虹膜睫状体炎。

2. 青光眼、前列腺肥大等患者不能使用本品。

3. 对本品过敏者不能使用。

4. 本品对正常眼压无明显影响，但对眼压异常或窄角、浅前房眼患者，应用后可使眼压明显升高而有导致青光眼急性发作的危险。

5. 如果患儿有脑外伤，不能使用本品。

6. 哺乳期妇女避免用药，或停止哺乳。

托吡卡胺滴眼液

1. 本品能麻痹睫状肌，散大瞳孔，主要用于散瞳和调节麻痹。

2. 闭角型青光眼患者不能使用本品，用药可能导致眼压急剧升高。

3. 高龄患者用药更容易出现类阿托品样毒性反应（表现为口干、面部潮红），还可能诱发闭角型青光眼（表现为视力丧失、看灯光有光晕、头痛等）。

4. 婴幼儿对本品极为敏感，滴眼液吸收后可能引起眼周皮肤潮红及口干等症状。有脑损伤、痉挛性麻痹及先天愚型综合征的婴幼儿禁用。

5. 对本品过敏者不能使用。

6. 用于预防和改善近视时，在临睡前使用本品。用药后 5 小时内视力受影响，睡前用药可避免影响学习。

7. 用于散瞳和调节麻痹时，在第 1 次滴眼后，需间隔 5 分钟再滴第 2 次。

8. 为避免药物经鼻黏膜吸收，滴眼后应压迫泪囊部 2～3 分钟。

9. 使用本品后强光可能会对眼睛产生刺激应佩戴太阳镜。

10. 用药前取下隐形眼镜。用药后如果出现刺激症状或感染，不宜继续佩戴。

11. 用药后可出现暂时性的眼刺激、暂时视物模糊。全身吸收后可出现类阿托品样毒性反应，如口干、面红。

复方托吡卡胺滴眼液

1. 本品中含有托吡卡胺和去氧肾上腺素，经眼给药主要用于散瞳及调节麻痹。

2. 如需尽快恢复正常视力，可使用毛果芸香碱等滴眼液滴眼，但须在医师指导下使用。

3. 用药后如果出现头痛、眼痛，或用药第 2 日仍然存在头痛、眼痛、视物模糊、刺眼、瞳孔较平常大等症状，及时就诊。

4. 用药后可能出现眼睑炎（表现为眼睑发红、肿胀）、瘙痒、结膜炎（表现为结膜充血、水肿、有分泌物）、口渴、面红、心率加快、血压上升等症状。

5. 本品还可能引起休克、过敏等严重不良反应。如果出现红斑、皮疹、呼吸困难、血压降低、眼睑水肿，立即就诊。

6. 参见托吡卡胺滴眼液。

盐酸奥洛他定滴眼液

1. 本品是抗过敏药物，主要用于治疗过敏性结膜炎的体征和症状。

2. 对本品过敏者不能使用。

3. 本品只限眼局部滴用，不能注射。佩戴角膜接触镜的患者，使用本品时勿佩戴角膜接触镜。

4. 对于佩戴隐形眼镜后出现的刺激症状，不能使用本品治疗。

5. 滴眼液中含有苯扎氯铵，可能会破坏隐形眼镜。滴眼前取出隐形眼镜，滴眼至少 10 分钟后才能重新佩戴。如果出现眼睛发红的情况，不宜继续佩戴。

6. 不推荐 3 岁以下儿童使用本品。

7. 用药后可能出现头痛、乏力、恶心、咽炎、瘙痒、鼻炎、鼻窦炎、味觉异常、感冒症状、视物模糊、眼部烧灼或刺激感、异物感、充血、过敏、角膜炎、眼睑水肿、眼干燥症等。

盐酸氮䓬斯汀滴眼液

1. 本品具有抗过敏作用，主要用于预防和治疗过敏性结膜炎。

2. 对本品敏感者不能使用。

3. 本品中含有防腐剂苯扎氯铵，可能使隐形眼镜变色，还可能对眼睛产生刺激。滴眼前应取下隐形眼镜，滴眼后至少 15 分钟才能重新佩戴。

4. 本品不适用于眼睛感染的治疗。

5 不推荐给 4 岁以下儿童使用本品。

6 哺乳期妇女不能使用本品。

7. 本品可能引起轻微短暂的眼部刺激，如灼热、眼痒、流泪等，还可能引起口苦，如果用药后感觉口苦，可以饮用饮料（如果汁、奶类）。

色甘酸钠滴眼液

1. 本品具有抗过敏作用，主要用于预防春季过敏性结膜炎。

2. 对本品过敏者不能使用。

3. 本品只能用于预防，过敏症状发作后用药是无效的。在好发季节前 2～3 周就开始用药。

4. 先滴健康眼后滴病眼，或先滴症状较轻的眼睛。

5. 用药期间避免佩戴隐形眼镜。

6. 儿童在成人监护下使用。

7. 用药后可能出现眼部刺痛感及过敏症状。

富马酸酮替芬滴眼液

1. 本品用于治疗过敏性结膜炎。

2. 对本品过敏不能使用。

3. 本品性状发生改变时禁止使用。

4. 中枢抑制药或酒精可增强本品的镇静作用，使用本品期间避免饮酒或饮用含酒精饮料。

5. 如果正在口服降血糖药，不能使用本品。

6. 儿童必须在成人监护下使用。

富马酸依美斯汀滴眼液

1. 本品具有抗过敏作用，主要用于暂时缓解过敏性结膜炎的症状。

2. 对本品过敏者不能使用。

3. 使用本品期间，如果出现角膜浸润，停止用药并适当处理。

4. 3 岁以下儿童避免用药。

5. 不推荐 65 岁以上老年人使用本品。

6. 肝肾功能损伤患者不推荐使用本品。

7. 本品中含有防腐剂苯扎氯铵，可能导致眼睛刺激并使隐形眼镜变色，在用药前应取下隐形眼镜，滴眼 15 分钟后才能佩戴。如果眼睛出现发红等症状，不宜继续佩戴隐形眼镜。

8. 若同时使用其他眼科药物，应间隔 10 分钟。

9. 用药后可能出现眼痛、眼部刺激、眼睛瘙痒、眼干、视物模糊、角膜染色、结膜充血、头痛等不良反应。

盐酸奥布卡因滴眼液

1. 本品具有麻醉作用，主要用于眼科麻醉。

2. 对本品或苯甲酸酯（除外可卡因）类局部麻醉药过敏，不能使用。

3. 本品可能引起休克、过敏样症状等严重不良反应。如果出现恶心、面色苍白、红斑、皮疹、呼吸困难、血压降低、眼睑水肿等症状，立即停药。

五、诊断用药

注射用吲哚菁绿

1. 本品用于诊断肝硬化、肝纤维化、韧性肝炎、职业和药物中毒性肝病等各种肝脏疾病，了解肝脏的损害程度及其储备功能；亦可用于脉络膜血管造影，确定脉络膜疾病的位置。

2. 对本品过敏者不能使用。

3. 本品粉针剂含碘，如果既往有对碘过敏史，不能使用。

4. 孕妇慎用。哺乳期妇女慎用。

5. 不推荐儿童使用本品。

6. 胆囊造影剂、利胆剂、利福平、抗痛风药可造成本品试验误差。

7. 放射性碘摄取试验应在使用本品后至少 1 周进行。

8. 用药后可发生过敏反应，如发生可给予去甲肾上腺素、抗组胺药和皮质激素。

荧光素钠注射液

1. 本品为诊断用药，供眼角膜损伤、溃疡和异物的诊断，眼底血管造影和循环时间测定；也用于术中显示胆囊和胆管，以及结核性脑膜炎的辅助诊断等。

2. 对本品过敏者不能使用。

3. 有哮喘史或其他过敏性疾病、严重肝肾功能不全患者不能使用本品。

4. 测血液循环时，先天性缺血性心脏病患者及孕妇禁用。

5. 少数患者使用本品可发生过敏反应。在静脉给药前 10～15 分钟先用 1% 的本品溶液 5ml 注入静脉做过敏试验，若无反应再全量推入。在注射本品和给药后数小时内应严密观察患者反应。现场应备有急救药品和器材。

6. 本品静脉或肌内注射后，尿液会变成黄色，可暂时影响须观察血清或尿液颜色或进行比色测定的各项实验室检查结果。

7. 在静脉注射本品前 30 分钟服用甲氧氯普胺（胃复安）10mg 和抗组胺药物，有助于减少恶心、呕吐反应。

8. 本品不可与亲水性软接触镜接触，否则镜片会染色。

9. 眼底血管造影前宜先扩瞳，并进行眼底检查，了解检查部位。

10. 检查完成后多饮水，以尽快将药物排出体外。

六、其他眼科用药

玻璃酸钠滴眼液

1. 玻璃酸钠具有保水性和促进眼角膜损伤愈合的作用，主要用于治疗眼干燥症及疾病或外因（如手术、药物、外伤佩戴角膜接触镜）引起的角结膜上皮损伤。

2. 本品经眼给药。一般每次 1 滴，每日滴眼 5～6 次，可根据症状适当增减。一般使用 0.1%的玻璃酸钠滴眼液，重症及效果不明显时使用 0.3%的玻璃酸钠滴眼液。

3. 使用时将最初的 1～2 滴舍弃（为了除去开封时的容器碎片）。

4. 玻璃酸钠滴眼液中含有苯扎氯铵溶液，故不可在佩戴隐形眼镜时使用。

5. 用药期间如果还需使用其他眼药，应间隔至少 30 分钟。眼膏需在滴眼液后使用。

6. 用药后可能出现眼部不适，如瘙痒、多泪、烧灼感、刺痛、结膜充血、视物模糊，一般停药后消失。

普罗碘铵注射液

1. 本品能促进病理性浑浊物的吸收和慢性炎症的消散，主要用于晚期肉芽肿或非肉芽肿性虹膜睫状体炎、视网膜脉络膜炎，眼底出血、玻璃体混浊、半陈旧性角膜白斑、斑翳的治疗，亦可作为视神经炎的辅助治疗。

2. 对碘过敏者不能使用。

3. 严重肝肾功能不全、活动性肺结核、消化性溃疡隐性出血患者不能使用本品。

4. 甲状腺肿大及有甲状腺功能亢进家族史者谨慎使用本品。

5. 本品能刺激组织水肿，一般不用于病变早期。

6. 如果正在使用汞盐（如黄氧化汞、汞溴红），则不能使用本品。合用可能会形成有腐蚀作用的碘化汞等毒性物质。

7. 长期用药可能出现轻度碘中毒症状，如恶心、瘙痒、皮肤红疹等。

环孢素滴眼液

1. 本品是一种免疫抑制剂，主要用于预防和治疗眼角膜移植后的排斥反应和眼干燥症。

2. 对本品过敏者不能使用。

3. 孕妇及哺乳期妇女最好避免使用。

4. 角膜移植术后如发生植片排斥反应，可适当调整本品滴眼次数。

5. 用药前摘下隐形眼镜，用药后 15 分钟再戴上。如果眼睛出现不适或感染，不宜再次佩戴隐形眼镜。

6. 如果还需要使用人造泪液，应间隔至少 15 分钟。

7. 用药后可能出现眼部轻微刺激或结膜轻度充血。有睫毛脱落、角膜上皮缺损或点状病变、眼

周皮炎、过敏症的报道。但停止用药后一般可自行缓解。

8. 本品滴眼液在低温保存时，可能出现轻微凝固状、烟雾状或絮状物，不影响药物质量。先将滴眼液放置在室温下（25～30℃），并轻微摇晃直至以上情况消失。

9. 儿童须在成人的监护下使用。

羟苯磺酸钙胶囊

1. 本品能调节毛细血管生理功能，主要用于微血管病［糖尿病微血管病变——视网膜病及肾小球硬化症（基-威综合征），微血管损伤——伴有毛细血管脆性和通透性增加、毛细血管病、手足发绀］的治疗，也用于慢性静脉功能不全（静脉曲张综合征）及其后遗症（栓塞后综合征、腿部溃疡、紫癜性皮炎等淤积性皮肤病、周围血管淤积性水肿等）的辅助治疗。

2. 对本品过敏者不能使用。

3. 患有重度肾功能不全，需要透析治疗者可能需调整剂量。

4. 用药后可能出现白细胞减少、免疫能力减弱，更容易发生感染。用药期间如果出现发热、寒战或喉痛等感染症状，立即就诊。

5. 本品可能会诱发重度超敏反应（过敏反应或休克）。

6. 用药后常见的不良反应包括头痛、腹痛、腹泻、恶心、呕吐、关节痛、肌痛等。

他克莫司滴眼液

1. 本品是免疫抑制剂，经眼给药主要用于治疗春季角结膜炎。

2. 对本品过敏者不能使用。

3. 有眼部感染性疾病者不能使用本品，以免导致感染恶化。

4. 孕妇禁用本品。哺乳期妇女如果用药，最好避免哺乳。

5. 不推荐 6 岁以下儿童使用本品。

6. 本品中含有苯扎氯铵成分，可能会被隐形眼镜吸收。滴眼时先将隐形眼镜摘下，滴眼后间隔一段时间再佩戴。

7. 如果药液滴到眼睑皮肤，立即擦除。

8. 青光眼患者用药期间建议定期检查眼压。

9. 若合用其他滴眼液，间隔至少 5 分钟。

10. 用药后可能出现眼部异常感，如灼热感、异物感、异样感、眼部刺激、流泪等不良反应。

维生素A棕榈酸酯眼用凝胶

1. 维生素 A 能维持眼部细胞的正常功能，主要用于角膜保护的辅助治疗，如眼干燥症、泪膜保护缺乏引起的结膜和角膜刺激症状。

2. 对本品过敏者不能使用。

3. 用药前摘下隐形眼镜，用药后至少 30 分钟才可以重新佩戴。

4. 如需使用其他眼药，在滴本品前至少 5 分钟使用。本品应总是在最后使用。

5. 用药后可能出现短暂、轻微的烧灼感、眼睑黏着、视物模糊等不良反应，极少发生过敏现象。

重组牛碱性成纤维细胞生长因子眼用凝胶/滴眼液

1. 本品能促进角膜细胞的修复和再生，主要用于角膜缺损或病变，如角膜炎、角膜溃疡、眼干燥症、角膜擦伤、轻中度化学烧伤。

2. 感染性或急性发作的角膜病，需要同时使用抗菌药或消炎药，以控制感染和炎症。

3. 对某些角膜病，应针对病因进行治疗，如联合应用维生素及激素类等药物。

4. 用药后可能会出现轻微刺痛感，但不影响治疗。

重组人表皮生长因子/（酵母）滴眼液

1. 本品适用于角膜移植、翼状胬肉手术后角膜上皮缺损的治疗。

2. 对本品过敏者不能使用。

3. 孕妇、哺乳期妇女及儿童禁用。

4. 使用本品前，仔细检查药液，如药液有浑浊、絮凝情况，不得使用。

吡嘧司特钾滴眼液

1. 本品用于治疗过敏性结膜炎、春季卡他性结膜炎。

2. 对本品过敏者禁用。

3. 早产儿、新生儿、婴儿用药的安全性和有效性尚未建立。

4. 使用后可能出现眼刺激感、结膜充血、眼睑瘙痒感、眼睑炎、眼部分泌物、结膜炎等不良反应。

5. 长期用药须定期检查血常规、血生化及肝功能。

6. 对季节性发作的患者，应在好发季节前开始服用本品，直至好发季节结束。

7. 对长期服用糖皮质激素的患者，使用本品后，应逐渐减少皮质激素的用量。已减量的患者，中止使用本品后，可能再次复发。

第二节　耳科用药

盐酸林可霉素滴耳液

1. 本品具有抗菌作用，主要用于治疗敏感菌所致的急、慢性中耳炎。

2. 对本品过敏者不能使用。

3. 不能给 1 个月以内的婴儿使用本品。

4. 对本品过敏者不能使用。

5. 孕妇及哺乳期妇女慎用本品。

6. 用药后偶尔可能出现过敏反应（如皮疹、瘙痒）、耳鸣、眩晕等不良反应。

氧氟沙星滴耳液

1. 本品是抗菌药物，主要用于治疗中耳炎、外耳道炎、鼓膜炎。

2. 对喹诺酮类药物过敏者不能使用本品。

3. 如果中耳炎的感染性炎症影响范围较广（已扩散至鼓室周围），除局部治疗外，可能还需要同时口服抗菌药。

4. 小儿患者可以使用本品局部治疗。

5. 长期用药可能导致不敏感的细菌、真菌等过度生长，还可能导致以后使用氧氟沙星无效，故不要随意延长用药时间，通常用药不超过 4 周。

6. 本品可能引起耳痛、瘙痒等不良反应。

盐酸洛美沙星滴耳液

1. 本品具有抗菌作用。经耳给药主要用于治疗细菌感染引起的中耳炎、外耳道炎、鼓膜炎。

2. 对喹诺酮类药物过敏病者不能使用本品。

3. 孕妇及哺乳期妇女禁用本品。

4. 本品一般适用于局限在中耳黏膜部位的中耳炎。如果炎症已经蔓延至鼓室周围，需要同时口服抗菌药。

5. 使用本品期间，如出现过敏症状，应停止用药。

6. 使用本品时若药温过低，可能引起目眩，因此使用温度应接近体温。

7. 使用本品疗程以 4 周为限。

8. 用药后可能出现耳痛及瘙痒感等。

左氧氟沙星滴耳液

1. 本品是抗菌药，经耳给药主要用于治疗敏感菌引起的外耳道炎、中耳炎。

2. 对氟喹诺酮类药过敏者不能使用本品。

3. 孕妇、婴幼儿避免使用本品。

4. 哺乳期妇女如果用药，应停止哺乳。

5 本品适用于局限在中耳黏膜部位的中耳炎。

如果炎症已经蔓延至鼓室周围，需要同时口服抗菌药。

6. 使用本品期间，如出现过敏症状，应停止用药。

7. 使用本品时若药温过低，可能引起目眩，因此使用温度应接近体温。

8. 使用本品疗程以 4 周为限。

9. 用药后可能出现耳痛及瘙痒感等。

盐酸环丙沙星滴耳液

1. 本品具有抗菌作用，主要用于治疗耳部细菌感染性疾病，如中耳炎、外耳道炎、鼓膜炎。

2. 对氟喹诺酮类药物过敏者不能使用本品。

3. 用于治疗中耳炎时，如果炎症影响范围较广，可能需要同时口服抗菌药（如青霉素、头孢等）。

4. 不能将滴耳液用于除耳部以外其他炎症部位。

5. 使用本品期间，如出现过敏症状，应停止用药。

6. 使用本品时若药温过低，可能引起目眩，因此使用温度应接近体温。

7. 使用本品疗程以 4 周为限。

8. 用药后可能出现耳痛及瘙痒感等。

第十四章　杂　类

第一节　其他疾病用药

一、解毒药

碘解磷定注射液

1. 本品用于解救多种有机磷酸酯类杀虫剂的中毒。

2. 对碘过敏者不能使用本品，应改用氯解磷定。

3. 老年患者由于心、肾潜在代偿功能减退，应适当减少用量和减慢静脉注射速度。

4. 有机磷杀虫剂中毒患者越早应用本品越好。皮肤吸收引起中毒的患者，应用本品的同时要脱去被污染的衣服，并用肥皂清洗头发和皮肤。眼部用25%碳酸氢钠溶液和生理氯化钠溶液冲洗。口服中毒患者用2.5%碳酸氢钠溶液彻底洗胃。

5. 有机磷杀虫剂可在下消化道吸收，因此口服患者应用本品至少要维持48～72小时，以防引起延迟吸收后加重中毒，甚至致死。昏迷患者要保持呼吸道通畅，若出现呼吸抑制，应立即进行人工呼吸。

6. 用药过程中随时测定血胆碱酯酶作为用药监护指标。要求血胆碱酯酶维持在50%～60%或以上。急性中毒患者的血胆碱酯酶水平与临床症状有关，因此密切观察临床表现亦可及时重复应用本品。

7. 本品用药过量亦可抑制胆碱酯酶，加重中毒症状。

二巯丙醇注射液

1. 本品主要用于治疗砷、汞、金和锑中毒，与依地酸钙钠合用可用于治疗儿童急性铅脑病。

2. 本品属竞争性解毒剂，因此必须尽早给予足量。由于本品与金属形成的络合物在体内还可以产生一定的解离，有必要反复用药。

3. 两次给药间隔时间不得少于4小时。

4. 本品为油剂，肌内注射局部可能发生疼痛，甚至无菌坏死，故肌内注射部位应交替进行，并注意局部清洁。

5. 本品含有花生油，如果对花生过敏，慎用本品。

6. 心脏病、高血压、肾脏疾病、肝脏疾病及营养不良患者慎用本品。

7. 老年患者由于心脏和肾脏代偿功能减退，慎用本品。

8. 如果接受本品治疗，则不能使用含铁制剂，在使用最后一剂后24小时或更长时间再恢复使用。

9. 本品具有潜在的肾毒性，应保持尿液碱化，以保护肾脏。

10. 葡萄糖-6-磷酸脱氢酶缺乏的患者应注意使用本品时监测血常规，防止产生溶血性贫血。

11. 在应用本品前后应测量血压和心率。治疗过程中应检查尿常规和肾功能。

12. 如果长期大剂量使用本品，应检查血浆蛋白水平。

二巯丙磺钠注射液

1. 本品常用于治疗汞中毒、砷中毒，为首选解毒药物，对有机汞中毒有一定疗效，且对铬、铋、铅、铜及锑化合物（包括酒石酸锑钾）中毒均有疗效。实验治疗观察显示本品对锌、镉、钴、镍、钋等中毒也有解毒作用。

2. 高敏体质或对巯基化合物过敏者慎用或禁用本品。必要时在脱敏治疗后于密切观察下小剂量使用本品。

3. 本品静脉注射速度过快可能引起恶心、心动过速、头晕及口唇发麻等症状，一般10～15分钟即可消失。偶见过敏反应，如皮疹、寒战、发热甚至过敏性休克、剥脱性皮炎等。一旦发生应立即停药，并对症治疗。轻症者可用抗组胺药，反应严重者应用肾上腺素或肾上腺皮质激素。

注射用二巯丁二钠

1. 本品用于治疗锑、汞、砷、铅、铜等金属中毒及肝豆状核变性。

2. 严重肝功能不全者不得使用本品。

3. 应用本品前和用药过程中，每1～2周检查肝功能。

4. 本品不良反应大多与静脉注射速度有关，停药后可自行消失。

二巯丁二酸胶囊

1. 本品用于解救铅、汞、砷、镍、铜等金属中毒，对铅中毒疗效较好，亦可用于治疗肝豆状核变性。

2. 使用本品治疗时，应监测血铅浓度。

3. 肝病患者慎用本品。治疗时需每周监测血氨基转移酶。

4. 使用本品时，每周监测全部血细胞计数，发现有中性粒细胞减少时，停止使用本品治疗。

5. 使用本品时，应监测尿铅的排出情况。

6. 缺乏葡萄糖-6-磷酸脱氢酶和镰状细胞贫血患儿用本品治疗无效。

7. 儿童慎用本品或适当减少本品用量。

8. 成人和儿童的常见不良反应有恶心、呕吐、腹泻、食欲丧失、稀便等胃肠道反应。

氟马西尼注射液

1. 氟马西尼能减少苯二氮䓬类药物对中枢神经系统的作用，主要用于逆转苯二氮䓬类药物引起的中枢镇静作用。

2. 以下情况不能使用本品：使用苯二氮䓬类药以控制潜在危及生命状态（如控制颅内压或癫痫持续状态）、出现严重抗抑郁药过量症状等。

3. 本品用于鉴别诊断苯二氮䓬类、其他药物或脑损伤所致不明原因的昏迷：如果重复使用本品后，清醒程度及呼吸功能尚未显著改善，必须考虑到苯二氮䓬类药物以外的其他原因。

4. 肝功能不全者可能需调整剂量。

5. 不推荐儿童使用本品。

6. 不推荐临产和分娩时使用。哺乳期妇女慎用。

7. 餐后肝脏血流量增加会增加药物的清除率，导致药效降低，输注药物期间避免进餐。

8. 本品最常见的不良反应包括头晕、头痛、多汗、视力异常或视物模糊、注射部位疼痛、恶心、呕吐、疲劳、烦乱、情绪不稳、感觉异常等，还可能引起严重不良反应，包括惊厥、心律失常。

注射用硫代硫酸钠

1. 本品主要用于治疗氰化物中毒，也可用于治疗砷、汞、铅、铋、碘等中毒。

2. 对本品过敏者不能使用。

3. 过量使用本品可能会引起头晕、恶心、乏力等。

氯解磷定注射液

1. 本品用于解救多种有机磷酸酯类杀虫剂的中毒。

2. 对本品过敏者不能使用。

3. 有机磷杀虫剂中毒：越早应用本品越好。

4. 皮肤吸收引起的中毒：应用本品的同时脱去被污染的衣服，并用肥皂清洗头发和皮肤，眼部用2.5%碳酸氢钠溶液和生理氯化钠溶液冲洗。

5. 口服引起的中毒：用 2.5%碳酸氢钠溶液彻底洗胃。有机磷杀虫剂可在下消化道吸收，应用本品至少要维持 48～72 小时，以防引起延迟吸收后加重中毒，甚至致死。昏迷患者要保持呼吸道通畅，若发生呼吸抑制，应立即进行人工呼吸。

6. 使用本品期间，随时测定血胆碱酯酶作为用药监护指标，要求血胆碱酯酶维持在 50%～60%或以上。急性中毒患者的血胆碱酯酶水平与临床症状有关，因此在密切观察临床表现情况下亦可及时重复应用本品。

7. 用药后可发生恶心、呕吐、心率增快及心电图出现暂时性 ST 段压低和 QT 间期延长。若本品注射速度过快，可引起眩晕、视物模糊、复视、动作不协调。剂量过大可抑制胆碱酯酶、抑制呼吸和引起癫痫样发作。

盐酸纳洛酮注射液

1. 本品为阿片受体拮抗剂，主要用于：①阿片类药物复合麻醉术后，拮抗该类药物所致的呼吸抑制，促使患者苏醒；②阿片类药物过量时，完全或部分逆转阿片类药物引起的呼吸抑制；③解救急性酒精中毒；④急性阿片类药物过量的诊断。

2. 对本品过敏者不能使用。

3. 吸毒者应主动说明，以免使用本品后激发戒断综合征。

4. 以下情况慎用本品：已知或可疑的阿片类药物躯体依赖、有心血管疾病史，或接受其他有严重心血管不良反应（低血压、室性心动过速或心室颤动、肺水肿）的药物治疗等。

5. 伴有肝脏疾病、肾功能不全肾衰竭者慎用本品。

6. 哺乳期妇女慎用本品。

7. 由于本品作用持续时间短，用药后注意维持本品药效，以免其作用消失使患者再度陷于昏睡和呼吸抑制。

8. 患儿或新生儿使用本品可逆转阿片类作用。阿片类中毒患儿对本品的反应很强，因此需要对其进行至少24 小时的密切监护，直到本品完全代谢。

9. 若给分娩开始不久的母亲使用本品，对延长新生儿生命的作用只能维持 2 小时。如果需要，在分娩后可直接给新生儿使用本品。

10. 治疗阿片类过量和术后呼吸抑制，以静脉注射为宜。

氢溴酸烯丙吗啡注射液

1. 本品主要用于：①阿片受体激动剂急性中毒的解救，如吗啡、哌替啶等镇痛药的过量中毒。②复合全身麻醉结束时拮抗阿片受体激动剂的残余作用，以恢复自主呼吸。③对吗啡类药成瘾的诊断，可激发戒断症状。

2. 孕妇不能使用本品。

3. 本品对麻醉药或巴比妥类所引起的呼吸抑制无效，不可错用。

4. 本品可加重乙醇或其他非阿片类药物所引起的呼吸抑制。

亚甲蓝注射液

1. 本品用于治疗化学药物引起的高铁血红蛋白血症。

2. 肺水肿患者不能使用本品。

3. 肾功能不全患者慎用本品。

4. 治疗亚硝酸盐中毒时，切忌剂量过大，否则会使症状加重。

5. 用药后尿呈蓝色，排尿时尿道口有刺激感。

6. 本品静脉注射过速可引起头晕、恶心、呕吐、胸闷、腹痛等，除上述症状加剧外，还可导致头痛、血压降低、心率增快伴心律失常、大汗淋漓和意识障碍。

亚硝酸钠注射液

1. 本品用于治疗氰化物中毒，在中毒早期使用，中毒时间稍长即无解毒作用。

2. 使用本品期间，如果出现严重不良反应，应立即停药。

3. 使用本品期间，若出现休克，应充分抗休克后再使用本品。

亚硝酸异戊酯吸入剂

1. 本品用于治疗氰化物中毒及心绞痛急性发作。

2. 青光眼、近期脑外伤或脑出血患者不能使用本品。

3. 本品经鼻腔吸入给药。氰化物中毒：每次 0.3～0.4ml，2～3 分钟可重复 1 次，总量不超过 1～1.2ml。心绞痛发作：每次 0.2ml。

4. 使用本品时，将安瓿包在一层手帕或纱布内折断，经鼻腔吸入本品，每次 15 秒。

5. 本品有易燃性，不得接近火源。

6. 避免皮肤接触本品，以防导致接触性皮炎。

7. 用药后常出现面红、头痛与头晕、恶心与呕吐、低血压、不安和心动过速等。

依地酸钙钠注射液

1. 本品主要用于治疗铅中毒，亦可治疗镉、锰、铬、镍、钴和铜中毒，以及用于诊断性铅移动试验。

2. 少尿、无尿和肾功能不全者不能使用本品。

3. 每一疗程治疗前后应检查尿常规，多疗程治疗过程中要检查血尿素氮、肌酐、钙和磷。

4. 可能出现高钙血症，应予以注意。

5. 本品引起的不良反应一般在停药后消失。

乙酰胺注射液

1. 本品用于氟乙酰胺、氟乙酸钠及甘氟中毒的特效解毒。

2. 所有氟乙酰胺中毒患者，包括可疑患者，不管发病与否，都应及时给予本品。尤其在早期，应给予足量。

3. 肌内注射产生局部疼痛，每次注射应加普鲁卡因 20～40mg，以减轻局部疼痛。

4. 本品与解痉药、半胱氨酸合用，效果较好。

5. 大量应用本品可引起血尿，必要时停药并加用糖皮质激素使血尿减轻。

硫酸鱼精蛋白注射液

1. 本品为抗肝素药，主要用于治疗由注射肝素过量所引起的出血。

2. 对鱼类过敏者使用本品时应注意过敏反应。

3. 静脉注射速度过快可致热感、皮肤发红、低血压、心动过缓等。应配备抢救治疗设备。

复方氯解磷定注射液

1. 本品用于有机磷毒剂和有机磷农药中毒的解毒救治。

2. 对本品过敏者不能使用。

3. 急性有机磷农药中毒患者，应争取时间尽早给药。

4. 用药期间，如发生呼吸困难、发绀或呼吸停止时，应立即给氧或进行人工呼吸。

5. 用药后常发生口干、面红、皮肤干燥和心率加快等。如用量过大，可出现烦躁不安、谵妄、体温升高、尿潴留和昏迷等症状。

盐酸戊乙奎醚注射液

1. 本品为选择性抗胆碱药，主要用于麻醉前给药以抑制涎腺和气道腺体分泌、有机磷毒物中毒急救治疗和中毒后期或胆碱酯酶老化后维持阿托品化。

2. 青光眼患者不能使用本品。

3. 当用本品治疗有机磷农药中毒时，不能以心率加快来判断是否已阿托品化，而应以口干和出汗消失或皮肤干燥等症状判断。

4. 心率不低于正常值时,一般无须合用阿托品。

5. 本品用于前列腺肥大的老年患者可加重排尿困难,用药时应严密观察。

6. 用药过量时,可出现眩晕、口干、视物模糊、谵妄、尿潴留、体温升高、幻觉、定向障碍和昏迷等,一般无须特殊处理,停药后可自行缓解;必要时对症治疗或给予镇静药物。

依地酸钙钠片

1. 本品主要用于治疗铅中毒,亦可治疗镉、锰、铬、镍、钴和铜中毒,以及用于诊断性铅移动试验。

2. 少尿、无尿和肾功能不全患者不能使用本品。

3. 每一疗程治疗前后应检查尿常规,多疗程治疗过程中要检查血尿素氮、肌酐、钙和磷。

4. 使用本品可出现高钙血症,应予以注意。

5. 本品引起的不良反应一般在停药后消失。

二、铁螯合剂

注射用甲磺酸去铁胺

1. 本品主要用于治疗急性铁中毒及慢性铁蓄积,亦可用于治疗终末期肾衰竭患者的铁超负荷。

2. 对本品过敏者不能使用。

3. 严重肾病、肝病患者不能使用本品。

4. 妊娠3个月者,不要使用本品。

5. 肌内注射本品可引起局部疼痛、全身发红、荨麻疹等。静脉给药可引起低血压、心悸、惊厥、休克等。

三、抗肿瘤治疗用解毒药

亚叶酸钙胶囊/注射剂

1. 本品主要用于:①作叶酸拮抗剂(如甲氨蝶呤、乙胺嘧啶或甲氧苄啶等)的解毒剂。②预防甲氨蝶呤过量或大剂量治疗后所引起的严重毒性作用。③治疗由叶酸缺乏所引起的巨幼细胞贫血。④与氟尿嘧啶联合治疗晚期结肠癌、直肠癌。

2. 对本品过敏者不能使用。

3. 若存在恶性贫血、维生素 B_{12} 缺乏引起的巨幼细胞贫血等情况,不能使用本品。

4. 作为甲氨蝶呤的"解救"疗法,本品剂量最好根据血药浓度确定。

5. 不宜将本品与叶酸拮抗剂(如甲氨蝶呤)同时使用,以免影响后者的治疗作用。应用大剂量甲氨蝶呤后 24~48 小时再启用本品,本品血药浓度应大于或等于甲氨蝶呤浓度。

美司钠(美司那)注射液

1. 本品用于预防环磷酰胺、异环磷酰胺等药物的泌尿道毒性。

2. 对本品过敏者不能使用。

3. 本品单一剂量按体重超过 60mg/kg 时,可引起恶心、呕吐、痉挛性腹痛及腹泻等。

注射用右雷佐生

1. 本品可预防或减轻多柔比星引起的心脏毒性,适用于接受多柔比星治疗累积量达 $300mg/m^2$ 的患者。对刚开始使用多柔比星者不推荐使用本品。

2. 本品禁用于不含有蒽环类药物的化学治疗。

3. 本品经缓慢静脉注射或快速静脉滴注给药,需在30分钟内滴完。给药结束后立即使用多柔比星。

4. 哺乳期妇女如果用药,在用药期间和用药结束后 2 周内需暂停哺乳。

5. 育龄期女性用药前需进行妊娠试验,用药期间和用药结束后 6 个月内需采取有效的避孕措施。

6. 用药后可能出现血小板减少,可能会更容易出血。

7. 用药后可能出现白细胞减少,患感染的风险增加。用药期间经常洗手,远离感染(如感冒)者。

8. 如果本品接触到皮肤和黏膜,需立即用肥皂和水彻底清洗。

9. 本品不能消除多柔比星诱导的心脏毒性,用药期间需仔细检查心脏功能。

10. 本品可能加重化疗药物引起的骨髓抑制,用药期间需经常进行全血细胞计数查。

11. 用药后可能出现注射部位疼痛等不良反应。

第二节 诊断用药

布鲁氏菌素

1. 本品用于诊断布鲁氏菌病及检查机体免疫反应。

2. 既往有多种过敏史、支气管哮喘等患者不能使用本品。

3. 少数患者划痕处可出现轻度浸润,一般不影响活动,个别患者体温稍有升高。罕见过敏反应。

4. 本品每次注射前应详细询问并记录患者职业、健康情况,是否曾患布鲁氏菌病,是否接种过布鲁氏菌素活菌疫苗,既往有无过敏史。

5. 呈阳性反应者说明被试曾患布鲁氏菌病或接种过布鲁氏菌活菌苗。但患过布鲁氏菌病或接种过布鲁氏菌素活菌疫苗者布鲁氏菌素反应也有呈阴性者，因此不可单独以皮肤超敏反应作为诊断的唯一依据。

6. 使用本品时皮肤消毒不可用碘酒，以免出现假阳性反应。

结核菌素纯蛋白衍生物

1. 本品专供结核病流行病学调查及临床疑似结核患者诊断用。

2. 急性传染病（如麻疹、百日咳、流行性感冒、肺炎等）、急性眼结合膜炎、急性中耳炎、广泛皮肤病患者不能使用本品。

3. 过敏体质者不能使用本品。

4. 严重结核病或过敏体质者使用本品后局部可能出现水疱、浸润或溃疡，可能出现不同程度的发热。一般能自行消退或自愈，偶有严重者可进行局部消炎或退热处理。

旧结核菌素

1. 本品用于诊断结核菌的感染。

2. 以下情况不能使用本品：发热、急性传染病（如麻疹、百日咳、流行性感冒等）、急性眼结合膜炎、急性中耳炎、广泛性皮肤病（包括湿疹）、肺炎、广泛性烧伤及活动期肺结核（TB）或有其治疗史等。

3. 对本品过敏或有特异反应者不能使用。

4. 结核菌素纯蛋白衍生物测试出现超敏反应或严重反应（如过敏性休克、水疱、溃疡、坏死）者不能使用本品。

5. 哺乳期妇女慎用本品。

6. 注射本品时忌用碘酒消毒，以免引起假阳性反应。

7. 本品试验为阴性时，方可接种卡介苗。

8. 分枝杆菌感染（包括接种卡介苗）可增加本品试验出现假阳性结果的风险。

9. 使用本品期间，如果出现晕厥或过敏反应，应采取有效的急救措施。

第三节 一般营养品

肠内营养混悬液（SP）

1. 本品含有人体所需的多种营养素，包括蛋白质、脂肪、碳水化合物、维生素、矿物质等，主要用于有胃肠道功能或部分胃肠道功能患者的补充营养。

2. 对本品过敏者不能使用。

3. 以下情况不能使用本品：胃肠道功能衰竭、完全性小肠梗阻、严重腹腔内感染、对本品任一成分有先天性代谢障碍、顽固性腹泻等需要进行肠道休息等。

4. 使用本品时，需在室温下，打开前先摇匀，对于适应全浓度输注者，本品不需要稀释，操作过程须谨慎，以保证产品的无菌。摇匀后直接口服或经管饲给药。

5. 避免给 1 岁以下的婴儿使用本品。

6. 本品不宜作为 1～5 岁儿童的单一营养来源。

7. 如果给药过量，可能出现恶心、呕吐等胃肠道反应，通常减少剂量或采用少量多次给药。

8. 用药后可能会出现腹泻、腹痛等胃肠道不良反应，过量还可能出现恶心、呕吐。

肠内营养剂（TP）口服混悬剂

1. 避免给 1 岁以内的儿童用药。

2. 如果用本品作为唯一的营养来源，建议定期监测体液平衡情况。

3. 本品不含膳食纤维，故只有禁用膳食纤维的患者才能长期使用。

4. 参见肠内营养混悬液（SP）。

肠内营养粉剂（TP）

1. 本品口服给药时，制备 250ml 服用量，在杯中加入 200ml 凉水。在缓慢搅拌下加入粉剂（55.8g，6 匙），搅拌直到溶解，400g 的粉剂可制备 7 份 250ml 的服用量。

2. 本品管饲给药时，需在医师指导下服用。根据患者的条件和耐受量调整流速、体积和稀释量。额外需要的液体应通过每餐和两餐之间的给水来满足。在服用时通过常规的管饲给予，也可通过治疗前后给水来补足所需水分。连续管饲时，胃内的残留物应每 2 小时或 4 小时检查一次；间歇管饲时，在每次管饲前检查一次。如果患者不能忍受（如恶心、腹部抽筋、腹胀或腹泻），给药速度应减至 25ml/h，再缓慢地增加至正常速度。此时患者应全浓度供给。速度和浓度不宜同时改变。如果患者仍不能忍受，可将配方稀释。在连续进食时每 3～6 小时或每次间歇进食后，用水（如 25～100ml）清洗管道，预防管道堵塞并且提供额外的水分。

3. 避免给 1 岁以内的婴儿使用本品。

4. 冲好的本品应该立即服用或加盖冰箱保存，在 24 小时内服用。开盖的罐子应该用盖子盖住，储存于阴凉、干燥处，不用冰箱冷藏。本品一旦打开，应该在 3 周内用完。

肠内营养乳剂（TP）

1. 管饲给药时，应逐渐增加剂量，第 1 天的速度约为 20ml/h，以后逐日增加 20ml/h，最大滴速为 125ml/h。通过重力或泵调整输注速度。

2. 本品使用前先摇匀。

3. 处于妊娠期前 3 个月的孕妇和育龄期女性每日摄入维生素 A 不应超过 10 000IU。本品与含维生素 A 的其他营养制剂一起使用时，应考虑这一因素。

4. 本品含维生素 K，对使用香豆素类抗凝药的患者应注意药物相互作用。

5. 参见肠内营养粉剂（TP）。

肠内营养混悬液（TPF）

1. 本品含有人体所需的多种营养素。本品为口服或管饲喂养。管饲喂养时，先置入一根喂养管到胃、十二指肠或空肠上端部分。正常滴速为 100～125ml/h（开始时滴速宜慢）。

2. 对初次胃肠道喂养的患者，初始剂量最好从每天 1000kcal 开始，在 2～3 天逐渐增加至需要量。若患者的耐受力较差，也可从 0.75kcal/ml 的低浓度开始，以使机体逐步适应，本品低能量密度规格更便于医护人员控制能量输入速率，较适合糖尿病等对能量摄入敏感的患者。

3. 若患者不愿或不能摄入过多的液体，如心、肾功能不足患者，为满足机体能量要求，可酌情使用能量密度为 1.5kcal/ml 的产品。

4. 1 岁以内婴儿禁用。

5. 对于 1～5 岁儿童，本品不可作为单一的营养来源。

6. 参见肠内营养混悬液（SP）。

肠内营养乳剂（TPF）

1. 本品可作为全部营养来源或营养补充剂提供给无法正常进食的患者，尤其是不能耐受大容量喂养或需要高能量的患者。

2. 以本品为唯一营养来源的患者中一般能量需求者：推荐剂量按体重每天 20ml（30kcal）/kg；高能量需求者：推荐剂量按体重每天 30ml（45kcal）/kg。

3. 以本品补充营养的患者，根据患者需要每天使用约 1 瓶。

4. 管饲给药时，应逐渐增加剂量，第 1 天的速度约为 20ml/h，以后逐日增加 20ml/h，直至达到患

者所需的每日剂量，最大滴速为 125ml/h。

5. 本品含维生素 K，对使用香豆素类抗凝药的患者应注意药物相互作用。

6. 处于妊娠期前 3 个月的孕妇和育龄期女性每日摄入维生素 A 不应超过 10 000IU。

7. 参见肠内营养混悬液（SP）。

肠内营养混悬液（TPF-D）

1. 本品是含有膳食纤维的特殊全营养液体制剂，主要适用于糖尿病患者。

2. 本品可为有以下症状的糖尿病患者提供全部肠内营养：咀嚼和吞咽障碍、食管梗阻、脑卒中后意识丧失、恶病质、厌食或疾病康复期、糖尿病合并营养不良，也可用于其他糖尿病患者营养补充。

3. 肠梗阻、短肠综合征及药物治疗难于缓解的腹泻患者不能使用本品。

4. 有半乳糖血症和对牛奶或大豆蛋白质敏感者不要使用本品。

5. 避免给儿童使用本品。

6. 本品可以管饲也可以口服。开始管饲时，管饲速率和管饲量取决于患者的身体状况和耐受性。如果没有不良反应发生，管饲速率和数量可逐渐增加直至摄入所需能量。管饲容量、速率、强度在管饲过程中须根据患者的营养需要和耐受性进行相应调整。一般建议在第一个 8 小时的起始速度为 25～30ml/h，可以在随后的 8 小时增加速度，在 24～48 小时达到目标值。

7. 持续管饲是糖尿病患者较好的选择，因为持续超过 24 小时给予营养素可能会有利于血糖控制并降低胰岛素需要量。

8. 严密观察管饲的高血糖患者，特别是监测血糖、液体和电解质状态。管饲的输入和（或）药物的用法用量要根据需要调整。

9. 参见肠内营养混悬液（SP）。

肠内营养乳剂（TPF-D）

1. 本品适用于糖尿病患者，可为有以下症状的糖尿病患者提供全部肠内营养：咀嚼和吞咽障碍、食管梗阻、脑卒中后意识丧失、恶病质、厌食或疾病康复期、糖尿病合并营养不良，也可用于其他糖尿病患者补充营养。

2. 本品通过管饲或口服使用，应按照患者体重和消耗状况计算每日用量。一般为 2000ml（1800kcal）/d。以本品补充营养的患者，根据需要使用，推荐剂量为 500ml（450kcal）/d。管饲给

药时,应逐渐增加剂量,第 1 日的速度约为 20ml/h,以后逐日增加 20ml/h,最大滴速为 125ml/h。

3. 处于妊娠期前 3 个月的孕妇和育龄期女性每日摄入维生素 A 不应超过 10 000IU。本品与含维生素 A 的其他营养制剂一起使用时,应考虑这一因素。

4. 参见肠内营养混悬液(SP)。

肠内营养混悬液(TPF-DM)

1. 本品适用于有部分胃肠道功能,而不能或不愿进食足够数量常规食物以满足机体营养需求,并且需要控制血糖水平的患者,主要适用人群为糖尿病患者。

2. 本品可以口服或管饲喂养。管饲喂养时,滴速建议从 20ml/h 开始,由慢到快;最高不宜超过 125ml/h。作为单一营养来源时,推荐剂量为平均每日 25kcal/kg,平均每日 2000ml(1500kcal);作为营养补充时,根据患者需要使用,推荐剂量为平均每日 1000ml(750kcal)。

3. 本品不适用于 1 岁以下婴儿使用,1～6 岁儿童慎用。

4. 未经使用的本品开启后,可在原瓶(袋)中于 4℃最多存放 24 小时。

5. 参见肠内营养混悬液(SP)。

肠内营养混悬液(TPF-FOS)

1. 本品可用于对低残留营养制剂不耐受、营养不良或有营养不良可能、需要管饲液体营养制剂及需要低甜味营养制剂的患者等。

2. 以下情况不能使用本品:肠梗阻或高流量肠瘘、半乳糖血症、对牛奶蛋白过敏等。

3. 参见肠内营养混悬液(SP)。

肠内营养乳剂(TPF-T)

1. 本品适用于营养不良的肿瘤患者,包括恶病质、厌食症、咀嚼及吞咽障碍等患者,也适用于脂肪或 ω-3 脂肪酸需要量增高的其他疾病患者,为患者提供全部营养或营养补充。

2. 本品通过管饲或口服使用,应按照患者体重和营养状况计算每日用量。以本品为唯一营养来源的患者非恶病质时,推荐剂量为按体重每天 20～25ml(约 30kcal)/kg。对于恶病质患者,推荐剂量为按体重每天 30～40ml(40～50kcal)/kg。

3. 以本品补充营养的患者推荐剂量为每天 400～1200ml(520～1560kcal)。管饲给药时,应逐渐增加剂量,第 1 天的速度约为 25ml/h。以后逐日增加 20ml/h,最大滴速为 100ml/h。

4. 如果为处于妊娠期前 3 个月的孕妇和育龄期女性,每日摄入维生素 A 不应超过 10 000IU。

5. 参见肠内营养混悬液(SP)。

肠内营养乳剂(TP-HE)

1. 本品含有人体所需的多种营养素,包括蛋白质、脂肪、碳水化合物、维生素和矿物质等,主要用于需要高蛋白、高能量、易于消化的脂肪及液体摄入量受限的患者,如代谢应激(尤其是烧伤)、心功能不全、持续性腹膜透析、黏稠物阻塞症(胰纤维性囊肿)的患者。

2. 本品通过管饲或口服使用,应按照患者体重和营养状况计算每日用量。对于以本品为唯一营养来源的患者,推荐的平均剂量为按体重每日 20～30ml(30～45kcal)/kg。以本品补充营养的患者:每日使用 500ml(750kcal)。管饲给药时,应逐渐增加剂量,第一天的速度约为 20ml/h,以后逐日增加 20ml/h,最大滴速为 125ml/h 或根据患者的耐受程度。通过重力或泵调整输注速度。

3. 参见肠内营养混悬液(SP)。

肠内营养混悬液(TP-MCT)

1. 本品含有人体所需的多种营养素,包括蛋白质、脂肪、碳水化合物、维生素和矿物质等,主要用于有部分胃肠道功能但存在脂质代谢障碍、不能或不愿进食足够食物的患者,如胆盐缺乏、胰酶缺乏、淋巴转运异常的患者。

2. 本品可以口服或管饲喂养。推荐摄入量是每天 1500～2000kcal(1500～2000ml)。对初次胃肠道喂养的患者,初始剂量建议从每天 500kcal(500ml)开始,2～3 天逐渐增加至需要量。

3. 参见肠内营养混悬液(SP)。

肠内营养混悬液(TPSPA)

1. 本品含有人体所需的多种营养素,包括蛋白质、脂肪、膳食纤维、矿物质、维生素和微量元素等,主要用于需要补充营养的危重疾病患者。

2. 以下情况不能使用本品:未经肾功能替代治疗的肾衰竭、肠梗阻、肝硬化、存在肝性脑病风险的肝衰竭、严重酸中毒等。

3. 在使用本品前,先置入一根喂养管到胃、十二指肠或空肠上段部分。正常滴速是 100～125ml/h(开始时滴速宜慢),能量密度是 1.25kcal/ml,非蛋白能量与氮的比值 79:1。

4. 一般患者,每天给予 2000kcal(约 1500ml)即可满足机体对营养的需求。对数日未进食的患者,初始剂量最好从 500～1000ml/d 开始,在 2～

3 日逐渐增加至需要量，最好使用肠内输注泵以便控制输注速率。

5. 参见肠内营养混悬液（SP）。

肠内营养混悬液Ⅱ（TP）

1. 本品含有人体所需的多种营养素，包括蛋白质、脂肪、碳水化合物、维生素、矿物质等，主要用于需要补充营养的肺病患者。

2. 以下情况不能使用本品：对乳糖或牛乳蛋白过敏、患有不适合肠内营养的疾病［如肠梗阻、高流量瘘（每天排出的消化液＞500ml）］等。

3. 参见肠内营养混悬液（SP）。

肠内营养粉剂（AA）

1. 本品含有人体所需的多种营养素，包括氨基酸、碳水化合物、脂肪、维生素和矿物质，主要用于重症代谢障碍及胃肠道功能障碍患者（如短肠综合征、胰腺炎、慢性肾病、癌症或手术后患者）补充营养。

2. 以下情况不能使用本品：重症糖尿病（这类患者用药可能出现高血糖）、氨基酸代谢异常（这类患者用药可能出现高氨基酸血症）等。

3. 配制方法：在配制为 1kcal/ml 时，向本品包装容器内加入室温水或温开水至目测液体体积约 300ml（瓶凸出部），快速摇匀，溶解即可。

4. 用法用量：本品配制后的液体制剂不可用于静脉注射。本品通常根据需要分一次或数次口服，或用鼻饲管、胃管饲或肠管饲法，每日 24 小时连续输入十二指肠或空肠内（注入速度为 75～100ml/h）。成人每日标准量为 480～640g（1800～2400kcal）。另外，根据年龄、体重、症状相应增减。一般情况下，初次使用量约为一日量的 1/8（60～80g），浓度约为 1/2（0.5kcal/ml），根据患者状态缓慢增加给药浓度和给药量，4～10 天后达到标准剂量水平。

5. 本品不推荐给 10 岁以下的儿童使用。

6. 将药物配制成溶液后，缓慢口服或经管饲给药。如果是袋装药物，先将 250ml 的温水倒入一个大的容器内，加入 1 袋药物，摇晃 20 秒，放置 5～10 分钟后颗粒可完全溶解。如果是瓶装的药物，向药瓶中加水至约 300ml，快速摇匀使药物溶解。

7. 如果需要一次性配制大量的药液，药液的总量不可超过盛装容器的 3/4。同时需要长时间摇晃药液，必要时可以搅拌。

8. 大范围切除小肠时引起的短肠综合征患者慎用本品。手术后特别是肠道吸收能力低下者，术后第 4 天开始慎重给药。

9. 用药期间可能存在维生素、电解质及微量元素的不足，因此必要时应补充维生素、电解质及微量元素。长期给药有发生硒缺乏症（心脏功能降低、指甲变白、肌力下降等）的报道。

10. 参见肠内营养混悬液（SP）。

短肽型肠内营养剂

1. 本品适用于胃肠道功能有损失而不能或不愿进食足够数量的常规食物以满足机体营养需求而应进行肠内营养治疗的患者，主要包括代谢性胃肠道功能障碍、危重疾病、营养不良患者的手术前喂养及肠道准备。

2. 本品口服或管饲喂养。在洁净的容器中注入 50ml 冷水，加入本品 1 袋（125g），充分混合。待粉剂完全溶解后，再加冷水至 500ml，轻轻搅拌混匀即可。

3. 本品管饲喂养时，先置入一根喂养管至胃、十二指肠或空肠上端部分。正常滴速为每小时 100～125ml（开始时滴速宜慢）。一般患者，每天给予 2000kcal（4 袋）即可满足机体对营养成分的需求。高代谢患者（烧伤、多发性创伤），每天可用到 4000kcal（8 袋）以适应机体对能量需求的增加。对初次胃肠道喂养的患者，初始剂量最好从每天 1000kcal（2 袋）开始，在 2～3 天逐渐增加至需要量。

4. 参见肠内营养混悬液（SP）。

整蛋白型肠内营养剂口服粉剂

1. 本品含有人体所需的多种营养素，包括蛋白质、脂肪、碳水化合物、维生素、矿物质等，不含膳食纤维\主要用于以下情况：①有胃肠道功能但营养不良或摄入障碍患者的营养补充，如创伤、颅面部或颈部手术后、咀嚼或吞咽困难、意识不清、神经性厌食症、癌症、烧伤疾病恢复期。②需减少肠道内容物，如存在直肠功能紊乱、严重胃肠道狭窄、肠瘘，或用于术前或诊断前肠道准备。

2. 以下情况不能使用本品：严重腹腔内感染、急腹症、胃肠张力下降、急性胰腺炎,严重的短肠症或高排泄量的瘘,胃肠道功能衰竭、严重消化不良或吸收障碍,肠梗阻、消化道出血,严重肝、肾功能不全；对本品成分有先天性代谢障碍,顽固性腹泻等需要进行肠道休息等。

3. 本品口服或管饲喂养。在洁净的容器中注入 500ml 温开水，加入本品 1 听（320g），充分混合。待粉剂完全溶解后，再加温开水至 1500ml，轻轻搅拌混匀。也可用所附的小匙，取 9 平匙，溶于 50ml 温开水中充分混合，待完全溶解后，加温开水至 200ml 以满足少量使用的要求。管饲喂养时，先置入一根喂养管到胃、十二指肠或空肠上端部分。正常滴速为每小时 100～125ml（开始时滴速宜慢）。一般患者，每天给予 2000kcal 即可满足机体对营养成分的需求。高代谢患者（烧伤、多发性创伤），每天可用到 4000kcal 以适应机体对能量需求的增加。

4. 对初次胃肠道喂养的患者，初始剂量最好从每天 1000kcal 开始，在 2～3 天逐渐增加至需要量。

5. 参见肠内营养混悬液（SP）。

肠内营养粉剂（AA-PA）

1. 本品含有人体所需的多种营养素，包括氨基酸、脂肪、碳水化合物、矿物质、维生素和微量元素等，主要用于以下患者的营养支持：①对牛奶过敏、对多种食物蛋白不耐受的 1 岁以下婴儿。②其他需要要素膳食（即营养齐全、配比适当、在胃肠道不需消化或只需微弱消化就能吸收的无渣饮食）的患者。

2. 本品口服或管饲喂养。新生儿（3.5kg）：24 小时喂养 6 次，每次 3 平勺（温开水 90ml）。3 月龄（6kg）：24 小时喂养 6 次，每次 4 平勺（温开水 120ml）。4 月龄（7.5kg）：24 小时喂养 5 次，每次 6 平勺（温开水 180ml）。7 月龄（8.5kg）：24 小时喂养 5 次，每次 7 平勺（温开水 210ml）。10 月龄（9.5kg）：24 小时喂养 5 次，每次 8 平勺（温开水 240ml）。建议的喂养浓度为 15%（15g 粉末加水至 100ml），在此浓度时的渗透压为 360mOsm/kg，每平勺（5g）用 30ml 水稀释，可以配制成 15%的推荐浓度。如果开始时不能耐受，可以稀释后使用，直至可以耐受。

3. 配制好的营养液使用前如需温热，时间不能超过 15 分钟，不能煮沸或用微波炉加热溶液。喂养后 1 小时仍遗留在瓶中的营养液需丢弃。

4. 经管饲喂养时，悬挂时间不能超过 4 小时。

5. 刚开始使用本品时可能出现胃肠道不适，一般可耐受。如果不能耐受，可以通过改变喂养方式（如少量多次）或浓度来逐步适应，停用后症状可消失。过量可能出现呕吐、腹胀等不良反应。通常减少剂量或少量多次给药即可。

多种微量元素注射液

1. 本品是多种微量元素组成的复方制剂，主要用于需肠外营养的患者补充微量元素。

2. 以下情况不能使用本品：严重胆汁淤积（血胆红素水平＞140μmol/L）、由血液或肝脏问题导致皮肤变黄或眼睛变白、肝豆状核变性和高铁血红蛋白血症、本品中的某一成分在血液中浓度过高等。

3. 对本品过敏者不能使用。

4. 本品需稀释后经静脉滴注给药。日剂量 40ml 能满足成人每天对铬、铜、铁、锰、钼、硒、锌、钴、氟和碘的基本和中等增量需要。日剂量 80ml（2 瓶）可以用于对微量元素需求大量增加的患者（如重度烧伤和重度外伤导致分解代谢严重过速的患者）。

5. 肝肾功能不全、良性胆汁淤积症患者可能需调整剂量。

6. 孕妇及哺乳期妇女避免使用本品。

7. 建议必要时检查微量元素的血浓度。

8. 本品用药后可出现注射部位疼痛。

多种微量元素注射液（Ⅰ）

1. 本品是多种微量元素组成的复方制剂，主要用于婴幼儿或小儿补充微量元素。

2. 有急性或活动性消化性溃疡的患儿不能使用本品。

3. 本品经静脉滴注给药。稀释后的混合液需缓慢滴注，滴注时间不得少于 8 小时。

4. 胆汁分泌减少（尤其是胆汁淤积）或泌尿功能显著降低的患者使用本品期间需密切监测生化指标。

5. 在无菌条件下配制好的输液未经稀释不能直接输注，必须在 24 小时内输注完毕，以免被污染。

6. 对于肾功能或胆囊功能障碍的患者，使用本品会增加体内微量元素蓄积的危险。

多种微量元素注射液（Ⅱ）

1. 本品是多种微量元素组成的复方制剂，主要用作肠外营养的添加剂。

2. 肾功能障碍患者不能使用本品。

3. 对本品过敏者不能使用。

4. 用药后可能出现寒战、胸闷、发热、潮红、恶心、呕吐、腹痛、头晕、头痛、麻木、心悸、发绀、呼吸困难、呼吸急促、皮疹、瘙痒、皮肤红肿、注射部位反应（如疼痛、红肿、静脉炎）等不良反应。

注射用辅酶A

1. 辅酶 A 参与体内代谢，本品主要用于白细胞减少、原发性血小板减少性紫癜、功能性低热的辅助治疗。

2. 对本品过敏者不能使用。

3. 急性心肌梗死患者不能使用本品。

4. 用药期间需要密切注意，如果出现寒战、胸闷、呼吸困难、心悸、口唇发绀、血压下降等症状和体征，可能需停药并接受治疗。

5. 用药后可能出现寒战发热、呕吐、皮肤过敏（瘙痒）等不良反应。

辅酶 Q10 注射液

1. 本品具有增强免疫、保护心肌、增加心排血量、抗心律失常、降低外周阻力和保肝等作用，主要用于心血管疾病（如充血性心力衰竭、冠心病、高血压、心律失常）、继发性醛固酮增多症、颈部外伤后遗症、脑血管障碍、失血性休克、肝炎等的辅助治疗。

2. 对本品过敏者不能使用。

3. 本品见光易分解，建议在 2 小时内滴完，长时间滴注时采取避光措施。

4. 用药后可出现胃部不适、食欲缺乏、恶心、腹泻不良反应，但不必停药。

复方α-酮酸口服制剂

1. 本品含有多种人体所需的多种氨基酸，主要用于预防和治疗慢性肾功能不全引起的蛋白质代谢失调。

2. 高钙血症、氨基酸代谢紊乱患者不能使用本品。

3. 对本品过敏者不能使用。

4. 如果肾小球滤过率低于 25ml/min，本品配合不超过每日 40g（成人）的低蛋白饮食，可长期服用。

5. 为保证药物充分吸收并转化为氨基酸，最好在进餐时服用。

6. 孕妇及哺乳期妇女慎用末品。

7. 用药期间，需要坚持低蛋白质饮食（成人每日蛋白质摄入量为 40g 或 40g 以下），但要保证每天摄入足够的食物。

8. 用药可能引起高钙血症，建议定期检查血钙水平。如果同时服用氢氧化铝，还需监测血磷水平。

9. 轻度高钙血症表现为便秘、乏力及抑郁。血清钙含量突然升高可能引起多尿、烦躁口渴、脱水、厌食、恶心、肌无力及意识改变。如果出现高钙血症，及时就诊，可能需要减少剂量，或减少维生素 D 或其他含钙物质的摄入。

环磷腺苷注射液

1. 本品主要用于治疗心绞痛、心肌梗死、心肌炎及心源性休克，对改善风湿性心脏病的心悸、气急、胸闷等症状有一定的作用，对急性白血病结合化疗可提高疗效，亦可用于急性白血病的诱导缓解。此外，对老年慢性支气管炎、各种肝炎和银屑病也有一定疗效。

2. 使用本品期间，偶见发热和皮疹。大剂量静脉注射（按体重每分钟达 0.5mg/kg），可引起腹痛、头痛、肌痛、睾丸痛、背痛、四肢无力、恶心、手足麻木、高热等。

葡萄糖粉剂

1. 本品是人体主要的热量来源之一，主要用于人体营养补充和糖耐量试验。

2. 以下情况不能使用本品：糖尿病、未控制的糖尿病酮症酸中毒、高血糖高渗状态、葡萄糖-半乳糖吸收不良等。

3. 对本品过敏者不能使用。

4. 本品口服给药。每次 10～30g，每日 3～5 次。温开水冲服或溶于生奶、豆浆等食品中服用。

5. 如果用于口服葡萄糖耐量试验，需在试验前一天晚餐后禁食 8～10 小时，第 2 天清晨（最迟不超过上午 9 时）空腹口服配好的糖水（75g 葡萄糖粉溶解于 250～300ml 水中）。糖水需在 5 分钟内喝完，从服用的第一口开始计时，于服糖前和服糖后 30 分钟、1 小时、2 小时和 3 小时进行血糖测试。如果曾经接受过胃大部切除术，口服葡萄糖进行糖耐量试验容易出现倾倒综合征和低血糖反应，可能需要改为静脉葡萄糖试验。

6. 进行口服糖耐量试验的前 3 天，采取正常饮食和体力活动。检查期间不能进食、喝茶或咖啡等刺激性饮料，也不能吸烟或剧烈运动。

7. 本品浓度过高、服用过快，可引起胃肠道反应，如恶心、呕吐。长期用药可能引起电解质紊乱，如低钾、低钠、低磷血症。长期过量用药还可能引起胃酸过多。

三磷酸腺苷二钠注射液

1. 本品具有改善机体代谢的作用，主要用于进行性肌萎缩、脑出血后遗症、心功能不全、心肌疾病及肝炎等辅助治疗。

2. 本品对窦房结有明显的抑制作用，病态窦房结综合征或存在窦房结功能不全的患者不能使用本品。

3. 本品对窦房结有明显的抑制作用，老年患者不能使用本品。

4. 本品含有苯甲醇，不能用于儿童肌内注射。

5. 本品静脉注射宜缓慢，以免引起头晕、头胀、胸闷及低血压等情况。

6. 如果处于心肌梗死和脑出血发病期，谨慎使用本品。

第四节　造影剂

一、碘化 X 线造影剂

碘海醇/碘比醇/碘佛醇/碘帕醇注射液

1. 本品为 X 线造影剂，可用于心血管造影、动脉造影、尿路造影、静脉造影、CT 增强检查、颈、胸和腰段椎管造影，经椎管蛛网膜下腔注射后 CT 脑池造影、关节腔造影、内镜逆行胰胆管造影（ERCP）、疝或瘘管造影、子宫输卵管造影、涎腺造影、经皮肝胆管造影（PTC）、窦道造影、胃肠道造影和"T"形管造影等。

2. 有严重甲状腺毒症表现者不能使用本品。

3. 对本品有严重过敏史者不能使用。

4. 在妊娠的任何时候都应避免 X 线的照射，所以在考虑对妊娠期妇女使用造影检查时必须慎重权衡利弊。

5. 造影剂在人的乳汁中排出极少，通过胃肠道吸收的量也极少。因此，对婴儿损害的可能性很小。

6. 有过敏、哮喘和对含碘制剂有过不良反应者应特别注意。对这些病例可考虑预防用药，如皮质激素，H_1 受体拮抗药、H_2 受体拮抗药等。

7. 使用本品后发生严重反应的风险很小，但是碘造影剂可激发过敏样反应或其他过敏反应的表现。

8. 鉴于过敏试验对非离子型造影剂引起的过敏反应预测准确性极低，以及试验本身也可能导致严重的过敏反应，因此不建议采用过敏试验来预测碘过敏。

9. 在用造影剂前后必须保证体内有足够的水分。这一点尤其适合多发性骨髓瘤、糖尿病、肾功能不全的患者及婴幼儿和老年人。<1 岁的婴儿，特别是新生儿易出现电解质紊乱和血流动力学失调。

10. 急性脑病、脑瘤或有癫痫病史的患者要预防并需特别注意癫痫发作。酗酒和吸毒者癫痫发作及神经系统反应危险性大为增加。少数患者在椎管造影后发生短暂性听力丧失或耳聋，这可能是腰穿后脑脊液压力下降所致。

11. 为预防使用造影剂后的急性肾衰竭，对已有肾功能不全和糖尿病的患者需要特别注意，因为他们的危险性较大。异型球蛋白血症（多发性骨髓瘤病和瓦氏巨球蛋白血症）患者危险性也较大。

12. 为防止乳酸性酸中毒，在对使用二甲双胍的糖尿病患者血管内注射含碘造影剂前，必须测定血清肌酐水平。对于血清肌酐或肾功能正常的患者，在注射造影剂时必须停用二甲双胍并且 48 小时内不能恢复用药，或直至肾功能或血清肌酐达正常值。对于血清肌酐或肾功能不正常的患者，必须停用二甲双胍并将使用本品检查推迟至 48 小时后。只有在肾功能或血清肌酐水平恒定后才能恢复二甲双胍的用药。对有些肾功能不正常或未知的急救病例，必须评估使用造影剂检查的利弊，并需采取预防措施，包括停用二甲双胍，给患者充足的水分，监测肾功能和仔细观察乳酸性酸中毒的症状。

13. 本品有发生暂时性肝功能异常的潜在风险。重度肝、肾功能不全患者需特别注意，因为这些患者清除造影剂的时间明显延长。血液透析的患者在接受造影剂检查后应立即进行血液透析。

14. 含碘造影剂可加重重症肌无力的症状。嗜铬细胞瘤患者在介入治疗时应给予预防高血压危象的α受体阻滞剂。甲状腺功能亢进患者也需特别注意。多发结节性甲状腺肿患者在使用碘造影剂后有发展成甲状腺功能亢进的可能。此外，应清楚地认识到早产儿在使用造影剂后有短暂性甲状腺功能减退的可能。

15. 造影剂外渗时偶然会引起局部的疼痛和水肿，它们会逐渐消退，不留后遗症。偶可见发生炎症甚至组织坏死的病例。常规处理方法为抬高患肢和局部冷敷。一旦发生隔室综合征，即需手术减压。

16. 使用造影剂后的患者应至少观察 30 分钟，因为大多数的严重不良反应都发生在这段时间。不过仍有发生延迟反应的可能。

17. 在椎管造影后，患者应休息 1 小时，头、胸抬高 20°。然后可小心下床行走但不能弯腰。如仍躺在床上，应保持头胸抬高位 6 小时。对于癫痫发作阈较低的患者，在此期间应密切观察。门诊患者最初 24 小时内不能独处。

18. 在椎管内注射后 24 小时内不应驾驶车辆和操作机器。

19. 本品使用过程中，一旦使用过量，必须马上纠正水、电解质紊乱。连续监测肾功能3天，必要时可进行血液透析以清除过量的造影剂。没有特殊的造影剂拮抗剂。

碘化油注射液

1. 本品为X线诊断用阳性造影剂，用于支气管造影，子宫输卵管造影，鼻窦、腮腺管及其他腔道和瘘管造影，也用于预防和治疗地方性甲状腺肿、地方性克汀病及肝恶性肿瘤的栓塞治疗。

2. 对碘过敏者不能使用。

3. 以下情况不能使用本品：甲状腺功能亢进，老年结节性甲状腺肿，甲状腺肿瘤，有严重心、肝、肺疾病，急性支气管炎症和发热等。

4. 下列情况禁做支气管造影：近期大咯血、急性呼吸道感染或肺炎、高热、肺功能严重低下或体质极度衰弱等。

5. 下列情况禁做子宫输卵管造影：处于月经期或有其他子宫出血的情况、妊娠（可致流产）等。

6. 本品对组织刺激轻微，一般不引起局部症状，但进入支气管可刺激黏膜引起咳嗽，析出游离碘后刺激性增大，且易发生碘中毒。造影结束后利用体位引流并鼓励患者咳出造影剂，不能咽下。若有大量碘化油误入消化道，宜采用机械刺激催吐或洗胃吸出，以免发生碘中毒。

7. 少数患者使用本品可发生过敏反应，在给药后立刻或数小时后发生，主要表现为血管神经性水肿、呼吸道黏膜刺激、肿胀或分泌物增多等症状。用本品做支气管造影、子宫输卵管造影，应先进行碘过敏试验（瘘管、窦道等造影因碘化油不在体内滞留，故不进行过敏试验）。

碘普罗胺注射液

1. 本品用于血管造影、尿路造影，包括CT、数字减影血管造影（DSA）及小体腔造影，适用于有造影剂反应高危因素患者的造影检查，但不用于鞘内给药的造影检查。

2. 对含碘造影剂过敏及有明显甲状腺功能亢进的患者不能使用本品。

3. 孕妇或急性盆腔炎患者禁止行子宫输卵管造影。哺乳期妇女慎用。

4. 急性胰腺炎患者禁止行内镜逆行胰胆管造影。

5. 妊娠期间应尽可能避免接触辐射，无论是否使用造影剂，都应仔细权衡任何X线检查的利弊。

6. 本品禁用于鞘内注射。鞘内给药可能会导致死亡、惊厥、脑出血、昏迷、瘫痪、蛛网膜炎、急性肾衰竭、心搏骤停、抽搐、横纹肌溶解症、高热和脑水肿、化学性脑膜炎、假性脑膜炎。

7. 至检查前2小时可以维持正常饮食，检查前2小时以内患者应禁食。

8. 血管内使用造影剂前后必须给予充足的水分，尤其对于多发性骨髓瘤、糖尿病、多尿症、少尿症、高尿酸血症患者，以及新生儿、婴儿、幼儿和老年患者。

9. 不推荐使用小剂量本品做过敏试验，没有预测价值。此外，过敏试验本身偶尔也会引起严重甚至致命的过敏反应。

10. 有明显的肾或心血管功能不全及一般状况很差的患者，应用本品必须使用尽可能低的剂量。对这些患者，建议检查后监测肾功能至少3天。

11. 剂量应依据年龄、体重、临床情况和检查技术进行调整。

12. 本品有引起严重过敏反应的可能，用药后应对患者进行观察。如发生过敏反应，应立即停药，如有必要可静脉给药进行抢救。抢救药品和设备及人员应能立即到位。如果患者为急性过敏样反应的高危人群，可在注射本品前给予皮质激素，预防过敏反应的发生。

13. 本品可致肾毒性，以肾功能的暂时性损伤为表现，可以发生在血管内给予本品后。在罕见的病例中可能发生急性肾衰竭。

14. 心脏瓣膜疾病和肺动脉高压患者使用本品可能发生明显的血流动力学改变。老年患者和有心脏疾病史的患者发生缺血性心电图改变和严重心律失常的反应更常见。心力衰竭患者血管内注射本品可能突发肺水肿。

15. 对于已知或怀疑有甲状腺功能亢进或甲状腺肿的患者，应进行仔细的风险收益评估，因为含碘造影剂有可能在这些人中引起甲状腺功能亢进和甲状腺危象。对于已知或怀疑有甲状腺功能亢进的患者，应考虑在给予本品前检测甲状腺功能和（或）预防性应用稳定甲状腺的药物。

16. 中枢神经系统异常的患者发生神经系统并发症的危险性可能增高。

17. 急性或慢性酒精中毒可以增加血脑屏障的通透性，可使本品容易进入脑组织而可能引发中枢神经系统反应。

18. 嗜铬细胞瘤患者有发生高血压危象的风险，建议预先应用α受体阻滞剂。

19. 含碘造影剂的使用可以加重重症肌无力的

症状。

20. 进行子宫输卵管造影前必须排除妊娠的可能性。

21. 用药后可颜面潮红，罕见恶心、呕吐等不良反应，但均为一过性。

泛影葡胺注射液

1. 本品常用于泌尿系造影、心血管造影和周围血管造影，也可用于脑血管造影、关节腔造影和 CT 增强扫描。

2. 孕妇或急性盆腔炎患者禁行子宫输卵管造影。

3. 急性胰腺炎患者禁行内镜逆行胰胆管造影。

4. 对本品过敏者不能使用。

5. 在用造影剂前后必须保证体内有足够的水分，特别是多发性骨髓瘤、糖尿病、肾功能不全患者及婴幼儿和老年人，尽量多饮水，以促进药物排泄。

6. 对于急性脑梗死、急性颅内出血及血脑屏障受损、脑水肿或急性神经脱髓鞘患者，血管内注入造影剂应特别谨慎。颅内肿瘤或转移及有癫痫病史的患者，注入含碘造影剂后，惊厥发作的发病率可见升高。由脑血管疾病、颅内肿瘤或转移、变性或炎性病变引发的神经症状可因注入造影剂而恶化。动脉内注射造影剂可以引起血管痉挛和继发的脑局部缺血。有症状的脑血管疾病、最近有脑卒中或频发的短暂脑缺血发作患者，发生神经系统并发症的危险性增加。

7. 参见碘海醇注射液。

罂粟乙碘油注射液

1. 本品用于碘缺乏病的治疗及淋巴造影。

2. 对碘过敏者不能使用本品。

3. 以下情况不能使用本品：甲状腺功能亢进，严重心、肝、肺疾病，急性支气管炎症和发热等。

4. 有外伤性损害、出血，以及行支气管造影者不能使用本品。

5. 年龄在 45 岁以上，且有多发性大结节甲状腺肿的患者不能使用本品。

6. 哺乳期妇女使用时应暂停哺乳。

7. 有活动性肺结核，对其他药物、食物有过敏史或过敏性疾病等患者慎用本品。

8. 为防止任何代谢紊乱的发生，必须筛查潜在的甲状腺风险因素。对高危患者进行碘造影剂给药时，必须首先进行甲状腺功能检查。

9. 使用本品前，仔细询问病史，确定其是否为高危患者。对于过敏反应风险最大的患者（已知其对造影剂过敏），建议使用皮质类固醇和 H_1 受体拮抗药作为预防性给药。检查期间应确保医疗监控留置静脉导管。检查之后，造影剂给药后应密切观察患者至少 30 分钟。

碘克沙醇注射液

1. 本品适用于椎管内造影、心脑血管造影、尿路造影。

2. 有未经控制的甲状腺功能亢进及既往对本品有严重不良反应史者不能使用本品。

3. 在妊娠的任何时期都应避免射线照射，所以无论使用造影剂与否，在对孕妇进行 X 线检查前必须慎重权衡利弊。

4. 尚未明确本品是否经乳汁分泌，使用本品前应停止母乳喂养，并持续到至少 24 小时后。

5. 参见碘海醇注射液。

碘美普尔注射液

1. 本品用于静脉尿路造影（成人和儿童）、外周静脉造影、CT（脑和躯干）、海绵体造影、静脉 DSA、常规血管造影、动脉 DSA、心血管造影（成人和儿童）、常规选择性冠状动脉造影、介入性冠状动脉造影、内镜逆行胰胆管造影、关节造影、子宫输卵管造影、瘘管造影、椎间盘造影、乳管造影、胆管造影、泪囊造影、涎管造影、逆行尿道造影、逆行肾盂输尿管造影、脊髓造影。

2. 瓦氏巨球蛋白血症、多发性骨髓瘤和重度肝肾功能不全患者不能使用本品。

3. 对本品过敏者不能使用。

4. 若用药后出现不良反应，必须立即停止给药，如果需要应紧急通过静脉通路给予对症治疗。

5. 参见碘海醇注射液。

泛影酸钠注射液

1. 本品适用于泌尿系造影、心血管造影、其他脏器和周围血管造影。

2. 肝、肾功能不全，活动性肺结核，多发性骨髓瘤及甲状腺功能亢进患者不能使用本品。

3. 对碘过敏者不能使用本品。

4. 孕妇禁用。

5. 本品不能用于脑室和脊髓造影。

6. 药液如有结晶析出，应加热至 37℃，待溶解后再用。

7. 注射本品后如果出现过敏反应及低血压，可用肾上腺素抢救。

8. 碘过敏试验不能预测造影剂是否会发生严重或致命的反应，所以建议不进行碘过敏试验。

9. 如果注射本品后出现恶心、呕吐、流涎、眩晕、荨麻疹等反应，应减慢注射速度；反应严重者应停止注射。

复方泛影葡胺注射液

1. 本品适用于泌尿系造影、心脏血管造影、脑血管造影、其他脏器和周围血管造影、CT 增强扫描和其他各种腔道、瘘管造影，也可用于冠状动脉造影。

2. 肝、肾功能不全，活动性肺结核，多发性骨髓瘤及甲状腺功能亢进患者不能使用本品。

3. 对碘过敏者不能使用本品。

4. 高胱氨酸尿症者不宜做血管造影，否则会引起血栓形成或栓塞。

5. 本品严禁注入脑室、颅内、椎管内蛛网膜下腔、与蛛网膜下腔交通的囊腔和瘘管。

6. 本品和其他含碘造影剂可引起过敏反应，并有交叉过敏现象，在应用前应做碘过敏试验。

7. 用药后出现恶心、呕吐、流涎、眩晕、荨麻疹等反应时，应减慢注射速度，反应严重者停止注射。

8. 本品具有渗透利尿作用，可使脱水状况加重，对已有脱水状况、多尿、尿少或糖尿病患者须加以注意，宜在注射前补充足量水分。

9. 本品对诊断的干扰：①甲状腺功能测定，在应用本品后 1 周到数月内可以出现血清蛋白结合碘增高，放射性碘摄取减少，但对其他不依赖碘测定的甲状腺功能试验，如三碘甲状腺原氨酸树脂摄取试验等无影响。②酚磺酞排泄试验，在肾功能严重损害时，本品可影响酚磺酞从肾排泄，接受酚磺酞排泄试验者不宜同时血管内应用本品。③血液中白细胞、红细胞计数可减少。④凝血酶原时间、凝血激酶时间延长。⑤血清氨基转移酶（ALT、AST）可有暂时性轻度升高。⑥用直接法行胰胆管造影后，由于本品进入胰管，血清淀粉酶可在 6～18 小时出现增高。

二、非碘化 X 线造影剂

硫酸钡混悬液、干混悬剂

1. 本品用于食管、胃、肠道的 X 线检查。

2. 以下情况不能使用本品：急性胃肠道穿孔食管气管瘘和可疑先天性食管闭锁、近期内食管静脉破裂大出血、结肠梗阻及咽麻痹等。

3. 急性胃、十二指肠出血，小肠梗阻，习惯性便秘，巨结肠，溃疡性结肠炎及 60 岁以上和患有心脏疾病的患者慎用本品。

4. 本品可引起恶心、便秘、腹泻等症状。

5. 检查前 3 天禁用高原子量药如铋及钙剂，检查前 1 天禁用对胃肠道有影响的药物，如阿托品、抗酸药及泻药。

三、磁共振成像造影剂

钆贝葡胺注射液

1. 本品主要用于肝脏和中枢神经系统的诊断性磁共振成像（MRI）；探测已知或怀疑为原发性肝癌（如肝细胞癌）或转移性癌患者的局灶性肝损伤；脑和脊柱的 MRI 增强检查，可以增加损害的检出率，与未增强的磁共振影像相比，可以提供更多的诊断信息。

2. 肾功能损伤（肌酐清除率≤30ml/ min）的患者不建议使用本品。

3. 不建议孕妇和哺乳期妇女使用本品。

4. 本品注射剂在储藏过程中，会释放少量苯甲醇（0.2%），因此不适合用于有苯甲醇过敏史的患者。

5. 18 岁以下患者不建议使用本品。

6. 对其他药物有过敏史或高敏的患者，应在严密观察下使用本品并在用药后观察数小时。

7. 肾功能正常的患者两次用药间隔至少 7 小时，以便使本品从体内正常清除。

8. 含钆造影剂（GBCA）有增加高风险人群发生肾源性系统性纤维化（NSF）的风险，因此除非患者必须进行 MRI 诊断且必须使用造影剂增强，否则该人群应尽量避免使用。NSF 对皮肤、肌肉及内脏可造成致命的或衰弱化的伤害。

9. 使用前应筛查急性肾功能不全患者或其他可能导致肾功能降低的情况（如年龄＞60 岁，患有高血压或糖尿病），检测肾小球滤过率。使用时不得超剂量用药，且两次给药间隔应足够长，以确保药物在体内排泄完全。

钆喷酸葡胺/钆双胺注射液

1. 本品用于增强 MRI，包括神经系统及心肌、肝脏、乳腺、骨骼、肾脏等器官和组织的增强检查。

2. 重度肾功能不全、癫痫、低血压和有哮喘及其他过敏史的患者慎用本品。

3. 注射时药液外溢可引起局部组织受损。

4. 本品可干扰血清铁和胆红素的浓度测定。

5. 含钆造影剂有增加高风险人群发生 NSF 的风险，因此除非患者必须进行 MRI 诊断且必须使用造影剂增强，否则该人群应尽量避免使用。NSF 对皮肤、肌肉及内脏可造成致命的或衰弱化的伤害。

6. 使用前应筛查急性肾功能不全患者或其他可能导致肾功能降低的情况（如年龄＞60岁，患有高血压或糖尿病），检测肾小球滤过率。使用时不得超剂量用药，且两次给药间隔应足够长，以确保药物在体内排泄完全。

7. 本品可引起轻微的一过性头痛。

钆特酸葡胺注射液

1. 本品用于大脑、脊柱病变及其他全身性病理检查（包括血管造影）的磁共振检查。

2. 对本品过敏、对其他钆螯合物有过敏反应或可疑过敏反应史者不能使用。

3. 孕妇慎用。哺乳期妇女停药几天后再哺乳。

4. 18岁以下的儿童不推荐使用本品用于血管造影。

5. 对含钆造影剂消除受损的患者发生NSF的风险增加。该类人群应避免使用，除非诊断至关重要，且不能进行非造影MRI或其他检查。NSF可致命或导致虚弱，对皮肤、肌肉及内脏均有影响。

6. 使用前应筛查急性肾功能不全患者或其他导致肾功能降低的情况（如年龄＞60岁，患者高血压或糖尿病），并检测肾小球滤过率。

7. NSF高风险患者不得超剂量用药，且两次给药间隔时间应足够长，以确保药物在体内完全排泄。

8. 本品仅可供静脉注射。如有血管外渗出，可能会引起局部不耐受反应，这时应进行局部处理。

9. 本品禁用于蛛网膜下腔（或硬膜外）注射。

10. 本品与其他含钆造影剂一样可引发过敏反应，大多数发生在注射造影剂30分钟内，也可发生在注射后几天。鉴于这些风险，在注射前必须询问每个患者是否有过敏史（如花粉过敏、荨麻疹、哮喘等）和（或）造影剂过敏史，这类患者发生严重反应的概率增加，使用前必须权衡临床利弊。

11. 本品应避免用于急、慢性重度肾功能不全（肾小球滤过率≤30ml/min）的患者和由肝、肾综合征导致的各种程度的急性肾功能不全或肝移植手术前后的患者（除非必需）。

12. 正在接受透析的患者使用本品后立即进行血液透析，可帮助清除体内的本品，但尚不知这样能否终止NSF。因此，不宜将立即进行血液透析作为一项预防措施来使用。

13. 使用含钆造影剂和其他造影剂一样，用于造影剂敏感的患者时应采取密切监测等特别预防措施。

四、超声造影剂

六氟化硫微泡

1. 本品用于超声检查以提高血液回波率，从而提高信噪比。只有在不使用造影剂增强就无法得出结论的患者中使用。

2. 对本品过敏者不能使用。

3. 本品禁用于以下情况：近期急性冠脉综合征或临床不稳定性缺血性心脏病，包括正渐变为或进行性心肌梗死；过去7天内，安静状态下出现典型性心绞痛；过去7天内，心脏症状出现明显恶化；刚接受了冠状动脉介入手术或其他提示临床不稳定的因素如最近心电图、实验室或临床所见提示的恶化；急性心力衰竭、心功能Ⅳ～Ⅴ级及严重心律失常。

4. 以下情况不能使用本品：伴有右向左分流的心脏病、重度肺动脉高压、未控制的系统高血压和成人呼吸窘迫综合征等。

5. 孕妇及哺乳期妇女不能使用本品。

6. 不推荐18岁以下患者使用本品。

7. 由于负荷超声心动图检查模拟了心肌缺血的状态，有可能增加应用本品的风险。因此，当患者须进行本品增强的负荷超声心动图检查时，必须确认患者状态稳定，可以通过在检查前的2天内无心电图改变或无胸痛症状等方法判别。

8. 对那些正在进行药理学负荷试验如用多巴酚丁胺的患者，用本品增强超声心动图检查时，应进行心电图和血压的监测。同样，对临床确认的高危患者亦应行心电图监测。

9. 本品用于缺血性心脏病时要非常小心，因为该类患者如果发生过敏样和（或）血管扩张反应，可能会有生命危险。

10. 本品不良反应轻微、短暂，可自行消失并无遗留效应。

第五节　诊断用放射性药物

锝[^{99m}Tc]二巯丁二酸盐

本品为放射性肾显像剂，主要用于判断肾脏的位置、大小和形态是否正常，检查肾脏有无占位性病变，尿路梗阻的诊断和鉴别诊断，腹部肿块的鉴别诊断，以及肾移植术后的监测。

锝[99mTc]聚合白蛋白

1. 本品用于肺灌注显像、肺梗死及肺疾病的诊断和鉴别诊断。

2. 孕妇及心脏右到左分流、有明显过敏史者，不能使用本品。

3. 过敏体质者慎用本品。

4. 肺动脉高压患者及肺血管床极度损伤者慎用本品。

5. 哺乳期妇女使用本品时，应暂停哺乳。

6. 注射本品前 15 分钟，患者应休息、吸氧，以减少肺血管痉挛。

7. 用药后可能出现过敏反应，皮肤发绀（紫色），肺部紧缩感、喘息或呼吸困难，常见面部潮红，出汗增多或恶心较少见。

锝[99mTc]喷替酸盐

本品为放射性药品，用于肾动态显像，脊髓、蛛网膜下腔和脑池显像。

锝[99mTc]双半胱氨酸乙酯

1. 本品用于各种脑血管疾病（脑梗死、脑出血、短暂性缺血发作等）、癫痫和痴呆等疾病的脑血流灌注显像。

2. 孕妇、哺乳期妇女及儿童慎用本品。

3. 声光等刺激及思维活动可引起相应部位血流量的改变，因此检查前后应保持安静状态，避免声、光等的刺激。

4. 本品使用期间偶见面部轻度潮红，可自行消退。

锝[99mTc]亚甲基二膦酸盐

本品为放射性药品，主要用于全身或局部骨显像，以及诊断骨关节疾病、原发或转移性骨肿瘤病等。

锝[99mTc]依替菲宁

1. 本品可作为肝胆显像剂，可用于急性胆囊炎的诊断、黄疸的鉴别诊断、先天性胆管系统病如先天性胆管闭锁、胆管畸形、异位胆囊的诊断，以及慢性胆囊炎、胆结石的辅助诊断。

2. 孕妇禁用本品。

碘[125I]密封籽源

1. 对于浅表、胸腹腔内的肿瘤（如头颈部肿瘤、肺癌、胰腺癌、早期前列腺癌），如果肿瘤为不能切除的、局部的、生长缓慢的、对放射线低度或中度敏感时，可试用本品进行治疗。本品也可用于治疗经放射线外照射治疗残留的肿瘤及复发的肿瘤。

2. 本品与其他近距离放疗相同。本品不适用于局部情况不佳（如有溃疡形成）时的治疗。

3. 孕妇及哺乳期妇女禁用本品。

4. 不推荐 16 岁以下儿童使用本品。

5. 本品植入部位可有短时烧灼感。

6. 理论上本品的不良反应主要是与靶组织性质和部位有关组织的辐射损伤。以前列腺癌近距离治疗的不良反应为例进行说明，前列腺癌经会阴植入本品进行内照射治疗，治疗后会短暂地伴有植入处出血，阴囊下部有发热感，或尿中带血等。植入后短期照射伴有排尿障碍，如尿频、尿急或排尿不适感，尿不畅或尿滞留现象，可能持续几周至几个月。一般而言，这些不良反应是暂时的，射线衰减后会自动缓解，不需要进一步治疗。

碘[131I]化钠溶液

1. 本品主要用于诊断和治疗甲状腺疾病及制备碘[131I]标记化合物。

2. 急性心肌梗死、急性肝炎、呕吐、腹泻患者不能使用本品。

3. 儿童、孕妇及哺乳期妇女禁用本品。

4. 年龄在 20 岁以下者谨慎使用本品。

5. 很多药物和食物都可以影响甲状腺摄碘[131I]率，服用本品前需停服一定的时间：①含碘中草药、化学药物及食物等，如海带、紫菜、海蜇等，可以阻滞或抑制甲状腺对碘[131I]的摄取，一般饮食中含碘每天超过 0.5mg 即可影响甲状腺对碘[131I]的摄取，服用本品前，需停服上述食物及药物 2～6 周，复方碘溶液需停服 4～5 周；②硫氰酸盐、高氯酸盐和硝酸盐小剂量服用后数小时能增强甲状腺的摄取功能，大剂量服用后能抑制甲状腺的摄取功能，需停服 3～7 天；③甲状腺片及含甲状腺素的药片可以抑制甲状腺对碘[131I]的摄取，需停服 2～8 周，三碘甲状腺原氨酸应停服 3～7 天；④抗甲状腺药物如甲硫氧嘧啶、丙硫氧嘧啶、甲巯咪唑（他巴唑）和卡比马唑（甲亢平）等，应停药 2～4 周，碘[131I]治疗前至少需要停药 3～4 天；⑤肾上腺皮质激素等激素类药物应停药 1～4 周；⑥溴剂应停药 2～4 周；⑦含钴的补血药和抗结核药物应停药 2～4 周；⑧乙酰唑胺需停药 2～3 天。

氯化锶[89Sr]注射液

1. 本品为转移癌性骨痛的治疗剂，主要用于前列腺癌、乳腺癌等晚期恶性肿瘤继发骨转移所致骨痛的缓解，是转移癌性骨痛镇痛的一种补充选择疗法。

2. 如果有严重骨髓损伤症状，特别是中性粒细胞和血小板计数低，则不推荐使用本品，除非认为治疗的益处大于风险。

3. 由脊柱转移引起的脊索压迫，可能需要更快速的治疗，本品不能作为主要治疗手段。

4. 肾功能障碍患者不要使用本品。

5. 孕妇、儿童禁用本品。

6. 如进行过细胞毒治疗，不推荐使用本品。

7. 应用本品前，应先证明骨转移灶确实存在。

8. 使用本品前应对患者进行血液学检查，使用指标：白细胞计数＞3500/mm³，血小板计数＞80 000/mm³；如达不到使用指标可以调理或遵医嘱用药达到上述指标并稳定半个月至1个月后再使用本品。

9. 使用后可能会出现造血组织抑制（白细胞及血小板总数会有一定下降），可逐渐恢复；需定期进行血液学复查，周期半个月至1个月/次或遵医嘱治疗。

10. 给药后数天，部分患者可能会出现短期疼痛加剧症状，一般持续时间短于1周，这是正常的一过性反应，可暂时用镇痛药减轻或遵医嘱治疗。

11. 患者可接受再次治疗，间隔时间应遵医嘱。

12. 哺乳期妇女使用本品时应暂停哺乳。

13. 即使没有明确的骨髓抑制毒性，在4周内接受过放疗或化疗的患者亦应慎用本品。

14. 用药后有轻度的骨髓抑制表现，治疗开始的1周内可出现疼痛加剧。